老年普通外科学

主编　施宝民　艾开兴

上海科学技术出版社

图书在版编目(CIP)数据

老年普通外科学 / 施宝民，艾开兴主编. —上海：上海科学技术出版社，2016.2

ISBN 978-7-5478-2718-5

Ⅰ.①老… Ⅱ.①施… ②艾… Ⅲ.①老年病学-外科学 Ⅳ.①R592

中国版本图书馆CIP数据核字(2015)第149874号

老年普通外科学

主编 施宝民 艾开兴

上海世纪出版股份有限公司
上海科学技术出版社 出版
(上海钦州南路71号 邮政编码200235)
上海世纪出版股份有限公司发行中心发行
200001 上海福建中路193号 www.ewen.co
上海中华商务联合印刷有限公司印刷
开本 889×1194 1/16 印张 34
字数 1000千字
2016年2月第1版 2016年2月第1次印刷
ISBN 978-7-5478-2718-5/R·948
定价：148.00元

内容提要

老年人组织器官和内分泌功能衰退，机体免疫功能降低，抗病力减弱，内外环境调节功能失衡，易产生各种疾病。且患病后多器官、多系统、多种疾病并存，病情复杂、病程长、预后差，易合并感染、并发症和留有后遗症。本书针对老年人的这些特点，主要论述普外科老年患者的一般问题、围手术期处理、外科抗休克治疗、外科感染治疗、多器官功能障碍综合征、营养支持等内容，并分门别类地介绍老年患者各种常见外科疾病的病因病理、临床症状、诊断和外科治疗。

本书将对从事普外科的住院医师、主治医师、高年资医师以及在校医学生和研究生提供帮助。

作者名单

主　　编　施宝民　艾开兴

副 主 编　刘中砚　段纪成

主　　审　杨　镇

参编人员（以姓氏笔画为序）

马永彪　山东省潍坊市人民医院普外科
王　晖　同济大学附属同济医院普外科
王　硕　同济大学附属同济医院超声诊断科
王　超　华中科技大学同济医学院附属同济医院外科
王秀艳　同济大学附属同济医院超声诊断科
王海波　青岛大学附属医院乳腺外科中心
王新保　浙江省肿瘤医院腹部外科
王毓锋　同济大学附属同济医院普外科
邓小荣　深圳市南山医院普外科
艾开兴　同济大学附属同济医院普外科
叶　春　同济大学附属同济医院普外科
冯家豪　广州市第一人民医院普外科
任　杰　山东大学附属济南市中心医院麻醉科
刘中砚　同济大学附属同济医院普外科
刘文方　同济大学附属同济医院普外科
刘黎明　同济大学附属同济医院普外科
孙　政　广州市第一人民医院普外科
孙　涛　山东大学附属省立医院麻醉科
孙学民　同济大学附属同济医院普外科
孙建军　同济大学附属同济医院普外科
李　涛　北京煤炭总医院普外科
李大鹏　上海交通大学附属第一人民医院普外科
李崇健　华中科技大学同济医学院附属同济医院外科
李海洋　贵阳医学院附属医院外科
杨　镇　华中科技大学同济医学院附属同济医院外科
肖　帅　同济大学附属同济医院普外科
吴　萍　同济大学附属同济医院营养科
吴泽宇　广东省人民医院普外科

何松青　桂林医学院附属医院普外科
余　斌　同济大学附属同济医院麻醉科
余松林　同济大学附属同济医院普外科
邹卫龙　中国人民武装警察部队总医院普外科
张　彤　广州市番禺中心医院普外科
张　磊　同济大学附属同济医院外科重症医学科
张　黎　山东大学附属省立医院普外科
张久强　同济大学附属同济医院普外科
张亚明　同济大学附属同济医院普外科
张景涛　同济大学附属同济医院普外科
陆紫敏　同济大学附属同济医院输血科
陈立波　华中科技大学同济医学院附属协和医院急诊科
陈泉宁　同济大学附属同济医院普外科
范跃祖　同济大学附属同济医院普外科
罗　明　同济大学附属同济医院老年医学科
季　堃　同济大学附属同济医院普外科
周永贵　湖南省岳阳市第一人民医院普外科
经　巍　同济大学附属同济医院普外科
胡虞乾　广西壮族自治区南溪山医院普外科
段纪成　上海第二军医大学附属东方肝胆外科医院腔镜外科
俞鹏飞　浙江省肿瘤医院腹部外科
施宝民　同济大学附属同济医院普外科
祝德秋　同济大学附属同济医院药剂科
钱振宇　同济大学附属同济医院外科重症医学科
徐鋆耀　中山大学附属第二医院普外科
姬舒荣　同济大学附属同济医院普外科
黄　琦　同济大学附属同济医院普外科
黄道景　同济大学附属同济医院普外科
龚　凯　同济大学附属同济医院普外科
梁　锋　山东省日照市人民医院普外科
彭　林　广东省人民医院普外科
彭承宏　上海交通大学医学院附属瑞金医院
葛步军　同济大学附属同济医院普外科
董锐增　浙江省肿瘤医院腹部外科
韩徐杰　同济大学附属同济医院普外科
鲁星燧　同济大学附属同济医院普外科
谢南姿　同济大学附属同济医院老年医学科
窦东伟　华中科技大学同济医学院附属协和医院急诊科
魏卫卫　同济大学附属同济医院普外科

编写秘书　周德华

序　言

随着物质生活水平的提高和医疗条件的改善，中国已经成为世界上老年人口最多的国家，同时也是世界上人口老龄化速度最快的国家之一。老年人对自身健康的关注和需求增加，患病之后是否能够得到及时有效治疗已成为老年人普遍关心的问题，"老有所医"已成为全社会共同的关注焦点。

普通外科老年患者的绝对数量和在住院患者中的比例逐年升高。不能忽视的是，老年人组织结构退化，重要脏器功能减退，储备能力降低，免疫功能低下，且常常合并高血压、糖尿病、冠心病等慢性疾病，使得临床表现较为复杂；另外，老年人对药物、检查、手术等耐受性差，这些特点使得老年人手术并发症发生率及死亡率较高。这就对广大医学工作者特别是外科医师们提出了更高的要求，进一步加强研究老年外科学迫在眉睫。

由同济大学附属同济医院普外科施宝民、艾开兴教授主编，华中科技大学同济医学院附属同济医院杨镇教授主审的《老年普通外科学》一书，立足于老年人的生理和病理特点，系统论述了老年普外科疾病诊疗的相关问题。该书内容丰富、资料翔实、覆盖面广；既有老年普通外科学的基本知识，又有国内外相关研究的最新进展；既有成熟的医学规范，又融合了作者们在临床上的心得体会。它的问世将有助于我国老年普通外科学的进一步发展和提高。

我乐于为《老年普通外科学》做序，并热忱推荐这部有实用价值的好书给广大的外科医师读者。

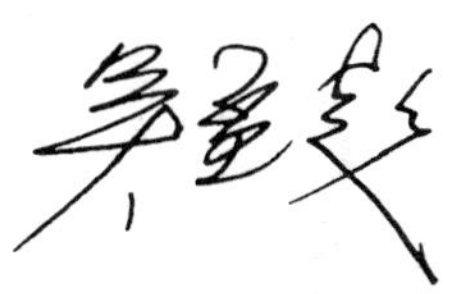

前　　言

人口老龄化是一个普遍的、前所未有的全球现象，这种趋势在21世纪还将持续。中国是世界上老年人口最多的国家，同时也是世界上人口老化速度最快的国家之一，而目前我国经济和社会福利仍处于欠发达水平，正所谓“未富先老”，同时伴有的人口现象是“少子化”，使得养老和老年人健康问题尤为突出。按照国际惯例，当一个国家或地区60岁以上老年人口占人口总数的10%，或65岁以上老年人口占人口总数的7%，即意味着这个国家或地区处于老龄化社会。国内以上海为例，据上海市老年人口和老龄事业监测统计(2014年12月31日截止)，全市户籍人口1 438.69万人中60岁及以上者413.98万人，占总人口的28.8%。65岁及以上老年人口270.06万人，占总人口的18.8%。70岁及以上老年人口177.03万人，占总人口的12.3%。远远高于国际标准，老龄化将对中国社会、经济发展产生重大影响。

全球老龄化给老年医学工作者带来了机遇，更带来了挑战，对老年医学(geriatrics)提出了更高的要求。老年医学是研究人类衰老机制、人体老年性变化、老年病的防治以及老年人卫生与保健的科学，是老年学的主要组成部分；是全科医学有关老年人疾病的临床、预防、治疗及社会关怀等的分支。老年医学包括老年基础医学、老年临床医学、老年预防医学、老年康复医学、老年心理学、老年社会医学等。

老年普通外科学是老年临床医学的重要内容，老年人组织器官在形态及功能上发生衰老，社会心理不稳定因素增加，老年患者在临床表现、诊断及治疗和预防上与年轻人存在较大差异。其特点为：① 多病共存，住院的老年患者中同时有两种主要疾病者占85%，三四种主要疾病者占50%左右。② 发病缓慢，临床表现往往不典型，症状和体征往往比实际病情轻。③ 外科疾病的发生及进展与年轻人可能截然不同，进展迅速。④ 容易发生并发症或多器官功能衰竭。⑤ 常常面临手术适应证和禁忌证并存、外科决策陷入两难的窘境。该不该手术，采取什么样的手术才最合理，手术能不能耐受，手术以后发生心、肺、肾等多器官功能不全该怎么办，甚至不少时候是“治得了病、救不了命”，凡此种种都是困扰外科医师及患者家属的难题。

鉴于此，在上海科学技术出版社的邀请下，我们联合国内各大医院对老年普通外科疾病诊治具有丰富经验的中青年外科专家，历时两年余，撰写了这部专著，内容采用了外科学教材的方式编排。谨以此书抛砖引玉，希望为我国老年普通外科疾病的防治添砖加瓦，献出绵薄之力。

编写过程难免挂一漏万、有所疏漏，甚至有不当之处，敬请各位读者批评斧正。

施宝民

2015.11 于上海

目　　录

第 1 篇

老年普通外科学的基本问题

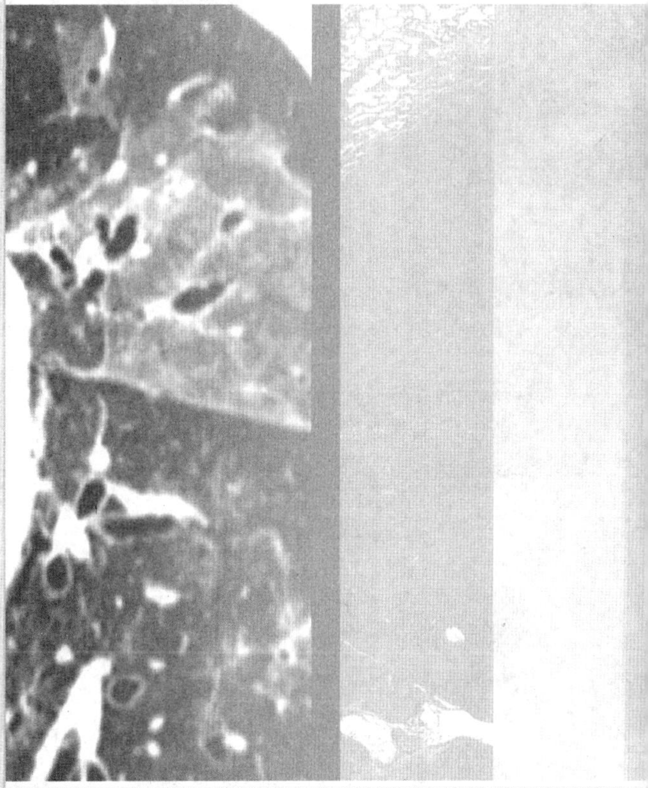

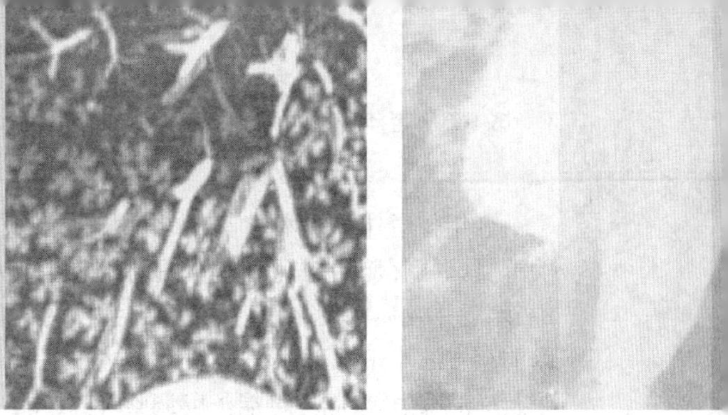

第1章

老年普通外科学的概念

第1节 概 述

随着社会的进步、科学技术的发展、生活水平的提高以及医疗条件的改善,我国人民人均寿命正不断延长,目前老年人口的比例不断增加,我国已进入人口老龄化时代。与此同时,越来越多的老年患者需要接受手术治疗。老年人是社会的财富,他们有丰富的经验技术知识,曾给社会做出过重大贡献,理应受到社会的尊重。老年普通外科学是外科学中的一个重要部分,随着外科学的发展,老年普通外科学也逐渐形成一个专业性学科。老年人各脏器功能逐渐减退,生理储备能力下降,应激能力和代偿能力相对下降,特别是老年人常伴有不同程度的慢性器质性疾病,老年普通外科患者往往病情严重,症状与体征往往不典型,因此对手术治疗提出了更高的要求。

老年普通外科学的常见疾病范畴可包括以下几类:① 腹腔内脏器肿瘤:大多数的肿瘤患者需要进行手术治疗,老年人腹腔内肿瘤发病率高,通过手术治疗,达到切除肿瘤、恢复脏器功能、缓解症状、延长寿命、提高生活质量的目的。② 胆道疾病:老年人患有胆道结石、炎症、肿瘤的发病率高,需通过手术解除胆道梗阻达到治疗目的。③ 腹壁疝:老年人软组织退行性改变,腹壁薄弱,易发生腹壁疝,严重者发生嵌顿性疝,常需手术修补。此外,老年人常见普通外科疾病还有消化道梗阻、门静脉高压出血、下肢静脉曲张等。

人口老龄化是需要普通外科手术治疗的老年患者日益增多的基本原因,除此之外,随着科技的进步,先进的诊断技术发现不少无自主症状的老年人患有腹内肿瘤,这类患者往往也需要进行手术治疗。医疗技术、麻醉技术、重症监护、临床营养支持等多方面的不断进步,医疗器械和材料及许多植入性医疗物品的不断更新和应用,减轻了手术创伤,缩短了手术时间,提高了对老年患者进行大型腹部手术的可行性和安全性,提高了治疗效果,改善了患者的预后,使老年患者的手术适应证得以放宽,使更多老年人能够承受较大型的腹部手术。以往许多不敢做的腹部外科大型手术,现在已可较安全地完成,并取得良好治疗效果。大医院外科医师已很少再以年龄为禁忌,不再使老年患者错失必要的手术治疗。对微创外科、快速康复外科、适度医疗等理念的认识和运用也有利于老年患者普通外科手术的开展。

随着老年外科的不断发展,对外科医师的要求也不断提高。老年患者年老体衰,组织结构退化,重要脏器功能减退,储备能力降低,免疫功能低下,且大多患有多种并存慢性疾病,外科医师需对疾病的诊断、患者的整体情况(循环、呼吸、糖代谢及肝、肾、凝血功能等重要系统及器官的功能状态)、耐受手术的能力、疾病的自然预后、患者的预期寿命、手术适应证、手术方式、手术时机、手术风险、手术疗效和后果、术后患者生活质量等多方面问题反复思考。对患者承受腹部大手术的能力必须要有充分估计,一切要以患者利益为本,权衡得失。不能大意或过于自信,同时也要警惕术中、术后发生各种意外或并发症的可能。对患有腹内肿瘤的老年患者,为了降低手术风险,手术方式以缓解症状改善生活质量为首要目标,不强求"根治"。对风险大的手术,外科医师应在术前与麻醉科医师、重要并存疾病的相关科室医师共同对诊断、治疗方案、手术风险进行讨论,以使术中出现失误导致患者面临危机的可能减至最低。

老年普通外科手术患者的围手术期处理同样至关重要，周到得当的围手术期处理可以防止或减少术中、术后并发症的发生，直接关系到手术的成败。对术前存在的不正常生理状态，如水、电解质失衡，肺不张及肺部感染等，应尽可能予以调整，使其得到纠正、减轻或一定程度的控制。老年人营养状态较差，需要营养支持治疗的患者，在腹部外科老年患者中较为常见，营养问题易被忽视而导致不良结局。术前外科医师需要充分评估患者的营养状态，术后治疗过程中要密切观察病情，防止或及早发现并发症的发生。病情重、行腹部手术的老年患者，术后应转入重症监护病房。

对老年患者除了解其疾病情况外，外科医师还需要注意观察患者的精神状态及理解能力，体察患者及亲属的心理感受，在术前有针对性地做好患者及家属的心理状态调整工作，以取得他们对手术的理解和配合。以友善、关爱、坦诚的态度向他们说明疾病的诊断、采取手术治疗的理由、手术效果、手术风险、手术成功的把握、手术后的生活质量、若手术失败将会面临的后果以及其他可供选择的治疗手段等内容。按我国习惯，在多数患者中，以上谈话内容要先向亲属介绍。对患者本人如何介绍，则需视患者的知识水平、心理状态、亲属意愿等因素而定，尊重患者及亲属的知情权和自主选择权。

第2节 老年的界定

关于老年人的年龄界线，医学上目前无统一规定。1982年中华医学会老年医学分会曾建议以60岁作为我国划分老年人的界限。这是30年前根据当时的社会、经济、国民健康水平、人均寿命等情况而提出的。时过境迁，进入人口老龄化后，我国的情况已经有了很大的变化，从目前城镇居民的一般健康状态来看，将大于60岁即算作老年人似乎有些偏早。欧美国家通常以65岁以上定为老年人。

但是对外科医师来说，更注重老年人的生理年龄，对老年人而言，生理功能逐渐减退，代偿能力降低，其变化主要包括以下几个方面。

心肌细胞减少、萎缩，结缔组织增加，类脂质沉积，血管硬化，心室后负荷增加，早期舒张充盈受损，心脏肾上腺素能反应下降，心窦房结起搏细胞数减少，心收缩期延长，心输出量减少，动脉内膜增生和增厚，中膜非酶性胶原交错增多和弹性蛋白含量减少，以致外周血管阻力增加，化学感受器和压力感受器反应性减弱。

呼吸肌强度减少导致用力呼气量（forced expiratory volume，FEV）减少，通气和灌注弥散之间的明显比例失调而致肺泡-动脉氧梯度增加和动脉氧分压降低，肺泡可供气体交换的总表面面积减少，肺泡基底膜增厚，由此降低气体弥散能力，最终使肺功能储备力下降，肺弹性回缩压降低以致两肺顺应性相应减少，肺功能下降。

肾脏皮质减少，间质纤维化，出现血管壁玻璃样变和肾小球硬化、数量减少，肾单位因缺血而继发功能丧失，高血压、糖尿病和粥样硬化更加速了肾小球肾病的进程。肾小球硬化症直接影响肾小球滤过率（glomerular filtration rate，GFR），肾小球滤过率降低，尿浓缩能力下降，尿素氮清除率下降，致使血尿素氮含量增高，以及水、钠、钾、氢离子排泄限度变窄，总体的水分减少，抗利尿激素（antidiuretic hormone，ADH）增加，心房钠尿肽（atrial natriuretic peptide，ANP）增加，醛固酮减少，一旦缺水或超负荷极易发生大问题，内环境恒定机制发生改变，故老年人有肾功能损害者不易忍受失水和超容量负荷。外科医师在处理上要防止高张或低张、高钾血症和容量不足的并发症，重视水盐平衡以及药物剂量和选择。

胃肠道神经肌肉功能退化，不能够适应和协调胃肠道复杂的反射活动；胃黏膜萎缩，口咽、食管上部肌肉薄弱；结肠肌肉增厚，易形成粪便堵塞、便秘和憩室，胃肠道分泌减少和吸收障碍，小肠绒毛高度变小，表面积减少，尤对钙、糖类等吸收影响较大。

肝脏缩小，肝脏血流减少，肝内蛋白合成包括凝血因子的功能下降。

各种激素水平下降，在垂体，生长激素及其合成介质IGF-1水平降低。在非糖尿病患者，糖耐量功能随着年龄的增长而逐渐损害，胰岛素抵抗增加，胰脂酶分泌减少，甲状腺萎缩，纤维化增加，滤泡变小。甲状旁腺激素释放增加，降钙素水平下降，肾上腺素和去甲肾上腺素增加。老年人应激时交感神经反应性降低，免疫功能也随着年龄而下降。

大脑皮质萎缩，而脑室容量增加。皮质萎缩先于神经退化。脑血流和氧耗减少，身体各感官系统功能降低，自主神经反应逐渐迟钝。

因老年人个体差异比较大，不少人年龄虽已超过65岁，进入老年人行列，但其上述生理改变较小，重要生理系统、器官仍保持较好的结构和功能，其生物年龄相对较年轻。人的衰老是演变的、逐步的、循序渐进的过程，受先天遗传和后天因素的影响。认识到老年人的生理特征，才能在外科临床工作中更好地评估患者以选择更合适的治疗方案，降低手术并发症和死亡率。

第 3 节 老年普通外科的特点

随着人民生活水平的不断提高，人均寿命逐渐增长，老年人口总数占总人口数的比例也在不断上升，全国不少城市已进入老龄化社会，研究老年外科学已向外科医师提出了新的挑战。老年患者外科疾病发病隐匿，由于老年人的感受、反应较正常人迟钝，导致临床常见的一些症状不典型，如疼痛程度减弱、疼痛部位的不明确、无法客观表述自己的症状等，从而给病情的诊断带来困难，许多肿瘤患者发现患病时已发展至晚期。所以外科医师对待老年患者应仔细观察其临床表现和不典型症状，避免延误治疗。

由于老年患者体质虚弱，脏器退行性病变，各种屏障功能明显减弱，免疫功能低下，机体抗病能力和抗感染能力下降，所以老年普通外科患者病情变化快。如老年人急性阑尾炎就诊时发生穿孔及坏疽者可达 51%，明显高于中青年患者。严重者伴有全身感染，中毒症状较重，病情凶险，病程进展快，如得不到及时诊治，会迅速发生休克、多器官功能衰竭，死亡率明显增高。

免疫系统随着年龄增长而变化。实质性器官淋巴系统（包括肝、脾和胸腺）随年龄增长而减少，50～60 岁时胸腺已完全被脂肪代替。T 细胞功能降低，外周 T 细胞计数减少，对植物血凝素的增生反应降低，混合淋巴细胞反应也降低。T 细胞对细胞因子，如 IL-2 的刺激反应减少，而对抑制刺激（如 PGE_2）反应性增加。B 细胞功能亦降低，对抗原的特异性和非特异性免疫的反应性降低，巨噬细胞分泌 IL-1 减少。NK 细胞数量虽未减，但功能下降。免疫功能降低使老年人围手术期最易发生呼吸道、泌尿道感染，腹腔及心脏瓣膜抗感染力也下降，并易发生肠道细菌和内毒素易位。而发生感染时发热、咳嗽、尿频等症状不如年轻人明显，导致严重疾病的症状表现滞后，诊治不及时。由于细胞免疫力下降，容易发生恶性肿瘤及肿瘤的转移。这些情况外科医师都需要加倍注意。如何提高老年人围手术期免疫功能是一个值得研究的课题。

对老年患者实施外科手术治疗，术前要充分考虑老年患者患病的临床表现特点，老年人应激能力差、身体适应性差、抵抗疾病的能力差，严重影响手术的进行。正确评估其器官功能能否耐受手术，是否因各种机体功能、形态老化的影响而存在一定的危险性、风险性。因此，术前要进行正确的评估和充分的准备，排除一些影响手术的危险因素，保证手术的成功和老年患者的各项安全。

老年患者的各脏器功能减退，因为老年人肠道吸收能力差，常引起营养不良、低蛋白血症、贫血及维生素缺乏，血流缓慢，使手术伤口和组织修复能力降低，机体康复能力减弱，经受手术、创伤的打击时，轻者易出现感染、切口愈合困难，感染及切口裂开较为多见，重者则出现多脏器功能衰竭。老年人的慢性病多，除主要疾病外，同时伴有多种疾病，如高血压、冠心病、慢性支气管炎、肺气肿、低蛋白血症、糖尿病等，使病情更加复杂，老年人病程长，加之年老体弱，康复慢，并发症多。另外，卧床时间长，易发生下肢静脉血栓、肌肉萎缩、骨质疏松等，甚至是压疮、肺炎。多种疾病相互影响而导致预后不佳。

老年人往往营养状况不佳，营养不良降低患者手术耐受力，术后易发生切口愈合不良、感染率增加、胃肠道排空延缓、恢复缓慢等并发症，影响手术效果。普通外科手术患者，术前存在许多原因，如疾病本身、肿瘤消耗、胃肠道梗阻等，不能获得足够的营养。尤其老年人功能衰退，感觉迟钝，常并发其他疾病，免疫力低下，疾病不易早期发现，病程长，容易导致不同程度的营养不良。手术后机体处于高代谢应激状态，分解代谢明显增高，耗能途径异常（糖与脂肪利用障碍，大量分解蛋白质以获取能量）而利用外源性氨基酸以及能量的功能受限，这一系列复合因素降低了术后营养支持的效果。营养不良可导致患者免疫功能低下，增加机体对感染的易感性。因此，手术后营养支持非常重要。对禁食者，外科医师可用肠外营养支持经外周静脉供给，胃肠功能恢复的患者，饮食指导亦很重要，鼓励进食高蛋白质、高维生素、高热量支持食物并应由流食逐步过渡到软食，足够的营养可以促进患者手术后身体尽快康复。因此，对那些术前已有营养不良的患者，应在术前给予营养支持，这样能使手术所起到的治疗效果更佳。

老年人的痛阈增高，充分的疼痛控制对减少心肌缺血、心动过速、高血压和肺部并发症的危机至关重要，有效止痛也有利于老年人早期活动，但同时要注意止痛药物勿过量，否则易致缺氧、高碳酸血症、低血压或谵妄等副作用的出现。

老年患者的肺功能一般不良，老年人肺弹性及胸腔顺应性降低，加之气管及支气管黏膜纤毛上皮的清除功能和咳嗽反射减弱，手术的创伤及麻醉师对气道的管理同时打击肺组织器官，全身麻醉插管刺激，易发生肺不张、肺内感染等。术后一般都有呼吸道并发症。外科医师在术前应对老年患者进行肺功能检查，明确有无肺脏器质性病变，同时鼓励患者锻炼呼吸肌，并积极邀请呼吸科医师会诊，评估患者的手术耐受性。术后外科医师要及时观察生命体征变化，注意呼吸频率、深浅度和血氧饱和度；有呼吸道炎症的患者可以适当应用抗生素，并常规使用雾化吸入湿化气道，保持呼吸道通畅，鼓励并指导患者深呼吸，帮助患者拍背咳痰并教会患者正确的咳痰方式，预防呼吸系统并发症的发生。

老年患者常伴有心血管疾病，增加了麻醉和手术的危险性。特别是在手术期间，麻醉、手术应激、术后切口感染、疼痛、休克、交感神经兴奋性增高等因素都会导致心率加快、血压升高，心脏前后负荷增高导致心肌耗氧量增加而发生缺血改变，影响心脏功能，甚至出现心力衰竭的危险。老年人冠状动脉内膜增厚，动脉壁硬化造成心脏的代偿能力降低，对于休克及血容量变化的代偿能力降低。据文献报道如果收缩压高于180 mmHg，脑血管意外的发生率较正常人高3.4倍。因此，术后必须进行严格生命体征监测。定时记录心率、血压，并密切观察患者反应，询问患者是否有胸闷、心悸、心前区不适等感觉。对重患者，外科医师要关心病患是否存在呼吸急促、烦躁、嗜睡、皮肤温度变化、尿量等情况，如果发现问题，应及时处理。

老年患者免疫功能低下，组织愈合能力差，易发生并发症，如切口感染、裂开，肥胖的患者易发生伤口脂肪液化等。老年患者切口处理相当重要，外科医师应注意维护切口清洁，防止使腹压增高的因素，如咳嗽、腹胀、尿潴留；腹带包扎既有利于保护切口、便于活动，又不影响呼吸；嘱患者咳嗽时用双手按压切口，避免震动引起的疼痛或缝线断裂；加强患者营养，合理应用抗菌药物。及时定期观察切口，不仅要注意渗血、渗液，还应注意周围皮肤情况及切口分泌物气味。

一般老年患者皮肤抵抗力下降，容易发生体位性水肿，普通外科老年患者术后长期卧床，易发生压疮。因此，外科医师术后应每日观察皮肤情况，定时翻身，保持床单干燥整洁，特别对骨突出部位行局部按摩，改善血液循环并予减压防护，增加营养。同时要鼓励患者早期运动，促进血液循环和新陈代谢，防止压疮发生。

老年患者术后卧床过久，下肢血流缓慢，血液凝固性增加，血管反复穿刺及药物刺激使血管内膜损伤，可引起血栓性静脉炎。为防止血栓形成要杜绝在患者的下肢穿刺，鼓励老年患者在病情允许条件下早期活动，早期离床，早期功能锻炼，促进患者周身血液循环，对各脏器的功能恢复是积极有益的。在卧床期间，用温水擦浴四肢，并注意肢体有无凹陷性水肿，皮肤有无发红，局部是否触痛等症状，如出现上述情况，应及时采取有效的治疗、护理措施，以防止栓子脱落。

老年患者神经细胞数量逐渐减少，脑重量减轻；脑血管硬化，脑血流阻力加大，氧及营养素的利用率下降，致使大脑功能逐渐衰退，并出现某些神经系统症状，如记忆力减退、健忘、失眠，甚至产生情绪变化及某些精神症状。老年患者普遍会有不安全感、恐惧、孤独等消极感觉。老年人常会有多年形成的固执刻板的行为。他们不工作，子女远离，过着寂寞、孤独的生活，再加上突如其来的手术导致患者紧张和不安的心理以及对死亡的恐惧，承受不了疾病的折磨，怕得不到满意的医护，怕失去家人的关心或对恢复健康感到麻烦，这种恐惧感在意识中缠绕的焦虑状态可导致老年人产生对手术消极应对方式，这种焦虑情绪一旦出现，往往不会逆转，有的甚至会失去理智和发生行为异常。外科医师对待老年人，应对他们的疾病多做解释，使之安心，使老年患者多有和亲人接触的机会。外科医师不应过多地给予镇静剂，也不宜改变老年人已有的生活习惯。

对于老年患者，外科医师对采用简单有效的手术方式已经达成共识。老年普通外科手术患者一般在术前行心电图、胸片、心超、肺功能等检查，评估患者脏器的耐受能力及手术风险，老年患者手术耐受能力差，对老年普通外科患者的治疗，最终目的在于改善病患的生活质量。腹腔镜手术创伤小、全身应激反应轻和对免疫系统影响小已得到大家的公认。对年老体弱、抵抗力低下的老年病患尤为有益。随着腹腔镜技术的进一步推广应用，相信腹腔镜将会成为诊断和治疗老年普通外科疾病的一种主要的方式。

虽然老年患者因其生理、心理的特殊性给外科医师带来很大挑战，但高龄本身并非外科手术治疗的绝对禁忌证。外科医务工作者应多学习、多钻研、多思考、多动手，不仅重视对老年人围手术期常见并发症的预防及处理，手术时更应该选择简单有效、最合适老年患者的手术方式，术后要积极对症支持，及时复查，预防术后并发症的发生，还要注意观察病患及家属的精神状态和理解能力，体察患者及其家属的感受，针对性地做好心理安慰，取得医患之间的相互信任和病患及家属的配合，以达到提高普通外科老年患者手术的安全性、减少并发症、降低病死率的目标。

另外，随着快速康复外科理念的推行，外科医师需要更新观念，与时俱进，选择性地使用胃肠减压及导尿管等，而不应作为常规使用；外科医师也需要关注早期康复外科的心理治疗，在病情允许的情况下，鼓励患者尽快地恢复正常饮食及下床活动，尽早肠内营养，充分止痛，制定及组织好康复流程，确立每日的康复目标，并做好健康教育及出院后随访。

21世纪，老年外科将成为外科的一个比较突出的问题和热点，就像小儿外科一样成立一个老年外科，或是在外科各专科中成立老年外科亚专业或病床，也可能成为新世纪的一个新课题。

（杨　镇　施宝民）

参考文献

[1] 吴蔚然. 老龄化时代的普通外科[J]. 中国实用外科杂志，2009,29(2)：108.

[2] 张延龄. 老年外科学[M]. 国外医学外科学分册，2004,31(4)：203－205.

[3] 沈文律. 老年外科进展[J]. 临床外科杂志，2005,13(1)：47－48.

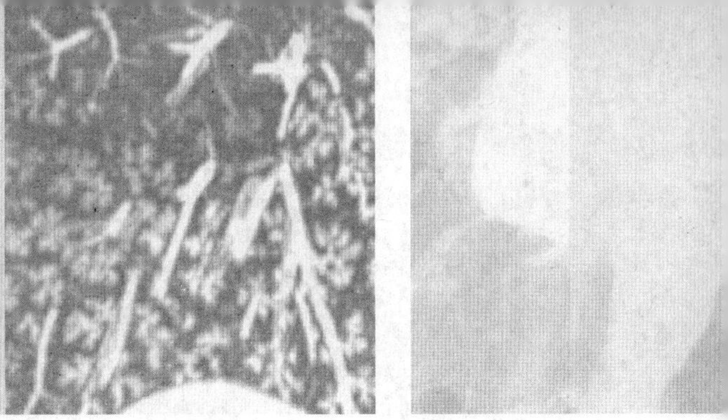

第2章

器官解剖、生理特点

第1节　心血管系统解剖、生理特点

一、概述

与世界人口老龄化进程同步，2004年我国进入"老龄化社会"，目前老年人口占总人口的11.3%，达1.47亿。因此，临床医学将面对更多的老年患者，老年医学将面临更大的挑战和发展，以手术为治疗老年人疾病主要手段的老年外科学是老年医学的一个重要组成部分。为此，较好地认识老年人各器官解剖、生理特点，对老年疾病的外科诊治具有重要的临床意义。

在机体衰老过程中，心血管系统经受着两方面的挑战：一是机体系统器官结构与生理学方面的老化导致机体生物学方面的变化，二是老年人群是心血管疾病的高发人群，心血管方面的疾病使得已减退了的心血管储备功能受到影响。老年人心血管疾病在老年人的常见病中占据极为重要的位置，其发病率及死亡率均居首位。老年人心血管疾病常见的是高血压病、冠心病，其次是肺源性心脏病、心律失常、心脏瓣膜病等。

一般来说，心血管系统从30岁开始出现衰老，由衰老引起的心血管结构与功能的改变是老年人心血管疾病发病率高的主要原因。某些老年人虽然没有明显的心血管疾病，但可因手术等应激而出现心功能不全。

二、心脏形态改变

(一) 心肌

心脏代谢细胞总数量从30～40岁开始即随着增龄而逐渐减少。由于心肌萎缩，老年人心脏的几何形态表现为心底与心尖的距离缩短，左、右心室容积在收缩期和舒张期均有轻度缩小，左心房扩大20%，主动脉根部右移和扩张。但是，由于心包下脂肪含量增加、心内膜增厚等因素的影响，老年人的心脏有的反而比青年人更大一些。

心脏重量增加主要是心肌细胞体积增大所致，而心肌细胞数目并未增多。有研究显示，在30～90岁，男性每年心脏重量增加1.0 g，女性每年心脏重量增加1.5 g，但90岁以后心脏重量减轻。

脂褐素沉积是心肌细胞老化的一个典型表现，位于细胞核的两极，一般从45岁开始逐年增多，可使衰老的心肌颜色变深，呈棕色。研究证明，脂褐素沉积是线粒体被破坏所致(线粒体数量减少，并出现膨胀)，可引起细胞内蛋白质合成障碍，从而减少心肌细胞内收缩蛋白的补充。以上这些细胞超微结构的改变使细胞的能量代谢、物质合成与利用、异物清除等功能均受到不同程度的损害，并可能对自身产生自溶性损伤，是老龄心脏功能代谢变化的基础。

老年心脏构型最明显的改变是左心室肥厚，15～65岁，左心室厚度随增龄而进行性增大。人在80岁时的左心室壁比30岁时可增厚25%。左心室肥厚时，左心腔相对变小，但左心横径加大。这种由心肌细胞肥大所致的心室壁肥厚及向心性心脏肥大，因神经末梢分布、毛细血管分布的相对不足及毛细血管血液与心肌细胞物质交换距离的加大等因素，常可使心肌收缩性下降，舒张功能受损(心肌顺应性降低)，进而构成老龄心脏泵功能改变的形态学基础。

除上述心脏实质细胞(心肌细胞)的改变以外，老年人心肌间质还容易发生结缔组织增生、脂肪浸润及淀粉样变等退行性变化。正常心脏结缔组织占

20%～30%，随着年龄增长，心肌之间的胶原纤维和弹性纤维增生。老龄心脏胶原纤维与心肌细胞的比例虽无明显变化，但胶原结构发生明显改变，胶原的交联增高。组织化学研究显示有纤维胶原的异常聚集，Ⅰ型胶原和纤维粘连蛋白（纤维化的两种主要成分）浓度随衰老而增加。胶原的致密度增加，并发生硬化，常见有小的钙化灶，这些改变使心脏中的三维胶原网架发生改变，顺应性明显下降。另外老年人心包胶原纤维束随年龄增长而变直，心包变厚并出现僵硬，进一步使心脏顺应性下降。

脂肪浸润可发生于老年心脏的任何部位，尤以右心房、右心室明显，几乎波及心脏全层；房间隔的脂肪浸润可累及传导系统，产生房室传导阻滞。

约50%70岁以上老年人心血管系统有淀粉样变性，老年人的心血管代偿失调约25%是由心脏淀粉样变引起的。心脏淀粉样变的检出部位依次为右心耳、右心房、左心房、左心室和右心室；较常见于二尖瓣的腱索和瓣膜。淀粉样物质在心房主要沉积在心内膜下，而在心室主要沉积于心肌纤维之间。在冠状动脉主要沉积于内膜和中层，以弥漫性病变为主，85岁以上老年人冠状动脉淀粉样变甚至重于动脉粥样硬化。有人报道循环血液中心房钠尿肽的升高可能与这种淀粉样变发生有关。老年心脏淀粉样变与充血性心力衰竭和心房颤动的关系已被证实。

（二）心瓣膜和心内膜

由于血液流体压力的影响，老年人心瓣膜纤维化，且随增龄而加重，瓣膜变厚、僵硬，瓣膜缘增厚，部分形成纤维斑块，可有钙化灶。

老年人心脏从基底到顶点的长度变短，主动脉根部右移和扩张，左心房肥大，心脏的几何形状发生改变，使二尖瓣腱索失去作用，后叶轻度凸出而貌似二尖瓣脱垂，心脏瓣膜由于瓣叶在活动中相互反复的接触和伸展，在房室瓣的闭合线呈结节状增厚，主动脉瓣、二尖瓣部位胶原层脂肪增厚，主动脉瓣基底部增厚，主动脉瓣环钙化，影响瓣膜关闭，导致老年人常见的收缩期喷射性杂音，但很少导致狭窄。

心内膜改变主要是内膜增厚、硬化，由于左侧心房和心室血流压力和应力影响较大，故受累较右侧房室明显，心包膜下脂肪增多。

（三）心脏传导系统

老龄心脏传导系统的退行性变表现为细胞成分减少、纤维组织增多、脂肪浸润。有研究显示，传导组织至10岁左右发育成熟，至20岁则房室结开始有脂肪细胞浸润和纤维组织增生，传导组织肌性成分明显减少或丧失，而血供则无明显减少。

老年人窦房结起搏细胞（P细胞）数目明显减少，60岁以后减少更快，75岁以后窦房结起搏细胞减少10%，导致自律性降低，故老年人心率较慢；同时，由于P细胞的减少，使老年人易发生病态窦房结综合征；房室结随增龄出现脂肪浸润和纤维组织增生，希氏束中浦肯野细胞数目减少，代之以结缔组织，从而出现房室传导阻滞。60岁以后左束支往往丧失一些传导纤维，这些部位多有硬化和微小钙化，合并传导阻滞称为Lev病。上述改变构成老年心脏电生理特征性变化的基础。

三、心脏功能改变

（一）窦房结功能减退

由于窦房结的老化，老年人窦房结自律性降低，表现在最大心率和固有心率（交感和副交感神经封闭后的心率）随年龄而降低，窦房结恢复时间随增龄而延长。窦房结自律性降低，削弱了对心脏其他节律点的控制，因而容易发生心律失常。窦房结的老化，也可使冲动在窦房结传导的速度减慢。随着年龄增长，老年人窦房结对迷走神经和交感神经的敏感性都降低。由于老年人窦房结和房室结与束支内结缔组织增多，加上心肌纤维中儿茶酚胺能受体可能减少，应激时心率加快不多。此外，心脏其他传导组织的老化可使冲动传导速度减慢，表现为P-R间期和QRS时间随增龄而延长。

（二）心脏泵血功能改变

心脏通过有节律的收缩与舒张，“泵”出血液以供机体组织代谢需要。评价心脏泵血功能的指标有心排血量（cardiac output，CO；又称心输出量）、心脏指数（cardiac index，CI）、射血分数（ejection fraction，EF）等。现已证实CO随年龄增长而逐渐下降，CO是心脏泵功能最常用的无创性检测指标。

从30岁到80岁，心排血量约减少40%，负荷后心率恢复的时间也延长，最大耗氧量也随增龄而下降。老年人的最大耗氧量和最大血液乳酸积聚量均减少，主要原因是最大心率减少，其次是由于最大心排血量下降。老年人在各种不同类型的劳动中的氧利用率均下降。

1. 收缩功能减退　由于心肌细胞的老化，使得能量的利用、转化发生障碍，使心肌钙离子摄取与释放下降，心肌细胞胞质的钙流通道亦延长，乳头肌等长、等张收缩亦延长，最大缩短速度（maximun velocity of shortening）和最大无负荷缩短速度

(maximum unloaded shortening velocity)均受抑制，从而心肌收缩能力下降。进入老年期以后，心肌收缩力每年约下降0.9%；心肌收缩时室内压上升速度变慢，等容收缩期延长，快速射血期缩短。这种渐进性的收缩力下降虽然对于静息状态下泵血功能影响较小，但却降低了心脏功能储备。70岁老人的心功能储备只相当于40岁时的50%。研究显示，心肌收缩力降低的程度与肌原纤维中腺苷三磷酸酶活性降低相关。

2. 舒张功能受损 由于随年龄增加，心肌舒张和顺应性下降，左心室充盈受损，左心室压力-容量关系(pressure-volume relationship)改变，心室容量轻度增加可导致舒张压明显增加，心室充盈异常，左心房、肺静脉、肺毛细血管压力增加，因此老年人易发肺充血和心力衰竭(heart failure, HF)。60岁以下"舒张性"(diastolic)HF发生率<10%，75岁后可超过50%。

有文献报道，通过无创性检查发现老年人心肌等容舒张时程较青年对照组延长40%，且左心室舒张早期充盈峰值在80岁者较20岁者低50%。由于老年人常有舒张晚期充盈增加(主要是由扩张的左心房增加对左心室的充盈所致)，则部分代偿了舒张早期的充盈不足，但这种增加心室充盈的效应又是导致老年人运动中发生呼吸困难的主要原因之一。

另外，由于心肌重构，导致心肌僵硬度(stiffness)明显升高，心肌的舒张与收缩张力相应增高，首先出现舒张功能下降，这些变化发生在CO和EF等收缩功能指标的下降之前。

(三) 心脏电生理的改变及其机制

由于老年人心脏窦房结内起搏细胞数目明显减少、结缔组织增多，使其功能发生生理上的衰退，且迷走神经对窦房结功能的影响亦随增龄而逐渐减弱。另外，老年人最大的起搏心率(maximal pacemaker rate)，即由交感-肾上腺素正性频率刺激和迷走完全抑制所诱导的最大心率随年龄增长而进行性下降，70岁者仅为年轻人的78%，其原因部分涉及窦房结对β肾上腺素能反应性下降，提示老龄心脏自律性呈下降趋势。

心脏传导系统的其他部分亦发生随年龄改变。希氏束电图检查显示老龄心脏中快速发生的冲动从心房经房室结传入心室的能力下降。

综上所述，老龄过程心脏形态功能变化见表2-1。

表2-1 老龄过程心脏结构、功能变化

项目	变化
心脏重量	↑
心肌细胞形态	↑
心肌细胞数量	↓
胶原交联程度	↑
射血分数	=或↓
心脏搏出容量	↓
心排血量	↓
舒张早期充盈	↓
舒张晚期充盈	↑
心脏对β肾上腺素能刺激/儿茶酚胺变力反应	↓
心脏对洋地黄糖苷变力反应	↓
最大用力状态的心脏最大排血量	↓
心脏松弛功能	↓
利钠肽释放	↑

四、血管系统的改变

(一) 动脉系统

随着年龄增大，动脉弹性纤维进行性伸直、分裂和断裂。主动脉等大血管发生增宽、迂曲、延长等改变。弹力型动脉的中层、肌肉型血管的弹力层均发生弹性组织钙质沉着。老年人血管中胶质蛋白绝对值增加以及胶质蛋白纤维相互交联而形成越来越大的纤维束，进一步削弱了血管的扩张性。主动脉中层有局限性胶原增加，从而使脉压和收缩压增加，但不影响舒张压。主动脉的弹性也逐渐减弱，主动脉腔压增大，主动脉容量的增加，部分地补偿其弹性的丧失。但是，较多的血量流入主动脉时，主动脉内收缩压急剧增加。20～79岁，动脉收缩压逐渐升高，到80岁时，变为稳定。舒张压在20岁以后也逐渐升高，男性在80岁以后反而下降，女性60～80岁趋于稳定，以后下降，这时期易发生脉压增加。由于血管弹性降低，管腔变窄，周围血管阻力变大，对休克及血容量变化的代偿能力降低。

(二) 静脉、毛细血管系统

老龄化改变表现为静脉血管床扩大，静脉壁张力和弹性降低，全身静脉压降低。随年龄的增长，在单位面积内有功能的毛细血管数量减少，毛细血管通透性降低，血流减慢，从而导致整个微循环的代谢率下降，致机体供氧不足，肌肉易疲劳，动静脉氧差增大。

(三) 心血管自律神经的改变

由于老化后血管舒张能力减低，主动脉和颈动脉窦中压力感受器受到的牵张减轻，而敏感性减弱，因此调节血压的能力也减低，由于心排血量减少，各器官血供也减少。血管硬化度增加使收缩压增加，周围血管阻力增加使舒张压增高，脉压也增大。老年人对β受体激动剂（agonist）或拮抗剂（antagonist）的敏感性均降低。

(四) 心血管系统自我调节功能的改变

由血管系统产生和分泌的激素在体内具有重要的生理功能，它们相互联系、相互制约，共同形成一套完整的神经内分泌调节系统，参与对心血管的功能调节作用。这一调节系统的改变使得机体对周围的刺激失去应有的应激反应能力，会引起心血管系统功能紊乱。其中血管紧张素、增压素和心房钠尿肽等对老年人血压变化的影响至关重要，因此，近年来，对高龄体液激素变化的研究受到人们的普遍重视。

五、心血管系统主要病理变化及其相关疾病

(一) 动脉粥样硬化

动脉粥样硬化（atherosclerosis）是人类动脉系统的一种常见疾病，由于累及心、脑血管等重要部位，可导致严重后果。各种动脉硬化的共同特点是动脉管壁增厚变硬、失去弹性和管腔缩小。动脉粥样硬化的特点是受累动脉的病变从内膜开始，先后有多种病变合并存在，包括局部有脂质和复合糖类积聚、纤维组织增生和钙质沉着，并有动脉中层的逐渐退变，继发性病变尚有斑块内出血、斑块破裂及局部血栓形成。由于在动脉内膜积聚的脂质外观呈黄色粥样，因此称为粥样硬化。

动脉粥样硬化的病理变化主要累及体循环系统的大型弹力型动脉（如主动脉）和中型弹力型动脉（以冠状动脉和脑动脉罹患最多，肢体各动脉、肾动脉和肠系膜动脉次之），下肢大于上肢，而肺循环动脉极少受累。病变分布多为数个组织器官的动脉同时受累。最早出现病变的部位多在主动脉后壁及肋间动脉开口等血管分支处。

冠状动脉粥样硬化最常发生于冠状动脉的左前降支，尤以其起始段的上 1/3 为甚。其次为右冠状动脉，再次为左旋支及左冠状动脉主干。冠状动脉粥样硬化斑块的范围大小及病变的严重程度各不相同。一般在血管分叉处内膜较重，在血管拐弯处，受血流冲击的一侧病变较重。在冠状动脉的横切面上，其靠心肌一侧的病变较心外膜一侧为重。病变多呈偏心性。

(二) 冠状动脉粥样硬化性心脏病

冠状动脉粥样硬化性心脏病（coronary atherosclerotic heart disease）是指冠状动脉粥样硬化使血管腔狭窄或阻塞，和(或)因冠状动脉功能性改变（痉挛）导致心肌缺血缺氧或坏死而引起的心脏病，统称冠状动脉性心脏病（coronary heart disease），简称冠心病，亦称缺血性心脏病（ischemic heart disease）。由于冠状动脉病变的程度、部位、范围及供血不足的发展速度不同，冠心病的临床表现亦明显不同，1979 年世界卫生组织（WHO）将冠心病分为以下 5 型：① 无症状性心肌缺血；② 心绞痛；③ 心肌梗死；④ 缺血性心肌病；⑤ 猝死。近年来，随着对冠心病认识的不断深入，临床学家们更加重视结合病理变化特点进行分型，以便有预见性、针对性地选择恰当的治疗方案以提高疗效、降低死亡率。新近提出的急性冠脉综合征（acute coronary syndrome，ACS）包括不稳定型心绞痛（unstable angina，UA）、非 S－T 段抬高型心肌梗死（non-ST-segment elevation myocardial infarction，NSTEMI）及 S－T 段抬高型心肌梗死（ST-segment elevation myocardial infarction，STEMI）。这 3 种病症的共同病理基础均为不稳定的粥样斑块，只是伴发了不同程度的继发性病理改变，如斑块内出血使斑块短时间内增大或斑块纤维帽破裂，血小板在局部激活聚集（白色血栓），继续发展形成红色血栓，并有血管痉挛等因素参与。一旦斑块出现继发性病变，患者往往即有胸痛，而当胸痛发作之初并不能确定其最终的结果，是仅仅停留于 UA 或进展至 NSTEMI 或 STEMI。统称之为 ACS 有利于提高对这类急性胸痛患者的重视，严格进行观察和危险分层，审慎并及时做出正确的临床判断及选择相应的治疗措施。

第 2 节　呼吸系统解剖、生理特点

呼吸系统分为上呼吸道和下呼吸道。上呼吸道由鼻、咽和喉构成，下呼吸道由气管、支气管和肺构成。呼吸系统的组织结构和功能随增龄而发生相应的改变，表现为肺、胸廓、呼吸肌和呼吸中枢的老化、功能的减退，60 岁后衰退速度明显加快。老年人呼吸系统解剖组织学和功能的退化与呼吸系统疾病的发生有着密切关系。

一、呼吸系统解剖学特点

(一) 鼻、咽和喉

老年人鼻的变化主要是物理性的，虽然外形方面没有多大变化，但是鼻毛会出现脱落、变短等现象，从而导致鼻毛变少，削弱了鼻的生理防御功能，就如同用久的窗纱容易有“漏洞”一样，这样就容易导致感染或者感染向下延伸等问题。鼻黏膜也会随着年龄的增长而逐渐变薄、腺体萎缩、分泌物减少，因此老年人常易患鼻炎、鼻息肉或者慢性鼻窦炎、鼻腔干燥等。由于鼻黏膜和腺体的萎缩导致纤毛运动减弱和分泌物的黏性增加，易致黏液在呼吸道潴留。由于老年人鼻软骨弹性减弱，鼻尖下垂，鼻前孔开口的方向由原先的向前水平开口变为向前下方开口，使经鼻的气流形成涡流，致气流阻力增加，常迫使老年人用口腔呼吸，致使鼻腔对气流的滤过、加温、加湿的功能减退或丧失，容易引起咽干、口渴，并使下气道的负担加重，气道整体防御功能下降。老年人咽部黏膜和淋巴组织萎缩，腭扁桃体萎缩，导致咽腔变宽大，防御功能下降。随着增龄的改变，喉软骨钙化，喉黏膜变薄，咽喉黏膜感觉和会厌软骨反射功能降低，咽缩肌的活动减弱，声带萎缩，声带运动减弱，易引起呛咳和吞咽障碍，食物残渣及咽喉部寄生菌易进入下呼吸道而导致吸入性肺炎。

(二) 胸廓

随着增龄的改变，老年人由于脊柱的退行性变和骨质疏松，椎体前端的压缩大于后部，出现胸椎后凸，胸骨前凸，肋软骨钙化或骨化，弹性降低，肋骨走向由青年时的从后上方向前下方斜行变成老年时的从后向前的平行走向，上部肋间隙变宽，胸廓的前后径增大，横径变小，形成桶状胸。由于胸廓骨骼脱钙与疏松，椎骨变扁平，椎间隙变窄，肋软骨钙化，关节周围的韧带硬化，肋骨活动度降低，使关节的活动度降低，整个胸廓的活动度受到限制，胸廓顺应性明显下降，胸式呼吸减弱，腹式呼吸增强。

(三) 呼吸肌

膈和肋间肌是主要的呼吸肌。老年人的呼吸肌和全身其他部位的肌肉一样，也在逐渐发生退行性变化，表现为肌纤维的减少，脂肪成分相对增多，膈肌、肋间肌和辅助呼吸肌均萎缩，且由于呼吸肌纤维数量随增龄而减少，肌肉萎缩，呼吸肌力量减弱，限制了胸廓活动的范围，导致通气功能下降。呼吸肌的退行性改变，导致呼吸力量减弱，耐力下降，呼吸效率降低。老年人膈肌变薄，重量减轻，活动度及肌肉能量储备降低，呼吸功能降低。由于老年人腹腔内脂肪明显增加，深呼吸时膈肌活动度减少，如合并有肺气肿，易造成呼吸功能衰退。膈肌收缩时的下降度每减少1 cm，可使肺容积减少250 ml。随着增龄的改变，老年人胸廓顺应性、肺活量和最大通气量等均相应减少。70岁以上的老年人呼吸肌的肌力比30岁年轻人下降约40%。老年患者由于呼吸肌萎缩，肺部感染时，咳嗽力量减弱，痰液不易咳出，易造成痰液阻塞，感染不易控制。

(四) 胸腔、胸膜、胸膜腔及肺

老年人胸膜常因纤维组织增生而增厚，壁层与脏层胸膜部分粘连。还有研究表明老年人胸膜变薄、干燥、不透明、粘连和钙化。老年人的肺泡总数逐年减少，气体交换面积由30岁时的70 m^2 减少到70岁时的60 m^2，平均每10年约递减2.5 m^2 左右。肺泡壁弹力纤维减少，肺泡隔弹性纤维丧失弹性，肺内胶原纤维交联增多，肺的柔软性和弹性减弱，肺泡的膨胀和回缩能力降低，使肺萎缩变小，无功能肺泡扩大。肺内呼吸性细支气管、肺泡管、肺泡囊和肺泡腔随年龄增加而扩大。肺泡壁周围组织的弹力纤维退行性变和长期过度通气，使肺泡壁变薄甚至断裂，引起肺泡壁中毛细血管数量和管内的血流量减少，由于肺泡壁断裂，肺泡互相融合，引起肺泡数减少而肺泡腔变大，残气量增加，肺泡过度膨大，形成老年性肺气肿。主要表现为：肺组织呈灰黑色，肺实质减少，肺体积变小，从终末细支气管到肺泡呈不可逆扩张，肺泡破坏，肺含气量增加，肺泡回缩能力下降，残气量增加，肺功能降低。

(五) 气管、支气管

气管、支气管黏膜萎缩，管壁黏膜弹性组织减少，胶原纤维组织增生，黏膜下腺体和平滑肌萎缩，淋巴细胞浸润，外膜中软骨退变，出现钙盐沉着和骨化，支气管软骨钙化、变硬，管腔扩张。气管、支气管黏膜细胞和纤毛逐渐脱落减少，纤毛倒伏，纤毛的运动能力、排异能力和防御能力均减弱。小气道尤其细支气管黏膜萎缩，管壁弹性减退明显，杯形细胞数量增多，分泌功能亢进，黏液潴留呼吸道，使气流阻力增加，老年人易发生呼气性呼吸困难，常使小气管萎陷，闭合。支气管淋巴细胞分泌免疫球蛋白的功能降低，使免疫球蛋白A的分泌减少，巨噬细胞吞噬能力变弱，使呼吸道抵抗细菌、病毒能力下降，细菌和病毒容易在呼吸道内停留和繁殖；由于管腔内分泌物排泄不畅，有害物质不能及时排除而堆积在呼吸道，导致呼吸道管腔变窄，呼吸道阻力增加，通气功能下降，加之肺单核巨噬细胞系统功能降低，因此，老年人呼吸道疾病患病率升高。

（六）肺血管

肺动脉弹性组织逐渐减退，纤维组织和基质相对增加。肺动脉壁粥样硬化，由于动脉壁内钙含量低，故肺动脉壁粥样硬化的程度较体循环动脉的变化为轻。由于胶原纤维增多使动脉内膜肥厚、纤维化，动脉管腔变小。静脉内膜硬化、静脉壁内弹性纤维断裂，内膜纤维化，静脉内腔变窄。

二、呼吸系统生理学特点

老年人呼吸系统的生理功能改变与呼吸系统解剖结构变化有关。衰老过程中呼吸储备功能变化出现最早而且受损最明显。表现为：肺活量、第 1 秒用力呼气量、肺弹性回缩力、弥散功能以及动脉血氧分压均下降，残气量和功能残气量均增加。总之，老年人由于呼吸肌的衰退、呼吸阻力的增加、呼吸运动的调节与补偿能力的减弱，使呼吸功能减低。

1. 肺通气功能

（1）肺容量

1）潮气量（tidal volume，TV）是指平静时每次吸入或呼出的气量。成人静息状态的潮气量约为 500 ml。潮气量代表的是人体在平静状态下所需的气量，其数值不随增龄而改变，一般不作为评价老年人肺通气功能的指标。但随着增龄的改变，老年人的补吸气量（inspiratory reserve volume，IRV）、补呼气量（expiratory reserve volume，ERV）均减少。补呼气量随增龄而逐渐减少较补吸气量更容易受到损害。

2）肺活量（vital capacity，VC）是指一次深吸气后能呼出的最大气量，与潮气量、补吸气量、补呼气量密切相关，即 VC = TV + IRV + ERV。肺活量也随增龄逐年减少，30 岁后平均每年下降 20～40 ml。正常成年男性的肺活量约为 3 500 ml，女性约为 2 500 ml。30 岁以下的成年人，肺活量约占肺总量的 80%，到 80 岁时肺活量只占肺总量的 68%左右。肺活量的减少是胸廓顺应性降低和腹壁肌肌力减低的结果。

3）残气量（residual volume，RV）是指尽力呼气后肺内残余的气量。正常成年男性约为 1 500 ml，女性约为 1 000 ml，残气量随增龄而增加，年轻人的残气量占肺总量的 20%～25%，60 岁以上的老年人残气量可占肺总量的 40%。临床上残气量主要反映肺气肿的程度。老年人残气量增加主要是由于呼吸道肺泡管、肺泡囊、肺泡的扩大所致。肺泡扩大，弹性回缩能力减退，无效腔增多，致使老年人肺泡内残气量明显增加，一般认为，60 岁以上老年人的残气量与 30 岁人相比几乎升高了 100%，使得老年人静息状态时的肺呈部分膨胀。

4）功能残气量（functional residual capacity，FRC）是指平静呼气末在肺内残留的气体。正常成年男性约为 2 500 ml，女性约为 2 000 ml，功能残气量约占肺总量的 40%，功能残气量随增龄而增加，老年人、肺气肿、哮喘及支气管阻塞情况下功能残气量均增加。

5）肺总量（total lung capacity，TLC）即肺能容纳的最大气量，是判断肺是否存在限制性损害及其程度的指标。肺总量为肺容量、补吸气量、补呼气量和残气量的总和。老年人肺总量变化不大。总之，随着增龄改变，老年人的潮气量、肺总量变化不大；残气量、功能残气量逐渐增加；补吸气量、补呼气量和肺活量下降。

6）残气量/肺总量（%），即 RV/TLC（%）。残气量占肺总量的百分比随增龄而增加，在增龄情况下比较敏感，临床上常作为衡量肺泡内气体滞留的指标。

（2）肺通气量

1）每分静息通气量（minute ventilation volume，MV）指在静息状态下每分钟吸入和呼出的总气量。每分静息通气量为潮气量与呼吸频率的乘积（MV = TV × R），MV 随增龄的改变不明显。

2）最大随意通气量（maximum voluntary ventilation，MVV）是以最深、最快呼吸时呼出或吸入的气量。反映肺在连续动态的状态下，所能达到的最大通气能力和通气的储备能力，是衡量人体能进行多大呼吸量的重要指标，是评价肺通气功能的一项很可靠的指标。通气功能的损害最早表现在其储备能力的减低，这在老年人表现得尤为明显。老年人由于呼吸肌的收缩力减弱，收缩速度减慢和关节僵硬等原因，使 MVV 随增龄而显著减低。其大小取决于胸廓的完整性以及呼吸肌的力量、肺的弹性和呼吸道的阻力，其中以气道阻力影响最大。30 岁以后开始下降，有报道 60 岁时降至原水平的 50%。说明老年人肺通气储备能力有明显下降。

3）肺泡通气量（alveolar ventilation volume，AVV）是指能与血液进行气体交换的有效通气量。肺泡通气量能了解肺通气功能的真实效果。老年人一方面由于鼻甲黏膜变薄，支气管黏膜及管壁各层萎缩，使气道容积增大，即解剖无效腔增大；另一方面，老年人肺毛细血管的数量减少，肺泡壁变薄，肺泡数减少，使肺泡无效腔增大，因此，肺泡通气量随增龄而减少。

4）用力肺活量（forced vital capacity，FVC）又称时间肺活量，是指一次深吸气后，以最大的力量所呼出的气量。在第1、2、3秒内所呼出的气量称为第1、2、3秒时间肺活量。临床常用第1秒用力呼气量（forced expiratory volume 1，FEV1）占用力肺活量百分率（FEV1/FVC%）来判断通气功能损害的程度和鉴别阻塞与限制性通气功能障碍。正常人FEV1/FVC%大于80%。FEV1和FVC随着年龄增长而下降。用力肺活量主要反映较大气道的气流阻力情况，对小气道阻力的改变并不敏感。其减少的原因主要为气道阻力的增加、肺弹性回缩力降低、胸廓顺应性下降以及呼气肌肌力减弱。用力肺活量测试方法简单，只需被测试者尽快尽力呼一口气即可，因此特别适合老年人作为通气功能障碍的测定指标。

2. 肺换气功能

老年人由于肺泡腔变大、肺泡壁胶原含量增加、肺泡表面积减少等因素必然导致通气与血流比值（V_A/Q_A）失调，且随着年龄的增长V_A/Q_A失调的程度加重。结果主要影响肺的O_2交换，使肺换气功能减低，导致血中氧分压的降低。有报道70岁的老年人其血中氧分压仅为25岁时的一半。

老年人换气功能减退。由于呼吸膜的有效面积减少，心排血量随增龄而减少；肺毛细血管内血流速度随心功能的减弱而变慢，使血流通过肺毛细血管的时间延长，结果进入肺泡的新鲜空气与肺泡毛细血管静脉血进行气体交换受影响，尤其影响O_2的交换；肺组织的弹性减弱，肺泡面积的减少，肺泡气体分布不均，老年人肺泡膜O_2的扩散能力比CO_2小得多，O_2在肺内的弥散随增龄而减低。由于肺的微血管数量减少，弥散功能降低，功能残气量增加，吸入的氧在肺泡内过度稀释，使氧分压降低，即动脉血氧分压（PaO_2）随增龄而降低。CO_2在肺内的弥散不随增龄而改变。安静时动脉血二氧化碳分压（$PaCO_2$）、肺泡气氧分压（PAO_2）基本不随增龄而改变。老年人运动时PaO_2有下降，在70～74岁下降明显，75～90岁下降速度减慢。

三、肺代谢分泌功能改变特点

老年人呼吸系统的细胞中许多代谢酶及其活性的改变，均可因肺泡数量及毛细血管的减少而减少。

1. 肺泡表面活性物质　肺泡表面活性物质（pulmonary surfactant，PS）是由肺泡Ⅱ型上皮细胞分泌的一种脂蛋白，分布于肺泡液体分子层表面，具有降低肺表面张力、维持大小肺泡容量的相对稳定、防止肺泡萎陷、增加肺顺应性、加速肺液清除、维持肺泡-毛细血管间正常流体压力、防止肺水肿等作用。PS中的肺泡表面活性物质相关蛋白A（SP-A）和肺泡表面活性物质相关蛋白D（SP-D）是肺部重要的天然免疫防御分子，不仅能清除病原体，还参与免疫、炎症及变态反应的调节，增加呼吸道的抗病能力。老年人随着增龄的改变是否伴有PS的改变，尚无证据。但有研究表明，在老年人常见的呼吸系统疾病中，如肺部感染急性呼吸窘迫综合征（acute respiratory distress syndrome，ARDS）、肺动脉高压、肺气肿、肺纤维化、肺梗死、哮喘中，均见表面活性物质的合成、分泌减少，并在疾病的发生、发展过程中起着重要作用。

2. 血管紧张素转化酶　目前认为肺循环毛细血管内皮是血管内血管紧张素转化酶（angiotensin converting enzyme，ACE）生成的最主要部位，约有80%的血管紧张素Ⅰ在肺循环中转化为血管紧张素Ⅱ。ACE主要存在于内皮细胞的质膜中，其活性随增龄而下降。多种肺部疾患，如肺水肿、肺癌、肺气肿等都有ACE活性的下降。

四、肺防御功能改变

呼吸系统具有防止有害物质入侵的防御功能。通过上呼吸道的加温、湿化和过滤作用，调节和净化吸入的空气；呼吸道黏膜和黏液纤毛运动系统，参与净化空气和清除异物；咳嗽反射、喷嚏和支气管收缩等反射性防御功能可避免吸入异物；肺泡巨噬细胞为主的防御力量，对各种吸入性尘粒、微生物等有吞噬或中和解毒作用；呼吸道分泌的免疫球蛋白（B细胞分泌IgA、IgM等）、溶菌酶等在抵御呼吸道感染方面起着重要作用。老年人呼吸系统的防御功能随增龄而减退。老年人由于下列原因使防御功能减退。①老年人鼻黏膜萎缩、鼻黏膜的纤毛脱落，使鼻腔对空气的加温、湿化及净化功能减低，干冷和含粉尘的气体易进入下呼吸道，导致黏膜炎症。另外，老年人咽反射迟钝，咽部淋巴系统功能低下，异物易进入下呼吸道而引起呼吸道疾病。②老年人呼吸道纤毛的数量减少和摆动能力减弱，黏液分泌减少，黏液浓稠度增加，使呼吸道清除痰的能力减弱。③由于神经系统的老化、传导减慢，使咳嗽反射减弱，加上呼吸肌的萎缩，造成咳嗽无力，痰不易咳出，痰栓堵塞小气道，导致阻塞性通气障碍。④老年人巨噬细胞数量、吞噬功能及移动能力均降低，不能有效地清除和吞噬吸入的有害微粒，有害微粒在肺间质沉积，影响肺通气和换气功能。因此，老年人易患呼吸系统疾病。

总之，随着年龄的增长，老年人呼吸系统发生了一系列的解剖、生理学变化，这既是呼吸系统正常老化的结果，同时又难以完全排除老年人常见的呼吸系统疾病造成的病理性损害。这一系列解剖、生理学改变，是老年呼吸系统疾病以及其他系统疾病在呼吸系统的表现与中青年有着很大差别的重要基础。

第 3 节　消化系统解剖、生理特点

消化系统由消化管和消化腺组成。消化管为肌性管道，包括口腔、咽、食管、胃、小肠和大肠等。消化管各段外观和功能虽然不完全相同，但它们的组织结构有其共同特点，均由黏膜、黏膜下层、肌层和外膜构成。消化腺分为大、小两种类型。小消化腺位于消化管壁内，如食管腺、贲门腺、胃底腺、幽门腺、十二指肠腺、小肠腺和大肠腺；此外，消化管上皮内还有单细胞腺如杯形细胞。大型消化腺为单独存在的腺器官，在管壁之外，通过腺导管与消化道相通，如涎腺（腮腺、颌下腺、舌下腺）、肝和胰腺等。消化系统还散布大量内分泌细胞，其分泌的胃肠道激素在完成消化过程中的调节作用十分重要。消化系统的各器官虽然形态、结构不完全相同，但是它们都协力完成食物的消化和吸收。随着年龄的增加，消化系统的组织结构及生理功能都出现一系列的变化，即消化系统的老化改变，这些改变是老年消化疾病发生的基础如平滑肌的收缩力、消化腺的分泌能力、支配调节消化系统的神经等的衰退或相互间的平衡失调等。

一、口腔

老年人的口腔额面部肌肉松弛，皮肤皱纹增多，口角下垂并容易发生皲裂。老年人咀嚼功能减退，最明显的变化是牙和牙周组织的退行性变，以及由于牙齿脱落而引起的上、下颌骨与颞下颌关节的改变，影响食物的消化并出现营养不良等现象。口腔的这些老年化改变，影响了食物的研磨和润滑功能，进而影响消化、吸收。

（一）牙齿

长年累月的咀嚼，使得牙齿咬合面的牙釉质逐渐磨损、变薄且无光泽，并可见牙釉质下层泛黄的牙本质。牙本质小管内的神经末梢外露，对冷、热、酸和甜等刺激产生过敏，引起酸痛；如牙本质磨损至牙髓暴露可引起牙齿疼痛并易发生感染及牙髓坏死。另外，髓腔内侧面的牙本质随增龄而缓慢地增生，使牙髓腔逐渐缩小，根尖孔变窄。牙髓组织活力降低，细胞数量也随之减少，而胶原成分增加。牙髓组织可出现脂肪变性、空泡化、纤维变性、钙化或髓石形成；加之牙髓血管内膜变厚及管腔变窄，牙髓供血不足，使牙齿易于折裂。因此，老年人发生牙微裂或牙折断的可能性远较年轻人增加。由于牙周组织萎缩导致牙根暴露，牙齿容易松动、局部或全部脱落。

（二）牙周组织

牙周组织由牙周膜、牙龈和牙槽骨组成，老年人牙周组织的再生能力较低，牙周膜中纤维组织增生，血管硬化，参与再生的干细胞数量减少、功能降低，对碱性成纤维细胞生长因子的反应下降。

（三）上、下颌骨与颞下颌关节

老年人由于牙齿的功能逐渐低下，牙槽骨骨质疏松，如果失牙后长期不镶假牙，可引起牙槽骨失用性萎缩而变平消失；若全口牙齿缺失又长期不修复，则咀嚼肌的功能减弱，使上、下颌骨也发生萎缩，并可继发颌面下半部缩短和颜面衰老。由于咀嚼肌无力和牙齿缺失，可引起颞下颌关节的下颌头变小、颞下颌关节窝变平和关节盘萎缩；加上关节周围韧带松弛，老年人常易发生颞下颌关节半脱位等症状。

（四）口腔黏膜

成年人的口腔黏膜上皮随增龄而逐渐变薄角化，局部色素沉着，舌乳头发生萎缩并逐渐消失，使舌表面变得光滑。老年人味蕾明显减少，正常儿童平均约有 250 个味蕾，但 70 岁以后仅存 90 个左右，约有半数萎缩，功能降低约 80%，因此老年人味觉减退，对酸味和甜味的敏感度减少，而对苦味和咸味感觉的改变较少或略有增加。老年人的唾液腺实质萎缩，间质有纤维增生，功能退化，唾液分泌量减少，约为年轻人的 1/3。口腔唾液呈弱酸性较黏稠，流速较慢，流量较小，易产生口干。实验证实，50 岁后唾液中淀粉酶的含量明显降低，对淀粉的消化能力减弱。另外，由于老年人口腔黏膜萎缩，对有害物质刺激的抵抗力降低；外伤、烟雾、感染以及药物等刺激均易引起口腔黏膜的慢性炎症，严重者可伴有黏膜溃疡与疼痛。

二、咽

老年人的咽黏膜、咽淋巴组织和腭扁桃体发生退行性萎缩，尤以腭扁桃体的变化最为显著，使咽腔显得较宽大，表面失去光泽和湿润。

三、食管

吞咽是种复杂的复合运动，涉及口、舌、咽、食管

等的肌肉以及神经的协调控制。吞咽过程分为3个阶段：第一阶段从口至咽，通过骨骼肌收缩活动完成，是一个随意运动，其相关的衰老性改变是骨骼肌的萎缩；第二阶段涉及咽和食管之间的食管上括约肌舒缩，是由神经控制的复杂而快速的反射动作；第三阶段是经食管肌的蠕动将吞入的内容物向胃部推进。因年龄而发生食管退行性变化是老年人最常见的食管运动失常现象。老年人食管逐渐萎缩，固有层食管腺周围出现弹性纤维增生。平滑肌的运动能力降低，X线吞钡检查显示，老年人食管非蠕动性(非推进性)收缩增加，伴有食管下端的括约肌松弛速度减慢，食管蠕动性收缩减少，食物通过以及排入到胃内的速度延缓，易发生反流性食管炎，并还可伴有吞咽不顺，需用力吞咽才能使食物从口腔进入食管等症状。食管扩张以及对胆碱能递质刺激的反应降低，食管神经丛内的神经元数量减少，淋巴细胞浸润。在卧位时，老年人食管内的食物难以被排空，从而影响食物的摄入。正常成人膈食管裂孔的直径约2.5 cm，随着衰老，裂孔周围的组织和食管壁弹力组织萎缩，使食管裂孔增宽，膈食管膜和食管周围韧带松弛，逐渐失去其固定食管下段及贲门于正常位置的作用。当腹腔内压力增高时，胃底部与膈下食管段可突入胸腔内，形成食管裂孔疝(hiatus hernia)，其发生率在45岁以后逐渐增高。老年人吞咽过程中的反射、收缩和蠕动3个阶段同步协调性较差，影响吞咽活动，因而可发生不同程度的吞咽困难(dysphagia)，主要表现为吞咽动作较难完成或食管内食物滞留有梗阻感，严重者可伴有食物反流。正常老年人的吞咽困难较轻，它可使老年人对食物摄入量减少，从而造成营养不良、体重减轻和失水等。

四、胃

胃分泌胃液，内含盐酸、消化酶与激素等。胃黏膜腺的壁细胞还分泌内因子，具有帮助小肠上皮细胞吸收维生素 B_{12}，后者又是红细胞发育成熟所必需的物质。因此，内因子缺乏可导致贫血。随年龄的增长，老年人胃的血管可出现扭曲，管壁增厚。黏膜、胃腺和平滑肌萎缩变薄，弹性减弱，易发生胃下垂等症状。老年人胃黏膜微动脉中层存在电子致密物的沉积，这种改变与原发性高血压的小动脉壁硬化的表现相似。由于胃黏膜代谢率比胃壁其他各层为高，因而它受到血流量减少的影响较大。胃血流量减少，黏膜萎缩，老年人胃腺细胞分泌功能减弱，故老年人的胃功能较青壮年差，表现为消化能力低下，胃张力、排空速度及饥饿收缩均减弱，老年人胃液的基础分泌量和最大分泌量均低于年轻人，量约为年轻人的1/3。胃体腺分泌能力减弱，胃酸分泌量降低，游离酸、总酸以及消化酶合成分泌不足，60岁老人游离酸和总酸的分泌量降低到年轻人水平的40%～50%，基础胃酸(basal acid output, BAO)和最大胃酸排出量(maximal acid output, MAO)均有不同程度减少，并随年龄的增长继续减少，部分老年人甚至缺乏BAO，即使给予组胺刺激也不能引起分泌。老年人胃蛋白酶的分泌量较低，40～60岁时有明显下降，然后维持在低水平。用放射免疫法测定70岁以上老年人胃蛋白酶原分泌量时发现，约有40%的分泌量低于 1.18×10^{10} mmol/L，而在40岁以下者仅为5%。由于低酸，影响胃蛋白酶原转变成胃蛋白酶，对食物中蛋白质的消化功能呈不同程度的减弱。老年人胃腔增大，蠕动减慢，食物在消化道内滞留，排空时间延迟。应用 ^{99m}Tc-DTPA液体观察胃排空时间，结果显示70岁以上老年人胃半排空时间平均为123 min，而年轻人胃半排空时间约47 min。另外，由于胃壁肌层萎缩，可使胃运动减弱，影响胃对食物的消化与排空。上皮细胞数量减少，细胞类型发生改变。胃黏膜血流量减少，血供不足，易患慢性胃炎。由胃黏膜上皮和肠黏膜上皮的内分泌细胞分泌的，或由位于胃肠道神经丛的神经内分泌细胞释放的生长抑素(somatostatin, SS)可抑制胃酸的分泌。在老年人的胃液中以及胃黏膜组织内，SS含量增加，免疫组织化学染色方法显示胃黏膜组织SS阳性的D细胞数量增多，细胞形状较大并且不规则，有少量细胞分布在胃体的中部，大量细胞位于腺体的底部，细胞的胞质内充满SS免疫复合物颗粒。由于老年人胃黏膜萎缩，胃液分泌减少，影响胃的黏液屏障作用，胃黏膜易受理化因素的影响而损伤；并且因胃的血供不足，致使受损黏膜的修复能力降低，易产生胃溃疡等病变。

五、小肠

食物的消化过程开始于口与胃，在小肠黏膜上皮细胞处完成吸收。食物的消化依赖于神经、激素以及消化酶的量。小肠对食物的贮存、混合和推进功能依赖于小肠平滑肌、平滑肌的支配神经以及平滑肌与各种化学物质(激素、类激素和药物等)之间的相互作用。吸收不良和小肠假性梗阻是老年人常见的小肠功能紊乱症状，老年人小肠的重量减轻，空肠绒毛变短、变宽。小肠黏膜萎缩、扁平，有效吸收面积减少。

老年人黏膜皱襞比青年人更粗大、更杂乱。且由于小肠蠕动较慢，上皮细胞数目减少，胰腺分泌功能及活性降低致吸收功能下降，易出现吸收不良综合征，表现为单糖类（木糖、半乳糖等）、脂肪、矿物质和维生素的吸收减少。小肠主动运转和被动扩散两个方面均受到妨碍，故乳糖、木糖、甲基葡萄糖等吸收均减少。老年人脂肪吸收延迟是由于胰腺功能不足、黏膜吸收功能减弱所致。但胆固醇的吸收随年龄增长而增加，这可能是老年人易患动脉硬化的原因之一。老年人对锌的吸收功能下降，但对锌的排泄也相应减少，因而能保持锌的平衡。钙的吸收在老年人和患慢性萎缩性胃炎者中减少。因老年人肠蠕动减弱、胃酸减少等综合因素使小肠内细菌增多，过度繁殖，导致细菌过度繁殖综合征，表现为体重下降、贫血、脂肪泻、腹泻及脂肪吸收障碍所致的骨软化、维生素缺乏及低血钙等。上述老年性改变可导致吸收不良和小肠假性梗阻。

（一）吸收不良

吸收不良是指胃肠道分泌消化酶及其调节功能减退，进而影响食物在小肠内的消化和吸收。小肠壁黏膜上皮表面有发达的微绒毛，对营养物质的吸收和转运起着主要作用。影响小肠消化吸收功能的主要因素有：① 小肠解剖结构完整性与正常肠黏膜细胞更新。② 消化腺的正常分泌，包括静止时及食后唾液、胃液、胰液、小肠腺和肝细胞的分泌（如胆汁）等。③ 同步胃肠道运动。④ 正常小肠对食物的吸收和转运包括对腔内物质适应、肠血液供应充足以维持细胞代谢营养供给。⑤ 对来自肠腔的毒性损害因子的防御功能包括清除肠腔内细菌及免疫反应、黏膜细胞的解毒作用。⑥ 老年人小肠的结构、功能或黏液物质的吸收和输送，如对氨基酸的选择性吸收不良、对葡萄糖和脂肪酸吸收减慢等。引起吸收不良的常见原因有感染、胃肠手术后、小肠憩室、胰腺功能不全、肠黏膜细胞转运改变、精神紊乱（如痴呆）等。患有吸收不良的老年人表现为营养不良和极度虚弱，必须给予适当营养补充和对疾病的治疗。

（二）小肠假性梗阻

小肠假性梗阻就是肌肉、神经与化学三种调节系统中的某些功能失常有关，以致小肠对食物的推进功能失效，出现类似机械性肠梗阻的症状。临床表现分为急性和慢性。急性肠道假性梗阻又称急性肠麻痹（acutc ilcus），多为自限性；而慢性假性梗阻常反复发作，又可分为原发性与继发性，后者常继发于其他疾病，如糖尿病、胶原血管病、精神病和某些药物影响等。

六、大肠

大肠主要的功能是吸收水分和排泄废物。老年人的大肠黏膜出现萎缩，对水分的吸收能力降低。肠腺形态变异，结缔组织增生，小血管硬化。老年人机体活动量较少，由于直肠平滑肌萎缩，肛提肌、膈肌和腹肌等的收缩力减弱，蠕动减少，肠蠕动能力减弱，直肠需要较大容量的刺激才能引起扩张反射排便；并且肠内容物通过较慢，水分重吸收增加，这是老年人较易发生排便困难或便秘的原因之一。因骨盆底部肌肉及提肛肌乏力，直肠缺少支撑，加之便秘、排尿困难和慢性咳嗽等引起腹内压增高，易形成结肠憩室。也可导致直肠下降并向外突出，发生直肠脱垂（脱肛）。老年人常见的结肠功能障碍主要有：

1. 便秘　便秘（constipation）是指大便次数减少和（或）粪便干燥较难排出，这在老年人中较多见。影响便秘的因素有多种，如肠蠕动减弱、活动量减少、排便无力、饮水不够、膳食中缺乏粗纤维或肠血液供应不足、神经或精神性改变使排便反射迟钝等均可发生便秘。此外，某些肠道疾病（如肠憩室、肛裂、痔疮和结肠癌等）以及服用某些影响肠蠕动的药物（如镇痛剂、神经节阻滞剂和抗胆碱能药物等）也可引起便秘。长期便秘可导致多种不良后果，如粪块嵌顿于直肠或乙状结肠处停留时间过久，水分被吸收而干结形成粪石；在嵌顿部位以上的肠腔被扩张，严重者可发展成肠梗阻、中毒性巨结肠和电解质紊乱等；强迫性排便用力，可导致晕厥或脑血管意外等症状。大肠癌也随年龄增大而增多，长期便秘，各种致癌物与肠壁接触时间延长是其发生的原因之一。

2. 大便失禁　因不能随意控制大便排泄而导致粪便不自主地从肛门漏出，称大便失禁（fecal incontinence）。正常排便的控制是由复杂的神经-肌肉活动所调节。肛肠肌本身的活动、盆底肌肉或传入神经的任何生理性减退均可引起排便控制能力下降。在严重的腹泻发作期，肛门括约肌可发生失控。外括约肌和耻骨直肠肌对维持正常排便控制起着重要作用，当直肠舒张时，括约肌关闭；当直肠充盈时，括约肌松弛。耻骨直肠肌的一个重要作用是在直肠下段和肛门管之间维持一个角度，随着直肠内压力增加，此括约肌活动度增加，以维持不随意排便。中年后随着增龄，直肠肌肉群的体积缩小，括约肌以及盆底肌肉等主动性控制排便的保护功能削弱或丧失，使老年人易发生大便失禁。尤其在进食后产生的胃结肠反射，可引起直肠肌收缩和内括约肌放松，大便即自动排出。在老年患者中，约20%者可出现大便失禁，有器质性或神经性改变者占1/3，有精神错乱者占1/3。测定肛门括约肌压力的结果显示，老年人的内括约肌收缩力较强，而外括约肌减弱，两种括约肌之间的协调失衡，可能是老年人大便失禁的主要原因。

七、胃肠血管

老年人动脉硬化、栓塞亦常发生，或因心力衰竭、低血压、低血容量等使血液灌注减少而致胃肠道出血。结肠侧支循环较多而小肠缺乏侧支循环，故易出现小肠缺血。临床上老年人肠道缺血性病变表现为以下4个类型：急性肠系膜缺血、局限性小肠缺血、缺血性大肠炎、慢性肠系膜缺血。

八、胰腺

随着年龄增加，十二指肠肠圈逐渐下降，胰腺的位置降低，十二指肠乳头在L_3水平以下。随着年龄增长，主胰管的管径扩大，其他分支也显示出与任何其他异常无关的局灶性扩张或狭窄，其头、体、尾部的增宽程度一致，较宽的胰管易形成囊状扩张。因此，老年人在经内镜逆行胰管造影时对X线片结果的分析应该慎重。在病理解剖上，腺泡萎缩、导管增生、小叶间纤维增多、脂肪沉着而使小叶结构不清、腺泡细胞嗜碱性减弱、脂褐素沉着。胰酶的分泌量和浓度下降，妨碍老年人对脂肪的吸收；胰腺腺体分内分泌部和外分泌部，其外分泌部的功能与食物消化吸收关系密切。分泌液内含多种消化酶(脂酶、蛋白酶和淀粉酶等)，对食物的消化起重要作用。胰液的分泌由反射性刺激和激素(促胰液素与肠促胰酶肽)所控制。从50岁起，胰腺体积开始变小，重量减轻，80岁老年人的胰腺重量约为40 g，较30岁时减少约50%。胰腺的血管壁增厚，血供减少，腺泡逐渐萎缩，结缔组织胶原纤维增生，而脂肪的含量增加，从而掩盖了其腺组织的减少，并导致胰腺实质较硬呈黄棕色。电镜下，老年人胰腺的腺泡萎缩及间质纤维化，腺上皮由柱状细胞化生为复层扁平细胞，有些腺细胞呈空泡状，细胞内缺乏酶原分泌颗粒，在血管周围出现含脂褐素的细胞，有微小脂肪颗粒沉积，胰酶的分泌量和浓度均下降。腺导管增粗，直径增大，易形成囊状扩张；有时因管壁结缔组织增厚导致管腔狭窄。胰腺随增龄而出现衰老，但其改变对其功能的影响并不大，因此老年人胰腺仍能维持其正常的消化功能，但胰腺疾病(如胰腺炎和胰腺癌等)的发病率逐渐增加。

九、肝

肝是一个多功能器官，除合成和分泌胆汁外，还包括对碳水化合物的贮存和代谢、激素的灭活、血浆蛋白的合成、类脂代谢的调节以及对药物和毒素的解毒等功能。60岁以上老年人肝的体积有明显萎缩，重量减轻，较年轻人肝重量减少约10%，肝重/体重的比值也降低。肝的萎缩主要是由于肝细胞的数量减少，通常自60岁起，随着年龄的增长，肝细胞数量逐渐减少；到80岁后，减少速度加快，其肝重量约为正常肝的50%。资料显示，61～70岁以前肝脏平均重量为体重的2%左右。增龄可使肝细胞核空泡化及双核、巨核细胞增多，细胞质内线粒体减少，内质网空泡化，间质胶原合成增加，可出现清蛋白减低，球蛋白增高，谷氨酰转肽酶、碱性磷酸酶、乳酸脱氢酶等轻度增高；肝糖原减少，轻度脂肪变；因血流量减少，库普弗细胞减少，吞噬功能下降，肝细胞酶活性、解毒功能及蛋白合成能力降低，肝门管区结缔组织增生，肝小叶缩小，肝细胞数量减少，出现散在的多倍体细胞，尤其是四倍体细胞，这是老年肝的重要标志。老年人双核肝细胞数增多，肝细胞体积和细胞核增大，这可能是肝脏因肝细胞数量减少而产生的代偿反应；此外在肝内还可见呈点状散在的脂肪变性或坏死的肝细胞，并有脂褐素沉积。随着增龄，肝细胞再生能力也逐渐下降，这可能与生长因子的缺乏或生长抑制因子过多有关。电镜显示，肝细胞内线粒体数目减少，出现巨大线粒体，线粒体减少并呈空泡状，推测可能是因线粒体数目减少而出现的代偿现象。因此，老年人肝功能检测显示白蛋白和球蛋白量的变化并不明显。实验显示老年大鼠肝脏表面稍显苍白，纹理略粗，组织结构有明显的改变，且电镜下见大鼠肝小叶中央静脉周围肝细胞排列紊乱，可见肝血窦明显扩张、Disse间隙略有增宽等增龄性变化。肝细胞排列略显疏松，细胞膜呈退行性改变。细胞内脂肪空泡明显增多，胞质疏松，内可见微体形成。滑面内质网和糖原颗粒明显减少。线粒体的老化呈不均衡性，部分线粒体率先受损，可见线粒体减少、稀疏、基质密度稍低，并可见破裂、空泡化等现象。肝细胞线粒体平均截面积明显增大，平均数目明显降低。

老年人肝的自由基总量明显高、过氧化脂质(lipid peroxide，LPO)和丙二醛(malondialdehyde，MDA)含量明显增多。MDA含量增多，可诱发细胞膜结构受损。衰老小鼠肝细胞膜上的钠、钾ATP酶活性下降，肝对胆固醇的酯化能力增强、合成白蛋白的能力下降、肝细胞再生能力减弱。老年大鼠肝细胞核DNA活性基因数减少，DNA交联、甲基化和单链断裂等均发生改变，核苷三磷酸酶(nucleoside triphosphatase, NTPase)活性下降，对胰岛素的刺激反应减弱，肝细胞核膜上mRNA转运率下降。细胞的基因表达取决于细胞核内mRNA转运速率，而核膜上NTPase对mRNA转运以及蛋白质的合成具有重要作用。用SDS-聚丙烯酰胺凝胶电泳显示小鼠肝细胞核的非组蛋白染色体蛋白质(non-histone chromosome protein, NHCP)含量随增龄而减少。DNA修复能力随年龄的增长而下降，当DNA损伤达到一定程度时，细胞的稳定性将丧失，其自我复制能力以及对增生刺激的反应能力均下降，无功能细胞和死亡细胞的比例增加。实验表明肝组织清蛋白基因转录活性在衰老过程中也有下降。中年以后，肝脏重量随增龄而逐渐减轻，肝血流量减少，其摄取、转运、代谢及排泄等功能均有一定程度减弱，致使老年人肝脏对药物的代谢能力减低，主要是清除率下降，相应的转换酶活性减弱，影响药物的灭活与排出，药物在体内的分布和作用时间延长。如地西泮的半衰期延长(80岁老年人与20岁年轻人相比，由20 h延长至90 h左右)，故副作用发生率明显升高，甚至发生毒性反应。抗抑郁药在肝内的生物转化速度也减慢，因此老年人的用药量应酌减。而有些需在肝内转化后才能发挥生物效应的药物，则因老年人肝功能降低而需加大剂量才能达到一定的治疗作用。

十、胆囊和胆道

胆囊的功能是贮存和浓缩胆汁。60岁以上老人的胆囊壁和胆管壁变厚，弹性降低，胆囊增大下垂，胆汁淤积浓缩，胆总管直径从12岁时的6.8 mm增大至70岁时的9.2 mm。胆汁量减少，无机盐减少而胆汁中胆固醇浓度增加，胆固醇与胆汁酸、卵磷脂含量比例发生了变化，胆汁稠厚。因此胆结石的患病率随年龄增加而升高，易发生胆结石。70岁的老年人胆石症发生率从成年人15%～20%升高至30%～50%，70～90岁可达40%～60%，且往往没有症状或以急性胆囊炎伴剧痛而突然发病。胆结石形成主要是由于胆汁内出现不正常物质或胆汁成分发生改变所致。当胆汁内胆固醇、卵磷脂和胆盐比例发生改变时，可形成胆固醇结石，这也许与老年人调节自身胆固醇水平稳定和胆固醇吸收功能逐渐减退有关。老年人胆总管近十二指肠乳头部有增龄性变狭趋势，胆管括约肌也可出现纤维样变，在一定程度上影响胆汁的排出。老年胆石症发生于胆总管者高于年轻人，且较易并发黄疸、化脓性胆管炎、胰腺炎、胆囊炎以及肝脓肿等，甚至发生败血症。

第4节　泌尿系统解剖、生理特点

泌尿系统由肾、输尿管、膀胱和尿道构成，具有排出机体代谢终末产物和剩余物质、维持机体内环境稳定的功能。肾功能与机体内其他系统(心血管、内分泌和神经等系统)之间有相当密切的关系，因此，泌尿系统功能障碍可能在不同程度上影响机体内其他系统的功能状况，反之，在老年性心血管、内分泌或代谢等方面发生改变时，也会影响肾功能。肾功能减退和排尿障碍不仅影响机体对终末产物的清除，同时也削弱了机体其他功能调节，如体液调节、酸碱平衡、红细胞生成和血压稳定等。随年龄的增长，老年人泌尿系统发生一系列退行性变化，可影响肾脏对有害物质和药物等的排泄。

一、肾脏解剖、生理、功能变化

肾脏作为排泄器官的主要功能是保持人体内环境的稳定，也就是要保持体液的数量及成分的稳定性，是新陈代谢和正常生命活动的重要环节。人类肾脏在出生时约重50 g，随生长发育逐渐增重，40岁左右肾脏逐渐萎缩，重量减轻，60岁时约250 g，70岁时约230 g，80岁时约190 g。此外，采用不同检查方法均可发现老年肾脏体积缩小，肾组织的丧失主要在肾皮质，而对髓质的影响较小，这可能和老年肾脏的血管变化有关。在硬化肾小球中，肾小球毛细血管襻丧失，毛细血管间自由吻合，最终在入球和出球微动脉间遗留一单支血管，使入球和出球微动脉连接，造成血液从皮质向髓质分流，使肾皮质血流更为减少，这也是肾组织的丧失主要在皮质的原因。

(一) 肾单位

出生时人体每侧肾脏的肾单位为100万个以上，从30岁到80岁肾单位逐渐减少40%～50%，但肾脏的重量减轻仅约30%。两者存在不相称的原因主要是残存肾单位发生代偿性肥大及结缔组织发生增生。

1. 肾小球　随着年龄的增加，功能健全的肾小球数目逐渐减少，其特征性改变是肾小球硬化，肾小球内每单位面积的毛细血管襻也逐渐减少，而系膜组织增多。较多学者报道：年轻人仅有1%～2%的肾小球硬化，到80岁时硬化肾小球可达10%以上。当肾小球硬化低于5%时，硬化肾小球在皮质与髓质的分布基本相同；而当肾小球硬化超过5%时，硬化肾小球则主要见于肾皮质。由于正常肾小球硬化和异常肾小球的增加，最终功能健全的肾小球可减少20%～30%，甚至达到50%。肾小球的硬化与老年肾血管和毛细血管老化改变直接有关。硬化肾小球主要位于浅皮质区，尤其见于肾被膜下。早期表现为基底膜增厚、分层，系膜基质逐渐增多，Bowman囊逐渐纤维化，功能性毛细血管襻数量减少，肾小球平均滤过面积减少；后期表现为系膜基质透明变性，毛细血管襻塌陷、闭合，肾小球硬化。残存肾小球形态大小不一，部分呈代偿性肥大。

2. 肾小管　老年人肾小管细胞数目减少，从40岁到80岁功能性肾小管减少近40%，上皮细胞凋亡、萎缩，脂肪变性或空泡样变，基底膜明显增厚，尤以近曲小管最为明显。近曲小管主要表现为长度缩短、容积变小，甚至整段小管可萎缩或消失；远曲小管和集合管主要表现为管腔扩张，形成憩室或囊肿。超微结构显示在肾小管细胞内线粒体数目减少，形态不规则，酶和腺苷三磷酸浓度减低，有巨大线粒体形成。线粒体排列方向紊乱，嵴呈纵列、断裂或溶解等多种退行性变。

3. 肾间质　随年龄增加肾间质体积增加，纤维化程度逐渐明显，小管间距增宽，另外，间质区可见淋巴细胞、单核巨噬细胞浸润。

4. 肾血管　老年人肾血管硬化，弹性下降。特点如下：动脉硬化形态随动脉管径或节段大小而不同。① 肾动脉及其较大分支可出现粥样硬化性改变，内膜处可见脂质和(或)泡沫细胞聚集。② 肾叶间动脉：内膜增殖性硬化，表现为肌纤维母细胞增生、内膜纤维显著增加、内膜增厚、管腔狭窄。③ 直小动脉、弓形动脉、小叶间动脉：表现为胶原纤维和弹力纤维增加、内膜增厚，呈"洋葱皮"样改变。④ 入、出球小动脉：透明变性改变，表现为内膜下均质透明物质沉积，管腔狭窄。⑤ 肾小球毛细血管襻：表现为管腔狭窄，甚至闭塞，引起肾小球退变，甚至萎缩。⑥ 肾血管内微血栓形成：老年肾脏内乙酰肝素含量降低，促使肾内血栓形成，堵塞血管，使部分肾单位缺血硬化，导致肾功能减退。

肾小球毛细血管水平的变化有两种类型：① 在皮质肾单位、肾小动脉随增龄而导致进行性纤维组织堆积及内膜增厚，逐渐累及肾小动脉毛细血管丛，加之毛细血管基底膜的皱缩及增厚，造成管腔的狭窄和闭塞，从而使肾小球萎缩、塌陷，最终导致肾小球硬化，荒废肾小球被瘢痕组织代替或消失，小动脉仍残留残端。② 在髓旁肾单位，肾小球毛细血管硬化过程中，可有毛细血管襻间自由吻合支出现，随着硬化进展，最终于入球小动脉及出球小动脉间遗留一单支血管，又称短路血管或无小球血管，从而造成血液从皮质向髓质分流。

(二) 血管结构变化

这使老年肾脏皮质血流明显减少，髓质血流相对维持正常，这种老年肾脏血流重分布是肾功能变化的结构基础。

人体肾脏功能在40岁左右呈进行性下降。随年龄增长，肾血流量、肾小球滤过率、肾小管的重吸收与排泌功能、对尿液的浓缩稀释及酸化功能均呈平行性下降趋势。

(三) 肾血流量减少

肾血流量与肾功能关系密切，正常人在安静状态下每分钟有1 000～1 200 ml血液流经肾脏，相当于心排血量的20%～25%。不论性别，肾血流量从40岁以后进行性减少，每10年约下降10%，成人的肾血流量约600 ml，至80岁时减少至每分钟约300 ml。老年人每单位肾组织的肾血流量进行性减少，其中以肾皮质外层血流量减少最为明显，同时有部分血液流至深部肾组织。由于在功能上，髓旁肾单位较皮质肾单位具有更高的滤过分数，因此，这种肾血流量由肾皮质外层向内层及髓质分流的血流重新分布现象使老年人可以相对保持水及电解质调节功能的稳定，同时也使老年肾总滤过分数稍有增高。肾血流量减少的主要原因是由于随增龄肾动脉、肾小动脉硬化所致的肾血管床的减少。肾血流量与心排血量的比值也随增龄减少，而全身血管及血管阻力却随年龄增高，因而心排血量的减少也是老年人肾血流量下降的部分原因。

(四) 肾小球滤过率(glomerular filtration rate, GFR)

40岁以后肾小球滤过率平均约每10年下降10%。肾小球滤过率临床检测方法主要为以下几种：放射性核素法(^{99m}Tc-DTPA血浆清除率)、血肌酐测定法、内生肌酐清除率、计算公式估算GFR即eGFR。放射性核素法(^{99m}Tc-DTPA血浆清除率)可准确地测定老年人肾小球滤过率，是目前临床测定GFR的"金标准"。

(五) 肾小管功能

老年人肾小管功能随年龄增长也逐渐减退，且较肾小管功能降低出现得早而明显。

1. 浓缩功能　50岁以后，肾小管浓缩功能每10年下降约5%。尿浓缩功能下降的原因：① 肾小管上皮细胞萎缩、变性，远端小管及集合管对抗利尿激素及醛固酮的反应性下降。② 肾髓质血流量相对增加,使髓质渗透压梯度形成障碍。③ 间质纤维化使逆流倍增机制受损。浓缩功能减退临床上表现为昼夜尿量比例失调、夜尿增多。

2. *稀释功能* 老年人尿液稀释功能明显减退,净水清除率明显减低,从 30 岁到 80 岁,净水清除率下降约 50%,青年人净水清除率为 16.2 ml/min,老年人净水清除率为 5.9 ml/min。稀释功能下降的原因:除与肾间质病变相关外,还与 GFR 降低、溶质在髓襻转运不良以及抗利尿激素基础水平过高等因素有关。

3. *酸化功能* 正常老年人在基础状态下,血 pH、PCO_2和碳酸氢盐含量与青年人相比并无差异。酸负荷后,肾小管的代偿功能明显减退,口服氯化铵后 6 h 的排泄率,青年人约 16%,中年人约 12%,老年人约 9%。

4. *转运功能* 老年人肾小管最大转运功能下降。对氨基马尿酸的最大分泌能力、葡萄糖的最大吸收率、菊粉清除率呈平行性下降。转运功能下降的原因:肾小管上皮细胞线粒体数目减少、功能减退;钠、钾 ATP 酶活力下降;氧耗量降低。

(六) 肾脏内分泌功能变化

肾脏是体内重要的内分泌器官之一,已知可以产生和分泌肾素、血管紧张素、促红细胞生成素、1,25-二羟胆钙化醇、前列腺素、激肽释放酶等多种激素及生物活性物质。老年人血浆肾素、血管紧张素Ⅱ水平低于年轻人,这可能与衰老所致的肾小球旁器形态与功能的变换、肾交感神经活性下降以及有关激素(如促肾上腺皮质激素、性激素等)减少有关。Tsumoda 等研究发现与年龄相关的肾素活性降低并非由于血浆浓度的下降,而主要由于肾脏分泌活性肾素的减少。他们推测可能是由于老年人肾内的非活性肾素转变为活性肾素减少所致,但其体内确切机制尚不十分清楚。老年肾脏产生 1,25-二羟基维生素 D_3 的能力明显减退,这使得老年人出现一系列钙代谢异常,表现为骨质疏松、代谢性骨病及病理性骨折等。老年人肾脏促红细胞生成素、前列腺素及其他生物活性物质的改变尚未见报道。

二、尿道与膀胱的变化

老年人的尿道由于纤维化而变硬。膀胱肌肉萎缩,黏膜小梁形成,纤维组织增生,易发生膀胱憩室,增加了老年人下尿道感染的可能性,膀胱容量可因肌肉萎缩而减少,膀胱括约肌亦萎缩,故老年人常出现尿频。

第 5 节 内分泌系统解剖、生理特点

老年人内分泌系统各器官与其他系统一样,随年龄的增长,其腺体的形态与功能均会发生相应的变化。在正常情况下,内分泌系统在神经支配和物质代谢反馈调节基础上释放激素,调节人体的生长、发育、生殖、脏器功能和新陈代谢过程,使机体不断地适应外环境的变化和维持内环境的相对稳定。老年人内分泌系统的变化是伴随着机体的衰老而发生的。其主要特点为随着年龄的增长,内分泌器官的重量减轻,与激素特异性结合的受体数目减少,腺体萎缩及功能减退,导致内分泌系统受到刺激时,反应速度减慢且程度降低,即反馈过程迟缓,同时对药物刺激的反应性也明显降低。人体内分泌系统的衰老有两个突出的表现:一是生殖功能终止;二是应激反应能力减弱,即当遇到感染、创伤、手术等应激时,易导致休克、昏迷、器官衰竭等并发症,甚至可发生死亡。

一、下丘脑和垂体的变化

下丘脑和垂体是所有内分泌腺的"司令部",它们的变化会直接影响内分泌系统的功能。下丘脑是体内自主神经的中枢。伴随着增龄的改变,老年人下丘脑的重量减轻,血液供应减少,结缔组织增加,细胞数量减少,功能衰退,使各种下丘脑促激素释放激素分泌减少或作用减低(如下丘脑促性腺激素释放激素和生长激素释放激素),且接受下丘脑调节的垂体及下属靶腺的功能也随之发生全面减退,从而引起衰老的发生与发展。

如同其他脑组织一样,随着年龄的增长,垂体血管减少,血液供应降低,重量也逐渐减轻,与青年人相比约减轻 30%,具体地说,垂体中具有分泌促激素作用的腺垂体部分的胶样物质增多,而其他部分为结缔组织增生,显微镜检查有纤维化和细胞浸润。垂体神经细胞有丝分裂的次数减少,致使嫌色细胞和嗜碱性细胞相对增多,嗜酸性细胞相对减少,细胞形态和细胞器的结构发生改变。垂体表现为较明显的弥漫性纤维化和铁沉积增多。这种变化既反映垂体本身的变化,也反映下丘脑调节垂体功能的老化。一些激素如促肾上腺皮质激素(adrenocorticotropic hormone, ACTH)、促甲状腺激素(thyroid stimulating hormone, TSH)、促黄体素(luteinizing hormone, LH)的释放及储备功能不受增龄

的影响。但老年女性促卵泡激素(follicle stimulating hormone, FSH)、催乳素(prolactin, PRL)的分泌增加，FSH/LH明显增高。此外，在老年男性可见PRL的升高，生长激素(growth hormone, GH)和抗利尿激素(antidiuretic hormone, ADH)分泌呈进行性下降，由于神经垂体分泌的ADH减少，使得肾小管对尿的重吸收减少，出现利尿或多尿表现；而加压素(vasopressin, VP)随增龄出现增高的趋势。以上激素改变的机制可能与中枢儿茶酚胺神经递质调节降低有关。

二、肾上腺

肾上腺分为皮质和髓质。皮质分泌醛固酮、皮质醇、皮质酮与性激素，性激素以脱氢表雄酮(dehydroepiandrosterone, DHEA)和雄激素为主，还有少量雌激素。髓质分泌交感神经递质，如肾上腺素(epinephrine, E)、去甲肾上腺素(norepinephrine, NE)。

解剖学变化：老年人肾上腺随着年龄的增长发生退行性改变，肾上腺发生不同程度的纤维化、重量减轻、皮质出现结节、皮质和髓质细胞减少、结缔组织增生、脂褐素颗粒沉积与细胞微结构变化。

生理学变化：① 皮质醇：肾上腺皮质随增龄对ACTH的反应性下降，但因皮质醇的分泌速率和排泄率均减少30%，故血浆皮质醇浓度仍保持不变，其分泌的昼夜节律亦维持正常。但肾上腺皮质功能随增龄而减退，使老年人保持内环境稳定的能力与应激能力降低，对外伤、过冷、过热、缺氧、感染、手术等有害刺激的反应能力下降，表现为对严重创伤等的耐受力减退，在手术后易并发其他疾病。运动和体力劳动能力明显下降；从体力劳动中恢复所需时间大大延长。在超过适量的应激时可导致皮质激素的应激性失调，出现短期乃至长期或永久性应激病(激素减少或缺乏)，甚至死亡。老年人应激反应下降的机制可能由于激素分泌减少、激素受体数量减少、激素与受体的结合力下降等因素导致肾上腺皮质对应激刺激的反应水平下降。② 雄激素：肾上腺皮质分泌的雄激素随增龄而下降，尿17-酮类固醇排出量减少，由肾上腺产生的重要性激素前体—脱氢表雄酮(DHEA)，无论男女在20岁以后开始随年龄的增长而逐渐下降，到70岁后仅为年轻人的10%，因此DHEA降低被作为衰老的一个标志，也称作肾上腺更年期。当机体缺乏DHEA等雄性激素时，会对脑、肌肉、骨骼、皮肤、肝和乳房的功能产生一系列影响。③ 醛固酮：老年人血浆醛固酮水平和尿中醛固酮排出均下降，约较年轻人下降50%，代谢清除率下降20%，肾素与醛固酮的含量呈明显正相关，活性也随之下降。女性在70岁以上时，约有1/3的人对缺钠、体位改变及运动等功能状态的变化无相应反应。④ 儿茶酚胺类：儿茶酚胺类激素是肾上腺髓质分泌的激素，主要包括肾上腺素和去甲肾上腺素。老年人在应激时儿茶酚胺分泌增多，但恢复至原水平较慢，提示儿茶酚胺清除率减慢、组织对儿茶酚胺的反应性减退，出现代偿分泌，说明老年人对意外刺激(感染、手术、创伤等)的应激反应降低。因此，老年人手术时易出现并发症。

三、甲状腺和甲状旁腺

甲状腺是人体最大的内分泌器官。在下丘脑和垂体的调节下合成和分泌甲状腺激素，包括三碘甲腺原氨酸(T_3)及甲状腺素(T_4)。甲状腺在人发育成长时期起到促进全身器官发育与中枢神经成熟的作用。成年后，甲状腺承担调节组织氧化、物质代谢与行为活动的作用，因此它是维持发育与代谢功能的重要内分泌腺。随年龄增加，甲状腺纤维化和萎缩，腺体体积缩小，重量减轻，甲状腺滤泡的数目、大小和分泌颗粒均减少，滤泡上皮变扁平，胶原组织增加。随着增龄改变，甲状腺结节的发生率增加，有报道70岁以上的妇女中90%有甲状腺结节。老年人甲状腺内碘浓度低下，同化碘的功能减弱，甲状腺素激素分泌减少，主要表现为T_3水平降低，一般健康老年人血中的T_3水平较年轻人男性降低约20%，女性降低约10%。由于甲状腺外组织中的5′-脱碘酶活性减弱，降低了反T_3(rT_3)的清除率，使rT_3随增龄而升高。由于甲状腺素分泌受下丘脑与垂体的调节，外周循环的T_3、T_4水平降低可向下丘脑与垂体反馈信息，使血清促甲状腺素(TSH)分泌增加。老年人甲状腺的吸碘率降低，使机体代谢率降低，对寒冷天气适应力变差，易出现怕冷、皮肤干燥、脱发较多、心率减慢、忧郁等现象。尽管如此，一般情况下大多数老年人血浆甲状腺激素的测定基本能维持在正常范围内。但总体来说，老年人的甲状腺功能随增龄而减退。在创伤、严重感染、烧伤、肿瘤、手术、心肾功能不全情况下易出现低T_3综合征，表现为血清T_3和游离T_3(FT_3)浓度降低，rT_3浓度升高，T_3/rT_3比值降低，血清总T_4浓度多数正常，少数危重患者T_4浓度也降低，血清游离T_4(FT_4)浓度正常或偏高，血清TSH浓度基本正常，仅少数患者轻度升高。病情的严重程度与血清T_3浓度下降程度呈正相关。

甲状旁腺随增龄重量减轻，甲状旁腺细胞减少，结缔组织和脂肪细胞增厚，血管狭窄。老年人甲状旁腺激素（parathyroid hormone，PTH）的活性下降，Ca^{2+}转运减慢；1,25-$(OH)_2D_3$水平较年轻人低，影响肠道对钙的吸收，使血清总钙和离子钙均比年轻人低。绝经后女性雌激素水平降低，老年男性雄激素分泌减少，由于缺乏能抑制PTH的性激素，不能对抗甲状旁腺激素的作用，可能提高了机体对PTH的敏感性，致使钙从骨中丢失，故老年人易发生骨质疏松。

四、胰腺

胰腺的胰岛可分泌4种激素，A细胞分泌胰高血糖素，B细胞分泌胰岛素，D细胞分泌生长抑素，E细胞分泌胰多肽。其中，A细胞分泌的胰高血糖素和B细胞分泌的胰岛素与糖代谢有关。D细胞分泌生长抑素和E细胞分泌胰多肽调节胰岛素和胰高血糖素分泌。B细胞所分泌的胰岛素，被运送至肝脏后，能与相应的受体结合，对调节糖代谢、维持血糖稳定起着重要作用。

老年人胰腺细胞减少，B细胞数目减少，胰岛细胞渐趋萎缩，胰岛内有淀粉样物质沉淀，并有脂褐素沉积，脂肪浸润，胰岛素分泌因而减少；胰岛的功能减退，对葡萄糖刺激的应答能力减弱；加之肝细胞膜表面的胰岛素受体减少，对胰岛素的敏感性降低以及拮抗胰岛素的激素如胰高血糖素在老年人中分泌增多。研究还表明老年人在饮食或葡萄糖负荷后胰岛素的分泌比非老年人相对减少，且老年胰岛B细胞分泌出来的胰岛素原（即前胰岛素）比例增多，其活性只有胰岛素的1/10；组织细胞膜上的胰岛素受体数目也逐渐减少，导致胰岛素相对缺乏，因而限制了细胞对激素的反应。因此65岁以上老年人常见糖耐量降低，易患糖尿病尤其是2型糖尿病的发病率增高。老年人对糖皮质激素反应降低致使糖皮质激素对葡萄糖转运和代谢的抑制作用比青壮年者降低30％～50％，而且大脑耐受低血糖的能力差，易造成低血糖昏迷。因此，老年糖尿病患者宜口服降糖药物治疗，当血糖控制不佳、有严重并发症出现时可用胰岛素治疗。

虽然有些老年人没有糖尿病，但老年人的胰岛功能多处在正常的边缘状态，在应激情况下易出现血糖异常，甚至可诱发高血糖毒症而危及生命。因此，空腹和餐后血糖的测定应作为手术前后的常规检查。对于原有糖尿病的患者需手术治疗时，尤其是血糖控制不佳者应改用胰岛素治疗，术后血糖稳定，可停用胰岛素而改口服降糖药治疗。

五、松果体

松果体是位于间脑顶部的一个血管丰富和分泌功能旺盛的内分泌腺。它主要合成和分泌褪黑激素、5-羟色胺及其衍生物和多肽类激素，除对昼夜节律起主要调控作用外，在维持机体内环境稳定和生殖活动中也起着重要作用。老年人的松果体可见血管狭窄、硬化、细胞减少、重量减轻等变化，90岁以上老年人的松果体几乎全部钙化，其中为合成激素所需的一些酶类的活性降低，因此所产生和分泌的5-羟色胺和肽类激素的量减少，从而使得上述松果体的一些重要调节功能减弱，这是老年人对应激反应迟缓的原因之一。

六、性腺

性腺的萎缩和生殖功能的减退是老年人内分泌功能改变的重要标志。随着增龄改变男性睾丸的曲细精管固有膜和基底膜增厚，管腔变窄、硬化，生精上皮细胞减少。在衰老过程中，男性生殖功能、性欲和性活动均有减退，然而，它不同于妇女，进入绝经期，就很快完全丧失生殖功能，老年男性的这些改变是缓慢渐进的，个体存在很大差异，亦不会导致严重的生殖功能丧失。女性在停经以后，与老年男性不同，生殖功能的减退不是缓慢渐进过程，而是很快迅速停止，丧失生殖功能，生理性老化过程明显加快。停经以后女性卵巢的滤泡萎缩，大量结缔组织增生，导致对垂体的强烈刺激不能产生反应，绝经10年以后卵泡结构基本消失。

随年龄增长，男性睾丸间质细胞数量减少，睾酮的合成酶活性降低，其睾丸间质细胞的睾酮分泌下降，受体数目减少，或其敏感性降低，致使性功能逐渐减退，50岁开始血浆游离睾酮水平随年龄增加而降低，昼夜节律性分泌的晨间分泌高峰消失。至50～59岁下降明显，其含量为青壮年浓度的41％～45％，至老年时已显著下降，为青壮年浓度的35％，以后下降较缓慢，基本在低水平范围内波动，至70～80岁、85～90岁，血清睾酮为青壮年的30％左右，仍在低浓度正常范围内波动，没有完全丧失睾酮分泌的能力。总之，性功能低下，并不发生于所有老年男性，部分年过80岁的健康男性，血清睾酮水平仍可维持在正常年轻人范围之内。曾有报道，年过90岁男子仍有生育能力。男性体内LH及FSH变化规律为，青壮年时期，LH及FSH维持在低浓度水平，进入老年前期迅速上升，至老年期已明显高于青壮年水平，然后维持在高水平范围内波动。LH上升速度比FSH快，

LH含量亦比FSH高。垂体促性腺激素升高的原因不是清除减低，而是分泌增加所引起的结果，由于老龄时，睾丸间质细胞功能降低而使睾酮分泌减少，睾酮分泌减少的结果是对下丘脑垂体轴反馈性抑制减弱，促使垂体FSH、LH分泌增加。

女性35～40岁雌激素急剧减少，60岁降到最低水平，60岁以后稳定于低水平。女性50岁前后即进入更年期，卵巢功能开始衰退，其体积逐渐缩小，重量减轻，最后缩小为一小片结缔组织。肥胖的停经后妇女较瘦的妇女雌激素水平为高，可使发生骨质疏松的危害减少。

第6节　神经系统解剖、生理特点

神经系统在机体对外界的适应和保持内环境的稳定性方面起着重要作用。神经系统的衰老不但影响神经系统本身的形态、结构和功能，对全身脏器和内环境的稳定都有影响。在衰老过程中，神经系统的神经元(包括树突、树突侧棘、轴突和突触等)、神经胶质细胞和小胶质细胞的形态、结构以及功能均发生变化，同时伴有细胞代谢改变、脂褐素的形成、睡眠觉醒规律紊乱、记忆衰退、运动和认知技能下降以及最终出现综合性老年痴呆症状。

一、中枢神经系统

(一) 脑的体积变小，重量减轻

不论是动物还是人脑的大小和重量，在整个生命过程中有明显的变化规律。从青少年到老年人脑的重量和体积都在下降，表现为：随着增龄大脑皮质变薄，脑沟增宽加深，脑回缩小变窄，脑室壁凹凸不平，皮质下灰质和小脑也发生萎缩。额叶和颞叶的萎缩可同时伴有脑回和基底核萎缩、神经胶质增生。平井俊策研究55例33～92岁成人的大脑皮质厚度，50岁以下厚度为3.5 mm，50～69岁为3.4 mm，70～79岁为3.3 mm，80～89岁为3.2 mm，90～99岁仅为3.1 mm。Blinkov等用尸体材料测脑体积与颅腔之比，发现55岁以后脑颅比才开始下降，20岁时的比值为93，60岁时由93降到90，90岁时比值仅为80。据统计，青年男性脑重约1 380 g，女性脑重1 240 g，到老年平均下降100～150 g，但个体差异很大。

近年来影像学的迅速发展为研究人脑在生理和病理状态下的形态特点提供了良好的条件。CT证实大脑随着年龄增长而表现脑萎缩，即脑实质减少，脑沟增宽、脑室扩大，尤以脑组织丰富的区域为明显，如额叶、颞叶，表现为额角和颞角扩大，外侧裂、颞叶脑沟增宽和蛛网膜下腔增大，硬、软脑膜增厚、纤维化，脑沟增宽和脑室扩大呈对称性。MRI比CT有更高的分辨率，因此能更加清晰地显示脑组织的萎缩。在MRI上，第三脑室显著扩大，漏斗部和视隐窝尖锐，与脑积水所致脑室扩大不同。除脑萎缩的表现外，在30%以上无神经系统症状的老年人MRI上可见脑白质局灶信号，常常分别位于顶叶白质、额叶、基底节区和侧脑室旁白质。在80岁以上的老年人，这种病灶出现率为100%。

(二) 神经元胞体的数目减少

脑内神经元数目，主要为大脑皮质神经元的变化，在脑老化过程中起重要作用。神经细胞属于出生后不再分裂的细胞，人脑有140亿神经细胞，随着增龄而减少10%～17%，有的可达20%～30%。大脑皮质神经元缺失自25岁开始，速率为每年1%，脑组织中小脑和基底核神经元的缺失速度较快，与老年人进行性运动控制障碍有关。Meynert基底核胆碱能神经元的缺失是老年痴呆的主要病变之一。帕金森病和Down综合征，神经元可有明显缺失，并可伴早老现象和神经障碍。蓝斑是第四脑室上部青蓝色的小区，由含有色素的儿茶酚胺能神经元构成。60岁左右该核团的神经元丧失约40%，会导致一系列的神经功能改变，如老年人睡眠结构改变。

脂褐素是脂质和蛋白质过氧化的产物，可沉积在神经元或神经胶质细胞中。细胞脂褐素增多是神经细胞衰老的标志。老年人神经细胞内脂褐素增多的同时，微管减少。微管有移除色素的能力，移除色素的能力减退，色素堆积到一定程度，神经细胞的功能就减退。电镜观察显示，脂褐素的数量随着增龄显著增加，起初它在胞质中为弥散的暗黑色细颗粒，后在细胞核周围形成团块，在主要的轴突中也可出现脂褐素沉积。功能活跃的神经核团胞体内容易出现脂褐素的沉积，如三叉神经中脑核较迷走神经背核更容易出现脂褐素的沉积。

神经元的轴突、树突和树突侧棘是构成脑内神经环路的重要组成成分。由于其数量多、总面积大、结构复杂多样，不仅可以形成重要的脑功能，而且具有很强的神经组构和功能可塑性。这种可塑性对于脑功能的形成、发展和巩固，对于因各种原因造成神经结构变化所导致脑功能缺陷的代偿都有重要的作用。近年的观点认为，突触的数目随着增龄而减少，神经元的轴突则出现肿胀和不同程度的脱髓鞘，轴突中的微丝和微管则常常可见崩解和缠结，这些变化常会导

致神经细胞内物质传导回路的中断。轴突受到损伤后，轴突近端可以出芽的方式进行修复；神经元的轴突损伤后无法修复时，邻近的神经元则可向受损的神经元支配区域长出轴突重新进行支配，这种修复方式叫作反应性突触生长。老年人这两种代偿功能均明显下降。近年来研究发现，树突，尤其是树突侧棘，在形成新环路中有重要作用，这为脑老化和老年痴呆的研究提供了重要的研究方向。

突触是神经元传递信息的重要结构。除了少量的电突触外，大量的化学突触依靠递质释放，完成信息自一个神经元向下一个神经元传递。目前已经发现的神经递质有 200 多种，这些递质共存说明信息传递的复杂性。由于递质间出现不平衡，导致传导速度下降，引起神经系统衰老。中枢胆碱能递质在脑功能，尤其是在学习记忆行为中有重要的调节作用，因此，此系统在结构和功能上的随龄变化引人关注。目前，较为肯定的是在突触前，胆碱乙酰基转移酶的活性和高亲和力的胆碱摄取都有随年龄增长而降低的趋势，而有关突触后胆碱能受体增龄性变化的报道，结果差异较大。另有研究表明，衰老时一些与学习记忆密切相关的脑区，如大脑皮质、海马及小脑等肾上腺素能受体含量也明显下降。多巴胺与衰老的相关性也越来越引起科学家的注意。有研究报道，多巴胺能药物左旋多巴可延长小鼠的平均寿命。下丘脑的 5-羟色胺和去甲肾上腺素的含量最高，纹状体则含有高于脑部其他任何部位递质浓度 10～20 倍的多巴胺，一旦出现衰老和递质浓度减低，这些区域变化最明显。另外，神经系统衰老过程中促红细胞生成素(erythropoietin, EPO)及兴奋性氨基酸(excitatory amino acid, EAA)在大脑内含量的减少也有报道。

(三) 神经胶质细胞的变化

神经胶质细胞简称神经胶质，是神经组织中除神经元外的另一大类细胞，分布在神经元之间，形成网状支架，其数量较神经元多 10～50 倍。神经胶质细胞也具有多突起，但无树突和轴突之分。胞质内不含尼氏小体和神经元纤维，没有感受刺激和传导冲动的功能。但它们参与神经元的活动，对神经元具有支持、保护、营养、形成髓鞘和修复等多种功能。目前认为，随着增龄，脑皮质内神经胶质细胞增多，增多的胶质细胞以星型胶质细胞增生为主。60 岁以后，萎缩的神经元数目逐渐增多，因此，神经元(神经胶质)细胞的比率变小。

(四) 脑血液循环及脑血管的改变

大脑血液循环和氧的利用随增龄的改变对全身各系统影响很大。许多研究表明，老年人的脑血流量、平均动脉压从 17 岁到 32 岁略有增高，以后渐趋降低。用氧化亚氮(N_2O)测量法可证明脑血循环与血压有密切关系。成年后，在一定血压范围内[收缩压为 170 mmHg(1 mmHg = 0.133 kPa)]，若收缩压升高，脑循环量增多，但血压过高时，脑血流量反而减少。脑血流量与舒张压和脉压常呈负相关关系；脑血管阻力与收缩压、舒张压及脉压均呈正相关关系。

老年脑血管常见两种改变：动脉粥样硬化和血管壁萎缩性改变。脑动脉粥样硬化常可导致血管供应区的缺血，使局部功能下降，甚至引起局部坏死或梗死。梗死灶的大小可有很大差异，大的梗死灶可累及大脑的主要动脉，如大脑中动脉；小的梗死灶则表现为腔隙性坏死，甚至为更微小的梗死灶，可不出现临床症状。多发性的梗死灶可导致血管源性痴呆发生。

由于动脉硬化，毛细血管壁也有增厚，老年脑的血液供应常处于绝对和相对不足的状态，一旦全身其他脏器的功能不足，如心力衰竭、低血糖、低血压等，可引起脑血供边缘带的梗死，或引起大脑皮质神经元的层状坏死及海马梗死，这些病变统称为缺血性脑病，可引起相应的体征和症状。在 70 岁以上的部分老年人，其脑血管的改变并非是动脉粥样硬化，可以是动脉壁，尤其是动脉中膜的萎缩，使管壁变薄，严重时即便是椎动脉及基底动脉环的血管支可以菲薄如纸，这样的血管改变也是引起老年人脑出血的病理基础。在老年痴呆患者的血管壁上还常见淀粉样物质沉积。

(五) 脑脊液

老年人颅骨与脑之间腔隙变大，侧脑室扩大，脑脊液量相对增多，且老年人脑脊液的分泌和吸收减慢。脑脊液中酶[如谷草转氨酶(glutamic-oxaloacetic transaminase, GOT)、乳酸脱氢酶(lactate dehydrogenase, LDH)等]的活性随增龄而上升，血小板和血浆中单胺氧化酶和 5-羟色胺含量增高，脑内乙酰胆碱、去甲肾上腺素、胆碱的含量降低，蛋白含量稍增加，其中主要是 γ 球蛋白。

(六) 脊髓

人的脊髓重量在 30 岁之前逐年递增，以后开始下降。据报道，30 岁之后脊神经便出现色素性萎缩，60～70 岁以后几乎看不到正常的神经细胞。在 60 岁以后，脊髓后索与后根的变化随着增龄而更加明显。延髓薄束核轴突出现营养不良，在 70 岁之前均随着年龄增加而更加明显。

脊髓前角运动神经元也逐渐出现树突断裂，变化最明显的是 P 运动神经元，整个细胞甚至可以完全脱落。增龄也引起 γ 运动神经元丧失，导致牵张感受器的作用出现障碍，严重影响正常肌紧张的维持。脊髓前角运动神经元的损伤和脱落，可能是导致老年人运动障碍的原因之一。

二、周围神经

周围神经系统增龄性改变主要包括：神经束内结缔组织增生、神经内膜增生和变性、神经纤维的进行性变性。① 脑神经：交感神经和迷走神经一般是由细纤维组成，随着增龄的改变程度轻微，纤维数目无明显改变，滋养血管改变不大。② 脊神经：老年人脊神经前根和后根的神经纤维明显减少。高桥的研究发现，直径 5 μm 以上的粗神经纤维随着年龄增加而减少，但直径在 5 μm 以下的细纤维数量变化不显著。周围神经可见节段改变，轴索周围髓鞘变薄且缩短，神经传导速度减慢，腱反射减弱或消失。③ 坐骨神经随着增龄，其结缔组织明显增生、纤维粗细不等，偶有轴索膨大，滋养神经的小动脉可见不同程度的动脉硬化发生。④ 自主神经系统：衰老是导致自主神经系统功能改变的重要原因之一。不仅丘脑下部受增龄的影响，外周传出神经（节后纤维）也出现退化现象。老年人交感神经与副交感神经均随增龄而发生变性，乙酰胆碱、去甲肾上腺素等神经递质减少，导致自主神经功能紊乱，体液循环、气体交换、物质吸收与排泄、生长发育和繁殖等内脏器官的功能活动平衡失调。

老化使许多调节内脏器官活动的反射减弱（如温度、声音、眼-心反射等引起的血管反射，体位改变引起的心率改变等），而且对节后纤维的功能也有影响。有动物实验研究发现，交感神经的功能也随增龄而下降。新的研究发现，老年人在暗处瞳孔不能进行相应的散大，进一步证明是由于交感神经活动度降低所致。自主神经对器官活动调节的紧张性也随增龄而降低，以心脏最为明显。用阿托品阻断迷走神经后观察，年轻人心率变化超过老年人的一倍。这说明老年人的自主神经调节能力是下降的。

第 7 节　免疫系统解剖、生理特点

一、概论

人体的衰老是生命过程中的自然规律，是机体中多细胞、多组织和多系统的进行性功能衰退状态。免疫系统作为一个完整的自主的系统，可维持机体的正常免疫功能、防御病原微生物的侵袭、增强人体对传染性疾病的抵抗力；同时能识别和清除体内衰老及癌变的细胞，发挥免疫监视及保持机体内环境稳定的极其重要功能。

目前大量的研究发现，人体衰老过程中免疫系统的变化是多方面的。解剖上包括淋巴结减少、胸腺萎缩、淋巴细胞减少或发育不全等；免疫系统功能方面则表现为机体对外源性抗原的体液免疫功能和细胞免疫功能下降。因此，老年人免疫状态和抗感染功能下降，对病毒、细菌引发感染的易感性增加，肿瘤和自身免疫病的发生率增加。免疫系统细胞和分子水平的变化是 T 淋巴细胞对抗原的反应能力下降，B 淋巴细胞抗原识别能力下降、树突状细胞抗原呈递能力明显减弱、低亲和力抗体增加、细胞因子及受体组成发生改变、细胞信号转导通路传导障碍。

二、免疫器官

免疫系统是指机体与自然环境斗争过程中逐步建立和完善起来的防御体系，是由众多成分组成的极其复杂的网络系统。免疫系统由免疫器官（胸腺、骨髓、淋巴结、脾等）、免疫细胞（造血干细胞、单核吞噬细胞、淋巴细胞、粒细胞等）和免疫分子[免疫球蛋白、补体、主要组织相容性复合体（major histocompatibility complex，MHC）、细胞因子等]三部分组成。免疫器官主要包括胸腺、骨髓、淋巴结和脾。胸腺和骨髓是人体的一级（中枢）免疫器官，是产生 T、B 淋巴细胞的中心场所。脾和淋巴结是二级（外周）免疫器官，也是发生免疫反应的主要部位。其中最为重要的是胸腺，不仅是 T 淋巴细胞的分化场所，也是对整个机体免疫应答和调节起主要作用的内分泌器官，胸腺的增龄性萎缩则可引起其他几个免疫器官的结构和功能变化。

（一）胸腺的结构和功能变化

胸腺是人体中枢淋巴器官，也是 T 细胞的生成场所，胸腺上皮产生的胸腺素（thymosin，TM）、血清胸腺因子（serum thymic factor，FTS）、胸腺体液因子（thymic humoral factor，THF）、胸腺生成素（thymopoietin，TP）可诱导 T 淋巴细胞的分化成熟，增强细胞免疫反应，调节机体免疫平衡。从骨髓来源的淋巴干细胞随血流迁入胸腺，进一步发育、分化成功能性 T 细胞。胸腺由胸腺基质细胞及胸腺细胞组成。在胸腺的皮质区胸腺细胞密集，多为不成熟的 T 细胞，而髓质区细胞较疏散，多为成熟的 T 细胞。在胸腺细胞发育过程中，未成熟的 T 细胞从皮质分化、迁移至髓质，发育、成熟，从胸腺输出至外周淋巴器官。

人的免疫器官受年龄影响因素最明显的是胸腺。首先是胸腺重量减轻，发生在青春期以后。1986 年 Steinman 以形态计量法测定正常人胸腺的资料显示，婴儿出生后 1～4 岁，胸腺的重量和体积可达一生中的最大值，随后胸腺组织随年龄不断减少。胸腺的变化主要表现为皮质的减少，出生时至青春期皮质和髓质的比例为 3∶1，以后则急速减少，大约以每年 3%的速度减少，持续到中年，以后其减少的速度为每年小于 1%，根据这样的速度，40 岁以后皮质和髓质一起萎缩，为结缔组织及脂肪组织所代替，但留有很小一部分，胸腺中细胞组成仅占 5%～10%。60 岁后，胸腺中淋巴成分明显减少，上皮细胞成条索状或管状，小叶基本消失，有时出现伴纤维化。因此胸腺产生的 T 细胞数量在衰老过程中急剧减少。理论上大约到 120 岁时胸腺组织将全部萎缩。同时，脂肪组织相对增加。

除胸腺细胞的数目发生改变外，胸腺激素的产生也受到明显抑制，血清中胸腺激素水平明显下降。此时胸腺分化未成熟淋巴细胞的功能明显降低，因此老年人外周血中结合自身红细胞的未成熟淋巴细胞数量增加。由此得知，在老年人中，不仅胸腺中未成熟淋巴细胞增加，并且外周血中的未成熟淋巴细胞数目亦增加。

（二）骨髓结构和功能的变化

骨髓也是中枢免疫器官之一，是人类 B 淋巴细胞分化、发育、成熟的场所，同时也是造血场所。随着增龄，造血的骨髓逐渐减少，干细胞对应激反应减弱，重建免疫功能的能力也下降。在骨髓中各种血细胞，如红细胞、粒细胞、巨核细胞、单核细胞以及淋巴细胞（B 淋巴细胞、T 淋巴细胞）分化成熟。成熟的 B 淋巴细胞也经血液分布于外周免疫器官的一定部位。人体骨髓中的造血干细胞发育分化不断更新免疫系统的各种细胞。研究显示，随着年龄增加，造血组织的总量以及骨髓干细胞的分化能力均明显下降。目前认为，衰老时体内激素分泌的变化可能影响造血干细胞的分化功能。此外，造血干细胞的分裂增殖能力的下降与其端粒酶逐渐减短有关。有研究发现，衰老时造血组织功能的下降并不影响髓样细胞系及红细胞，但却明显影响 B 淋巴细胞的发育及分化。

（三）其他免疫器官结构及功能改变

淋巴结和脾：淋巴结和脾是外周免疫器官，同时也是造血场所，随着增龄，免疫系统除胸腺的结构和功能随增龄变化较大外，淋巴结和脾的大小在衰老时基本不变或稍有减小，生发中心及淋巴细胞减少，而浆细胞、巨噬细胞、结缔组织增多。

因此，随年龄增加，神经内分泌变化及胸腺微环境改变会加速胸腺退化、胸腺细胞大量减少、皮髓质比例下降、小淋巴细胞凋亡，机体以此为先导，从中枢到外周免疫系统逐步衰老，大部分被纤维组织和脂肪代替。老年人各器官、系统的老化，必然带来功能的改变，如脑细胞减少、肾血流和肝血流减少、肺活量下降、神经传导速度减慢、周围神经退行性病变等。

三、免疫细胞

（一）T 淋巴细胞数量和功能下降

近年研究表明，免疫系统老化时许多重要功能的变化都与胸腺有关，增龄性 T 淋巴细胞数量和功能下降是免疫老化的核心环节，被认为是老年人免疫防御功能下降的重要原因。T 淋巴细胞的数量减少和功能下降，使辅助细胞功能下降，导致 T 淋巴细胞增殖反应下降。随着老化，多数 T 淋巴细胞膜的流动性发生改变，会阻止偶联和受体戴帽而减少增殖反应。表现为老年人周围血中 T 淋巴细胞亚群在数量及功能上均较年轻人有明显变化，尤其是 CD4 和 CD8 亚群细胞数目的下降。一些老年人存在多种缺陷，以致记忆性 T 淋巴细胞对再次入侵抗原的无效反应，同时 T 淋巴细胞对自然感染和疫苗反应能力下降。另外，除了增殖能力下降，目前普遍的观点认为随着年龄变化，淋巴细胞的激活也有改变，能对有丝分裂原产生反应并分化的 T 淋巴细胞数量减少，激活的 T 淋巴细胞不能分化，提示 T 淋巴细胞对抗原介导的反应普遍下降。最为重要的是 T 淋巴细胞效应功能也随年龄而改变。如抗原特异性 T 淋巴细胞亚群随年龄增加而下降，除同种抗原反应活性丧失的原因外，这现象还可解释老年人对移植组织耐受能力强于年轻受体。但反应下降却可导致老年人肿瘤发病率上升。迟发型皮肤变态反应随年龄增加而下降可以从另外一个方面说明 T 淋巴细胞的功能下降。无反应性是指对多种注射抗原缺乏迟发型皮肤变态反应。无反应性常见于老年人，说明细胞介导的免疫能力降低。年龄越大，对有丝分裂和特异抗原的无反应性也增加，皮肤阳性反应由年轻人的 80%降至老年人的 20%。在老年人中确定是否为无反应性对死亡率预测很重要，细胞免疫功能下降可导致感染性疾病的发生，如结核、水痘等。

（二）B 淋巴细胞改变

人出生后，B 淋巴细胞在骨髓中完成发育、分化过程。B 淋巴细胞在骨髓发育过程中分裂、分化及凋亡处于动态平衡。B淋巴细胞成熟后随血流迁徙并存在于淋巴结、脾、扁桃体及黏膜组织。随着年龄增大，B淋巴细胞前体数量显著下降，导致成熟B淋巴细胞数量在骨髓中生成减少，这与衰老导致的体液免疫下降有关。B淋巴细胞是免疫系统中的抗体产生细胞。在年龄超过65岁的人群中，B淋巴细胞随增龄变化的特点是外源性抗原应答能力下降，尤其以初次免疫为甚。宿主产生高亲和力抗体能力亦不成比例下降，这是由于内源性B淋巴细胞功能缺陷还是T淋巴细胞减少，目前尚不清楚。目前认为老年人失去了产生IgG、IgA亚群抗体的能力。老年人血浆IgM、IgD随着增龄呈中等程度下降，但分泌型的IgA、IgD水平上升，老年人IgE水平通常变化不明显，免疫球蛋白与增龄相关，多呈中等程度的下降。

即使老年人的抗体达到正常中青年的水平，但其抗体也不能像年轻人那样足以中和抗原，例如老年人在接种流感疫苗及肺炎疫苗后，虽有特异性抗体产生，但也无法发挥保护作用。老年人抗体与抗原的结合能力下降，发生的原因与淋巴结发生中心亲和性和成熟程度降低有关，也就是在该处与T淋巴细胞CD28发生反应的B淋巴细胞表面B7水平下降。因为B7-CD28结合的信号在T淋巴细胞激活过程中可发挥协调刺激作用，并参与细胞毒性T淋巴细胞(cytotoxic T lymphocyte, CTL)的杀伤效应。同时随着增龄，一种携带个体遗传特性的Ig水平增加，这种Ig可以结合到B淋巴细胞表面，抑制B淋巴细胞抗体对抗原的反应。

老年人B淋巴细胞除了对外源性抗原所产生的抗体发生质和量的变化外，还随年龄产生过多的抗独特型抗体(anti-idiotype antibody, AId)。在免疫应答过程中，不仅对外源性抗原产生抗体，还可产生针对这种抗体的自身抗体AId。AId可以与特异性抗体免疫球蛋白分子的抗原结合区发生特异性的结合，使特异性抗体失活。在正常免疫应答过程中，AId发挥重要的调节作用，能够抑制免疫应答和再次免疫反应。如在感染的恢复期，AId可以下调抗体反应。随着AId的增高，其他的AuAb也逐渐增加。在65岁以上老年人群中可发现20%以上的血清中DNA、甲状腺球蛋白和其他自身抗原的自身抗体阳性，但较少伴随自身免疫疾病的症状。另外，老年人自身抗体增多，导致自身免疫反应增强，说明老年人对自身抗原的耐受性降低。

四、衰老所致的主要免疫改变

在不同年龄的个体之间，免疫功能存在着较大差异，这种差异随着增龄而更加明显，也就是所谓的免疫衰老。免疫衰老包括某些免疫活性缺失，而另一些免疫活性增强，导致渐进性的免疫功能紊乱。衰老所致的免疫改变详见表2-2。

表2-2　衰老所致的主要免疫改变

免疫组成部分	增龄性改变
胸腺	胸腺体积缩小，激素合成和分泌减少，孵化成熟T细胞的能力下降
骨髓	造血骨髓减少，干细胞对应激反应减弱，重建免疫功能的能力下降
淋巴结、脾	体积变化不明显，生发中心减少，结缔组织、巨噬细胞、浆细胞增多
T淋巴细胞	数量减少，细胞各亚群失调，免疫功能减退，自然成熟延缓
B淋巴细胞	体液免疫下降，自身抗体增多
细胞免疫	细胞免疫功能随增龄下降，自然杀伤细胞(natural killer cell, NK)功能下降，辅助细胞数量减少，细胞毒作用下降
体液免疫	体液免疫功能随增龄变化，免疫应答能力明显下降，血清中单克隆Ig增加
非特异性免疫	非特异性免疫功能下降
自身免疫	自身免疫反应增强，对自身抗原的耐受性下降

(谢南姿　罗　明)

参考文献

[1] 马永兴，余卓伟. 现代衰老学[M]. 北京：科学技术文献出版社，2008：231-234，262-266，373-291，402-405，558-921.

[2] 王虎清，吴海琴. 衰老过程中神经系统的作用[J]. 国外医学：老年医学分册，2008，29(2)：53-56.

[3] 亓鹏，胡亦新，曾丹，等. 老年人肾脏相对长度的影响因素及临床意义[J]. 中国综合临床，2006，22(1)：46-48.

[4] 吕力为. 免疫系统的衰老及其机制[J]. 实用老年医学，2010，24(3)：181-183.

[5] 刘幼硕，吴春华. 老年人呼吸系统解剖生理学改变与呼吸系统疾病[J]. 中华老年医学杂志，2004，23(8)：598-601.

[6] 刘汴生. 实用老年临床病学[M]. 北京：中国医药科技出版社，2001：118.

[7] 李法琦，司良毅. 老年医学[M]. 第2版. 北京：科学出版社，2008：47-58，91-95，244-245.

[8] 李法琦，司良毅. 老年医学[M]. 第3版. 北京：科学出版社，

2012：146，149，151 - 152.

[9] 李建生. 老年医学概论[M]. 北京：人民卫生出版社，2003：126 - 1133.

[10] 李贺，李玉明，周欣. 老年人心血管系统变化及对心血管疾病防治的影响[J]. 中华老年心脑血管病杂志，2009，11(5)：389 - 391.

[11] 李源. 老年病学[M]. 西安：第四军医大学出版社，2005：116 - 154.

[12] 李澈，曾英明，李康生，等. 器官、组织衰老的主要表现[M]. 老年生物学. 中国人口出版社，1995：40 - 158.

[13] 张晓英，牟善初，余霞君，等. 5 606 例老年人肾功能测定及正常值研究[J]. 中国老年学杂志，1994，14(6)：346 - 384.

[14] 陈灏珠. 实用内科学[M]. 第 12 版. 北京：人民卫生出版社，2006：219 - 221.

[15] 陈灏珠. 实用内科学[M]. 第 13 版. 北京：人民卫生出版社，2009：208.

[16] 周文丽，张建鹏，冯伟华，等. 脑衰老机制与脑疾病的关系[J]. 生命的化学，2008，28(4)：435 - 438.

[17] 赵志明. 老年人心血管系统的解剖生理特征[M]//唐其柱，刘昌慧. 临床老年心脏病学. 北京：科学技术文献出版社，2000：1 - 15.

[18] 郝群，李大金. 免疫系统衰老的研究进展[J]. 上海免疫学杂志，2003，23(1)：60 - 62.

[19] 袁联文，周建平. 老年心血管系统病理生理改变及常见心血管疾病围手术期处理[J]. 中国实用外科杂志，2008，28(2)：97 - 98.

[20] 徐洪，臧旺福. 心脏外科的前景展望[J]. 国际心血管病杂志，2012，39(3)：129 - 131.

[21] 席焕久. 新编老年医学[M]. 北京：人民卫生出版社，2001：46 - 53，108 - 118.

[22] 董碧蓉. 老年病学[M]. 成都：四川大学出版社，2009：211 - 215.

[23] 程庆砺. 老年人肾脏解剖生理学特点与肾脏疾病[J]. 中华老年医学杂志，2006，25(1)：74 - 76.

[24] 童坦君，张宗玉. 医学老年学. 第 2 版. 北京：人民卫生出版社，2006 - 2012.

[25] Kim Fox，Ian Ford，P Gabriel Steg，et al. 心率作为冠心病与左室收缩障碍患者的预后险因素(BEAUTIFUL)：一项随机、对照试验的一个亚组分析[J]. 柳叶刀中文版：世界临床医学，2008，2(12).

[26] Beautiful Study Group. The beautiful study：randomized trial of ivabradine in patients with stable coronary artery disease and left ventricular systolic dysfunction-baseline characteristics of the study population [J]. Cardiology，2008，110：271 - 282.

[27] Januzzi JL，Chen-Journoux AA，Moe G. Amino-terminal pro-B-type natriuretic peptide testing for diagnosis or exclusion of heart failure in patients with acute symptoms [J]. Am J Cardiol，2008，101(3A)：29 - 38.

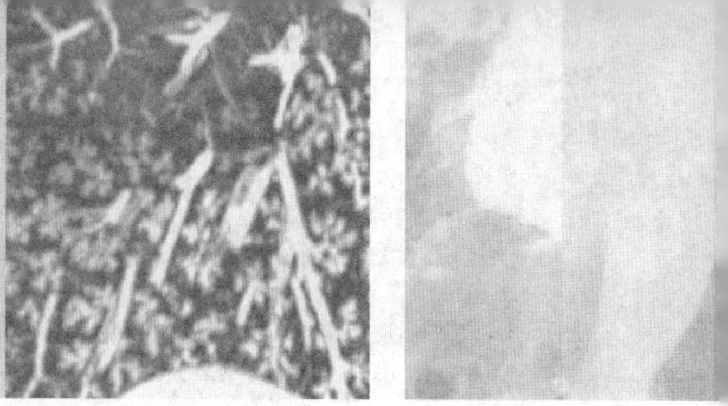

第3章

输血、输液及休克

第1节 输 血

输血可以补充血容量，改善循环能力，增加携氧动力，提高血浆蛋白，增进免疫力和凝血功能等，在临床医疗应用甚广，尤其是手术患者离不开输血。据报道，老年人患外科疾病的比例由1980年的28%上升至今已达42%以上，其中老年人手术需要输血的情况并不少见，约占30%。普通外科多为腹腔内脏器疾病需要手术治疗，其手术前、手术中的失血量差别很大，失血速度也各不一样，少则几十毫升，多则几千毫升，而老年人由于机体病理生理的改变，对普外科术前、术中的失血耐受性下降，在输血中常可出现预想不到的副作用，引出预料不到的情况，而且又难以及时发现和诊断，因此其输血治疗有别于其他年龄段的患者，并会显示出其本身的特点。本节从老年人血液学特点、术前状态的评估、输血适应证、血液保护措施、输血方法和注意事项、最常见的输血不良反应及其处理等方面进行阐述。

一、血液学特点

(一) 有生理性造血细胞减少

人体骨髓内造血组织随着年龄的增加而减少，这是由于脂肪组织增加和网状骨质减少所致。一般来说，成年后骨髓量开始减少，45岁以后减少明显，60岁以后，骨髓造血细胞减少到青年人的一半，这时的老年人外周血可出现贫血，尽管白细胞数不随年龄而改变，但老年人白细胞变形性和功能降低，因而老年人发生感染的概率就增高。

(二) 出凝血功能出现生理性病理变化

相关研究显示：老年人体内血小板膜蛋白CD62p、CD63、CD31表达较年轻人为高。CD62p存在于血小板颗粒中，CD63存在于溶酶体膜上，它们随着活化血小板的“脱颗粒”发生易位而与血小板质膜融合，在血小板表面膜上表达，成为血小板活化的特异标志。CD31是一种血管细胞黏附分子，能介导多种细胞与细胞之间相互作用，激活的血小板导致黏附分子的表达和释放产物的增加，引起血液学高黏状态的早期出现。老年人血小板的磷脂成分异常，花生四烯酸代谢增强，而且血小板内钙离子增多，促使血小板黏附和聚集功能增高。随着年龄的增加，全血黏度增高，红细胞变形能力降低，加上血浆中纤维蛋白原、因子Ⅶ、Ⅷ、Ⅺ、Ⅻ及血管性血友病因子（von Willebrand factor，vWF）增高，而抗凝血酶-Ⅲ（antithrombin-Ⅲ，AT-Ⅲ）和蛋白S减少、纤溶酶活力减低，出现老年人的出凝血功能生理性病理变化即“老年血栓前状态”。

(三) 肾功能潜在低下

老年人血浆中的尿素氮、肌酐、钾盐浓度较年轻人相对增高，体内雄激素分泌水平逐渐减少，随着老年人机体活动能力降低，氧耗量下降，肾血液自身调节能力降低，因而内源性促红细胞生成素的产生也受到影响。

(四) 心功能逐渐减退

老年人的心肌收缩力及心率代偿能力下降，动脉硬化，弹性下降，心、脑血液自身调节能力降低，心血管系统对儿茶酚胺反应降低，血管硬化，心室顺应性下降，因而心血管系统储备能力差，在应激状态下心血管的协调能力也就降低，老年人体内的肾素-血管紧张素-醛固酮系统反应迟钝，对容量反应能力减弱，因而对急性失血的耐受性下降，同样的失血量，老年人比年轻人症状出现早，甚至可导致心肺代偿不全和缺氧，危害性更大。

(五) 血管结构形态和功能改变

随着年龄的增加，老年人的动脉壁增厚，弹性蛋白减少，中层平滑肌移入内皮下组织，血管对舒缩血管活性物质的反应减退，纤维蛋白原、因子Ⅶ、vWF增高，前列环素(prostacyclin，PGI_2)、内皮细胞舒血管因子(endothelium-derived relaxing factor，EDRF)形成减少，抗凝血酶-Ⅲ和蛋白 S 减少，纤溶活力降低，血小板聚集性增高并且常处在激活状态，这些变化均有利于血栓形成及脂肪沉积导致动脉粥样硬化，使血管弹性和顺应性下降、脆性增高。

二、术前状态的评估

(一) 贫血情况

老年人术前经常呈现贫血状态，贫血会导致机体重要脏器功能障碍，这就会增加手术危险性。相关研究显示，当老年患者血细胞比容(hematocrit，Hct)<20%时进行手术，其心脏病(心绞痛、心肌梗死、心脏性猝死)的发生率明显增加。因此术前应了解贫血的程度，积极查找贫血的原因，针对病因积极治疗，以提高血红蛋白(hemoglobin，Hb)水平，改善心脏功能，以降低手术危险性。

(二) 机体出凝血状态

许多老年人由于机体常伴有出凝血功能生理性病理变化，即"老年血栓前状态"，以及心血管疾病，因而经常服用抗凝药物，导致机体凝血功能改变，因此术前要了解各种药物的抗凝机制及对凝血功能的影响。如长期服用阿司匹林可抑制血小板功能，并可降低机体凝血酶产生而影响凝血功能；服用华法林(维生素 K 拮抗剂)可抑制依赖维生素 K 的凝血因子(Ⅱ、Ⅳ、Ⅸ、Ⅹ)合成而影响凝血功能。临床经常应用的溶栓药物如链激酶、尿激酶等均为外源性纤溶酶原启动因子，既可溶栓，还可以影响循环中纤溶酶原活性而导致血液中纤溶酶和纤维蛋白下降，致使纤维蛋白降解产物增多从而抑制血小板聚集功能。肝素在体内、体外均有强大的抗凝作用，可使多种凝血因子灭活。术前对接受过抗凝药物治疗的老年患者应进行凝血功能监测及血栓弹力图检测，认真全面评估机体出凝血功能状态，必要时术前停药，以降低手术危险性。

三、手术输血适应证

(一) 消化道出血

出血是输血的主要适应证。输血能补充血容量，有助于改善心肌功能和全身血液灌流。一般成人对出血有相当大的代偿力，但老年人由于细胞内液减少，血容量减少，对出血的耐受力是下降的。当患有食管胃底静脉曲张及出血性胃炎、胃肠道溃疡及肿瘤等疾病的患者在手术前出现呕吐、便血或呕血等情况，经内科治疗 48 h 仍不能控制出血时即可作为急诊手术指征，此类老年患者在术前、术中均需输血。

(二) 脾脏手术

脾肿大伴有三系减少、骨髓细胞增生者均为原发性或继发性脾功能亢进，临床表现多有贫血、出凝血功能障碍，需手术切脾来改善症状，老年患者由于心血管系统储备能力差，应激状态下其心血管的协调能力下降，此类老年患者术前应予以输血纠正贫血，而且术前必须大量备血，以防术中处理脾蒂时发生大出血情况。

(三) 门静脉高压手术

此类患者多伴肝功能损害、凝血因子减少、凝血功能障碍、低蛋白血症、严重腹水、水肿等临床症状，有凝血功能异常的患者，手术时创面常渗血，因此，此类术中一般出血较多，需及时输血。此类老年患者由于其血管结构形态和功能改变，使血管弹性和顺应性下降、脆性增高。因此根据具体情况可在术前和术中选输红细胞悬液、新鲜冰冻血浆及冷沉淀。

(四) 肝脏手术中出血

肝外伤、肝巨大海绵状血管瘤、肝内胆管结石、肝癌、肝移植手术时常可发生难以控制的大出血，即使没有大血管撕裂出血，创面渗血也较严重，如患者合并肝功能严重损害，术中发生大出血的可能性更大。因此，此类老年患者在术前必须备大量红细胞悬液、新鲜冰冻血浆及冷沉淀。

(五) 腹腔实质脏器及血管创伤出血

腹腔实质脏器创伤以肝、脾破裂多见。肠系膜血管破裂出血也较多见。下腔静脉破裂出血往往来不及抢救即死亡，但很少见。腹部创伤引起的腹内出血可致失血性休克，其中一部分病例是需要进行剖腹探查和止血，这种情况必须及时大量输血、输液急救。老年患者由于存在生理性造血细胞减少和造血功能减退，因此术前必须备好各种成分血液量。

(六) 其他

如直肠癌手术有可能导致骶前静脉破裂，因为此处血管回缩入骶骨内，止血甚为困难，术中常常需要进行大量输血治疗。因此，术前必须备好各种成分的血液量。

四、手术的血液保护措施

(一) 术前纠正贫血

老年人特别是患有腹腔脏器肿瘤，进食减少，易发生不易察觉的贫血症状，择期手术前可补充体内所缺乏的造血物质(铁剂、叶酸或维生素 B_{12})及促红细胞生成素(erythropoietin, EPO)，以提高患者的 Hb 水平，重度贫血者可适当输注红细胞悬液，以提高患者术前 Hb 水平，提高患者对术中出血的耐受性。

(二) 术中控制出血

1. *选择合适的麻醉方法*　手术者尽可能采用微创手术方法，以熟练、细腻的外科技术和术中严格的止血操作都能降低术中出血。

2. *调节和控制合适的血压*　老年人心肺功能下降、器官灌注安全限降低，而且多伴有高血压病，术中高血压可致出血量增加，应根据手术步骤控制血压，减少出血。术中实施控制性低血压对老年人尤其要重视，血压不易降得太低，以免重要脏器血供不足。老年高血压患者脑血流量的自主调节功能已发生改变，所能耐受的平均动脉压不能低于基础血压的 20%～30%。

3. *重视术中保温工作*　老年人的体温调节能力降低。低温会增加氧耗，可使血液黏度增加，血浆浓缩，血容量减少。随着医疗环境和技术的进步，术中使患者低体温发生率明显降低，但值得引起重视的是术中大量出血患者随着晶、胶体液和库存 4℃红细胞悬液的大量输注，会出现非血小板、凝血因子缺乏性凝血障碍，而这种因低体温引起的临床出血症状，其实验室检查的出凝血常规结果基本上都在正常值范围内，不易发现。因此大量输血时，血液需事先加温，同时对患者适当保温，输血肢体加温，但血液加温切勿超过 37℃。

五、输血指征

普通成人 Hb<60 g/L 时应予输血，老年患者可相对放宽，这是由于老年人对贫血和失血的代偿适应能力都降低；相似的出血速度在一个健康人可能出现很少的症状和体征，而老年人则可出现缺氧和心肺代偿不全，因此老年人急性出血者 Hb<90 g/L 应予输血；慢性病、非出血者 Hb<70 g/L 时应予输血，并可依据缺氧症状、心肺功能、贫血程度综合考虑，做到个体化输血治疗。一般情况下普通成人血小板计数<20×10^9/L时应予输注单采血小板，而老年人输注血小板的指征也应适当放宽。

六、输血途径

输血途径有两种：静脉输血和动脉输血，以前者为最常用。

(一) 静脉输血

对普外科腹腔实质脏器手术及血管损伤手术，通常用粗针头开放 2 条静脉通道，以确保输血速度。但老年患者输血采用 1 条较大的表浅静脉即可，首选是前臂贵要静脉、肘前静脉及头静脉，以利于所补充的血液从上腔静脉回至右心，防止下肢输血而从腹腔内血管破裂处进入腹腔。当然必要时可静脉切开，留置塑料管，进行静脉点滴输血。

(二) 动脉输血

血液经动脉逆行注入，首先改善心脏血流供应，并通过心血管的反射作用，提高血压。对休克濒死的患者，可采用股动脉直接穿刺法或桡动脉切开法进行动脉加压输血，是一种有效复苏方法。

七、输血方法和注意事项

(一) 输血原则

普外科大出血患者输血原则应量出为入，丢多少、补多少，老年患者则以少量多次为输血原则，每次输血量以不超过 200～400 ml 为宜，贫血严重者，尽量输注压积红细胞。

老年人应少用库存血，宜用近期血为好。这是由于血液储存后血浆的尿素氮、肌酐、钾和乳酸盐含量均会增高，又由于老年人肾功能逐渐减退，血浆中的尿素氮、肌酐、钾浓度相对比年轻人增高，pH 常下降，输入库血后，可使原有代谢紊乱更加严重。如输血后血钾增高可引起心律失常，甚至心搏骤停；如合并有肝功能减退时，输血后可诱发肝性脑病。

输血前医护人员必须严格检查血液的外观，必须认真核对患者和献血员的姓名、性别、年龄、住院号(门诊号)、血袋条形码(编号)、ABO 和 Rh(D)血型、交叉配血试验结果、血液类型、血量等，而且必须由两人核对无误，方可执行。一般情况下，血液临输注前才从冷藏柜内取出，在室温中停留时间不得超过 30 min，输注时应使用滤过器。输注初期 10～15 min 或输注最初 30～50 ml 血液时，医护人员必须严格观察有无输血反应。如果发生不良反应，需立即停止输血，并及时给予诊治，同时通知输血科(血库)医师或工作人员进行必要的原因调查。

(二) 输血速度

老年患者输血的速度要缓慢，每分钟应控制在 10～20 滴。如患者心力衰竭症状明显又需要输血时，应取半卧位，慢速输血并四肢保暖，使其周围血管扩张，以减轻心脏负担。

(三) 观察内容

老年患者输血前要详细检查心脏功能和静脉压；输血前、中、后，密切注意心率、呼吸、血压、颈静脉充盈及肺部啰音的动态变化；输血中，如静脉压升高，应停止输血，如静脉压升高明显，应立即使用呋塞米利尿剂，四肢轮流结扎止血带，甚至考虑放血。

（四）特殊疾病输血注意事项

1. *肾功能不全患者*　需要反复多次输血者应足量、分次、慢速输血，尽量输注去白红细胞制剂和辐照红细胞制剂。

2. *恶性肿瘤患者或需要反复多次输血者*　应考虑输注去白细胞血液制剂，以减少发热反应。

3. *免疫功能低下患者*　建议输注辐照血，如红细胞悬液、单采血小板等血液制品，以预防输血相关移植物抗宿主病。

八、成分输血

成分输血分为红细胞、粒细胞、淋巴细胞、血小板、血浆、冷沉淀等，利用各种血液成分制剂的特点，对老年人进行成分输血尤为必要，以“缺什么补什么”为原则，使输血治疗目的更具有针对性，这样可以减少输血总量，避免增加心脏和循环负担。

(1) 老年贫血患者尽量输注新鲜浓缩红细胞，可以在较短时间内快速纠正贫血，1单位浓缩红细胞可使Hb升高5 g/L左右。

(2) 因血小板减少引起出血不止者，应尽量输入浓缩血小板。400～800 ml新鲜血或浓缩血小板即可提供丰富的血小板。一单位浓缩血小板其容积为20～25 ml，内含相当于450 ml新鲜血的血小板含量。

(3) 对于老年患者伴有低蛋白血症或伴有肝功能损害者，如其总蛋白量＜45 g/L、白蛋白＜25 g/L、白/球比例倒置者应适当予以补充血浆或白蛋白；肝功能不全的老年患者在伴肝硬化或消化道大出血时，宜输注新鲜血浆或冷沉淀以补充凝血因子。术前应争取总蛋白量在60 g/L、白蛋白30 g/L以上。

九、输血的并发症及其防治

（一）异常出血倾向

由于普外科腹部的手术或腹部的损伤出血量较大，就需要大剂量输注库存血，这样经常可引起异常出血倾向，表现为手术区或伤口区异常渗血，静脉穿刺处出血，皮肤有出血点，甚至有齿龈出血和血尿等出现。当然引起出血倾向的原因很复杂，往往是多种因素有缺陷所致，包括血小板减少、凝血因子减少、弥散性血管内凝血等。为了预防大量输血时因输入枸橼酸钠过多而引起凝血障碍，可从另一静脉内注射5%氯化钙或10%葡萄糖酸钙(按输入血液1 000 ml补充钙1 g计算)。如已输血4 000～5 000 ml，则应给新鲜血浆或冰冻血浆，以预防出血倾向。氢化可的松静脉滴注，可减少血小板、血浆凝血因子和毛细血管损伤，故能预防出血。诊断上，可采血检测血栓弹力图、血小板计数、纤维蛋白原定量、部分凝血酶原时间(partial thromboplastin time, PTT)等，以明确原因，指导临床药物治疗。

（二）深静脉血栓形成

脾脏切除后会存在一过性的血小板增高，通常术后2～3日即开始出现，7～10日达高峰，术后1～2个月开始恢复正常。术后血小板数可高达$(400\sim700)\times10^9/L$，甚至可超过$1\,000\times10^9/L$，这时易并发深静脉血栓形成，因此脾脏切除时可对患者进行一定的血液稀释，少用新鲜血浆和血小板制剂。术后尽可能早期活动。必要时可使用抑制血小板功能的药物，直到血小板数恢复到$500\times10^9/L$以下。

（三）低体温状态

肝脏手术时间长，体腔暴露面大，加上输入库存4℃红细胞易出现低体温状态，这种情况的老年人易发生心律失常、心功能不全，因此在切除肝叶时，体温若低于34℃，应先复温。可在腹腔内灌注热生理盐水，同时可采用加温输血，即血液在40℃水浴箱中加温15 min，使血液温度保持在20℃左右便可，过高会有溶血的危险。

（四）发热反应

发热反应是输血最常见的并发症。如遇有输血后发热，应先排除溶血反应和细菌污染反应。症状多发生在输血后1～2 h内。往往先有发冷或寒战，继之发热，体温可高达39～40℃伴有头痛，皮肤潮红，但无血压变化。症状持续1～2 h后缓解，体温逐渐下降。引起发热反应的主要原因有：① 血液或血制品中有致热原。② 受血者多次受血后产生同种白细胞和(或)血小板抗体。

发热反应的预防是去除致热原。严格把关采血和输血用具，以保证采血、输血器具无致热原物质。对疑有白细胞或血小板抗体患者，输血应使用白细胞滤器，以去除血液中所含致热原、白细胞及其碎片等。

（五）变态反应

较为多见的输血反应，症状多在输血将完毕时发生。轻者皮肤瘙痒、荨麻疹；重者发热、血管神经性水肿、面部及睑结膜充血、唇增厚感；严重者喉头水肿、过敏性休克。

1. *引起变态反应的常见原因*　① 受血者过敏体质，供血者血内含有受血者所敏感的抗体[即过敏物或人类白细胞抗原(human leukocyte antigen，HLA)抗体]。② 受血者免疫球蛋白 A(immunoglobulin A，IgA)缺乏，供血者血内含有受血者所敏感的特异性抗体 IgA(多次输血者)。其确切原因不清。

2. *预防措施* 筛除有过敏史的供血者，有过敏史的受血者在输血前口服抗组胺药，IgA 缺乏者输血应输洗涤红细胞、冷冻红细胞，或者使用缺 IgA 的供血者血液或血浆。必要时自体输血。

3. *治疗变态反应*

(1) 对轻度者可不停止输血，但应严格观察。可用抗组胺药物，如肌内注射盐酸异丙嗪 25 mg，或地塞米松 5 mg 加入补液中静脉滴注。

(2) 对重度者应立即停止输血并保持静脉输液畅通，立即皮下或肌内注射 1‰ 肾上腺素 0.5 ml，应用氢化可的松 100～200 mg 或地塞米松 5～15 mg，静脉滴注或静脉注射；保持呼吸畅通，有喉头水肿危及生命时，应做气管插管或气管切开；如出现休克，可用升压药间羟胺(阿拉明)20 mg(可同时加用多巴胺 20～40 mg)溶于 5%葡萄糖盐水 500 ml 中静脉滴注。同时进行心肺功能监护。

(六) 溶血反应

1. *临床表现* 由于输入体内的红细胞发生大量破坏，因而每个人溶血反应的症状轻重不等。轻度反应与发热反应不易鉴别。重度反应短期内可引起死亡。患者在输血过程中或输血后出现寒战、高热、恶心呕吐、多处疼痛(腰、背、腹、胸、头、输注处)、腰部疼痛、面色发红、尿呈酱油色或葡萄酒色，并出现呼吸困难、低血压、心跳快、过度出血等临床表现。手术期间有原因不明的手术野过度渗血、出血不止、血压下降等现象，应考虑溶血反应的可能。

2. *溶血反应治疗* 要及时处理，立即停止输血，换下输血器，以生理盐水维持静脉通路。监护患者的生理征象，由于溶血反应是抗原抗体过敏性反应，可用肾上腺素 0.5～1.0 ml 皮下注射，或应用肾上腺皮质激素，如地塞米松 5～10 mg 或氢化可的松 50～100 mg稀释后静脉注射。然后地塞米松 5～10 mg 或氢化可的松 100～200 mg 静脉滴注。予 5%碳酸氢钠 125～250 ml 静脉滴注，碱化尿液，6～12 h 重复使用。未查明溶血原因，不再输血，可输血浆或白蛋白液来纠正血容量，维持血压。但要注意患者液体及电解质平衡，老年人尤其伴有心脏病或肾脏病的患者，要避免给水过多。为防止肾衰竭应记录 24 h 出入量，维持每小时尿量 100 ml 左右。可适量给予 20%甘露醇 100～250 ml 静脉滴注或呋塞米 20～80 mg 静脉注射，经上述处理仍少尿或无尿者，可行血液透析。若发生低血压或休克，可予间羟胺 20 mg 和(或)多巴胺 20～40 mg 稀释后静脉滴注。若并发弥散性血管内凝血患者，应用肝素治疗，4 000 U/h 静脉滴注，以后 1 500 U/h 维持 6～24 h。严重病例应尽早进行换血治疗。

3. *预防* 在于加强工作责任心，对患者及血品数据、配血标本标签应仔细正确书写。发血前仔细核对血液和供者、受者姓名、住院号等。认真仔细鉴定患者和献血员血型，交叉配血试验。输血时避免一切可以引起溶血的操作如剧烈震荡、挤压、血液内加药等。

(七) 细菌污染反应

较少见，但后果严重，必须予以重视。污染细菌可以是非致病菌或致病菌，后者大多是革兰染色阴性细菌，如大肠埃希菌等。这类细菌可在 4～6℃ 的低温下迅速生长。如果污染血液的是非致病菌，由于毒性小，可能只引起一些反应，与轻度或中度的发热反应类似。但是污染血液的多数是致病菌，即使输入量少，也可是受血者发生虚脱、寒战、高热、头痛、烦躁不安、呼吸困难、恶心呕吐、腹痛腹泻、血压下降等一系列感染性休克的表现。

1. *诊断* 最简单而快速的诊断方法是对血袋剩血做直接涂片检查，同时进行血袋剩血、患者输血后的血样做细菌培养及镜检，见细菌确诊污染。必要时，患者的血、尿需重复做多次培养。

2. *查找原因* 是从采血到输血的全过程中查找导致血液受细菌污染的原因，某一环节操作不当，以致血液被污染。

3. *预防的措施* 在任何环节中都应严格遵守无菌操作。凡血瓶内血浆混浊、有絮状物沉淀、呈玫瑰红色(溶血)或黄褐色，以及血浆中有较多气泡者，均应认为有细菌污染的可能，应即废弃不用，确保安全。

4. *治疗* 与感染性休克的治疗相同。

(八) 心力衰竭

老年人输血的量过多或速度过快，都可增加心脏负荷，甚至引起心力衰竭。心脏负荷过重的早期症状是胸部紧迫感、呼吸次数增加、静脉压增高、静脉怒张、脉搏增速、动脉压下降。如处理不及时，可出现发绀、呼吸困难和泡沫样血痰等肺水肿症状。

1. *处理对策* 立即停止输血，吸入高浓度氧，应用皮质激素，纠正心力衰竭及肾衰竭(半坐位、利尿、四肢轮扎止血带)，抗休克治疗，换输浓缩红细胞。

2. *预防措施* 对心功能减退的老年人输血，控制输血的血量和速度，必须要大量快速输血时，要严密观察颈静脉有无怒张，肺部有无啰音，并随时做中心静脉压测定。如静脉压升高，应停止输血，如静脉压升高明显，应立即使用呋塞米利尿剂、四肢轮流结扎止血带，甚至放血。

（九）酸碱平衡失调

这种情况主要发生在大剂量的输血。因为枸橼酸钠库血保存时间越长，血液成分变化越大，酸性也越大。例如，保存 1 周血的酸碱度为6.85，2 周的为6.77，3 周的降到 6.68。因此大量输入保存较长的库血，就可发生不同程度的酸中毒，要及时给予 5%碳酸氢钠溶液纠正。保存时间越长的库血，钾离子会升高，保存 1 周的 K^+ 为 12 mEg/L，2 周的为 24 mEg/L，3 周的高达 32 mEg/L。故在大量输入库血后，要防止高钾血症的发生，也要使用 5%碳酸氢钠防治。

（十）输血传播相关疾病

这是受血者通过输入含有病原体的血液或血液制品而引起的一类传染性疾病，输血后发病率为 0.1%～0.15%，应引起我们足够的重视。这类疾病的病原体包括病毒、细菌和寄生虫等致病微生物。已知通过血液传播的疾病中，最严重的也是危害最大的是艾滋病和肝炎，其潜伏期长短不同。输血传播肝炎最多见的是乙型肝炎和丙型肝炎，乙型肝炎潜伏期长，为 14～180 日；丙型肝炎分短与长两种类型潜伏期，短潜伏期为 2～4 周，长潜伏期为 6～10 周。输血传播艾滋病的平均潜伏期，现在认为是 2～10 年。

预防在于严格选择把关供血者的血液，加强血液的全面质量控制，所有供临床输用的血液均需在采集后留样，复查合格后才能输用。对献血者和受血者必须进行谷丙转氨酶、HBsAg、抗 HBc、抗 HCV 检测。严格执行消毒制度，提倡使用一次性注射器和输血器。同时医院要建立健全输血医疗文书，比如《输血治疗同意书》，它是尊重患者或家属的知情同意权，它要求经治医师在给患者施行输血治疗前，应当向患者或家属告知输血目的、可能发生的输血反应和经血液途径感染疾病的可能性，并且在医患双方共同签署输血治疗同意书后才能予输血治疗。另外，“输血记录单”是血库人员进行交叉配血结果及护士输血前核对血制品的重要凭据，以帮助发现可能产生的问题。

十、自身输血

自身输血是指采集患者自身的血液或血液成分，或者回收手术野或创伤区无污染的血液，经保存、处理后，当自身手术或紧急情况需要时再回输给患者的一种输血方法。

（一）适应证

① 腹腔损伤如脾破裂。② 估计有大量出血的手术如肝叶切除术。③ 稀有血型或曾经发生配血困难者。

（二）优点

① 可以节省血液资源。② 可避免经血液传播的疾病，如肝炎、艾滋病、梅毒、疟疾等。③ 可避免同种异体输血产生的同种免疫反应，如非溶血性发热反应、变态反应、溶血性反应等。④ 可避免同种异体输血引起的差错事故。⑤ 反复放血可刺激红细胞再生，使患者术后造血速度比术前加快。⑥ 自身输血可缓解血源紧张的矛盾。

（三）常用方法

1. *稀释式自体输血* 是在患者麻醉后、临手术前经静脉采集一定量的自身血液短暂贮存，同时补充适量胶体液和晶体液以补充有效循环血容量并维持其正常稳定，使血液稀释。术中或术后再回输已贮存的自体血液给患者。

2. *贮存式自体输血* 是提前数日或数十日分阶段采集自身血液，包括全血、红细胞、血浆等各种成分预先贮存起来，以备自己实施择期手术、术后或将来需要输血时使用，也可以在某些疾病缓解期采集自身血液成分，以备自身必要时使用。

3. *回收式自体输血* 是指患者在手术过程中将术前已出血（外伤出血）或手术野出血（术后引流血液）通过用严格的无菌操作技术与血液回收机进行收集、洗涤、过滤等处理后，再回输给患者的一种方法。可分为外伤时回收式自身输血、术中回收式自身输血和术后回收式自身输血。

（四）禁忌证

① 血液受胃肠道内容污染者；② 血液可能受到癌细胞沾染者；③ 药物不能控制的严重糖尿病、慢性肺部感染、半年内心肌梗死史和心电图示心肌缺血者、原有贫血者。

（五）注意事项

（1）70 岁以上老年人慎用稀释式自体输血。应用稀释式自体输血时如果手术中失血量大于 200 ml 时可开始回输自体血，先回输最后采集的自体血，因为最先采集的血液含有最富有的红细胞和凝血因子，适宜在最后回输入自体。

（2）贮存式自体输血一次采血量不大于 400 ml；两次采血间隔时间不小于 72 h；采集自体血期间可补铁，以向骨髓提供适当的铁来补偿红细胞丢失；每次采血前应检查血常规，当 Hb＜100 g/L、血细胞比容<0.30、血小板$<120\times10^9/L$时不应再予自体血采集；储存式自体输血应用最为广泛的是手术前预存自己的血液，准备在择期手术时使用，这种输血方法在国外发展很快。

(3) 整个回收式自体输血采血量最好限制在1 200 ml以内；在大量回输自体血时应适当予以补充冰冻血浆或血小板。

(4) 当自体血回输后患者的Hb<80 g/L、血细胞比容<0.25、血小板$<70\times10^9/L$时，应予以补充输注异体血。

（陆紫敏）

第2节　输　　液

输液是由静脉滴注输入体内的大剂量注射液，一般每次输液量在100 ml以上。输液包装通常在玻璃或塑料的输液瓶或袋中，不含防腐剂或抑菌剂。使用时通过输液器调整滴速，持续而稳定地进入静脉，以补充体液、电解质或提供营养物质。静脉输液由于给药剂量的准确性、操作的方便性、治疗效果立竿见影等因素，深受人们的欢迎。但对于老年人来说，选择输液治疗时还是要慎重。本节从输液的分类及临床用途、质量要求、老年人输液量计算方法、输液常见并发症及处置方法、选择输液治疗方法时需注意的问题等方面进行阐述。

一、输液的分类及临床用途、质量要求

(一) 输液的分类

1. *电解质类输液*　有氯化钠注射液、复方氯化钠注射液、乳酸钠注射液等。这类输液主要用于补充人体内水分、电解质，纠正体内酸碱平衡等。

2. *营养类输液*　有糖类输液、氨基酸输液、脂肪乳输液等。糖类输液中最常用的为葡萄糖注射液。这类输液主要用于不能口服吸收营养的患者。

3. *胶体类输液*　有多糖类、明胶类、高分子聚合物类等。临床常用的为右旋糖酐、淀粉衍生物、聚明胶肽、虎珀酰明胶等。这类输液主要用于调节体内渗透压等。

(二) 输液的质量要求

(1) 无菌、澄明度及无热源是输液的质量必须达到的要求，因为这三项是输液生产中较常出现的问题。

(2) pH是保障输液疗效和制品稳定的基本，因此力求接近人体的pH要求。含量、色泽也应符合要求。

(3) 输液的渗透压应调为等渗或偏高渗，这样可不引起血象的任何异常变化。

(4) 输液中不能含有引起变态反应的异性蛋白和降压药物，不得有任何损害肝脏、肾脏的成分。

(5) 输液不得添加任何抑菌剂，并在贮存过程中质量稳定。

二、输液量计算方法

输液量应从三方面来综合考虑。

(一) 当日需要量

1. *不能进食*　每日仍有体液的排出以及热量的消耗，可以导致缺水、缺钠、缺钾和饥饿性酮症酸中毒。为了防止体液代谢失调，每日应补充当日需要量，包括水2 000～2 500 ml(每千克体重30～40 ml)和葡萄糖100～150 g以上，以节约蛋白质分解代谢，避免过量脂肪燃烧时可能发生的酮症酸中毒；氯化钠4～5 g，氯化钾3～4 g。一般每日补给5%～10%葡萄糖液约1 500 ml，5%葡萄糖盐水500 ml(含氯化钠4.5 g)，10%氯化钾溶液30 ml，稀释于上述溶液中静脉滴注。

2. *发热、大量出汗和已做气管切开*　应增加其补给量。一般体温每升高1℃，从皮肤丧失低渗体液每千克体重3～5 ml。当体温上升到40℃时，每日需多补液600～1 000 ml。

3. *显性出汗*　如中度出汗时，丧失体液500～1 000 ml，其中含氯化钠1.25～2.5 g或等渗盐水约250 ml；大量出汗时，丧失体液1 000～1 500 ml，含氯化钠2.5～3.75 g或等渗盐水约350 ml；一般如出汗湿透一套衬衣、衬裤时，约丧失体液1 000 ml。

4. *气管切开*　每日自呼吸蒸发的水分比正常多2～3倍，相当于800～1 200 ml，可用5%的葡萄糖溶液补充。

5. *手术前、手术中及手术后*

(1) 手术前：如果患者的情况良好，施行的是择期性或限期性手术、小型手术，不必补液；但大型手术需于手术当日清晨开始输液。如果患者的全身情况差，体液代谢和酸碱平衡都有失调，需要施行的又是急症手术，就应在手术前准备过程中，尽可能达到部分纠正，在施行手术过程中做进一步纠正。

(2) 手术中：除了根据当日需要量来计算外，还要加补手术野蒸发、体温升高、人工呼吸等额外丧

失量。

(3) 手术后：凡是影响胃肠功能较小、患者恢复较快，应鼓励患者早日进食，一般不需补液。大手术后，胃肠功能未恢复之前，需输液数日。大手术后1～2日内，由于应激反应，抗利尿激素分泌增多，手术后最初24 h内尿量可少至500～700 ml。因此，只要补给当日需要量已足够。手术后第3～4日内，应激反应已过，抗利尿激素的分泌减少，尿量骤然增多，这是正常的规律变化，不需要追加补液量。手术时，由于细胞的破坏，钾由细胞内不断移出，血清[K^+]高，不宜在手术后最初1～2日内补钾。但对手术后3日以上不能进食者，为了避免钾的缺乏，每日补给10%氯化钾溶液30～40 ml。

(二) 昨日额外丧失量

普外科老年人额外丧失量主要考虑以下三个方面。

1. 胃肠道的额外丧失液　胃肠道不同部位的消化液，有不同的电解质含量，因此需选用不同的液体来补充。

(1) 胃液中Cl^-多于Na^+，对一般老年患者的胃液丧失量，2/3可用5%葡萄糖盐水，1/3可用5%葡萄糖溶液来补给；十二指肠溃疡患者的胃酸高，因此Cl^-的丧失更多，可全部用5%葡萄糖盐水来补给；胃酸很低的老年患者，Cl^-的丧失较少，可用5%葡萄糖盐水和5%葡萄糖溶液等量来补给。

(2) 小肠液内Na^+、Cl^-近乎相等，由于偏碱性，可用5%葡萄糖盐水、5%葡萄糖溶液和等渗(1.25%)的碳酸氢钠溶液按70%、20%和10%的比例来补给；但临床上常因同时有胆汁和胰液的丧失，其丧失量约2/3可用5%葡萄糖盐水、1/3用1.25%碳酸氢钠来补给。

(3) 胰液内有较多的碳酸氢钠，丧失量可用5%葡萄糖盐水和1.25%碳酸氢钠等量来补给。此外，每丧失掉1 000 ml胃肠液体，应给氯化钾1～2 g。

2. 内在性失液　丧失量较难估计，因体液丧失到"第三间隙"，例如胃肠道和腹腔内的积液等。内在性失液并不引起体重减轻，因此，对这部分丧失量，不能用体重的变化来计算，只有根据病情来估计丧失量。补液量是否妥当，除结合补液后临床病情改善的程度外，并可测定每小时尿量、尿比重和尿氯含量。一般补液时，最好能保证每小时尿量在40～50 ml之间，尿比重在1.020～1.010之间，24 h尿内氯化物总量在4 g以上，则表明情况良好，不至于有严重缺水和缺氧现象。

3. 发热、显性出汗丧失液　同上述当日需要量。

(三) 已丧失量

已丧失量(亦称失衡量)可根据临床表现和实验室检查进行分析，明确缺水、缺盐的程度以及有无酸中毒等。进行输液时，需要注意人体具有强大的调节能力。失衡量不可一次补足。一般当日先补给一半量，其余量在第二、第三日内根据当时情况分次补给。

三、输液常见并发症及处置方法

(一) 输液过多

由于老年人的神经、内分泌、肾脏调节功能减退，血浆渗透压稳定性减弱，机体调节水分耐受量减少，临床上易出现"水中毒"综合征；尤其是在下列情况下更易发生"水中毒"综合征：① 患者处于抗利尿激素分泌过多期，如大手术后早期、严重损伤等急性应激状态后。② 急性肾衰竭少尿期，或慢性肾功能不足时。③ 严重缺钠(低渗性缺水)时，如再单纯补给葡萄糖溶液，则细胞外液更易形成低渗状态，水分继而移入细胞内，造成细胞水肿。④ 肾上腺皮质功能不足。

水中毒的主要表现为脑部症状，有神志不清、共济失调，甚至惊厥、昏厥等。一旦发生输液过多，应立即停止补液，并用依他尼酸25～40 mg或呋塞米20～40 mg，加于25%葡萄糖溶液20 ml做静脉缓慢推注，即可迅速脱水，降低颅内压；再用高渗盐水静脉滴注，以利细胞内水分排出，用量可按每千克体重5%氯化钠溶液6 ml计算，分2～3次滴完。有脑水肿者，可用20%甘露醇或25%山梨醇溶液250 ml，静脉快速滴注；并用地塞米松5～10 mg加入补液中，静脉滴注。

(二) 输盐过多(钠过多)

正常成年人输入钠过多时，并不蓄积于体内，也不引起血钠过高。但由于老年人肾排钠功能减退，容易发生血钠过多；如大手术后、使用肾上腺皮质激素后、肝硬化腹水期、心力衰竭和急性肾衰竭少尿期等。钠盐过多时，细胞外液容量增加，尤其是组织间液的容量增加更为明显。临床上可出现不同程度的凹陷性水肿，以胫内和骶部更为明显，颈静脉怒张、心音高亢、血压增高、脉压增大，肺底可有细湿性啰音。一旦发现应立即停止输盐，并用强利尿剂，如依他尼酸或呋塞米等，使钠盐迅速排出。

(三) 输液输盐过快

输液过快使血循环量骤增，心、肺负担过重，严重时会导致肺水肿和心力衰竭。因此，对老年人，输液量和速度一定要适当控制。必要时，可测定中心静脉压。在补液时，中心静脉压不宜超过12 cmH_2O。此外，葡萄糖溶液输入过快，可使其利用率降低，并随尿排出，发生糖尿。一般每千克体重每1小时能接受葡萄糖0.5 g，不会导致糖尿出现。过量的钾盐快速输入，会引起钾中毒，严重时可导致肌肉麻痹，甚至心脏停搏。

（四）补液内容或电解质先后次序安排不当

如对一个严重缺水、酸中毒、缺钾的老年人，首先应补充血容量，同时纠正酸中毒和缺水，然后注意补钾。如果程序相反，先输入较多的钾盐，则将使病情恶化，引起高钾血症和急性肾衰竭。又如对一个缺水的老年人，如细胞外液已呈高渗状态，而错误地先输入盐水，则渗透压将进一步增高，病情将更趋于恶化。

总之，在纠正体液代谢和酸碱平衡失调时，一定要根据老年人的具体情况，合理安排输液内容，随时注意调节输液速度，严格执行无菌操作，对于各种输液计算方法应根据临床具体情况灵活掌握，切勿生搬硬套，决不能忽视老年人本身的调节功能。

四、选择输液治疗方法时需注意的问题

（一）谨防穿刺漏洞

老年人的血管随年龄递增而呈进行性硬化，血管弹性降低，表现为硬、脆、滑，这样就增加了静脉穿刺的难度。所以给老年人输液时要格外耐心、细致，体质瘦弱的老年人皮肤很松弛，因此针头要固定牢、稳；在穿刺成功撤止血带时应注意防止牵拉皮肤而导致针头滑脱。体质肥胖的老人血管深浅不易掌握，慢性病和体质差的老人血管脆性和通透性强，要防止漏针导致的穿刺失败。老年人手部皮肤松弛且对疼痛、肿胀感觉不敏感，一旦漏针不易发现，极易导致药物渗出到组织及皮下组织。如发现得不及时，严重者可导致局部皮肤、组织坏死。因此对老年人输液一定要细心观察，加强巡视，尽量采用卧床输液，让手处于静止状态，减少因输液时间过长导致体力的消耗，避免漏针问题。老年人由于生理功能降低，免疫功能下降，抵抗能力降低，容易引起交叉感染。所以，要严格无菌操作，房间及输液所用物品一定要定期消毒。

（二）输液速度不宜过快

由于老年人生理特点：心肌细胞萎缩、心包膜下脂肪增多、心内膜增厚、心脏生理功能减退，使老年人的心脏功能只能应付一般的负荷，维持适宜的心排血量。如遇较大的刺激，如失血、过量输液等，可能因不能产生的调节反应而导致心肌缺血，甚至引起心力衰竭。因此，老年人输液除要控制总量、减少钠盐的输入外，还要根据病情控制输液速度，一般输液时应每分钟20～40滴为宜。若点滴太慢，时间过长，会影响药效的发挥。慢性心力衰竭患者滴速应控制在每分钟15～30滴，以免增加心脏负担而出现意外。

（三）分组给药要冲洗输液管

两组不同的药液需分开滴入时，当滴完第一组药液后，应加入适量5%葡萄糖溶液或生理盐水以冲洗输液管，在药液将滴完时，应再滴入适量5%葡萄糖溶液或生理盐水，以保证血管内不留有药液。因液体滴完即行拔针、加压，穿刺部位血管就会留有一定量的药液，该药液（特别是刺激性强的药物）由于加压而形成血液片刻不流动，药物会对血管产生刺激，造成人为的血管破坏。

（四）变态反应防治

老年人由于反应能力减退，一旦出现输液变态反应，如寒战、过敏性休克等，表现常不典型，容易错过早期抢救的时机。如果在家里输液，第一次或前几次也应在医院里输，待观察确定无变态反应后，方可在家继续输液。当然，陪护人员一定要有较强的责任心。千万要备好肾上腺素、地塞米松、间羟胺等急救药品，以随时进行抢救。老年人身体的各种反应功能减退，一旦发生输液变态反应如出现寒战、荨麻疹等症状时，老人对其反应不甚敏感，常常等周围人发现时早已错过了前期抢救时机。某些药物对外界的反应较敏感，一旦配制后必须在规定的时间内用完，否则会影响药物的效能甚至加重药物的副作用或增加输液反应的发生概率。但这种药物本身的要求又和老年人在短时间内不宜进入大量的液体、不宜快速输液的原则相悖。

（五）不宜空腹输液

饥饿状态本身有时就会诱发或加重药物的不良反应。空腹时药物进入血液循环后到达胃肠道毛细血管，刺激胃肠黏膜，引起胃液分泌过多。此时若空腹，无食物中和，易出现呕吐等胃肠反应，所以老年人不宜空腹输液。

由于以上原因，老年人在家中输液应更加慎重。如病情确需输液，一定要在医师的指导下用药，在正规医院的门诊和住院部接受输液治疗。

（陆紫敏）

第 3 节 水、电解质及酸碱平衡

水、电解质的处理是外科治疗的组成部分，对于有些患者可能是至关重要的环节。许多疾病、外伤和手术创伤对水和电解质生理的影响，远远超过单纯营养缺乏引起的变化。因此，在治疗外科患者时，应透彻了解水、电解质及酸碱平衡的相关知识。

体液调节特点

一、体液总量及其组成

老年人体液总量随年龄的增长而逐渐下降。男性平均总量降为体重的 52%，女性约 42%，而年轻人约 60%。其中减少最明显的成分是细胞内液。由于老年人细胞体积缩小，细胞内液外移，致使细胞外液所占比例相对增加。而细胞外液的总量却较年轻人有所减少。因此，老年人因疾病导致胃肠道液体丢失时，水、电解质失衡较青壮年更易出现，且情况更为严重。

老年人总水量占体重比例下降，但以细胞内液减少为主。老年人细胞内外液的比例可由青壮年的 1.5∶1～2∶1 提高至 1∶1。血管内液体占细胞外液的 1/4，老年人细胞外液比例升高，也使得血管内液相对增多，而对调节水、电解质平衡起重要缓冲作用的那部分体液相对减少，因此，当体液发生变化时老年人的适应能力较青壮年差。

老年人电解质的特点主要是含钾量的减少。人体内的钾约 50%分布于骨骼肌当中。老年人肌肉萎缩、细胞数量减少，导致含钾总量减少，这使得老年人的保钾能力减弱。另一方面，老年人的钠含量没有随年龄增长发生变化，这样，钠与钾的比值增高，因此当老年人发生普外科疾病时更容易发生缺钾以及水肿。

随着年龄增长，机体组织形态和脏器功能不断发生退行性改变，其心、肾、肺、缓冲系统以及神经内分泌代偿能力均受到限制，水与电解质的平衡范围较年轻人窄，对于创伤、感染及各种急慢性病所引起的水和电解质紊乱的反应也较年轻人差。

二、电解质特点

老年人的电解质总量中，钠、氯和钙较年轻人高，而钾、镁和磷较年轻人低。这与电解质的分布特点有关，钠、氯和钙主要分布于细胞内，而钾、镁和磷主要分布于细胞外液。

细胞外液的电解质浓度和 pH 与年轻人相似，但由于机体内环境稳定性及其调节机制减退，老年人对钠、钾丢失的耐受力下降。

老年人肾单位明显减少，肾血管硬化，肾血流量减少。70 岁老年人肾小球数可减少为正常值的一半。肾血管硬化和肾组织形态的变化，导致老年人特有的肾衰竭。在脱水、失血、低血压和缺氧等情况下，老年人易发生肾功能障碍和水、电解质紊乱及酸碱失衡，且不易及时诊断和治疗。由于肾浓缩功能下降，老年人尿量增多，故常有一定程度的脱水，尿量的增加又伴随钠和钾的丢失。

患有慢性心、肺、肝脏疾病或长期营养不良的老年人，容易出现无症状的低钠血症，此类患者对急性钠丢失的耐受力下降，少量钠丢失即可能导致严重的低钠血症。老年人体内的钾均有不同程度的减少，主要与肌肉萎缩有关，蛋白质及总热量摄入量减少也是重要原因。但老年人常见的低钾血症往往是医源性的，特别是长期服用利尿剂的患者。

三、酸碱平衡调节

老年人酸碱平衡调节能力较年轻人下降。老年人呼吸道黏膜萎缩，组织的弹力纤维减少，肺和支气管血管硬化，黏液分泌增多却不易排出，影响肺通气。肺顺应性下降，脊柱后凸，胸锁、肋脊关节运动受限，呼吸运动减弱，肺活量减少。以上呼吸系统的改变使老年人存在潜在的低氧血症。80 岁老年人的动脉血氧分压（PaO_2）仅 10.64 kPa，动脉血氧饱和度仅为 90%左右。老年人 CO_2 排出量逐渐下降，仅为中年人的一半，故存在 CO_2 持续状态。

血液中氢离子的调节与血液中碳酸氢盐缓冲系统、肺内 CO_2 的排出及肾脏泌氢作用有关。老年人呼吸系统的改变使机体代谢产生过多的氢离子，只能从肾脏排出。随着年龄的增长，前面所述老年人肾脏的改变是其肾血流量和肾小球滤过率均降低，肾小管泌氢的功能也开始下降。

老年人呼吸系统及肾脏的改变，使其对氢离子的调节功能减弱，虽然血 pH 仍保持在正常范围，但有潜在酸中毒的风险，一旦出现额外的生理或病理负担，就容易出现酸碱失衡。

体 液 失 衡

水和电解质是体液的主要成分，如果水和电解质的分布失衡，就称为体液失衡。临床上可将体液失衡分为3种：容量失调、浓度失调和成分失调。

一、容量失调

容量失调是指等渗性体液的减少或增加，只引起细胞外液容量的变化，而细胞内液容量无明显变化。分为缺水和水过多两种。

（一）缺水

在细胞外液中，水和钠的关系非常密切，故一旦发生代谢紊乱，缺水和缺钠常同时存在。不同原因引起的水和钠的代谢紊乱，在缺水和缺钠的程度上会有所不同，水和钠既可按比例丧失，也可失水少于失钠，或多于失钠。这些不同缺失的形式所引起的病理生理变化以及临床表现也就不同。根据水、钠代谢紊乱的情况可将缺水分为等渗性缺水、低渗性缺水、高渗性缺水。

等渗性缺水

这种缺水又称急性缺水或混合性缺水，其特点为水和钠成比例的丧失，因而血清钠仍维持在正常范围，细胞外液的渗透压也维持正常。外科患者最易发生这种缺水。它造成细胞外液量(包括循环血量)的迅速减少；由于丧失的液体为等渗，基本上不改变细胞外液的渗透压，最初细胞内液并不向细胞外液间隙转移，以代偿细胞外液的减少，故细胞内液量并不发生变化。但这种液体丧失持续时间较久后，细胞内液将逐渐外移，随同细胞外液一起丧失，以致引起细胞缺水。

【病因】 ① 消化液的急性丧失，如大量呕吐、肠瘘等。② 体液体内转移，丧失在感染区或软组织内，如腹腔感染、肠梗阻、烧伤等，其丧失的体液与细胞外液成分基本相似。

【临床表现】 患者无口渴，有尿少、厌食、恶心、乏力、舌干、眼球下陷、皮肤干燥、松弛等表现。如短期内丧失过多，体液丧失达体重的5%，也就是丧失细胞外液的25%时，患者出现脉搏细速、肢端湿冷、血压不稳定或下降等血容量不足的症状。体液继续丧失达体重的6%～7%，相当于丧失细胞外液的30%～35%时，休克已表现非常严重，常伴有代谢性酸中毒。如患者丧失的体液主要为胃液，因有 Cl^- 的大量丧失，可伴有代谢性碱中毒，出现碱中毒的一些临床表现。

【诊断】 主要依靠病史和临床表现。要详细询问体液丧失情况，每日的失液量有多少、持续多少时间、失液的性状等。测定细胞外液量和血清钠，以了解缺水和失钠情况。血清 Na^+ 和 Cl^- 一般无明显降低，血浆渗透压在正常范围。尿比重增高，红细胞计数、血红蛋白量和血细胞比容有明显增高，表示血液浓缩。必要时可做血气分析测定，以判定是否发生酸碱平衡失调。

【治疗】 首先尽可能处理引起等渗性失水的原因，以减少水和钠的丧失。针对细胞外液量的减少，一般可用等渗盐水或平衡盐液尽快补充血容量。根据脉搏细速和血压下降等症状来估计体液丧失量，已达体重的5%者，可快速输入上述液体约3.0 L(按体重60 kg计算)，以恢复血容量，或按血细胞比容来计算需补液体量。

$$补等渗盐水量(L)=血细胞比容上升值\times体重(kg)\times0.25\ 血细胞比容正常值$$

此外，还应补给当日需要量，一般为水2.0 L和钠4.5 g。

等渗盐水含 Na^+ 和 Cl^- 各154 mmol/L，而血清 Na^+ 和 Cl^- 的含量分别为142 mmol/L和103 mmol/L。两者相比，等渗盐水的 Cl^- 含量比血清的 Cl^- 含量高50 mmol/L，在重度缺水或休克状态下，肾血流量减少，影响排氯功能，若从静脉大量输给等渗盐水，有导致血 Cl^- 过高，引起高氯性酸中毒的危险。因此，应用等渗盐水治疗缺水尚有一些不足之处。平衡盐溶液的电解质含量和血浆内含量相仿，用来治疗缺水更加符合生理，可以避免输入过多的 Cl^-，并对酸中毒的纠正有一定帮助。此外，在纠正缺水后，钾的排泄有所增加，$[K^+]$也会因细胞外液量增加而被稀释降低，故应注意低钾血症的发生。一般应在尿量达40 ml/h后开始补钾。

低渗性缺水

低渗性缺水又称慢性缺水或继发性缺水。水和钠同时缺失，但缺水少于缺钠，血清钠低于正常范围，细胞外液呈低渗状态。机体减少抗利尿激素的分泌，使水在肾小管内的再吸收减少，尿量排出增多，以提高细胞外液的渗透压，但细胞外液量反而减少。组织间液进入血液循环，虽能部分地补偿血容量，但使组织间液的减少更超过血浆的减少。面临循环血量的明显减少，机体将不再顾及渗透压而尽量保持血容量。肾素-醛固酮系统兴奋，使肾减少排钠，Cl^- 和水的再吸收增加，故尿中氯化钠含量明显降低。血容量下降又会刺激垂体后叶，使抗利尿激素分泌增多，水再吸收增加，导致少尿。

【病因】 导致低渗性缺水的原因甚多，外科手术患者常见原因是细胞外液丢失后，只补充了水或盐补充不足，以致相对地体内缺钠甚于缺水。常见原因：胃肠道消化液持续性丧失，如腹泻、呕吐、消化道瘘、肠梗阻等，钠随消化液大量丧失；大创面渗液，如烧伤、手术后广泛渗液丧失；肾脏排出水和钠过多，长期使用利尿剂，抑制肾小管再吸收钠。

细胞外液钠浓度降低，呈低渗状态后，首先机体减少抗利尿激素的分泌以排出水，增加醛固酮的分泌以保钠。同时，组织间液进入血液循环，部分地补偿血容量，维持循环血量。如果失盐过多或继续失盐，水从尿中继续排出体外，细胞外液渗透压下降，水由细胞外转移至细胞内，则血容量及组织间液均明显降低，出现低血容量性休克。这种因大量失钠而致的休克，又称为低钠性休克。此时肾血流量及滤过率降低，尿量减少或无尿。

【临床表现】 根据缺钠程度而有不同，常见症状有头晕、视觉模糊、软弱无力、脉搏细速、严重者神志不清、肌肉痉挛性疼痛、肌腱反射减弱、昏迷等。根据缺钠程度，临床将低渗性缺水分为 3 度。

1. *轻度缺钠*　患者有疲乏感，头晕、手足麻木、口渴不明显。血清钠在 135 mmol/L 以下，尿中钠减少。

2. *中度缺钠*　除上述症状外，常有恶心、呕吐、脉搏细速、血压不稳定、视力模糊、尿量少。血清钠在 130 mmol/L 以下。

3. *重度缺钠*　患者神志不清，肌腱反射减弱或消失，出现木僵，甚至昏迷，常发生休克。血清钠在 120 mmol/L 以下。

【诊断】 根据体液丧失病史及上述临床表现，一般诊断无困难。可借助下列检查明确诊断。尿 Na^+ 测定，常有明显减少；血清[Na^+]测定在 135 mmol/L 以下时，表明有低钠血症，并可判定缺钠程度。血浆渗透压降低，红细胞计数、血红蛋白量、血细胞比容、血非蛋白氮及尿素均有增高，而尿比重在 1.010 以下。

【治疗】 积极治疗病因外，首先要补充血容量，针对缺钠多于缺水的特点，采用含盐溶液或高渗盐水静脉滴注，以纠正体液的低渗状态和补充血容量。

1. *轻度和中度缺钠*　根据临床缺钠程度估计需要补给的液体量。例如，体重 60 kg 的患者，测定血清钠为 135 mmol/L，则估计每千克体重丧失氯化钠 0.5 g，共缺钠盐 30 g。一般可先补给一半，即 15 g，再加上钠的日需要量 4.5 g，共 19.5 g，可通过静脉滴注 5%葡萄糖盐水约 2 000 ml 来完成。此外，还应给日需要液体量 2 000 ml，并根据缺水程度，再适当增加一些补液量。其余一半的钠，可在第二日补给。

2. *重度缺钠*　对出现休克者，应先补足血容量，以改善微循环和组织器官的灌流。晶体液补充用量也要多，可先给 5%氯化钠溶液 200～300 ml，尽快纠正血钠过低，恢复细胞外液量和渗透压，使水从水肿的细胞内外移。以后再根据病情继续给高渗盐水或等渗盐水。

高渗性缺水

高渗性缺水又称原发性缺水。缺水多于缺钠，血清钠高于正常范围，细胞外液呈高渗状态。水和钠同时丧失，但缺水多于缺钠，故血清钠高于正常范围，细胞外液呈高渗状态。当缺水多于缺钠时，细胞外液渗透压增加，抗利尿激素分泌增多，肾小管对水的重吸收增加，尿量减少。醛固酮分泌增加，钠和水的再吸收增加，以维持血容量。如继续缺水，细胞外液渗透压进一步增高，细胞内液移向细胞外，最终是细胞内缺水的程度超过细胞外液缺水的程度。脑细胞缺水将引起脑功能障碍。

【病因】

1. *摄入水量不足*　如外伤、昏迷、食管疾病的吞咽困难，不能进食，危重患者给水不足，鼻饲高渗饮食或输注大量高渗盐水溶液等。主要见于以下情况：① 不能或不会饮水：如口腔、咽及食管疾患的患者、频繁呕吐的患者、昏迷患者或极度衰弱的患者等。② 渴感障碍：下丘脑病变可损害口渴中枢，部分脑血管意外患者也会丧失渴感。③ 水源断绝：如沙漠迷路、海上失事等。以上情况下，又通过皮肤和呼吸的不断不感性蒸发水，引起失水多于失钠，而使血浆渗透压升高。

2. *水丧失过多*　未及时补充，如高热、大量出汗、大面积烧伤、气管切开、胸腹手术时内脏长时间暴露、糖尿病昏迷等。包括单纯失水和失水多于失钠（丧失低渗性液体）两种情况。① 单纯失水：有经皮肤、呼吸失水和经肾失水。前者见于高热、甲状腺功能亢进和过度通气使不感蒸发量加强，后者见于中枢性尿崩症时抗利尿激素（antidiuretic hormone，ADH）产生和释放不足以及肾性尿崩症时因肾远曲小管和集合管对 ADH 的反应缺乏，故肾排出大量水分。由于此种失水发生在肾单位的最远端，在此部分前钠离子已大部分被重吸收，因此患者每日可排出 10～15 L 的稀释尿而其中只含少量的钠。② 失水多于失钠：首先经胃肠道丧失含钠低的消化液，主要见于部分婴幼儿水样便腹泻，粪便钠浓度在 60 mmol/L 以下。其次见于大汗淋漓时丢失低渗性液体，常在高温环境中发生。另外在反复静脉注射高渗物质（如甘露醇、尿素和高渗葡萄糖)时,可因肾小管液渗透压增高而引起渗透性利尿发生失水多于失钠。

【临床表现】 缺水程度不同,症状亦不同,一般按体液丢失量将脱水程度分为3度。

1. *轻度缺水*　除有口渴外,多无其他症状。缺水量为体重的2%～4%。

2. *中度缺水*　有极度口渴,伴乏力、尿少、尿比重高。唇干舌燥、皮肤弹性差、眼窝凹陷,常有烦躁。缺水量为体重的4%～6%。

3. *重度缺水*　除上述症状外,出现躁狂、幻觉、谵语、昏迷等脑功能障碍的症状。缺水量为体重的6%以上。

【治疗】 应尽早去除病因,使患者不再失液,为机体发挥自身调节功能创造条件。对不能经口入水的患者,可静脉滴注5%葡萄糖溶液或0.45%氯化钠溶液(低渗盐水),以补充已丧失的液体。估计需要补充已丧失的液体量有两种方法:① 根据临床表现的严重程度,按体重百分比的丧失来估计。例如轻度缺水的缺水量相当于体重的2%～4%,补液量为1 000～1 500 ml;中度缺水的缺水量为体重的4%～6%,补液量为2 500～3 000 ml。② 根据血[Na^+]来计算。补水量(ml)=[血钠测得值(mmol/L)－血钠正常值(mmol/L)]×体重(kg)×4。例如体重60 kg的男性患者血钠浓度为152 mmol/L,则补水量=(152－142)×60×4=2 400(ml)。计算所得的补水量不宜在当日一次补充,以免发生水中毒,一般可分2日补给,当日先给补水量的一半,即1 200 ml,余下的一半在次日补给。此外,还应补给日需要量2 000 ml。

治疗时尚需注意,测得的血清Na^+虽有升高,但同时有缺水,血液浓缩。实际上,体内总钠量还是减少的。故在补水的同时应适当补钠,以纠正缺钠。如同时有缺钾需纠正时,应在尿量增多至40 ml/h以上后补钾,以免引起血钾过低。经过补液治疗后,酸中毒仍未纠正时,可补给碳酸氢钠溶液。

(二) 水过多

水过多是指机体摄入或输入水过多,以致水在体内潴留,引起血液渗透压下降和循环血量增多,又称"水中毒"或稀释性低钠血症。水中毒发生较少,仅在抗利尿激素分泌过多或肾功能不全的情况下,机体摄入水分过多或接受过多的静脉输液,才造成水在体内蓄积,导致水中毒。根据水中毒发生的快慢,有急性和慢性水中毒的区分。通常在急、慢性肾衰竭患者,其肾小球滤过率显著减少致排水功能大大降低,这种患者水负荷稍有所增加,就可能很快发生严重的水中毒,称为急性水中毒。

【病因】

1. *摄入或输入过多不含电解质的液体*　由于肾脏具有强大的调节水平衡的能力,因此正常人摄入较多水时,一般不会发生水潴留,更不会引起水中毒。然而,口渴中枢受刺激所致饮水过多或精神性饮水过多,超过肾脏排水能力的最大极限时(1 200 ml/h),也可能发生水中毒。尤其是婴幼儿,由于其水、电解质的调节功能尚未成熟,过多给予不含电解质的液体更易发生水中毒。

2. *急、慢性肾功能不全*　肾功能不全时,肾脏的排水能力降低,容易发生水中毒,特别是急性肾衰竭少尿期或慢性肾衰竭晚期对水的摄入未加控制者。在这种情况下,有功能的肾单位太少,不能排出每日的水负荷,因此即使摄入正常水量也可引起水中毒的发生。

3. *抗利尿激素(ADH)分泌过多*　ADH分泌过多使肾远曲小管和集合管重吸收水增强,肾排水能力降低,若一旦摄入水稍多,就会引起明显的水中毒症状。这里的ADH分泌过多不是指因血浆渗透压增高或血容量降低等生理性刺激引起的ADH分泌增多,而是指在某些病理条件下发生的ADH异常分泌。

4. *某些特殊病理状态*　心力衰竭、肝性腹水等可引起有效循环血量减少,使肾小球滤过率下降、肾排水减少,这时如果增加水负荷,就易引起水中毒;使用抗利尿激素、口渴中枢受刺激所致饮水过多和精神性饮水过多等,也是水中毒的常见原因。低渗性脱水时机体处在水缺失的状态,但是由于存在细胞内液增多的情况,因此,此时如大量补充不含电解质的液体,则可能在增加细胞外液的基础上导致更大量的水进入细胞内,从而引起水中毒的发生。

【临床表现】

1. *急性水中毒*　发病急。由于细胞内、外液量增多,颅腔和椎管无弹性,脑细胞水肿造成颅内压增高症状。如头痛、失语、精神紊乱、定向力失常、嗜睡、躁动、谵妄,甚至昏迷。进一步发展,有发生脑疝的可能,以致呼吸、心搏骤停。

2. *慢性水中毒*　症状一般不明显,往往被原发疾病的症状所掩盖。可有软弱无力、恶心呕吐、嗜睡、体重增加、皮肤苍白而湿润。

【诊断】 急性或重症水中毒患者起病急骤,因脑细胞水肿功能障碍最为突出,故表现以脑功能障碍为主。患者头痛，极度乏力，进而定向力丧失，神志不清，嗜睡，有时躁动，或嗜睡与躁动交替出现，继而抽搐或癫痫样发作，最后昏迷。慢性或轻症水中毒患者，起病一般较隐匿，进展缓慢，表现乏力、头痛、嗜睡等一般症状。常伴有食欲缺乏、恶心呕吐等消化系统症状。少数患者表现有肌痉挛、唾液或泪液分泌过多及腹泻等症状。

体征表现往往不是很明显，体表可有水肿感，重症患者可出现凹陷性水肿，体重增加，腱反射减退或消失，定向力障碍，意识不清、抽搐、昏迷时 Babinski 征可呈阳性反应。

水中毒最重要的化验指标是血浆渗透压降低和血清钠的稀释性降低。因为维持血浆渗透压的阳离子主要是钠，所以此两者的变化经常是一致的。对于水中毒的发病，血浆渗透压和血清钠浓度降低的速度比起下降的数值，更为重要。如急性水中毒患者血清钠浓度从 140 mmol/L 在 1～2 日内迅速降至 120 mmol/L，其水中毒的程度比血清钠较长期维持在 115 mmol/L 的慢性水中毒患者严重得多。严重低血钠可以降至 110 mmol/L 以下，但血钠浓度如果迅速降低 30 mmol/L，就可引致死亡。

由于水中毒时细胞外液和血液中水分过多，其血红蛋白、平均红细胞血红蛋白浓度均可降低，血细胞比容降低。当水分大量转移到细胞内时，平均红细胞体积可以增大。

【治疗】 预防重于治疗。对有容易发生抗利尿激素过多的情况如疼痛、失血、休克、创伤和大手术等，急性肾功能不全的患者和慢性心功能不全的患者，应严格限制入水量，以预防水中毒的发生，一旦发生水中毒，应立即停止摄入水分，在机体排出多余的水分后，程度较轻的水中毒即可解除。对程度严重者，除禁水外，还应采用利尿剂加强水的排出。一般可应用渗透性利尿剂，如 20%甘露醇或 25%山梨醇 200 ml 静脉内快速滴注，以减轻脑细胞水肿和增加水的排出；也可静脉注射襻利尿剂，如呋塞米和依他尼酸。有时还可静脉滴注 5%氯化钠溶液，可迅速改善体液的低渗状态和减轻脑细胞肿胀。

二、浓度失调

浓度失调是指细胞外液中的水分有增加或减少，以致渗透微粒的浓度发生改变，即渗透压发生改变。由于 Na^+ 是构成细胞外液渗透微粒的主要成分，因此浓度失调主要表现为低钠血症和高钠血症两大类。

低钠血症或高钠血症通常意味着血液呈低渗状态或高渗状态。测定血浆渗透压对诊断和治疗低钠血症或高钠血症相当重要。临床获得血浆渗透压常用的有两种方法：

冰点渗透压计测定血浆的渗透压。由于组成血浆渗透压的主要成分除 Na^+ 外，还有葡萄糖和尿素氮，测得的渗透压需做校正。校正公式如下：校正血浆渗透压(mmol/L)＝血浆渗透压测得值(mmol/L)－葡萄糖(mg/dl)/18－尿素氮(mg/dl)/2.8。校正血浆渗透压的正常值为 260～275 mmol/L。

公式计算：血浆渗透压(mmol/L)＝2[Na^+](mmol/L)＋葡萄糖(mg/dl)/18＋尿素氮(mg/dl)/2.8。

不管血清钠测定值高低如何，校正血浆渗透压正常，表示细胞外液 Na^+ 量正常；校正血浆渗透压＜260 mmol/L，表示细胞外液 Na^+ 量降低，原因可能为水过多和(或)钠丧失。正常情况下，测得的渗透压与计算得到的渗透压相差不多。它们相差越大，表示病情越重，预后不佳。此外，血清钠测得值与血浆渗透压测得值之比一般为 0.43～0.50，低于此下限，则表示有代谢产物在血内蓄积。

(一) 低钠血症

低钠血症为血清钠＜135 mmol/L，仅反映钠在血浆中浓度的降低，并不一定表示体内总钠量的丢失，总体钠可以正常甚或稍有增加。低钠血症可分为 3 度：轻度低钠＜135 mmol/L，中度低钠＜130 mmol/L，重度低钠＜120 mmol/L。

【病因】

1. *大量水蓄积* ① 用低渗液补充丢失的胃肠道消化液。② 外科应激和热量缺乏时代谢性自由水增加。③ 摄入或输入过量自由水(如精神性烦渴)。④ 继发于抗利尿激素活性增加的大量水潴留。⑤ 抗利尿激素分泌失调综合征(syndrome of inappropriate antidiuretic hormone secretion, SIADHS)。⑥ 心、肾、肝疾病晚期。

2. *肾脏排钠过多* ① 应用噻嗪类利尿剂。② 代谢性碱中毒。③ 酮症酸中毒。④ 肾上腺功能不全。

【临床表现】 低钠血症的症状随血钠下降速度而异。如细胞容量改变而致低渗性脱水，可表现严重循环衰竭，肢凉、脉细、尿少。随低钠血症发展，体液向细胞内转移，可表现为脑细胞水肿的症状，如嗜睡、萎靡、昏迷、惊厥。伴随低钠而表现为神经肌肉应激性改变，如肌张力低下、腱反射减弱，有时要与低钾血症鉴别。

【治疗】 低钠血症应治疗原发病，对低渗性脱水可采用 2/3 张或等张含钠液补充累积丢失。如血钠低于120 mmol/L或水中毒时，宜采用3%氯化钠溶液。有严重颅压升高症状时可用甘露醇等脱水剂。对SIADHS，应限制水的入量，必要时给利尿剂，并适当补充由尿所丢失的钠量。

(二) 高钠血症

高钠血症指血钠过高(通常大于145 mmol/L)并伴血渗透压过高的情况。本病常有细胞内水分减少，这是由于细胞外高渗透压可以将细胞内水吸出到细胞外，因此血容量开始并不下降，但到晚期严重时仍可减少。

【病因】 除个别情况外(输入含钠盐过多的液体等)，本症主要是由失水引起，有时也伴失钠，但失水程度大于失钠。

正常渗透中枢对血渗透压过高的反应十分敏感，轻度血渗透压上升即可刺激抗利尿激素分泌，促使水分从肾脏重吸收；同时，高渗透压造成口渴中枢兴奋，可以通过饮水而稀释血液。当水源缺乏或无法饮水、ADH释放或作用障碍、低渗性体液从肾或肾外其他途径丢失时，都可能导致高钠血症。常见于下列情况：

1. 水摄入不足　航海迷航或沙漠中缺乏水源，昏迷、拒食、消化道病变引起饮水困难，脑外伤、脑血管意外等导致渴感中枢迟钝或渗透压感受器不敏感，原发性饮水过少症等均可引起水摄入不足，导致高钠血症。

2. 水丢失过多　① 经肾外丢失：高热、高温环境剧烈运动导致的大量出汗可引起水从皮肤大量丧失；喘息状态、过度换气、气管切开等可使水从呼吸道丢失过多；胃肠道渗透性水样腹泻也可造成本症；如果同时合并饮食障碍，情况可以严重恶化。② 经肾丢失：主要由中枢性尿崩症及肾性尿崩症或应用大量渗透性利尿药引起。肾性尿崩症为血管加压素(AVP)的 V_2受体基因异常导致的疾病，在先天性肾性尿崩症中，近10%的患者由 AQP_2 基因变异引起。近来研究证实许多获得性肾性尿崩症中，包括锂中毒、低钾血症、高钙血症以及梗阻性肾病所致者，也有 AQP_2调节障碍。未被控制的糖尿病使大量过多溶质微粒通过肾小管而致渗透性利尿；长期鼻饲高蛋白质流质饮食等所致的溶质性利尿(称鼻饲综合征)；使用高渗葡萄糖溶液、甘露醇、山梨醇、尿素等脱水疗法致溶质性利尿。

3. 水转入细胞内　可见于剧烈运动、抽搐等，由于上述原因造成细胞内小分子增多，渗透压增加，促使水进入细胞内，一般持续不长。乳酸性酸中毒时，糖原大量分解为小分子的乳酸，使细胞内渗透压过高，水转移到细胞内，也造成高钠血症。

4. 钠输入过多　常见于注射碳酸氢钠、过多输入高渗性氯化钠等，患者多伴有严重血容量过多。

5. 肾排钠减少　可见于：① 右心衰竭、肾病综合征、肝硬化腹水等肾前性少尿。② 急、慢性肾衰竭等肾性少尿。③ 代谢性酸中毒、心肺复苏等补碱过多。④ 老人或婴幼儿肾功能不良。⑤ 库欣综合征、原发性醛固酮增多症等排钾保钠性疾病。⑥ 使用去氧皮质酮、甘草类排钾保钠类药物等。

6. 特发性高钠血症　由口渴中枢障碍或AVP调节异常引起，确切病因不明。少部分病例可有脑肿瘤、肉芽肿等病变，或创伤、脑血管意外等病史。

【临床表现】 取决于血钠浓度升高的速度和程度，急性高钠血症较慢性高钠血症的症状严重。高钠血症主要临床表现为神经精神症状。早期主要症状为口渴、尿量减少、软弱无力、恶心呕吐和体温升高，体征有失水。晚期则出现脑细胞失水的临床表现，如烦躁、易激惹或精神淡漠、嗜睡、抽搐、癫痫样发作和昏迷，体征有肌张力增高和反射亢进等，严重者因此而死亡。假性醛固酮增多症(Liddle综合征)临床上主要表现为高血压和低血钾，与醛固酮增多症相似。由于渴感中枢的渗透压阈值上调所引起的特发性高钠血症一般无明显临床表现。失水过多所致的高钠血症常为失水多于失钠，其临床表现常被失水所掩盖。

【诊断】

1. 病史　口渴、饮水量和尿量减少。

2. 体征　包括失水体征，血压、脉率、神志改变，肌张力增高和反射亢进。

3. 实验室检查　包括血钠，血、尿渗透压。如果血钠＞150 mmol/L，血浆渗透压＞295 mmol/L，而尿渗透压低，则提示ADH释放或其作用靶器官缺陷；如果尿渗透压＞800 mmol/L，说明肾小管浓缩功能正常，提示高钠血症是由于钠排泄障碍(或称潴留性高钠血症)所致。如果血渗透压比尿渗透压高，则多是中枢性或肾性尿崩症。

【治疗】 首先是尽可能去除病因或针对病因进行治疗。如缺水应立即让患者饮水，即可纠正高钠血症。对于失水过多性和钠排泄障碍引起者，采取不同的方法治疗。

1. 失水过多性高钠血症　除病因治疗外，主要是纠正失水，失水量可按下列公式计算：男性缺水量＝0.6×体重×[1－(正常血钠浓度)/(患者所测得的血钠浓度)]。女性缺水量＝0.5×体重×[1－(正常血钠浓度)/(患者所测得的血钠浓度)]。此公式内的体重是指发病前原来的体重。计算所得的缺水量是粗略估计，不包括等渗液的欠缺、每日生理需要补充的液体(每日约1 500 ml)和继续丢失的液体在内。如果不知道患者原来的体重，则可按下列公式计算所需补充的水量：男性所需补充水量=4×现有体重×欲降低的钠量(mmol/L)。女性所需补充水量=3×现有体重×欲降低的钠量(mmol/L)。

2. 补充液体的张力　首选等渗盐水与5%葡萄糖液，按1/4∶3/4或1∶1比例混合配制。葡萄糖进入体内后很快被代谢掉，故混合配制的溶液相当于低渗溶液。也可选用0.45%盐水或5%葡萄糖溶液。

3. 补液途径　有经口饮入，不能自饮者可经鼻胃管注入，一般用于轻症患者。此途径安全可靠。症状较重特别是有中枢神经系统临床表现者，则需采取静脉途径。在采取静脉补液时应当注意补液速度不宜过快，并密切监测血钠浓度，以每小时血钠浓度下降不超过0.5 mmol/L为宜，否则会导致脑细胞渗透压不平衡而引起脑水肿。

4. 对钠排泄障碍所致的高钠血症的治疗　主要是排出体内过多的钠，可输5%葡萄糖液，同时用排钠利尿药以增加排钠，可用呋塞米或依他尼酸钠。这些利尿药排水作用强于排钠，故使用时必须同时补液。如果患者有肾衰竭，则可采用血液或腹膜透析治疗。透析液以含高渗葡萄糖为宜。同样应监测血钠下降速度，以免下降过快而引起脑水肿。

三、成分失调

成分失调是指细胞外液中除钠以外其他离子的浓度改变。这些改变虽能产生各自的病理生理影响，但因渗透微粒的数量少，不会造成对细胞外液渗透压的明显影响。成分失调包括钾、钙和镁离子的代谢失调。

(一) 钾的异常

钾是主要的细胞内离子。血清钾离子浓度正常为3.5～5.5 mmol/L。血清中小的变化反映了细胞内大的变化。钾的平均每日摄入量是50～100 mmol。肾脏排泄的日常控制范围广泛，每日为20～400 mmol。肾素-血管紧张素-醛固酮激素轴是调节钾平衡最关键的因素。血浆醛固酮浓度增加，钾排泄增多。

低钾血症

低钾血症患者有血清钾离子浓度低于3.5 mmol/L。造成低钾血症的主要原因可以是机体总钾量丢失，称为钾缺乏；也可以是钾转移至细胞内或体液量过多而稀释，而机体总钾量不缺乏。

【病因】　临床中遇到情况常见的有两类。① 摄入不足：较长时间的饮食摄入减少；患者禁食期间补液治疗未注意补充足够的钾。② 丢失过多：应用排钾利尿剂、肾小管性酸中毒以及盐皮质激素过多，钾从肾脏排出过多；呕吐、持续胃肠减压、肠瘘等，钾随体液一起丢失。

【临床表现】

1. 神经-肌肉系统

(1) 骨骼肌无力和瘫痪：低钾血症，细胞内外K^+的浓度差增加，静息电位的负值加大，动作电位的触发域值加大，神经-肌肉的兴奋性和传导性下降，出现肌无力。肌无力一般从下肢开始，特别是股四头肌，表现为行走困难、站立不稳。随着低钾血症的加重，肌无力加重，并累及躯干和上肢肌肉，直至影响呼吸肌，发生呼吸衰竭。一般血清钾浓度低于3 mmol/L时可发生肌无力，低于2.5 mmol/L时，可发生瘫痪，也容易并发呼吸衰竭。在肺功能不全的患者，低钾血症导致呼吸衰竭或呼吸衰竭加重的情况更常见，但临床上容易忽视。

(2) 平滑肌无力和麻痹：表现为腹胀、便秘，严重时发生麻痹性肠梗阻，也可发生尿潴留。

2. 循环系统　低钾血症可导致心脏肌肉细胞及其传导组织的功能障碍，也可导致心肌多发性、小灶性坏死，单核及淋巴细胞浸润，最后导致瘢痕形成。

(1) 心律失常：与自律性心脏细胞兴奋性和传导组织传导性的异常有关，主要表现为窦房结的兴奋性下降，房室交界区的传导减慢，异位节律细胞的兴奋性增强，故可出现多种心律失常，包括窦性心动过缓、房性或室性期前收缩、室上性心动过速和心房颤动、房室传导阻滞，甚至室性心动过速和心室纤颤。容易发生洋地黄中毒。心电图的表现对低钾血症的诊断有一定的价值。一般早期表现为S－T段下降，T波降低并出现U波，Q－T时间延长，随着低钾血症的进一步加重，可出现P波增宽、QRS波增宽以及上述各种心律失常的表现。

(2) 心功能不全：严重低钾血症导致的心肌功能和结构的改变可直接诱发或加重心功能不全，特别是基础心功能较差的患者。

(3) 低血压：可能与自主神经功能紊乱导致的血管扩张有关。

3. 横纹肌裂解症　正常情况下，肌肉收缩时，横纹肌中的K^+释放，血管扩张，以适应能量代谢增加的需要。严重低钾血症的患者，上述作用减弱，肌肉组织相对缺血缺氧,可以出现横纹肌溶解,肌球蛋白大量进入肾小管,可诱发急性肾衰竭。当血清钾浓度低于2.5 mmol/L时,就有发生肌溶解的可能。

4. 肾功能损害　主要病理变化为肾小管功能减退,上皮细胞变性,肾间质淋巴细胞浸润,严重者有纤维样变。临床表现为: ① 肾小管上皮细胞钠泵活性减弱,细胞内K^+降低,氢-钠交换增多,尿液呈酸性,发生代谢性碱中毒;细胞内Na^+增多,小管液Na^+回吸收减少,发生低钠血症。② 浓缩功能减退: 多尿,夜尿增多,低比重尿,低渗尿,对抗利尿激素反应差。③ 产氨能力增加,排酸增加,HCO_3^-重吸收增加,发生代谢性碱中毒。④ 慢性肾功能减退。在慢性、长期低钾血症或低镁血症的患者中更多见。

5. 消化系统　主要导致胃肠道平滑肌张力减退,容易发生食欲不振、恶心、呕吐、腹胀、便秘,甚至肠麻痹。

6. 酸碱和其他电解质紊乱　低钾血症时,钠钾ATP酶(钠泵)活性减弱,细胞内、外离子主动转运减少(被动弥散相对增加),氢-钠交换比例超过钾-钠交换,出现血清[Na^+]降低或低钠血症、细胞外碱中毒、细胞内[Na^+]升高和酸中毒。如上述,肾小管上皮细胞钠钾ATP酶活性减弱,加重碱中毒和低钠血症。产氨能力增加,进一步代谢性碱中毒而保氯能力相应下降,出现血氯降低。

【治疗】　急性低钾血症多有明确的基础病或诱发因素,尤其是医源性因素较多,因此应以预防为主。应首先设法去除致病因素和尽早恢复正常饮食。因为食物中含大量的钾盐,只要患者恢复正常饮食,就能设法纠正大量钾的丢失。在暂时不能纠正大量钾丢失的情况下,应适当补钾,低钾血症就容易预防和治疗了。

1. 补充量　一旦发生急性低钾血症,按体液电解质的比例补液即可。补钾量(mmol) = (4.2 - 实测值)×体重(kg)×0.6 + 继续丢失量 + 生理需要量。由于细胞内、外钾的交换需15 h左右才能达到平衡,因此一般第一日补充2/3,次日补充1/3,且应控制补液速度,开始较快,其后应减慢速度,使液体在24 h内比较均匀地输入,必要时2～6 h复查一次。一般选择氯化钾溶液。待血[K^+]正常后,仍需补充氯化钾溶液数日。

2. 注意事项　如前所述,给予葡萄糖补液后,因其可刺激胰岛素的分泌,同时伴随糖原的异生作用(结合钾),可使血清钾浓度降低;给予生理盐水或碳酸氢钠补液时,细胞外液和细胞内液的钠浓度均升高,激活钠钾ATP酶,使钾转运至细胞内,降低血钾。因此在治疗低钾血症时,如将钾盐放在5%或10%的葡萄糖溶液(糖浓度明显高于血糖浓度)中或生理盐水(钠浓度高于血钠浓度)中静脉滴入,若输液过快,可能使血钾浓度暂时更低。5%的糖盐水作为常用补液则可能通过葡萄糖和Na^+双重转运K^+的作用,使低钾血症恶化更明显,故也需特别注意。

少尿、无尿的患者一般不补钾,除非严重的低钾血症,因为无尿1日,血清钾浓度可升高0.3 mmol/L。

3. 口服保钾利尿剂　如螺内酯或氨苯蝶啶有助于低钾血症的恢复。

4. 口服血管紧张素转化酶(angiotensin converting enzyme, ACE)抑制剂　如卡托普利等通过抑制醛固酮的产生而保钾。一般而言,应用ACE抑制剂对肾脏的调节作用和全身降压作用有较大的不同,前者所需剂量显著小于后者。保钾利尿剂、ACE抑制剂、钾的联合应用是理论上最强的升高血钾的组合,并对肾脏功能有一定的调节作用,有较高的推广价值,但需注意定期复查血钾,以免发生高血钾。

5. 补钾方法　轻度低钾血症患者,应以口服氯化钾溶液为主,每日约3 g,不能口服者可给予静脉应用相同的剂量。中度低钾血症患者,应同时给予口服和静脉应用,每日约6 g。重度低钾血症患者,应同时给予氯化钾和谷氨酸钾,约9 g/日。

若血清[K^+]在正常低限水平(3.5～4.0 mmol/L),而动态随访呈下降趋势时,常意味着机体钾的缺乏,特别是对于老年人或使用洋地黄治疗的患者,必须补钾。

6. 重症低钾血症的治疗　用10%氯化钾15 ml加入5%葡萄糖溶液500 ml静脉点滴,每日1 000～1 500 ml;31.5%的谷氨酸钾20～40 ml加入5%葡萄糖溶液500 ml,每日500～1 000 ml;每日口服氯化钾30～40 ml,分3～4次口服,2 h左右复查血钾1次,每次升高0.1～0.3 mmol/L,直至正常。需要严格控制入液量的患者可选择深静脉置管,提高浓度,减少入水量,使用微泵。若血[K^+]持续不升,甚至降低,也需选择静脉留置导管,增加补钾浓度,并进行心电图监测。该类患者还需同时应用保钾利尿剂、ACE抑制剂,避免Na^+的输入或摄入,避免大量葡萄糖、氨基酸和胰岛素的同时应用。

需强调K^+对机体的影响与是否缺钠也有一定的关系。钠、钾同时缺乏时,缺钾的症状较轻。但缺钾而钠的摄入量正常时,缺钾的症状反而比较明显,其主要原因可能与钠转移有关,也与钠、钾比例改变影响静息电位和动作电位有关。若缺钾而机体钠含量正常时，K^+向细胞外转移，Na^+向细胞内转移，导致细胞内离子紊乱，直接影响机体代谢。Na^+向细胞内转移，可发生细胞内水肿。K^+、Na^+大量转移导致细胞内外K^+和细胞内外Na^+比值的严重失衡，直接影响静息电位和动作电位，从而产生明显的临床症状。但Na^+、K^+同时缺乏时，细胞内外离子转移不明显，对细胞代谢和电生理的影响反而不大，因此严重低钾血症时应严格控制钠的摄入。

高钾血症

高钾血症是指血清K^+高于5.5 mmol/L。高钾血症的患者机体K^+的含量不一定高于正常。正常情况下，机体具有调节钾浓度的有效机制，不易发生高钾血症。但一旦出现短时间或长时间内不能逆转的各种因素，尤其是合并肾功能不良导致机体排钾能力减弱，皆会发生高钾血症。

【病因】 高钾血症的主要原因有：

（1）钾的入量过多，如口服或静脉输入氯化钾、使用含钾药物以及大量输入保存期较久的库存血等。

（2）排出减少，如急、慢性肾衰竭，应用保钾利尿剂如螺内酯、氨苯蝶啶等，盐皮质激素分泌不足等。

（3）分布异常，如溶血、组织损伤以及酸中毒等使细胞内的钾移出。

【临床表现】 高钾血症容易发生多种损害，其中主要是心脏和神经-肌肉的损害。多种因素影响机体对高钾血症的耐受程度，其中以肾功能占首位，在肾功能减退的患者中，机体对血钾浓度的调节能力显著减退，对高钾血症的耐受程度明显减弱。酸碱平衡也是影响机体对高钾血症耐受程度的重要因素。酸中毒导致血钾浓度升高，机体耐受能力下降；反之则增强。其他电解质也有重要影响，如Na^+和Ca^{2+}对K^+的反应有一定的抑制作用，因此高钾血症同时合并Na^+和Ca^{2+}的缺乏容易加重机体的损害。同样，心脏、神经-肌肉有损伤的患者，机体的耐受能力也会下降。

1. *神经-肌肉系统* 细胞外液[K^+]升高，使得细胞内外钾浓度差下降，静息电位负值缩小，兴奋性提高，可发生轻度肌肉颤动和肌痛。血钾浓度明显升高时，动作电位幅度减小，传导减慢，兴奋性反而降低，动作电位幅度减小，Ca^{2+}向细胞内转移减少，肌肉收缩无力，甚至瘫痪。同低钾血症类似，高钾血症的肌无力一般也从下肢开始，特别是股四头肌，表现为行走困难、站立不稳。随着高钾血症的加重，肌无力加重，并累及躯干和上肢肌肉。呼吸肌在极个别情况下也可累及，甚至发生呼吸衰竭。

2. *循环系统* 高钾血症影响心脏细胞静息电位和复极过程，并间接影响动作电位的形成和传导速度，也影响自律细胞的自律性。主要表现为以下几个方面：① 抑制心肌：可使心肌收缩力减弱、心脏扩大、心音低弱，心脏停搏于舒张期。② 心律失常：几乎各种心律失常皆可发生，主要表现为窦性心动过缓、传导阻滞和异位心律失常，如心室期前收缩和心室纤颤。心电图的表现对高钾血症的诊断有一定的价值。一般早期出现T波高尖，Q-T时间缩短，随着高钾血症的进一步加重，出现QRS波增宽、幅度下降，P波形态逐渐消失。但由于高钾血症常同时合并低钙血症、酸中毒、低钠血症等，上述情况也可影响心电图的改变，需加以区别。③ 血管收缩：出现面色苍白、肢体湿冷，初期血压升高。

3. *中枢神经系统* 也以抑制作用为主，表现为表情淡漠、反应迟钝、嗜睡、昏迷。

4. *消化系统* 恶心、呕吐、腹痛，严重者可出现肠麻痹。

5. *对酸碱平衡和其他电解质离子的影响* 高钾血症时，钠钾ATP酶活性增强，细胞内外离子主动转运增加（被动弥散相对减少），钾-钠交换比例超过氢-钠交换，出现高钠血症、细胞外液酸中毒、细胞内[Na^+]降低和碱中毒。

肾小管上皮细胞钠泵活性增强，细胞内[K^+]升高，钾-钠交换增多，氢-钠交换减少，尿液呈碱性，并进一步加重酸中毒；细胞内Na^+减少，小管液Na^+回吸收增多，进一步加重高钠血症。由于基础血钠浓度非常高、基础血钾浓度非常低，故高钾血症导致的高钠血症多程度较轻。

【诊断】 患者存在引起高钾血症因素，应注意检测血钾浓度，大于5.5 mmol/L，即可诊断。实验室检查还可发现血pH在正常低限或小于7.35，[Na^+]在正常高限或稍高于145 mmol/L。

【治疗】 因为高钾血症多有明确的诱发因素，故应以预防为主。一旦发现应采取综合性措施，其中包括：① 静脉应用Ca^{2+}、Na^+对抗K^+对心脏的作用，同时Na^+也可促进K^+向细胞内转移。② 补充碱性溶液促进K^+的转移。③ 静脉应用葡萄糖、胰岛素，给予必需氨基酸，促进合成代谢和K^+向细胞内的转移。④ 应用利尿剂或K^+交换树脂促进K^+的排出；在严重高钾血症、出现并发症和急性肾功能不全时应透析治疗。⑤ 处理原发病和诱发因素。

1. *对抗 K^+ 对心肌的毒性作用* ① 钙盐的应用：高钾血症使心肌细胞静息电位负值缩小，与阈电位距离缩短，兴奋性提高。Ca^{2+} 可抑制 Na^+ 内流，使阈电位上移，静息电位与阈电位的差距加大，从而恢复心肌正常的兴奋性，拮抗高钾血症对心肌细胞的毒性作用。当患者出现心律不齐时，无论血清[Ca^{2+}]是否正常，应立即给予 10%的葡萄糖酸钙或氯化钙 10～20 ml 静脉注射，一般数分钟起效，可维持30～60 min，对合并低钙血症的患者效果更好。若效果不好，5～10 min 后可重复一次。若仍无效，无需再应用。该方法不能作为长期治疗措施，且对已用或准备使用洋地黄类药物的患者有一定的限制，需注意。② 钠盐的应用：高钾血症使细胞膜上 Na^+ 通道开放数目减少，传导速度减慢，故输入钠盐有一定的效果，特别是对合并低钠血症的患者效果更好，可以用 3%的高渗氯化钠溶液 100～150 ml 静脉点滴，但用高渗碳酸氢钠或乳酸钠效果更好。③ 控制心律失常：根据心律失常的特点，选择抗心律失常的药物。

2. *促进钾进入细胞内* ① 高渗碳酸氢钠或乳酸钠的应用。其作用机制主要有：造成碱血症，促进 K^+ 向细胞内转移，有酸中毒时效果更显著；高渗作用，使细胞外液容量迅速增加，可使血钾浓度相对下降；血浆和细胞内液[Na^+]升高，激活钠泵，使 K^+ 向细胞内转移；Na^+ 直接对抗 K^+ 的毒性作用。一般首先选择 5%的碳酸氢钠溶液或 11.2%乳酸钠的溶液 60～100 ml 静脉推注，大约数分钟起效，然后继续用上述溶液 100～200 ml 缓慢静脉滴注。治疗过程中应密切注意心电图和呼吸的变化。由于短时间内进入大量的钠盐，有诱发肺水肿的危险，对有高危因素者应特别注意。② 极化液疗法：常用 10%～25%葡萄糖溶液 200～250 ml 加入胰岛素静脉滴注，一般葡萄糖和胰岛素的比例为 3∶1～4∶1。葡萄糖在细胞内合成糖原时需 K^+ 参与，结果 K^+ 向细胞内转移；胰岛素激活钠钾 ATP 酶，进一步促进 K^+ 向细胞内转移，结果血钾浓度下降。短时间起效，一般维持2～4 h。③ 其他措施：如应用必需氨基酸、生长激素等促进合成代谢，也有利于降低血钾。

3. *促进钾排出体外* 促进钾的排泄是治疗高钾血症的最有效措施。肾脏是排出钾的主要器官，应尽可能加强肾脏的排钾功能。一般情况下，由于脱水、休克、严重缺钠导致的肾功能不全，在采取适当的措施，如输液、输血等后，肾功能可逐渐恢复，尿量增加，高钾血症逐渐缓解。肾功能损害本身导致的高钾血症，应适当使用利尿剂或口服钾离子交换树脂，严重损害者应给予透析治疗。

4. *控制 K^+ 的摄入* 一般钾的摄入量应控制在 30 mmol 以下。但事实上控制 K^+ 的摄入比较困难，因为食物中大都含有丰富的 K^+，只要患者开放饮食，就难以控制，因此应严格控制饮食，使钾代谢处于负平衡状态，能量和蛋白质的供应以静脉为主。

此外，高钾血症患者往往进食不多，热量和蛋白质的供应皆缺乏，分解代谢旺盛，因此必须给予足够的热量和必需氨基酸，保持正氮平衡。

总之，高钾血症患者应静脉给予足够的葡萄糖、脂肪乳剂和氨基酸，必要时给予生长激素等促进蛋白质合成的药物。

5. *治疗原发病和避免诱发因素* 这是治疗高钾血症的最根本措施。

(二) 镁的异常

镁是人体必需元素之一，细胞内阳离子中镁的含量仅次于钾，镁广泛存在于体内各组织中，参与许多生物学过程，具有维持肌肉收缩性和神经应激性的作用，并能激活体内许多酶，促进能量代谢。血清镁的正常浓度为 0.80～1.20 mmol/L。其调节主要由肾脏完成，肾脏排镁和排钾相仿，即虽有血清镁浓度降低，肾脏并不停止镁的排出。在许多疾病中，常可出现镁代谢异常。

镁缺乏

血清镁<0.75 mmol/L 时即称为低镁血症。

【病因】

(1) 消化道丢失过多：因镁在小肠及部分结肠吸收，当严重腹泻、脂肪泻、吸收不良、肠瘘、大部小肠切除术后等均可致低镁血症。

(2) 肾脏丢失过多：如慢性肾盂肾炎、肾小管性酸中毒、急性肾衰竭多尿期或长期应用襻利尿剂、噻嗪类及渗透性利尿等使肾性丢失镁而发生低镁血症。

(3) 补充不足：营养不良，某些疾病营养支持液中补镁不足，甚或长期应用无镁溶液治疗。

(4) 甲状腺功能亢进患者常伴低血镁和负氮平衡，原发性甲状旁腺功能亢进可引起症状性镁缺乏症。

【临床表现】 缺镁早期表现常有厌食、恶心、呕吐、衰弱及淡漠。缺镁加重可有记忆力减退、精神紧张、易激动、神志不清、烦躁不安、手足徐动症样运动。严重缺镁时，可有癫痫样发作。因缺镁时常伴有缺钾及缺钙，故很难确定哪些症状是由缺镁引起的。

另外，低镁血症时可引起心律失常。镁是激活钠钾 ATP 酶必需的物质，缺镁可使心肌细胞失钾，在心电图可显示P-R及Q-T间期延长，QRS波增宽，S-T段下降，T波增宽、低平或倒置，偶尔出现U波，与低钾血症相混淆，或与血钾、血钙改变有关。

【诊断】 最简便的方法是测定血清镁。但缺镁的诊断有时比较困难，有时血清镁正常，仍不能否定低镁血症，因其受酸碱度、蛋白和其他因素变化的影响。

对有诱发因素而又出现低镁血症的一些患者，其症状很难与低钾血症区别，如在补钾后情况仍无改善时，应考虑有低镁血症。此外，遇有发生搐搦并怀疑与缺钙有关的患者，注射钙剂后，不能解除搐搦时，也应疑有镁缺乏，故在临床上必须结合病史综合分析。必要时，可做镁负荷试验，对确定镁缺乏的诊断有较大帮助。

【治疗】

1. *防治原发疾病* 防治或排除引起低镁血症的原因。

2. *补镁* 严重低镁血症且有症状，特别是伴有各种类型的心律失常时，必须及时补镁。对于缺镁引起的严重心律失常，其他疗法往往都无效果，只有静脉内缓慢注射或滴注镁盐(一般是用硫酸镁)才能奏效。静脉内补镁要谨慎，如患者肾功能受损，则更要格外小心。在补镁过程中要常常测定血清镁浓度，必须防止因补镁过快而转变为高镁血症。小儿静脉内补镁时还应特别注意防止低血压的发生，因为镁可使外周小动脉等血管扩张。对于较轻的低镁血症，也可通过肌内注射的途径补镁。补镁的剂量需视缺镁的程度和症状的轻重而定。

3. *纠正水和其他电解质代谢紊乱* 包括补水、补钾和补钙，特别是补钾和补钙，因为低镁血症常伴有失水、低钾血症和低钙血症。

镁过多

血清镁浓度高于1.25 mmol/L时为高镁血症。高镁血症常见于肾衰竭的患者，但大多数引起症状的镁过多症均与使用含镁药物有关。

【病因】 以急性或慢性肾衰竭多见，但一般肾衰竭患者血镁大多仍能维持正常或正常偏高水平，且无高镁血症导致的症状。如果一时摄入过多(如使用抗酸剂)或经其他途径进入体内过多(例如肌内注射硫酸镁等)，则有可能出现明显高镁血症并出现症状。此外，甲状腺素可抑制肾小管对镁的重吸收、促进尿镁排出，故某些黏液性水肿的患者可发生高镁血症。醛固酮也有抑制肾小管对镁的重吸收、促进尿镁排出的作用，故Addison病患者可有高镁血症。

【临床表现】 高镁血症的临床表现与血清镁升高的幅度及速度均有关。短时间内迅速升高者临床症状较重。一般早期表现为食欲不振、恶心、呕吐、皮肤潮红、头痛、头晕等，因缺乏特异性，容易忽视。当血清镁浓度达2～4 mmol/L时，可出现神经-肌肉及循环系统的明显改变。

1. *对神经-肌肉的影响* 血清镁离子升高可抑制神经肌肉接头以及中枢神经乙酰胆碱的释放，故表现为呼吸肌无力和中枢抑制状态。一般情况下血清镁浓度与临床表现有一定关系，即血清镁浓度＞3 mmol/L时，腱反射减弱或消失；血清镁浓度＞4.8 mmol/L时，发生肌无力、四肢肌肉软瘫，影响呼吸肌时，可发生呼吸衰竭、呼吸停止；血清镁浓度＞6 mmol/L时，可发生严重的中枢抑制，如昏睡、木僵、昏迷等。所以，静脉给镁时，速度不能太快，对不能进食的患者，最好能将每日镁的入量在24 h内较均匀地输入机体。

2. *对心血管系统的影响* ① 对心脏的影响：主要表现为自律性细胞的抑制作用，表现为窦性心动过缓、各种情况的传导阻滞。由于高位正常细胞的自律性降低，低位自律性细胞兴奋，可发生各种心律失常。② 对血管的影响：高血镁可抑制交感神经节前纤维乙酰胆碱的释放，相应去甲肾上腺素释放减少；当然也抑制副交感神经释放乙酰胆碱。但由于前者的作用更强，故表现为血管平滑肌舒张，皮肤潮红，血压下降。

3. *对消化系统的影响* 高血镁抑制自主神经递质的释放，并直接抑制胃肠道平滑肌活动，患者可表现有腹胀、便秘、恶心、呕吐等。

4. *对呼吸系统的影响* 严重高血镁可使呼吸中枢兴奋性降低和呼吸肌麻痹，导致呼吸停止。

【诊断】

(1) 血清镁浓度升高(血清镁＞1.25 mmol/L)可直接诊断高镁血症。

(2) 24 h尿镁排出量对诊断病因有较大帮助。若丢失量减少，说明是肾性因素、内分泌因素、代谢因素所致，否则是摄取增加或分布异常所致。

(3) 心电图检查出现传导阻滞和心动过缓。高镁血症的心电图表现为P-R间期延长、QRS增宽及Q-T间期延长。因高血镁常伴随高血钾，故可出现高尖T波。

(4) B超检查，及早发现肾脏器质性改变。

【治疗】 高镁血症的治疗主要包括对症处理、降低血镁浓度和治疗基础疾病三个方面。

1. *对症处理* ① 使用钙离子：由于钙对镁有拮抗作用，静脉注射10%葡萄糖酸钙或10%氯化钙常能缓解症状，常用量为前者 10～20 ml，后者 5～10 ml，缓慢注射。② 一般对症处理：如根据需要可采用呼吸支持治疗、升压药治疗、抗心律失常治疗等。③ 胆碱酯酶抑制剂：高镁血症可使神经末梢释放乙酰胆碱减少，应用胆碱酯酶抑制剂可使乙酰胆碱破坏减少，从而减轻高镁血症引起的神经-肌肉接头兴奋性的降低。可使用的药物有新斯的明等。

2. *降低血镁浓度* ① 增加尿镁的排出：肾功能正常患者可适当补充生理盐水或葡萄糖液纠正脱水，增加肾小球滤过量，加速镁的排出。在补充血容量的基础上，使用利尿药可增加尿镁排出。可将噻嗪类利尿药和襻利尿药合用。但对于明显肾功能不全者来说，应用利尿药是无效的。② 血液透析：肾功能不全时发生高镁血症是应用透析疗法的指征，因为肾功能不全时高镁血症、高钙血症常合并存在，这时应用钙治疗是不合适的。但注意透析时要使用无镁液。③ 严格控制镁的摄取：必须停用一切含镁药物。

（三）钙的异常

成人体内总钙量为 1 000～1 300 g，99%以骨盐形式存在于骨骼和牙齿中，其余存在于各种软组织中，细胞外液钙仅占总钙量的 0.1%，约 1 g。成人血钙水平为 2.2～2.6 mmol/L，主要以 3 种形式存在：① 游离钙（50%），也称离子钙。② 蛋白结合钙（40%）。③ 可扩散结合钙（10%）。

通常所测定的是总钙，而不是离子钙，因此必须注意影响离子钙的因素。血清白蛋白浓度是临床上最重要的因素，因为白蛋白是血循环中主要的钙结合蛋白。在血清白蛋白严重降低的情况下（如在恶性肿瘤患者），正常的血清总钙浓度实际上代表着异常增高的离子钙浓度。酸碱度也影响血清钙与蛋白质的结合，碱中毒可使离子钙浓度降低，酸中毒可使之升高。

低钙血症

当血清白蛋白浓度在正常范围、血钙低于 2.2 mmol/L（正常值 2.2～2.7 mmol/L）时，称为低钙血症。酸中毒或低蛋白血症时，仅有蛋白结合钙降低，此时血钙低于正常，但离子钙不低，不发生临床症状；反之，碱中毒或高蛋白血症时，游离钙降低，蛋白结合钙增高，故尽管血清钙仍可正常，但也会发生低血钙临床症状。低蛋白血症时需要计算校正的钙浓度，可依此诊断低钙血症。

【病因】 甲状旁腺功能减退；维生素 D 代谢障碍；肾衰竭；急性出血坏死性胰腺炎时，脂肪坏死可使大量钙沉淀形成皂钙；横纹肌溶解也可产生类似的症状。

【临床表现】 低钙血症经常没有明显的临床症状。临床症状的轻重与血钙降低的程度不完全一致，而与血钙降低的速度、持续时间有关。血钙的快速下降，即使血钙水平在 2 mmol/L，也会引起临床症状。低血钙的临床表现主要和神经-肌肉的兴奋性增高有关。

1. *神经-肌肉系统* 由于钙离子可降低神经-肌肉的兴奋性，低钙血症时神经-肌肉的兴奋性升高。可出现肌痉挛，周围神经系统早期为指/趾麻木。轻症患者可用面神经叩击试验（Chvostek 征）或束臂加压试验（Trousseau 征）诱发典型抽搐。严重的低钙血症能导致喉、腕足、支气管等痉挛，癫痫发作，甚至呼吸暂停。还可出现精神症状，如烦躁不安、抑郁及认知能力减退等。

2. *心血管系统* 主要为传导阻滞等心律失常，严重时可出现心室纤颤等，心力衰竭时对洋地黄反应不良。心电图典型表现为 Q-T 间期和 S-T 段明显延长。

3. *骨骼与皮肤、软组织* 慢性低钙血症可表现为骨痛、病理性骨折、骨骼畸形等。骨骼病变根据基本病因可以为骨软化、骨质疏松、佝偻病、纤维囊性骨炎等。慢性低钙血症患者常有皮肤干燥、无弹性、色泽灰暗和瘙痒，还易出现毛发稀疏、指甲易脆、牙齿松脆等现象。低钙血症引起白内障较为常见。

4. *低血钙危象* 当血钙低于 0.88 mmol/L（3.5 mg/dl）时，可发生严重的随意肌及平滑肌痉挛，导致惊厥、癫痫发作、严重哮喘，症状严重时可引起喉肌痉挛致窒息、心功能不全、心脏骤停。

【诊断】 诊断低钙血症时的总钙浓度必须是经血清白蛋白校正后的校正钙浓度，必要时可测定游离钙浓度。校正钙浓度（mg/dl）= 总钙（mg/dl）− 0.8×[4.0 − 血清白蛋白浓度（g/dl）]。

根据病史、体格检查及实验室检查（如血磷、PTH、肝肾功能、白蛋白等）常可明确本病的病因。如大部分低钙、高磷、肾功能正常的患者常为原发性或继发性甲状旁腺功能减退；靠近颈部手术史应怀疑甲状旁腺受损；镁含量、营养状态、日照不足、大量输血、化疗、急性胰腺炎、胃肠道病变、用药史、是否伴维生素 D 缺乏、是否合并其他内分泌异常等均有助于诊断。

【治疗】 有症状和体征的低钙血症患者应予治疗，血钙下降的程度和速度决定纠正低钙血症的快慢。若总钙浓度小于 7.5 mg/dl（1.875 mmol/L），无论有无症状，均应进行治疗。

低钙血症若症状明显，如伴手足抽搐、低血压、Chvostek征或Trousseau征阳性、心电图示Q-T间期和S-T段延长伴或不伴心律失常等，应予立即处理。一般采用10%葡萄糖酸钙10 ml(含Ca^{2+} 90 mg)稀释后静脉注射(大于10 min)，注射后立即起作用，必要时可重复使用以控制症状。注射过程中应密切监测心率，尤其是使用洋地黄的患者，以防止严重心律失常的发生。若症状性低钙血症反复发作可在6～8 h内静脉滴注10～15 mg/kg的Ca^{2+}。氯化钙亦可使用，但对静脉刺激大。[Ca^{2+}]不应大于200 mg/100 ml，防止外渗后造成对静脉和软组织的刺激。若患者伴有低镁血症，必须同时予以纠正。

慢性低钙血症首先要治疗低钙血症病因，如低镁血症、维生素D缺乏、营养不良等；另外可以给予口服钙和维生素D制剂(营养性维生素D或活性维生素D)。口服钙制剂包括葡萄糖酸钙、枸橼酸钙和碳酸钙，根据低钙血症病情选择性应用，一般每日可服1～2 g，鱼肝油内富含维生素D，可促进钙从肠道吸收，价廉，但作用较慢。一旦作用发生，可持续较久，应经常监测血钙调整用量。活性维生素D包括25-$(OH)_2D_3$及1,25-$(OH)_2D_3$(骨化三醇)，作用较快，尤其是后者，用后1～3日开始生效，且作用时间短，使用较安全，每日使用0.25～1 μg。非肾衰竭的慢性低钙血症也可在低盐饮食的基础上使用噻嗪类利尿剂以减少尿钙的排出。

血钙一般纠正到正常低值即可，纠正到正常偏高值可导致高尿钙症，易发生尿路结石。

低血钙危象的治疗：严重的低血钙可出现低钙血症危象，从而危及生命，需积极治疗。方法为：① 10%氯化钙或10%葡萄糖酸钙10～20 ml(10 ml葡萄糖酸钙含90 mg元素钙)，静脉缓慢推注。必要时可在1～2 h内重复一次。② 若抽搐不止，可10%氯化钙或10%葡萄糖酸钙20～30 ml，加入5%～10%的葡萄糖溶液1 000 ml中，持续静脉点滴。元素钙滴注速度小于每千克体重4 mg/h，2～3 h后查血钙，到2.22 mmol/L(9 mg/dl)左右，不宜过高。③ 补钙效果不佳，应注意有无低血镁，必要时可补充镁。④ 症状见好，可改为高钙饮食，口服钙剂加维生素D(营养性维生素D或活性维生素D)。

高钙血症

高钙血症是指血清离子钙浓度的异常升高，血钙浓度高于2.75 mmol/L。一般认为血清钙在3.75 mmol/L以上，可发生高钙危象，处理不当有生命危险。

【病因】 恶性肿瘤；原发性甲状旁腺功能亢进；噻嗪类利尿药可使体液排出过多，引起低血容量，使肾小管内钙再吸收增加，尿钙排出减少，导致高钙血症；肾衰竭；甲状腺功能亢进；肢端肥大症；长期的制动，如石膏固定、截瘫，使肌肉加于骨骼的应力显著减少。由于应力减少导致骨吸收增加，如果肾脏无法廓清钙，就会产生高钙血症。

【临床表现】 症状表现在消化、运动、神经、泌尿等系统。厌食、恶心、呕吐、便秘；乏力、肌肉疲劳、肌张力减低，烦渴，多尿；嗜睡，神志不清，甚至昏迷。病程长时，可以发生组织内钙沉积，如结膜、关节周围沉积及肾结石。高钙血症的临床表现与血钙升高幅度和速度有关。根据血钙水平，高钙血症可分为轻度，血钙在2.7～3.0 mmol/L；中度，3.0～3.4 mmol/L；重度，3.4 mmol/L以上。

高血钙危象是血钙增高至4 mmol/L以上时，表现为多饮、多尿、严重脱水、循环衰竭、氮质血症。如不及时抢救，患者可死于肾衰竭和循环衰竭。少数严重的病例可有神经系统的表现，包括嗜睡、乏力和反射减弱。心电图Q-T间期缩短提示高钙血症。心动过缓和Ⅰ度房室传导阻滞也有报道。急性高钙血症可出现明显的血压升高。胃肠道表现包括无力性便秘和厌食，在严重病例可有恶心和呕吐，不同原因的高钙血症都可伴随急性胰腺炎。

【诊断】 可多次测定血浆中钙浓度。因为血清总钙受血清白蛋白的干扰，因此，有人认为测定血浆离子钙比测定血浆总钙为优。但是血浆钙离子受血pH的影响，故也可发生误差。测定血清总钙时应同时测定血清白蛋白。测定离子钙时应同时测定血pH，以便纠正所测结果。另外在测离子钙时注意压脉带不宜压迫时间过长，压迫时间过长可使血pH发生改变而使血离子钙有假性升高。

【治疗】 应根据血钙升高的程度采取不同的治疗对策。

1. *轻度高钙血症* 轻度高钙血症是指血钙浓度在2.75～3.0 mmol/L。高钙血症治疗的目的在于将血钙降低。对甲状旁腺功能亢进者的处理尚有不同意见，如无威胁生命的高钙血症、骨密度正常者可进行监测，观察血清钙、肾功能、骨密度和尿钙排泄。当有下列情况者应考虑手术治疗：① 血钙高于2.85 mmol/L。② 有威胁生命的高钙血症发作。③ 肌酐清除减少到只有同年龄健康人的70%。④ 有肾结石。⑤ 24 h尿钙＞100 μmol(400 mg)。

⑥ 骨密度减低，超过正常人的2个标准差。

可采用钙受体协同剂R－568。此药抑制PTH分泌，抑制的程度与剂量相关。用最大剂量时可使血离子钙降低，但确切的作用还待长期临床使用。最近发现绝经后妇女求偶素缺乏与甲状旁腺功能亢进有关。用求偶素替代治疗可使血钙降低(降低0.125～0.25 mmol/L)，尿钙也减少，但血浆PTH无变化。求偶素还可防止骨丢失和心血管病的发生。轻度高钙血症患者应避免使用所有的利尿药，因利尿药虽可增加尿钙排泄，但也使细胞外液缩减而增加钙从肾小管重吸收，从而使血钙升高。噻嗪类利尿药应禁用，此类利尿药可减少尿钙排泄。双磷酸盐对甲状旁腺功能亢进症引起轻度高钙血症降血钙的作用不大，故不需采用。

2. 中度高钙血症　中度高钙血症指血钙浓度在3.0～3.4 mmol/L。此类患者症状与血钙升高的速率有关。除治疗引起高钙血症的原发性疾病外，可采取后述治疗措施包括：① 静脉滴注生理盐水扩容，使患者轻度“水化”。② 如果欲使血钙下降快些，可用襻利尿药(但禁用噻嗪类利尿药)。如有肾功能不全，襻利尿药剂量要大些。静脉滴注生理盐水加用襻利尿药可使血钙在1～2日内下降0.25～0.75 mmol/L，如果血钙下降不理想，可再加用双磷酸盐口服。

3. 重度高钙血症　重度高钙血症指血钙浓度在3.75 mmol/L(13.5 mg/dl)以上，即高钙危象。不管有无症状均应紧急处理，治疗方法包括：① 扩充血容量。② 增加尿钙排泄。③ 减少骨的重吸收。④ 治疗原发性疾病。

扩充血容量可使血钙稀释，增加尿钙排泄。只要患者心脏功能可以耐受，在监测血钙和其他电解质、血流动力学变化情况下，可输入较大量的生理盐水。用襻利尿剂可增加尿钙排泄。用双磷酸盐以减少骨的重吸收，使血钙不被动员进入血液，双磷酸盐可抑制破骨细胞活性，双磷酸盐可与骨矿物质牢固结合，并对膦酸酶裂解有抵抗作用，且半衰期长，可将双磷酸盐放在500 ml以上生理盐水中静脉滴注，于4 h内滴完。各种双磷酸盐的给药途径、用量和降血钙的效果不同。

4. 急性高钙血症发作　① 静脉补液以增加细胞外容积，随后用钠利尿药，如依他尼酸钠、呋塞米，可增加尿钠排出，尿钙排出亦相应增加，从而纠正高钙血症。但有肾功能不足、充血性心力衰竭的患者禁用。② 静脉磷酸盐治疗，使钙同磷酸盐结合，形成磷酸钙，并沉积在软组织中，这样可以很快使血浆钙下降。但可以引起肾衰竭，因此甚少应用。③ 降钙素及肾上腺皮质激素，降钙素可以抑制骨吸收，增加尿钙排出，但使用后有些患者很快失效，有些患者则效果不佳，皮质激素可以抑制肠钙吸收，并可以增强降钙素的作用。④ 细胞毒性药物，如普卡霉素，可使正在发生吸收的骨组织受到药物的直接毒性作用，因此对高钙血症有效。但可导致血小板减少、出血及肾衰竭，应慎用。⑤ 二磷酸盐，可以抑制骨吸收，抑制肠道钙吸收，因此可纠正高钙血症。高钙降低后，再针对病因治疗。

5. 慢性高钙血症　应该针对病因进行治疗。此外应控制饮食中的钙含量。药物方面可以考虑：① 口服二磷酸盐，肾功能不全的患者禁用。② 皮质激素治疗，对恶性肿瘤引起的高钙血症有效，但长期应用有副作用。

酸碱平衡紊乱

原发性酸碱平衡紊乱有代谢性酸中毒、代谢性碱中毒、呼吸性酸中毒和呼吸性碱中毒四种。不管发生哪种酸碱平衡紊乱，机体都会接着出现继发性代偿反应以减轻酸碱紊乱，促使pH恢复至正常范围，以维持内环境的稳定。根据代偿程度，酸碱平衡紊乱可分为未代偿(早期或代偿反应未起作用)、部分代偿(pH未能恢复正常)、代偿和过度代偿。然而，完全代偿一般很少发生。此外，还有两种原发性酸碱平衡紊乱同时存在的情况。从实验室检查的数据中常可看到有完全代偿，甚至代偿过度的现象。为了区别上述各种情况，除需详细了解病史和注意临床表现外，还应依靠判断[H^+]、呼吸性成分和代谢性成分的检验方法，进行综合分析。目前常用的血气分析技术基本可以满足这种要求。

一、血气分析技术的各种指标

体内代谢性H^+成分和呼吸性H^+成分的变化，可以引起[H^+]的异常，因而有可能造成血液pH的变化。临床上引起血液pH变化的原因很多，如能同时获得血液的pH、代谢性成分和呼吸性成分三个方面的数据，即能更好地了解体内H^+代谢的状况和判断患者酸碱平衡紊乱的程度。

1. pH　血液的pH是表示血液中[H^+]的指标。血液的pH由代谢性成分和呼吸性成分的比值所决定。正常人动脉血液pH为7.35～7.45。高于此值，表示有碱中毒；低于此值，则表示有酸中毒。血液pH

的测定不能区别酸、碱中毒是代谢性还是呼吸性。此外，pH在正常范围内，也并不表示不存在H^+代谢的异常，因为对于代偿性酸、碱中毒，pH仍可在正常范围内。但对于代偿性酸中毒，血液pH常接近正常值的下限；对于代偿性碱中毒，血液pH常接近正常值的上限。

2. 动脉血氧分压（PaO_2） 参考值10.64～13.3 kPa（80～100 mmHg）。低于60 mmHg即有呼吸衰竭，<30 mmHg可有生命危险。血液的PaO_2系指血液中游离的O_2所产生的张力。正常人动脉血液的PaO_2为90～100 mmHg。PaO_2是反映呼吸性成分的指标。在肺通气功能不足、O_2潴留引起呼吸性酸中毒时，首先出现的是血液PaO_2高于正常值；在通气过度、呼出氧增多，引起呼吸性碱中毒时，将首先出现PaO_2低于正常值。然而，代谢性酸中毒和碱中毒时，由于呼吸的代偿作用，PaO_2也可分别低于正常值和高于正常值。因此，还需结合反映代谢性成分的一些指标来进行分析和判断。

3. 动脉血二氧化碳分压（$PaCO_2$） 参考值4.65～5.98 kPa（35～45 mmHg）。超过参考值称为高碳酸血症，低于参考值为低碳酸血症。$PaCO_2$>50 mmHg有抑制呼吸中枢危险。是判断各型酸碱中毒主要指标。

4. 实际碳酸氢根（actual bicarbonate，AB） 是指在隔绝空气的条件下，取血分离血浆测得的HCO_3^-实际含量。正常值为22～27 mmol/L。AB反映血液中代谢性成分的含量，但其值受呼吸性因素的影响。

5. 标准碳酸氢根（standard bicarbonate，SB） 指动脉血液标本在温度37℃和血红蛋白完全氧合（SaO_2达100%）的条件下，用PCO_2为5.33 kPa的气体平衡后所测得的血浆碳酸氢根浓度。参考值为22～25 mmol/L。

正常人AB=SB，AB与SB的差值反映呼吸因素对酸碱平衡的影响程度。AB>SB诊断为呼吸性酸中毒；AB<SB诊断为呼吸性碱中毒。AB=SB同时低于正常值下限，提示失代偿期代谢性酸中毒；AB=SB同时高于正常值上限，提示失代偿期代谢性碱中毒。

6. 缓冲碱（buffer base，BB） 是血液中具有缓冲作用的碱之总和，能反映机体对酸碱平衡紊乱时总的缓冲能力，它不受呼吸因素和CO_2改变的影响。正常值：45～52 mmol/L。增高常见于代谢性碱中毒，减低常见于代谢性酸中毒。

7. 碱剩余（base excess，BE） 是指血液在标准条件下[即温度为38℃，1个标准大气压，PCO_2 5.32 kPa（40 mmHg）、Hb完全氧合]，用酸或碱将1 L血的pH调至7.40所需加入的酸或碱的量就是BE，表示全血或者血浆中碱储备增加或减少的情况。如需用酸滴定，表明受测血样缓冲碱量高，为碱剩余，用正值表示（即+BE），见于代谢性碱中毒；如用碱滴定，表明受测血样缓冲碱量低，为碱缺失，用负值表示（即-BE），见于代谢性酸中毒。

参考范围：-3～+3 mmol/L，平均为0 mmol/L。因为已经标准化，排除了呼吸的影响，所以BE是判断代谢性酸、碱中毒的重要指标，意义大致与BB相同。在呼吸性酸中毒或碱中毒时，由于肾脏的代偿作用，BE也可分别出现正值增加或负值增加。

二、代谢性酸中毒

代谢性酸中毒是最常见的一种酸碱平衡紊乱，是细胞外液H^+增加或HCO_3^-丢失而引起的以原发性HCO_3^-降低（<21 mmol/L）和pH降低（<7.35）为特征的疾病。在代谢性酸中毒的临床判断中，阴离子间隙（anion gap，AG）有重要的临床价值。按不同的AG值可分为高AG正常氯型及正常AG高氯型代谢性酸中毒。

【病因】

1. 高AG正常氯型代谢性酸中毒

（1）乳酸性酸中毒：乳酸性酸中毒是代谢性酸中毒的常见原因。正常人血乳酸水平甚低，为1～2 mmol/L，当超过4 mmol/L时称为乳酸性酸中毒。乳酸性酸中毒临床上分为A、B两型。

A型为组织灌注不足或急性缺氧所致，如癫痫发作、抽搐、剧烈运动、严重哮喘等可以造成高代谢状态，组织代谢明显过高，或者在休克、心搏骤停、急性肺水肿、CO中毒、贫血、严重低氧血症等时组织供氧不足，这些情况都可使烟酰胺腺嘌呤二核苷酸还原态不能转化为烟酰胺腺嘌呤二核苷酸，从而大量丙酮酸转化为乳酸，产生乳酸性酸中毒。

B型为一些常见病、药物或毒物及某些遗传性疾病所致。如肝脏疾病，以肝硬化为最常见。由于肝实质细胞减少，乳酸转变为丙酮酸减少，导致乳酸性酸中毒。这型乳酸性酸中毒发展较慢，但如果在合并有组织灌注不足等情况时，酸中毒可十分严重。如存在慢性酒精中毒则更易出现，可能是饮酒使肝糖原再生减少，乳酸利用障碍所致。在恶性肿瘤性疾病时，特别为巨大软组织肿瘤时常常可有不同程度的乳酸性酸中毒。如果肿瘤向肝脏转移，病情可以更为加重。化疗使肿瘤缩小或手术切除以后，乳酸性酸中毒可得到明显好转。部分药物包括双胍类降糖药物、果糖、甲醇、水杨酸以及异烟肼类等服用过多可造成本病，其机制是通过干扰组织对氧的利用、糖代谢紊乱等。少数先天性疾病，包括1型糖原贮积病、果糖-1,6二磷酸酶缺乏、丙酮酸脱氢酶缺乏等，都因为糖酵解障碍、能量代谢不足，从而导致乳酸产生过多。

(2) 酮症酸中毒：为乙酰乙酸及β-羟丁酸在体内(特别是细胞外液)的积聚，还伴有胰岛素降低，胰高血糖素、可的松、生长激素、儿茶酚胺及糖皮质激素等不同程度的升高，是机体对饥饿的极端病理生理反应的结果。

糖尿病酮症酸中毒由胰岛素相对或绝对缺乏加上高胰高血糖素水平所致，常发生在治疗中突然停用胰岛素或伴有各种应激，如感染、创伤、手术及情感刺激等，使原治疗的胰岛素量相对不够。患者血糖、血酮明显增加，酮体的产生(特别是在肝脏)超过中枢神经及周围组织对酮体的利用。由于大量渗透性利尿，可出现血容量下降。

乙醇(酒精)性酮症酸中毒见于慢性乙醇(酒精)饮用者，停止进食时可出现，常有呕吐及脱水等诱因，其血糖水平一般低下，常同时伴有乳酸酸中毒，血皮质醇、胰高血糖素及生长激素增加，血三酰甘油的水平也升高。

饥饿性酮症酸中毒为饥饿产生的中度酮症酸中毒，在开始的10～14 h，血糖由糖原分解所维持。随后糖异生即为葡萄糖主要来源，脂肪氧化分解(特别在肝脏)加速，导致酮症酸中毒。运动和妊娠可加速该过程。

(3) 药物或毒物所致的代谢性酸中毒：主要为水杨酸类及醇类有机化合物，包括甲醇、乙醇、异丙醇等。大量服用水杨酸类，特别同时服用碱性药，可以使水杨酸从胃中大量吸收，造成酸中毒。甲醇中毒主要见于服用假酒者，饮入后在肝脏经乙醇脱氢酶转化成甲醛，再转变为甲酸。甲酸一方面可以直接引起代谢性酸中毒，另一方面也可以通过抑制线粒体呼吸链引起乳酸酸中毒。

(4) 尿毒症性代谢性酸中毒：慢性肾衰竭患者当GFR降至20～30 ml/min以下时，高氯型代谢性酸中毒可转变为高AG型代谢性酸中毒，为尿毒症性有机阴离子不能经肾小球充分滤过而排泄以及重吸收有所增加所致。大多数患者血HCO_3^-水平不致很低，多在12～18 mmol/L之间，这种酸中毒发展很慢。潴留的酸由骨中的储碱所缓冲，加上维生素D异常、PTH及钙磷紊乱，可出现明显的骨病。

2. *正常AG高氯型代谢性酸中毒*　主要因HCO_3^-从肾脏或肾外丢失，或者肾小管泌H^+减少，但肾小球滤过功能相对正常引起。无论是HCO_3^-丢失或肾小管单纯泌H^+减少，其结果都是使HCO_3^-过少，同时血中一般无其他有机阴离子的积聚，因此Cl^-水平相应上升，大多呈正常AG高氯型酸中毒。

【临床表现】

1. *心血管系统*　酸中毒本身对心率的影响呈双向性。严重酸中毒可以伴随心律失常、心动过速或过缓，有人认为是酸中毒本身所造成，但大多数人认为是酸中毒时合并的电解质紊乱导致。酸中毒对小动脉及静脉均有影响，但以静脉更为明显，主要表现为持续性静脉收缩。对小动脉，一方面因为儿茶酚胺分泌增加使其收缩，另一方面H^+本身则造成小动脉舒张。严重酸中毒时，后一种作用超过前一种。

2. *呼吸系统*　表现为呼吸加快加深，典型者称为Kussmaul呼吸。因为酸血症通过对中枢及周围化学感受器的刺激，兴奋呼吸中枢，从而使CO_2呼出增多，PCO_2下降，酸中毒获得一定程度的代偿。

3. *胃肠系统*　可以出现轻微腹痛、腹泻、恶心、呕吐、胃纳下降等。其原因部分与引起酸中毒的基本病因与合并的其他水、电解质以及酸碱失衡等有关。另外，酸中毒本身造成的自主神经功能紊乱(如对乙酰胆碱刺激反应的改变等)常也是直接原因。

4. *其他*　血pH下降时，K^+容易从细胞内逸出到细胞外，可使血K^+轻度上升，但实际上许多产生代谢性酸中毒的情况常合并缺K^+，因此血K^+水平不一定都升高。

【诊断】　代谢性酸中毒必须依据病史及实验室检查而进行全面诊断。一般按下列步骤进行。

1. *确定代谢性酸中毒存在的同时进行动脉血气和血生化指标的测定*　若pH降低、HCO_3^-过低、H^+过高或血AG特别高表示有代谢性酸中毒的存在。可以根据Henderson-Hasselbalch公式($H^+ = 24 \times PaCO_2/HCO_3^-$)来评价测定的实验室数据是否可靠。由于测得的pH与计算所得的H^+之间有直接的关系，当pH为正常值即7.40时，H^+为40 mmol/L。若变化超出上述范围，提示数据存在实验室误差或上述指标并非同时测定。

进行全面的病史采集和体格检查有助于提示潜在的酸碱平衡紊乱，如呕吐、严重腹泻、肾衰竭、缺氧、休克等均提示可能存在代谢性酸中毒。

2. *判断呼吸代偿系统是否反应恰当*　一般情况下代谢性酸中毒所致的$PaCO_2$代偿范围，可用简单的公式进行估计，最常用的为：① $PaCO_2 = 1.5[HCO_3^-]+8$。② $PaCO_2 = 1.2[HCO_3^-]$。如超出该范围，表示有混合性酸碱平衡紊乱障碍存在。

3. 计算阴离子间隙（AG） 在代谢性酸中毒中计算AG有助于判断代谢性酸中毒的类型。

(1) 若AG升高提示乳酸酸中毒、酮症酸中毒、药物或毒物中毒、肾功能不全等。

(2) 若AG不增高，首先需除外低白蛋白血症所造成AG不增高。如果无低蛋白血症存在，酸中毒主要可能由 HCO_3^- 丢失以及过度产生一些酸，但它们所伴的阴离子在正常血中不存在，或者这些阴离子并不和 H^+ 或 NH_4^+ 一起排泄。

【并发症】

(1) 酸中毒可使 Ca^{2+} 与蛋白结合降低，从而使游离 Ca^{2+} 水平增加。在纠正酸中毒时，有时可因游离 Ca^{2+} 的下降而产生手足搐搦。慢性酸中毒由于长期骨骼内钙盐被动员出外，可以导致代谢性骨病，在肾小管性酸中毒患者中相当常见。

(2) 酸中毒可使蛋白分解增多，慢性酸中毒可造成营养不良。

(3) 代谢性酸中毒合并代谢性碱中毒可见于肾衰竭患者因频繁呕吐而大量丢失酸性胃酸，剧烈呕吐伴有严重腹泻的患者。

(4) 酸中毒常伴有高钾血症，在给碱纠正酸中毒时，H^+ 从细胞内移至细胞外不断被缓冲，K^+ 则从细胞外重新移向细胞内从而使血钾回降。但需注意，有的代谢性酸中毒患者因有失钾情况存在，虽有酸中毒但伴随着低血钾。纠正其酸中毒时血清钾浓度更会进一步下降，引起严重甚至致命的低血钾。这种情况见于糖尿病患者渗透性利尿而失钾、腹泻患者失钾等。纠正其酸中毒时需要依据血清钾下降程度适当补钾。

【治疗】 代谢性酸中毒的治疗最重要的是针对其基本病因进行治疗，尤其是高AG正常氯型代谢性酸中毒。碱性药物治疗用于严重的正常AG高氯型代谢性酸中毒的患者。

1. 病因治疗 乳酸性酸中毒主要针对病因，包括纠正循环障碍、改善组织灌注、控制感染、供应充足能量等。对乳酸酸中毒给予低碳水化合物饮食以及抗生素治疗常常有效。碱的补充不宜首选，仅限于急性严重的酸血症（$pH<7.1$），此时需用 $NaHCO_3$ 治疗，以便赢得时间以治疗基本病因。

糖尿病酮症酸中毒应及时输液、输注胰岛素、纠正电解质紊乱及处理感染等诱因。静脉注射葡萄糖和生理盐水很容易纠正酒精性酮症酸中毒，同时需补充钾、磷、镁和维生素等。

甲醇造成的代谢性酸中毒应尽早进行血液透析或腹膜透析。如果透析条件尚未具备，可以置胃管持续性抽吸胃酸，一方面可暂时减轻酸血症，另一方面可以吸去体液，为减轻补充碳酸氢钠所带来的容量负荷创造条件。水杨酸造成的酸中毒常常合并呼吸性碱中毒。乙酰唑胺（醋氮酰胺）可以碱化尿液，使尿中排泄的水杨酸不易转变为非离子化的水杨酸，不易被重吸收，因此常在水杨酸中毒时应用，在患者合并 HCO_3^- 水平过高时尤为适用。副醛中毒可由于特殊的呼吸气味而很容易被诊断，一般给予碱性药处理即可。

尿毒症性代谢性酸中毒与其他高AG型代谢性酸中毒相比，尿毒症性代谢性酸中毒AG不能被清除，同时又无内源性 HCO_3^- 的补充，故需给予一定的外源性碱性物质，使血 HCO_3^- 缓慢回升至20～22 mmol/L，以减轻骨的病变。

胃肠道丢失 HCO_3^- 造成的酸中毒，补充 $NaHCO_3$ 治疗常可获得明显效果。应注意钾盐的补充。

2. 碱性药物的使用 $NaHCO_3$ 是临床上最常用的碱性药物。由于乳酸钠进入体内可与 H_2CO_3 作用生成乳酸和 $NaHCO_3$，乳酸在细胞内氧化成 CO_2 和 H_2O，或者通过葡萄糖新生作用合成葡萄糖，生成的 $NaHCO_3$ 可与酸起缓冲作用。上述反应在缺氧、严重肝病等情况时并不充分，因此纠正酸中毒的效果欠佳。另外，反应中所产生的 CO_2 可以使 $PaCO_2$ 增加，因此在呼吸性酸中毒时效果欠佳，已不再使用。

3. 并发症治疗

(1) 处理酸中毒时的高钾血症和患者失钾时的低钾血症：酸中毒常伴有高钾血症，但需注意，有的代谢性酸中毒患者因有失钾情况存在，虽有酸中毒但伴随着低血钾。纠正其酸中毒时血清钾浓度更会进一步下降引起严重甚至致命的低血钾。这种情况见于糖尿病患者渗透性利尿而失钾，腹泻患者失钾等。纠正其酸中毒时需要依据血清钾下降程度适当补钾。

(2) 严重肾衰竭引起的酸中毒，则需进行腹膜透析或血液透析方能纠正其水、电解质、酸碱平衡等紊乱。

三、代谢性碱中毒

代谢性碱中毒是指体内酸丢失过多或者从体外进入碱过多的临床情况，主要生化表现为血 HCO_3^-

过高(>27 mmol/L),$PaCO_2$增高。pH多大于7.45,但按代偿情况而异,可以明显过高,也可以仅轻度升高甚至正常。本病临床上常伴有血钾过低。

【病因】 代谢性碱中毒的原发因素是由于细胞外液丢失大量的酸或吸收大量的碱,致使 HCO_3^- 增多,引起pH升高。常见病因如下。

(1) 胃液损失:呕吐、长期胃吸引术、幽门梗阻、手术麻醉后,可损失大量胃液。

(2) 缺钾。

(3) 细胞外液 Cl^- 减少:如摄入减少,或因胃液丢失,或因使用呋塞米、噻嗪类利尿剂或肾脏离子通道突变如Bartter综合征或Gitelman综合征,经肾脏丢失大量 Cl^-,或因先天性肠黏膜细胞吸收 Cl^- 的功能缺陷等,都能使细胞外液 Cl^- 减少。

(4) 碳酸氢盐蓄积

1) 治疗胃溃疡时:长期服用大量碱性药,使胃酸减少或消失,遂使肠液中的碳酸氢盐未被中和就吸收到血液中,血液中的 HCO_3^- 大量增加,因而发生碱中毒。

2) 摄入有机酸盐过多:口服或注射乳酸盐、枸橼酸盐(大量输血)、醋酸盐过多时,它们在肝内转化成 CO_2 及 H_2O,并且形成碳酸氢盐,使血液中的 HCO_3^- 含量大为增加,促成碱中毒。

3) 心肺复苏时大量地使用碳酸氢钠:待复苏后,乳酸盐被代谢,又可复原被消耗的 HCO_3^-,结果使血液中的 HCO_3^- 高达60~70 mmol/L,pH达7.90。此外,在肾衰竭时,使用碳酸氢钠过多,也能发生代谢性碱中毒。

(5) 盐皮质激素过多:包括醛固酮增多症、库欣综合征等。

【临床表现】

(1) 呼吸浅而慢:是呼吸系统对代谢性碱中毒的代偿现象,借助于浅而慢的呼吸,得以增加肺泡内的 PCO_2,以稳定pH。

(2) 精神症状:躁动、兴奋、谵语、嗜睡,严重时昏迷。

(3) 神经肌肉兴奋性增加:有手足搐搦、腱反射亢进等。

(4) 尿少,呈碱性:如已发生钾缺乏,可能出现酸性尿的矛盾现象,应特别注意。标准碳酸氢根(SB)、实际碳酸氢根(AB)、缓冲碱(BB)、碱剩余(BE)增加,血液 PCO_2、血液pH升高。

【诊断】

(1) 血pH和 HCO_3^- 增高,血钾、血氯降低。

(2) 临床上代谢性碱中毒如由幽门梗阻所致可做X线钡餐或胃镜检查确诊。

(3) 怀疑盐皮质激素过多的患者可查醛固酮、皮质醇等水平。

(4) 诊断根据病史、体征以及血气分析结果,血液 PCO_2、血液pH均增高,可以得出代谢性碱中毒的诊断。代谢性碱中毒的代偿预计公式为:

$$\Delta PCO_2 = 0.7 \times \Delta[HCO_3^-] \pm 5$$
$$PCO_2 = 40 + 0.7 \times \Delta[HCO_3^-] \pm 5$$

1) 若测得的 $PCO_2 \approx 40 + 0.7 \times \Delta[HCO_3^-] \pm 5$,表示代谢性碱中毒已达最大限度的代偿。

2) 若测得的 $PCO_2 < 40 + 0.7 \times \Delta[HCO_3^-] \pm 5$,则可能为代谢性碱中毒合并呼吸性碱中毒,或系轻度代谢性碱中毒,或因发病时间不到12~24 h,尚未达到最大限度代偿,或因有刺激呼吸的因素存在。

3) 若测得的 $PCO_2 > 40 + 0.7 \times \Delta[HCO_3^-] \pm 5$,可能是代谢性碱中毒合并呼吸性酸中毒,或代谢性碱中毒合并代谢性酸中毒,或过度代偿的代谢性碱中毒。

【治疗】

(1) 积极治疗原发疾病,避免长期服用碱性药物,不太严重的代谢性碱中毒不需要太过积极的治疗,缺钾的患者可以给予氯化钾缓释片口服。

(2) 有循环血容量不足的患者,可先快速输入右旋糖酐70盐水注射液,以恢复有效循环血容量,然后再输生理盐水或葡萄糖生理盐水,补足细胞外液容量,以减少远端肾曲小管的以 H^+ 换 Na^+,发挥肾脏排出 HCO_3^- 的功能。

(3) 如果症状严重或 PCO_2 >8.0 kPa(60 mmHg)或因呼吸代偿使呼吸受抑制(蓄积 CO_2)以致发生缺氧时,则需使用酸性药物治疗。可口服氯化铵1 g,每4~6 h 1次,如果患者不能口服,可用氯化铵静滴。

(4) 严重的代谢性碱中毒或 PCO_2 >8.0 kPa(60 mmHg)者,亦可用盐酸精氨酸(分子量为210.5)。每210.5 mg盐酸精氨酸,可提供1 mmol盐酸,20 g盐酸精氨酸约可提供100 mmol盐酸。加入生理盐水或葡萄糖生理盐水500~1 000 ml中,缓慢静滴。24 h内用量不得超过20~40 g。因带正电荷的精氨酸进入细胞内可使 K^+ 转入细胞外液,必须小心避免高钾血症。肝功能不良者禁用。

(5) 严重的代谢性碱中毒,不宜使用氯化铵或盐酸精氨酸时,可通过中心静脉测压管输入等渗盐酸溶液。代谢性碱中毒的患者，多有体液不足，故其全身体液量按体重的50%计算。

(6) 心力衰竭、肝硬化的患者患代谢性碱中毒时，可服抑制碳酸酐酶利尿剂，减少 H^+ 排出，增加 K^+ 与 Na^+ 交换，减少 HCO_3^- 回收，增加 HCO_3^- 排出，同时又可利尿。可用乙酰唑胺 250～375 mg，每日1～2次，同时注意维持 K^+ 平衡。

(7) 严重的代谢性碱中毒，因缺乏钾，虽然致力于恢复细胞外液容量，使用氯化铵等酸性药物治疗，仍因肾小管细胞继续以大量 H^+ 交换 Na^+，HCO_3^- 得不到机会排出，碱中毒也还是不能被纠正。而且在恢复细胞外液容量时，若使用过多的含钠液体，会增加 H^+ 和 K^+ 的排出，从而使缺钾和碱中毒更为加重，此时必须补足钾，纠正细胞内缺钾，增加排出 HCO_3^- 的机会，才能使碱中毒得到纠正。

(8) 如有手足搐搦，可静脉内注入10%葡萄糖酸钙。

四、呼吸性酸中毒

呼吸性酸中毒的特点是体内 CO_2 蓄积及 pH 下降。主要原因是肺的换气功能降低，见于呼吸道梗阻、肺炎、肺不张、胸腹部手术、创伤等。治疗的根本方法是解除呼吸道梗阻，改善肺换气功能。

【临床表现】

(1) 呼吸困难，换气不足，乏力，气促，发绀，头痛，胸闷。

(2) 血压下降，有时突然发生心室纤颤。

(3) 谵妄，木僵，昏迷。

【诊断】

(1) 呼吸功能受影响的病史，如呼吸道梗阻肺炎、肺不张、气胸等。

(2) 呼吸困难，气促，乏力，发绀，头痛，胸闷，谵妄，昏迷。

(3) 血气分析显示 $PaCO_2$ 升高及 pH 下降。

【治疗】

1. *治疗原则* ① 解除呼吸道梗阻，改善肺换气功能。② 治疗原发病。

2. *用药原则* 治疗的根本方法是解除呼吸道的梗阻，改善肺换气功能，不能单纯吸氧和使用呼吸中枢兴奋剂。

五、呼吸性碱中毒

呼吸性碱中毒是指由于肺通气过度使血浆 [HCO_3^-] 或 $PaCO_2$ 原发性减少，而导致 pH 升高（>7.45）。根据发病情况分为急性及慢性两大类。急性者 $PaCO_2$ 每下降 10 mmHg(1.3 kPa)，HCO_3^- 下降约 2 mmol/L；慢性者 HCO_3^- 下降为 4～5 mmol/L。

【病因】

(1) 精神性过度通气：呼吸性碱中毒的常见原因。严重者可以有头晕、感觉异常，偶尔有搐搦。常见于癔症发作患者。

(2) 代谢性过程异常：甲状腺功能亢进及发热等时，通气可明显增加超过了应排出的 CO_2 量。可导致呼吸性碱中毒，但一般也不严重。此时的通气过度可能是肺血流量增多通过反射性反应引起的。

(3) 乏氧性缺氧：此时的通气过度是对乏氧的代偿，但同时可以造成 CO_2 排出过多而发生呼吸性碱中毒。常见于进入高原、高山或高空的人；胸廓及肺部病变如肺炎、肺栓塞、气胸、肺淤血等引起胸廓、肺血管或肺组织传入神经受刺激而反射性通气增加的患者；此外，有些先天性心脏病患者，由于右至左分流增加而导致低张性低氧血症也能出现过度通气。

(4) 中枢神经系统疾患：脑炎、脑膜炎、脑肿瘤、脑血管意外及颅脑损伤患者呼吸中枢受到刺激而兴奋，出现通气过度。

(5) 水杨酸中毒：水杨酸能直接刺激呼吸中枢使其兴奋性升高，对正常刺激的敏感性也升高，因而出现过度通气。

(6) 革兰阴性杆菌败血症：革兰阴性杆菌进入血路而繁殖的患者，在体温血压还没有发生变化时即可出现明显的通气过度。PCO_2 有低至 17 mmHg 者。此变化非常有助于诊断。

(7) 人工呼吸过度。

(8) 肝硬化：肝硬化有腹水及血 NH_3 升高者可出现过度通气。可能系 NH_3 对呼吸中枢的刺激作用引起的。

(9) 代谢性酸中毒：突然被纠正，例如使用 $NaHCO_3$ 纠正代谢性酸中毒，细胞外液 [HCO_3^-] 迅速升至正常，但通过血脑屏障很慢，此时脑内仍为代谢性酸中毒，故过度通气仍持续存在。

(10) 妊娠：妊娠有中等程度的通气增加，目前认为系黄体酮对呼吸中枢的刺激作用，一些合成的黄体酮制剂也有此作用。妊娠反应期因呕吐、饮食不足可发生酮症酸中毒，妊娠反应期过后则可发生呼吸性碱中毒，有时引起手足搐搦。

【临床表现】

(1) 手、足、面部特别是口周麻木并有针刺样感觉。

(2) 胸闷、胸痛、头昏、恐惧,甚至四肢抽搐。

(3) 呼吸浅而慢。

(4) 呼吸性碱中毒发生6小时以内者,肾脏尚未显示出明显代偿功能时,称为急性呼吸性碱中毒。呼吸性碱中毒发生6~18 h后,肾脏已显出代偿功能时,称为持续性呼吸性碱中毒,或称为慢性呼吸性碱中毒。

【诊断】 根据病史、体征及血气分析,可以得出急性或慢性呼吸性碱中毒的诊断。

【治疗】

(1) 积极治疗其原发病,在治疗原发病的过程中能逐渐恢复。

(2) 对过度通气的患者可给予吸入含5% CO_2的O_2。

(3) 对癔症及神经质患者或精神紧张易激动者,可用较大的纸袋,罩于鼻、口上,进行再呼吸,以增加动脉血PCO_2,刺激呼吸中枢,导入正常呼吸。

(4) 胸、腹部手术后咳痰时,因怕痛不敢深吸气,致使呼气长于吸气,从而发生呼吸性碱中毒时,亦可采用纸袋再呼吸法,或采取暂时强迫闭气的方法可将呼吸导入正常。

(5) 手足搐搦者可静脉适量补给钙剂,缓注10%葡萄糖酸钙。

六、混合性酸碱平衡紊乱

同一患者有两种或三种单纯性酸碱平衡紊乱同时存在。混合性酸碱平衡紊乱可以有不同的组合形式。通常把两种酸中毒或两种碱中毒合并存在,使pH向同一方向移动的情况称为酸碱一致性或相加性酸碱平衡紊乱。如果是一种酸中毒与一种碱中毒合并存在,使pH向相反的方向移动时,称为酸碱混合性或相消性酸碱平衡紊乱。这种混合性酸碱紊乱的病理变化比较复杂,临床表现也可能不典型,会给诊断带来较大的困难。但通过病史的询问,特别是通过对血气分析结果的分析,运用简易判断方法一般可以初步确定是否存在这种酸碱紊乱。

附3-1 一划五看简易判断法

一划:将多种指标简化成3项,并用箭头表示其升降。

一看:pH定酸碱。pH升高,失偿性碱中毒;pH降低,失偿性酸中毒;pH正常,可能是酸碱平衡、代偿性单纯性酸碱平衡紊乱(acid-base balance disturbance, ABD)、混合性相消性ABD。

二看:原发因素定代呼。① 病史中有"获酸"、"失碱"或相反情况,为代偿性代谢性ABD。② 病史中有肺过度通气或相反情况,为代偿性呼吸性ABD。

三看:"继发性变化"是否符合代偿规律定单混。"继发性变化"的方向与原发性变化方向一致为单纯性ABD、混合性ABD;与原发性变化方向相反为混合性。

四看:"继发性变化"的数值(代偿预计值)。数值在代偿预计值范围内,为单纯性ABD;数值明显超过或低于代偿预计值,为混合性ABD。

五看:代偿预计公式与代偿预计值。

慢性呼酸代偿预计公式:

$$\Delta[HCO_3^-]\uparrow = 0.4\Delta PaCO_2 \pm 3$$

慢性呼酸代偿预计值:

$$\begin{aligned}HCO_3^- &= \{\Delta[HCO_3^-] + \text{正常 } HCO_3^- \text{ 值}\} \pm 3\\ &= [0.4\Delta PaCO_2 + 24] \pm 3\end{aligned}$$

(陈立波)

第4节 休 克

休克(shock)是各种强烈致病因素作用于机体,使其循环功能急剧减退,组织微循环灌流严重不足,以致重要生命器官功能、代谢严重障碍的全身性危重病理过程。

在临床上休克患者表现为收缩压低于90 mmHg或收缩压降低30%以上(对高血压患者)的动脉低血压现象。从病理生理学的角度看,休克表现为各种原因引起的组织灌注不足。组织灌流不足引起细胞缺氧、无氧酵解增加、细胞功能所必需的ATP生成减少和乳酸中毒。休克时,各器官的组织灌流会重新分配,皮肤、骨骼和内脏(肝、脾、胃肠)的小血管选择性收缩,血流量下降,以保证大脑和心脏等器官的有效灌注。组织灌流不足会导致多个内脏器官的衰竭,反过来又会使休克症状复杂化。

概 论

休克在临床各科室均很常见,尤其是急诊科和重症监护治疗病房(intensive care unit, ICU)。休克的发生和处理与其直接诱因、患者原发疾病和慢性健康状况有着密切的联系,休克处理不积极或处理不当均可能导致包括多器官功能障碍综合征(multiple organ dysfunction syndrome, MODS)在内的严重后果。因此，正确判断休克成因或类型、其严重程度以及治疗方向，及时采取有效的综合治疗措施，严密监测患者内环境改变，根据治疗反应和监测结果改变调整治疗措施是提高休克救治成功率、防治并发症的关键。

一、休克的分类

临床上根据病因将休克分为三大类。

(一) 低血容量性休克

低血容量性休克为血管内容量不足，引起心室充盈不足和心搏量减少，如果增加心率仍不能代偿，可导致心排血量降低。

1. 失血性休克　是指因大量失血，迅速导致有效循环血量锐减而引起周围循环衰竭的一种综合征。一般15 min内失血少于全血量的10%时，机体可代偿。若快速失血量超过全血量的20%左右，即可引起休克。

2. 烧伤性休克　大面积烧伤，伴有血浆大量丢失，可引起烧伤性休克。休克早期与疼痛及低血容量有关，晚期可继发感染，发展为感染性休克。

3. 创伤性休克　这种休克的发生与疼痛和失血有关。

(二) 血管扩张性休克

这类休克通常是由于血管扩张所致的血管内容量不足，其循环血容量正常或增加，但心脏充盈和组织灌注不足。

1. 感染性休克　是临床上常见的休克类型之一，临床上以革兰阴性杆菌感染最常见。根据血流动力学的特点又分为低动力型休克(冷休克)和高动力型休克(暖休克)两型。

2. 过敏性休克　已致敏的机体再次接触到抗原物质时，可发生强烈的变态反应，使容量血管扩张，毛细血管通透性增加并出现弥散性非纤维蛋白血栓，血压下降、组织灌注不良可使多脏器受累。

3. 神经源性休克　交感神经系统急性损伤或被药物阻滞可引起影响的神经所支配的小动脉扩张，血容量增加，出现相对血容量不足和血压下降。这类休克预后好，常可自愈。

(三) 心源性休克

此类休克是指心脏泵功能受损或心脏血流排出道受损引起的心排血量快速下降而代偿性血管快速收缩不足所致的有效循环血量不足、低灌注和低血压状态。心源性休克包括心脏本身病变、心脏压迫或梗阻引起的休克。

外科常见休克类型为失血性休克、创伤性休克以及感染性休克。

二、休克的分期

休克是一种有着复杂病理生理过程的临床综合征。虽然休克病因各异，类型不一，临床表现也不尽相同，但其本质相同，即休克发生后机体重要器官微循环处于低灌注状态，导致细胞缺血缺氧，细胞代谢异常，继续发展可导致细胞损害、代谢紊乱、组织结构损伤、重要器官功能失常，最终出现MODS。根据微循环的改变可将休克分为3个阶段。

(一) 休克Ⅰ期(休克早期、代偿期、缺血性缺氧期)

由于有效循环血容量显著减少，引起循环容量降低、动脉血压下降。此时机体通过一系列代偿机制调节和矫正所发生的病理变化，引起心跳加快、心排血量增加以维持循环相对稳定，又通过选择性收缩外周和内脏的小血管使循环血量重新分布，保证心、脑等重要器官的有效灌注。此时微循环内动静脉间短路开放，前括约肌收缩，表现为“只出不进”，血量减少，组织仍处于低灌注、缺氧状态。若能在此时去除病因、积极复苏，休克常较容易得到纠正。

(二) 休克Ⅱ期(休克进展期、失代偿期、淤血性缺氧期)

当休克继续发展，微循环将进一步因动静脉短路和直接通道大量开放，使原有的组织灌注不足更为加重。毛细血管中血流淤滞，部分血管失去代偿性紧张状态。此时微循环内“只进不出”。临床表现为血压进行性下降、意识模糊、发绀和酸中毒，病程由代偿期向失代偿期发展。

(三) 休克Ⅲ期(难治期、微循环衰竭期)

当休克Ⅱ期持续较长时间后，休克进入难治期或不可逆期，失代偿期时出现的某些脏器的微循环淤滞更加严重，由于组织缺少血液灌注，细胞处于严重缺氧和缺乏能量的状态，引起细胞自溶并损害周围其他的细胞。最终引起大片组织、整个器官乃至多个器官受损。

三、临床表现

1. 休克早期　在原发症状、体征为主的情况下出现轻度兴奋征象，如意识尚清，但烦躁焦虑，精神紧张，面色、皮肤苍白，口唇甲床轻度发绀，心率加快，呼吸频率增加，出冷汗，脉搏细速，血压可骤降，也可略降，甚至正常或稍高，脉压缩小，尿量减少。

2. 休克中期　患者烦躁，意识不清，呼吸表浅，四肢温度下降，心音低钝，脉细数而弱，血压进行性降低，可低于50 mmHg或测不到，脉压小于20 mmHg，皮肤湿冷发花,尿少或无尿。

3. *休克晚期* 表现为弥散性血管内凝血(disseminated inravascular coagulation, DIC)和多器官功能衰竭。

(1) DIC表现:顽固性低血压,皮肤发绀或广泛出血,甲床微循环淤血,血管活性药物疗效不佳,常与器官衰竭并存。

(2) 急性呼吸功能衰竭表现:吸氧难以纠正的进行性呼吸困难,进行性低氧血症,呼吸促,发绀,肺水肿和肺顺应性降低等表现。

(3) 急性心功能衰竭表现:呼吸急促,发绀,心率加快,心音低钝,可有奔马律、心律不齐。如出现心律缓慢,面色灰暗,肢端发凉,也属心功能衰竭征象,中心静脉压及肺动脉楔压升高,严重者可有肺水肿表现。

(4) 急性肾衰竭表现:少尿或无尿、氮质血症、高血钾等水、电解质和酸碱平衡紊乱。

(5) 其他表现:意识障碍程度反映脑供血情况。肝衰竭可出现黄疸,血胆红素增加,由于肝脏具有强大的代偿功能,肝性脑病发病率并不高。胃肠道功能紊乱常表现为腹痛、消化不良、呕血和黑便等。

四、诊断

临床上患者存在严重创伤、大出血、重度感染等情况,出现血压下降、心动过速、呼吸频数、发绀、少尿、意识障碍等表现,先考虑休克的可能。此时应积极处理,密切监测、积极治疗。

五、休克的监测

休克是临床紧急状态,要求医护人员必须对患者做深入细致的病情动态观察,重症监护治疗病房(ICU)最为理想。医护人员应高度负责,密切观察病情变化,这有助于了解病情程度、适时调整治疗方案,同时也能及时观察到治疗的效果。

(一) 常规监测

1. *精神状态* 意识情况反映患者的脑灌流,脑灌流不足就会出现意识改变。此时可能患者的心率、血压等正常。在治疗中,若患者神志清楚,对外界的刺激能正常反应,则提示患者循环血量已基本足够。相反,若患者表情淡漠、不安、谵妄或嗜睡、昏迷,则提示脑灌注不足,存在休克。

2. *皮肤温度、色泽* 反映患者的体表血液灌流情况。如患者的四肢温暖、皮肤干燥、轻压指甲或口唇时,局部暂时缺血苍白,压力解除后色泽迅速转为正常,表明末梢循环已恢复,休克好转;反之则说明休克情况仍存在。感染性休克患者有时会表现为四肢温暖,即所谓"暖休克"。

3. *脉率* 脉率增快出现在血压下降之前,是休克的早期诊断指标。休克患者治疗后,尽管血压仍然偏低,但若脉率已下降至接近正常且肢体温暖者,常表示休克已趋向好转。常用脉率/收缩压计算休克指数,帮助判定休克的有无及轻重。指数<0.5多表示无休克;>1.0~1.5为存在休克;>2.0为严重休克。

4. *血压* 血压是机体维持稳定循环状态的三要素之一,与其他两个要素(心排血量和外周阻力)相比,血压比较容易获得。因此血压是休克治疗中最常用的监测指标。但是,休克时血压的变化并不十分敏感,这主要由于机体的代偿机制在起作用。因此,在判断病情时,还应兼顾其他的参数进行综合分析。动态地观察血压的变化,显然比单个测定值更有临床意义。通常认为,收缩压<90 mmHg、脉压<20 mmHg是休克存在的表现;血压回升、脉压增大则是休克好转的征象。

5. *尿量* 尿量是反映肾血流灌注情况的指标。对重症休克或昏迷患者,应留置导尿管,以观察其排尿量,借以评估血容量是否补足,以及心、肾的功能情况,休克基本控制后或昏迷患者清醒能自动排尿时,即应拔除。如导尿管放置时间较长,则应定期取尿样培养,以检查有无并发尿路感染。尿量也是反映内脏器官的血流灌注指标。如每小时尿量少于20 ml,则需注意以下情况的可能:① 血容量尚未补足。② 心功能不全,致肾血流量减少。③ 肾血管痉挛,由于不恰当应用血管收缩药引起。④ 肾功能不全,原先即存在或继发于休克。如果患者尿比重在1.018以上,尿蛋白阴性,镜检尿沉淀无异常成分,则少尿可能由于血容量不足引起。必要时需做中心静脉压测定,以指导输入液量。

(二) 特殊监测

1. *中心静脉压*(central venous pressure, CVP) CVP能反映右心功能,并反映血容量、回心血量和右心排血功能之间的关系。它对指导应用扩容剂,避免输液过量或不足,也是一个很有参考价值的指标。正常参考值:4~12 cmH_2O。在CVP监测之下,补液后如提升至8~12 cmH_2O,且血压又恢复至正常水平,可认为血容量已基本补足。但如CVP已恢复正常,或升高达15 cmH_2O,而血压仍低下,尿量少,且又无酸中毒或微血管痉挛的证据,则提示有心功能不全的存在。此时应减慢输液速度，必要时暂停输液，并考虑立即快速静注增强心肌收缩力药物。休克时动态观察CVP与动脉血压，对治疗措施往往有重要帮助。

表3-1　输液与中心静脉压和动脉血压的关系

中心静脉压	血压	原　因	处理原则
低	低	血容量严重不足	充分补液
低	正常	血容量不足	适当补液
高	低	心功能不全或血容量相对过多	给强心药物，纠正酸中毒，舒张血管
高	正常	容量血管过度收缩	舒张血管
正常	低	心功能不全或血容量不足	补液试验

注：补液试验指取等渗盐水250 ml，于5～10 min内经静脉注入。如血压升高而中心静脉压不变，提示血容量不足；如血压不变而中心静脉压升高3～5 cmH_2O，则提示心功能不全。

休克时CVP与动脉血压改变的机制与治疗方针系指尚未应用血管活性药物时的状态，如患者已接受血管活性药物治疗，则其数值已失去指导意义。CVP监测只适用于血压下降、CVP降低、临床上判断为心肺功能正常的休克患者。在此条件下，监测CVP可作为指导输液及评定左心功能的参考。但实际上，许多危重患者常有亚临床的左心功能不全或肺循环压力增加。经过临床观察与直接实验证明，有些患者虽然CVP低于正常，但少量输液即能导致肺水肿。反之，有些患者虽然CVP高于正常，但确有血容量不足，而致左心室充盈压下降，心排血量减少。因此，即使临床上认为心肺功能正常的休克患者，CVP监测也应在严密观察下应用。有条件者，应采用肺毛细血管楔压（pulmonary capillary wedge pressure，PCWP）监测为宜。

2. *肺毛细血管楔压（PCWP）*　经颈内静脉将Swan-Ganz漂浮导管置入肺动脉及其分支，可分别测得肺动脉压（pulmonary artery pressure，PAP）和肺毛细血管楔压（PCWP）。与CVP相比，PCWP所反映的左心房压更为确切。PAP的正常值为1.3～2.9 kPa（10～22 mmHg）；PCWP的正常值为0.8～2 kPa（6～15 mmHg）。若PCWP低于正常值，则提示有血容量不足（较CVP敏感）。PCWP增高则常见于肺循环阻力增高时，例如肺水肿。从临床角度，若发现有PCWP增高，即使此时CVP值尚属正常，也应限制输液，以免发生肺水肿。另外，通过Swan-Ganz漂浮导管还可获得混合静脉血标本进行血气分析，不仅可了解肺内动静脉分流和通气/灌流比值的变化情况，而且混合静脉血氧分压（PvO_2）是重症患者重要的预后指标，PvO_2值明显降低，提示严重缺氧，预后极差。为便于连续监测，可采用带有血氧光度计的肺动脉导管，测得的混合静脉血氧饱和度（SvO_2）与PvO_2具有相同意义。SvO_2降低反映氧供不足，影响因素有心排血量、血红蛋白浓度和动脉血氧分压等，若SvO_2值低于75%，提示有严重缺氧，预后不良。虽然PCWP的临床价值很大，但是肺动脉导管技术属有创性，且有发生严重并发症的可能（发生率为3%～5%），故仍应严格掌握适应证。

3. *心排血量和心脏指数*　心排血量（CO）是每搏输出量与心率的乘积，用Swan-Ganz导管由热稀释法测出，成人CO正常值为4～6 L/min。单位体表面积的心排血量称心脏指数（CI），正常值为2.5～3.5 L/（min・m^2）。

根据上述的CO值，可按下列公式计算出外周血管阻力（systemic vascular resistance，SVR）。

$$SVR = (\text{平均动脉压} - \text{中心静脉压}) \times 80 / \text{心排血量}$$

正常值为100～130 kPa・min/L。休克时，CO值均有不同程度降低，但有些感染性休克者（即"暖休克"）CO值却可能正常或增加。

4. *血常规*　白细胞升高是各型休克的常见变化，主要和机体的应激反应有关。在感染性休克存在时，常常表现为核左移，白细胞内有中毒颗粒及核变性等。血细胞比容和血红蛋白为扩容治疗及选择液体成分的主要指标之一，在大出血引起的低血容量性休克时，伴有红细胞数和血细胞比容（红细胞压积）显著降低，而严重脱水和失血浆引起的低血容量性休克，红细胞及血细胞比容是升高的，血细胞比容升高增示血液浓缩，血浆丢失多于血细胞。血细胞比容下降3%～4%，失血量约为500 ml。正常血红蛋白是保证氧输送的基本条件，血红蛋白下降1 g，失血量在400 ml左右。一般情况下，末梢血的血细胞比容比中心静脉血的血细胞比容要高。

5. *动脉血气分析及血清离子测定*　动脉血气分析是休克时不可缺少的项目，对判断休克病情和指导治疗有重要的作用。动脉血氧分压（PaO_2）正常值为10.7～13.0 kPa（80～100 mmHg），反映氧供应情况。在ARDS时，PaO_2降至60 mmHg以下，靠鼻导管吸氧不能得到改善。$PaCO_2$正常值为4.8～5.8 kPa（36～44 mmHg），是通气和换气功能的指标，可作为呼吸性酸中毒或碱中毒的诊断依据。过度通气可使 $PaCO_2$ 降低，也可能是代谢性酸中毒代偿的结果。碱剩余（BE）正常值为 -3～+3 mmHg，可反映代谢性酸中毒或碱中毒。BE值过低或过高，则提示存在代谢性酸中毒或碱中毒。血酸碱度（pH）则是反映总体的酸碱平衡状态，正常值为7.35～7.45。在酸中毒或碱中毒的早期，通过代偿机制，pH可在正常范围之内。

6. *动脉血乳酸盐*　无氧代谢是休克患者的特点。无氧代谢必然导致高乳酸血症的发生，监测其变化有助于估计休克程度和复苏趋势。正常值为0.6～1.7 mmol/L，危重患者允许到2 mmol/L。乳酸盐值越高，预后越差。若超过8 mmol/L，几乎无生存可能。在休克的最初1 h内，血乳酸盐含量即有升高。休克时高乳酸血症提示组织灌注不足，其程度往往被作为判断休克严重程度和预后的指标，但血乳酸盐含量检测需要及时送检。

7. *弥散性血管内凝血指标*　对疑有DIC的患者，应测定血小板的数量和质量、凝血因子的消耗程度及反映纤溶活性的多项指标，在下列5项检查中若有3项以上出现异常，临床上又有休克及微血管栓塞症状和出血倾向时，便可诊断DIC。包括：① 血小板计数低于 $80\times10^9/L$。② 凝血酶原时间比对照组延长3 s以上。③ 血浆纤维蛋白原低于1.5 g/L或呈进行性降低。④ 3P（血浆鱼精蛋白副凝）试验阳性。⑤ 血涂片中破碎红细胞超过2%。

8. *氧供应及氧消耗*　DO_2 是指机体组织所能获得的氧量，VO_2 是指组织消耗的氧量。DO_2 和 VO_2 可通过公式计算而得。

$$DO_2 = 1.34 \times SaO_2 \times [Hb] \times CO \times 10$$

$$VO_2 = (CaO_2 - CvO_2) \times CO \times 10$$

$$CaO_2 = 1.34 \times SaO_2 \times [Hb]$$

$$CvO_2 = 1.34 \times SvO_2 \times [Hb]$$

SaO_2，动脉血管氧饱和度；CaO_2，动脉血氧量；CvO_2，静脉血氧含量；SvO_2，混合静脉血氧饱和度；[Hb]，血红蛋白浓度。

氧供应和氧消耗在休克监测中的意义在于：当氧消耗随氧供应而相应提高时，称作"氧供依赖性氧耗"，反映氧供应不能满足机体代谢需要，提示应继续努力提高CO以免发生机体缺氧，直至氧消耗不再随氧供应升高而增加为止。即使此时CO值仍低于正常值，也表明氧供应已满足机体代谢需要。

9. *胃肠黏膜内pH监测（pHi）*　测量胃黏膜pH，能反映该组织局部灌注和供氧的情况，也可能发现隐匿性休克。胃、肠黏膜内酸度测量能够较真实地反映机体对缺血反应最敏感区域的灌注变化。临床报告还显示，使用胃、肠黏膜内酸度测量技术指导治疗，业已取得了比常规监测治疗更好的疗效，并对预测预后有重要价值，pHi<7.35者提示预后不良。

休克是临床上常见的紧急情况，应该抓紧时间进行救治，在休克早期进行有效干预，控制引起休克的原发病因，遏止病情发展，有助于改善患者的预后。

六、休克的治疗

（一）一般治疗

患者取平卧位，必要时采取头和躯干抬高20°～30°、下肢抬高15°～20°，以利于呼吸和下肢静脉回流，同时保证脑灌注压力；保持呼吸道通畅，并可用鼻导管法或面罩法吸氧，必要时建立人工气道，呼吸机辅助通气；维持比较正常的体温，低体温时注意保温，高温时尽量降温；及早建立静脉通路，用药物维持血压。尽量保持患者安静，避免人为搬动，可用小剂量镇痛、镇静药，但要防止呼吸和循环抑制。

（二）病因治疗

休克几乎与所有临床科室都有关联，各型休克的临床表现及中后期的病理过程也基本相似，但引起休克的原因各异，根除或控制导致休克的原因对阻止休克的进一步发展十分重要，尤其外科疾病引起的休克，原发病灶大多需手术处理。治疗原则是：尽快恢复有效循环血量，对原发病灶做手术处理。即使有时病情尚未稳定，为避免延误抢救的时机，仍应在积极抗休克的同时进行针对病因的手术。

1. *补充血容量*　大部分休克治疗的共同目标是恢复组织灌注，其中早期最有效的办法是补充足够的血容量，不仅要补充已失去的血容量，还要补充因毛细血管床扩大引起的血容量相对不足，因此往往需要过量的补充，以确保心排血量。即使是心源性休克有时也不能过于严格地控制入量，可在连续监测动脉血压、尿量和CVP的基础上，结合患者皮肤温度、末梢循环、脉率及毛细血管充盈时间等情况，判断所需补充的液体量，动态观察十分重要。当然最好在漂浮导管监测肺动脉楔压的指导下输液。

目前补充血容量的液体种类很多，休克治疗的早期，输入何种液体当属次要，即使大量失血引起的休克也不一定需要全血补充，只要能维持血细胞比容大于30%，大量输入晶体液、血浆代用品以维持适当的血液稀释，对改善组织灌注更有利。随着休克的逐渐控制，输入液体的种类即显得有所讲究，主要目的是防止水、电解质和酸碱平衡紊乱，防止系统和脏器并发症，维持能量代谢、组织氧合和胶体渗透压。

如何正确选择扩容剂，应遵循的原则是：时刻考虑使用液体的目的，“缺什么补什么”，按需补充。其次，还要同时兼顾晶体及胶体的需求及比例。常用扩容制剂有以下 4 种，可根据情况选用。

(1) 血浆代用品：如缩合葡萄糖、右旋糖酐和其他血浆代用品、403 代血浆、羟乙基淀粉 40(706 代血浆)、琥珀酰明胶(血定安)等，均能提高血浆胶体渗透压，增加血容量。一般用量 500～1 000 ml/日，尽量不超过 1 500 ml/日。羟乙基淀粉是从玉米中提取的支链淀粉，经羟乙基化而成，常用的有中分子羟乙基淀粉(贺斯)、6%中分子羟乙基淀粉 130/0.4(万汶)等。万汶与贺斯均同属低中分子取代组产品，其扩容能力可维持 8 h 以上，输注量达 2 000 ml/日时仍然有很高的安全性。多数低血容量性休克患者经过上述液体治疗后均能纠正容量的不足，无需输注血制品。万汶较贺斯降解快，减少了对凝血和肾功能的影响，可用于中到重度肾功能不全患者。

中分子羟乙基淀粉(HES)130/0.4 是临床上广泛应用于休克治疗的胶体，但目前的研究存在一定的争议。有些研究人员认为，严重脓血症患者接受 130/0.4 液体复苏会导致 90 日内死亡风险上升且更有可能接受肾替代疗法。对危重患者需要增加血容量的研究所做的分析中，与其他复苏液相比，静脉内使用羟乙基淀粉液与死亡率下降没有关系，但可对患者的肾功能产生不利影响。对于接受进行复苏治疗的 ICU 患者，6%中分子羟乙基淀粉(130/0.4)或生理盐水在患者 90 日死亡率方面并无显著差异。然而，通过羟乙基淀粉进行复苏治疗的患者接受肾脏替代治疗的概率更高。近期临床试验数据进行的常规荟萃分析认为，与晶体或白蛋白相比，羟乙基淀粉 130/0.38～0.45 增加了肾脏替代疗法及红细胞输注的使用频率，且导致败血症患者发生更多的不良事件。这似乎表明，羟乙基淀粉 130/0.38～0.45 并不能为败血症患者带来整体临床获益。

(2) 晶体液：包括生理盐水、林格液、乳酸林格液、葡萄糖盐水、高渗盐水等，作用时间短暂，大量应用可干扰血管内、外体液平衡。

(3) 人血胶体物质：如血浆、冻干血浆、白蛋白。扩容作用持久，可为人体提供优质蛋白。

(4) 全血：不但能补充血浆，还能补充血细胞。需要强调的是，无论为改善微循环状态，还是为避免血传播性疾病，都应该严格掌握输血指征。在我国卫生部 2000 年所颁布的《输血法》中，《临床输血技术规范》对于输血指征也有类似规定：血红蛋白浓度＞100 g/L 时不必输血；血红蛋白浓度＜70 g/L 时输注浓缩红细胞；血红蛋白浓度为 70～100 g/L 时，根据患者的代偿能力、一般情况和脏器器质性病变程度等因素决定是否输血。急性出血量＞30%血容量时，可输注全血。

近年来，对创伤性休克的液体复苏有了新的认识。传统的概念是努力尽早、尽快地充分进行液体复苏，恢复有效血容量和使血压恢复至正常水平，这被称为充分液体复苏或积极(正压)液体复苏。而大量动物和临床研究观察到，在活动性出血控制前积极地进行液体复苏反而会增加出血量，使并发症和病死率增加，所以应该在活动性出血控制前限制液体复苏，称为限制液体(低压)复苏。实践证明急性创伤患者限制性、延迟性液体复苏比充分液体复苏好。

2. *纠正酸中毒*　患者在休克状态下，由于组织灌注不足和细胞缺氧常存在不同程度的代谢性酸中毒。这种酸性环境对心肌、血管平滑肌和肾功能都有抑制作用，应予纠正。但在机体代偿机制的作用下，患者产生过度换气，呼出大量 CO_2，患者的动脉血 pH 仍然在正常范围内。由此可见，对于休克患者盲目地输注碱性药物不妥。因为，按照血红蛋白氧离曲线的规律，碱中毒环境不利于氧从血红蛋白释出，会使组织缺氧加重。另外，不是很严重的酸性环境对氧从血红蛋白解离是有利的，并不需要去积极纠正。而且机体在获得充足血容量和微循环得到改善之后，轻度酸中毒常可缓解而不需再用碱性药物。但重度休克经扩容治疗后仍有严重的代谢性酸中毒时，仍需使用碱性药物，用药后 30～60 min 应复查动脉血气，了解治疗效果并据此决定下一步治疗措施。乳酸钠需要在肝脏代谢才能发挥作用，休克时不应首选，因为休克可导致肝脏功能下降；5%碳酸氢钠可以直接中和血液中的氢离子，但要依靠肺、肾的功能最终纠正酸中毒，可以静脉滴注 200 ml 左右；氨丁三醇(THAM)不仅直接中和血液中的氢离子，而且不增加血钠，一次可以静脉滴注 7.28%氨丁三醇 40～80 ml(加 5%葡萄糖液稀释)，但要注意呼吸抑制、低血糖、恶心、呕吐等副作用，还要防止漏出血管导致的组织坏死。

3. *血管活性药物的应用*　血管活性药物主要包括两大类，即缩血管药和扩血管药。

(1) 缩血管药物：目前主要用于部分早期休克患者，以短期维持重要脏器灌注为目的，也可作为休克治疗的早期应急措施，不宜长久使用，用量也应尽量减小。常用的药物有间羟胺(阿拉明)、多巴胺、多巴酚丁胺、去氧肾上腺素(新福林)、去甲肾上腺素等，使用时应从最小剂量和最低浓度开始。

一项多中心随机试验研究多巴胺和去甲肾上腺素治疗休克的疗效，研究发现多巴胺和去甲肾上腺素抗休克的总体死亡率无显著差异，但多巴胺导致更多不良反应，尤其是心房颤动。多巴胺作为一线抗休克药物的地位或因此动摇。

(2) 扩血管药物：主要扩张毛细血管前括约肌，以利于组织灌流，适用于扩容后CVP明显升高而临床征象无好转、临床上有交感神经活动亢进征象、心排血量明显下降、有心力衰竭表现及有肺动脉高压患者。常用的药物有异丙肾上腺素、酚妥拉明(苄胺唑啉)、酚苄明(苯苄胺)、妥拉唑林、阿托品、山莨菪碱、东莨菪碱、硝普钠、硝酸甘油、硝酸异山梨酯(消心痛)、氯丙嗪等。在使用扩血管药时，前提是必须充分扩容，否则将导致明显血压下降，用量和使用浓度也应从最小开始。

失血性休克

大量失血引起的休克称为失血性休克。常见于外伤引起的出血、消化性溃疡出血、食管曲张静脉破裂、妇产科疾病所引起的出血等。失血后是否发生休克不仅取决于失血的量，还取决于失血的速度，休克往往是在快速、大量失血(超过总血量的30%～35%)而又得不到及时补充的情况下发生的。

【病因】 当血容量不足超越代偿功能时，就会呈现休克综合征。表现为心排出血量减少，尽管周围血管收缩，但血压下降。组织灌注减少，促使发生无氧代谢，导致血液乳酸含量增高和代谢性酸中毒。血流再分布使脑和心的血供能得到维持。血管进一步收缩会导致细胞损害。血管内皮细胞的损害致使体液和蛋白质丢失，加重低血容量，最终将会发生多器官功能衰竭。

【临床表现】 典型临床表现为皮肤苍白、冰凉、湿冷(常常有花斑)，心动过速(或严重心动过缓)，呼吸急促，外周静脉不充盈，颈静脉搏动减弱，尿量减少，神志改变，血压下降等。

【诊断和鉴别诊断】 在很多情况下，对出血做出诊断并不太困难。病史和体征都能反映出血管内容量不足和肾上腺能的补偿性反应。然而，实验检测却不完全如此。因为在急性失血后的短时间内，体液移动还不可能很明显，难以通过血液检测指标反映出来。若失血的过程稍长，体液移动逐步增多，就会使血液呈现浓缩，表现为血红蛋白增高、血细胞比容上升、尿素氮与肌酐的比例增大。如果失血的过程较长，失血量较大，特别是自由水丢失逐步增多，还会发生血清钠增高。通过中心测压可以观察到中心静脉压(CVP)和肺动脉楔压(pulmonary wedge pressure，PWP)降低，心排出血量降低，静脉血氧饱和度(SVO_2)降低和全身血管阻力增高。

【治疗】

1. 急救措施

(1) 严密观察，防止失血。

(2) 因意外事故而导致大量失血：① 对于休克患者，一定要注意，在用担架抬往救治处时，患者的头部应靠近后面的抬担架者，这样便于对休克者随时密切观察，以应对病情恶化。② 在将患者送往医院的途中，患者头部的朝向应与载他的交通工具(救护车、飞机等)前进的方向相反，以免由于加速作用导致患者脑部进一步失血。③ 如休克者是大月份孕妇，应让她取侧卧位，否则胎儿以及巨大的子宫会压迫血管，致使回心血量减少，加重休克。

在程序上，首先要保证气道通畅和止血有效。气道通畅是通气和给氧的基本条件，应予以切实保证。对有严重休克和循环衰竭的患者，还应该进行气管插管，给予机械通气。止血是制止休克发生和发展的重要措施。压迫止血是可行的有效应急措施，止血带应用也十分有效。应该尽快地建立起两根静脉输液通道。

2. 大量快速补液　输液通道的建立后，立即给予大量快速补液。对严重休克，应该迅速输入1～2 L的等渗平衡盐溶液，随后最好补充经交叉配合的血液。为了救命，可以输同型的或O型的浓缩红细胞。特别是在应用平衡盐溶液后，在恢复血容量中，尚不能满足复苏的要求时，应输浓缩红细胞，使血红蛋白达到100 g/L以上。但对出血不止的情况，按上述方法补液输血是欠妥的，因为大力进行液体复苏，会冲掉血管中的血栓，增加失血，降低存活率。为此，特别是在医院前急救中，使用高张盐溶液达到快速扩容的做法尚有争议。

在针对大量失血进行复苏之后，即在为补偿失血而给予输血之外，还应该再补给一定量的晶体液和胶体液，以便适应体液分离之需。

创伤性休克

创伤性休克是由于机体遭受暴力作用后，发生了重要脏器损伤、严重出血等情况，使患者有效循环血量锐减，微循环灌注不足以及创伤后的剧烈疼痛、恐惧等多种因素综合形成的机体代偿失调的综合征。因此，创伤性休克较单纯失血性休克的病因、病理要更加复杂。

【病因】 创伤性休克的常见病因分为 4 类：交通事故伤、机器损伤、坠落伤、其他伤。造成以上 4 类创伤的主要因素为外伤。

【临床表现】 创伤性休克与损伤部位、损伤程度和出血量密切相关，急诊时必须根据伤情迅速得出初步判断，对重危伤员初诊时切不可只注意开放伤而忽略有价值的创伤体征。注意观察伤员的面色、神志、呼吸情况、外出血、伤肢的姿态以及衣服撕裂和被血迹污染的程度等。

(1) 休克早期，脑组织缺氧尚轻，患者兴奋、烦躁、焦虑或激动。随着病情发展，脑组织缺氧加重，患者表情淡漠、意识模糊，至晚期则昏迷。

(2) 当周围小血管收缩、微血管血流量减少时，皮肤色泽苍白，后期因缺氧、淤血，色泽青紫。

(3) 当循环血容量不足时，颈及四肢表浅静脉萎缩。

(4) 休克代偿期，周围血管收缩，心率增快。收缩压下降前可以摸到脉搏增快，这是早期诊断的重要依据。

(5) 周围血管收缩，皮肤血流减少，肢端温度降低，四肢冰冷。

(6) 用手按压患者甲床，正常者可在 1 s 内迅速充盈，微循环灌注不足时，则说明毛细血管充盈时间延长，提示有效循环血量不足。

(7) 临床上常将血压的高低作为诊断有无休克的依据。但在休克代偿期，由于周围血管阻力增高，收缩压可以正常，可有舒张压升高，脉压可<4.0 kPa (30 mmHg)，并有脉率增快，容易误诊，因此应将脉率与血压结合观察。

休克指数 = 脉率/收缩压(mmHg)：一般正常为 0.5 左右。如指数 = 1，表示血容量丧失 20%～30%；如果指数>1～2 时，表示血容量丧失 30%～50%。

通过临床观察总结出血压脉率差法正常值为 30～50，数值由大变小，提示有休克的趋势。计算法为：收缩压(mmHg) − 脉率数(次/min)。若为正数或>1，即为正常；若等于 0，则为休克的临界点；若为负数或<1，即为休克。负数越小，休克越深。由负数转为 0 或转为正数，表示休克好转。

总之，对血压的观察应注意脉率增快、脉压变小等早期征象，如休克加重、血压下降、症状明显时很可能失去救治时机。

(8) 正常人尿量约 50 ml/h。休克时，肾脏血灌流不良，尿的过滤量下降，尿量减少是观察休克的重要指标。可采用留置导尿管持续监测尿量、电解质、蛋白比重和 pH 值。

【诊断】

1. *病史* 创伤性休克患者均有较严重的外伤或出血史。

2. *临床特点* "5P"征，即皮肤苍白(pallor)、冷汗(perspiration)、虚脱(prostration)、脉搏微弱(pulselessness)、呼吸困难(pulmonary deficiency)。

3. *一般检查* 主要是血压及脉搏的监测：① 收缩压降低，一般多在 13.3 kPa 以下。② 脉压，一般小于 4 kPa。

4. *特殊监测*

(1) 尿量：是观察休克的主要指标，正常人为 50 ml/h，休克时每小时尿量一般少于 25 ml。

(2) 中心静脉压(CVP)：正常值为 6～12 cm H_2O。测量 CVP 可以了解血流动力状态。但 CVP 在休克诊治中并不直接反映血容量或液体需要量，而是反映心脏对回心血量的泵出能力，并提示静脉回流量是否不足。此外，CVP 对了解右心功能有一定作用，但不能确切反映左心功能。因此判断休克程度必须将血压、脉搏、每小时尿量测定综合考虑。

(3) 血气分析：呈代谢性酸中毒改变。

(4) 肺动脉楔压(PWP)：是采用漂浮导管从颈外静脉或头静脉插入，经锁骨下静脉、上腔静脉至肺动脉，测定肺动脉及毛细血管楔压。其正常值为 6～12 mmHg。在呼吸、循环正常情况下，平均肺毛细血管楔压基本与肺静脉压一致，因此能正确反映肺循环的扩张或充血压力。此外，PWP 与左心房平均压有密切关系，前者一般不高于后者 1～2 mmHg，左心房平均压又与平均左心室舒张压有密切关系。正常时后者高于前者 2～6 mmHg。因此，PWP 比 CVP 能更准确地反映左心房舒张压的变化和整个循环功能。若 PWP 超过 20 mmHg，表示左心功能严重不全；若<6 mmHg，表示血容量相对不足，需增加左心充盈，以保证循环功能；若 PWP 在 12～18 mmHg，提示左心室肌舒张功能正常。

【治疗】

1. *急救方法* 对于严重创伤的院前急救，重点是保护呼吸道通畅，止住活动性外出血，最大限度地限制患者活动，做好伤肢外固定和补充血容量，预防严重伤引起的低血容量休克。对外出血以压迫包扎为主；内出血在急救现场则很难确诊。因此，休克若不十分严重，能在30 min内到达治疗单位时就不应在现场输液，以免耽误过多时间；如果需要输液，必须将肢体和输液针头固定牢固以免途中脱出。

(1) 休克急救复苏原则：对严重创伤并发休克的急救复苏原则是：① 尽早去除引起休克的原因。② 尽快恢复有效循环血量，将前负荷调整至最佳水平。③ 纠正微循环障碍。④ 增进心脏功能。⑤ 恢复人体的正常代谢。

(2) 休克复苏程序：① 保持呼吸道通畅及充分供氧。危重患者有呼吸困难者，需立即进行气管插管或气管切开，$PaCO_2 \geq 8.0$ kPa(60 mmHg)时应做机械呼吸，必要时维持 $PaO_2 > 9.3$ kPa(70 mmHg)，但不超过13.3 kPa(100 mmHg)。② 早期快速、足量扩容以预防严重创伤引起的低血容量休克。③ 迅速止血：对开放出血伤口加压包扎止血。有骨折的做好伤肢外固定，骨盆严重骨折出血者急诊行手法整复固定，并尽早使用抗休克裤。对活动性大出血或体内重要脏器破裂所致的大出血，如出血速度快，在积极抗休克的同时，紧急手术；如果出血不严重，应在血容量基本补足、血压上升到10.7～12.0 kPa(80～90 mmHg)、休克基本纠正后进行手术。

2. *早期液体复苏*

(1) 早期液体复苏的原则和方法：早期、快速、足量扩容是抢救休克成功的关键。① 静脉输液通道的建立：使用留置穿刺针，至少建立两条以上的静脉通道，以便快速大量输液。② 输液速度及输液量：输液速度原则上在第一个30 min快速输平衡盐液1 000～1 500 ml、右旋糖酐70(中分子右旋糖酐)500 ml；或用输液泵加快输液，如休克缓解，可减慢速度，否则可再快速注入1000 ml平衡盐液。如血压仍不上升，而交叉配血又未完成时，为了挽救患者的生命，可先输O型全血400～600 ml。③ 输液的晶胶比例：在血源困难条件下，晶体与胶体比例为4∶1，但应将血红蛋白维持在50～60 g/L，血细胞比容保持在0.20～0.25。有条件时，晶胶之比为2∶1或1.5∶1，严重大出血时可以为1∶1的比例。休克恢复后血红蛋白可以保持在110～130 g/L，血细胞比容为0.35～0.45，有利于多脏器功能障碍的恢复。

(2) 复苏液体的选择：① 平衡盐液：因其电解质浓度、渗透压、缓冲碱浓度及酸碱浓度均与血浆相似，且对 H^+ 有缓冲作用，输入后能使血液稀释，降低血液黏稠度，增加血液流速，改善微循环，预防和纠正酸中毒，预防发生不可逆性休克等。② 生理盐水：习惯上将其称为生理盐水，但并不妥当，因为0.9%氯化钠溶液中所含的钠比正常的细胞间液高10 mmol/L，而氯的含量实际上要比血浆中高40 mmol/L，其pH值为5.0～6.7，偏酸性，大量输入可造成高氯血症，将加重休克时的酸中毒。因此有人主张对轻度或中度代谢性碱中毒，可应用生理盐水治疗。③ 高渗氯化钠溶液：静脉输入高渗盐液后，能提高血液渗透压，促进细胞内水向外移。④ 胶体溶液：常用的有全血、血浆、人体白蛋白、右旋糖酐及羟乙基淀粉等。全血：可以提供红细胞、白细胞、白蛋白及其他的血浆蛋白等，有携氧能力，对严重创伤性休克输用全血是目前最好的胶体液。血浆：含有白蛋白、各种球蛋白和电解质，是扩充血容量的生理性体液，可以较长时间保留在血管内，对治疗创伤性休克有重要作用。人体白蛋白：由于白蛋白为高分子结构，故有很高的胶体渗透压，为血浆的4～5倍，能保持血容量，提高血压。右旋糖酐：中分子右旋糖酐D70，分子量介于70 000～100 000，在血清内的半衰期为12～24小时，具有很强的胶体渗透压作用，是近来才受重视的胶体溶液。羟乙基淀粉：分子量60 000～70 000，价格低，性稳定无毒，无抗原性，对凝血无影响，扩容作用好，维持时间较右旋糖酐长。

除上述代血浆外，新的代血浆研究还在继续深入，如氟碳乳剂、无基质血红蛋白、交联血红蛋白、遗传工程人体血红蛋白等，但尚未在临床上推广应用。

3. *综合治疗* 治疗休克的关键是解除微循环内因血管收缩所致的组织灌注不良，只有组织器官能得到充分的血液供应，其功能才能够得到恢复。因此，休克时扩张血管药物的应用远比收缩血管的药物更为合理。目前已较少单独使用α或β受体兴奋剂，更多的倾向使用具有上述两种功能的药物。

(1) 休克的氧疗：足量的通气及充分的血氧饱和度是抢救低血容量休克伤员的关键辅助措施之一。患者在缺血的基础上，再加上低氧血症或高碳酸血症，势必增加休克复苏的难度，故应尽快给予高浓度、高流量面罩吸氧，15 L/min(FiO_2 约0.7)。如效果不满意，$PaO_2 < 8.7$ kPa(70 mmHg)时表明肺内仍有右至左分流，可能达到心排出量的20%～25%，应行气

管插管，使用正压或呼气末正压通气，以改善气体交换，提高血氧饱和度。

(2) 休克的药物治疗：① 血管扩张剂：常用的有多巴胺、酚妥拉明、异丙肾上腺素、山莨菪碱等。② 吗啡受体拮抗药：盐酸纳洛酮，为特异性吗啡受体拮抗药。

(3) 休克的手术复苏：紧急情况下，在急诊科(室)就地手术是一种救命性复苏措施，对出血性休克患者的抢救性外科手术是起决定性作用的治疗措施，是休克复苏不可分割的一部分。

(4) 抗休克裤的应用：抗休克裤是近十几年来抢救创伤失血性休克的一个新进展，挽救了不少的严重低血容量休克患者。

感染性休克

感染性休克(septic shock)，亦称脓毒性休克，是外科多见和治疗较困难的一类休克。脓毒症是继发于感染的急性器官功能损害，临床表现为发热、寒战、心动过速、神志改变以及白细胞增高等。实质是病原微生物侵入机体导致炎性介质大量释放而引起的全身效应。上述临床征象又被称为全身炎症反应综合征(systemic inflammatory response syndrome, SIRS)。当严重脓毒症继续发展，合并循环功能衰竭时，即为感染性休克，又称为中毒性休克、内毒素性休克或脓毒性休克。

【病因】 临床上常见病因有急性梗阻性化脓性胆管炎、急性腹膜炎(急性阑尾炎穿孔、胃十二指肠溃疡穿孔、急性坏疽性胆囊炎穿孔、各种原因引起的小肠及结肠穿孔)、绞窄性肠梗阻、急性重症胰腺炎、肛周脓肿、气性坏疽、各种原因引起的腹腔脓肿、伴尿路梗阻的化脓性肾盂脓肿、大面积烧伤等。随着人口老龄化、糖尿病发病率的增高、移植手术的广泛开展，静脉置管、免疫抑制剂的应用增多，感染性休克的发生、发展也更为复杂多变。

【病理生理】 不同病因的感染性休克都有着相似的病理生理过程。感染性休克的发生发展有病原微生物与宿主防御机制的参与。大多数感染性休克患者在早期或整个过程中出现高动力型或低动力型的血流动力学状态，其中尤以革兰染色阴性菌感染引起的低动力型多见。将近50%的患者最终会出现心肌抑制、DIC及器官功能衰竭，导致死亡。

【临床表现】 休克早期多数患者表现为交感神经兴奋症状：患者神志尚清，但烦躁、焦虑、神情紧张，面色和皮肤苍白，口唇和甲床轻度发绀，肢端湿冷。也有少数患者表现为皮肤暖和，即高排低阻型休克(暖休克)。可有恶心、呕吐，尿量减少、心率增快、呼吸深而快、血压尚正常或偏低、脉压小。

随着休克发展，患者烦躁或意识不清，呼吸浅速，心音低钝，脉搏细速，按压稍重即消失，表浅静脉萎陷，血压下降，收缩压降低至10.6 kPa(80 mmHg)以下。原有高血压者，血压较基础水平降低20%～30%，脉压小。皮肤湿冷、发绀，常明显发花。尿量更少，甚或无尿。

休克晚期可出现DIC和重要脏器功能衰竭等。

(1) DIC：常有顽固性低血压和广泛出血[皮肤、黏膜和(或)内脏、腔道出血]。

(2) 多脏器功能衰竭：① 急性肾衰竭：尿量明显减少或无尿。尿比重固定，血尿素氮、肌酐和血钾增高。② 急性心功能不全：患者常有呼吸突然增快、发绀。心率加快、心音低钝，可有奔马律、心律失常。若患者心率不快或相对缓脉，但出现面色灰暗、肢端发绀，亦为心功能不全之兆。中心静脉压升高提示右心排血功能降低或血容量过多、肺循环阻力增高；肺动脉楔压升高提示左心排血功能不全。心电图可示心肌损害、心内膜下心肌缺血、心律失常和传导阻滞等改变。③ 急性肺功能衰竭表现为进行性呼吸困难和发绀，吸氧亦不能使之缓解，无节律不整。肺底可闻细湿啰音或呼吸音减低。胸部X线片示散在小片状浸润阴影，逐渐扩展、融合。血气分析示 $PO_2<$ 9.33 kPa(70 mmHg)，重者<6.65 kPa(50 mmHg)。④ 脑功能障碍：引起昏迷、一过性抽搐、肢体瘫痪以及瞳孔、呼吸改变等。⑤ 其他：肝功能衰竭引起昏迷、黄疸等。胃肠道功能紊乱表现为腹胀、消化道出血等。

【诊断】

1. 诊断标准 ① 有明确感染灶。② 有全身炎症反应存在。③ 收缩压低于90 mmHg，或较原来基础值下降40 mmHg，经液体复苏后1 h不能恢复或需血管活性药维持。④ 伴有器官组织的低灌注。⑤ 血培养可能有致病微生物生长。

2. 实验室检查

(1) 血常规：白细胞计数大多增高，在(15～30)×10^9/L之间，中性粒细胞增多伴核左移现象。血细胞比容和血红蛋白增高为血液浓缩的标志。并发DIC时血小板进行性减少。

(2) 病原学检查：在抗菌药物治疗前常规进行血和脓液(体液、渗出物)培养(包括厌氧菌培养)。分离得致病菌后做药敏试验，根据药敏试验结果加强抗生素的应用。鲎溶解物试验有助于内毒素的检测。鲎试剂是从栖生于海洋的节肢动物“鲎”蓝色血液中提取变形细胞溶解物，经低温冷冻干燥而成的生物试剂，专用于细菌内毒素检测。鲎试剂因能与细菌内毒素及β-葡聚糖反应形成凝胶而被广泛用于检测食品、水源、药品、医疗器械、动物体液等不同样品中的内毒素。

(3) 尿常规和肾功能检查：发生肾衰竭时，尿比重由初期的偏高转为低而固定，血尿素氮和肌酐值升高，尿/血肌酐之比<20，尿渗透压降低、尿/血渗透压之比<1.1，尿钠排泄量>40 mmol/L，肾衰指数>1，钠排泄分数>1%。以上检查可与肾前性肾功能不全鉴别。

(4) 酸碱平衡的血液生化检查：二氧化碳结合力(carbon dioxide combining power, CO_2CP)为临床常测参数，但在呼吸衰竭和混合性酸中毒时，必须同时做血气分析，测定血pH、血$PaCO_2$、标准HCO_3^-和实际HCO_3^-、缓冲碱与碱剩余等。尿pH测定简单易行，血乳酸含量测定有预后意义。

(5) 血清电解质测定：休克病血钠多偏低，血钾高低不一，取决于肾功能状态。

(6) 血清酶的测定：血清谷丙转氨酶、肌酸磷酸激酶、乳酸脱氢酶同工酶的测量可反映肝、心等脏器的损害情况。

(7) 血液流变学和有关DIC的检查：休克时血液流速减慢、毛细血管淤滞，血细胞、纤维蛋白、球蛋白等聚集，血液黏滞度增加，故初期血液呈高凝状态，其后纤溶亢进而转为低凝。有关DIC的检查包括消耗性凝血障碍和纤溶亢进两方面：前者有血小板计数、凝血酶原时间、纤维蛋白原、白陶土凝血活酶时间等；后者包括凝血酶时间、纤维蛋白降解产物、血浆鱼精蛋白副凝和乙醇胶试验及优球蛋白溶解试验等。

【鉴别诊断】 感染性休克应与低血容量性休克、心源性休克、过敏性休克、神经源性休克等鉴别。

1. *低血容量性休克*　多因大量出血(内出血或外出血)、失水(如呕吐、腹泻、肠梗阻等)、失血浆(如大面积烧伤等)等使血容量突然减少所致。

2. *心源性休克*　心脏泵血功能低下所致，常继发于急性心肌梗死、急性心包堵塞、严重心律失常、各种心肌炎和心肌病、急性肺源性心脏病、感染引起的心肌抑制等。

3. *过敏性休克*　常因机体对某些药物(如青霉素等)或生物制品发生变态反应，蚊虫、蜜蜂叮咬过敏及花粉、化学气体过敏所致。

4. *神经源性休克*　可由高度紧张、恐惧、外伤、剧痛、脑脊髓损伤、脑疝、颅高压、麻醉意外等引起，因神经作用使外周血管扩张、有效血管量相对减少所致。

【治疗】 感染性休克的治疗，包括早期液体复苏、病原学诊断和抗感染药物治疗，手术处理原发灶，对循环、呼吸等重要器官功能的支持措施，针对炎症介质的抑制或调理治疗。

1. *药物治疗*

(1) 补充血容量：有效循环血量的不足是感染性休克的突出矛盾，故扩容治疗是抗休克的基本手段。扩容所用液体应包括胶体和晶体。各种液体的合理组合才能维持机体内环境的恒定。胶体液有低分子右旋糖酐、血浆、白蛋白和全血等。晶体液中，碳酸氢钠复方氯化钠液较好。休克早期有高血糖症，加之机体对糖的利用率较差，且高血糖症能导致糖尿和渗透性利尿带出钠和水，故此时宜少用葡萄糖液。

(2) 控制感染：在病原菌未明确前，可根据原发病灶、临床表现，推测最可能的致病菌，选用强力的、抗菌谱广的杀菌剂进行治疗，在分离得病菌后，宜按药物试验结果选用药物。剂量宜较大，首次给冲击量，由静脉滴入或缓慢推注。为更好地控制感染，宜联合用药，但一般二联已足。可考虑选用第三代或第四代头孢菌素，加用甲硝唑或替硝唑，也可加用青霉素或广谱青霉素。

(3) 纠正酸碱失衡：感染性休克时常伴有严重的酸中毒，而且发生较早，必须及时纠正。缓冲碱主要起治标作用，但血容量不足时，缓冲碱的效能亦难以充分发挥。纠正酸中毒可增强心肌收缩力、恢复血管对血管活性药物的反应性，并防止DIC的发生。首选的缓冲碱为5%碳酸氢钠200 ml，可在补充血容量的同时从另一路静脉滴注，1 h后复查动脉血气，根据结果再决定是否需要追加用量。

(4) 心血管药物应用：α受体阻滞剂，可解除内源性去甲肾上腺素所引起的微血管痉挛和微循环淤滞。可使肺循环内血液流向体循环而防治肺水肿。本组的代表药物为酚妥拉明，其作用快而短，易于控制。心功能不全者宜与正性肌力药物或升压药合用以防血压骤降。β受体兴奋剂，典型代表为异丙肾上腺素，具强力β_1和β_2受体兴奋作用，有加强心肌收缩和加快心率、加速传导以及扩张中枢血管作用。多巴胺，为合成去甲肾上腺素和肾上腺素的前体，具有兴奋α、β和多巴胺受体等作用，主要兴奋多巴胺受体，使内脏血管扩张，尤其使肾脏血流量增加、尿量增多。多巴胺为目前应用较多的抗休克药，对伴有心缩减弱、尿量减少而血容量已补足的休克患者疗效较好。抗胆碱能药，如阿托品、山莨菪碱，可改善微循环；阻断M受体，维持细胞内cAMP/cGMP的比值态势；兴奋呼吸中枢，解除支气管痉挛、抑制腺体分泌、保持通气良好；调节迷走神经，较大剂量时可解除迷走神经对心脏的抑制，使心率加速；抑制血小板和中性粒细胞凝聚。

(5) 皮质激素治疗：糖皮质激素是促炎细胞因子产生的重要抑制体，可在所有层次上调节宿主的防御反应。

(6) 营养支持：对重要器官功能不全的保护，被动免疫等。

2. *手术治疗* 有近50%的感染性休克需要紧急外科处理，选择合适的手术时机和正确的手术方式是决定治疗效果的关键。因此，必须十分重视围手术期的处理，真正做到积极有效。

(1) 手术时机的选择：外科感染性休克必须争取时间尽早手术，但麻醉本身会加重休克，手术创伤与毒素吸收又会加重病情，因此，在休克的基础上手术，易形成恶性循环，引起不可逆转的中毒性休克，并最终使患者因合并多器官功能衰竭而死亡；而过分强调待休克稳定后再进行手术，也有可能丧失最佳手术时机而导致抢救失败。目前认为必须手术清除病灶者，即使病情危急，也应创造条件，尽快手术，术前准备应尽量快，争取在2～3 h内手术。

(2) 手术前准备：主要是液体复苏，迅速扩容，纠正酸中毒，应用血管活性药物、大剂量抗生素和激素。对严重脓毒症者应尽早静脉使用广谱抗生素进行治疗，并在进行抗生素应用之前留取合适的标本，但是不能为留取标本而延误抗生素的使用。同时留置导尿，监测心肺功能和循环功能(包括CVP)。

(3) 术中注意事项：麻醉、抗休克同时进行。原则上当收缩压达到90 mmHg、脉压>30 mmHg、心率≤100次/min，呼吸≤32次/min、指甲和口唇色泽改善、尿量增多>30 ml/h时即可开始手术。但是，如病灶不处理、休克状态不能得到改善时，应果断手术治疗。手术时间尽可能短，以简单、有效为原则，不强求彻底处理病灶的确定性手术，术中手术医师应与麻醉师积极配合，手术方案需根据患者术中的生命体征做相应调整，一旦患者循环不稳定，则应尽快结束手术。

3. *病因治疗* 近年来，损伤控制(damage control, DC)的理念逐渐为大家所接受。DC的核心内容是：对于严重创伤的患者，改变以往在早期进行复杂、完整手术的策略，采取分期救治的原则。首先采用简单、有效而损伤小的手术快速解决出血和污染的问题，然后进入ICU进行二期复苏治疗，调整机体内环境以维持生理功能稳定，提高患者承受二次手术打击的能力，待情况好转后再实施完整、合理的确定性手术。DC在外科感染性休克的处理中有重要意义，事实上，在许多感染性休克的处理中，我们已经在实践“损伤控制”的理念。

(1) 急性化脓性胆管炎：是最常见的引起感染性休克的外科急腹症。病变特点是胆管完全梗阻且伴有脓性胆汁，因此必须采取措施减压胆管，引流胆汁。所以，行经内镜乳头括约肌切开(endoscopic sphincterectomy, EST)或经内镜鼻胆管引流(endoscopic nasobiliary drainage, ENBD)等治疗解除胆管梗阻会立即减轻休克症状。可在手术室内进行EST或ENBD，一旦失败，立即行胆总管切开减压，减压必须到达梗阻的近端。如情况许可则清除结石，去除病灶。

(2) 急性化脓性腹膜炎：以阑尾穿孔和溃疡穿孔最多见，其次为小肠、结肠、胆囊穿孔等。手术原则是按病变做局部切除或缝合修补，以及有效的腹腔冲洗引流。结肠穿孔治疗方式的选择可根据穿孔的原因、穿孔的时间、腹腔污染情况以及患者的全身情况综合判断。老年性的自发结肠穿孔，多位于乙状结肠中段，由于病变部位往往炎症反应严重，腹腔内污染重，可直接将穿孔部位外置。无法拖出的，可将穿孔修补，近端拖出，襻式造瘘。肿瘤性穿孔，多见于老年患者，往往没有机会行根治性手术，在腹腔污染严重、循环不稳定的情况下，手术力求简单有效，以抢救生命为主，可直接将穿孔部位外置或近端造瘘，肿瘤留待循环稳定后二期手术处理。如术中循环稳定，右半结肠肿瘤穿孔处理时，可将病灶切除后争取做一期吻合，应用吻合器可增加吻合口安全性。左半结肠或直肠肿瘤穿孔则可将病灶切除，远端关闭，近端造瘘。胃癌穿孔是否有机会做病灶切除，还是取决于术中循环稳定与否，由于切除手术比较复杂，即使切除肿瘤，也不强求根治。可先用大网膜填塞修补，2周后再考虑是否行进一步手术。

急性腹膜炎患者的发病过程中交织着促炎因子与抗炎因子的过度释放。因此，及时清除腹腔内的炎性因子，对治疗急性腹膜炎至关重要。对于内脏穿孔或弥漫性腹膜炎，在关腹前用大量温生理盐水(10 000～20 000 ml)行腹腔冲洗，以减少腹腔内的细菌和炎症因子，清除“腹腔脓毒症”，切忌用冷水冲洗，以免体温骤降，引起心律失常和加剧休克。

(3) 绞窄性肠梗阻：小肠梗阻的手术原则是解除

梗阻,切除坏死的肠管,恢复肠道通畅,腹腔引流。结肠绞窄性肠梗阻,原则上是坏死肠管切除,近端造瘘。肠系膜动脉栓塞或肠系膜静脉血栓形成所致的肠坏死,有时为了避免大量小肠切除后短肠综合征而尽可能多地保留肠管。术中病情不稳定时,对保留肠管和吻合口的血运不需做过多时间的观察,可将吻合口外置或关腹,48~72 h后再开腹观察保留肠管的生机,在此期间密切观察休克纠正情况及腹部体征。

(4) 急性重症胰腺炎：以保守治疗为主,2002年国际胰腺病学会制定的《急性胰腺炎外科处理指南》建议：除非有特定指征,在发病后14日内对坏死性胰腺炎患者不推荐施行早期手术。除针对胆源性胰腺炎采取的EST或ENBD外,我们认为,在保守治疗无效,尤其是休克难以纠正的情况下,简单、适度的手术治疗还是可以起到积极作用的。

急性重症胰腺炎分为早期的急性反应期和后期的坏死感染期,其病程往往呈双峰型变化,死亡率达到20%。但早期和后期引起休克的原因不同,因此对于手术的选择和手术时机的选择也不同。急性反应期机体处于严重的内环境紊乱期,急性重症胰腺炎引起的SIRS并导致MODS是致死的主要原因。此时手术反而容易加重病情。但当出现腹腔大量炎性渗液,尤其是暴发性胰腺炎,常伴有腹腔间隔室综合征时,不及时手术则很快会出现ARDS或肾衰竭,甚至MODS。此时手术可以减轻腹腔和腹膜后压力,引流腹腔渗液,减少毒性物质的吸收,这些都是其他保守治疗无法做到的。后期胰腺坏死引起的感染性休克是致死的主要原因,此时手术是绝对指征,关键是手术时机的把握,早期坏死组织范围边界不够清楚,当胰腺和胰周坏死组织充分分界时,利于手术清创,可降低再手术率。手术尽量清除坏死组织,但也不强求彻底切除,以免增加手术难度和大出血等并发症。术后可通过CT等检查决定是否做再次清创手术。

近年来,一些微创概念的手术方式不断应用于急性重症胰腺炎的治疗,腹腔镜手术、腹膜后入路手术、CT、B超引导下经皮穿刺引流、经胃或十二指肠内镜引流等,这些手术方式可以反复、协同应用于急性重症胰腺炎的治疗,从而达到简单、有效的目的。

(5) 体表脓肿、肛周脓肿、肾盂脓肿及部分腹腔脓肿：浅表脓肿可直接切开引流,清除坏死组织。肾盂脓肿及部分腹腔脓肿可先在CT、B超引导下经皮穿刺引流脓液,为休克复苏争取时间,可反复进行,待休克好转后行确定性手术。

(6) 严重烧伤：烧伤后肌体丧失天然屏障,创面和皮下大量细菌繁殖和释放毒素,足以致命。治疗原则是及时切除脓痂,引流坏死组织,覆盖肉芽创面。反复做细菌培养及药敏化验,保持抗生素在血内的有效浓度。

(窦东伟 陈立波)

参考文献

[1] 王学峰. 临床输血1000问[M]. 北京：人民卫生出版社,2011.
[2] 华积德. 现代普通外科学[M]. 北京：人民军医出版社,1999.
[3] 刘景汉,汪德清. 临床输血学[M]. 北京：人民卫生出版社,2011.
[4] 李志强. 现代血液病输血疗法[M]. 上海：上海医科大学出版社,1999.
[5] 吴孟超,吴在德. 黄家驷外科学[M]. 第7版. 北京：人民卫生出版社,2008.
[6] 吴彩军,刘朝霞,刘禹赓,等. 2008年拯救严重脓毒症与感染性休克治疗指南[J]. 继续医学教育,2008(1).
[7] 陆紫敏,纪黎明,祖亚钧,等. 去白细胞输血对恶性血液病患者免疫活性细胞的影响[J]. 临床血液学杂志,2008,21(4)：183-185.
[8] 陆紫敏,吴金莺,陈宝安,等. 老年高粘滞综合征血小板膜蛋白测定及意义[J]. 老年医学杂志,2001,15(6)：310-313.
[9] 赵玉沛,姜洪池,冷希圣,等. 外科患者胶体治疗临床应用专家指导意见[J]. 中国实用外科杂志,2008,11：002.
[10] Annane D, Bellissant E, Cavaillon JM. Septic shock [J]. Lancet, 2005, 365(9453): 63-78.
[11] De Backer D, Biston P, Devriendt J, et al. Comparison of dopamine and norepinephrine in the treatment of shock [J]. The New England journal of medicine, 2010, 362(9): 779-789.
[12] Dellinger RP, Levy MM, Carlet JM, et al. Surviving Sepsis Campaign: international guidelines for management of severe sepsis and septic shock: 2008 [J]. Critical care medicine, 2008, 36(1): 296-327.
[13] Haase N, Perner A, Hennings LI, et al. Hydroxyethyl starch 130/0.38-0.45 versus crystalloid or albumin in patients with sepsis: systematic review with meta-analysis and trial sequential analysis [J]. BMJ, 2013, 346: f839.
[14] Myburgh JA, Finfer S, Bellomo R, et al. Hydroxyethyl starch or saline for fluid resuscitation in intensive care [J]. The New England journal of medicine, 2012, 367(20): 1901-1911.

[15] Perazella MA. Drug-induced hyperkalemia: old culprits and new offenders [J]. The American journal of medicine, 2000, 109(4): 307 - 314.

[16] Perner A, Haase N, Guttormsen AB, et al. Hydroxyethyl starch 130/0. 42 versus Ringer's acetate in severe sepsis [J]. The New England journal of medicine, 2012, 367 (2): 124 - 134.

[17] Abiston Textbook of Surgery [M]. 19th ed. 2008.

[18] Verbalis JG, Goldsmith SR, Greenberg A, et al. Hyponatremia treatment guidelines 2007: expert panel recommendations [J]. The American journal of medicine, 2007, 120 (11 Suppl 1): S1 - 21.

[19] Verbalis JG. Disorders of body water homeostasis [J]. Best practice & research Clinical endocrinology & metabolism, 2003, 17(4): 471 - 503.

[20] Zarychanski R, Abou-Setta AM, Turgeon AF, et al. Association of hydroxyethyl starch administration with mortality and acute kidney injury in critically ill patients requiring volume resuscitation: a systematic review and meta-analysis [J]. JAMA: the journal of the American Medical Association, 2013, 309(7): 678 - 688.

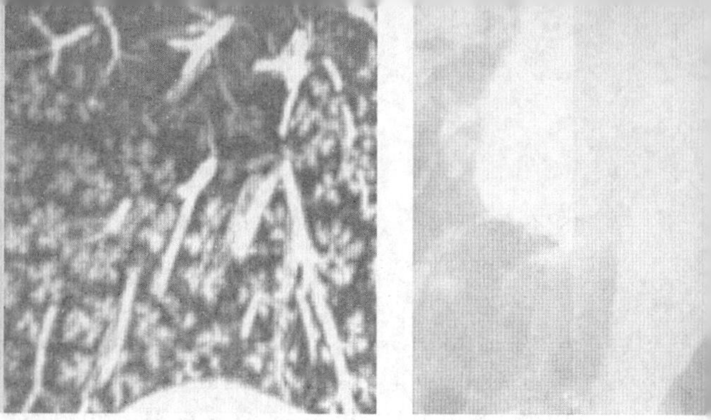

第4章

外科营养

第1节　生理及外科代谢变化

世界卫生组织规定：60岁及以上老年人占全人口总数超过10%的国家即为老龄化国家。而西方发达国家多以65岁以上老年人口占全人口总数超过7%定义为老龄化国家。随着经济发展、医学进步和人类寿命延长，我国的老龄化速度在加速，按60岁以上人群占全部人口的10%计算，2000年，我国已进入老龄社会；按65岁以上人口占全部人口的7%计算，2001年初，我国也已进入老龄社会。第六次全国人口普查结果显示，我国60岁及以上老年人口已达1.78亿，占总人口的13.26%；65岁及以上老年人口已达1.19亿，占8.87%。预计到2015年，老年人口将达2.21亿，约占总人口的16%；2020年将达2.43亿，约占总人口的18%。人口老龄化已经成为全球面临的卫生问题，老年问题已不仅仅是一个科学问题，更是一个社会问题。延长寿命，提高生活质量，推迟、减缓衰老和器官功能下降成为老年卫生保健的目标，所以关注老年人群的健康变得越来越重要。营养是身体健康的基础，发达国家的经验表明：衰老是造成营养不良的重要危险因素。对于独居老人、养老院居民或与子女同住的老人，除衰老和慢性病外，还有其他一些因素可能影响老年人的基本营养状态，如急性病、活动能力、器官功能和社会心理因素等。而在我国，由于经济发展不平衡，社会环境和生活水平的差异，也使这一问题变得突出和复杂化。

人类的衰老过程和地球上一切生物一样，都是一个不可逆转的发展过程。但每个人的老化过程受到遗传、环境等多方面因素的影响，老年人个体之间的差异比其他年龄段的人更为显著。随着全球人口老龄化，临床医学将面对更多的老年患者，因此，老年医学将面临更大的挑战和发展，以手术为治疗老年人疾病主要手段的老年外科学是老年医学的一个重要组成部分。老年以后，随着年龄的增长，机体组织器官发生退行性改变，脏器功能减退，储备能力下降，代偿能力不足，机体对麻醉和手术耐受力下降。主要表现如下。

一、代谢功能降低

1. 基础代谢降低　老年人体内的瘦体重（去脂组织）或代谢活性组织减少，脂肪组织相对增加。与中年人相比，老年人的基础代谢降低15%～20%。老年人代谢速率减慢，代谢量减少，能量供给量随年龄增长而下降。

2. 合成代谢降低，分解代谢增高　老年人合成代谢与分解代谢失去平衡，往往合成代谢降低，分解代谢增高，合成与分解代谢失去平衡，引起细胞功能下降。尤其是蛋白质的合成减少而分解增强，容易导致老年人营养不良。老年人最常见的营养不良为蛋白质-能量缺乏，表现为体重下降、皮肤苍白而干燥、肌肉萎缩等。老年人代谢改变最明显的是血脂的异常，老年人的血脂水平相对中青年人处于较高状态，更易于发生高脂血症，老年人血浆总胆固醇和三酰甘油的平均值与异常率随年龄增长而升高，这是由于组织吸收和脂蛋白的利用减少，因而发生了清除障碍。同时，随年龄增长，脂肪合成酶的活性增强，而分解酶的活性降低，加之老年人的身体功能下降，脂质代谢缓慢，易导致高脂蛋白血症及脂质代谢异常，因而老年人脂肪组织中脂肪积累增多，许多细胞膜的脂肪含量也增多。另外,老年人机体内的抗氧化酶活性降低,自由基使脂质过氧化,对机体造成损伤,导致慢性病的发生。

二、器官功能改变

1. *消化系统* 老年人牙和牙周组织发生退行性变,门齿松动,牙齿逐渐脱落,使咀嚼能力大大减弱,而且由于味蕾、舌乳头和神经末梢功能退化,嗅觉和味觉迟钝而影响食欲,影响营养物质的摄入。老年人食管蠕动运动时收缩力减退,造成吞咽运动障碍,使老年人进食减少,影响营养物质的摄入。另外,老年人胃、肠、胰的分泌功能减退,使肠道消化酶(胃酸、胃蛋白酶、胰酶等)分泌量减少,消化功能降低,亦影响营养物质的消化吸收。上述因素使老年人常伴有营养不良、维生素缺乏、食欲不振等。随着衰老进程发展,老年人胃扩张能力减弱,大肠肌层萎缩,肠蠕动及排空速度减慢,引起老年人便秘。并且肝脏萎缩纤维化、重量减轻、肝细胞数目减少,酶活性降低,解毒功能降低,影响药物的代谢和排出,易引起药物性肝损伤。肝脏功能降低,致胆汁分泌减少,食物消化及代谢相关蛋白类酶合成减少,进一步降低了老年人的消化能力和物质代谢。研究发现,70岁时,肝功能仅相当于30岁时的50%～60%。另外,衰老使凝血因子减少,易使手术出血,白蛋白合成减少,对创伤、感染等的应激反应及伤口修复、愈合能力都比中青年人差。

2. *泌尿系统* 肾脏是维持血容量与血液营养成分稳定、排泄废物的重要器官。肾脏通过排出多余水分、含氮废物、有机酸、有毒物质、药物、电解质和硫酸盐,调节血压,参与红细胞的生成,活化维生素D等重要过程来维持生命。衰老可引起肾脏形态的变化,表现为肾体积变小、重量减轻,80岁时重量减少20%～30%,肾小球数目减少1/2～1/3,且发生玻璃样变性,肾球囊基膜增厚;膀胱壁萎缩,纤维组织增生,尿道纤维化变硬。60岁以上的老年男性前列腺有不同程度的增生,所以老年人易发生排尿困难。老年人泌尿系统的改变最重要的是肾功能的变化,衰老引起肾功能减退、肾小球滤过率降低(可下降31%),60岁减为90 ml/min,80岁为65.3 ml/min,90岁时为56.6 ml/min。血中尿素氮50岁时开始上升,80岁以后明显上升达7.6 mmol/L,80岁老人肾血流量可减少47%～53%。肾小管功能与肾小球功能减退及肾血流量减少的程度一致,到60岁时,肾小管功能减退达50%,肾小管细胞亦随年龄发生脂肪变性,出现尿液浓缩和稀释功能减退。年轻人最高尿比重为1.032,而80岁老人为1.024。尿浓缩功能减退意味着排泄同样量的溶质,老年患者就需排泄更多的尿液或水分,容易出现失水状态。尿稀释功能减退又意味着对水负荷的调节作用减弱,容易导致水中毒。老年人常有一定程度的脱水,老年人不显性失水量相当于年轻人的2/3,大约600 ml/日,而且不论是呼吸性或代谢性原因,老年人常有潜在性酸中毒。所以在脱水、失血、低血压和缺氧的情况下,老年人易发生肾功能障碍和水、电解质失常,以及酸碱平衡失调,且发生后不易及时诊断和纠正。

3. *呼吸系统* 老年人胸壁及肺组织弹力减退,肺和支气管的血管硬化,支气管黏膜纤维化,管腔狭小,纤毛运动减弱,肺泡管扩张,失去肺泡内间隔,肺泡数及总肺表面积减少,呈现肺气肿样改变,气道反射和咳嗽反射减弱,排痰困难。因此常合并慢性支气管炎、肺气肿、肺不张或肺纤维化,另外,也容易误吸造成肺内感染。这些都是老年人手术后肺部并发症发生率高的原因。胸廓硬化和呼吸肌肌力减弱降低了胸壁的顺应性,胸壁弹性回缩力减弱使小气管关闭,常有闭塞性通气障碍。因此,老年人呼吸系统的改变最主要的是肺功能的变化。呼吸功能衰退,最大通气量、肺活量、时间肺活量及呼气储备量均减少,且随着年龄增长而逐年降低,而残气量、肺气排出时间和通气阻力则随年龄增长而增加。肺泡的扩张能力随年龄增长而下降,致使肺顺应性降低,闭合气量和无效腔量均增加。老年人对低氧血症或高 CO_2 血症的反应能力降低,$PaCO_2$ 7.33 kPa(55 mmHg)时反应也不明显。加之肺动脉血流减少而使肺内静脉血掺杂增加,导致 PaO_2 降低、$PaCO_2$ 增高,术后也容易发生低氧血症,而低氧血症导致消化系统的功能降低,影响营养物质的消化吸收。

此外,老年人肺的滤过和清除蛋白质、激素等功能以及脂类的代谢功能等,也均较年轻人差,因此,重视预防老年人术后呼吸系统并发症是十分重要的。

4. *心血管系统* 老年人心血管系统的改变最重要的是心功能的变化。心功能的变化主要为心排血量下降、静脉回流减少、心脏代偿能力下降。因此,老年人容易因各种诱因诱发心力衰竭,造成胃肠道淤血及缺氧,导致消化系统功能障碍而影响营养物质的消化吸收。此外,老年人血管硬化的程度随着年龄的增长而增长。动脉硬化,周围血管阻力增加,以致血压增高。冠状血管内膜增厚、管壁硬化、管腔变窄,是导致心肌供血不足或心肌梗死的原因。全身血管的退行性变化、静脉管壁弹性差、血液淤积等，导致机体重要脏器功能的减退。老年人的心脏大小和重量随年龄增长而增加、心内膜增厚、心脏外膜脂肪沉积、心肌营养物质转换成机械能的效率差、维持心肌收缩的酶和ATP等减少，这均导致心肌收缩力减弱、心排血量减少。老年人心排血量较年轻人减少30%～40%。心肌的退行性改变容易导致心传导障碍和心律失常。老年人心脏代偿功能差，随着年龄的增长，心血管异常的发生率明显增多，高血压的发病率增高，且多合并心、肾、脑功能障碍。老年人血压易于波动，体位性低血压常见，是术中、术后发生心、肾衰竭和脑血管意外的诱因。

5. *神经系统的特点* 老年人的中枢神经系统多呈退行性改变，脑重量随年龄的增长而减少，如成年人脑重量平均为1 400 g，80岁以上老年人则为1 150 g。因此神经传导功能衰退，调节功能减弱，对环境缺乏适应能力，注意力不易集中，易发生感情冲动或精神障碍。多种神经反射迟钝，疼痛阈值升高，对疼痛的敏感性下降，且不易确定疼痛的位置。自主神经系统应激反应减弱，但对肾上腺素和去甲肾上腺素的反应增强。脑血管硬化增加血流阻力，使血流量减少。脑动脉粥样硬化常导致脑供血不足，甚至梗死或血管破裂出血，导致脑神经组织软化、坏死。脑血流减慢时易形成血栓，低血压时更可造成脑缺血或神志障碍。

6. *血液系统* 随着年龄的增长，造血作用(体内血细胞群，尤其是骨髓)的储备功能下降，这就使得老年人(不论男女)都更容易罹患贫血等年龄相关的血液系统疾病。老年人较青年人发生贫血的概率增加4～6倍，这在75岁以上男性中更加明显。老年人常由于食物摄入不足、低蛋白饮食使机体血浆蛋白减少；由于溃疡、肿瘤、炎症等原因导致消化道慢性失血；外科创伤出血和内脏破裂急性失血等导致血容量不足和贫血。这些都直接导致老年患者对手术和麻醉的耐受性减弱。

7. *内分泌系统的特点* 老年人的内分泌功能低下，尤其是肾上腺皮质功能低下时，机体免疫和应激能力差，易出现低血压、心动过缓和心动无力等。胰腺萎缩，结缔组织增生，胰腺分泌功能降低，使老年人对糖代谢的调节能力下降，65～75岁时，约40%的老年人糖耐量降低。糖耐量降低，易并发糖尿病。另外，基础代谢低，体温也容易降低。

8. *免疫系统* 衰老过程中，人体免疫系统形态学发生改变、免疫组织重量减少和免疫细胞数量下降使老年人免疫功能降低而易于罹患感染性疾病，并直接影响着围手术期外科老年患者的严重感染率和死亡率。同时老年人自身免疫功能增强，体内常有较多的自身免疫抗体。

三、体成分改变

随年龄增长老年人体内瘦体组织减少，而脂肪组织增加，使体成分发生如下改变。

1. *细胞数量下降* 由于老年人细胞凋亡增加等原因，常出现细胞量的下降，突出表现为肌肉组织的重量减少，从而引起肌肉萎缩。

2. *身体水分减少* 主要为细胞内液减少，影响体温调节，降低老年人对环境温度改变的适应能力。老年人体内水分占体重的比例从成年的70%左右降至60%以下，进入高龄后降至55%以下。老年人身体水分的减少有着重要的生理意义，且对老年人的临床状况产生直接影响。一方面老年患者体内总水量减少使之易于脱水，机体对脱水的耐受性也降低；另一方面，老年患者贮存水的生理能力较小，能分布外源摄入水的容量也较小，容易出现水过多。因此，老年患者水分的提供和调节显得格外重要。

3. *体内无机盐成分变化* 老年人体内无机盐成分变化主要为钾、镁、钙、磷减少，而钠、氯并不减少，特别容易发生缺钾、缺镁、缺钙。因此，对老年人进行营养支持时应特别注意电解质失衡并积极纠正。

4. *骨组织矿物质减少* 老年人由于钙、磷减少常致骨组织矿物质和骨基质明显减少，出现骨密度降低，据估计，70～80岁时的骨量，女性降低约30%，男性降低约15%。因此，老年人容易发生不同程度的骨质疏松症、软骨病及骨折。

四、心理问题

丧偶老人、空巢老人由于生活孤寂、缺少兴趣，干扰了正常的摄食心态。部分老年人由于经济状况拮据、购买力下降或行动不便、外出采购困难，影响了对食物的选择。有些老年人因退休而离开工作岗位和工作环境，一时尚不能适应，引起食欲下降。

五、妇女的特殊生理改变

60岁以上的老年女性，多数处于绝经后8～12年之间。此期，机体老化、卵巢功能衰竭，主要的生理特征是雌激素水平低落，不足以维持第二性征，骨代谢异常，易发生骨质疏松及骨折。

(吴 萍)

第 2 节 营养需求及膳食指南

一、营养需求及膳食营养素参考摄入量

合理营养是加强老年保健、延缓衰老进程、防治各种老年常见病、达到健康长寿和提高生活质量的必要条件。而营养不良或营养过剩、紊乱则有可能加速衰老的速度。由于老年人生理代谢、机体构成成分和器官生理功能的改变，老年人的营养需要与青壮年比较有共同点，也有其特殊性，对于手术前、后的外科老年患者合理营养显得尤为重要。营养良好的老年人，在较轻外伤或通常手术后，因具有较充分的营养储备，治疗能较顺利地进行；但如有营养缺乏，特别是长期处于营养状况较差，在受到诸如严重创伤、休克及重大手术等损伤时，常因抵抗力下降而引起感染、创伤愈合延迟等并发症。外科手术作为创伤，可引起内分泌及代谢过程的改变，这些改变虽有利机体对创伤的耐受，但会导致老年人体内营养物质高度消耗。因此术前老年患者需有足够的营养储备，增加对手术和麻醉的耐受力，是老年外科营养的重要课题。而老年患者术后短期高度营养消耗，如及时补充营养，尽快获得正氮平衡，减少感染和并发症，使伤口迅速愈合，早日康复，是老年外科营养的又一重要课题。手术、创伤及感染时，老年患者常伴有消化系统解剖或功能障碍，不能正常进食和摄取足够营养，同时可能因发热、大量体液或渗出液的丢失，对能量及蛋白质等营养需要增加。如这些患者长期得不到合理营养供应，则可发生严重营养不良，影响临床治疗效果，甚至危及生命。因此，营养治疗在外科老年患者中具有重要的作用。

1. 能量　老年人由于基础代谢下降、体力活动减少和体内脂肪组织比例增加，对能量的需要相对减少，如果能量摄入过多，过剩的能量可转变为脂肪在体内储存而引起肥胖，因此能量摄入量应随年龄增长逐渐减少。一般来说，自 60 岁以后应较青年时期减少 20%，70 岁以后减少 30%。但是，老年人个体差异较大，对能量的消耗也不尽相同，因此老年人能量需要量的多少主要以体重来衡量，能量的摄入与消耗以能保持平衡并可维持理想体重为宜。此外，还应根据活动量的大小适当调整能量的摄入。中国营养学会按 60 岁、70 岁及 80 岁将老年群体细分为 3 种推荐量。60 岁及 70 岁段又分为轻体力与中等体力两大类，但三者的相差幅度不大。这是因为在一般情况下，60 岁以上的人很可能在基础代谢方面下降，而体力活动也相对减少，即使有劳动作业，一些部门已机械化或电器化，所以实际上以轻度劳动者计。60～80 岁男性的推荐摄入量都是 1 900 kcal/日，女性在 60 岁为 1 800 kcal/日，70 岁以后均减低为 1 700 kcal/日。中国营养学会推荐老年人能量与蛋白质参考摄入量见下表 4-1。

表 4-1　中国营养学会推荐老年人能量与蛋白质参考摄入量

年龄(岁)	活动水平	能量(kcal) 男	能量(kcal) 女	蛋白质(g) 男	蛋白质(g) 女
60～69	轻体力活动	1 900	1 800	75	65
	中等体力活动	2 200	2 000	82.5	75
70～79	轻体力活动	1 900	1 700	75	65
	中等体力活动	2 100	1 900	79	75
80 及以上		1 900	1 700	75	65

注：脂类占总能量的 20%～30%，摘自 2000 年版《中国居民膳食营养素参考摄入量》。

2. 蛋白质　由于体内细胞衰亡和体内各种代谢不可避免地丢失蛋白质，以及随机体老化，体内分解代谢的加强，老年人的负氮平衡就不可避免，若再加上蛋白质摄入量不足，组织器官蛋白质合成代谢与更新就会受到更大的影响。老年人还可因种种原因，使摄入蛋白质的质与量较难满足要求，更加重了组织器官的衰老。因此老年人蛋白质的摄入量应质优量足，以维持氮平衡为原则。

外科患者常因消化道炎症而使蛋白质吸收障碍，外伤和感染使大量体蛋白分解，大面积灼伤、呕吐、腹泻、肠瘘、手术应激又使蛋白质流失速度大大超出蛋白质合成速度，这些情况都会使血浆蛋白减少，而老年人尤甚。临床上，老年患者由于低蛋白血症而产生消化道瘘、穿孔、创伤愈合延缓以致腹壁切口裂开等并发症并不少见。

因此，一般认为老年人每日按每千克体重 1.0～1.2 g 供给蛋白质比较适宜，由蛋白质提供的能量以占总能量的 12%～14%较合适，并且应保证优质蛋白质（包括肉、鱼、蛋、奶类等）的摄入。《中国居民膳食营养素参考摄入量》建议蛋白质的推荐摄入量（recommended nutrient intakes，RNI），男性为 75 g/日，女性为 65 g/日。大豆及其制品是老年人较佳的选择之一。大豆类及其制品相对容易取得，而且品种很多，可选择性很大，也较容易消化。大豆中脂肪、卵磷脂、植物甾醇以及大豆异黄酮对人体有利，特别是

女性。

3. *脂类* 《中国居民膳食营养素参考摄入量》建议老年人脂肪在全日总能量中的百分比宜为20%～30%。我国人民习惯于使用植物油作为烹调油，必需脂肪酸是可以从这些油料中达到要求的，但需考虑脂肪酸类型与机体需要之间的均衡，至少脂类中含有饱和脂肪酸、单不饱和脂肪酸及多不饱和脂肪酸三大类。老年人应以富含多不饱和脂肪酸的植物油为主，而饱和脂肪酸不宜多于总能量的10%。植物油中，尤其是人们常用的菜籽油、玉米油、大豆油及花生油都含有多不饱和脂肪酸，也各有长处，混合食用会比单独食用一类好处大。鱼类，尤其是海洋鱼类，含有多种脂类，合理加工后，鱼类也适用于老年人的脂肪需要，同时也可以提供优良的蛋白质。在正常条件下，每日食物中的胆固醇含量，最好小于300 mg。

4. *碳水化合物* 碳水化合物是膳食能量的主要来源，宜占膳食总能量的55%～65%，老年人的脂肪摄入量减少，相对来说，碳水化合物的量应适当增多。应选择复合碳水化合物的淀粉类为主食，且多选择粗杂粮，不宜多食用蔗糖等简单糖类，而果糖易被吸收利用，宜多吃水果、蔬菜等富含膳食纤维的食物，增强肠蠕动，防止老年性便秘。

5. *矿物质*

(1) 钙：老年人由于胃肠功能降低，胃酸分泌减少，肝肾功能衰退及活化维生素D的功能下降，加上户外活动减少和缺乏日照，使皮下的7-脱氢胆固醇转变为维生素D的来源减少。钙的吸收与年龄有关，随年龄增长，其吸收率下降，成年人钙的吸收率只为20%左右。钙摄入不足使老年人出现钙的负平衡，体力活动的减少又可增加骨钙的流失，以致骨质疏松症较常见，尤其是女性老年人。《中国居民膳食营养素参考摄入量》建议老年人钙的RNI为1 000 mg/日，应以食物钙为主，牛乳及乳制品是最好的来源，其次为大豆及豆制品、深绿色叶菜、海带、虾皮等。钙的补充不宜过多，每日摄入钙的总量不应超过2 000 mg，以免引起高钙血症、肾结石及内脏钙化等。

(2) 铁：老年人对铁的吸收利用能力下降，造血功能减退，血红蛋白含量减少，易出现缺铁性贫血，其原因除铁的摄入量不足、吸收利用差外，还可能与蛋白质合成减少以及维生素B_{12}、维生素B_6、叶酸缺乏有关，故老年人铁的摄入量应充足，其RNI为15 mg/日。应选择血红素铁含量高的食品(如动物肝脏、牛肉等)，同时还应多食用富含维生素C的蔬菜、水果，以利于铁的吸收。

(3) 锌：老年人免疫功能低下与血锌含量低有一定的关系。中国营养学会建议老年人锌的RNI为11.5 mg/日。锌的来源广泛，但食物中的锌含量差别很大，吸收利用率也有很大差异。贝壳类海产品、红色肉类、动物内脏都是锌的极好来源。植物性食物含锌较低，精细的粮食加工过程可导致大量的锌丢失。

(4) 硒：硒在体内抗氧化酶防御系统中具有消除脂质过氧化物、保护细胞免受过氧化损伤的重要作用，并可增强机体的免疫功能，还与人的防癌和延缓衰老有关。中国营养学会建议老年人硒的RNI为50 μg/日。食物含硒量受产地土壤影响较大，海产品、动物肝脏、肾脏、肌肉和整粒谷类是硒的良好来源。

6. *维生素* 老年人由于体内代谢和免疫功能降低，需要充足的各种维生素以促进代谢、延缓衰老及增强抵抗力。中国营养学会为老年人推荐的各种维生素摄入量与50岁的成年人基本一致。

(1) 维生素A：胡萝卜素是我国人民维生素A的主要来源，应注意多食用黄绿色蔬菜、水果。但由于种种原因，老年人蔬菜摄入量常较少，如若牙齿不好，摄入蔬菜的数量更有限，因而常易发生维生素A缺乏。我国老年人的RNI分别为800 μg/日(男)和700 μg/日(女)维生素A当量。

(2) 维生素D：老年人户外活动减少，由皮肤形成的维生素D量降低，而且由肝、肾转化为维生素D活性形式的能力下降，易出现维生素D缺乏而影响钙、磷吸收及骨骼矿化，出现骨质疏松症，故老年人维生素D的RNI为10 μg/日，高于中年和青年人。

(3) 维生素E：老年人每日膳食维生素E的RNI为14 mg/日。维生素E只能在植物中合成，所有高等植物的叶子和其他绿色部分均含有维生素E。

(4) 维生素B_1：老年人对维生素B_1利用率降低，因此摄入量应达到1.3 mg/日。维生素B_1广泛存在于天然食物中，但含量随食物种类而异，且受储存、烹调、加工等条件影响。最为丰富的来源是葵花籽仁、花生、猪瘦肉，其次为小麦粉、小米、玉米、大米等谷类食物，鱼类、蔬菜和水果中含量较少。建议食用碾磨度不太精细的谷物，可防止维生素B_1缺乏。

(5) 维生素B_2：维生素B_2的RNI与硫胺素相同，为1.4 mg/日。维生素B_2广泛存在于天然食物中，但因其来源不同，含量差异很大。动物性食品，尤以动物内脏如肝、肾、心肌等含量最高，其次是蛋类、乳类，大豆和各种绿叶蔬菜也含有一定数量，其他植物性食物含量较低。

(6) 维生素C：维生素C可促进胶原蛋白的合

成，保持毛细血管的弹性，减少脆性，防止老年血管硬化，并可降低胆固醇、增强免疫力、抗氧化，因此老年人应摄入充足，其 RNI 为 100 mg/日。维生素 C 主要来源于新鲜蔬菜与水果。

（7）其他：维生素 B_{12}、叶酸、维生素 B_6 三种维生素对老年人也是非常重要的。同型半胱氨酸是蛋氨酸代谢的中间产物，维生素 B_{12}、叶酸、维生素 B_6 的不足可引起高同型半胱氨酸血症，同型半胱氨酸血症也是动脉粥样硬化的危险因素。因此，这三种 B 族维生素的及时补充，将有助于降低动脉硬化和冠心病的危险因素。

7. *水和液体* 老年人随着年龄的增加，总体水分相应减少。但是老年人对水分的要求不低于中青年，有时还比其他年龄组要求高，因为老年人对失水与脱水的反应会迟钝于其他年龄组，而且水的代谢有助于其他物质代谢以及排泄代谢废物，目前推荐老年人每日每千克体重应摄入 30 ml 水。在正常情况下，一个 60 kg 体重的老年人，每日需要 1 800 ml 的水分，而且在大量排汗、腹泻、发热等状态时，还必须根据情况酌情增加。关键是老年人不应在感到口渴时才饮水，而应该带有节律性地主动饮水。

二、膳食指南

老年人的膳食指南涵盖以下内容。

1. *食物多样，谷类为主，粗细搭配* 人类的食物是多种多样的，特别是中国地大物博，食物繁多，而各种食物所含的营养成分不完全相同，每种食物至少可提供一种营养物质，吃多种多样的食物才能利用食物营养素互补的作用，达到全面营养的目的。谷类食物是中国传统膳食的主体，是人类能量的主要来源，也是最经济的能源食物。老年人主食以谷类为主，一般老年人根据个人情况每日摄入 250～400 g 主食为宜，但要包括一定量约 100 g 的粗粮、杂粮。粗杂粮包括全麦面、玉米、小米、荞麦、筱麦、燕麦等，它们比精粮含有更多的维生素、矿物质和膳食纤维。

2. *多吃蔬菜水果和薯类* 新鲜蔬菜水果是人类平衡膳食的重要组成部分，是维生素、矿物质、膳食纤维和植物化学物质的重要来源，能量低，水分多。应尽量多摄食绿色及红黄色的蔬菜，以获得更多的微量元素以及各种天然抗氧化物如番茄红素、类胡萝卜素、维生素 C 等。薯类含有丰富的淀粉、膳食纤维以及多种维生素和矿物质。多吃蔬菜水果和薯类，对保持身体健康，维持肠道正常功能，提高免疫力，降血脂、血压、血糖及抑癌、防癌具有重要的作用。我国蔬菜品种极多，水果的供应四季不断，因而可以改善老年人的口味，并增加食物的形式和品种。老年人不要因为牙齿不好而减少或拒绝蔬菜水果，可以把蔬菜切细、煮软，水果切细，以使其容易咀嚼和消化。建议老年人每日吃蔬菜 300～500 g，水果 200～400 g，薯类 50～100 g。

3. *多吃乳类、大豆或其制品* 乳类营养成分丰富，组成比例适宜，容易消化吸收。牛乳及其制品是钙的最好食物来源，摄入充足的乳类有利于老年人骨骼健康，预防骨质疏松症和骨折。因此，建议老年人每日饮奶 300 g 或相当量的乳制品，为了防止肥胖及肥胖并发的一系列疾病，最好选择低脂或脱脂奶及乳制品。

大豆不但蛋白质丰富，对老年妇女尤其重要的是其丰富的生物活性物质大豆异黄酮和大豆皂苷，可抑制体内脂质过氧化，减少骨丢失，增加冠状动脉和脑血流量，预防和治疗心脑血管疾病及骨质疏松症。因此，建议老年人每日摄入 30～50 g 大豆或相当量的豆制品。

4. *常吃适量的鱼、禽、蛋和瘦肉* 鱼、禽、蛋和瘦肉均属于动物性食物，是人类优质蛋白质、脂类、脂溶性维生素、B 族维生素和矿物质的良好来源，是平衡膳食的重要组成成分。但动物性食物都含有一定量的饱和脂肪酸和胆固醇，因此建议老年人每日摄入 50～100 g 鱼虾类、50～75 g 禽畜肉类、25～50 g 蛋类。禽肉（去皮）和鱼类脂肪含量较低，较易消化，适于老年人食用。

5. *减少烹调油用量，吃清淡少盐膳食* 脂肪是人类能量的重要来源，并可提供必需脂肪酸，有利于脂溶性维生素的消化吸收，但是脂肪摄入过多是引起肥胖、高血脂、动脉粥样硬化等多种慢性疾病的危险因素之一。由于钠盐的摄入量与高血压发病率正相关，建议控制钠盐的摄入量，如肾脏、心脏功能正常可改用低钠盐。建议老年人每日烹调油用量 25～30 g，尽量选择用油少的烹调方式，如蒸、煮、炖、氽、焯，避免摄入过多的脂肪导致肥胖。食盐摄入量每日小于 6 g，少用各种含钠高的酱料及酱菜，并注意减少隐性盐的摄入。

6. *食不过量，天天运动，保持健康体重* 进食量和运动是保持健康体重的两个主要因素，食物提供人体能量，而运动消耗能量。如果进食量过大而运动不足，多余的能量就会在体内以脂肪形式积存下来，导致肥胖产生；反之则会引起消瘦和营养不良。所以要保持进食量和运动的平衡，使体重维持在理想体重范围。目前老年人大多体力活动不足或缺乏体育锻炼，建议老年人每日累计相当于6 000步以上的身体活动。

7. 三餐分配要合理，零食要适当 合理安排一日三餐的时间及食量，进餐定时定量，不暴饮暴食。早餐提供的能量占全天总能量的25%～30%，午餐占30%～40%，晚餐占30%～40%，零食作为一日三餐之外的营养补充，可以合理选用，能量占5%～10%。老年人可根据运动强度和生活习惯进行适当调整。

8. 每日足量饮水，合理选择饮料 水是膳食重要的组成成分，在生命活动中发挥着重要功能。饮水不足或过多都会对人体健康带来危害。一般成年人每日最少饮水1 200 ml(约6杯)，而老年人对水分的要求不低于中青年，最好选择白开水。

9. 饮酒应适量 适量饮酒可能对身体有好处，但过量饮酒会使食欲下降，食物摄入量减少，以致发生多种营养素缺乏，如急慢性酒精中毒、酒精性脂肪肝，严重时还会造成酒精性肝硬化。过量饮酒还会增加患高血压、脑卒中、某些癌症等疾病的危险。建议老年人一日饮用酒的酒精量不超过15 g，尽可能饮用低度酒(如啤酒、葡萄酒或黄酒)。

10. 吃新鲜卫生的食物 食物放置时间过长就会引起变质，除了使其中的营养素含量降低外，还可能产生对人体有毒、有害的物质。另外，食物中还可能含有或混入各种有害物质，如致病微生物、寄生虫和有毒化学物。吃新鲜卫生的食物是防止食源性疾病、实现食品安全的根本措施。

11. 食物要粗细搭配、松软、易于消化吸收 老年人消化器官生理功能有不同程度的减退，咀嚼功能和胃肠蠕动减弱，消化液分泌减少。许多老年人易发生便秘，患高血压、血脂异常、心脏病、糖尿病等疾病的危险性增加，因此，老年人食物的烹制宜松软、易于消化吸收，以保证均衡营养，促进健康，预防慢性病。

12. 合理安排饮食，提高生活质量 合理安排老年人的饮食，使老年人保持健康的进食心态和愉快的摄食过程。家庭和社会应从各方面保证其饮食质量、进餐环境和进食情绪，使其食欲良好、进食丰富，保证营养素的摄入充足，促进老年人身心健康，减少疾病，延缓衰老，提高生活质量。

13. 重视预防营养不良和贫血 2002年中国居民营养与健康状况调查报告表明，60岁以上老年人低体重(体质指数<18.5 kg/m^2)的发生率为17.6%，是45～59岁的2倍，贫血患病率为25.6%，也远远高于中年人群，因此老年人要重视预防营养不良和贫血。为了预防老年人的营养不良、体重不足和贫血，需要保证充足的食物摄入，提高膳食质量，调整膳食结构，适当增加进餐次数，选用含铁的强化食物及适当使用营养素补充剂。

14. 多做户外运动，维持健康体重 大量研究证实，身体活动不足、能量摄入过多引起的超重和肥胖是高血压、高血脂、糖尿病等慢性非传染性疾病的独立危险因素。老年人适当多做户外运动，在增加身体活动量、维持健康体重的同时，还可接收充足紫外线照射，有利于体内维生素D合成，预防或推迟骨质疏松症的发生。

(吴 萍)

第3节 营养状况的评定与检测

一、营养评价的意义

在老龄群体中，营养不良可能导致身体虚弱、活动能力减退、染病率和死亡率上升，而很多导致营养不良的原因都是可防、可治的。有研究结果表明，如体内蛋白质消耗大于总量的1/3，或者在1个月内体重下降大于原来体重的30%，其结果必然是死亡。在围手术期的外科患者中，一半或一半以上患者由于种种原因导致蛋白质-热能营养不良，使分解代谢大大地超过合成代谢，严重影响机体的康复。瑞典一项调查表明，单纯依靠临床经验，可能会低估营养不良的发病率。因此，使用规范的营养评价工具对老年人进行普遍的、快速有效的营养状态评价有其实用意义，它可以识别并帮助纠正造成营养不良的危险因素，提高老年人生活质量，极大地提高我国初级保健医疗水平，延长老年人群的寿命。

二、营养评价的频率

科学的营养评价频率应根据老年人的生活环境和方式加以确定。一般住院老人、独居老人以及养老院居民更易发生营养不良；而与社区互动良好的以及与家人同住的老人营养不良发生率较低。对于后者，可由社区全科医师进行一年一次的营养状态评价；对于住院老人可在入院及出院时分别进行两次完整的评估；对于养老院居民，可在入院时进行较为完整的评估，其后每1～3个月进行体重和食物摄入变化的评估，做好食谱记录将起到重要的参考作用。

三、传统的营养评价方法

营养不良的诊断不存在永久不变的标准，也没有"金标准"。营养评价方法有很多种，各有各的优缺点。许多研究者开发了各自的营养评估工具，由于各位研究者的实践经验、研究环境、目标人群和实验室支持系统的差异，这些诊断工具之间差异甚大，有些是对危险因素的筛查，有些则侧重于营养指标的判断。

理想的营养评价方法应该是能准确快速评价住院患者的营养状况，反映住院患者的预后，并且易于操作，费用便宜。有学者列举了过去25年来44种不同的工具来反映患者的营养状况或评价营养不良的风险，发现仅有14种方法适合使用。目前常用的营养评价方法有人体测量学数据、血清学营养指标以及综合营养评价法。

1. *测量方法*

(1) 体重：体重是营养评定中最简单、直接而又可靠的指标。体重的测定必须保持时间、衣着、姿势等方面的一致，对住院患者应选择晨起空腹，排空大小便后，着内衣裤测定。读数以kg为单位，精确到小数点后一位。体重是体格测量的主要项目，结果表示方法有按年龄的体重及按身高的体重。按身高的体重偏低，表示较急性的营养不良。

不同年龄、性别人群的评价方法不同，各国评价标准也不一致。通常采用实际体重占理想体重的百分比来表示。临床上简单计算为：理想体重 = 身高(cm) − 105，实际体重在理想体重的 −10%～+10%范围内为正常；在 +10%～+20%内为超重；高于 +20%为肥胖；高于 +30%为严重肥胖；低于 −20%～−10%为瘦弱；低于 −20%以上为严重瘦弱。

体重的测定对于下列一些情况是不适用的，包括患者出现水肿、腹水、胸膜渗出及巨大肿瘤等，利尿剂的使用也会造成体重丧失的假象。

(2) 体质指数：体质指数(body mass index, BMI)是评价18岁以上成人群体营养状况的常用指标。它不仅较敏感反映体形肥胖程度，而且与皮褶厚度、上臂围等营养状况指标的相关性也较高。体质指数的计算公式为：$BMI = 体重(kg)/[身高(m)]^2$。BMI的数值由于人种、性别、生长期不同而有差异，各国、不同地区也有不同：① WHO对成人BMI的划分：18.5～24.9为正常范围，<18.5为低体重(营养不足)，≥25.0为超重，肥胖前状态为25.0～29.9，一级肥胖为30.0～34.9，二级肥胖为35.0～39.9，三级肥胖≥40.0。② 我国BMI的划分：国际生命科学学会中国办事处中国肥胖问题工作组提出对中国人判断超重和肥胖程度的界限值，BMI<18.5是体重过低，18.5～23.9为体重正常，24.0～27.9为超重，≥28为肥胖。

(3) 皮褶厚度：皮褶厚度是衡量个体营养状况和肥胖程度较好的指标。测量工具是皮褶厚度计，测定部位有上臂肱三头肌部、肩胛下角部、腹部、髂骨上部等，其中前三个部位较重要，可分别代表个体肢体、躯干、腰腹等部分的皮下脂肪堆积情况，对判断肥胖和营养不良有重要价值。目前临床上常测量：① 肱三头肌皮褶厚度(triceps skin-fold thickness, TSF)，测定方法为：被测者自然站立，上臂自然下垂，被测部位充分裸露。测试人员找到肩峰、尺骨鹰嘴(肘骨性突起)部位，在左(或右)上臂背侧从肩峰到尺骨鹰嘴连线中点处，用左手拇指、示指和中指将被测部位皮肤和皮下组织夹提起来，捏起处的皮肤需对称，但不能把肌肉提夹住。在该皮褶提起点的下方用皮褶计测量其厚度，使钳尖部分夹住皮褶，应在夹住后3 s内读数，测定时间延长可使被测点皮下脂肪被压缩，引起人为误差。连续测定3次后取其平均值为TSF值。TSF正常参考值男性为8.3 mm，女性为15.3 mm。实测值相当于正常值的90%以上为正常，80%～90%为轻度亏损，60%～80%为中度亏损，小于60%为重度亏损。② 肩胛下角皮褶厚度，测定方法为：受试者自然站立，被测部分充分裸露。在腋前线向下延伸与髂嵴上相交点垂直捏起皮褶。在该皮褶提起点的下方用皮褶计测量其厚度，使钳尖部充分夹住皮褶。男性>40 mm，女性>50 mm者为肥胖；男性在10～40 mm，女性在20～50 mm为正常；男性<10 mm，女性<20 mm者为消瘦。③ 腹部皮褶厚度，测定方法为：腹部取脐右侧1 cm处，方法同上。

(4) 上臂围和上臂肌围：上臂围(arm circumference, AC)本身可反映营养状况，它与体重密切相关。使用无伸缩性材料制成的卷尺进行测量，卷尺刻度需读至0.1 cm。测定方法为：被测者上臂自然下垂，取上臂中点，用软尺测量。上臂肌围(mid arm muscle circumference, MAMC)可间接反映体内蛋白质贮存水平，它与血清白蛋白水平相关。$MAMC = AC - 3.14 \times TSF(cm)$。MAMC正常标准值为：健康男性25.3 cm，女性23.2 cm。

(5) 腓肠肌围：被测者直立，体重均匀分布在两腿上，由皮尺测定腓肠肌中点周径获得腓肠肌围(calf circumference, CC)。

(6) 腰围：腰围(waist circuit, WC)测量使用无伸缩性材料制成的卷尺，被测者自然站立，平视前方，勿用力挺胸或收腹，要保持自然呼吸状态。测量时两名测试员配合。测试员甲选肋下缘最底部和髂前上棘最高点，连线中点，以此中点将卷尺水平围绕腰一周，在被测者呼气末，吸气未开始时读数。测试员乙要充分协助，观察卷尺围绕腰的水平面是否与身体垂直，并记录读数。WHO建议肥胖判定标准为男性WC>94 cm，女性WC>80 cm；中国建议肥胖判定标准为男性WC>85 cm，女性WC>80 cm。

(7) 臀围：臀围是指臀部向后最突出部位的水平围度。测量时被测者自然站立，臀部放松，平视前方。使用无伸缩性材料制成的卷尺，要两名测试员配合，测试员甲将卷尺置于臀部向后最突出部位，以水平绕臀一周测量。测试员乙要充分协助，观察卷尺围绕臀部的水平面是否与身体垂直，并记录读数。

(8) 腰臀比：分别测量腰围与臀围，腰围比臀围称为腰臀比(waist to hip ratio, WHR)。正常成人WHR为男性<0.9，女性<0.85，超过此值为中央型(又称腹内型、内脏型)肥胖。

2. 营养状况的临床实验室检查与评价　生化检查可反映膳食蛋白质摄入和机体蛋白储存状况。这些检查有助于预测老年人中蛋白质-能量营养不良状况。血清白蛋白、前白蛋白、转铁蛋白、血红蛋白、总淋巴细胞计数、胆固醇等是广泛使用的评估蛋白质营养状况的有效指标。许多情况和疾病能改变老年人血浆蛋白水平，所以在解释这些营养状况指标时，要考虑个体整体的医疗情况。内脏蛋白如白蛋白、前白蛋白和视黄醇结合蛋白对发现老年人营养不良是有用的指标，由于它们提示营养不良状态，因此，正常低值也应当作为完整评估的一部分被仔细地评估。

(1) 血清白蛋白：血清白蛋白是由肝脏产生的主要内脏蛋白。它的合成依赖充足的蛋白质和能量供给。血清白蛋白是蛋白质-能量营养不良的一个可靠标志物，并与内脏蛋白水平一致。白蛋白的半衰期是12～20日，因此它不是早期营养不良的指标。

健康老年人中，血清白蛋白水平没有显著下降，但在老年人中血浆蛋白浓度通常受到许多疾病的影响。低白蛋白血症(血清白蛋白<30 g/L)是老年人预测营养不良和死亡风险增加的早期指标。营养不良及下列因素也会降低白蛋白水平，如肝脏疾病、心力衰竭或肾衰竭导致的血容量增加、卧床时间延长、水中毒、急性炎症反应和感染、胃肠道疾病。水合状态直接影响白蛋白，因此必须考虑白蛋白测量值的正确解释。老年人常见的脱水会人为地升高白蛋白。

正常血清白蛋白水平是35～50 g/L。血清白蛋白低于35 g/L提示蛋白质能量营养不良，需要进一步了解营养状况，包括其他实验室检查、人体测量、临床评估和膳食评估。当评估营养干预时，需要记住，白蛋白对营养治疗的反应大约要2周时间。

(2) 血清转铁蛋白：血清转铁蛋白是另外一种评估蛋白质营养状况时使用的内脏蛋白。血清转铁蛋白是一种铁转运蛋白，是蛋白质营养状况的敏感指标。由于它的半衰期是8～10日，比白蛋白体内池小，因此转铁蛋白能更快地反映蛋白质状态变化。然而，和血清白蛋白及许多其他生化指标一样，老年人中使用血清转铁蛋白是复杂的。血清转铁蛋白的水平受到许多因素的影响，如贫血、铁超负荷、胃肠道疾病、肾脏疾病、肝脏疾病、充血性心力衰竭和炎症。在评估蛋白质营养时都要考虑所有这些因素。

(3) 前白蛋白：前白蛋白(prealbumin, PA)是亚临床营养不良有用的指标，同时有助于老年患者的长期管理和监测。PA由肝脏合成，作用是甲状腺素的蛋白载体。PA转换率很快，半衰期仅有2～3日。另外，PA体内池很小，这使它很敏感地影响其合成和分解。PA的浓度下降是蛋白质-能量营养不足的表现，并对营养干预做出快速反应，因此被认为是营养状况有用的生化指标。PA正常水平为150～400 mg/L，但明显营养不良时，PA将下降到110 mg/L以下。与白蛋白一样，其他医疗情况会影响PA水平，在使用它评估营养状况时应当考虑。脱水可引起PA水平升高。除了蛋白质-能量营养不良，在急性炎症反应和感染时PA会降低。

(4) 血清视黄醇结合蛋白：血清视黄醇结合蛋白在肝脏合成，其主要功能是运载维生素A和前白蛋白。视黄醇结合蛋白主要在肾脏代谢，其生物半衰期仅为10～12 h，故能及时反映内脏蛋白的急剧变化。但因其反应极为灵敏，即使在很小的应激反应下，其血清浓度也会有所变化。胃肠道疾病、肝脏疾病等均可引起血清视黄醇结合蛋白浓度的降低。因此，目前视黄醇结合蛋白在临床的应用尚不多，其正常值标准也未确定。

(5) 氮平衡：氮平衡是评价机体蛋白质营养状况最可靠与最常用的指标。若氮的摄入量大于排出量，为正氮平衡；若氮的摄入量小于排出量，为负氮平衡；若氮的摄入量与排出量相等，则维持氮的平衡状态，表示为摄入的蛋白质量可满足基本要求。

(6) 肌酐身高指数测定方法：连续保留 3 日 24 h 尿液，取肌酐平均值与相同性别及身高的标准肌酐值比较，所取得的百分比即为肌酐身高指数测定方法(creatinine height index，CHI)。评定标准：CHI＞90%为正常；80%～90%表示瘦体组织轻度缺乏；60%～80%表示中度缺乏；＜60%表示重度缺乏。

(7) 总淋巴细胞计数：总淋巴细胞计数(total lymphocyte count，TLC)是免疫降低的指标，常常与营养不良相关。营养不良降低 TLC 及损害淋巴细胞对抗原反应。TLC 值＜1 500/mm^3 提示蛋白质丢失。许多因素影响 TLC，因而在老年人中作为营养状况指标使用是复杂的。

(8) 胆固醇：国家胆固醇教育计划筛查指南适用于老年人。血清胆固醇升高与心血管疾病风险增加有关。总胆固醇水平＞6.2 mmol/L 及高密度脂蛋白胆固醇＞4.1 mmol/L 提示高风险。在老年人中，脂蛋白水平较血清总胆固醇更好预测冠心病事件，应检测脂蛋白水平，从而更准确地评估心血管风险。胆固醇也是营养不良的指标，当胆固醇水平伴随着其他蛋白质指标下降时，则没有满足营养需要。总胆固醇水平低于 4.1 mmol/L 是蛋白质-能量营养不良的一个指标，老年人低胆固醇水平与健康状态差有关，可以预测死亡率。许多因素影响总胆固醇和脂蛋白水平，应当考虑这些因素与历史胆固醇值。

(9) 铁的状况(贫血)：在老年人中，血液学评估也能用于营养筛查。根据持续缺乏时间及考虑潜在的混杂因素，血液学改变的程度可用于营养不足的诊断。很难确定贫血是与衰老还是与营养因素相关。为了诊断营养性贫血，必须有完整的血液计数。支持性的数据常从其他生化检查、膳食评估及从老年人对营养治疗反应中得到。

铁缺乏是全世界最常见的营养缺乏症。其他常见的营养性贫血包括巨幼红细胞性贫血(叶酸缺乏)、恶性贫血(维生素 B_{12}缺乏)和慢性病的贫血。应该注意，在一些病例中，老年人贫血的原因与年轻人不同。在老年人中，铁缺乏常由慢性或过多使用阿司匹林、消炎药物造成，另外，其他许多因素亦可引起铁水平降低，包括慢性疾病、感染、蛋白质-能量营养不良和维生素 B_{12}、叶酸缺乏。诊断铁缺乏没有单独的生化指标。在一般情况下，两个或两个以上异常值被认为是铁营养状态受损的指标。

流行病学的证据显示老年人中贫血相当普遍。此外，膳食模式的文化差异可能会影响铁利用率和体内铁储存量，并增加不同种族老年人中缺铁性贫血的风险。例如，加勒比老年人，特别是女性，较非西班牙白种人更易患贫血和铁状态不良。

(10) 血红蛋白：在老年人中应该常规检查血液学指标如血红蛋白(Hb)、血细胞比容和总淋巴细胞计数。人体大部分铁储存在红细胞的血红蛋白中，因此，血红蛋白可用于发现缺铁性贫血相关的营养不良。血红蛋白浓度是用来测定外周血中血红蛋白总量的，它比血细胞比容更直接反映铁缺乏。血红蛋白下降可能是生理性衰老的结果，但也可能是营养不足和慢性疾病所致。正常值：成年男性为＞130 g/L，成年女性为＞120 g/L。成年男性 Hb＜130 g/L，成年女性 Hb＜110 g/L，孕妇 Hb＜110 g/L，即认为贫血。这些诊断标准地区以海平面计，如果海拔高的地区每增高 1 000 m，血红蛋白约增高 4%。

(11) 血细胞比容：血细胞比容是总血容量中红细胞的百分比，与血红蛋白联合使用评估铁状态。超过 50 岁的人常较年轻人有轻微的血细胞比容下降。慢性疾病贫血的人由于体内缺少储备铁，不能维持正常的血细胞比容水平。

(12) 平均红细胞容积：平均红细胞容积(mean corpuscular volume，MCV)测定的是单个红细胞的平均体积。MCV 由总红细胞计数除以血细胞比容得来。MCV 增加提示红细胞是大红细胞，在巨幼红细胞贫血中可见。维生素 B_{12}和叶酸缺乏造成这种类型贫血。当 MCV 降低时，细胞是小红细胞，提示缺铁性贫血。

(13) 叶酸水平：虽然叶酸缺乏有很多原因，但是膳食摄入减少是老年人中最常见的原因。吸收不良、药物和酒精也可造成叶酸水平降低。叶酸水平用于评估溶血性疾病和巨幼红细胞性贫血。血清和红细胞中叶酸是最常使用的检测叶酸水平的生化指标。血清叶酸水平反映近期膳食摄入和叶酸急性状态。红细胞叶酸水平用于反映机体储备，是叶酸水平可靠的指标。在缺铁性贫血中可见正常的叶酸水平 0.113～0.565 μmol/L。低叶酸水平(＜0.113 μmol/L)提示叶酸缺乏性贫血。叶酸水平在维生素 B_{12}缺乏性贫血中可升高＞0.565 μmol/L。

补充叶酸能显著地掩盖维生素 B_{12}缺乏，这在老年人中要特别关注，因为很难发现造成可逆性神经损伤的维生素 B_{12}缺乏症状。例如健忘、精神状态改变、中等程度的痴呆可能由于衰老的简单结果而被忽略，而这实际上是维生素 B_{12}缺乏的症状。应当鼓励老年人在使用叶酸补充剂时同时补充维生素 B_{12}，以减少同型半胱氨酸水平升高。

(14) 维生素B_{12}：血清维生素B_{12}是用于诊断老年人恶性贫血和巨幼红细胞性贫血的指标。维生素B_{12}水平低反映摄入少、缺乏将食物中结合型维生素分离得到易于吸收维生素的胃酸、缺少维生素吸收的内因子，以上所有这些是老年人中常见的原因。维生素B_{12}缺乏在老年人中常见，不治疗会导致永久性神经变性。所以，一些研究显示，低于259 pmol/L的维生素B_{12}水平被认为存在维生素B_{12}缺乏状态，并需要治疗。

3. *电阻抗测定* 生物电阻抗测定(bioelectrical impedance analysis，BIA)对受试者身体的要求很少，因此在评估老年人时具有很大吸引力。BIA的其他优点是它测量人体成分时简单、快速、无创、安全、费用相对便宜和高度可重复性。BIA通过测定身体传导性确定体脂，测定身体的电阻并计算总人体水分。瘦组织传导中等程度的电流，脂肪组织不传导电流。电极放在手和脚上，并让电流通过身体，然后运用适龄方程式计算去脂体重和体脂百分比。保证测试者体内水分十分充足非常重要，否则在估计脂肪质量时会发生错误。

4. *X线骨密度仪* 双能X线骨密度仪(dual-energy X-ray absorptiometry，DXA)越来越多地被用于老年人人体成分的评估。DXA是确定老年人体脂、脂肪分布和骨密度的无创方法。它通过两束低剂量X线穿过身体区分去脂肪组织、脂肪组织和骨骼，并提供人体总脂肪和脂肪分布的精确测量值。

已证实DXA方法比其他方法有效，并有很好的重复性。DXA可敏感地捕捉人体成分细微变化。另外，对测试者的要求很少。DXA已用于测定随年龄增长的人体成分长期变化和干预后人体成分短期变化。但DXA可低估年龄相关的肌肉衰减症，应当谨慎地解释这些测量值。

5. *复合性营养评估* 人体测量常可由经过培训的人员运用相对廉价和无创的检查获得，而生化方法也是评估营养状况最敏感的指标。然而，研究发现人体测量和生化指标检测不能准确反映营养不良状况，另外，生化方法受到慢性疾病、水合状态和炎症等多因素影响，而且常是有创技术，费时且昂贵。因此，复合性营养评估工具的开发与使用得到广泛重视。

复合性营养评估工具主要有两类：一类为营养筛查工具，如营养风险筛查2002、营养不良通用筛查工具、营养风险指数等，一类为营养评价工具，如主观全面营养评估法、整体营养状况主观评估、微型营养评估法和微型营养评估简易法等。

(1) 营养风险筛查工具

1) 营养风险筛查2002：营养风险筛查2002(nutritional risk screening 2002，NRS2002)是2002年丹麦Kondrup等在128项临床随机对照研究基础上提出基于循证医学的营养筛查工具，其被欧洲肠外肠内营养学会(European Society for Parenteral and Enteral Nutrition，ESPEN)推荐为住院患者筛查工具。包括4个方面评估内容：BMI、近期体重变化、近期膳食摄入情况、疾病严重程度。如果患者年龄在70岁以上，要在总分上加1分，总分≥3分为存在营养风险，需要制订营养支持计划，总分<3分暂不需要营养支持，但需定时进行营养风险筛查。其观察者间一致性较好，内容效度建立在文献基础上，且得到同行专家认可，一般数分钟即可完成筛查。NRS2002是专门为需要营养支持的住院患者开发的，在急诊室中有用。但是NRS2002应用过程中也发现其诸多不足。对于无法准确测量体重的患者及无法回答问题的患者，该工具的使用将受到限制。NRS2002更多关注了营养相关疾病的并发症，仍未解决缺乏评价患者营养状况统一标准的问题。

2) 营养不良通用筛查工具：营养不良通用筛查工具(malnutrition universal screening tool，MUST)由英国肠外肠内营养协会多学科营养不良咨询组开发，最初为社区应用设计。之后应用范围扩大，适用于不同医疗机构、不同专业人员、不同年龄及诊断的成人营养不良及其发生风险的筛查，可用于预测急性病和住院老年人的病死率及住院时间。包括3个方面评估内容：BMI、体重变化、疾病所致进食量减少。通过3部分评分得出总分，分为低风险、中风险及高风险，一般3～5 min可完成。

3) 营养风险指数：营养风险指数(nutritional risk index，NRI)是由美国退伍军人协会肠外营养研究协作组于1991年开发的，可用于临床腹部大手术和胸外科手术术前患者全肠外营养支持效果的评价。该工具根据血清白蛋白浓度、体重减少百分比进行营养风险评估。研究发现，对于梗阻性黄疸患者，NRI与病死率和住院时间延长相关，但与感染率无关。对于腹部大手术患者，NRI与主观全面评价方法在评估术前患者营养状况及预测术后并发症发生率方面作用相似。NRI主要不足是其需要根据患者目前和既往体重进行测量，如果患者由于疾病原因出现水肿，则会影响测量结果。此外，应激对血清白蛋白浓度的影响，也是 NRI 筛查方法使用受限的原因。

NRI 关注食物摄入的机制，影响食物摄入的条件及饮食习惯的显著改变，规定饮食限制。指数由 16 个问题组成，可在许多机构由培训过的人员实施。分数越高提示营养状况不良的风险越高，总体健康越差，医疗服务的使用也越多。NRI 对明确老年人需要营养干预和进一步深入的营养评估是有帮助的。

4）营养风险评估：营养风险评估（nutritional risk assessment，NRA）由美国饮食营养协会开发，包括在对护理院的老年人提供护理时，指导健康护理团队策略和干预。

5）简单营养食欲问卷：最近开发的评估工具是食欲评估工具，它用于预测社区居民和长期护理者体重丢失，称之为简单营养食欲问卷（short nutritional assessment questionnaire，SNAQ）。SNAQ 是一份由 4 个简短问题组成的量表，它具有临床效果，并将食欲作为独特一项进行评估，对及早确定老年人食欲减退相关的体重丢失风险是有用的。

以上综述的筛查工具在营养筛查中均有无创、价廉、省时、容易使用的优点，可以较准确地发现已有营养不良或有发生营养不良危险的患者。但每种筛查工具各有缺陷，目前各筛查工具的预测效度大多由纵向研究得出，缺乏实验研究证明。然而，考虑到卫生机构对营养问题的忽视以及普遍认可筛查工具的外在缺乏，依据现有认识水平，在临床上使用以上筛查工具还是值得肯定的。此外，临床医护人员对营养筛查的态度及认识对于营养筛查的实施非常重要，并且由谁实施营养筛查应在临床工作中得到明确。护士是临床中与患者接触最频繁且最密切者，且患者入院后接待多由护士承担，对要求在就诊或入院 24～48 h 完成的营养筛查，护士无疑是适宜人选。因此，积极开展实验性研究及确定营养筛查实施者，对于患者，特别是外科的临床结局预测及干预，都非常重要。

（2）营养评价工具

1）主观全面评价方法：主观全面评价方法（subjective global assessment，SGA）是 1987 年 Detsky 等提出的，最初用来评价住院患者的术后营养状况。共有 8 个部分组成：调查包括近期(2 周)体重改变、饮食变化、胃肠道症状、活动能力改变、应激反应、肌肉消耗程度、三头肌皮褶厚度和踝部水肿等，8 项选项中，至少 5 项为 B 或 C 级，可定为轻、中度营养不良或重度营养不良。其观察者间一致性较好，灵敏度和特异度分别为 82%和 72%。SGA 评估内容全面，但作为筛查工具有一定局限性，其观察结果与患者分类间缺乏直接联系，相对复杂，使得该工具与预期的快速筛查目的不符，且主观评估内容混杂因素多，造成假阳性率高。

2）整体营养状况主观评估：整体营养状况主观评估（patient generated subjective global assessment，PG－SGA）是 Ottery 等根据 SGA 修改而成，可以发现可能发生营养不良的高危患者。评估内容包括 7 项：体重变化、不适症状、食欲、体力状况及与营养相关的疾病状态、代谢状态、体格检查。将患者营养状态分为：营养良好（A 级）、中度或可疑营养不良（B 级）和重度营养不良（C 级）3 级。在分级的同时进行评分，评分不同，营养治疗建议不同。由于 PG－SGA 由 SGA 发展而来，其不可避免带有 SGA 的相应缺陷，但 PG－SGA 分值等级的划分对于治疗建议的指导作用较大。

3）微型营养评估法和微型营养评估简易法：微型营养评估法（mini-nutritional assessment，MNA）由 Guigoz 等于 1996 年提出，被认为是社区老年人、门诊和家庭护理老年人、住院和专门机构老年人营养评价的"金标准"。本表的目的是用快速、经济和无创性方法评估年老体弱者的营养风险。MNA 对临床有用，因为它是一个有效的工具，可用来衡量营养状况和筛查营养不良，早期发现营养不良风险，并促进老年人营养干预的随访。它还可以由营养师、护士和医师以及许多健康护理专业人员在社区和临床上运用，一般 10 min 内完成。在社区患者进入护理机构前常常使用 MNA。MNA 也可用于住院及长期护理机构的筛查和评估，以及监测随着时间变化的营养状况。

MNA 由 4 个部分共 18 项组成：① 人体参数测量：体质指数、上臂肌围、腓肠肌围、近 3 个月体重丧失。② 整体评定：生活类型、医疗及疾病情况、用药情况、活动能力、神经精神疾病。③ 膳食问卷：食欲、餐次、食物类型及液体摄入量、自主进食情况。④ 主观评定：对自身健康及营养状况的评价。总分 30 分，评分标准：MNA 值≥24 分表示营养状况良好，24＞MNA 值≥17 分表示存在营养不良风险，MNA 值＜17 分表示营养不良。使用 MNA 评估老年人营养状况最主要的优势是无需进行任何生化检查。MNA 也是对营养不良患者干预后进行重新评估和监测营养状况的有用工具。营养状况的变化与 MNA 评分变化有关，因此，一旦确定有营养不良风险或营养不良，MNA 则可用于指导一个成功的营养干预。

Rubenstein等在MNA的基础上进行进一步简化，提出评估时间较短(4～5 min)的微型营养评估简易法(short-form mini-nutritional assessment，MNA-SF)，有6个条目，涉及近3个月来的食物摄入、体重减轻、活动能力、疾病负担、神经心理学问题和BMI，最高得分为14分，≥12分者为营养正常，无需进一步评估，≤11分者为存在营养不良可能，需进行进一步营养评价。研究中发现，MNA - SF与MNA评分存在强关联(r = 0.945)，其敏感性(97.9%)和特异度(100%)较好，预测营养不良的诊断准确率为98.7%。澳大利亚循证营养指南推荐MNA - SF可作为居家老年患者的营养筛查工具。

4) 身体组成评价法：身体组成评价法(body composition assessment，BCA)是Blackburn于1977年提出的根据身体组成来评价营养状况的评价法。这一方法曾帮助医院建设了营养支持服务小组，使发达国家住院患者的营养不良发病率从45%～50%降到20%～25%。此方法在临床使用过程中得到一定的改进。例如，用测定身体电阻的方法测定身体中所含的水分；用稳定同位素法测定体内各种无机元素；用CT、MRI测定体内脂肪、皮肤、骨骼、细胞外体液及瘦体重等各种组织成分。但由于操作烦琐、耗时、耗力及各种指标的正确性受到质疑，使BCA应用受到限制。

需要注意的是筛查与评价不是同一概念，前者为一个简便、快速的筛选过程，旨在发现患者是否具有导致营养不良的风险因素，通常由护士或其他经过训练的医疗人员进行；后者则是主要由营养师收集临床资料后对患者的营养状况进行分级。如患者经筛查判断营养风险较高或确有营养不良，则必须采用营养评价的方式来判断患者的营养状况。在新入院患者或是需要长期动态营养监测的人群中，营养评估工作量较大，采用营养筛查方式更为简便易行。

临床营养筛查和评价过程中，标准化筛查和评价工具的选择非常重要。ESPEN推荐3种营养筛查和评价工具：MUST、NRS2002和MNA。美国肠外肠内营养学会(American Society for Parenteral and Enteral Nutrition，ASPEN)推荐SGA，美国营养师协会推荐PG - SGA。

(吴　萍)

第4节　肠外营养支持

自20世纪60年代以来，肠外营养为胃肠道功能不全或无功能患者提供了赖以维持生命的支持。老年人随着年龄的增长，基因表达和基因调节能力下降或失去平衡，其中包括核因子- κB转录因子系统、热休克系统、低氧诱导因子系统等，导致机体组成和机体代谢发生一系列变化。生理储备不足和应激能力下降是其特点，且具有明显的个体差异。老年人器官功能储备不足可发生于正常生理状态，也可发生于严重创伤后的代谢应激状态。因此，老年人进行肠外营养支持时，应当对实验室指标进行严格检测以预防水和电解质失衡、高(低)血糖、肝功能损害及三酰甘油廓清障碍等并发症的发生。

老年人肠外营养支持的整体适应证与非老年人一致：① 无法经口或管饲获得足够营养。② 不能经胃肠道途径获取营养。③ 肠内营养不耐受。

一、肠外营养的适应证

1. *胃肠道无功能*　如短肠综合征：小肠切除70%以上的患者，手术后短时间内不能经胃肠道吸收充足的营养物质，而且短肠综合征也能导致腹泻、电解质及酸碱平衡失调、营养不良，甚至死亡。机体剩余肠管的代偿性增生反应往往需要一定的时间(一般需2～3年)，在胃肠道功能尚未代偿的时期，应实施肠外营养支持，以避免营养不良和维持机体的正常功能。目前的研究证实，在肠外营养支持的正常基础上，生长激素(GH)和谷氨酰胺具有促进肠道的重量、黏膜长度、绒毛高度和皱襞深度的作用，并可改善肠黏膜通透性、降低肠源性细菌移位率。生长激素可以刺激空肠蛋白质的合成以及水、钠在空肠近端和回肠远端的吸收，促进小肠对氨基酸的吸收效应，生长激素和谷氨酰胺可以通过协同作用促进肝脏IGF - 1 mRNA的表达以及小肠黏膜细胞DNA和RNA的合成。治疗的效果与患者生育肠管的长度及其原有体重的比重相关。

2. *胃肠道不能利用*　胃肠道梗阻如贲门癌、幽门梗阻及各种原因导致的高位肠梗阻、急腹症、大手术创伤以及复合性外伤早期。这类患者处于严重的应激、分解代谢状态，肌蛋白大量分解，氨及谷氨酰胺大量丢失和消耗，体内脂肪大量动员，水和电解质代谢紊乱，同时，消化功能受到抑制，估计5～7日内不能经胃肠道补充足够的热量和营养。迅速消耗，短期内可导致患者死亡。对这类患者应给予肠外营养支持，补充适量的热量和营养物质，纠正分解代谢，达到正氮平衡，增强患者对创伤的耐受能力，有利于患者康复和降低死亡率。应激状态并非肠外营养支持的绝对禁忌证，但需要根据病情变化，随时调整营养液的配方。

3. 高位、高流量（>500 ml/日）肠瘘（除非可通过肠瘘远端行肠内营养） 由于所进食物会从瘘口排出，造成营养物质吸收障碍和大量营养液的丢失，使患者很快发生脱水和电解质紊乱，而且患者常常同时伴有腹腔感染和脓肿，进一步使机体耗竭，短期内可导致患者死亡。肠外营养支持不仅可以提供充足的营养，而且还可以使消化道得到休息，大大减少消化液的分泌和丧失，提高组织愈合能力，在瘘口远端无梗阻、肠管连续无中断的情况下，随着患者全身营养状况的改善，经过一段时间，瘘口可以不需要手术而自行闭合。对于腹腔内粘连严重、无法手术治疗的多发性肠瘘，长期的肠外营养支持可能收到较好的效果。

4. 肠道需要休息

（1）肠道炎性疾病的急性期：部分药物治疗控制不满意的肠道炎性疾病患者接受肠外营养支持 2～4 周，可使临床症状明显改善并增加患者的药物敏感性，从而避免外科手术治疗。

（2）放射性肠炎：老年患者由于某些原因进行放射治疗导致放射性肠炎，可使小肠发生一定程度的纤维化以及狭窄，肠道的吸收功能明显减退，造成放疗后的营养障碍，而且这种改变很难逆转，这类患者靠经口摄食不能维持营养状态，是影响放疗患者长期生存的重要因素。此时需要进行长期的肠外营养支持。

（3）小肠的原发疾病和继发疾病：一些疾病可以影响小肠的运动和吸收功能，如硬皮病、先天性红斑狼疮、类胶原血管病、不宜手术的小肠缺血性疾病等，肠外营养支持可以维持良好的营养状态，保持较好的生活质量。另外，由于不同原因所致的小肠低灌注，能使小肠蠕动功能减退。肠内营养支持有时可引起坏死性小肠炎，此时需改为肠外营养支持。

（4）炎性粘连性肠梗阻：术前有一定时间的肠外营养支持可以使肠道得到休息，有助于粘连带的软化，从而使梗阻缓解，减少手术分离粘连的困难。

（5）其他：包括肉芽肿性肠炎、溃疡性结肠炎、结核性肠炎以及感染性或寄生虫性肠炎患者。

5. 急性重症胰腺炎 急性重症胰腺炎的治疗包括消化道的休息、胃肠减压以及抑制消化液的分泌等，手术常常加重营养不良，对于病程较长，特别是并发腹腔内感染或肠梗阻的患者，往往需要长时间禁食。此时，应及时给予肠外营养支持，以防止疾病过程中营养不良并发症的发生。但肠外营养支持本身只是治疗的一个措施，不能改变疾病的进程。而且在肠外营养支持期间，应密切观察患者血糖和血脂的变化。对于需手术治疗的重症急性胰腺炎患者，应考虑在手术过程中行空肠造瘘置管，以便在病情好转、肠道功能恢复后，由肠外营养支持过渡到肠内营养支持。

6. 各种原因所导致的顽固性呕吐（包括化疗、放疗后呕吐） 这类患者常常由于治疗的反应产生严重的恶心、呕吐、厌食及腹泻而进食不足，在呕吐原因明确以前以及呕吐未能得到有效控制的情况下，均需要应用肠外营养支持以维持患者的营养状态。部分化疗患者虽然呕吐反应较重，但胃肠道吸收功能尚可，如果患者不能耐受鼻饲管和其他途径的肠内营养支持，应采用肠外营养支持直至化疗反应消失，避免营养不良并发症的发生，使患者能够接受大剂量的化疗和放疗，而不受其胃肠道反应的影响。

7. 严重腹泻 无论是由于原发性胃肠道疾病所致的严重腹泻，还是由于病毒或细菌性肠炎所致的腹泻，在诊断和治疗过程中，估计 5～7 日不能恢复到经口充分进食时，应给予肠外营养支持。对于长期慢性的严重腹泻患者，肠外营养支持也是有效控制腹泻的治疗措施。

8. 各种原因所导致 5～7 日不能建立充足的肠内营养 摄食不足或仅接受水、电解质输液的患者，易发生营养不良而影响下一步治疗的效果。为预防营养不良和提高治疗效果，对这类患者应给予肠外营养支持，也可以肠内营养合并肠外营养支持。

二、肠外营养的禁忌证

1. 胃肠道功能正常或可以经口（管饲）摄入足够营养素的老年患者 当胃肠道功能正常或可以利用时，肠外营养支持比较肠内营养支持不仅没有优越之处，反而可能发生相关并发症。只要胃肠功能能够利用，就应充分使用。如果消化道近端有梗阻，应于梗阻远端放置造瘘管，进行肠内营养支持。对于已经接受肠外营养支持的老年患者，应注意胃肠道功能的恢复和病情的改善，适时安全地由肠外营养支持过渡到肠内营养支持。应避免将肠外营养用于有可能经肠道接受肠内营养的患者（除非患者需要肠道休息）。

实际上，对于进行肠外营养支持的患者，也推荐联合使用肠内营养。只要可能，就应使用肠内营养，以维持胃肠道的完整性和保护黏膜。

2. *无明确治疗目的，或确定为不可治愈、无复活希望而继续盲目延长治疗的老年患者*　一些已广泛转移的晚期恶性肿瘤的老年患者，生活质量很差，任何治疗方式均无明显改善作用，这时进行正规的肠外营养支持已无益处。此时，可以保证老年患者一般能量的需要和维持水、电解质的平衡。肠外营养不应用于没有明确肠外营养目标的老年患者，也不应用于延长终末期老年患者的生命。然而，一旦开始肠外营养，则停止或改变治疗的决定应根据现有法律、患者的意愿以及治疗的侵袭性作用。因此，在开始肠外营养治疗前，就应评估治疗目的、获益情况以及是否存在可替代治疗。

3. *内环境紊乱，血流动力学不稳定，水、电解质和酸碱平衡失调的老年患者*　进行营养支持之前必须改善患者的一般情况，维持水、电解质和酸碱平衡，使内环境趋于稳定后，再开始营养支持。否则，只会加重老年患者机体的负担，对患者有害而无益。

4. *预计发生肠外营养并发症的危险性大于其可能带来益处的老年患者*　肠外营养支持本身存在一定风险，对患者的益处也不是无限的。开始肠外营养支持的决定应基于满足特定的、清晰的以及现实的目标。这些因素包括基础疾病、年龄、可行的入路、患者的心理状况以及使用肠外营养的时间。

5. *患者一般情况好、只需短期或部分肠外营养支持、预计支持的时间少于5～7日的老年患者*　少于5～7日的全肠外营养(total parenteral nutrition, TPN)对于整体营养状况的改善没有作用。短期使用TPN应权衡相关风险、费用和获益。某些情况下，短期TPN实际上有害。Fong等对术前短期使用TPN进行了研究，结果发现TPN的应用能导致分解代谢激素和细胞因子产生增多。因此，除非有其他特异性适应证，应限制肠外营养在术前的应用。

6. *某些大脑切除或丧失基本生理功能的老年患者。*

三、肠外营养的应用

肠外营养支持是指通过静脉途径满足机体对所有营养物质(氨基酸、碳水化合物、脂肪、水、电解质、维生素和微量元素)和能量的需要。目前，临床使用肠外营养时多采用“全和一”(all in one, AIO)营养混合的方式，即将所有营养物质在无菌条件下均匀混合于一个3 L输注袋后，再做静脉输注。该方法于1972年由Solassol和Joyeux推出，并已成为最安全、使用最广泛和最合理的肠外营养输注方法。全和一营养液的优点：① 所有营养物质充分混合后，不仅能降低渗透压，还能均匀地输入体内，有利于机体更好地代谢和利用。② 避免传统外周静脉单瓶输注的不良反应和并发症。③ 全和一营养液本身是一个全封闭的输注系统，使用方便，减少了被污染和发生气栓的机会，还能增加患者的舒适度。

目前，并不存在适用于每一位老年患者的“理想”肠外营养液。应根据患者的代谢情况、疾病状况和治疗目标调整配方中的宏量营养素和微量营养素。

调整老年患者肠外营养支持的配方时，应考虑下列因素的影响：① 患者本身的疾病或器官功能不全造成的代谢变化。② 患者相关营养素的缺乏或过量，以及患者的不耐受(如高、低钾血症，高、低血糖等)。③ 根据患者病情的需要，可提供具有药理治疗作用的特殊营养底物(如谷氨酰胺、ω-3脂肪酸或抗氧化剂)。

(一) 能量

能量需要量包括基础消耗量、活动消耗量以及疾病或手术等应激消耗量。基础消耗量是能量消耗的基础，静息状态下，肌肉消耗能量的20%～25%，其比例随活动强度的增强而升高。老年人的瘦组织群、体细胞群的减少及运动强度的降低，使基础消耗量明显下降。迄今为止，尚无大样本的关于老年人能量需要的研究报道，也无老年人能量消耗计算公式的参考标准。能量的需要量应考虑手术、创伤等应激因素，无并发症的大手术基础消耗量增加5%～10%，多发性创伤或合并感染性并发症的老年外科患者增加20%～30%，大面积烧伤患者增加40%～100%。创伤早期，老年外科患者所需的能量可按15～25 kcal/(kg・日)提供，恢复期所需的能量可提高1.3～1.5倍。热量的分配比例应根据具体情况进行调整，基础比例：碳水化合物占55%～60%，脂肪占20%～25%，蛋白质占15%～20%。老年人短期肠外营养支持，可由脂肪提供35%～50%的能量；而长期营养支持，则由脂肪提供20%～30%的能量。朱明炜等研究证实，低热量的肠外营养支持更符合老年外科患者的代谢特点，有利于应激反应的恢复，减少感染性并发症的发生，缩短住院时间。

(二) 碳水化合物

葡萄糖　是肠外营养中碳水化合物的来源，提供能量4 kcal/g。葡萄糖可作为肠外营养的单一能

量来源或以不同比例与脂肪乳混合。以葡萄糖为唯一能量来源时，可导致高血糖、低血糖、高渗性脱水、低磷酸血症以及必需脂肪酸缺乏等并发症。过量输注葡萄糖还能导致其他问题，如肝脏脂肪蓄积、CO_2产量增加以及儿茶酚胺分泌增加等。因此，对于那些缺乏必需脂肪酸、液体超负荷、难以控制的糖尿病或合并呼吸功能不佳的高碳酸血症老年患者，不应以葡萄糖作为肠外营养的唯一能量来源。

创伤后，高血糖和高分解代谢为其主要特征。在此期间输入高葡萄糖液，不仅不能抑制内源性葡萄糖的产生，反而会加重创伤应激状态下的高血糖，加重医源性高代谢反应和氮的丢失，糖浓度过高容易导致老年人发生渗透性的昏迷。老年人的肠外营养支持，应特别注意糖的供给量，从低浓度开始(10%左右)，逐渐增加，达到估算的需要量。葡萄糖的基础供给量为每千克体重 2～3 g，提供所需热量的 50%～60%。根据血糖水平调整胰岛素的用量。为避免肠外营养时出现高血糖，葡萄糖的最大输注速度不应超过 5 mg/(kg • min)，中心静脉途径输注葡萄糖的常用浓度为 10%～20%，经外周输注的浓度应＜10%。

(三) 氨基酸

肠外营养用的标准氨基酸溶液浓度从 5%至15%不等，通常由 40%或 50%的必需氨基酸和50%～60%的非必需氨基酸构成。肠外营养中的氨基酸可提供 4 kcal/g 的热量。

老年人整体的蛋白质更新和合成的速率是降低的，但单位体细胞群蛋白合成与降解的速率却是增加的。在正常情况下，氨基酸的需要量为 0.8～1.2 g/(kg • 日)，提供总热量的 12%～20%，处于高分解代谢状态的老年严重营养不良的患者，在肝、肾功能许可的情况下，氨基酸的供给可提供到 1.5 g/(kg • 日)。

谷氨酰胺是人体最丰富的游离氨基酸，构成细胞外氨基酸库的 25%和肌肉氨基酸库的 60%。正常生理条件下，谷氨酰胺可由机体自身合成，所以被认为是非必需氨基酸。大量研究表明，大手术后以及危重症时，谷氨酰胺水平下降。脓毒症患者谷氨酰胺水平的降低与其不良临床结局有关。在肠外营养中添加谷氨酰胺对重度分解代谢(如烧伤、创伤、大手术或骨髓移植)、肠功能不全(炎性疾病、感染性肠炎、短肠综合征、坏死性小肠结肠炎、化疗或放疗后肠黏膜损伤)以及免疫缺陷(艾滋病、骨髓移植或危重症)患者有益。北京医院普外科研究证实，添加谷氨酰胺双肽的肠外营养，能减轻老年外科患者术后肠黏膜屏障的损害和内毒素血症，减少感染并发症，缩短术后住院时间，并有较好的安全性。临床推荐剂量为0.35 g/(kg • 日)。

(四) 脂肪

脂肪乳是肠外营养中非蛋白能量的常用组成部分。它们是肠外营养的标准组成成分，尤其对于糖耐量异常和呼吸功能不全合并 CO_2 潴留的老年患者。脂肪最多可构成 50%的非蛋白热量，剩余的 50%由葡萄糖提供。为保证脂肪的有效代谢，葡萄糖应提供至少 30%的热量。

脂肪乳的浓度有 10%、20%、30%等不同种类，分别提供 1.1 kcal/ml、2 kcal/ml、3 kcal/ml 的热量。上述脂肪乳可单独提供长链脂肪酸(long chain fatty acids，LCFA)或同时提供 LCFA 和中链脂肪酸(medium chain fatty acids，MCFA)，且富含亚油酸和亚麻酸，它们还包括作为乳化剂的卵磷脂和高渗性甘油。只要脂肪供能占到总能量的 4%～5%就可满足大多数患者对必需脂肪酸的需求。含有脂肪乳的肠外营养配方很少出现高血糖，且发生肝功能损害的概率也较以葡萄糖为唯一能量来源的配方少。快速和大量输注脂肪乳可损伤中性粒细胞、单核细胞和巨噬细胞的功能，且可降低 $CD4^+$ 和 $CD8^+$ 细胞的比例。因此，对于有高脂血和动脉硬化症状的患者，应慎用脂肪乳，并密切监测。虽然并不多见，但是输注脂肪乳仍有可能出现副作用。患者可能出现发热、寒战、呕吐以及背痛和胸痛等症状。建议：10%脂肪乳应以 1 ml/min 的“实验剂量”输注 15～30 min；若浓度为 20%，则速度为 0.5 ml/min。若患者在实验输注中无不良反应，才可将输注速度提高到需要水平。由于脂肪乳含有卵磷脂，因此不能用于对鸡蛋过敏的患者。

常用的脂肪乳含有长链脂肪酸，即长链三酰甘油(long chain triglycerides，LCT；碳原子数为 16～20 的饱和脂肪酸)，来自大豆或红花油。然而，过多的ω-6脂肪酸含量对危重症患者的巨噬细胞和中性粒细胞功能、甘油廓清均存在不良影响。磷脂成分的代谢可能干扰脂肪和脂蛋白代谢。其影响包括减少细胞膜胆固醇(红细胞或白细胞)、干扰低密度脂蛋白与其受体的结合。

中链三酰甘油(medium chain triglycerides，MCT；碳原子数为 6～12 的饱和脂肪酸)与 LCT 相比，其水溶性高出 100 倍，所需的胆盐更少，因此是更为理想的肠外营养底物。与需要肉毒碱进行跨线粒体膜转运的 LCT 相比，MCT 更易于氧化，且氧化较少受葡萄糖和胰岛素的影响。MCT 不干扰类花生酸的合成(前列腺素、白介素等)，且不生成自由基。然而，纯 MCT 不能提供必需脂肪酸，且快速氧化可显著升高体温。MCT还可以导致酮症，且血浆中高水平的MCT可饱和蛋白，对门脉分流的肝硬化患者造成不良的影响。

目前临床上使用的是将MCT和LCT混合输注的脂肪乳。目前研究的特点——结构脂肪乳，是将长链和中链脂肪酸进行内乳化形成化学混合三酰甘油分子。它具有MCT的益处而无不良作用，同时又可提供必需脂肪酸。利用脂肪酶，还可合成含有短链脂肪酸(short chain fatty acids, SCFA)的分子。短链三酰甘油可溶于水而不需乳化。因此，结构脂肪乳可作为肠外营养中一种具有多种用途的候选能量来源。

结构脂肪乳的人体安全性和耐受性已经在接受肠外营养的外科大手术后患者中进行了评估。Sandastron的研究表明，与LCT相比，输注结构脂肪乳患者的脂氧化速度更快。Kruimel及其同事证明，接受结构脂肪乳的术后患者，其氮平衡明显优于接受MCT/LCT者。

SMOF(大豆油、中链三酰甘油、橄榄油和鱼油)脂肪乳对某些脂肪酸所具有的代谢调节功能的认识开辟了新的研究方向。为纠正传统肠外营养中ω-6脂肪酸过多造成的不平衡和脂质过于氧化，研究者开始在肠外研究中研究SMOF脂肪乳对危重症者临床结局的影响，目前已开始应用含有大豆油、中链脂肪酸、橄榄油和鱼油的混合制剂。每100 ml SMOF脂肪乳中含有：大豆油60 g、中链三酰甘油60 g、橄榄油50 g、鱼油30 g、α-生育酚200 mg。总脂肪中的大豆油含量减少至30%，由其提供的ω-6长链脂肪酸也随之减少。

SMOF脂肪乳中含有MCT作为快速能量来源，而橄榄油可提供单不饱和脂肪酸。鱼油富含ω-3脂肪酸、EPA和DHA，具有降低炎性反应和血栓形成的作用，因而能为组织微循环和免疫系统提供保护。加入的鱼油使ω-3/ω-6比例调整为1∶2，这一配方还可改变血浆和细胞膜的脂肪酸和磷脂模式，但仍需要更多研究来验证这一新配方的作用。

建议老年患者每日脂肪供给量为每千克体重1.0～1.2 g，输注速度不超过每千克体重1 ml/h (0.2 g/h)。

(五) 维生素、矿物质和微量元素

维生素、矿物质和微量元素是人体不可或缺的基本营养素。由于机体无法合成，几乎所有的维生素都来自体外。补充维生素是肠外营养处方的组成部分。老年人随着机体结构、功能的改变，血清和组织中维生素、矿物质和微量元素的水平发生变化。见表4-2、表4-3。

表4-2 老年人血中维生素水平的参考值

血中维生素	正常	低值	缺乏
血浆维生素A(mg/ml)	＞20	10～20	＜10
血清叶酸盐(ng/ml)	＞6	3～6	＜3
红细胞叶酸盐(ng/ml)	＞150	100～150	＜100
血清维生素 B_{12}(pg/ml)	＞200	100～200	＜100
血清维生素 B_6(ng/ml)	＞4	3～4	＜3
红细胞维生素 B_{12}(ng/ml)	＞14	12～14	＜12
血清维生素C(mg/100 ml)	＞0.3	0.2～0.29	＜0.2
白细胞维生素C(mg/100 ml)	＞15	8～15	＜8

表4-3 老年人维生素、矿物质和微量元素水平的变化

水平升高	水平正常	水平降低
铜离子(血清)	铁离子(肝脏、男性)	锌离子(血清、毛发)
铁离子(肝脏、女性)	叶酸盐(肝脏)	钙离子(血清)
铁蛋白(血清)	维生素A(血清)	硅(皮肤、主动脉)
	胡萝卜素(血清)	维生素E(血小板)
	维生素 B_2(血清)	1,25-脱羟基维生素D(血清)
	生物素(血清)	铁离子(血清)
	泛酸盐(血清)	维生素 B_1(血清)
	锌离子(白细胞)	硌(组织)
	铜离子(血管)	砷(血清)
	维生素C(血管、白细胞、组织)	维生素 B_6(血清)
		维生素 B_{12}(血清)

注：引自《老年临床营养学》——韦军民主编，人民卫生出版社。

维生素缺乏可出现于疾病过程中的不同时期，因疾病的严重程度、维生素的种类以及是否恰当补充而不同。为了避免维生素缺乏或过量，临床医师应该对各种维生素都有所了解。并非所有市售的产品都适用于肠外营养。用于肠外营养溶液的维生素制剂应当是专门设计的。临床实践中的常见问题是剂量不恰当或补充量不足。例如，许多营养液缺乏叶酸，这使长期接受肠外营养的患者可能发生叶酸缺乏性贫血。

肠外补充维生素应考虑肠外营养的时间。短期肠外营养通常不需要给予维生素，除非患者已有明显的缺乏。然而，对长期肠外营养而言，充分给予维生素是基本的治疗。肠外营养维生素需要量不同于肠内途径,因为其吸收效率和利用率不同,且其在肠外营养液中的稳定性也有所变化。下面是美国医学会(American Medical Association, AMA)食品和营养部顾问组有关维生素补充指南的推荐意见。肠外营养中的维生素需要量并不是根据维生素平衡研究制定的,即使遵照推荐量给予也存在争议。当组织中的维生素水平进行性下降时,血液中的含量仍可保持正常(表 4-4)。

表 4-4 肠外营养液配方中每日维生素补充量(器官功能正常)

维生素	推荐量
维生素 B_1(硫胺素)	3 mg
维生素 B_2(核黄素)	3.6 mg
维生素 B_3(烟酸)	40 mg
叶酸	400 mg
泛酸	15 mg
维生素 B_6(吡哆醇)	4 mg
维生素 B_{12}(钴胺素)	5 mg
生物素	60 mg
维生素 C	100 mg
维生素 A	3 300 IU
维生素 D	200 IU
维生素 E	10 IU
未接受抗凝治疗的患者按每周 2～4 mg 补充维生素 K	

注:引自《老年临床营养学》——韦军民主编,人民卫生出版社。

许多因素可影响维生素的需要量,有时就需要对 AMA 指南的推荐量进行调整。脂溶性维生素的需要量在疾病急性期、感染、负氮平衡、采用脂肪作为能量来源等条件下会增加。肾功能不全的患者对维生素 A 和维生素 D 的需要量可能少于 AMA 的推荐量。既往存在营养不良、感染、胃肠道切除或因创面(瘘)存在大量液体丢失的患者需要高剂量的水溶性维生素。无论剂量多少,维生素都应在输注前加入肠外营养液中,以减少因光照或营养袋、管路吸附所造成的丢失。有时还需要使用深色输注袋以防止维生素分解。

为避免与患者可能使用的口服抗凝药物发生相互作用,维生素 K 并非肠外营养液中的标准成分。然而,许多患者,尤其是接受抗生素治疗者可能需要补充维生素 K。检测维生素 K 补充的办法是测定凝血酶原时间或其国际标准化率。不同于 AMA 推荐的每周 2～4 mg 的剂量,Hansen 认为每周补充 150 mg的维生素 K 才能满足机体需要。有些营养支持组织认为脂肪乳中提供的维生素 K 已经足够(如 20%的脂肪乳可提供 23 mg/100 ml 的维生素 K),因此不用额外补充。然而,LCT 中维生素 K 的生物学活性尚不明确。此外,并非所有的脂肪乳都能提供维生素 K。

近年来,维生素 E 的抗氧化作用受到了越来越多的关注。如上所述,某些脂肪乳中加入了维生素 E。由于维生素 E 十分安全,因此建议烧伤和创伤等处于高氧化状态患者的摄入量为 400 IU/日,这一剂量是 AMA 推荐量的 40 倍。

(六) 水和电解质

1. *水* 老年患者水的基础需要量为 25～30 ml/(kg · 日)。

2. *肠外营养中的电解质* 包括钙、镁、磷、乙酸、氯、钾和钠。每种电解质的补充量取决于代谢状况。要考虑肾脏意外失水、液体和电解质丢失、酸碱平衡以及纠正既往丢失量的需求。钾和钠可通过盐酸盐的形式进行补充;镁通常以硫酸镁的形式补充;而钙则来源于葡萄糖酸钙。

(1) 钠离子:老年门诊患者和老年住院患者低钠血症的发生率分别为 7%和 11.3%,其中医源性的低钠血症占 73%,主要是由输液不当和其他药物的使用造成的。Sunderam 等从年龄配对、对照研究总结发现:发生低钠血症的老年外科患者的死亡率比对照组高 7 倍。临床治疗:血浆钠离子浓度每比正常值升高10 mmol/L,则需补充 4%体重的水分。低钠血症和高钠血症均能引起老年外科患者的精神症状,而且恢复极其缓慢。

(2) 钾离子:老年外科患者易发生药物性高钾血症和低钾血症,低钾血症可诱发快速型心律失常。

(3) 钙、磷酸盐:在肠外营养液中加入电解质时应注意钙、磷酸盐的相容性,钙、磷酸盐可导致肠外营养液形成沉淀并可致死。同等摩尔浓度下,氯化钙比葡萄糖酸钙更易形成沉淀,因此不推荐用于肠外营养。钙、磷酸盐的溶解性受 pH 影响,pH 越高,溶解性越差。沉淀形成取决于 pH、钙离子及磷酸浓度,并与脂肪、碳水化合物和氨基酸的量有关。氨基酸通常会使溶液酸化,因而能为避免沉淀形成提供保护。

提供磷酸的安全形式是 1,6-二磷酸果糖,即使氨基酸浓度很低,也可同时加入较大量的钙离子而不产生沉淀。若每升溶液中磷酸(以磷酸钠或磷酸钾计)含量不超过 15 mmol,可加入钙离子的安全浓度是 4.6 mmol;若磷酸含量不超过 10 mmol,可加入的钙离子的安全浓度是 9.2 mmol。在配液时,钙浓度应以配入时的容量进行计算而非肠外营养液的最终浓度。肠外营养时的电解质需要量是处于动态变化中的，剂量需要根据治疗需要调整，尤其是治疗开始的第1周。

(4) 微量元素：许多最初未被包含在肠外营养配方中的微量元素是人体不可或缺的，一旦缺乏将可能造成临床问题。锌、铜、铬和锰是肠外营养中常规补充的微量元素。与维生素类似，这些微量元素的需要量也因患者的个体差异而有所不同。其他微量元素，如硒，由于需要量很小，仅长期肠外营养患者才需要常规补充，剂量为20～60 mg/日。

铁并非肠外营养的常规成分。应评估肠外营养患者的铁需要量。在经肠外营养给予铁剂前，应先对患者进行剂量实验，以确定患者的不良反应及可能出现的感染情况。由于铁丢失并不直接反应为血中铁含量的下降，补铁的计算可采用如下公式。

$$铁剂量(mg)=0.6\times 体重[100-血红蛋白(100)]/14.8$$

有数种经肠外营养补铁的方式，最受推荐的一种是全量输注法，即将全部铁加入250～1 000 ml的单瓶氯化钠溶液中，于4～6 h内输完。另外的方法是在几日内直接经静脉给予未经稀释的铁剂(不超过100 mg)直至纠正缺铁，但这种方法可能导致过敏。目前一般不使用肌内注射右旋糖酐铁的方法，而且不应直接把铁剂加在TPN中，接受TPN的患者显然不需要常规补铁。在含有脂肪乳的TPN中加铁剂会导致脂肪颗粒的聚集。

四、肠外营养的输注

老年人肠外营养的输注应以持续24 h为基础，为避免代谢性并发症，速度应在2～3日内缓慢增加至目标量。最好采用输注泵，全肠外营养(TPN)可以在12～16 h内输注完毕。

五、影响营养代谢的因素

老年人常合并有多种疾病，在60～69岁的老年人中，合并有其他疾病者占44%，在75岁以上的老年人中，合并有其他疾病者占65%。这些老年人常服用其他药物，药物对营养素代谢和合成的影响是造成医源性营养不良的原因之一。

六、肠外营养支持的输注途径

1. 外周静脉肠外营养支持　其益处包括：① 是一种简单的营养支持方式。② 静脉入路容易。③ 不存在中心静脉置管的风险。

但是，外周静脉无法耐受高渗性溶液，渗透压不应超过70 mOsm。因此，应定期更换输注部位，以防止液体渗漏和静脉炎。肠外营养溶液中的葡萄糖浓度较低(不超过15%)，这很难达到能量需求的全量和为最佳氮利用所需的非蛋白热量要求。

采取预防血栓性静脉炎的措施和使用脂肪乳使得短期应用外周静脉(不超过10日)越来越多。静脉炎的原因是液体对血管的化学性刺激以及缩血管药物和穿刺造成的机械性刺激。预防的方法包括：

(1) 使用低渗液体、低速输注(<200 ml/h)。

(2) 恰当选择输液管道材料(聚氨酯优于特氟隆，后者优于聚乙烯)、选用小口径管道。

(3) 选择较大静脉、每日更换插管部位、采用连续输注。而溶液内加入激素或肝素、使用透皮的抗炎药物或使用硝酸甘油贴片均是无效的措施。

2. 中心静脉肠外营养支持途径　是长期需要肠外营养治疗患者的最佳途径。

3. 经周围静脉留置深静脉导管(peripherally inserted catheter，PICC)　是目前广泛使用的方法。

七、中心静脉置管

高渗的肠外营养制剂(>700 mOsm)必须经过中心静脉途径输入。有多种中心静脉置管的方法可供选择，它们各有其优缺点。中心静脉置管方法的选择基于患者的情况和预期营养支持治疗的时间长短而定。中心静脉置管装置可为暂时性或永久性，有内置或者外置的入口，它们有不同的长度和管径，并且有1～3个管腔或输液口。不论采用何种中心静脉置管的方法，肠外营养制剂应该由专一的导管输注。根据保留导管的时限分为：① 短期置管：短期的置管主要通过锁骨下静脉或颈内静脉置管完成。② 长期置管：长期中心静脉置管需要外科手术置入皮下隧道中心静脉导管或者置入性输液泵。长期中心静脉置管也可由PICC来完成，且此项操作也可在床旁进行。长期置管的方法用于预期静脉输液治疗大于4周的患者。

(一) 静脉导管的类型

1. 中心静脉导管　中心静脉导管可以分为3种：① 经皮插管置管型导管。② 皮下隧道置管型导管。③ 植入性导管。中心静脉导管的管径由2.7～12.5 Fr(1 Fr≈0.33 mm)不等。

锁骨下静脉单腔导管的感染可能性低，故其常被选作肠外营养的输注途径，单腔导管在某些情况下并非最佳选择，特别是对那些危重或者长期病态而需要除全肠外静脉营养治疗外的多种静脉输液治疗的患者，对于此类患者常选择多腔导管。

2. 置入式静脉输液装置　长期静脉通道同样可以经由手术置入的静脉输液装置完成。可植入装置由装备有自我封闭硅胶膜的钛、不锈钢或者塑料小室与硅或者聚亚胺酯制成的导管连接构成。这些导管的尺寸从5.4～17 Fr不等，长度为75 cm，有1～2个管腔。植入的手术需要在局麻下进行，导管的放置位置同其他中心静脉导管一样，有时需要放射学检查来确认。小室多置于胸壁，以尖端弯曲的无芯针头输注液体，避免了封闭隔膜的损坏，从而可使其使用1 000～2 000次。

植入后的装置完全位于皮下，无需护理，减少了感染的概率。它只需每月一次的肝素化，对患者的活动没有限制(接触性质的运动除外)。尽管此装置最初是为间断治疗设计的，它却被推广运用到持续的肠外营养支持治疗中。因为置入型装置小而隐蔽，具有舒适、易用等特点，部分患者更倾向于使用它。置入型装置的缺点包括：必须通过穿刺进行操作，使用寿命有限，其植入或撤除更复杂、昂贵。

3. 由外周植入的中心静脉导管　中心静脉置管同样可以通过由外周植入的中心静脉导管(PICC)或者外周通道系统接口(PAS ports)完成。两者均通过在贵要静脉、头静脉或者股静脉植入一长导管完成。

与静脉接通需要进行静脉切开或者经皮静脉穿刺，然后将导管一直送入到中心静脉内。外周通道系统接口的植入同样需要手术制造一皮下隧道及皮下小袋。PICC和PAS ports主要由硅制造，但也有由聚亚胺酯制成的。管径有3～8 Fr不等，长度为50～70 cm，有1～2个管腔。它们是长期使用抗生素或频繁使用血液制品、化疗、镇痛、补液、肠外营养治疗的理想途径。它的优点在于低廉的植入费用，无植入后气胸发生的危险并且易于撤除；其缺点则为要求有完好的外周静脉及每日的肝素冲管。其感染率与普通中心静脉置管没有差异，而且其感染率与植入方式、管腔数目、患者的免疫状态无关，而与导管是否用于化疗及肠外营养有关。

(二) 中心静脉置管的选择

可以经多个不同位置进行中心静脉置管。最常见的部位为锁骨下静脉、颈内静脉、头静脉、股静脉。长期和短期置管常通过锁骨下静脉进行。在某些情况下，其他路径可被选择，如严重的纵隔病变、行颈部手术前或有锁骨下静脉置管史。

1. 锁骨下静脉　锁骨下静脉经皮穿刺容易置管，是最常用的中心静脉置管路径。而且，在锁骨下静脉处进行的经皮中心静脉置管较在其他位置进行的置管有着更低的导管相关性感染发生率。经皮中心静脉置管的并发症包括气胸、血气胸、乳糜胸(只在左侧入路时发生)或者置入动脉的危险。

2. 颈内(外)静脉　当锁骨下静脉不可使用时，颈内(外)静脉常被作为第二选择。与锁骨下静脉相似，颈静脉也易于行中心静脉置管，经皮由颈静脉置管可能会需要静脉切开的操作。尽管经颈静脉置管的气胸发生率较经锁骨下静脉低，但因在颈部保持敷料无菌的困难性，其导管相关性感染的发生率更高。

3. 贵要静脉及头静脉　某些情况下，如上腔静脉血栓、放疗、解剖异常或者先前手术史等情况使得无法或者通过锁骨下静脉或颈静脉中心静脉置管非常困难，这种情况下，临床医师将在评价贵要静脉或者头静脉后经其置管。此操作可以在床旁进行，采用中心静脉置管(central venous catheter，CVC)、PICC、PAS ports均可。

4. 股静脉　当中心静脉置管无法通过锁骨下静脉、颈静脉、贵要静脉或者头静脉完成时，临床医师可以选择使用股静脉。此操作通过静脉切开后经导丝将导管置入下腔静脉。因此，经股静脉置管有较其他途径更高的并发症发生率，特别是导管相关性感染，临床医师将其视为最后的选择。通过皮下隧道将导管埋于皮下使其在膝盖上10 cm处穿出皮肤，可以降低导管相关性感染的发生率。将导管端置于肾静脉汇入下腔静脉开口的远端，此处的血流速度较快，可降低导管堵塞的发生率。

目前，大多数静脉输注装置均可满足需肠外营养治疗的患者要求。在选择置管装置时需要考虑的因素有：预期治疗时间、所需管腔数目、患者外周静脉的质量及完整性，并且安全性和费用亦是重要因素。中心静脉置管装置的设计可满足长期(>4周)或者短期(<4周)的治疗需要，它们有不同的长度和管径，有多腔(接口装置)或者单腔(接口装置)可供选择，某些装置有外置的输液接口，而某些装置为全皮下装置。经抗生素预处理的导管可以降低导管相关性感染的发生率。因锁骨下静脉置管途径的相关并发症发生率最低，故最常使用。其他的置管途径为：颈内(外)静脉、贵要静脉、头静脉、股静脉。与多种置管装置相似，不同的置管路径各有其相应的优缺点，如导管相关性感染的发生率、置管与拔管的难易，Seldinger法是最常使用的置管法。

八、肠外营养支持的检测

与肠内营养不同，TPN没有肝脏"首关效应"在促进合成代谢方面的保护作用。由于缺乏肠道的调节机制、肝脏的解毒和营养素转化功能，老年人肠外营养支持时发生营养素过量和毒性的可能性较大。因此，肠外营养支持的监测频率应根据老年患者代谢稳定程度进行调节。

(一) 代谢的监测

代谢的监测内容是发现和预防肠外营养并发症，如电解质失衡、液体失衡、高(低)血糖、肝功能不全和三酰甘油廓清问题。一旦实验室指标恢复正常，就可以减少实验室监测频率，但绝对不应停止。危重症病患者，尤其是有心血管病、呼吸或代谢失常的患者，需要监测动脉压、血气或pH。若有可能，最好不从接受肠外营养输注的血管取血进行检查，以免增加感染机会。

(二) 营养监测

开始肠外营养治疗后，就应每日测体重，以评估患者的体液变化和治疗耐受性。若TPN有促进合成代谢的效果，每周体重增加应达到1 kg。体重增加超过这一数值，提示可能存在水超负荷或电解质失衡。一旦患者输液量稳定，每日体重测定每周可减少2～3次。有可能的话，应每日测定氮平衡以了解蛋白质摄入量是否足够。一旦患者病情稳定，可减为1周测定1次。机体组成蛋白如白蛋白、转铁蛋白、前白蛋白或视黄醇结合蛋白也可用于评估肠外营养的效果。所有这些蛋白的半衰期都不同，尤其是白蛋白，可能无法显示2～3周内的改变。液体平衡和感染有关的并发症也能导致这些血中蛋白数值的变化。

九、营养支持效果的评价

老年人营养支持的效果明显不如成年人。Shizgal等报道，老年人(>65岁)接受15日全胃肠外的营养支持后，体细胞群水平无明显改善。Bos等报道，老年营养不良患者短期经口营养补充(蛋白质30 g/日，10日)后，其氨基酸的利用率、肌肉蛋白的合成明显改善，体重增加。但相比年轻人而言，体细胞群的改变较慢。

十、肠外营养并发症的防治

近30年来，肠外营养支持成功挽救了许多老年人的生命，但也存在一些严重的并发症，主要分为导管相关性、代谢性、胃肠道并发症。导管相关性并发症包括：置管操作相关损伤、机械性损伤和感染。代谢性并发症包括：高血糖、低血糖、水电解质及酸碱平衡失调。胃肠道并发症包括：肠外营养支持所致的肝功能损伤及胃肠道萎缩。

(一) 导管相关性并发症

中心静脉导管的端头位于上腔静脉内，肠外营养最严重的并发症为导管的端头放置过于接近心和肺。防止此类并发症最有效的方法为：在有经验的医师指导下，严格按操作规范置管。

1. *与插管操作相关的并发症* 插管引起的并发症与操作和导管端头所在的体内位置有关，不仅导致气胸、血胸及乳糜胸，还可误插入动脉引起动脉损伤。导管或者导线断裂可引起导管移位、空气栓塞和神经损伤。

(1) 气胸：这是最常见的插管所致并发症，经锁骨下静脉穿刺插管的患者中，发生率约为5%。气胸的症状包括：吸气及呼气相疼痛、急性呼吸困难、持续性咳嗽、焦虑及患侧呼吸音下降。张力性气胸的表现形式：低氧血症及休克，尽管少数患者可经保守治疗痊愈，但大多数患者需要胸腔闭式引流促进肺复张。

(2) 血胸：胸腔内的静脉、动脉或者胸膜均可出血，导致血胸。起始症状为呼吸困难和心动过速，其后症状和气胸相似。

(3) 乳糜胸：在经左侧锁骨下静脉插管时，如果损伤胸导管，则会导致乳糜胸，尽管发生率不高，但很难处理。可行胸腔引流或者胸腔内结扎胸导管。

(4) 空气栓塞：空气经空针或者导管进入血管系统可导致空气栓塞。在插管过程中吸气或换气、退出或更换导管中易发生。空气栓塞常常在右心室内出现抽吸音而被发现，其他主要症状包括：低氧血症、呼吸困难、焦虑、眩晕及低血压。空气栓塞是最严重但可以预防的并发症。在插管与取管时，使患者平卧，当导管系统开放时，嘱患者行Valsalva动作等。末端没有气压装置的导管在更换敷料之前，应该夹闭导管。

(5) 误穿动脉：中心静脉置管穿刺入动脉后，可通过血液搏动及颜色来判断，但在脱水及低血压的患者中表现不明显。经锁骨下置管误入动脉可导致纵隔血肿，应避免多次重复穿刺，以防误入动脉。

(6) 神经损伤：在插管过程中损伤静脉附近神经，可出现触电样、烧灼样疼痛，麻木及瘫痪。经过物理和支持治疗可以恢复部分功能，但并非所有患者达到完全康复。

2. *中心静脉导管机械性并发症* 中心静脉导管机械性并发症的相关问题包括：导管移位、阻塞、破裂、栓塞、机械性静脉炎及血栓。

(1) 导管移位：导管移位发生率在 5.5%～55% 范围内，在插管过程中或者更换导线时，均可导致导管移位。有时导管移位为自发性移位，移位的导管可出现在颈内静脉、腋静脉、对侧的无名静脉或者右心房内。移位到颈内静脉可表现为与胸腔负压无关的扩张管内持续性回血，或者表现为同侧的耳或者颈部疼痛。导管误入右心房可导致心律失常或心悸。为防止导管移位，置管后应该常规以胸片确认，并在插管处缝固定线。注意定期复查胸片确认导管位置。

(2) 导管堵塞：急性导管堵塞主要由于血栓或者营养液沉淀物导致，其标志为导管无法抽出回血。在任何情况下都不应该采取冲洗或者置入导丝的办法来尝试再通。防止急性导管堵塞的办法是定期用恰当的液体冲管，使用低剂量抗血栓药物或使用滤器。慢性导管堵塞的原因可能是小剂量血液回流入导管并最终在管腔内形成纤维素沉积，脂肪颗粒也可能是纤维素沉积的组成成分。长期肠外营养输注会造成纤维素和脂肪颗粒在导管内壁形成沉积。

(3) 导管破裂：使用小号注射器(小于 10 ml)冲管可导致胶管导管破裂，出现导管阻塞时强行冲管以及使用导丝通管也可以造成导管破裂。导管破裂的表现：局部液体渗漏、敷料被液体或者血液浸透、输液部位肿痛或者延长管内出现血液反流。处理办法是拔除导管或重新置管。由于重新置入导丝可能造成血管穿孔，置入导管仅限于可直视破裂处。

(4) 导管内血栓形成：导管内血栓形成常发生于导管或导丝扭转、导管破裂、延长管破裂以及导管在第 1 肋和锁骨之间发生内切割时。血栓形成的病因：血流速度下降、血管壁损伤或凝血状态改变。发生静脉血栓的患者可能没有症状，也可能有眩晕、头痛、一侧或者双侧肩臂疼痛、心律失常、气短、肺动脉栓塞或者心肌穿孔。若怀疑有血栓形成，应在上臂或者腋窝处上止血带，并摄片定位。如发现血栓，可行血管内取栓，血栓发生于胸内血管时，可能需要剖胸探查。预防血栓的方法：常规使用小剂量抗凝剂、将导管头端置入上腔静脉远端、使用能满足需要的最小号导管、穿刺前用无菌盐水冲洗导管以及处理导管前清洗手套。

(5) 静脉炎：可能原因为置入大口径导管、套管或置管困难。静脉炎症状包括发红、肿胀、触痛和麻木。预防静脉炎的措施包括：选用最小口径导管、穿刺前用无菌生理盐水冲洗导管、处理导管前清洗手套以及穿刺前认真评估血管。

3. *中心静脉置管的感染性并发症* 导管相关感染性并发症，尤其是菌血症，可导致其他并发症增加，住院时间延长，并导致死亡率上升 10%～20%。

(1) 中心静脉置管感染性并发症的原因、临床表现及治疗：

1) 导管外周部位感染：导致导管外周部位感染的最常见原因为护理不足或更换敷料时未遵守无菌操作原则。临床表现为发红、硬结或脓性分泌物。处理为加强局部治疗、口服抗生素或移除导管。预防措施是经常对局部进行评估、充分清洁、经常更换敷料以及使用消毒剂减少局部皮肤的微生物。

2) 导管输液港感染：临床表现为覆盖输液港处的皮肤发红或坏死、皮下渗出脓性分泌物，可能会出现发热。处理：局部皮肤治疗，全身使用抗生素或输液港内灌注抗生素；有可能需要移除导管。预防措施是经常对局部进行评估、插管时进行无菌操作以及使用闭合式敷料。

3) 隧道感染：表现为导管隧道的发红、发热以及环绕其周 2 cm 左右的组织硬结，隧道出口也可能出现脓性分泌物。由于该处浅筋膜缺乏血流，抗生素很难控制隧道感染，因此，一旦发生感染，必须拔除导管。

4) 导管细菌定植：在缺乏临床表现的情况下，导管尖端半定量细菌培养数＞15 cfu/ml，或定量培养细菌数＞100 cfu/ml。导管细菌定植不需要处理。

5) 导管相关菌血症：有临床表现的菌血症患者(寒战、发热)，其外周血和导管培养同时阳性，且为同一病原体，并找不到其他的感染部位。在缺乏培养证据时，拔除导管后症状消失可作为导管相关菌血症的间接证据。

6) 肠外营养液相关菌血症：外周血和营养液培养同时阳性，且为同一病原体，并且找不到其他的感染证据。

(2) 中心静脉导管相关感染的危险因素：老年患者特异性因素如年龄、基础疾病等对此影响不大。然而，医源性因素对减少中心静脉导管相关性感染的影响很大。医源性因素包括：

1) 医师经验：插管医师经验不足将使感染风险增大。其风险随穿刺次数和时间的增加而增加。

2) 尽可能使用保护措施：使用感染阻断措施有助于降低感染风险，采用类似外科手术消毒程序后进行中心静脉置管可能有助于降低感染率。

3) 置管时间：由于感染风险随着导管留置时间的增加而升高，因此，一旦不再需要使用导管，就尽快拔除。

4) 导管材料：采用光滑材料(聚氨酯或硅胶)制成的导管，感染率较低。新开发的导管表面抗菌涂层技术(碘化银或抗生素)也有助于降低感染率。

5) 管腔数目：管腔数目是导管感染的独立危险因素，三腔导管造成的风险最高，尽可能使用单腔导管。

6) 插管部位：经颈内静脉置入的中心静脉导管感染率高于锁骨下途径置入者，原因是前者接近呼吸道且难以固定。PICC是替代颈内或锁骨下置管的更好选择，其机械性并发症和感染都较少。

7) 皮肤切口：保持插管部位皮肤完整是防止感染的基础，最常见的问题是对胶布、缝线或者消毒剂过敏。长期直接接触胶布或其他黏合剂可导致皮肤刺激、红斑、发热或脱皮。若出现皮肤刺激，应更换其他材料，或者在使用胶布前对皮肤进行保护。如果对丝质或尼龙缝线过敏，必须撤除缝线并采用其他材料缝合固定导管。因可导致念珠菌感染增加，不推荐在插管部位使用抗生素软膏。许多研究者推荐在护理插管部位时采用聚维酮碘消毒，可减少导管相关感染。

8) 敷料：没有证据表明使用无菌纱布敷料和透明敷料对感染性并发症有影响。透明敷料的好处是便于每日对插管部位进行观察。

9) 肠外营养液：肠外营养液可能是细菌和感染的来源。一旦怀疑营养液可能是感染来源，就应该停止输注并取液培养进行检查。使用滤器和严格无菌操作可减少细菌感染。

(3) 中心静脉相关感染的诊断：当患者出现畏寒、发热症状而又有明确的感染灶时，即应对导管进行微生物检查。有两种诊断中心静脉导管相关菌血症的方法。

1) “原位”诊断：只要是无法移除中心静脉置管，无论是因机械性困难而难以置入新管还是需要长期置管，都应该拔管检查。如果导管是细菌感染来源，则其中所含的细菌数是外周血至少4倍。

2) 拔管后诊断：在外周血导管尖端血培养为同一微生物时，导管相关菌血症诊断成立。皮肤和连接处样本的培养对确定感染来源很重要，若两者与管端标本培养一致，细菌来源于皮肤定植。

(二) 代谢性并发症

肠外营养代谢并发症的原因：底物过量或缺乏以及糖代谢异常。由于缺乏胃肠道激素的参与，肠外营养难以满足机体需要和维持合成代谢。通过常规监测，代谢并发症的发生和恶化是可以避免的。下面介绍各种代谢并发症的病因、症状及处理和预防。

1. *高血糖* 肠外营养直接向体循环输入葡萄糖，绕过了在正常情况下受到胰岛素分泌调节的胃肠道，胰岛素对肠外营养的反应较为迟缓且不充分，造成血糖控制困难，尤其是在输注速度过快时。Rosmarin等研究了肠外营养输注葡萄糖与高血糖的关系，发现输注的速度不能超过4～5 mg/(kg • min)。如果糖输注速度超过这一界限，机体将无法代谢并产生高血糖。即使按照上述速度输注，老年、合并糖尿病、脓毒症、休克或大创伤等患者还需要外源性胰岛素来控制血糖。注意外源性胰岛素控制血糖，可导致其他营养素一起转入细胞内(如镁、钾)，可导致低血钾等并发症，必要时需要暂停营养液输注。

2. *低血糖* 肠外营养突然中止可能造成低血糖，血糖水平可在营养液停止30～60 min之内降至正常值以下。症状包括出汗、头痛、口渴、定向障碍及昏迷。治疗方法是先输入50%葡萄糖25～100 ml，然后输入10%葡萄糖，直到症状消失且血糖恢复正常。为防止发生低血糖，停止输注前应先逐渐降低肠外营养输入速度，停止输注或改为循环输注时应调整胰岛素用量。

3. *高、低血钾* 钾的作用是维持细胞内渗透压，并用以神经传导、心肌收缩、维持肾功能及葡萄糖摄取和代谢。输入过量、代谢性酸中毒以及肾功能不全时常出现高血钾。急性高血钾可造成心律失常或心搏骤停，避免急性高血钾应该缓慢补钾，评估肠外营养及其他钾来源。低血钾可出现肌肉无力、瘫痪、肠麻痹、心律失常和负氮平衡。造成低钾的原因包括营养不良、代谢性碱中毒、输注胰岛素、长期胃肠减压、重度腹泻、使用排钾药物等。纠正低血钾的方法是增加营养液的含钾量。出现严重症状时要静脉补钾，若是继发于低氯血症的低钾，应给予稀盐酸替代纠正代谢性碱中毒。

4. *低磷血症* 磷是血糖代谢以及合成蛋白质、DNA、ATP以及膜磷脂的必需成分。开始肠外营养后肌肉和肝脏对磷的摄取会增加，尤其是磷储备不足时，细胞摄取增加可能导致低血磷。低血磷症的表现通常在血磷降至1 mg/dl以下时出现，包括昏睡、肌肉无力、厌食以及长骨痛。低磷血症可造成红细胞携氧能力下降及寿命缩短，重度低磷还可导致呼吸衰竭、心脏异常以及中枢神经异常。由于机体有磷储备，在肠外营养开始5～10日内一般不会发生低磷血症。发生低血磷症风险最高的患者，是慢性体重丢失或酒精依赖者、使用磷结合性药物者。在营养液中供给7～15 mmol的磷以及定期查血磷有助于预防低血磷症的发生，严重低血磷（<1 mmol）时，可能需要暂停输注营养液，直至恢复正常。

5. 低镁血症　镁的一般需要量是0.3～0.35 mmol/（kg・日），为支持新组织的合成，肠外营养时，应在营养液中按每克氮0.5 mmol/（kg・日）的量供给镁。镁含量低于1 mmol/L即可出现症状，重度低镁时应该静脉补充镁。

6. 高碳酸血症　CO_2产生过多的原因可能是给予有呼吸功能不全或脓毒血症患者的热量过高，或者是以葡萄糖作为唯一的能量来源。血CO_2水平升高导致代偿性分钟通气量升高，同时可对功能不全的肺造成进一步损害，并导致脱机困难。可通过增加脂肪供能比例及限制热量摄入来减少CO_2的产量。

7. 肾前性氮质血症　输注氨基酸过多，且同时非蛋白热量不足，可导致肾前性氮质血症。此时，氨基酸被用于非蛋白合成。氨基酸分解导致血尿素氮增加。由于尿素需经肾排出并需要大量水，因此氮质血症可造成脱水，同时，若已经存在脱水，将进一步加重氮质血症。肾前性氮质血症的表现包括：血尿素氮增高、脱水、进行性昏睡以及昏迷。预防措施是给予充足的水分，同时提供合适比例的热量和氮，监测体重、液体平衡和血尿素氮有助于预防肾前性氮质血症。

8. 与脂肪乳有关的并发症　与脂肪乳相关的并发症包括高甘油三酯血症、免疫抑制以及脂肪超负荷综合征。

（1）高甘油三酯血症：在某些临床情况下，包括高脂血症、重度感染、失代偿性糖尿病以及慢性肝脏疾病，应减少脂肪的使用量，所以在输入脂肪乳前，应控制血甘油三酯（三酰甘油）水平。研究表明，急性胰腺炎输入脂肪乳并不升高甘油三酯，但给高甘油三酯的患者输入脂肪乳可导致胰腺炎，当甘油三酯水平超过400 mg/dl时，就应该减少或完全停用脂肪乳。

（2）免疫抑制：输入高剂量氨基酸对免疫系统有抑制作用，对免疫有损坏的老年患者，应使用具有免疫调节作用的中链脂肪酸制剂。长链脂肪酸慎用于烧伤、癌症、肝功能不全、免疫功能受损及代谢应激的老年患者。

（3）脂肪超负荷综合征：发生于长期使用脂肪后，表现为发热、意识状况改变、头痛、黄疸、肝脾大、自发性出血以及呼吸窘迫。实验室检查可发现贫血、白细胞增多或减少、血小板正常或降低、纤维蛋白原正常或降低以及凝血因子Ⅴ减少。上述症状是由于脂肪颗粒被网状内皮系统当作异物加以处理的结果。

9. 酸碱平衡　肠外营养液中含有的氯离子和醋酸根是影响酸碱平衡的因素。在酸中毒时，应增加醋酸根而减少氯离子。假性胰腺瘘时，有大量的碳酸盐丢失，应增加肠外营养液中氯离子含量，通过调节肠外营养液中钠盐或钾盐的含量，可调整氯离子和醋酸根水平。

10. 肠外营养的胃肠道并发症　肠外营养胃肠道并发症包括肝功能异常、胃肠道萎缩、胃炎及胃溃疡。

（1）肝功能异常：肝功能不全的病因为：输注葡萄糖超过肝脏处理能力；过度喂养，尤其是葡萄糖能量过量；门脉胰高血糖素/胰岛素比例改变；胃肠道激素模式变化；缺乏肠道营养；小肠厌氧菌生长过度。检查可见肝脏酶升高，脂肪变性，胆汁淤积。防治：降低热量摄入，降低葡萄糖输注速度，添加脂肪作为能量来源，循环输注，使用促进胆汁分泌药物，有可能的话，行肠内营养。

（2）胃肠道萎缩：病因：缺乏肠道营养；缺乏机械性刺激；激素不正常；细胞能源缺乏。可出现肠道细菌移位至体循环，发生无明确感染灶的脓毒血症，肠道细菌过度生长。防治：若有可能，行小剂量的肠内营养。

（3）胃炎及胃溃疡：病因：静脉输注氨基酸，胃酸分泌增加，胃黏膜厚度下降。可出现胃痛、胃出血。防治：使用质子泵阻断剂和保护胃黏膜药物。

（邓小荣）

第5节　肠内营养支持

肠内营养是指通过口服或管饲的途径为日常膳食营养摄入不足或吸收障碍的患者提供宏量营养素。目前，首选肠内营养的理念从传统意义上的补充支持到治疗，已被临床各个科室逐步认识并接受；肠内营养成为疾病治疗的一部分将逐渐成为共识。基于肠内营养有利于内脏特别是肝脏的蛋白质合成和代谢调节，增加肠黏膜绒毛的数量和高度，有助于肠功能的恢复和维持肠黏膜屏障功能的完整性，防止肠道细菌易位等，其已成为外科营养支持的首选途径。老年患者的外科营养支持首选肠内营养。

目前在疾病治疗中，很多医师习惯了使用药物和手术治疗疾病，并未意识到营养风险、营养不良对患者临床结局影响的重要性。事实上，通过合理的营养支持，可以减少住院患者的并发症、缩短住院时间、降低死亡率、改善患者生活质量。肠内营养是快速康复的一个重要环节，具有诸多优点。当患者肠道有功能，且能安全使用肠内营养时，应优先选择。

我国已步入老龄化社会，65岁以上者约占手术总数的40%，此类人群，特别是老年急诊患者，有较高的手术死亡率和术后并发症率，而营养不良或亚临床状态的营养不良是老年消化道肿瘤患者常见的并发症，且可同时伴有免疫功能抑制，并在手术创伤后加重。外科40%～60%老年住院患者因有不同程度的蛋白质-热量缺乏性营养不良而需治疗。

对于老年患者的营养支持，应在积极治疗其原发疾病，如糖尿病、高血压、慢性阻塞性肺疾病、慢性心功能不全、脑血管意外、慢性肾功能不全等的基础上，尽早纠正患者的低血容量、脱水、酸中毒、低钠、低钾、低钙、低磷、低镁等水、电解质及酸碱紊乱。可以肯定的是，老年患者肠内营养优于肠外营养，当患者有肠道机械性梗阻、高流量肠瘘、胰瘘、小肠广泛切除等疾病时，或者患者肠道无功能(不能耐受肠内营养)时，才考虑选择肠外营养。

老年患者肠内营养需按照循序渐进的方式补充。据介绍，通常可以1～1.2 g/(kg·日)蛋白质作为基础需要量，在应激时，蛋白质需要量相应增加。而肠内营养液的浓度应从稀浓度开始，一周内逐渐增加至所需浓度及剂量。肠内营养实施途径分为口服、胃管、鼻肠管、胃肠造瘘管。口服时开始为50 ml/h，以后可增加至100 ml/h；管饲开始为20～40 ml/h，逐渐递增至60～100 ml/h。

肠内营养时，对营养液的温度也有一定的要求。鼻饲时营养液的温度要求保持在37℃，空肠造瘘管滴入以40℃为宜。在肠内营养支持期间，应加强监测患者的心率、血压、血糖、肝肾功能和水、电解质及酸碱平衡等，以便及时调整营养方案。那么，如何选择肠内营养的实施方式？

若口服饮食能达到需要量的50%时，就不必管饲，可通过浓度高的流质饮食补充其不足，否则，需应用管饲。老年患者可多采用鼻胃管或鼻空肠管进行营养支持。开始可滴入5%葡萄糖氯化钠注射液20～40 ml/h，隔4 h测定胃残留液体，若少于滴入量的50%，即可增加滴速(增加约20 ml/h)，逐步达到每日需要量。并且可多选用平衡型营养制剂一次性滴入或输液泵持续性滴入，不过老年患者更易耐受24 h持续匀速滴入。病情稳定者可间断按餐次一次性滴入，这样更符合生理及胰岛素分泌规律。若肠内营养需持续6周以上，则需行胃或空肠造瘘。

一、肠内营养的适应证与禁忌证

肠内营养的适应证主要包括两项内容：一是具有营养风险，二是胃肠道功能正常或基本正常。

由于伤口愈合，患者原有疾病状态导致营养需求增加，加上食欲下降，常使患者难以靠口服饮食满足营养需求，因此可应用以整蛋白为氮源的肠内营养剂型。但也不必在患者胃肠道功能完全，口服饮食能适应患者需求时应用肠内营养。对于有部分胃肠道功能的患者，如胰腺炎和炎性肠病患者，胃肠道功能可以成功耐受和应用氨基酸或水解蛋白为氮源的肠内营养剂型。对于肠道功能障碍的患者，应对其进行全面、客观的评估。临床评估、进行体格检查有助于分析是否存在肠梗阻。

肠内营养禁忌证主要是指胃肠道功能严重阻碍的情况，包括弥漫性腹膜炎、完全性机械性肠梗阻或麻痹性肠梗阻、严重呕吐或腹泻、各种休克以及胃肠道缺血等。

二、肠内营养制剂分类

近20多年来，肠内营养的应用稳步增加，主要源于人们对于肠内营养、置管途径及配套器械装置不断改进的益处的认识。肠内营养应用的原则是：只要胃肠道功能允许，就应首选肠内营养。

肠内营养制剂分为家庭制剂、标准聚合物制剂(整蛋白型)、要素制剂(氨基酸及水解蛋白质)、特殊疾病型制剂以及组件制剂。

(一) 家庭自制(匀浆)膳食

肠内营养置管通常内径很小(2～3 mm)，由于蛋白质和无机酸易凝固造成堵管，为避免堵管，需要黏度低、无渣的营养液。对于患者的营养，为预防胃肠道感染，理想的卫生条件很重要，尤其是在越过幽门(失去胃酸作为防御污染膳食的屏障)的肠内营养。

但有时这些即开即用的现成液体制剂，在因价格或理论等因素无法应用的情况下，可用由任何食物搅拌制成的液体膳食代替。粉剂较液体型更加廉价、易运输，在使用前溶解即可。

如搅拌制作匀浆液体膳食，则有以下注意事项。

(1) 患者对蛋白质(类型)、脂肪(类型)、碳水化合物、微量元素、电解质的需求，应根据需求和膳食配方，调整制剂。

(2) 制剂中不要添加膳食纤维，因其会使制剂变稠，易堵管。

(3) 避免烹、饪、蒸、煮制剂，如有可能，可用巴氏消毒以防细菌污染。

(4) 食物应在严格的卫生条件下制备，并在制备后立即置冰箱存储(4℃～7℃)。如连续输注，每瓶营养液在冰箱外的放置时间不要超过6小时。

(5) 膳食应为液体制剂，应容易通过管道防止堵管。因而，制剂配置后应予筛网滤过。

(6) 家庭自制(匀浆)膳食只适合经胃造口置管或经鼻胃管途径提供给患者；如营养管置于十二指肠或空肠，则必须应用无菌制剂。

(7) 营养管应每隔4 h注水30 ml进行冲洗，以防堵管。

(8) 家庭自制液体制剂常用营养素来源不同，因而热量密度低。因此，为满足患者需求，一般输注量较大，可添加商品肠内营养制剂(粉剂或液体制剂)。

(9) 由于家庭自制液体制剂难以满足患者需求，故需要密切监测患者的出入量、体重和症状。

(二) 商品肠内营养制剂

现成的商品肠内营养制剂是由工厂生产的，剂型包括不同黏稠度的液体制剂或粉剂，通常为无菌制剂。分类方法除按照营养液中的氮源分类外，也有以下分类。

1. 聚合物制剂　聚合物制剂(整蛋白制剂)被认为是标准肠内营养制剂，其营养完全由大多完整营养素制成，适用于有功能的消化系统，包括住院患者和家庭患者。

制剂成分：以整蛋白作为氮源，碳水化合物来源于低聚糖、麦芽糖糊精或淀粉，脂肪来源于蔬菜(植物)油、矿物质、维生素及微量元素。

聚合物制剂(整蛋白制剂)不含乳糖，多数也不含谷蛋白。由于营养素未被水解，因此其渗透压接近生理水平(300 mOsm/L)，有益于耐受。热量密度范围为0.5～2.0 kcal/ml，可根据患者的不同需求选择：0.5～1.0 kcal/ml用于肠内营养起始阶段；1.5～2.0 kcal/ml用于营养需求增加或需限制液体的患者。

(1) 碳水化合物(carbohydrates)：碳水化合物作为主要的能量供体，其提供的能量占40%～60%。麦芽糖糊精通常是聚合物制剂中碳水化合物的主要来源，其优点在于比淀粉易溶解、低渗透负荷、可在肠道迅速水解。有些制剂可能添加少量蔗糖，增加渗透感和口感(常用于口服)，也有些制剂添加淀粉。

(2) 膳食纤维(dietary fiber)：膳食纤维被认为是在小肠不被消化、到达结肠后被完全或部分代谢或供能的碳水化合物。膳食纤维的主要成分包括非淀粉多糖、菊粉、低聚果糖、抗性淀粉和木质素。含纤维的膳食会影响营养素的吸收、碳水化合物和脂类代谢、粪便体积和重量、一截结肠发酵作用。

从生理作用将膳食纤维分为可溶性(高发酵)和不可溶性(低发酵)纤维。不可溶性(吸水)纤维，富含纤维素和木质素，通过吸收水分而增加粪便体积，从而有助于防止便秘，促进胃肠功能，调节胃肠通过时间。可溶性纤维(如果胶和胶类)可在结肠被厌氧微生物发酵后，提供营养底物，维持结肠结构和功能。

对于肠内营养制剂中是否应添加膳食纤维仍存在争议，尽管有无可争辩的证据表明其在膳食中具优势。商品混合的肠内营养制剂添加膳食纤维含天然来源的纤维5 g/L。近年来肠内营养制剂富含几种膳食纤维，其量在5～15 g/L范围内。

基于已证明的膳食纤维在膳食中的重要性和优越性(非需要限制纤维)，聚合物制剂应配备正常食用的纤维。但尚无清晰证据表明，膳食纤维在肠内营养制剂中的效果和最佳使用量，对此仍有待于进一步研究。

(3) 蛋白质(protein)：聚合物制剂中蛋白质提供的热量占总能量的15%～20%，蛋白质为30～80 g/L，非蛋白热量：氮的比例为75：1～200：1 kcal/gN。蛋白质来源于其原始天然形式(如：牛乳、鸡蛋蛋白)和分离蛋白。

(4) 脂类(lipids)：脂类为聚合物制剂提供了等渗热量密度来源，尤其是非蛋白能量成分。玉米和大豆通常是肠内营养制剂的脂类来源。红花油和芥菜花籽油(单不饱和脂肪酸)等蔬菜油的添加，不仅可提供长链三酰甘油(LCT)、必需脂肪酸，还有助于限制渗透压。聚合物制剂中，脂类提供热量占总能量的25%～40%。

中链三酰甘油(MCT)可以全部或部分替代脂类。中链三酰甘油不需要胆盐或胰腺脂肪酶，可跳过淋巴系统直接被门静脉吸收，用于吸收障碍、乳糜胸或乳糜腹水的特殊患者。但中链三酰甘油不含必需脂肪酸，可减慢胃排空，导致不耐受。

(5) 电解质和微量营养素：提供足量营养的完全型肠内营养制剂通常能100%满足推荐的日摄食量对维生素、矿物质以及微量元素的要求。然而，在需求增加或特殊营养素丢失的情况下，应仔细计算和监测，以便进行肠内营养或肠外营养时补充替代治疗。

(6) 水分(water)：肠内营养能量密度由其中水

分决定。一般制剂(1 kcal/ml)提供85%的水分,而高能量密度膳食(2 kcal/ml)只含70%的水分。

2. 单聚体和低聚体制剂 通常指要素膳,这种化学结构明确的低聚体和单聚体制剂,包含被酶水解成不同程度的大分子营养素,只需少量消化即可以完全吸收。这两种肠内营养制剂均不含乳糖和谷胶,并且残渣少。肠内营养制剂的渗透压与其营养素的分子颗粒大小成反比。氨基酸和短肽,由于其颗粒小,因而主要影响水解型制剂的渗透压。

(1) 单聚体制剂(monomeric formulas):单聚体膳(氨基酸制剂)包括游离氨基酸、葡萄糖、寡糖、少量不同的脂类,通常含有中链甘油三酯和必需脂肪酸。这些制剂含所有必需的大分子营养素——矿物质、维生素和必需脂肪酸。通常为低钠配方。

多数化学结构明确的氨基酸型肠内营养制剂具有以下特征:能量密度为1 kcal/ml;氮浓度大约为7 g/L;非氮热量与氮的比例为150∶1 kcal/gN,以满足节省蛋白质效果,渗透压高(50~900 mOsm/L)。

由于已有研究表明双肽或三肽实际上可促进小肠的氮吸收,因此吸收障碍的患者倾向于应用低聚体肠内营养制剂,然而,单聚体肠内营养制剂仍被公认为具有明确治疗效果,例如急性克罗恩病、肠瘘等。

(2) 低聚体制剂(oligomeric formulas):低聚体制剂(短肽或水解蛋白制剂)中的氮源由双肽和三肽以及不同量的游离氨基酸组成;碳水化合物由双糖和麦芽糖糊精提供;脂类成分不同,主要由长链三酰甘油(LCT)、ω-3和ω-6必需脂肪酸及中链三酰甘油(MCT)共同作为供能的来源。低聚体制剂含有推荐剂量的所有微量营养素,因而营养完全。与单聚体肠内营养制剂相比,低聚体制剂具有渗透压较低、易于吸收的特点。

化学结构明确的肠内营养制剂的不足:渗透性腹泻、口感欠佳、费用高于聚合物制剂。

这些制剂适用于消化吸收障碍或胰酶不足的患者,尤其适用于炎性肠病、短肠综合征、肠瘘以及放射性肠炎的癌症患者。

3. 特殊剂型 对于特殊疾病或特殊器官,已有适合其特殊营养需求的特殊制剂。这是一个正在不断发展的肠内营养领域,随着人们对于疾病过程和知识了解的不断深入,带动了多种此类产品的研发和问世。目前已有特殊制剂,专门设计适于肝病、肾病、糖尿病、肾功能障碍、心力衰竭、胃肠功能障碍以及代谢应激状态(如创伤和感染)等患者。这些产品比普通标准肠内营养制剂昂贵,如使用不当,可能会导致并发症的发生。

(1) 肝病型制剂(liver formulas):这种特殊制剂适用于肝功能衰竭和肝性脑病患者。这种特殊剂量含高比例支链氨基酸(branched-chain amino acid, BCAA)、低比例芳香族氨基酸(aromatic amino acid, AAA)和甲硫氨酸(蛋氨酸),以助于调整血浆谱中这些氨基酸比例的异常,增加Fischer比例(BCAA/AAA)。多数制剂为低蛋白质、低电解质,因闲置液体量,故热量密度稍高(>1 kcal/ml)。肝衰竭者如胃肠功能正常,表现为肝性脑病,对普通标准型制剂反应不佳,则应选择这种特殊制剂。

(2) 肾病型制剂(renal formulas):急性肾衰竭者常常是高分解和高代谢状况。这些患者接受肠内营养的目的在于减少血浆尿素氮,减少体内毒素产物的蓄积,以维持水、电解质平衡和营养状况。稳定的透析前,患者需要富含必需氨基酸的低蛋白能量密度剂型;透析患者需要高蛋白能量密度剂型。由于需要密切监测水和电解质,肾病型肠内营养剂型的热量密度便于液体管理。

(3) 胃肠功能障碍型制剂[gastro intestinal (GI) dysfunction formulas]:胃肠功能障碍的患者,如胰腺功能障碍、短肠综合征、炎性肠病、肠憩室以及肠缺血等,可能受益于水解蛋白或短肽型肠内营养剂。促进胃肠功能恢复还可以添加谷氨酰胺和可溶性(发酵)纤维,后者是短链脂肪酸(SCFA)的前体。谷氨酰胺可促进肠上皮细胞的增生分化,以改善肠黏膜屏障;可溶性纤维发酵生成的短链脂肪酸有益于维持和支持结肠黏膜的功能,憩室、憩室炎和便秘患者可获益于富含不溶性(少发酵)纤维的肠内营养制剂。

(4) 应激和免疫调节型制剂(stress and immunomodulatory formulas):这种特殊制剂的理论设计目的是影响炎症反应,即通过降低肠道细菌移位、促进肠道相关淋巴组织来增加对感染的抵抗力。这些特殊营养制剂又称为"免疫增强型肠内营养制剂"——谷氨酰胺、精氨酸、ω-3脂肪酸、核苷酸和支链氨基酸(BCAA)——单用或联合应用。这些特殊制剂在危重患者中已经被应用,效果尚可,可能特别适合应用。

(5) 肺病型制剂(pulmonary formulas):呼吸功能障碍的危重患者营养状况恶化表现为:呼吸肌群组织减少、呼吸肌无力和由脱离呼吸机支持引发的一系列问题。肺功能障碍患者由于CO_2潴留、O_2消耗过多，营养治疗（特别是接受富含碳水化合物的制剂）时，可能会因增加 O_2 消耗和 CO_2 产生而加速这些患者的呼吸功能衰竭。为防止这些情况的发生，常常采用两种方法：一是减少或拒用营养；二是改变剂型，提高脂肪与碳水化合物的比例。在决定选择何种溶液时，重要的是应除外是否存在营养过量导致 CO_2 产生过多、呼吸机依赖的情况。

（6）糖尿病型制剂（diabetes formulas）：实践证明，多数糖尿病患者在应用标准型营养制剂时，可以通过密切监测血糖和应用足够药物（口服降糖药或胰岛素）很好地控制血糖。多数指标（整蛋白型）肠内营养制剂具备近年来糖尿病指南所建议的成分：蛋白质占总能量的 15%～20%；脂肪占总能量的 30%（1/3 多不饱和脂肪酸，1/3 单不饱和脂肪酸，限制膳食饱和脂肪酸＜日总能量摄入的 7%～10%，胆固醇＜300 mg/日），碳水化合物占总能量的 45%～55%，高膳食纤维 25～50 g/日或 15～25 g/1 000 kcal。一些有益证据表明：糖尿病患者应增加单不饱和脂肪酸的摄入，尤其在长期营养或短期应用时。对于外伤或应激引起的糖尿病患者，则有利于降低血糖和胆固醇水平。

4. 组件膳（modular diets） 组件膳包括含有单独组分或复合成分的大分子营养素。一些患者获益于为满足特殊需求配置的混合或添加不同营养底物的制剂。应用组件膳不仅可以改变每种营养底物的量，而且还可以改变营养素的种类（肽类或氨基酸类）。组件的营养底物可用于个体患者的管饲。例如：烧伤患者或热量需求增加，但需限制液体量的（如心、肾和肝功能衰竭）患者。单一营养组件可用于改良蛋白质、脂肪或碳水化合物成分及质量，提供基本肠内营养的灵活性和通用性。组件制剂需要人工制作添加，增加了微生物污染的风险。基本营养素组件包括碳水化合物、蛋白质和脂肪。

（1）碳水化合物组件：用于增加热量和改善口感；麦芽糖糊精粉剂（葡萄糖聚合物）提供热量 4 kcal/g，口感好，易于被患者接受，但它不如其他碳水化合物那么甜，需添加更多量。

（2）蛋白质组件：用于增加氮摄入量。通常源于：酪蛋白或酪蛋白钙、乳清蛋白、鸡蛋白、大豆蛋白等。酪蛋白由于黏滞度高而难以混合。有些蛋白质组件不能像麦芽糖糊精那样带给患者好口感。

（3）不同脂肪乳或油，包括中链甘油三酯（MCT），可用于增加膳食的能量和必需脂肪酸。

总之，肠内营养治疗可以通过口服或管饲途径进行，采用自制的改良匀浆膳食或商品化肠内营养制剂。根据患者需求，自制的匀浆膳需添加或限制摄入的蛋白质和热量。口服商品化肠内营养制剂为增加患者日需摄入的蛋白质和热量，而设计成不同口味和剂型，以避免长期口服造成味觉疲劳。

近年来，根据不同疾病的治疗需要，已设计生产出多种平衡型和治疗型肠内营养制剂，临床营养结果证实安全有效。如针对先天性代谢性缺陷病（苯丙酮尿症等）、脏器功能不全（肾病型、肝病型、肺病型、胰腺疾病型等）肠内营养制剂。近年研究表明，针对以往难治慢性胃肠疾病合并营养不良患者，肠内营养不但能够明显改善炎性肠病（克罗恩病、溃疡性结肠炎）或短肠综合征等患者的营养状况，而且肠内营养已成为活动期克罗恩病患儿的一线治疗方法，或成为不宜接受糖皮质激素治疗的成年患者的唯一选择（《欧洲肠外肠内营养学会指南》），氨基酸型、短肽型及整蛋白型制剂均有效。对于应激性高血糖或糖尿病患者，选择糖尿病治疗型肠内营养制剂，即降低碳水化合物比例，添加果糖，降低饱和脂肪酸比例，增加单不饱和脂肪酸比例，添加可溶性纤维在膳食纤维中的比例，不但有益于控制血糖，减轻胰岛素抵抗，降低糖化血红蛋白水平，而且有益于改善血脂，提高胰岛素敏感性，改善营养状况。对于创伤患者，对于免疫功能、肠屏障功能受损或障碍患者，应添加免疫营养素的肠内营养制剂（谷氨酰胺、精氨酸、ω-3 脂肪酸等）。目前，已有针对老年痴呆症、艾滋病、恶性肿瘤等不同疾病的特殊治疗型肠内营养制剂，为肠内营养治疗带来了希望。

商品化肠内营养制剂前所未有地迅速发展，已成为强有力的营养治疗干预手段。鉴于多重肠内营养制剂在预防和治疗领域已取得有益证据，因而提倡肠内营养疗法。肠内营养制剂应根据患者和疾病治疗特殊的需要加以改进。保健治疗机构应知晓患者的需求，以设计个体化的肠内营养制剂（近似于食谱）；根据疾病种类和数量，进行适当调整，以便降低医疗费用，更好地服务和治疗患者。

三、肠内营养途径及输注方法

1. 肠内营养置管途径 典型的置管部位为经鼻、经口、经皮途径，置管远端到达部位包括经胃、十二指肠和空肠。根据患者疾病或损伤状况，是否存在胃动力障碍或误吸，以及实施营养支持的风险等因素决定肠内营养途径。胃是肠内营养方便、经济、便于护理的选择，而且可以耐受各种营养素制剂或高渗制剂及药物;小肠则是胰腺炎、胃瘫、严重胃食管反流疾病以及持续大量的胃潴留和存在误吸风险患者的选择;经空肠喂养可能引起腹痛、腹胀,但并不能完全杜绝误吸。

短期肠内营养患者通常选用方便、经济的鼻胃、肠管。其中,经鼻将导管远端放至胃,称鼻胃管(nasogatric, NG);经鼻将导管远端放至小肠,称鼻肠管、鼻十二指肠管(nasoduodenal, ND)或鼻空腔管(nasojejunal, NJ);另一种短期肠内营养管,即由口腔置入胃的口胃管(orogastric, OG),是因为颅外伤或鼻窦炎造成经鼻置管困难以及早产或小儿需鼻呼吸所用的。

长期肠内营养患者(4～6周或以上),通过开腹、腹腔镜、内镜或透视下经皮置管至胃、十二指肠或空肠。经皮内镜下胃造口(percutaneous endoscopic gastrostomy, PEG)是长期肠内营养途径中应用最普遍的技术,可在患者清醒状态下在内镜中心或床旁实施,可有助于降低费用,避免全麻,缩短恢复期。

2. *肠内营养输注方法* 肠内营养输注喂养方式多种多样,包括持续的、周期性的、顿服的以及间断的(continuous, cyclic, bolus and intermittent)输注方式。其输注喂养方式的选择主要决定于肠内营养管尖端所在部位(胃或空肠)、患者临床状况、对肠内营养耐受与否以及总体方便程度。

(1) 持续24 h的输注喂养很慢,是住院患者开始应用肠内营养的首选方式,通常用于危重患者。

(2) 短期性的输注喂养包括每日超过8～20 h的特殊时段持续喂养,通常在夜间输注,以鼓励患者白天经口饮食,通常也是输注至胃或空肠。

(3) 顿服输注喂养犹如少量多餐,在特定间隔下(一般每日4～6次)短期输入肠内营养。通常肠内营养快速输入胃里,但小肠途径不能耐受快速输注。

(4) 间断输注如同顿服输注,但输注时间更长一些,可有助于耐受,但不建议用于小肠途径。

四、肠内营养指南

(一) 危重患者营养支持的必要性

多个随机对照试验研究及系统评价证明,早期营养支持有助于改善危重病患者的临床结局,在入住重症监护病房(ICU)后24～48 h开始。对重症颅脑损伤患者进行早期营养支持可能提高生存率,降低致残率。

(二) ICU患者的营养干预

所有老年患者入住ICU时均应考虑是否处于营养不良高风险状态,因为他们大多数人在入院之前即营养不良。早期肠内营养支持治疗使入住ICU的老年患者受益。

由于老年患者瘦体组织少,营养储备差,因此可能衰竭得更快。所以,对于急性危重病老年患者,发病2～3日,进食少于其需要量的一半,就应该考虑营养支持,可增加能量和营养素的摄入,以改善老年患者的营养状况、临床情况以及功能指标,降低并发症、死亡率,缩短住院时间。

(三) ICU患者的营养支持指南

全肠外营养(TPN)只在胃肠道功能障碍、持续7～10日以上者中使用。一般老年患者均能够耐受标准型肠外营养制剂。由于老年患者多患糖尿病,因此对于患有糖尿病或应激性高血糖患者,均应予以胰岛素治疗以及减少葡萄糖负荷。ICU危重老年患者,常常容量超负荷,故肠外营养液应予浓缩。

对于ICU危重老年患者,只要有可能,就应使用并首选肠内营养。标准型肠内营养制剂通常耐受性良好。呼吸功能衰竭需要呼吸机支持的危重老年患者通常是ICU肠内营养最常见的指征。脑血管意外、慢性神经退行性病变,如帕金森病、多发硬化,也通常需要肠内营养支持治疗。手术、创伤或急性疾病状态患者预计摄入不足超过5日,就应评估并进行肠内营养支持。对于急性髋关节骨折或伴发营养不良的急性髋关节骨折的老年住院患者,进行早期肠内营养治疗可使其受益,并可缩短康复时间。

鼻肠营养置管时间不宜超过4～6周,该时间也正是许多危重老年患者需求的特点:对于进展期痴呆患者或其他神志状况改变的患者,鼻肠营养置管并非最适合治疗方式,因患者可能自行拔管而导致误吸,不适合长期应用。经皮内镜下胃造口置管、经皮内镜下空肠造口置管(percutaneous endoscopic jejunostomy, PEJ)、手术胃造口或经空肠造口置管应是许多老年人最好的选择。这些置管方式与鼻肠营养置管相比,具有输注医嘱营养较多、失败率较低、出院较早的优点。

(四) 围手术期肠内营养推荐意见

围手术期肠内营养通常作为手术后的首选方法。其原因在于肠内营养更符合生理、并发症少、费用低。争议在于肠内营养所致胃肠道副作用,如恶心、呕吐,上述症状经降低输注速度可予以纠正。因而,2002

年的 ASPEN 指南建议：围手术期肠内营养使用于7～10 日内口服能满足营养需求，具有胃肠功能的患者。

五、早期肠内营养

早期肠内营养，特别是经十二指肠或空肠途径，是危重患者（预计手术后延迟达到满足经口摄入需求）的理想选择。人们对于"早期"肠内营养的定义存在争议，但多数临床医师同意手术后 24～48 h 启用肠内营养即满足定义。在此期间，胃和结肠处于麻痹状态，应连续密切观察小肠功能恢复。

早期肠内营养已被证明为必需，且具有符合生理、减少并发症和费用等多种有益作用。胃肠道手术患者经空肠途径进行早期肠内营养的研究表明，早期肠内营养可降低手术后的感染率，促进伤口愈合。胰腺手术患者经空肠途径进行早期肠内营养与非早期肠内营养对照研究表明，前者能减少手术后的并发症，降低再入院率。Moore 及其同事对早期肠内营养和肠外营养比较的荟萃分析表明，肠内营养能够降低感染率。对于需要 7～10 日或以上的营养支持患者，应首选早期肠内营养。

在血液动力不稳定的状态下，出于对肠坏死的担忧，引发了对于早期肠内营养应用安全性的争议。肠内营养引发的肠缺血几乎极少发生；但如果决定实施肠内营养，就应小心那些可能增加风险的患者，如患者是否腹痛、腹胀，鼻胃管引流量是否增加，患者是否处于低血压状态。此外，小肠喂养应使用等渗、无纤维素肠内营养制剂，特别是存在胃排空障碍的患者。

肠内营养可为患者带来多种益处，并具有改善临床预后的可能。其他特殊证据的益处包括：与肠外营养相比，肠内营养可减轻全身炎症和分解代谢反应，保持胃肠道吸收能力，降低肠通透性及高血糖发生率，缩短住院时间，节省医疗费用。早期肠内营养最有意义的益处可能在于保持肠屏障功能和完整性，降低肠道细菌移位率，降低胃肠道手术创伤患者的感染并发症，降低死亡率。Bozzetti 的多中心前瞻性随机研究表明，78%的患者接受肠内营养治疗，能达目标热量摄入量的 50%以上。本书研究者完成的多中心围手术期肠内营养临床研究结果表明，80%的患者胃肠手术后第 5 日，肠内营养能达目标热量摄入预计全量。

总之，经导管完全肠内营养较完全肠外营养具有明显优势：保护肠道屏障结构和功能，维护和支持免疫功能，减轻应激反应，促进蛋白质合成，维护消化功能，降低感染与心肺并发症及死亡率，降低医疗费用等。

人体组成、生理和生活方式的改变，使许多老年人随着年龄增长而处于营养风险状态。因此，建议进行个体营养筛查、评估和干预。对于危重症老年患者，应尽早考虑营养支持治疗，并作为考察治疗水平的主要措施。对于因脑血管疾病或神经退行性疾病所导致吞咽困难或意识障碍等长期需要营养支持治疗的老年患者，只要胃肠道功能允许，短期可首先选择经鼻胃管或鼻肠管途径，长期可选择经皮内镜下胃造口、腹部手术胃造口或空肠造口置管的肠内营养支持。

六、肠内营养的并发症及防治

肠内营养是通过口服或管饲等方式经肠胃道提供代谢所需要的热量及营养基质的一种营养支持方式。在肠胃道功能的允许下，肠内营养是临床营养支持的首选途径。适宜的肠内营养治疗可以改善患者的营养状况、减少肠道细菌移位、减少肺部感染并发症、改善疾病的转归。肠内营养的并发症一般包括以下 3 个方面：① 胃肠道并发症。② 机械性并发症。③ 感染性并发症。

（一）胃肠道并发症

1. 恶心、呕吐、腹胀　肠内营养患者中有 10%～20%可发生恶心、呕吐、腹胀。主要是由于患者本身可能存在胃肠道蠕动功能下降（瘫痪、肠麻痹）、输注速度过快、乳糖不耐受、高压渗压、脂肪比例过高、肠内营养制剂异味不耐受等原因所致。处理时应根据病因采取相应的治疗措施，如使用肠胃动力药物、减慢滴速、使用胃肠营养输注泵、采用无乳糖肠内营养制剂、加入调味剂或更改肠内营养制剂种类等方法进行治疗。

2. 腹胀　腹胀是肠内营养最常见的并发症，发生率为 10%～20%。常见原因包括以下 7 个方面：① 患者同时应用某些治疗性药物，如长期大量或不合理使用抗生素，致使肠道菌群失调，同时易并发肠道真菌感染，而致腹泻。② 低蛋白血症和营养不良患者肠黏膜水肿，小肠吸收力下降。③ 乳糖酶缺乏患者应用含乳糖的肠内营养膳食。④ 肠内营养膳食配置比例不当、肠腔内脂肪酶缺乏、脂肪吸收障碍。⑤ 应用高渗性肠内营养膳食，肠内营养液渗透压过高，机体通过高渗膳食摄入过多蛋白质和钠，而水分摄入相对不足，同时高渗营养液进入肠腔内将体内的水分带入肠腔，引起腹泻、脱水、高钠、高氯、氮质血症等，即管饲综合征。⑥ 肠内营养制剂被细菌污染。⑦ 长期未进食，初次进行鼻饲、营养液温度过低、输注速度过快等。患者一旦发生腹泻，首先应查明原因，去除病因后症状多能缓解。必要时可给予调整肠道菌群药物、收敛剂和止泻剂，改变肠内营养制剂种类等。

3. 便秘　引起便秘的主要原因与水分摄入不足、长期卧床、活动减少、膳食纤维摄入不足、胃肠道蠕动功能差有关。应知道患者在膳食中添加蔬菜、水果，补充纤维素，或采用含有膳食纤维的肠内营养制剂。卧床患者应定时更换体位，并根据病情及早进行功能锻炼，促进胃肠道功能恢复。增加饮水量，必要时给予通便药物，或采用灌肠等方法，保持大便通畅。

4. 消化道溃疡　对于危重患者，尤其是经口或鼻胃管管饲进行肠内营养的患者，消化道溃疡是导致肠内营养失败的重要因素之一。危重患者多存在胃肠道应激性溃疡，给予肠内营养后胃液、胃酸分泌量增加，可增加胃肠道溃疡的发生率。适当应用抑酸药物、减慢输入速度、采用适宜的肠内营养制剂可减轻胃肠道刺激，具有一定的预防作用。空肠营养管在临床的广泛应用，大大降低了消化道溃疡的发病率。

5. 肠穿孔及肠坏死　肠穿孔及肠坏死罕见但死亡率极高，发生率为0.15%～1.4%，病因目前尚不清楚。患者的特点表现为：① 均接受剖腹手术。② 经空肠造瘘给予肠内营养。③ 多数患者伴并发症或因血流动力学不稳定而接受血管活性药物和辅助通气。④ 患者无机械性梗阻和肠系膜血管栓塞的征象。⑤ 低血压状态多见于肠坏死之后，极少发生于肠坏死之前。⑥ 各种原因所致的肠道再输注损伤、肠黏膜损伤、细菌移位、肠道致病菌过度繁殖、内毒素及其他肠毒素的作用等。起病时间多在肠内营养开始后第3～15日，主要与肠管缺血、坏死有关。一旦怀疑该并发症可能出现，应立即停止输入营养液，改行肠外营养，同时行氢离子呼出试验、营养液细菌培养，以尽早明确原因进行处理，防止肠坏死的发生。

6. 肠黏膜萎缩　肠内营养与肠外营养、禁食相比，在维持肠黏膜功能方面具有更好的作用，但是长期应用要素膳食也可导致肠黏膜萎缩，应同时采用口服谷氨酰胺、生长激素等辅助药物，预防肠黏膜萎缩。

（二）机械性并发症

1. 喂养管异位　主要发生于鼻胃、鼻十二指肠及空肠置管者，插管时误将喂养管置入气管、支气管内，严重者可伤及肺组织及脏层胸膜，引发气胸、血气胸、气管胸膜瘘及出血。一旦发生喂养管误插，应立即将导管拔出，并观察患者有无气胸、血胸等表现，并做相应处理。预防的方法是仔细操作，严格插管的操作程序和原则，输注营养液前应行X线片检查，确定导管位置是否正确。

2. 喂养管堵塞、脱出　喂养管堵塞的最常见原因是肠内营养残渣和粉碎不全的药片黏附于管腔内，或是药物、膳食不相容造成沉淀、堵管。发生堵管后可应用温水、弱碱性溶液、胰酶等浸泡、间断正压冲洗，必要时可用导丝疏通官腔。喂养管固定不牢、缝线松脱，患者神志不清、躁动不安或严重呕吐、呃逆等，均可导致喂养管脱出，而造口患者还有造成腹膜炎的可能。因此，置管后应牢固固定导管。加强护理与观察，严防导管脱出。

3. 鼻咽、食管、胃损伤　多由于插管时患者不能配合，或采用较粗、硬的导管（橡胶、聚乙烯），或由于长期置管，压迫鼻咽、食管、胃黏膜，引起糜烂、坏死、溃疡、出血等。预防的关键是插管时选用质地较软、口径较细的聚氨酯或硅胶导管，操作过程中应仔细柔软，遇到阻力应查明原因，规范操作常规，不要盲目插管。一旦出现上述情况，可暂时拔出导管，解除压迫和刺激，待症状消失后再行插管。

4. 鼻窦炎和中耳炎　主要发生于经鼻放置鼻胃、鼻空腔或鼻十二指肠管者。由于长期置管，使鼻腔堵塞，鼻窦开口引流受阻、咽鼓管开口受压。预防的方法是采用质地柔软、口径较细的喂养管，注意清洁鼻腔，每日应用润滑剂、黏膜保护剂、抗生素溶液，滴入插管侧鼻孔内。一旦发生鼻窦炎或中耳炎，应拔除喂养管改用其他喂养途径或从另外一侧鼻孔插管继续肠内营养，同时采取相应的措施进行治疗。

5. 肠梗阻　通常由于空肠与腹壁固定不当，造成肠道扭曲、内疝形成，或行传统空肠造口时，导致过粗或肌浆层包埋过多引起肠腔狭窄、梗阻。一旦发现，应立即停止肠内营养液输注，行胃肠减压，若明确诊断为机械性肠梗阻时，应及时手术治疗。

（三）感染性并发症

1. 误吸和吸入性肺炎　误吸和吸入性肺炎是肠内营养的一种常见且严重的并发症，老年患者中死亡率很高。误吸最容易发生于胃食管反流、胃内喂养的老年卧床患者，一旦发生，对支气管黏膜和肺组织将产生严重损害。患者表现为：在肠内营养过程中，突然发生呼吸道炎症或呼吸功能衰竭。患者有泡沫样、非脓性痰。X线片表现为双肺下叶斑点状阴影。

要预防误吸及吸入性肺炎的发生，在进行肠内营养时应注意以下四点：① 在输注营养液时及输注后1 h内，应将患者的床头抬高30°～45°。② 控制喂养速度和喂养量，尽量采用间歇性或持续性输注，而不用一次性输注。③ 定时检查胃内残液量，置管后第1个24 h内，每2～3 h抽吸一次鼻饲管，如抽出的胃内容物超过100 ml，表示胃排空延迟，应暂时减少或停止鼻饲。④ 对胃食管反流、胃蠕动功能差等高危患者，应采用鼻空肠置管或空肠造口行肠内营养，可同时常规给予胃肠动力药(多潘立酮)等。

误吸及吸入性肺炎发生后应立即进行处理，原则如下：① 立即停用肠内营养，并尽量吸尽胃内容物，改行肠外营养。② 彻底清理呼吸道，立即吸出气管内的液体或食物残渣。③ 积极治疗肺水肿。④ 应用有效的抗生素防治感染。

2. 喂养管周围瘘或感染　喂养管周围瘘或感染常发生于经胃造口或空肠造口行肠内营养的患者，表现为导管周围有胃液或消化液溢出，四周皮肤水肿、糜烂，局部脓肿形成。初期局部可采用氧化锌软膏、硼锌糊等外敷保护皮肤，及时更换敷料，减少或停止营养液输注，全身应用抗生素，同时应注意消化道远端有无梗阻因素存在。严格手术操作规程，正确合理地应用喂养管，避免采用过粗的造口管，选择组织相容性好、耐腐蚀的适宜材质管道(聚氨酯)，是避免发生喂养管周围瘘和感染的重要方法。

附4-1　胰十二指肠切除术后早期肠内营养支持及护理

1. 心理护理　在行早期肠内营养前要向患者及家属详细介绍肠内营养的重要性和必要性，耐心解释肠内营养的意义操作方法及注意事项，介绍输注过程中可能发生的不良胃肠道反应，并告知配合要点，同时给予心理支持，提高安全感，增强治疗信心。

2. 营养管的日常维护　妥善固定，标识清晰。鼻肠管用3M胶布妥善固定在鼻翼两侧，定时更换鼻贴，空肠营养管缝线固定在腹壁，都需标明刻度及做好导管标识。输注营养液应与静脉输液严格分开，标志醒目，严防差错事故发生。留置鼻肠管的患者每日行雾化吸入两次，以减轻管道对咽喉部的刺激，缓解疼痛，同时做好口腔护理，防止口腔感染，促进舒适。保证通畅，输注能全力前后用20～30 ml温开水冲洗管道，在持续输注营养液期间应每隔4～6 h冲管一次，防止营养物质沉积，堵塞管腔，每日更换输注管道，同时防止营养管扭曲、受压、折叠。

3. 肠内营养液输注护理

(1) 卧位的选择：输注营养液时应协助患者取半卧位，抬高床头30°～45°，以防止或减少营养液反流和误吸的可能。

(2) 速度和量：营养液应遵循循序渐进的原则，从低浓度、小容量、慢流速开始，以后逐渐增加，从250～500 ml/日开始在5～7日逐渐达到全量输注的速度，以20 ml/h起，视适应程度逐步加速并维持滴速为100～120 ml/h，以输液泵控制为佳，控制16～24 h。

(3) 温度营养液：温度过低可导致肠黏膜痉挛，刺激肠蠕动，引起患者呃逆、腹痛、腹胀、腹泻等；温度过高可损伤肠黏膜，营养液温度宜控制在37℃左右，可用加温器夹在营养液输注管道上，定时更换位置，避免局部温度过高引起输注管道变形。环境温度低时，注意保证营养液到达输注管下端时的温度。

(4) 避免营养液污染变质：能全力营养均衡，含有多种膳食纤维，能促进胃肠蠕动，利于营养素的吸收，还能促进小肠结肠黏膜的生长，开瓶后24 h内用完。自制的营养液现配现用，保持调配器的清洁，应在4 h内用完，不可在室温下久置。

胰十二指肠切除术(pancreatoduodenectomy, PD)术后营养支持治疗的重要性不言而喻，但选择何种方法给予营养支持却未有一致意见。虽然循证医学证据表明肠内营养较之肠外营养有着明显的优势，但因PD患者手术创伤大，消化道重建，且有至少3个吻合口，临床上对其进行肠内营养特别早期肠内营养仍有很大顾虑。理论上，肠道黏膜的营养30%来自动脉血液供应，70%来自腔内营养物质，而术后胃肠道麻痹多限于胃和结肠，小肠的吸收功能术后早期已恢复，因而术后早期肠内营养是合理可行的。肠内营养是外科临床营养支持的首选途径。我们的研究结果显示，早期肠内营养有下述优点：① 有利于肠功能的恢复。② 有利于吻合口的愈合，减少各种瘘的发生，从而降低并发症的发生率。③ 早期肠内营养能有效改善PD患者的营养状态。④ PD术后，与TPN相比，早期肠内营养护理工作量和护理风险显著降低，住院时间缩短，住院费用减少。在早期肠内营养使用期间，护理人员应采取高度负责精神，采取积极的措施，以沉着的态度、熟练的技能，给患者以安全感，多方面关心患者，改善患者不良情绪。控制好营养液的温度、浓度和逐渐增加速度是安全进行早期肠内营养支持的重要因素。此外，营养管维护是保证肠内营养顺利完成的关键。总之，早期肠内营养是PD术后安全有效的治疗手段，在应用过程中明显优于TPN，应作为首选营养支持途径在临床推广使用。

附4-2 胃癌全胃切除术后早期营养支持

老年胃癌患者接受全胃切除手术后，由空肠代替了胃的功能，患者进食困难，体内食物的消化和吸收也非常困难。术后的肠道如果缺乏食物的刺激，很容易发生黏膜萎缩和原有细菌群移位，因此术后应立即进行营养支持，这对患者的预后非常重要。

传统观念认为，腹部手术后2～3日内肠道的蠕动功能障碍，因而将肛门恢复排气视为终止胃肠减压及对患者进行肠内营养后恢复经口进食的标准。近年来的研究发现，消化道术后胃肠麻痹以胃和结肠为主，胃功能可在术后1～2日内恢复，大肠功能在术后3～5日内恢复，而小肠功能在术后几小时即可恢复。但是，近年来有报道称，胃肠移动性运动复合波（手术后胃肠功能恢复的主要标志）一般在手术后3～4 h就可以被检测到，说明患者的胃肠吸收功能可能在术后不久就可以恢复，因此早期的肠道营养被认为是可行的。肠外营养与肠内营养相比，存在医疗费用高、深静脉导管易感染、胆汁淤积、肠道黏膜萎缩等缺点。相比之下，肠内营养更能提供患者所需的营养素并继续维持肠道黏膜的结构和功能，有效防止细菌菌群移位，从而降低感染的发生率。由于肠内营养能够有效刺激患者机体的内分泌系统，促进消化道系统各种液体的分泌，还能增加肠道系统的血流量，故患者的胃肠功能恢复更快。由于肠内营养比肠外营养减少了静脉补液量，促进胆囊收缩、胃肠蠕动，增加内脏血流量，减轻了循环系统的负担，大大减少了术后循环系统、呼吸系统、消化系统功能障碍等严重并发症的发生，使代谢更符合生理过程，更有利于老年患者的恢复。

（邓小荣）

参考文献

[1] 中华医学会. 肠外肠内营养临床指南(2006版)[M]. 北京：人民卫生出版社，2007.
[2] 中国营养学会. 中国居民膳食指南[M]. 第一版. 拉萨：西藏人民出版社，2008.
[3] 朱园，费旭峰，曹伟新. 普外科老年患者的营养状况分析[J]. 临床外科杂志，2005，13(3)：163-165.
[4] 朱明炜，唐大年，韦军民，等. 谷氨酰胺双肽对老年腹部手术后患者内毒素血症及预后和卫生经济学的影响[J]. 中华老年医学杂志，2005，24(3)：168-171.
[5] 朱明炜，韦军民，赵旭，等. 肠内营养改造老年创伤后患者营养代谢和肠黏膜屏障的影响[J]. 中华老年医学杂志，2002，21(1)：34-36.
[6] 孙建琴，黄承珏，莫宝庆，等. 老年营养学[M]. 第1版. 上海：复旦大学出版社，2012.
[7] 李法琦，司良毅. 老年医学[M]. 第2版. 北京：科学出版社，2008.
[8] 吴蔚然，韦军民. 老年临床营养学. 北京：人民卫生出版社，2011.
[9] 陈荣，蒋景理，周斌，等. 免疫增强型肠内营养制剂对结直肠肿瘤术后机体免疫的影响[J]. 中华胃肠外科杂志，2005，8(4)：328-331.
[10] 柳启沛，郭俊生. 营养指导师[M]. 第1版. 上海：中国劳动社会保障出版社，2006.
[11] 秦新裕，刘寒. EN与胃肠动力[J]. 中国实用外科杂志，2003，23(2)：81.
[12] 蒋朱明，曹金铎，蔡东联，等. 肠内或肠外营养对术后患者肝功能、肠通透性、血谷氨酰胺的影响及比较[J]. 中国临床营养杂志，2002，10(1)：6-9.
[13] 黎介寿. 肠内营养——外科临床营养支持的首选途径[J]. 中国实用外科杂志，2003，23(2)：67.
[14] American Association of Clinical Endocrinologists (AACE). American Association of Clinical Endocrinologists Medical guidelines for clinical practice for the management of diabetes mellitus. Nutrition and diabetes [J]. Endocr Pract, 2007, 13 (Suppl 1): 47-50.
[15] American Society for Parenteral and Enteral Nutrition. Guideline for the use of parenteral and enteral.
[16] Anderson AD, Palmer D, Macfic J. Peripheral parenteral nutrition [J]. Br J Surg, 2003, 90(9): 1048-1054.
[17] Barr J, Hecht M, Flavin KE, et al. Outcomes in critically ill patients before and after the implementation of evidence based nutritional management protocol [J]. Chest, 2004, 125(4): 1446-1457.
[18] Berger MM, Shenkin A. Vitamins and trace elements: practical aspect of supplementation [J]. Nutr, 2006, 2(9): 952-955.
[19] Braga M, Gianotti L, Gentilini O, et al. Feeding the gut early after digestive surgery: results of a nine-year experience [J]. Clin Natr, 2002, 21(1): 59-65.
[20] Braga M, Ljungquist O, Soeters P, et al. ESPEN Guidelines on Parenteral Nutrition: Surgery [J]. Clin Nutr, 2009, 28(4): 378-386.

[21] Buchman. A Total parenteral nutrition-associated liver disease [J]. JPEN, 2002, 26(Suppl): 43 - 48.

[22] Connie Watkins Bales. Handbook of Clinical Nutrition and aging [J]. Second Edition. New York: Humana Press, 2009.

[23] Danino AM, Chahraoui K, Frachebois L, et al. Effects of an informational CD-Rom on anxiety and knowledge before aesthetic surgery: A randomized trial [J]. Br J Plast Surg, 2005, 58(3): 379 - 383.

[24] ESPEN Guidelines on Enteral Nutrition: Intensive care [J]. Clin Nutr, 2006, 25(2): 210 - 223.

[25] Fearon KC, Luff R. The nutritional management of surgical patients: Enhanced recovery after surgery [J]. Proc Nutr Sco, 2003, 62(4): 807 - 811.

[26] Gabor S, Renner H, Matzi V, et al. Early feeding compared with parenteral after oesophageal or oesophagogastric resection and reconstruction [J]. Br J Nutr, 2005, 93(4): 209 - 513.

[27] Gianotti L, Braga M, Nespoli, et al. A randomized controlled trial of preoperative oral supplementation with a specialized diet in patients with gastrointestinal cancer [J]. Gastroenterology, 2002, 122(7): 1763 - 1770.

[28] Hausel J, Nygren J, Thorell A, et al. Randomized clinical trial of the effects of oral preoperative carbohydrates on postoperative nausea and vomiting after laparoscopic cholecystectomy [J]. Br J Surg, 2005, 92(4): 415 - 421.

[29] Hucklebeey Y. Nutritional support and the surgical patient [J]. Am J Health Syst Pharm, 2004, 61(7): 671 - 682.

[30] Kondrup J, Allison SP, Elia M, et al. ESEN Guidelines for Nutrition Screening 2002 [J]. Clin Nutr, 2003, 22(4): 415 - 421.

[31] Lubos Sobotka. 临床营养基础[M]. 第三版. 蔡威,译. 上海:复旦大学出版社,2007.

[32] Lubos Sobotka. Basics in clinical nutrition [M]. Third Edition. Prague: ESPEN, 2004.

[33] Maroulis J, Kalfarentzos F. Complications of parenteral nutrition at the end of the century [J]. Clin Nutr, 2000, 19(5): 295 - 304.

[34] Morley JE. Nutrition in the elderly [J]. Curr Opin Gastroenterol, 2002, 18(2): 240 - 245.

[35] Nancy Toedter Williams. Medication Administration Through Enteral Feeding Tubes [J]. Am J Health-Syst Pharm, 2008, 65(24): 2347 - 2357.

[36] Norman K, Pichard C, Lochs H, et al. Prognostic impact of disease-related malnutrition [J]. Clin Nutr, 2008, 27(1): 5 - 15.

[37] Nutrition in adult and pediatric patients [J]. JPEN, 2002, 26(1Suppl): 1SA - 138SA.

[38] Page RD, Oo AY, Russell GN, et al. Intravenous hydration versus naso-jejunal enteral feeding after esophagectomy: a randomized study [J]. Eur J Cardiothorac Surg, 2002, 22(4): 666.

[39] Pager CK. Randomized controlled trial of preoperative information to improve satisfaction with cataract surgery [J]. Br J Ophthalmol, 2005, 89(1): 10 - 13.

[40] Peperasck T. Outcomes of continuous process improvement of nutritional care program among geriatric units [J]. J Gerontol, 2005, 60(6): 787 - 792.

[41] Rolando H, Rolandelli. Clinical Nutrition: Enteral Nutrition and Tube [M]. Fourth Edition. Philadelphia: Elsevier Inc, 2005.

[42] Schmidt GL. Guidelines for managing electrolytes in total parenteral nutrition solution [J]. Nutr Clin Pract, 2000, 15(1): 59 - 71.

[43] Simpson F, Doig GS. Parenteral vs. enteral nutrition in the critically ill patient: a meta-analysis of trials using the intention to treat principle [J]. Intensive Care Med, 2005, 31(1): 12 - 23.

[44] Sobotka L, Schn eider SM, Berner YN, et al. ESPEN Guidelines on Parenteral Nutrition: Geriatrics [J]. Clin Nutr, 2009, 28(4): 461 - 466.

[45] Yuill KA, Richardson RA, Davidson HI, et al. The administration of an oral carbohydrate-containing fluid prior to major elective upper-gasteointestinal surgery preserves skeletal muscle mass postoperatively-a randomized clinical trial [J]. Clin Nutr, 2005, 24(4): 32 - 37.

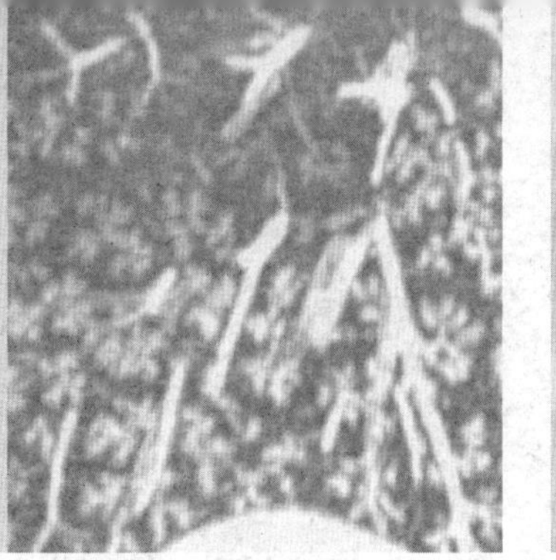

第5章

多脏器功能障碍综合征

第1节　概　述

当机体受到严重感染、创伤、烧伤等严重损伤后，两个或两个以上器官发生序贯性功能衰竭，这一综合征称为多器官功能衰竭(multiple organ failure, MOF)或多器官功能衰竭综合征(multiple organ failure syndrome, MOFS)。多器官功能障碍综合征(multiple organ dysfunction syndrome, MODS)是1992年提出的概念，指遭受急性损害后机体内环境稳态的失衡，包括早期多器官功能不全到多器官功能衰竭的全过程，是一个范畴更广、对MOF认识更早的概念，MODS强调了该综合征的连续性和动态变化特点，强调了早期发现、早期防治的重要性。目前认为，MODS不仅与感染、创伤等直接损伤有关，在某种程度上，MODS与机体自身对感染、创伤的免疫炎症反应具有更为本质的联系。也就是说，MODS的最大威胁来自失控的炎症反应。对机体炎症反应的深刻认识有利于早期认识MODS的病理生理紊乱，并使早期积极干预成为可能。炎症反应学说是MODS发病机制的基石。患者在发生MODS前，大多脏器功能良好，且在发生后一经治愈，多不留有器官永久性损伤。一些慢性病终末期，虽也涉及多器官功能损伤，但不属本综合征范畴。

全身炎症反应综合征(systemic inflammatory response syndrome, SIRS)是指机体失控的自我持续放大和自我破坏的炎症。表现为播散性炎症细胞活化(disseminated activation of inflammatory cell)和炎症介质泛滥(inflammatory mediator spillover)到血浆并在远隔部位引起全身性炎症，并且至少具有以下临床表现中的2项：① T>38℃或<36℃。② HR>90 bpm。③ RR>20 bpm或$PaCO_2$<32 mmHg。④ WBC>12×10^9/L或<4×10^9/L，或幼稚杆状白细胞>10%。⑤ 全身高代谢状态。SIRS可由感染因素引起，若进行性加重，可导致全身性感染(systemic infection或sepsis)、严重感染(severe sepsis)、感染性休克(septic shock)，甚至MODS。SIRS也可由创伤、烧伤、重症急性胰腺炎等非感染因素引起，进行性加重亦可引起MODS。SIRS是感染或非感染因素导致过度炎症反应的共同特征，MODS是SIRS进行性加重的最终后果。就本质而言，SIRS是导致MODS的共同途径。

根据MODS器官功能障碍发生的主要原因以及SIRS在器官功能损害中的地位，可将MODS分为原发性MODS和继发性MODS。原发性MODS是指某种明确的损伤直接引起器官功能障碍，即器官功能障碍由损伤本身引起，在损伤早期出现，如严重创伤后，横纹肌溶解导致急性肾衰竭、大量出血补液导致凝血功能异常、直接肺挫伤导致急性呼吸衰竭、长骨骨折造成脂肪栓塞综合征等。在原发性MODS的发病和演进过程中，SIRS在器官功能障碍发生中所占比重较低。继发性MODS并非是损伤的直接后果，而与SIRS引起的自身性破坏关系密切，异常的炎症反应继发性造成远隔器官的功能障碍。在概念上强调：① 原发致病因素是急性的，而继发受损器官可在远隔原发伤部位，不能将慢性疾病器官退化失代偿时归属于MODS。② 致病因素与发生MODS必须间隔一定时间(>24 h)，常呈序贯性器官受累。若死亡发生在发病24 h以内，属于复苏失败之例，需排除。③ 机体原有器官功能基本健康，功能损害是可逆的，一旦发病机制被阻断，器官功能可望恢复。④ 器官功能障碍是多发的、进行性的，是个动态的过程。

MODS 病死率可高达 60%，4 个以上器官受损几乎 100% 死亡，故而是当前重症医学中一个棘手的难题。所以，继发性 MODS 与原发损伤之间存在一定的间歇期，易合并感染。在继发性 MODS 中，SIRS 是器官功能损害的基础，全身性感染和器官功能损害是 SIRS 的后继过程。

【病因】

1. *组织损伤*　严重创伤、大手术、大面积深部烧伤及病理产科。

2. *感染*　为主要病因，尤其脓毒血症、腹腔脓肿、急性坏死性胰腺炎、肠道功能紊乱肠道感染和肺部感染等较为常见。

3. *休克*　尤其是创伤失血性休克和感染性休克。凡导致组织灌注不良，缺血缺氧均可引起 MODS。

4. *心脏、呼吸骤停后*　造成各脏器缺血、缺氧，而复苏后又可引起“再灌注”损伤，同样可诱发 MODS。

5. *诊疗失误*　在危重病的处理使用高浓度氧持续吸入使肺泡表面活性物质破坏，肺血管内皮细胞损伤；在应用血液透析和床旁超滤吸附中造成不均衡综合征，引起血小板减少和出血；在抗休克过程中使用大剂量去甲肾上腺素等血管收缩药，继而造成组织灌注不良，缺血缺氧；手术后输液过多引起心肺负荷过大，微循环中细小凝集块出现，凝血因子消耗，微循环障碍等均可引起 MODS。

6. *高龄*　老年患者器官功能处于临界状态，许多不严重的应激因素即可导致 MODS。

MODS 的发生主要取决于致病原因，但诱发 MODS 的诱发因素甚为重要，常见诱发高危因素见表5－1。

表 5－1　诱发 MODS 的主要高危因素

复苏不充分或延迟复苏	营养不良
持续存在感染灶尤其双重感染	肠道缺血性损伤
持续存在炎症病灶	外科手术意外事故
基础脏器功能失常	糖尿病
年龄≥55 岁	糖皮质激素应用量大，时间长
嗜酒	恶性肿瘤
大量反复输血	使用抑制胃酸药物
创伤严重评分≥25	高血糖、高血钠、高渗血症、高乳酸血症

【发病机制】　正常情况下，感染和组织损伤时，局部炎症反应对细菌清除和损伤组织修复都是必要的，具有保护性作用。当炎症反应异常放大或失控时，炎症反应对机体的作用从保护性转变为损害性，导致自身组织细胞死亡和器官衰竭。无论是感染性疾病（如严重感染、重症肺炎、重症急性胰腺炎后期），还是非感染性疾病（如创伤、烧伤、休克、重症急性胰腺炎早期）均可导致 MODS（表 5－1）。可见，任何能够导致机体免疫炎症反应紊乱的疾病均可以引起 MODS。从本质上来看，MODS 是机体炎症反应失控的结果。

感染、创伤是机体炎症反应的促发因素，而机体炎症反应的失控，最终导致机体自身性破坏，是 MODS 的根本原因。炎症细胞激活和炎症介质的异常释放、组织缺氧和自由基、肠道屏障功能破坏及细菌和（或）毒素移位，均是机体炎症反应失控的表现，构成了 MODS 的炎症反应失控的 3 个互相重叠的发病机制学说——炎症反应学说、自由基学说和肠道动力学说（图 5－1）。

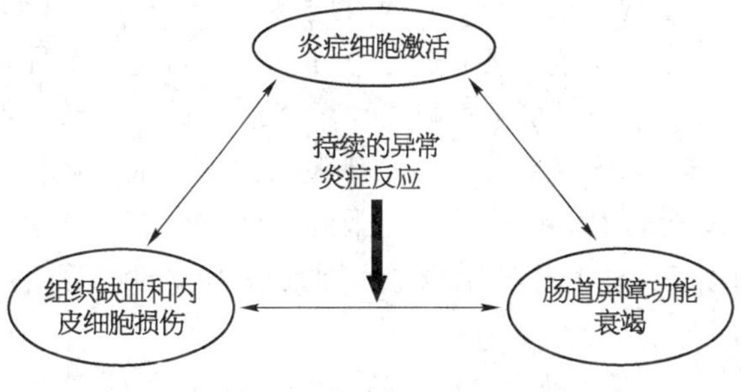

图 5－1　MODS 的发病机制

1. *炎症反应学说*　炎症反应学说是 MODS 发病机制的基石。研究表明，感染或创伤引起的毒素释放和组织损伤并不是导致器官功能衰竭的直接原因，细菌和（或）毒素及组织损伤所诱导的全身性炎症反应是导致器官功能衰竭的根本原因。但是，机体受细菌毒素、损伤刺激后，不仅释放炎症介质引起 SIRS，同时释放大量内源性抗炎介质。后者可能是导致机体免疫功能损害的主要原因。1996 年，Bone 针对感染和创伤时导致的机体免疫功能降低的内源性抗炎反应，提出了代偿性抗炎反应综合征（compensatory anti-inflammatory response syndrome，CARS）的概念。CARS 作为 SIRS 的对立面，两者常常是不平衡的。如保持平衡，则内环境得以维持，不会引起器官功能损伤。一旦发生 SIRS 和 CARS 失衡，将引起内环境失去稳定性，导致组织器官损伤，发生 MODS。因此，就其本质而言，MODS 是 SIRS 和 CARS 免疫失衡的严重后果。SIRS 和 CARS 失衡导致 MODS 的发展过程可分为3个阶段。① 局限性炎症反应阶段：局部损伤或感染导致炎症介质在组织局部释放，诱导炎症细胞向局部聚集，促进病原微生物清除和组织修复，对机体发挥保护性作用。② 有限全身炎症反应阶段：少量炎症介质进入循环诱导 SIRS，诱导巨噬细胞和血小板向局部聚集，同时，由于内源性抗炎介质释放增加导致 CARS，使 SIRS 与 CARS 处于平衡状态，炎症反应仍属生理性，目的在于增强局部防御作用。③ SIRS 和 CARS 失衡阶段：表现为两个极端。一个是大量炎症介质释放入循环，刺激炎症介质瀑布样释放，而内源性抗炎介质又不足以抵消其作用，导致 SIRS；另一个极端是内源性抗炎介质释放过多导致 CARS。SIRS 和 CARS 失衡的后果是炎症反应失控，使其由保护性作用转变为自身破坏性作用，不但损伤局部组织，同时打击远隔器官，导致 MODS。

2. *缺血再灌注和自由基学说*　缺血再灌注和自由基学说也是导致 MODS 的重要机制之一。MODS 的自由基学说主要包括三方面：① 氧输送不足导致组织细胞直接的缺血缺氧性损害。② 缺血再灌注促发自由基大量释放。③ 白细胞与内皮细胞的互相作用，导致组织和器官损伤，最终发生 MODS。从根本上来看，自由基学说也是炎症反应学说的重要组成部分。

3. *肠道动力学说*　肠道是机体最大的细菌和毒素库，肠道有可能是 MODS 患者菌血症的来源。另外，MODS 患者菌血症的细菌往往与肠道菌群一致。在感染、创伤或休克时，即使没有细菌的移位，肠道毒素的移位也将激活肠道及相关的免疫炎症细胞，导致大量炎症介质的释放，参与 MODS 的发病。因此，肠道是炎症细胞激活、炎症介质释放的重要场地之一，也是炎症反应的策源地之一。从这一点来看，肠道动力学说实际上是炎症反应学说的一部分。MODS 往往是多元性和序贯性损伤的结果，而不是单一打击的结果。1985 年 Dietch 提出 MODS 的二次打击学说，将创伤、感染、烧伤、休克等早期直接损伤作为第一次打击，第一次打击所造成的组织器官损伤是轻微的，虽不足以引起明显的临床症状，但最为重要的是，早期损伤激活了机体免疫系统，尽管炎症反应的程度轻微，但炎症细胞已经动员起来，处于预激活状态。此后如病情稳定，则炎症反应逐渐缓解，损伤组织得以修复。如病情进展恶化或继发感染、休克等情况，则构成第二次或第三次打击。第二次打击使已处于预激活状态的机体免疫性系统爆发性激活，大量炎症细胞活化、炎症介质释放，结果炎症反应失控，导致组织器官的致命性损害。第二次打击强度本身可能不如第一次打击，但导致炎症反应的爆发性激活，往往是致命的（图 5－2）。当第一次打击强度足够大时，可直接强烈激活机体炎症反应，导致 MODS，属于原发性 MODS。但大多数 MODS 是多元性和序贯性损伤的结果，并不是单一打击的结果，这类 MODS 属于继发性 MODS。

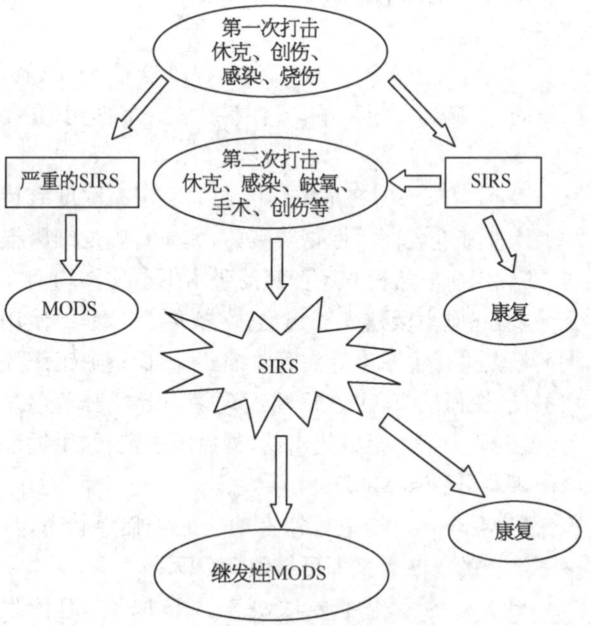

图 5－2　MODS 的二次打击学说

危重患者的病情往往是复杂的，机体遭受打击次数可能是两次，也可能是多次。多次反复打击将使机体炎症反应放大和失控，使患者更易发生 MODS。另外，不仅机体免疫系统参与多次打击导致 MODS 的病理生理过程，凝血、纤溶、补体、激肽等多个系统均参与或累及。

【临床表现】　尽管 MODS 的临床表现很复杂，但在很大程度上取决于器官受累的范围及损伤是由一次打击还是多次打击所致。MODS 临床表现的个体差异很大，一般情况下，MODS 病程为 14～21 日，并经历 4 个阶段。每个阶段都有其典型的临床特征（表 5－2），且发展速度极快，患者可能死于 MODS 的任何一个阶段。

表 5-2 MODS 的临床分期和特征

	第 1 阶段	第 2 阶段	第 3 阶段	第 4 阶段
一般情况	正常或轻度烦躁	急性病容，烦躁	一般情况差	濒死感
循环系统	容量需要增加	高动力状态，容量依赖	休克，心排血量下降，水肿	血管活性药物维持血压，水肿，SvO_2下降
呼吸系统	轻度呼吸性碱中毒	呼吸急促，呼吸性碱中毒，低氧血症	严重低氧血症，ARDS	高碳酸血症，气压伤
肾脏	少尿，利尿剂反应差	肌酐清除率下降，轻度氮质血症	氮质血症，有血液透析指征	少尿，血透时循环不稳定
胃肠道	胃肠胀气	不能耐受食物	肠梗阻，应激性溃疡	腹泻，缺血性肠炎
肝脏	正常或轻度胆汁淤积	高胆红素血症，PT 延长	临床黄疸	转氨酶升高，严重黄疸
代谢	高血糖，胰岛素需要量增加	高分解代谢	代谢性酸中毒，高血糖	骨骼肌萎缩，乳酸酸中毒
中枢神经系统	意识模糊	嗜睡	昏迷	昏迷
血液系统	正常或轻度异常	血小板降低，白细胞增多或减少	凝血功能异常	不能纠正的凝血障碍

【诊断】 关于 MODS 的诊断，国内外尚无统一标准，强调认识早期的器官功能不全，及时进行相关的脏器支持治疗，避免发展到器官衰竭的晚期阶段。但是器官功能不全的概念较模糊，具体数据上明确区分器官"正常"与"功能不全"十分困难，它们之间并非界限分明，而且有相当范围重叠与断档。与其力图精确功能不全的指标，不如更重视器官功能的发展趋势，只要患者器官功能不断恶化并超过目前公认的正常值范围，即可认定"器官功能障碍"。同时，MODS 特指全身失控的炎症反应过程中出现或加重器官功能不全，这种情况下才可诊断 MODS。因此认为完整的 MODS 诊断标准是：器官功能障碍 + 全身炎症反应。脏器衰竭数目与病死率直接相关，1 个脏器衰竭死亡率约为 30%，2 个脏器衰竭约为 60%，3 个脏器衰竭约为 85%，4 个脏器衰竭死亡率几乎 100%（表 5-3）。

表 5-3 器官功能衰竭的认知与评价

	功能不全的指标	功能不全的程度		
		轻　度	中　度	重　度
呼吸道	PaO_2，FiO_2，PFR，PEEP 机械通气日数；气道峰压；是否使用高频通气或额外体膜氧合	PFR>250	150<PFR<250	PFR<150
肾脏	肌酐水平，肌酐清除率，血尿素氮，是否需要透析以纠正血钾和 CO_2紊乱	Cr<150 μmol/L	150 μmol/L<Cr<300 μmol/L	Cr>300 μmol/L
肝脏	胆红素，白蛋白，胆固醇，谷丙转氨酶，谷草转氨酶，γ-谷氨酰转肽酶，碱性磷酸酶，氨	BIL<30 μmol/L	30 μmol/L<BIL<80 μmol/L，转氨酶升高或 ALP 达正常值 2 倍以上	BIL>80 μmol/L，血氨升高
胃肠道	应激性黏膜溃疡和出血，黏膜酸中毒，pH 调节障碍，鼻胃引流量，肠梗阻，腹泻，不耐受胃肠进食，无结石胆囊炎，胰腺炎	鼻胃引流<300 ml/24 h，胃肠进食导致腹泻	鼻胃引流 300～1 000 ml/24 h，可见血性引流	鼻胃引流>1 000 ml/24 h，上消化道出血输血治疗，无结石胆囊炎，胰腺炎
心脏	室上性心动过速，PAWP 和 MBP 均升高，心室搏出功指数下降，需要正性肌力药或血管活性药维持足够的 MBP	持续性室上性心动过速 HR< 140/min，MBP 不低	PAWP 为 16～30 mmHg，维持满意的 CO 和 PAWP 所需多巴胺或多巴酚丁胺<10 μg/(kg • min)	需要血管活性药物（多巴胺、肾上腺素、去甲肾上腺素、去氧肾上腺素）维持 MBP>80 mmHg

续 表

功能不全的指标		功能不全的程度		
		轻 度	中 度	重 度
中枢神经系统	Glasgow 昏迷评分，反映其昏迷程度	GCS：13～14	GCS：10～12	GCS≤9
血液系统	血小板减少，PT 和 PTT 延长，纤维降解产物增加	BPC>60 000/μl	BPC 20 000～60 000/μl，无抗凝治疗时轻度 PT 或 PTT 延长	BPC<20 000/μl，DIC
代谢和内分泌系统	需要胰岛素治疗，T_4 和反 T_3 水平	胰岛素需要量≤1 U/h	胰岛素需要量 2～4 U/h	胰岛素需要量≥5 U/h
免疫系统	DTH 反应性受损，离体淋巴细胞增生下降，ICU 病原体感染	迟发型超敏反应	皮肤无反应性	皮肤无反应性，反复发作 ICU 病原体感染
创口愈合	伤口感染，肉芽组织形成障碍，伤口裂开	伤口感染	肉芽组织形成障碍	压疮，溃疡伤口裂开

【治疗】 迄今对 MODS 的治疗主要是进行综合治疗和器官功能的支持，MODS 的病因复杂，涉及的器官和系统多，治疗中往往面临许多矛盾，但 MODS 的治疗应遵循以下原则。

1. *积极控制原发病* 控制原发疾病是 MODS 的治疗关键，应重视原发疾病的处理。对于存在严重感染的患者，必须积极引流感染灶和应用有效抗生素。若为创伤患者，则应积极清创，并预防感染的发生。当重症患者出现腹胀、不能进食或无石性胆囊炎时，应采用积极的措施，如导泻、灌肠等，以保持肠道通畅，恢复肠道屏障功能，避免肠源性感染。对于休克患者，则应尽快复苏，尽可能缩短休克时间，避免引起进一步器官功能损害。

2. *改善氧代谢，纠正组织缺氧* 主要手段包括增加全身氧输送（DO_2，oxygen delivery）、降低全身氧需、改善组织细胞利用氧的能力等。提高 DO_2 是目前改善组织缺氧最可行的手段。DO_2 是单位时间内心脏泵出的血液所携带的氧量，由心脏泵功能、动脉氧分压（血氧饱和度）和血红蛋白浓度决定，因此提高 DO_2 也就是通过心脏、血液和肺交换功能三个方面来实现。降低氧需在 MODS 治疗中常被忽视。镇静、降低体温、机械通气等均是降低氧需的重要手段。

MODS 和休克可导致全身血流分布异常，肠道和肾脏等内脏器官常常处于缺血状态，持续的缺血缺氧将导致急性肾衰竭和肠功能衰竭，加重 MODS。因此，改善内脏灌注是 MODS 治疗的重要方向。心源性休克时，小剂量多巴胺[5～10 μg/(kg • min)]+多巴酚丁胺[5～10 μg/(kg • min)]可增加肾脏及肠系膜血流，增加心肌收缩力，增加心排血量和氧输送。感染性休克时，去甲肾上腺素（2～20 μg/min）+多巴酚丁胺[5 μg/(kg • min)]联合应用是最为理想的血管活性药物，可改善异常的血管扩张，增加外周血管阻力，增加肾脏、肠系膜及冠状动脉血流。

3. *代谢支持和调理* MODS 使患者处于高度应激状态，导致机体出现以高分解代谢为特征的代谢紊乱。器官及组织细胞功能的维护和组织修复有赖于细胞得到适当的营养底物，机体高分解代谢和外源性营养利用障碍，可导致或进一步加重器官功能障碍。因此，在 MODS 的早期，代谢支持和调理的目标应当是试图减轻营养底物的不足，防止细胞代谢紊乱，支持器官、组织的结构功能，参与调控免疫功能，减少器官功能障碍的产生；而在 MODS 的后期，代谢支持和调理的目标是进一步加速组织修复，促进患者康复。

4. *抗凝治疗* MODS 易于合并凝血功能的紊乱，尤其对于严重全身性感染及由此导致 MODS 的患者。病程早期阶段的炎症反应表现为促凝活性，伴随高凝的发展，血小板、各种凝血因子和抗凝物质均被严重消耗。凝血功能紊乱推动 MODS 病情的进一步发展和恶化，因此，抗凝治疗十分必要。

5. *免疫调节治疗* 基于炎症反应失控是导致 MODS 的根本原因这一认识，抑制 SIRS 有可能阻断炎症反应发展，最终降低 MODS 病死率。免疫调控治疗实际上是 MODS 病因治疗的重要方面。目前临床上研究较多的连续血液净化（continuous blood purification，CBP）可能是一种较为理想的途径。糖皮质激素和非激素抗炎药，如布洛芬、吲哚美辛等有利于减少过度应激反应。炎症介质拮抗剂，如肿瘤坏死因子与抗体、前列腺素抗内毒素血清，理论和实验研究效果较好，临床研究尚未获得一致结论。

6. 控制血糖 Van den Berghe等证明采用胰岛素加强治疗能显著改善脓毒症和MODS患者的预后。虽然胰岛素加强治疗降低脓毒症和MODS死亡率的机制尚不十分清楚，但在感染及脓毒症治疗过程中，将血糖水平控制在4.4～6.1 mmol/L（80～110 mg/dl）对于改善脓毒症和MODS患者的预后有重要意义。

（王 超）

第2节 急性肾衰竭

急性肾衰竭（acute renal failure，ARF）简称急肾衰，属临床危重症。该病是一种由多种病因引起的急性肾损害，可在数小时至数日内使肾单位调节功能急剧减退，以致不能维持体液电解质平衡和排泄代谢产物，而导致血中氮质代谢产物积聚，水、电解质和酸碱平衡失调等一系列病理生理改变。尿量突然减少是ARF发生的标志。正常成人尿量为1 000～2 000 ml/日，若少于400 ml称为少尿（oliguria），尿量不足100 ml为无尿（anuria）。但亦有24 h尿总量超过800 ml，而血尿素氮、肌酐呈进行性增高者，称为非少尿型急性肾衰竭（nonoliguric acute renal failure），这种情况多见于手术和创伤后，容易忽略。ARF早期多无明显症状和体征，可能与其他器官功能障碍并存，构成MODS。大部分ARF是可逆的，但部分患者原发病重，并发症多，治疗更为困难，常可危及患者生命。

【病因和分类】 ARF有广义和狭义之分，广义的ARF可分为肾前性、肾性和肾后性三类。狭义的ARF是指急性肾小管坏死（acute tubular necrosis，ATN）。由于含氮复合物在血液内潴留，ARF的临床表现为氮质血症，根据不同病因和早期处理的差异，通常将其分为三类。

1. 肾前性 因出血、脱水、休克等可引起血容量下降；心脏疾患、肺动脉、肺栓塞等可导致心排血量降低；肝肾综合征、严重脓毒症、变态反应和药物可引起有效血容量减少以及肾血管病变，上述情况均可导致肾灌注不足，肾小球滤过率下降导致少尿。初时，肾本身尚无损害，属功能性肾功能不全，肾前性氮质血症是完全可逆的。若不及时处理，可使肾血流量进行性减少，发展成急性肾小管坏死。故应寻找发病原因，及时纠正肾低灌注状态，以避免发生肾实质性损害。

2. 肾后性 因双侧输尿管或肾的尿液突然受阻导致尿路梗阻，而继发ARF。多见于双侧输尿管结石、前列腺肥大、盆腔肿瘤压迫输尿管尿路狭窄等引起双侧上尿路积水，使肾功能急剧下降。在肾未发生严重实质性损害前，肾后性氮质血症也是完全可逆的，解除梗阻后肾功能可恢复。

3. 肾性 主要是肾缺血和肾中毒等各种原因引起肾本身病变，急性肾小管坏死是其主要形式，约占3/4。大出血、脱水、全身严重感染、血清变态反应等可造成缺血性肾小管上皮损伤。造成肾中毒的物质有氨基糖苷类抗生素，如庆大霉素、卡那霉素、链霉素；重金属如铋、汞、铅、砷等；其他药物如造影剂、阿昔洛韦、顺铂、两性霉素B；生物性毒素如蛇毒、鱼胆、蕈毒等；有机溶剂如四氯化碳、乙二醇、苯、酚等。大面积烧伤、挤压伤、感染性休克、肝肾综合征等，既可造成肾缺血，又可引起肾中毒。

以肾前性和肾后性的病因所致者，早期阶段仅仅是肾功能障碍而无严重的肾实质损害，只有原发病因未及时纠正而继续发展恶化，才会导致ARF的发生。

【发病机制】 ARF的发病机制十分复杂，目前仍未完全阐明，但主要是涉及肾血流动力学改变和肾小管功能障碍两方面。

1. 肾缺血 肾小球滤过率主要取决于肾小球内静水压。肾小球输入小动脉与输出小动脉形成对肾血流的阻力，从而调节肾小球内静水压。当平均动脉压下降至＜90 mmHg（12 kPa）时，GFR下降；若下降至60 mmHg（8 kPa）时，GFR下降一半。但血压恢复后，肾功能并不恢复，表明尚有其他因素。如① 前列腺素平衡紊乱：肾本身可产生前列腺素，其中前列环素（PGI_2）是强力血管扩张物质，血栓素A_2（thromboxane A_2，TXA_2）是强力缩血管物质。肾缺血时，因内皮细胞损伤使PGI_2生成减少，TXA_2却由血小板大量生成，使正常PGI_2/TXA_2比例下降，导致ARF。② 肾素-血管紧张素系统紊乱：肾供血不足时，灌注压下降，转运至肾小管的钠减少以及交感神经活性增强，使肾素分泌增多。血管紧张素原在肾素的作用下，成为血管紧张素Ⅰ（angiotensin Ⅰ，ANG Ⅰ），再由血管紧张素转化酶（ACE）将其转换为ANG Ⅱ，在PGI_2生成减少的情况下，ANG Ⅱ可导致出球和入球小动脉都收缩，GFR则降低。③ 内皮素（endothelin，ET）的作用：ET是一强力血管收缩物质，正常时与内皮细胞舒血管因子（EDRF）共同调节肾血流。肾缺血时，ET清除减慢，EDRF因内皮细胞受损而减少，从而使入球和出球小动脉收缩，导致GFR下降。

2. 肾小管上皮细胞变性坏死　这是急性肾衰竭持续存在的主要因素，多由肾毒性物质或肾持续缺血引起肾小管上皮细胞损伤，可引起肾小管内液返漏和肾小管堵塞。肾小管上皮细胞损伤后代谢障碍性钙内流，使胞质内 Ca^{2+} 浓度明显增加，激活了钙依赖性酶，如一氧化氮合酶、钙依赖性细胞溶解蛋白酶(calpain)、磷酸解酯酶 A_2 等，导致肾小管缺氧性损伤和肾小管上皮细胞坏死。

3. 肾小管机械性堵塞　也是ARF持续存在的主要因素。脱落的黏膜、细胞碎片、Tamm-Horsfall蛋白均可在缺血后堵塞肾小管；滤过压力降低更加重肾小管堵塞；严重挤压伤或溶血后产生的血红蛋白、肌红蛋白亦可导致肾小管堵塞。堵塞部位近端肾小管腔内压随之上升，继而肾小囊内压升高。肾小球滤过压接近或等于零时，肾小球即停止滤过。肾小管上皮细胞损伤后坏死、脱落、肾小管壁出现缺损区，小管管腔与肾间质直接相通，致使原尿液反流扩散至肾间质，引起肾间质水肿，压迫肾单位，加重肾缺血，使肾小球滤过率更低。

4. 肾缺血-再灌注损伤　肾缺血时细胞ATP浓度急剧下降，膜的转运功能受损，细胞内 Na^+、Ca^{2+} 积聚，细胞器功能障碍。肾血供恢复后可产生大量氧自由基，可引起膜的脂质过氧化损伤，导致细胞功能障碍或死亡，还可引起血管功能异常。

5. 感染和药物引起间质性肾炎　某些细菌、真菌或病毒性感染，以及某些抗生素如β-内酰胺、利福平、磺胺等，可引起急性间质性肾炎而导致ARF。一般病程较短，经恰当治疗，肾功能可以恢复。另外，全身感染引发的炎症介质"瀑布"反应可明显影响肾血流，内毒素可激活并促使释放去甲肾上腺素、加压素、血管紧张素Ⅱ、血栓素、内皮素等，使肾血管收缩。

6. 非少尿型急性肾衰竭　因肾单位损伤的量和程度以及液体动力学变化不一致所引起。当仅有部分小管细胞变性坏死和肾小管堵塞、肾小管与肾小球损害程度不一致时，或者某些肾单位血流灌注量并不减少、血管并无明显收缩和血管阻力不高时，可发生非少尿型ARF。

【临床表现】

1. 急性肾衰竭　在病理上有肾小管坏死和修复两个阶段，临床上表现为少尿或无尿和多尿两个不同时期。

(1) 少尿或无尿期：此期是整个病程的主要阶段，一般为7～14日，有时可长达1个月。此期越长，病情越严重。

1) 水、电解质和酸碱平衡紊乱

水中毒：体内水分大量积蓄，若不严格限制水钠的摄入，再加上体内本身每24 h的内生水，极易造成水中毒。细胞外和细胞内液间隙均扩大，严重时可引起高血压、肺水肿、脑水肿、心力衰竭和软组织水肿等。可出现恶心、呕吐、头晕、心悸、呼吸困难、水肿、嗜睡及昏迷等症状。由于颅内压升高，患者感觉头痛、易激动、抽搐，可有癫痫发作。因液体不能排出，血循环容量增加，致使心力衰竭，表现为脉洪大、静脉压和血压升高。水中毒是ARF的主要死因之一。

高钾血症：正常人90%的 K^+ 经肾脏排泄。少尿后2～3日之内，K^+ 排出受限，血清钾便开始增高，4～5日可达危险的高度，是少尿、无尿阶段最重要的电解质失调，为ARF死亡的常见原因之一。特别是有严重挤压伤、烧伤或感染时，分解代谢增加，更有大量钾从细胞内释出，血钾迅速高达危险水平。另外，代谢性酸中毒、输库存较久的血、注射含钾盐的药物，均可促使高钾血症的发生。血钾升高的患者早期可无特征性临床表现，待影响心功能后才会出现心律失常，甚至心搏骤停。患者可出现周身无力、肌张力低下、手足感觉异常、口唇和肢体麻木、神志恍惚、烦躁、嗜睡等一系列神经系统症状。检查时发现腱反射减退或消失，心跳缓慢。影响心脏功能时可出现心律失常，甚至心搏骤停。最初心电图变化表现为Q-T间期缩短及T波高尖；若血钾升高至6.5 mmol/L以上，可出现QRS间期延长、P-R间期增宽、P波降低。如不紧急处理，则有引起心肌纤颤或心搏骤停的可能。

高镁血症：正常情况下，60%的镁由粪便排泄，40%由尿液排泄。在ARF时，血镁与血钾呈平行改变，因此，当有高钾血症时，必然有高镁血症。高血镁引起神经肌肉传导障碍，可出现低血压、呼吸抑制、麻木、肌力减弱、昏迷，甚至心脏停搏。心电图表现为P-R间期延长、QRS增宽和T波增高。

高磷血症和低钙血症：60%～80%的磷转向肠道排泄时，与钙结成不溶解的磷酸钙而影响钙的吸收，出现低钙血症。低血钙会引起肌肉抽搐，并加重高血钾对心肌的毒性作用。

低钠血症：主要是因体内水过多，血液中钠被稀释之故。同时还有下列情况可能产生低钠血症：钠过多丢失，如呕吐、腹泻、大量出汗时；代谢障碍使"钠泵"效应下降，细胞内钠不能泵出，细胞外液钠含量下降；肾小管功能障碍，钠再吸收减少。当血清钠＜

125 mmol/L时，可出现疲惫、淡漠、无神、头痛、视力模糊、运动失调等，严重时可发展为嗜睡、谵妄、惊厥，以致昏迷。

低氯血症：因氯和钠往往是以相同比例丢失，故低钠血症常伴有低氯血症。若大量胃液丢失，如频繁呕吐时，氯化钠丢失更多。

代谢性酸中毒：是急性肾衰竭少尿期的主要病理生理改变之一。常伴有阴离子间隙（anion gap）增大，酸性代谢产物（硫酸盐、磷酸盐等）不能排出。肾小管功能损害，丢失碱基和钠盐，以及 H^+ 不能与 NH_3 结合而排出。无氧代谢增加，造成代谢性酸中毒，并加重高钾血症。突出的表现为呼吸深而快，呼气带有酮味，面部潮红，并可出现胸闷、气急、乏力、嗜睡及神志不清或昏迷，严重时血压下降、心律失常，甚至发生心脏停搏。

2）蛋白质代谢产物积聚：蛋白代谢终末产物不能经肾排泄，存留体内，从而发生氮质血症。血中尿素氮和肌酐快速升高，病情严重，预后差。血尿素氮还受脱水、肠道积血等因素的影响，血肌酐则由肾排泄，可较好地反映肾功能。当伴有发热、感染时，分解代谢增加，形成尿毒症。临床表现为恶心、呕吐、头痛、烦躁、倦怠无力、意识模糊，甚至昏迷。可能合并心包炎、心肌病变、胸膜炎及肺炎等。

3）出血倾向：原因有血小板质量下降、多种凝血因子减少和毛细血管脆性增加等。常有皮下、口腔黏膜、牙龈及胃肠道出血。消化道出血更加速血钾和尿素氮的升高，有时可发生弥散性血管内凝血（DIC）。胃肠道出血较为常见，但大多易于控制。

（2）多尿期：每日尿量增至 400 ml 以上时，预示多尿期开始。尿量不断增加，可达 3 000 ml 以上，一般历时 14 日。在开始的一周内因肾小管功能尚未完全恢复，氮质血症还可能会恶化，尿量逐渐增加，但血尿素氮、肌酐和血钾继续上升，仍属于少尿期的继续。当肾功能逐渐恢复、尿量大幅度增加后，可出现低血钾、低血钠、低血钙、低血镁和脱水现象。此时仍处于氮质血症和水、电解质失衡状态。由于体质虚弱，极易发生感染，仍有一定的危险性。感染不仅是急性肾衰竭的原因，而且也是常见的并发症和致死原因，包括肺部感染、尿路感染等。多尿期尿量增加有 3 种形式：突然增加、逐步增加和缓慢增加。后者在尿量增加至一定程度时若不再增加，提示肾损害难以恢复，愈后不佳。

（3）恢复期：多尿期后进入恢复期，需待数月方能恢复正常。由于严重消耗及营养失调，患者仍极其衰弱、消瘦、贫血、乏力，应加强调理，以免产生并发症或发展为慢性肾衰竭。

2. *非少尿型急性肾衰竭*　每日尿量常超过 800 ml，与少尿型相比，血肌酐虽呈进行性升高，其升高幅度低，临床上易被忽视。严重的水、电解质和酸碱平衡紊乱、消化道出血和神经系统症状较少尿型为少见，感染发生率亦较低。临床表现轻，进程缓慢，需要透析者少，如果能及时诊断和正确处理，预后相对较好。

【诊断】

1. *病史及体格检查*　对危重患者要随时想到 ARF 发病的可能性。应详细询问病史，有无各种引起低血压的原因、是否接受过输血和接受过经肾排泄或有肾毒性药物的治疗。严重创伤或严重感染的患者在大手术后，特别是术中曾有低血压的患者，应高度警惕发生 AFR。体格检查：颈静脉充盈程度是估计中心静脉压的简易方法；心肺听诊可了解有无心力衰竭；有无额前和肢体水肿及水、电解质平衡紊乱。肾后性 ARF 常表现为突然无尿，全身症状往往不明显。B 超检查可显示肾盂、输尿管积水，腹部 X 线平片可见阳性结石影。此外，应注意是否有肾病和肾血管病变。

2. *尿量及尿检查*　① 危重患者应留置导尿管，精确记录每小时尿量。② 注意尿的物理性状，酱油色尿提示有溶血或软组织严重破坏。③ 尿比重或尿渗透压测定：肾前性 ARF 尿浓缩，尿比重和渗透压高；肾性 ARF 通常为等渗尿，尿比重恒定于 1.010～1.014。④ 尿常规检查：急性肾小管坏死时可见肾衰管型，为有宽大颗粒管型的肾小管上皮细胞。⑤ 尿钠浓度测定简单易行，可鉴别急性少尿型肾衰竭和血容量不足性少尿，前者因肾小管再吸收功能遭到破坏，尿钠一般大于 40 mmol/L；后者因血容量不足，肾加强保留钠，故尿钠浓度低。

3. *血液检查*　可有轻度贫血、血肌酐和尿素氮进行性上升，血肌酐每日平均增加≥44.2 μmol/L，高分解代谢者上升速度更快，每日平均增加≥176.8 μmol/L。血清钾浓度升高，常大于 5.5 mmol/L。血 pH 值常低于 7.35。[HCO_3^-]多低于 20 mmol/L。血清钠浓度正常或偏低。血钙降低，血磷升高。

血浆尿素氮（mg/dl）与肌酐（mg/dl）的比值正常为 10∶1～15∶1。肾前性少尿时，由于肾小管功能未受损，低尿流速率导致肾小管重吸收尿素增加，使肾前性少尿时血尿素氮（blood urea nitrogen，BUN）

与肌酐(creatinine, Cr)的比值不成比例增加,可达20∶1或更高。BUN/Cr比值增加应注意排除消化道出血及其他应激伴有的尿素氮产生增多的情况。而急性肾小管坏死患者因肾小管重吸收尿素氮的能力下降,该比值小于10∶1～15∶1。

根据血尿化验结果计算,以滤过钠排泄分数(filtration sodium excretion fraction, FE_{Na})和肾衰指数(renal failure index, RFI)最为敏感,尿渗透压、自由水清除率(ml/h)及尿钠排出量的诊断价值次之。尿比重虽准确性差,但简便。滤过钠排泄分数和肾衰指数的计算公式为:$FE_{Na}(\%)$ = 尿Na/血Na(U_{Na}/P_{Na})×[血肌酐/尿肌酐(P_{Cr}/U_{Cr})]×100, RFI = $U_{Na} \times (P_{Cr}/U_{Cr})$。即使尿量超过500 ml/日时,只要$FE_{Na}$和RFI均>1,仍可提示肾性ARF。

4. 补液试验和利尿剂试验　补液试验可作为急性少尿型肾衰竭与血容量不足性少尿的鉴别。5%葡萄糖液250～500 ml,在30 min内静脉滴完,若尿量增加、尿比重降低,为血容量不足性少尿。反之,可能为急性肾衰竭。心肺功能不全和老年人不宜应用。

利尿剂试验可用于肾前性和肾性急性肾衰竭。若血容量已补足,尿量仍少者,可采用20%甘露醇50～100 ml,于10～15 min内静脉注入。若每小时尿量增加40 ml,一般多系肾前性急性肾衰竭;若尿量不超过40 ml/h,或尿量不增加,3 h后再依上法用一次,无反应者则考虑肾性急性肾衰竭。若仍需利尿剂,可改用呋塞米20～40 mg,溶于50%葡萄糖20～40 ml内静脉推注,以诱导利尿,尿量依然不增者,按肾性急性肾衰竭处理。

5. 影像学检查　主要用于诊断肾后性急性肾衰竭。B超检查可显示双肾大小以及肾、输尿管积水,尿路X线平片、CT扫描可发现尿结石影,尿路造影及输尿管插管可确定尿路梗阻情况并有治疗作用,MRI可显示尿路梗阻部位及程度,X线片或放射性核素检查可发现肾血管有无阻塞,确诊则需行肾血管造影,但是要注意造影剂的肾毒性,特别是老年人,会加重肾脏损害。

6. 肾穿刺活检　是重要的诊断手段。在排除了肾前性及肾后性原因后,没有明确致病原因(肾缺血或肾毒素)的肾实质性急性肾衰竭都有肾活检指征。活检结果可确定包括急性肾小球肾炎、系统性血管炎、急进性肾炎及急性过敏性间质性肾炎等肾脏疾病。

在鉴别诊断方面,首先应排除慢性肾脏病(chronic kidney disease, CKD)基础上的急性肾衰竭;CKD可存在双侧肾缩小、贫血、尿毒症面容、肾性骨病和神经病变等。其次应除外肾前性和肾后性原因。在确定为肾实质性急性肾衰竭后,尚应鉴别是肾小球、肾血管还是肾间质病变引起。急性肾衰竭病因不同,其治疗方法不同。

【鉴别诊断】

1. 肾小管坏死与肾前性少尿鉴别　发病前有容量不足、体液丢失等病史,体检发现皮肤和黏膜干燥、低血压、颈静脉充盈不明显者,应首先考虑肾前性少尿,可使用输液(5%葡萄糖溶液200～250 ml)和注射襻利尿药(呋塞米40～100 mg),以观察输液后循环系统负荷情况。如果补足血容量后血压恢复正常,尿量增加,则支持肾前性少尿的诊断。低血压时间长,特别是老年人伴心功能欠佳时,补液后无尿量增多者,应怀疑肾前性氮质血症已过渡为急性肾小管坏死(acute tubular necrosis, ATN)。

2. ATN与肾后性尿路梗阻鉴别　有结石、肿瘤或前列腺肥大病史患者,突发完全无尿或间歇性无尿;肾绞痛,胁腹或下腹部疼痛;肾区叩击痛阳性;如膀胱出口处梗阻,则膀胱区因积尿而膨胀,叩诊呈浊音均提示存在尿路梗阻的可能。超声显像和X线片检查等可帮助确诊。

3. ATN与其他肾性急性肾衰竭鉴别　肾性急性肾衰竭可见于急进性肾小球肾炎、急性间质性肾炎等以及全身性疾病的肾损害,如狼疮肾炎、过敏性紫癜性肾炎等。肾病综合征有时亦可引起急性肾衰竭。此外,系统性血管炎、血栓性微血管病,如溶血尿毒症综合征、恶性高血压及产后急性肾衰竭等,也会引起。急性肾衰竭可通常根据各种疾病所具有的特殊病史、临床表现、化验异常及对药物治疗的反应做出鉴别诊断。肾活检常可帮助鉴别。

【预防】

(1) 注意高危因素,包括严重创伤、较大的手术、全身性感染、各种因素引起的持续性低压以及肾毒性物质,均可引起肾缺血和中毒,应及时处理,以免发展到不可逆的阶段。

(2) 积极补充血容量,解除肾血管收缩,尽量缩短肾缺血时间,并积极纠正水、电解质和酸碱平衡失调。

(3) 对严重软组织挤压伤及误输异型血,在处理原发病的同时,应输注5%碳酸氢钠250 ml碱化尿液,并应用甘露醇防止血红蛋白、肌红蛋白阻塞肾小管或其他肾毒素损害肾小管上细胞。

(4) 在进行影响肾血流的手术前,应扩充血容量,术中、术后应用甘露醇或呋塞米,以保护肾功能。

(5) 出现少尿时,可应用补液试验和利尿试验,既可鉴别肾前性和肾性急性肾衰竭,又可预防肾前性急性肾衰竭发展为肾性急性肾衰竭。

【治疗】 若已发展到肾性急性肾衰竭，不论少尿型或多尿型急性肾衰竭，应计出入水量、防止高血钾、维持营养和热量供给，防止和控制感染。

1. *少尿期治疗* 少尿期常因急性肺水肿、高钾血症、上消化道出血和并发感染等导致死亡，故治疗重点为调节水、电解质和酸碱平衡，控制氮质潴留，供给适当营养，防治并发症和治疗原发病。

(1) 利尿剂：除了预防性用药，还应早期用药。① 甘露醇：可产生强有力的渗透性利尿作用，并能扩张肾小动脉，可冲掉肾小管内管型、细胞碎片以及沉淀的色素蛋白，一次用量为12.5～25.0 mg，快速静脉滴注效果较好。② 呋塞米：可增加肾小球滤过率而产生利尿，能冲掉肾小管堵塞物。初次静脉注射40 mg，无效时可每隔2 h分别给予80 mg、160 mg、200 mg，直至出现利尿。超过200 mg仍无反应者，表明无效。呋塞米和小剂量多巴胺联用，有良好的协同作用。多巴胺0.5～2 μg/(kg・min)可使肾血管扩张，以增加肾小球滤过率和肾血流量。

(2) 限制水分和电解质：严格限制液体摄入。记录24 h出入量，包括尿、粪便、引流物、呕吐物和异常出汗量。量出为入，以每日体重减少0.5 kg为最佳，表明无液体潴留。根据"显性失水+非显性失水－内生水"的公式作为每日补液量的依据，宁少勿多，以免引起水中毒。显性失水为尿、粪和失血等的总和，不显性失水为皮肤和呼吸道挥发的水分，一般为600～1 000 ml/d，内生水为体内代谢所产生的水分，为400～500 ml/d。通过中心静脉压或肺动脉楔压监护血容量状况。严禁钾的摄入，包括食物和药物中的钾。低钠血症常由液体过多所致，一般不补充钠盐，血钠维持在130 mmol/L左右即可。注意钙的补充。

(3) 维持营养和供给能量：能进食者尽量利用胃肠道补充营养，给予清淡流质或半流质食物为主，酌情限制水分、钠盐和钾盐，早期应限制蛋白质(高生物效价蛋白质每千克体重0.5 g)。重症患者常有明显胃肠道症状，从胃肠道补充部分营养，先让患者胃肠道适应，以不出现腹胀和腹泻为原则，然后循序渐进补充部分热量，以2.2～4.4 kJ/日(500～1 000 kcal)为标准，过快过多补充食物多不能吸收，易导致腹泻。给予足够的蛋白质，抵制分解代谢，不必过分限制口服蛋白质，每日摄入40 g蛋白质并不加重氮质血症，以血尿素氮和肌酐之比不超过10∶1为准。透析时应适量增加蛋白质的补充。摄入足够的热量，主要由碳水化合物和脂肪供给，目的是减少蛋白分解代谢至最低程度，减缓尿素氮和肌酐的升高，减轻代谢性酸中毒和高血钾。注意维生素的补充。尽可能通过胃肠道补充营养。

(4) 预防和治疗高钾血症。高钾血症是少尿期最主要的死亡原因。当血钾超过5.5 mmol/L时，可应用下列方法治疗：10%葡萄糖酸钙20 ml经静脉缓慢注射或加入葡萄糖溶液中滴注，以 Ca^{2+} 对抗 K^+ 对心脏的毒性作用；以5%碳酸氢钠100 ml静脉滴注，或25 g葡萄糖及6 u胰岛素缓慢静脉滴注，使钾离子进入细胞内而降低血钾。上述方法起效快，但有效维持时间短。当血钾超过6.5 mmol/L或心电图有高血钾图形时，有透析指征。

(5) 纠正代谢性酸中毒：一般情况下，酸中毒发展较慢，并可通过呼吸代偿。在血浆[HCO_3^-]低于15 mmol/L时，才应用碳酸氢盐治疗。但应注意所用的液量，以免导致血容量过多。在有严重创伤、感染或循环系统功能不全时，易发生严重酸中毒。血液滤过是治疗严重酸中毒的最佳方法。

(6) 预防和控制感染：静脉通路、导尿管等可能是引起感染的途径。需应用抗生素时，应避免有肾毒性及含钾药物，并根据其半衰期调整用量和治疗次数。四环素、磺胺类、两性霉素B、头孢噻啶、头孢唑啉、氨基苷类、万古霉素等对肾有明显毒性，应尽量避免选用。

(7) 血液净化：当保守治疗无效而出现以下情况时，应采用血液净化技术。紧急透析指征：① 急性肺水肿或充血性心力衰竭。② 严重高钾血症，血钾在6.5 mmol/L以上或心电图已出现明显异位心律伴QRS波增宽。一般透析指征：① 少尿或无尿2日以上。② 已出现尿毒症症状，如呕吐、神志淡漠、烦躁或嗜睡。③ 高分解代谢状态。④ 出现体液潴留现象。⑤ 血pH在7.25以下，实际碳酸氢盐在15 mmol/L以下或二氧化碳结合力(CO_2CP)在13 mmol/L以下。⑥ 血尿素氮17.8 mol/L(50 mg/dl)以上并除外单纯肾外因素引起或血肌酐442 μmol/L(5 mg/dl)以上。⑦ 对非少尿患者出现体液过多、眼结膜水肿、心脏奔马律或中心静脉压高于正常，血钾5.5 mmol/L以上，心电图疑有高钾图形等任何一种情况者。常用的方法有：血液透析(hemodialysis, HD)、连续性肾替代治疗(continuous renal replace treatment, CRRT)和腹膜透析(peritoneal dialysis, PD)。

1) 血液透析：通过血泵将血液输送至透析装置(人工肾)。透析器内半透膜将血液与透析液分隔，根据血液与透析液间浓度梯度以及溶质通过膜的扩散渗透原理，进行溶质与溶液交换，以达到去除水分和某些代谢产物的目的。经透析的血液回输入患者体内。其优点是能快速清除过多的水分、电解质和代谢产物。缺点是需要建立血管通路，抗凝治疗会加重出血倾向，并对血流动力学有影响，适用于高分解代谢的急性肾衰竭，病情危重、心功能尚稳定，不宜行腹膜透析者。

2）腹膜透析：腹膜毛细血管和腹膜腔之间的静水压和渗透压的差即为跨膜压，是形成超滤的动力。腹腔内淋巴组织极为丰富，具有很强的吸收作用。通过腹腔内置管和注入透析液，以腹膜作为透析膜，清除体内积聚的水分、电解质和代谢产物。一般用8 000～10 000 ml透析液可透出水分500～2 000 ml，尿素氮每日平均下降3.3～7.8 mmol/L；应用无钾透析液，每日可清除钾离子7.8～9.5 mmol/L。其优点是不需特殊设备，不影响循环动力的稳定性，不用抗凝剂，不需要血管通路。缺点是对水、电解质和代谢产物的清除相对较慢，会引起腹腔感染和漏液。近期有腹部手术史、腹腔有广泛粘连、肺功能不全和置管有困难者，不适合做腹膜透析。腹膜透析适用于非高分解代谢型ARF，有心血管功能异常，建立血管通路有困难，全身肝素化有禁忌及老年患者。根据每日治疗时间和透析液在腹腔内的滞留时间，腹膜透析可分为间歇性腹膜透析、连续不卧床腹膜透析和潮式腹膜透析。

3）连续性肾替代治疗(CRRT)：急性肾衰竭伴血流动力不稳定和多器官功能衰竭时，适宜于应用此治疗方法。原理是利用患者自身血压将血液送入血液滤过器，通过超滤清除水分和溶质。血液及替代液体再回输入体内。超滤率为10～12 ml/min，若动脉血不足以维持血液流动，可应用血液透析机的外部血泵提供动力，进行由静脉到静脉的滤过。CRRT技术都使用高通透性的合成半透膜，根据清除溶质的动力不同和溶质清除机制不同，CRRT又分为连续性动静脉血液滤过、连续性静脉与静脉血液滤过。其优点是血流动力学稳定性好，不需昂贵的设备和专门训练，能快速移除水分。缺点是需动脉通道以及持续应用抗凝剂，且K^+、Cr、BUN的透析效果不佳。

2. *多尿期治疗*　多尿期初始，尿量虽有所增加，但肾的病理改变并未完全恢复，病理生理改变仍与少尿期相似。当尿量明显增加时，又面临水、电解质失衡状态，这一阶段全身情况仍差，蛋白质不足、虚弱，易于感染，故仍需积极治疗、认真对待。治疗重点为保持水、电解质平衡，加强营养，补充蛋白质，增强体质，预防和控制感染，注意并发症的发生。当出现大量利尿时，应防止水分和电解质的过度丢失；但补液量勿过多，避免延长利尿期。一般补充前一日尿量的2/3或1/2，呈轻度负平衡又不出现脱水现象即可。并酌情补充电解质。当尿量超过1 500 ml，可口服钾盐，当尿量超过3 000 ml时，应补充3～5 g，此时，应补充适量的胶体，以提高胶体渗透压。多尿期由于水、电解质失衡、感染等导致死亡者并不少见，故不能放松警惕。

（王　超）

第3节　急性呼吸窘迫综合征

急性肺损伤(acute lung injury, ALI)和急性呼吸窘迫综合征(acute respiratory distress syndrome, ARDS)是指由心源性以外的各种肺内外致病因素导致的急性、进行性、缺氧性呼吸衰竭。ALI和ARDS具有相同的病理生理改变，重度的ALI被定义为ARDS。以肺容积减少、肺顺应性降低、严重的通气/血流比例失调为病理生理特征，临床上表现为进行性低氧血症和呼吸窘迫，肺部影像学上表现为非均一性的渗出性病变。因为其临床表现与新生儿呼吸窘迫综合征相似，故过去曾命名为成人呼吸窘迫综合征，以示区别。但由于这一综合征也可见于儿童和青少年，ARDS的特点在于急性起病，因此ARDS中的“A”由成人(adult)改为急性(acute)。从1967年Ashbaugh等首先报道ARDS以来，通过30多年大量的基础和临床研究，近年ARDS的病死率虽有下降趋势，但仍有50%以上。因其晚期多发展为多器官功能障碍综合征(MODS)，甚至多器官功能衰竭(MOF)，预后不容乐观，应予以高度重视。

【病因】　以往根据病因和病理特点的不同，ARDS还有许多不同的名称，如休克肺、创伤性湿肺、充血性肺不张、灌注肺和肺透明膜病等。引起ALI和ARDS的常见原因有脓毒症、休克、严重创伤、大量输血、重症急性胰腺炎、胃内容物误吸、多发性骨折和大面积烧伤等。根据肺损伤的机制，可将ALI和ARDS的病因分为直接损伤和间接损伤两类。① 直接原因包括胃内容物误吸，毒性气体的吸入，如氯气、二氧化硫、光气、氨和烟雾等，淡水、海水或污水淹溺，弥漫性肺部感染如细菌、病毒、真菌及肺囊虫感染等，放射性肺损伤，肺挫伤，肺栓塞如脂肪、羊水栓塞等。② 间接原因包括脓毒症、休克、胸部以外的多发性创伤、大面积烧伤、心肺复苏时输液过度、大量输入库存血、体外循环、弥散性血管内凝血、神经源性损害、重症急性胰腺炎、肝功能衰竭、尿毒症、糖尿病性酮症酸中毒等。

病因不同，ARDS 患病率也明显不同。严重感染时，ALI(ARDS)患病率可高达 25%～50%，大量输血可达 40%，多发性创伤达到 11%～25%，而严重误吸时，ARDS 患病率也可达 9%～26%。同时存在 2 个或 3 个危险因素时，ALI(ARDS)患病率进一步升高。另外，危险因素持续作用时间越长，ALI(ARDS)的患病率越高，危险因素持续 24 h、48 h 及 72 h 时，ARDS 患病率分别为 76%、85%和 93%。

【发病机制】 ALI 和 ARDS 的发病机制至今仍不十分清楚。有些致病因素可损伤肺泡-毛细血管膜，使其通透性增高，如误吸、毒气吸入等。更重要的是致病因素对肺脏的间接损伤，例如脓毒症、坏死性胰腺炎和休克等。当机体遇到一定强度的感染或非感染性刺激时，迅速启动防御机制，激活单核吞噬细胞系统，释放多种促炎细胞因子和介质；与此同时作为代偿机制，机体又启动抗炎症反应，释放抗炎细胞因子。促炎和抗炎反应为保持机体内稳态的平衡不断进行调控。但是，当初始释放促炎介质的量过多，或抗炎介质释放过少，或尽管最初促炎和抗炎介质释放间没有失衡，却因没有控制原发病因受到第二次外来打击，而破坏了这种平衡，导致感染的发生，并随着其不断发展，引起体内过度或失控性炎症反应。这种炎症反应是全身性的，ARDS 只不过是这种全身炎症反应的一部分，故将 ARDS 视为 SIRS 在肺部的表现。在 SIRS 中，肺脏是首位受累的靶器官。此外，抗炎介质虽有助于防止或减轻 SIRS 引起的自身组织损伤，但若该反应过度，则成为代偿性抗炎反应综合征(compensatory anti-inflammatory response syndrome, CARS)。其后果包括两个方面：① 使细胞因子由保护性作用转为损伤性作用，炎症过程失控，局部组织及远隔脏器均遭损伤，形成包括 ALI、ARDS 在内的 MODS。② 使机体的免疫功能严重受抑，从而引发脓毒症，进一步诱发或加重 ALI、ARDS 或 MODS。

当引起 ALI 和 ARDS 的各种致病因子作用机体后，激活单核巨噬细胞系统，释放出许多炎症反应细胞因子，如肿瘤坏死因子(tumor necrosis factor, TNF)、白介素(白介素-1、白介素-6 和白介素-8 等)和血小板活性因子等，后者激活了中性粒细胞，使之在肺内毛细血管中大量聚集，并通过各种黏附因子黏附于内皮细胞上，中性粒细胞活化释放多种炎性介质，如氧自由基、蛋白水解酶、脂质代谢产物(前列腺素、白三烯等)，损伤肺泡-毛细血管膜，导致通透性肺水肿。

肺血管内皮细胞可分泌前列环素、内皮素、一氧化氮等血管活性物质，炎症刺激时，肺血管内皮细胞立即生成大量一氧化氮。过量的一氧化氮还可与氧反应，生成毒性更强的过氧化亚硝酸离子，损伤细胞和组织。另外，白介素-1、TNF-α 等的刺激可使肺血管内皮细胞凝血机制亢进，促进血栓形成。此外，补体系统的激活、纤溶和凝血系统的激活以及肺表面活性物质系统的破坏在 ALI 和 ARDS 的发病机制中都起着重要作用。

【病理生理】 弥漫性肺泡损伤(diffuse alveolar damage, DAD)是 ALI 和 ARDS 的特征性病理改变。肉眼观，初期肺比正常增重，切面呈水肿样，其表面充血，边缘圆钝，并可见散在的点状出血，2～3 日后肺即呈肝样暗红色。晚期病例合并感染时，则表现为支气管肺炎改变，可见大小脓肿和化脓性分泌物，血管中有血栓形成。ARDS 病理过程大致可分成三个阶段：渗出期、增生期和纤维化期。三个阶段常常重叠存在，很难截然分开。

1. *渗出期* 为病变早期，表现为间质和肺泡水肿、出血、透明膜形成和微小肺不张。肺间质炎症细胞浸润，肺泡上皮细胞和血管内皮细胞变性、坏死。电镜下毛细血管内皮细胞水肿，细胞间连接增宽。

2. *增生期* 在发病后 3～7 日。肺泡Ⅱ型细胞明显增生，几乎覆盖整个肺泡表面。肺水肿减轻，透明膜开始机化。

3. *纤维化期* 在发病后 7～10 日，肺泡间质和透明膜成纤维细胞增生，逐渐转化为纤维组织，这一过程发展迅速，很快扩展到全肺，导致弥漫性肺间质纤维化。

由于肺毛细血管内皮细胞和肺泡上皮细胞受损，肺泡毛细血管膜通透性增加，富含蛋白的液体渗出血管外至肺间质和肺泡腔内，引起肺间质和肺泡水肿。肺泡Ⅱ型上皮细胞受损致肺表面活性物质的生成减少，肺泡水肿液稀释肺表面活性物质并抑制其功能，导致肺泡表面张力增高，肺顺应性下降，形成肺不张，由此导致通气/血流比例失调，形成功能性分流和真性分流。中性粒细胞释放出的白三烯等介质使支气管收缩和水肿，堵塞小气道，也可造成通气障碍而形成功能性分流。ARDS 患者分流量可达肺血流量的 30%。肺微血管痉挛或狭窄、广泛肺栓塞、血栓形成等引起部分肺单位周围的毛细血管血流量明显减少、甚至中断，导致无效腔样通气。ARDS晚期无效腔率可高达60%。因此通气/血流比例失调是引起低氧血症的重要原因。肺间质和肺泡水肿、透明膜形成和慢性阶段细胞的增生与纤维化，均可增加肺泡-毛细血管膜的厚度，导致弥散功能障碍，进一步加重低氧血症。

肺顺应性降低引起的限制性通气障碍和小气道栓塞引起的阻塞性通气障碍，造成部分肺泡通气量减少，未受累或病变轻的肺泡反而代偿性通气增强，排出过多的CO_2，故患者$PaCO_2$降低。当肺泡-毛细血管膜损伤更广泛、更严重时，全肺总的肺泡通气量将减少，CO_2潴留而发生高碳酸血症，此时PaO_2将进一步下降。

肺通气障碍、PaO_2降低对颈动脉窦和主动脉体化学感受器的刺激可反射性地刺激呼吸中枢，产生过度通气；肺充血和肺水肿刺激肺毛细血管旁J感受器，导致患者呼吸窘迫。

ALI和ARDS时肺循环的特征性改变是肺动脉高压，一般来说肺动脉压力轻度或中度升高，但有些患者严重升高甚至右心衰竭。其主要原因是低氧血症、血小板栓塞和某些血管活性物质的作用。ARDS后期的肺循环高压、纤维化的严重性，是不可逆的，预后不良。肺动脉压力虽然明显升高，但肺毛细血管楔压一般正常，与心源性肺水肿相区别。

【临床表现】

1. 症状和体征　典型的症状为呼吸频数和呼吸窘迫。呼吸频率常大于每分钟20次，严重时可达每分钟60次以上。应注意大手术或其他原因并发的ALI和ARDS，因为应用了大量的麻醉剂和镇静剂，呼吸可不增快。妇女、小儿和老年体弱者呼吸窘迫可不明显。随着呼吸频率的加快，呼吸困难的加重，缺氧愈来愈明显，口唇、甲床发绀。患者烦躁不安，心率加快，可有神志恍惚或淡漠。缺氧不因吸氧而得到改善。早期除呼吸频率加快外，可无明显呼吸系统体征。随着患者的发展，出现吸气"三凹征"。晚期肺部可闻及干性和湿性啰音，合并肺感染时可有畏寒、发热和咳痰等症状。

2. 辅助检查

(1) 胸部X线片：ARDS的X线片表现常落后于临床表现4～24 h，一般早期可异常，或仅有轻度间质改变，表现为模糊和肺纹理呈网状。继而出现大小不等、边缘模糊的斑片状阴影，常融合成大片，成为均匀致密的"磨玻璃样影"，并可见支气管充气征。后期可出现肺间质纤维化的改变。

(2) 动脉血气分析：早期常表现为$PaCO_2$下降，呼吸性碱中毒和不同程度的低氧血症。PaO_2呈进行性下降，一般低于60 mmHg。晚期$PaCO_2$升高，提示病情危重。氧合指数(PaO_2/FiO_2)是诊断ALI和ARDS必要条件之一，正常值为400～500 mmHg。$PaO_2/FiO_2 \leqslant 300$ mmHg为ALI，$PaO_2/FiO_2 \leqslant 200$ mmHg为ARDS。

(3) 肺力学监测：可用床边呼吸功能监测仪监测，其主要改变包括顺应性下降、气道阻力增加和无效腔通气量比例增加等。

(4) 血流动力学监测：通过漂浮导管监测肺毛细血管楔压，有助于与心源性肺水肿的鉴别诊断，同时可直接指导液体管理，防止输液过量或不足。

(5) 其他：还有一些辅助检查如CT检查、病原学检查、肺泡支气管灌洗液检查等对ARDS的诊断和治疗有一定的指导意义。

【分期】　一般可分为4期，但在临床未必可见到如此典型过程，且各期间也并无绝对界线，只是便于了解各期的主要特点，对诊断和治疗有所裨益。

1. 第一期　以原发病表现为主，呼吸频率可增快，过度通气，发展为低碳酸血症。但典型呼吸窘迫，胸部X线片无阳性发现。及时识别并治疗，其病程容易逆转，治愈后可不留后遗症。实际上不少第一期患者，临床上自发生至痊愈从未被确诊。

2. 第二期　其特点为全身循环状态已明显好转(如休克缓解、动脉血压回升)，但呼吸困难却进行性加重，低氧血症愈益发展，胸部X线片可见肺纹理增多、模糊和网状浸润影，提示肺血管周围液体增多和间质性水肿。此期经积极合理治疗后仍可能完全恢复。

3. 第三期　患者呼吸困难十分严重，一般吸氧不能缓解。体检可发现阳性体征，如呼吸频率加快，可达每分钟35～50次，胸部听诊可闻及湿啰音。胸部X线片示两肺散在斑片状阴影或呈磨玻璃样改变，可见支气管充气征。血气分析示PaO_2和$PaCO_2$均降低，常呈代谢性酸中毒合并呼吸性碱中毒。

4. 第四期　极度呼吸困难和严重发绀，出现神经精神症状，如嗜睡、谵妄、昏迷等。胸部X线片示融合成大片状浸润阴影，支气管充气明显。血气分析示严重低氧血症、CO_2潴留，常有混合性酸碱失衡，最终可发生循环功能衰竭。

由于临床医师往往在第一期原发病处理不够及时、有力，在第二期又缺乏认识，第三、第四期出现典型表现才认识，但为时较晚，因此最近提出在ARDS早期有ALI的概念，应在此阶段抓紧救治。

【诊断】 自从1967年Asgbaugh等首次提出ARDS以来,各国诊断标准很难统一。1992年,欧美专家召开联席会议,提出了新的诊断标准,并被广泛采纳应用。1999年在昆明召开的全国呼吸衰竭学术会议研讨会上,借鉴国际上的标准,提出了我国的新的诊断标准,如下所示。

(1) 有发病的高危因素。

(2) 急性发病,呼吸频数和(或)呼吸窘迫。

(3) 低氧血症:ALI时氧和指数 $PaO_2/FiO_2 \leqslant 300$ mmHg;ARDS时 $PaO_2/FiO_2 \leqslant 200$ mmHg。

(4) 胸部X线检查两肺浸润阴影。

(5) 肺毛细血管楔压(PCWP)≤18 mmHg或无左心房压力增高的临床证据。

ALI和ARDS的不同是人为划分的,两者很难截然分开。实际上ALI和ARDS是一个连续的病理生理过程,早期阶段即为ALI,发展到一定程度即为ARDS。发生ARDS的患者必然有ALI,但并不是所有的ALI患者都会发展成为ARDS。ALI这一概念的提出有利于ARDS患者得到早期诊断和治疗。

早期诊断及治疗是降低ARDS病死率的关键,如等待胸部X线片检查及体征明显异常时才予以确诊,此时多已贻误有效的治疗时机。所以在检查、确诊、明辨病理生理分期的同时,即应开始早期按ALI或ARDS治疗,因为早期病例经常表现"三无"特点:无明显发绀及低氧症状(肉眼);无明显肺部查体体征;无胸部X线片大片阴影的表现。而肺的听诊、叩诊仍无阳性指征可见,因此,对于有导致ARDS的病因或诱因的患者,应严密监视。动态监测动脉血气,计算氧合指数,是较早发现ALI和ARDS的有效方法。近年来,随着对ALI和ARDS发病机制的深入研究,已发现一些新的实验室指标,如肺泡-毛细血管膜通透性、Ⅷ因子相关抗原和终末补体复合物等,但不是确诊的特异性指标。在有高危因素的情况下,联合检测这些指标,对于早期发现ALI和ARDS仍有一定的临床价值。

【鉴别诊断】 ARDS的突出临床表现是肺水肿和呼吸困难,因此必须与以此为主要症状和体征的疾病进行鉴别。

1. *心源性肺水肿* 见于各种原因引起的急性左心功能不全,如瓣膜病、冠心病、高血压性心脏病、心肌炎和心肌病等。其病理基础是由于左心功能衰竭,致肺循环流体静压升高,液体漏出肺毛细血管,故水肿液蛋白质含量不高。ARDS时则因肺泡毛细血管膜通透性增加,水肿液蛋白含量较高。根据病史、病理基础、临床表现,结合胸部X线片和血气分析等,鉴别诊断多不困难。值得注意的是,ARDS也可并发心血管功能异常。ARDS急性期,约20%可出现心功能异常。因此,心源性肺水肿在常规强心、利尿和扩血管治疗后,如增加吸氧浓度后仍不能纠正低氧血症,需考虑ARDS的可能。

2. *非心源性肺水肿* 见于输液过量、肝硬化和肾病综合征等引起的血浆胶体渗透压降低。还可见于胸腔抽液或抽气过多过快,或抽吸负压过大,使胸膜腔负压瞬间增大而形成复张后肺水肿。此类患者的特点是:病史明确、肺水肿的症状、体征及X线片征象出现较快,治疗后消失也快;低氧血症一般不严重,吸氧后容易纠正。

3. *急性肺栓塞* 各种原因导致的急性肺栓塞患者也可突然发病,呼吸急促、烦躁不安、咯血、胸痛和发绀。血气分析示 PaO_2 和 $PaCO_2$ 均降低,与ARDS相似。临床上突然出现脉搏血氧饱和度和呼气末 PCO_2 的急速下降,并有发生肺栓塞的可能因素,对肺栓塞的诊断特别有帮助。急性肺栓塞患者,多有深静脉血栓史或肿瘤、羊水栓塞和心脏病史等,临床出现剧烈的胸痛、发热等症状。胸部X线片或CT可发现典型的楔形或圆形阴影。典型的心电图表现为Ⅰ导联S波加深,Ⅲ导联Q波变大,T波倒置。核素肺扫描、选择性肺动脉造影可诊断肺栓塞。

4. *特发性肺间质纤维化* 此病原因不明,临床突出表现为干咳,进行性呼吸困难,持续性低氧血症,可与ARDS相混淆。但本病多属慢性经过,少数成亚急性;临床上杵状指多见;肺脏听诊可闻及连续高调的爆裂性细湿啰音。由于与免疫功能有关,免疫指标检查如IgG和IgM等常有异常;胸部X线片可见双肺网状结节影由下向上发展;病理上以广泛的间质性肺炎和肺间质纤维化为特点;肺功能检查为限制性通气障碍和弥散功能降低。

【治疗】 对于ALI和ARDS目前尚无特效的治疗方法,目前主要根据其病理生理改变和临床表现,采取综合性治疗措施。治疗原则是积极治疗原发病,控制感染,支持呼吸和循环功能,防治并发症和MODS。

1. *原发病的治疗* 治疗ARDS的原发病或诱因是首要措施。例如感染的控制,休克的纠正、骨折的复位和伤口的清创等。特别强调的是控制感染,严重感染是导致ALI和ARDS的首位高危因素,也是最常见的死亡原因。应及时选用有效抗生素控制感染。

2. 呼吸支持治疗　机械通气是目前重要的无可替代的治疗措施，其根本目的是纠正低氧血症。ARDS机械通气指征无统一标准，多数学者认为应尽早进行机械通气。早期轻症患者可采用无创性机械通气，但多数患者需做气管插管或切开行机械通气。近10年来人们逐渐认识到ARDS患者残存的有通气功能的肺泡数量明显减少，严重者只有30%的肺泡参与通气，其容量犹如"婴儿肺"。因此对于这样的"小肺"给予与正常肺相当的潮气量，势必会导致气道峰压过高、有通气的肺区过度膨胀，从而导致气压伤和容积伤，又称为"与呼吸机相关的肺损伤"(ventilator associated lung injury, VALI)。为防止这种与ARDS相似的医源性肺损伤，提出了"肺保护性通气策略"。以下将对此和其他一些通气方法进行介绍。

(1) 呼气末正压通气：呼气末正压通气(positive end-expiratory pressure, PEEP)是最常用的模式。目前治疗ARDS的呼吸模式几乎都与PEEP联用。PEEP能扩张萎陷的肺泡，纠正通气/血流比值失调，增加功能残气量和肺顺应性，有利于氧通过呼吸膜弥散。因此，PEEP能有效提高PaO_2，改善动脉氧合，降低FiO_2，以改善通气效果。但PEEP本身不能防治ARDS，只是作为一种支持手段，延长患者的存活时间，为综合治疗赢得机会。使用时必须注意：① 一般从低水平(3～5 cmH_2O)开始，然后根据情况逐渐增加，常用PEEP水平为5～15 cmH_2O，但不应超过20 cmH_2O。② 吸气峰压不应太高，以免影响静脉回流及心功能，并减少气压伤的发生。③ 如PaO_2达到80 mmHg，$SaO_2 \geqslant 90\%$，$FiO_2 \leqslant 0.4$，且稳定12小时以上者，可逐步降低PEEP至停用。近来有人提出"开放肺"技术，保持PEEP高于肺压力容量曲线的低拐点，以防肺泡萎陷，限制扩张压不高于高拐点，以免造成容积伤。

(2) 小潮气量和容许性高CO_2血症是肺保护性通气策略的重要组成部分。为避免高气道压的危害，采取小潮气量(每千克体重4～7 ml)通气(常规潮气量为每千克体重8～12 ml)，允许一定的CO_2潴留($PaCO_2$ 60～80 mmHg)和呼吸性酸中毒(pH 7.25～7.30)，其优点是可防止肺泡过度膨胀而导致气压伤，避免肺损伤进一步加重。但因酸中毒扩张脑血管，清醒患者多难耐受，需使用镇静、肌松药。1994年开始，美国国立卫生研究院的心肺血液研究所牵头对小潮气量(每千克体重6 ml)与传统潮气量(每千克体重12 ml)进行前瞻性、随机对照临床试验，至1999年已达861例，因已能明确显示每千克体重6 ml组(432例)的死亡率比每千克体重12 ml组(429例)的死亡率减低25%，足以证明小潮气量的有益作用，乃于1999年3月15日提前结束试验，并于2000年3月10日在新英格兰医学杂志网站上提前发布试验结论。至此，以小潮气量、低气道压(<30 cmH_2O)、适度PEEP和适度$PaCO_2$升高为特征的"肺保护性通气策略"，成为30年来"第一个能改善ARDS后果的疗法"，被评为循证质量一等，可推荐应用B级。

(3) 其他模式：① 部分液体通气(partial liquid ventilation, PLV)：PLV是应用全氟碳液部分代替空气进行呼吸。全氟碳液与肺有非常好的相容性，并可以携带氧，是较理想的肺内气体交换媒介。它还可以降低肺泡表面张力、增加通气肺组织和冲洗细胞碎片。它可随重力作用较多分布于下肺，正好对抗了ARDS病理生理改变，所以又称之为"液体PEEP"。目前仍缺乏有关PLV的对照性研究，确切疗效有待进一步临床评价。② 俯卧位通气：由仰卧位变俯卧位可以使背侧肺组织的通气得到改善，从而改善通气/血流比值，提高ARDS患者的氧合，此方法简便易行，其疗效与疾病类型的分期等有关。危重患者较难实施。③ 反比通气：延长吸气时间使吸呼时间比小于1。反比通气降低气道峰压和平台压，增加气道平均压，改善通气血流比值，还可诱发内源性PEEP。但在意识清醒患者常需使用镇静或肌松药配合。④ 体外气体交换：包括体外膜肺氧合(extracorporeal membrane oxygenator, ECMO)和体外二氧化碳清除(extracorporeal CO_2 removal, $ECCO_2R$)。这些措施的优点是支持气体交换而不会引起呼吸机和氧中毒等带来的进一步的肺损害，使肺得到充分休息，促进其康复。但由于应用时耗费大，操作复杂，并发症多并且处于起步状态，临床还效果有待进一步评价。

3. 药物治疗

(1) 一氧化氮(NO)：NO可选择性地扩张有通气区域的肺血管，降低肺循环阻力，改善通气/血流比值，减少肺内分流，提高PaO_2。因其半衰期极短，易被血红蛋白迅速灭活，吸入NO只作用于肺血管而对体循环血管无影响。吸入低浓度的NO(<20 mg/L)是安全有效的。NO本身无毒性，但会产生有毒的NO_2，导致肺损害。因此应用过程中需准确监测气体浓度。最近的一些报道对NO的有效性表示怀疑，认为对生存率无显著效益。

(2) 肺表面活性物质：肺表面活性物质具有降低肺表面张力、稳定肺泡的作用，因而可明显改善通气和氧合。此外，它还有抑制微生物生长和免疫调节的作用。目前应用的外源性肺表面活性物质大多数是从动物肺中提取后加工而成。给药方式可经气管注入，也可雾化吸入。由于肺表面活性物质能较容易地均匀分布于肺泡表面，它也可作为某些抗生素或其他药物的载体。虽然外源性肺表面活性物质实验和临床研究很多，但效果未必都尽如人意，可能与剂量不足、投药时间和投药手段不当有关。

4. *肾上腺糖皮质激素* 有广泛的抗炎症、抗休克、抗毒素及减少毛细血管渗出等药理作用，早就应用于 ARDS 治疗。但有研究表明，糖皮质激素既不能预防、也不能治愈 ARDS，反倒显著增加感染的发生率。但对脂肪栓塞、误吸、呼吸道烧伤和有毒气体(含高浓度氧)、脓毒性休克等主张应用激素治疗。一般主张早期大量短程用药，例如地塞米松每日 30～40 mg，连用 3 日停药。在 ARDS 晚期，为防止过多的胶原沉积，也可应用激素。

5. *液体管理、营养支持和并发症防治* 液体管理是 ARDS 治疗的重要环节。休克和脓毒症的患者由于循环血容量降低和氧供不足，因而补充血容量和改善组织氧合是治疗的首要措施。在保证有效循环血容量、心排血量和供氧的情况下，尽可能限制补液量，维持液体负平衡，使 PCWP 维持在较低的水平(14～18 cmH_2O)。在血流动力学状态稳定的前提下，可使用利尿剂以减轻肺水肿。为了更好地对 ARDS 患者实施液体管理，必要时可放置漂浮管，动态监测 PCWP。

ARDS 患者常处于高代谢状态，能量消耗增加，通常不能进食，故常导致营养缺乏，更容量导致多脏器功能衰竭、免疫功能低下和呼吸肌疲劳而增加死亡率。故危重患者应尽早开始营养代谢支持，即使在恢复期亦要持续供应能量较长时间。对于急性患者，一般每日供应能量为每千克体重 125.4～167.4 kJ。其中蛋白质为每千克体重 1.5～3.0 mg，脂肪应占总热量的20%～30%。

根据患者的胃肠道功能情况，决定营养途径。胃肠道功能障碍的患者，采用肠外营养。肠道功能正常或部分恢复的患者，尽早开始肠内营养，有助于恢复肠道功能和保持肠黏膜屏障，防止毒素及细菌移位，减少肺部感染，避免引起 ARDS 恶化。SIRS 可以首先累及肺脏导致 ALI 和 ARDS，随着病情的发展常导致多个器官的功能障碍，成为 MODS。因此，治疗中维持其他脏器的功能、预防 MODS 是治疗 ARDS 的重要方面。在有效的通气支持情况下，呼吸衰竭已不是 ARDS 的主要死因。ARDS 患者因严重缺氧、合并感染以及不适当的通气治疗等，易合并心功能损害，必要时可酌情选用血管紧张药，或用血管扩张药以减轻心脏后负荷。应用心肌营养药物，多巴酚丁胺能增加心肌收缩性和组织灌流，有助于维持有效的心功能。

另外，应注意监测和保护肾功能，防治消化道应激性出血和 DIC，维持电解质、酸碱平衡等。

(王 超)

第 4 节 急性肝衰竭

一、概述

急性肝衰竭(acute liver failure, ALF)是各种原因引起的肝功能在较短时间(数日或数周)内受损后出现的一种临床综合征，临床上以严重肝功能不全、凝血功能障碍及肝性脑病导致的意识改变为特征。严格意义上的急性肝功能衰竭应是在没有既往肝脏疾病，即肝脏结构和功能均正常的情况下发生的，但针对某些既往没有任何症状的肝病患者，尤其是婴幼儿，ALF 也许是潜在代谢性肝病及免疫性肝炎的首发表现，肝性脑病在婴幼儿 ALF 病程中表现得不显著。此外，在东亚地区，由于嗜肝病毒感染率较高，该地区报道的所谓“急性肝功能衰竭”也有相当比例是在已存在多年但又未被发觉的慢性肝病基础上发生的。因此，目前各地 ALF 的报道中均未刻意强调这一点。

【分类】 目前，临床上根据发现黄疸至脑病发生的时间间隔，将 ALF 分为超急性(＜7 日)、急性(8～28 日)及亚急性(5～12 周)肝功能衰竭，或者是爆发性(＜2 周)及亚爆发性(2～12 周)肝功能衰竭。这种分类方式具有重要意义，可以协助判断病因及预后：超急性肝功能衰竭多由对乙酰氨基酚过量导致，脑水肿发生率高，但存活率高；急性肝功能衰竭的病因多为病毒感染，脑水肿发生率也高，但存活率低；亚急性肝功能衰竭尽管脑水肿发生率低，但存活率也低，多由非 A、B 型肝炎导致。

【病因】 所有能破坏肝细胞，并引起肝细胞功能紊乱的因素或者疾病均可导致 ALF 的发生。因此，我们可以大致将 ALF 的病因分为病毒感染、代谢性疾病、肿瘤、药物、血管相关因素以及容量性因素(主要为肝切除手术)等(表5-4)。值得注意的是,ALF的病因在不同的地区差别很大:在美国,超过46%的ALF由对乙酰氨基酚过量引起,其后依次是不明原因的(14%)、其他药物损害(11%)、急性乙型病毒性肝炎(7%)、自身免疫性肝炎(5%);南美地区,则是甲型肝炎病毒占多数;印度的戊型肝炎病毒以及东亚地区的乙型肝炎病毒活动猖獗,也自然成为当地ALF的主要病因。

表5-4 急性肝衰竭的主要病因与分类

分类	病因
病毒性	乙型肝炎病毒、丁型肝炎病毒、巨细胞病毒、EB病毒、单纯疱疹病毒
代谢性	Wilson病、妊娠期急性脂肪肝、HELLP综合征
免疫性	自身免疫性肝炎
肿瘤性	转移性恶性肿瘤、急性白血病(淋巴瘤)
药物、毒物性	对乙酰氨基酚过量、药物特异质反应、毒伞蕈中毒
血管性	Budd-Chiari综合征、缺血性肝炎
容量性	肝部分切除术

在以上多种病因中,有一种ALF发生于肝切除术后,属于比较特殊的一种类型,原因在于这种肝功能受损是建立在肝组织丢失而非肝细胞受损的基础之上,我们称之为肝切除后肝衰竭(post-hepatectomy liver failure, PHLF),稍后我们将加以详细说明。

【病理生理】 ALF的发生及发展都源于肝细胞的大量死亡,导致机体合成及代谢功能严重受损。不同的病因,肝细胞死亡的形式及速率都不同,比如,对乙酰氨基酚过量属于毒素介导的肝细胞快速坏死,而自身免疫性肝炎属于相对缓慢的免疫介导肝细胞损伤及凋亡等。归结下来,ALF导致的病理生理变化由如下3点造成:① 毒素的作用,如血氨。② 血流动力学障碍。③ 肝脏内应激等过程中产生的炎症介质的播散。值得注意的是,ALF的整个病理生理变化是由单一的、局部的功能损害迅速向全身、多器官、多系统功能损害发展的。比如,ALF本身是一种典型的无菌性炎症反应,失控的细胞坏死可刺激免疫系统,从而促进机体产生促炎反应,全身系统的免疫激活导致了如脓毒血症、SIRS的发生;SIRS与血流动力学紊乱等又进一步造成急性肾功能不全;血氨引起的脑病,通常需要镇静及通气治疗,这些治疗措施会增加ARDS和肺部感染的风险,等等。

【临床表现】 无论何种原因导致的ALF都有三大主要临床表现,即黄疸、凝血功能障碍和意识障碍(肝性脑病),分别反映出肝脏的分泌、合成和解毒功能受损。其中,又以脑病为特征,不同于肝硬化,这种类型的脑病进展快,治疗效果较差,而且易发展为脑水肿。除此之外,ALF还可以通过上述一系列病理生理改变,影响其他器官或者系统的正常作业,导致包括循环障碍、呼吸功能衰竭、肾功能不全、严重营养不良、全身性感染等在内的并发症,出现肝臭、心动过速、呼吸急促、低血压和低氧、少尿无尿等症状体征。

二、肝切除后肝衰竭

【定义】 肝切除后肝衰竭(posthepatectomy liver failure, PHLF)是指肝脏切除术后,肝脏的合成、代谢及分泌等功能中的一项或者几项出现问题导致如高胆红素血症、低血浆白蛋白、凝血酶原时间延长、乳酸堆积以及不同程度的肝性脑病等表现的一种临床综合征。一般来说,肝部分切除后轻度肝功能损害实际很常见,多数可自行恢复。但在一定时间内无法恢复,则需考虑PHLF。

【诊断标准及分级】 血清胆红素浓度和凝血酶原时间(prothrombin time, PT)是两个被广泛采用的反映肝功能的指标,也是很多评估肝功能评分系统的内在组成部分,如Child-Turcotte-Pugh评分、终末期肝病模型(model for end-stage liver disease, MELD)评分。PHLF的诊断在较长时间内曾参考"50-50"标准,即将PT<50%和血清胆红素>50 μmol/L联合应用于诊断,视其视为定义PHLF的标记,并认为术后第5日仍符合"50-50"标准者应尽早送入ICU,以改善预后,但该标准特异度高,灵敏度较差。

2010年,国际肝脏外科研究组(International Study Group of Liver Surgery, ISGLS)的Rahbari等将PHLF做如下定义:"术后肝脏失去维持其合成、分泌和解毒功能,表现为术后第5日及以后仍持续增高的国际标准比值伴有高胆红素血症的一种恶化状态,同时需要尤其排除胆道梗阻引起的类似变化。"ISGLS根据轻重将PHLF分为A、B、C三级,这也是目前国际上最为通用的PHLF诊断标准(表5-5)。

表 5-5 PHLF 的分级标准

	A 级	B 级	C 级
特殊治疗	否	FFP,白蛋白,利尿剂,无创通气,转至过渡监护/重症监护	转至重症监护,血管活性药物,血液透析,插管、机械通气,体外肝功能支持,紧急肝切除或肝移植
肝功能	INR<1.5 无神志改变	1.5≤INR<2 嗜睡或意识模糊	INR>2 严重神志改变,肝昏迷
肾功能	尿量>0.5 ml/(kg·h) BUN<150 mg/dl 无尿毒症症状	尿量≤0.5 ml/(kg·h) BUN<150 mg/dl 无尿毒症症状	无尿 BUN≥150 mg/dl 尿毒症症状
肺功能	SaO_2>90% 可能需鼻导管或面罩给氧	SaO_2<90% 需鼻导管或面罩给氧	难治性低氧血症(高流量给氧下 SaO_2≤85%)
其他评估	否	腹部超声、CT,胸部 X 线片,血、尿、痰培养,脑部 CT	腹部超声、CT,胸部 X 线片、CT,血、尿、痰培养,脑部 CT,颅内压
治疗策略	无需调整	需调整,无需有创治疗	需有创性治疗

【发病机制】 肝细胞的一个重要特性是在各种原因的组织丢失后,可从静止期经过分裂前期进入分裂期,进行增殖,填补丢失的肝实质,即再生。肝脏在切除术后 2 周内再生明显,并在 3 个月内完成再生,在此过程中,剩余肝细胞的再生和死亡同时进行。术后肝功能的恢复取决于剩余肝脏是否有能力限制肝细胞死亡、抵抗代谢压力、代偿合成功能和提高再生能力,即有赖于剩余肝实质的体积和功能。此外,术中和术后的诸多病理因素,如血流动力学变化、缺血再灌注损伤等,均对剩余肝实质形成打击,容易引起术后肝功能衰竭的发生。但现在对术后肝功能衰竭的具体机制尚未完全阐明,为此需要进一步的研究和探讨。

【危险因素及其意义】

1. *残余肝脏的大小* 无疑是患者术后是否发生肝功能衰竭的主要决定因素。而残肝的储备功能和再生能力则直接关系到术后残余的肝脏能否维持身体代谢的需要,是决定手术合理性和进行手术规划的两大关键因素。比如,肝硬化患者的肝脏储备功能是减弱的,再生功能也受抑制,所以,肝大部切除术后若发生 PHLF 将无法逆转,导致灾难性的后果,故应避免大范围的切除。有数据证明,非肝硬化患者肝大部切除术后死亡率为 0~8%,而肝硬化者则高达 5%~25%。

那么在避免 PHLF 发生的前提下可以切除多少的肝实质?粗略地说,对于肝脏组织结构正常的个体,安全切除的上限高达 75%,即 6 个肝段的肝实质;然而,对于肝硬化患者,即使不是太大的手术应激也可能带来较高的 PHLF 风险。根据国际肝胰胆协会(International Hepato-Pancreatico-Biliary Association, IHPBA)和欧洲肝胰胆协会(European Hepato-Pancreatico-Biliary Association, EHPBA)的推荐,在无肝脏基础疾病的患者,所应保留的残肝的下限是 25%(范围:15%~40%),以确保肝部分切除术的安全性;而对于肝硬化患者,残肝的下限建议不低于 50%(范围:25%~90%)(图 5-3)。

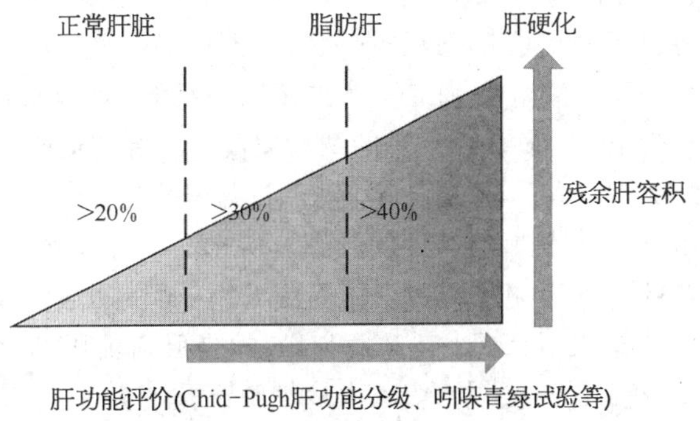

图 5-3 正常、脂肪变性和肝硬化下肝切除的安全范围

2. *感染与脓毒血症* 在肝大部分切除术后死亡的病例中,以 PHLF 为单一原因的仅占 1/3,其他主要原因包括全身感染、多器官功能衰竭、消化道大出血等,这些并发症多与肝功能衰竭一并发生。尤其是术后感染和脓毒症,也对 PHLF 发生起着重要作用。然而,PHLF 和感染之间的因果关系并未完全阐明。一方面,肝脏在网状内皮系统中有着举足轻重的地位,其在清除病原菌,预防感染中发挥作用,因此 ALF 患者免疫能力常常受损,是感染的危险因素,同时,肝切除术本身,尤其术中阻断肝门部血流的操作,也可引发肠道细菌易位,增加感染风险。另一方面,

感染和脓毒症也能对肝功能产生不利的影响,其诱导的低血压及库普弗细胞功能障碍可分别影响到肝脏的血流灌注及体内内毒素水平的升高,从而影响肝细胞增殖,影响肝脏再生,因此属于PHLF患者死亡的独立预测因子。

3. 肝脂肪变性 转移性肝癌一般不合并慢性肝病,虽然他们的肝脏表面看上去属于正常,但严格按照标准切除部分肝叶以移除转移性病灶后,部分病例仍会发生PHLF。对这部分病例做了深入研究之后,人们发现肝脂肪变性也可能增加肝切除的围手术期病死率。Behrns等指出切除标本中大于30%的肝脂肪变性的病例,术后死亡率达14%,而无脂肪变性或小于30%脂肪变性的死亡率则分别为3%和7%。而在肝移植中,存在较大程度脂肪浸润的供肝出现移植后原发性移植物无功能的比例增高。微血管脂肪浸润也增加肝缺血再灌注损伤。脂肪变性的肝血再灌注后肝细胞死亡的方式更可能是坏死而不是凋亡。

4. 术中出血 术中出血也增加PHLF风险,临界值为1 000～1 250 ml,即出血量在1 000～1 250 ml或以上的肝大部分切除,因循环液体发生重新分布,容易发生包括肝脏在内的器官缺血,促使细菌易位,并因术后凝血功能障碍,腹腔积液增多,感染风险增大等原因,存在较高的PHLF发生风险。此外,输血可引起免疫抑制,对疾病产生不良影响。

5. 年龄 肝脏是一个血流很丰富的器官,同时接受来自心脏和门静脉的两套血流。入肝的血管最终成为肝血窦,血窦与肝细胞通过开窗的窦状内皮细胞分界,保证旺盛代谢的肝细胞所需的氧气和养分。在肝脏,年龄相关的改变体现在几个方面。明显的改变是肝脏容量减小,与之相对应的是肝血流随之减少,超微结构表现为窦状内皮细胞窗孔消失,内皮增厚,细胞外基质沉积入Disse腔的基底层,即肝血窦毛细血管化,并可能影响肝细胞与血窦的物质交换。并且可能因长期的氧化应激,致肝细胞胞质内的脂质过氧化体增多,脂肪颗粒增多,而线粒体数量则减少。临床上通过MRI也得出了老龄肝脏脂质含量增高的结论。

细胞学和动物实验研究提示衰老的肝脏因多种参与细胞周期的分子发生下调,从而导致肝细胞分裂能力下降。多年临床实践也证明,接受50岁以上供者的肝脏,一周后肝容量较来自年轻个体的供肝者为小。

但是即使在高龄个体,肝功能试验结果大多正常。扩大样本量的研究发现,一些指标上可出现差异。最多见的是白蛋白水平下降。Giovannini等通过对不同年龄的92例肝切除病例进行观察后发现,老年患者术前和术后白蛋白水平均较低。因此,年龄可能是移植后白蛋白水平恢复到正常所需时间的重要影响因素。还有一项对5 380位两两配对的年龄范围为18～81岁的健康个体肝功能化验结果做了比较,发现年龄对肝功能指标影响虽然小,但影响是确实存在的。

另一方面,功能和形态学研究也提示年龄增长过程中肝脏可较好地保持其功能储备。多年来因肝切除术本身的高风险性,认为老年患者器官功能储备不足,无法经受这类"大"手术的应激,因而往往被排除在这类手术之外。然而对于肝脏恶性肿瘤,肝部分切除又是唯一能够提示根治机会的手段。近年来,随着整个人口不断老化,患肝脏恶性肿瘤的老年患者必然不断增多。随着手术技术的不断提高和围手术期监护以及治疗手段的不断进步,老年患者接受肝部分切除术也不断增多,并且近年来越来越多的大型研究提示,在老年患者中施行该术,包括大部切除术,仍可获得满意的结果,甚至可以获得和年轻患者一样的预后,因此,年龄本身不是术后并发症和不良预后的决定因素,老年肝脏仍保持了足够的功能储备,并可成功应对手术带来的应激,包括肝大部切除。一些报道中的不良结果不是源于肝脏切除的多少,也不是因为是否接受术前化疗,而更可能是老年患者中较高的心肺系统的合并疾病所致,如高血压、糖尿病、心脏病、动脉粥样硬化、慢性呼吸系统疾病等。

为什么基础研究中得出的肝脏器官老化的证据最终并不能在临床肝脏手术中得以体现,对这一点,至今尚无满意的答案。但有一点可以肯定,年龄对肝脏本身以及对耐受肝脏手术和预后的影响,即使存在,也并不像原来认为的那么大。当然,在老年患者中施行肝脏手术,选择合适病例,并且认真做术前准备仍属必要,尤其是合并多种疾病的,需与老年病科、心血管科、呼吸科和麻醉科专科医师通力合作,必要时还应成立多学科团队以保证患者顺利度过围手术阶段。但"老年性肝病"的说法并不被接受,仅仅因为年龄而将本可能通过手术达到治愈的这类患者排除在外是没有道理的,并且因此对老年患者而制定一套专门的围手术期治疗方案似乎缺乏现实意义,同样,对于老年患者肝部分切除术后发生PHLF,其处理也与年轻患者无实质性差异。

【防治】 对PHLF尚无有效治疗方法,故重在预防。PHLF的预防应贯穿整个围手术期,并通过一系列综合措施，包括严格的病例选择、优化治疗策略、手术细致并且麻醉到位，同时，专业的术后监护也必不可少。

首先，对手术切除后残存肝功能的术前评估是工作的重中之重。对于肝容量不够的患者，可在术前行 Kinoshita 的门静脉栓塞法，使病变部分肝脏萎缩的同时，健康部分的肝实质增大，通过增加残肝的容积和功能，以获得更大的切除范围，并尽力避免 PHLF。据报道，该法能够增加残余肝容量 6%～8%。

具体手术中，首先，肝切除技术的改进减少了术中出血；另外，术中将中心静脉压降至≤5mmHg 水平时，既可减少术中出血，同时不损害肾功能。肝门部阻断法虽由来已久，但有学者认为，间断夹闭优于持续夹闭，可避免血流动力学波动。有选择性地联合应用这些方法，可能可以在一定程度上降低 PHLF 的发生概率。

术后，患者通常送入外科监护室，重点监测血流动力学、氧合、体温、尿量和肝功能状态，维持这些参数平稳。肝部分切除术后轻度低血压较为常见，最好通过补足血容量结合正性肌力药的方法加以纠正。多巴胺是处理低血压的一线用药，但如果血压无法在短时间内恢复，去甲肾上腺素也可采用。如升压药物的应用越来越大，需警惕肝功能不全已经出现。其他一些 PHLF 的早期表现包括呼吸窘迫、少尿、代谢性酸中毒、INR 值升高，血清胆红素水平升高，有时低血糖也是肝功能不足的表现。较高的中心静脉压可提示残肝淤血导致的静脉回流受阻，会损害到残肝的功能，同时增加切面的渗出。当 INR 正常并且血流动力学稳定，通常无需输注血浆。肠外营养一般可尽早开始，可选用促进肝再生的配方（支链氨基酸、中链脂肪乳剂、充足的微量元素，并适当提高磷的比例等）。

如前所述，感染可增加 PHLF 的风险，故常规给予抗生素预防感染。一旦出现感染征象，留取标本行微生物相关检查后，应提高抗生素等级，并在结果出来后，根据敏感性做出调整。值得注意的是，C 反应蛋白作为临床上常用的反映感染的指标，主要的合成场所是在肝脏，故对于肝切除术后的患者应慎重解读。

【PHLF 时的肝脏支持系统】

1. *拯救性肝切除及肝脏移植技术*　对于终末期肝病，肝移植确实提供了唯一的治疗机会。但由于术后发生 PHLF 的多为肿瘤患者，加上患者往往合并多种其他疾病，多数学者认为不适合肝移植。根据米兰标准，单个 5 cm 以下病灶，或少于 3 个病灶且均不超过 3 cm 的肝肿瘤患者才适合肝移植，这样才能保证患者能否从中获益。King's College 标准也许可以帮助我们从中筛选有价值的 ALF 病例（表 5－6）。

表 5－6　King's College 标准

非对乙酰氨基酚过量所致的 ALF，符合如下条件提示较差的预后：
1. PT＞100 s 或者 INR＞6.7
2. 有 Wilson 病的急性期表现
3. 至少符合以下条件中的 3 项及以上：
（1）病因为血清学阴性肝炎或者药物特异质反应
（2）年龄＜10 岁或者＞40 岁
（3）急性、亚急性 ALF（黄疸持续超过 1 周）
（4）血胆红素＞300 μmol/L
（5）PT＞50 s 或者 INR＞3.5

2. *人工肝脏支持系统*　人工肝脏支持系统主要分为两大类，一类为非生物的基于白蛋白透析的系统，另一类为含有肝细胞的生物反应系统。临床应用多为前一类。非生物类型中应用较多的有分子吸附循环系统（molecular adsorbent recirculating system, MARS）和血浆成分分离吸附系统（Prometheus），可改善肝性脑病并降低胆红素水平。Cochrane 系统评价资料库虽然曾经做出结论，认为人工肝可以改善慢性和急性肝衰竭患者的死亡率，但事实上，目前仍没有随机对照研究数据支持 PHLF 患者也可以从中获益。

（钱振宇　李　堃）

第 5 节　应激性溃疡

应激性溃疡，也称为应激相关性胃黏膜损伤，是在一系列病理情况，包括严重烧伤、肺源性心脏病、多发性创伤、颅内损伤、重大外科手术诱导下，维持胃黏膜稳态的机制被打破，保护机制遭到削弱，从而胃黏膜出现急性糜烂乃至溃疡形成，故应激性溃疡通常在全身严重疾病的基础上发生，而应激性溃疡的出现无疑增加了这类患者的复杂性。作为临床医师，充分理解这一临床并发症颇为重要。

【流行病学】　入住 ICU 的患者存在很高的胃黏膜糜烂发生率。内镜研究表明，入住当时 10%～25%发现胃黏膜糜烂，并且入住第 3 日可上升至 90%。早期的随机对照试验和观察性研究对入住 ICU 者出现明显胃肠道出血的发生率报道为1.5%～

8.5%不等，而对于未进行应激性溃疡预防（stress ulcer prophylaxis，SUP）的患者，这一发生率则高达 15%。

所幸的是，这种应激性胃黏膜病变通常比较浅，多数为浅表毛细血管床受到累及而导致少量血液渗出，因而在大多数情况下并无明显临床表现，甚至完全无症状。然而估计 2%～3%的危重患者会发生临床显著（或重要）出血，这时表现为显性消化道出血，包括呕血、便血、黑便和鼻胃管内血性胃液引出，并导致血流动力学改变，甚至需要输血。这一情况的出现可大大增加危重病患者的临床死亡风险，相对于无临床显著出血者为 9.1%，患者死亡率可高达 48.5%，尽管直接死亡原因并不是胃肠道出血本身，而更可能是原有疾病本身。近年来，由于 SUP 的推广，原先较常发生的显性胃肠道出血发生率已明显下降。进入 2000 年后，显性胃肠道出血发生率报道于 0.1%～4%之间，而 1999 年之前的报道高达 2%～6%。已将最近一些显性消化道出血发生率的观察性研究进行总结，表明病变也可进一步侵蚀到黏膜下层，甚至造成穿孔，虽然这种并发症比较罕见。

【病理生理】 尽管应激性溃疡的确切病因尚未阐明，一些因素参与了这种糜烂性病变的启动。胃黏膜的完整性有赖于其上皮细胞高速的周转和附着于表面的凝胶样疏水性黏液层，该疏水性黏液层截获由胃黏膜分泌碳酸氢根，中和来自胃液中的氢离子。正是这种黏液层中碳酸氢盐和胃酸之间的动态平衡，构成了胃黏膜免受胃液侵蚀的屏障。而胃黏膜层下致密的毛细血管网可提供丰富的血流量，并受到前列腺素等血管活性激素的调节，为维持这一防御机制和上皮细胞高速的转换提供必需的能量。

应激性溃疡和消化性溃疡在形成机制上存在区别。后者多存在胃酸分泌过多的现象，而应激性溃疡常无胃酸过度分泌，甚至很多是分泌不足。这一现象表明在应激性溃疡形成的根本前提在于上述防守机制遭到破坏，而不是胃泌过度分泌。这并不意味着胃酸在应激性溃疡形成中不起作用，在防御机制破坏后，胃酸通过这一不完整的黏液层向黏膜扩散，造成黏膜的损伤。可以认为，胃酸虽然不作为这一损害过程的始动因子，却可认为是该过程的"同谋"。

病变通常开始于近端胃，并在危重疾病发生后数小时开始出现，此时胃镜检查可发现黏膜苍白并且出现斑点。如果这种内环境紊乱持续，病变可发展到远端胃和十二指肠，并出现黏膜下瘀点，这种黏膜下瘀点可融合形成浅表线性糜烂。通过内镜检查，有报道在患者入住 ICU 5 h 后即可发现这种病变；在入住 24 h后，即形成边界较为清楚、圆形、直径 1～2 mm、较为浅表的糜烂性病变；在入住 48 h 后，病变将变得更深，并可扩大（直径可达 2～25 mm），并且更为明显，可有局灶性出血，并可见血凝块黏附，也可无，数量可多达 10 个甚至更多。若病情进一步进展，病变可穿透到黏膜下层，侵蚀那里丰富的血管网，从而导致显性出血。

【危险因素】 通过多个临床观察研究和一些随机对照研究，应激性溃疡导致显性胃肠道出血的一些危险因素已经确定。Cook 及其同事首先于 1994 年通过对 2 252 名 ICU 患者进行了第一项前瞻性多中心队列研究，确定了应激性溃疡临床重要消化道出血的两个主要危险因素：机械通气时间超过 48 h[比值比（odds ratio，OR）15.6]和凝血功能障碍（OR4.3），并且指出存在危险因素（其中之一或两者均有）的患者临床重要消化道出血的发生率为 3.7%，而无危险因素的患者发生率仅 0.1%。上述两个危险因素为其后其他研究报道所证实，也确定了其他一些危险因素，包括休克、败血症、肝功能衰竭、肾功能衰竭、多发性创伤、超过 35%体表面积的烧伤、器官移植、脑外伤、脊髓损伤、消化道溃疡病史和上消化道出血史。

临床普遍认为糖皮质激素治疗是应激性溃疡的危险因素之一。然而，现有的研究未能最终确定单独的糖皮质激素治疗是应激性溃疡的危险因素这一观点。但当接受治疗的患者存在其他危险因素时，如与非甾体消炎药（如阿司匹林）联合应用，则可能增加应激性溃疡的风险。

【病因】 老化与胃黏膜结构和功能变化相关联。当个体老化后，胃黏膜上皮细胞的增殖能力降低，因而当黏膜出现缺损后，周围细胞分裂进而填充局部细胞缺失的速率下降，导致胃黏膜对损伤的易感性增加，具体表现为高渗盐水诱导胃黏膜糜烂的模型中，老年大鼠再上皮化显著较年轻大鼠延迟。胃黏膜活检也发现，随着年龄增加，黏膜腺体高度和密度下降。此外，随着年龄的增长，供应胃黏膜的血管床发生动脉粥样硬化病变，从而影响血液供应，并且由于具有分泌功能的细胞数减少，同时胞质内分泌颗粒数量也下降，通常分泌功能呈现出下降趋势。

年龄增长导致胃黏膜层变薄，但与此相反，固有层的厚度反而有所增加，为大量的胶原蛋白沉积于腺体和肌层之间结缔组织的结果。此外，年龄的增长似乎对胃酸分泌没有独立的效果，故非慢性萎缩性胃炎的老年个体，其胃腔内的 pH 值与年轻个体无异。所以，有学者认为，随着黏膜层变薄，结合以修复障碍，而胃酸又无明显减少，可能是老年人胃疾患发病率增加的原因。

尽管老化可视为胃肠道黏膜保护机制显著削弱的一个强烈倾向，通过现有的研究结果完全可提出老年患者易发生应激性溃疡的假设，迄今为止，尚无研究提供足够的线索以验证这一假设。把衰老作为一个独立的领域进行系统性研究还是相对较新的现象。虽然随着年龄的增长，个体的主要生理和心理功能必然下降，但老龄化却是高度个人化的一个生命阶段，因此，随着年龄增长，群体中个体间差异（异质性）也增加，从而应用统计方法分离出一个特定的因素将变得尤其困难。这也是当前对老年群体研究的一个难点。

【预防】 SUP 的重要性在于两个方面。一方面，溃疡导致的胃肠道出血大大增加病死率，患者因把重点放在预防病变的形成。另一方面，一旦病变形成，则应努力停止其进一步发展，防止其出现出血、穿孔。在应激性溃疡出现的临床状态下，消除可能的致病因素，即及时和充分地进行液体的复苏和积极的管理，以恢复循环血容量，使血流动力学重新达到稳定的状态，作为整个处理过程中应优先考虑的方向，始终是 SUP 中的重点和基础。在此基础上，适当的药物治疗具有重要的战略性意义，也是 SUP 中不可忽视的一个环节。

胃腔中的酸度（不一定是胃酸过多），在诱导应激性溃疡形成中的作用已经被无数研究所证实，并且抗酸剂已被证明可有效预防这种不良后果的发生。早在 20 世纪 70 年代，Hastings 及其同事对危重患者进行了一项随机对照研究表明抗酸剂预防组（胃内 pH＞3.5）的消化道出血发生率显著低于非预防组，因此得出抑制胃酸、升高胃内 pH 可预防应激性溃疡发生这一结论。众多后续研究和数个荟萃分析证实了这一观点。因此，确立了 SUP 一个新的概念并被引入临床。基于这些研究，并采用临床重要消化道出血为治疗终点，美国卫生系统药师协会（American Society of Health-System Pharmacists，ASHP）发布了指南，建议对符合以下重要危险因素之一的 ICU 患者，包括：凝血功能障碍，机械通气超过 48 h，胃肠道溃疡史或过去一年出血史，以及存在两个或以上次要危险因素（败血症、ICU 住院持续＞1 周、隐匿性消化道出血持续≥6 日以及糖皮质激素治疗）的患者，应进行 SUP。还有一些虽未被证明是危险因素，但基于临床经验，很多医师还将以下患者列入 SUP 范围，如颅脑损伤、脊髓外伤、热损伤（＞35％体表面积）。

1. *SUP 药物*　SUP 的药物的选择应基于以下几点：药物种类及相对效力，药效持续时间和副作用。

（1）抗酸药：抗酸剂在 SUP 起着不可替代的作用。升高 pH 值，除 H^+ 对胃黏膜直接腐蚀作用减弱外，在高 pH 值环境下，胃腔内自我消化的关键酶——胃蛋白酶的蛋白水解活性失活，从而减少对胃黏膜的破坏作用。

组胺受体拮抗剂（H2 受体拮抗剂）可有效抑制胃酸，常用可供选择的制剂有西咪替丁、雷尼替丁和法莫替丁。西咪替丁的已知副作用包括会男性乳房女性化，肝毒性和肾毒性，可影响中枢神经系统功能，还有推注诱导低血压也是西咪替丁的不良反应。并且，它可改变肝酶对 ICU 许多常用药物的代谢活性。与之相比，雷尼替丁具有更好的安全性，而最显著的不良影响是血小板减少症。法莫替丁没有显著血流动力学的影响，也不改变肝脏药物代谢，不对血小板产生不良影响，结合其良好的药物代谢，包括每 12 h 一次的应用即可有效抑制胃酸分泌，使其正在成为许多 ICU 的首选药物。

（2）质子泵抑制剂：质子泵抑制剂（proton pump inhibitor，PPI）在 20 世纪 80 年代末推出并应用于临床，抑酸效力强大，作用时间长，给药方便，临床疗效满意，以奥美拉唑为例，40 mg 口服（或通过鼻胃管注入），每日 1 次，能可靠地实现 85％的给药间隔内胃内，pH 维持于 4.0 以上，故很快取代 H2 受体拮抗剂成为治疗慢性酸消化性溃疡疾病的首选。在 SUP，虽然其疗效优势尚未确立，两项全美用药调查数据显示，危重患者中选用 PPI 作为 SUP 初始治疗的显著增加，同时使用 H2 受体拮抗剂却明显下降。

（3）硫糖铝：硫糖铝是一种碱性铝盐，通过覆盖在胃黏膜表面和胃酸之间形成薄保护层而起到保护胃黏膜的作用，并不改变胃酸分泌，也不缓冲胃酸。硫糖铝只能经胃肠道给药，故对于无法行胃肠道喂养的患者是不合适的。对于肾功能不全的患者，还必须注意铝中毒的危险。

（4）前列腺素：前列腺素可改善胃肠黏膜的血供，并且可通过产生环磷酸腺苷，选择性地降低组胺对壁细胞的激活作用，从而抑制胃酸分泌，起到保护胃肠道黏膜的作用。然而，前列腺素在 SUP 中的应用还需要更多的研究来证实。

(5) 肠内营养：肠内营养可有效缓冲胃酸。动物模型研究证实肠道营养可为黏膜提供直接的能量来源，可通过诱导分泌前列腺素、改善黏膜血流量，从而防止应激相关的胃黏膜损害，起到保护胃黏膜的作用。Choctaw等的研究表明，连续肠内营养较间歇的食物供给可提供更好的保护作用，可能因为连续肠内营养能更可靠、更持久将胃内pH维持于高于3.5的水平。

2. SUP的一些具体问题 SUP已成为入住ICU患者的标准治疗之一，得到许多专业机构的赞同，是重症患者机械通气集束化治疗的重要组成部分，目前健康促进机构和联合委员会还建议将SUP列为机械通气患者核心评定标准。估计目前有90%入住ICU的危重病患者接受某种形式的SUP。

然而，SUP并不是没有风险。在胃内升高的pH水平可诱导人类近端胃肠道的一系列不良反应。胃酸多年来被认为可抑制或杀灭进入胃内的对酸敏感的微生物。研究表明，当胃内pH>4.61，除幽门螺旋杆菌以外的微生物也可过度生长，导致细菌易位。若这种含有病原微生物的胃内容物进入肺内，就可发生肺炎。抑酸治疗增加呼吸机相关性肺炎(ventilator associated pneumonia，VAP)的发生率，很多学者认为胃内微生物增殖是重要原因。除VAP，也有研究表明SUP增加医院获得性肺炎(hospital acquired pneumonia，HAP)和社区获得性肺炎(community acquired pneumonia，CAP)的发生率。

此外，胃酸还是难辨梭状芽孢杆菌孢子的重要防线，抑酸治疗已被证实可增加艰难梭菌感染相关性腹泻的风险。

SUP的不良反应还有胃排空延迟，胃液黏稠度降低，一些制酸药物特有的副作用，如诱发骨质疏松甚至病理性骨折，也需要考虑。制酸剂和其他药物，如氯吡格雷之间的相互作用，可导致该药的生物利用度降低，也不应忽视。

由于存在这类问题，医师在做出实施SUP决定前需深思熟虑。然而，现实情况是，尽管少有证据支持在非ICU患者中实施SUP，但这种做法现已越来越在ICU以外的病房中使用，据统计，接受SUP的非ICU患者比例高达52%。在ICU中开始的SUP治疗，当患者好转转出ICU，甚至出院回家后，仍有不少患者仍在继续SUP治疗，而很多患者已无相关SUP的指征。这种不合理的延续不仅导致了抗酸药物的滥用，还会带来HAP、CAP等SUP相关的潜在问题，同时也给医疗系统带来了不必要的成本负担。

3. 关于优化SUP的一些观点

(1) PPI和H2受体拮抗剂：较之于H2受体拮抗剂，PPI的优越疗效已经在多种胃肠道疾病，包括消化性溃疡、胃食管反流疾病、非甾体消炎药相关性胃肠损害中得到证明。然而，在危重病患者的SUP领域，支持PPI的证据并不是很有力。一项收录287名ICU患者的四臂单中心随机对照试验，以临床重要消化道出血为观察终点，对PPI、安慰剂、硫糖铝、H2受体拮抗剂四种SUP常用制剂分别进行了比较，结果未观察到PPI在预防临床重要消化道出血的疗效差异。还有学者集中了现有的直接比较PPI和H2受体拮抗剂的随机对照试验进行了一项荟萃分析，没有发现PPI在预防出血、导致肺炎和死亡率方面存在优势的强有力证据。

因此，在危重患者实施SUP这一方面，现有研究数据未能支持PPI较之于H2受体拮抗剂在疗效、并发症、病死率方面的优越性，故即使PPI的优势的确存在，也是较为微弱的。

(2) 抗酸药和肠内营养：适合肠内营养的危重患者应尽早施行肠道喂养已成为共识，也是ICU治疗的一个标准。基于对SUP不良后果的担忧，并考虑通过肠内营养，营养物质可有效缓冲胃酸，一些学者主张开始肠内营养后即停止SUP。然而，有关研究结果却存在矛盾。一项在急性呼吸衰竭、休克、急性心力衰竭、心律失常、72 h内曾行大手术、急性肾衰竭、昏迷、脓毒症的患者中比较不同SUP方案的回顾性研究中，研究者告诫对于存在2个或以上危险因素的患者，不应将肠内营养作为SUP唯一的方法。然而最近的一项收录17项比较H2受体拮抗剂与安慰剂的随机对照试验的荟萃分析，研究者将临床显著出血发生率作为主要终点，将HAP和死亡率作为次要终点，其中3项研究还提供了足量肠内营养的资料。结果支持单独肠内营养作为SUP，而肠内营养与H2受体拮抗剂联合应用则使死亡率增加，因此反对这种联合应用。结果的不一致性可能部分源于所收录的研究大部分的是小样本试验，并且还是回顾性的，缺乏随机化。因此，有必要开展一个足够强有力的随机对照试验以对比肠内营养与制酸疗法用以SUP的功效。根据现有的数据，我们可以认为，在接受肠内营养，如果该危重病患者只存在一个应激性溃疡的危险因素，在肠内营养开始后应停用抑酸剂，因继续制酸治疗未能为其提供更多的好处；但对于存在2个或以上危险因素的患者，则建议开始肠内营养后继续抑酸治疗，直到更多的危险因素消除为止。

(3) 硫糖铝和制酸剂：Cook 等分析了现有的关于危重患者中施行 SUP 的随机对照试验，发现接受抗酸剂的患者，与接受硫糖铝患者相比，临床重要消化道出血有所降低，但不具统计学意义。

（钱振宇）

参考文献

[1] 邱海波，杜斌，刘大为，等. 全身性炎症反应综合征与多器官功能障碍综合征的临床研究[J]. 中华外科杂志，1997，35：402-405.

[2] 陈正堂. 急性呼吸窘迫综合征发病机制及诊治进展[J]. 中国急救医学，1999，19：255.

[3] 中华医学会呼吸病学分会. 急性肺损伤/急性呼吸窘迫综合征的诊断标准(草案)[J]. 中华结核和呼吸杂志，2000，23：203.

[4] 陈德昌. 多器官功能障碍综合征与感染[J]. 中华医学杂志，1996，76：246-247.

[5] Acute gastritis occurring within 24 hours of severe head injury [J]. Gastrointest Endosc, 1989 Jan-Feb, 35(1): 37-40.

[6] Aseeri M, Schroeder T, Kramer J, et al. Gastric acid suppression by proton pump inhibitors as a risk factor for clostridium difficile-associated diarrhea in hospitalized patients [J]. Am J Gastroenterol, 2008, 103(9): 2308-2313.

[7] Bajaj JS, Zadvornova Y, Heuman DM, et al. Association of proton pump inhibitor therapy with spontaneous bacterial peritonitis in cirrhotic patients with ascites [J]. Am J Gastroenterol, 2009, 104(5): 1130-1134.

[8] Balaban DH, Duckworth CW, Peura DA. Nasogastric omeprazole: effects on gastric pH in critically ill patients [J]. Am J Gastroenterol, 1997 Jan, 92(1): 79-83.

[9] Ben-Menachem T, Fogel R, Patel RV, et al. Prophylaxis for stress-related gastric hemorrhage in the medical intensive care unit. A randomized, controlled, single-blind study [J]. Ann Intern Med, 1994, 121: 568.

[10] Ben-Menachem T, Fogel R, Patel RV, et al. Prophylaxis for stress-related gastric hemorrhage in the medical intensive care unit. A randomized, controlled, single-blind study [J]. Ann Intern Med, 1994, 121: 568-575.

[11] Bone RC. Immunologic dissonance: a continuing evolution in our understanding of the systemic inflammatory response syndrome (SIRS) and the multiple organ dysfunction syndrome (MODS) [J]. Ann Intern Med, 1996, 125(8): 680-687.

[12] Brett S. Science review: the use of proton pump inhibitors for gastric acid suppression in critical illness [J]. Crit Care, 2005, 9: 45-50.

[13] Centers for Medicare and Medicaid Services Quality Measures Compendium. Division of Quality, Evaluation and Health Outcomes, Vol. 2, December 2007. Available at: http://www.cms.hhs.gov/MedicaidSCHIPQualPrac/Downloads/pmfinalaugust06.pdf2. Accessed March 13, 2009.

[14] Choctaw WT, Fujita C, Zawacki BE. Prevention of uppergastrointestinal bleeding in burn patients: A role for "elemental" diet [J]. Arch Surg, 1980, 115: 1073-1076.

[15] Cook DJ, Fuller HD, Guyatt GH, et al. Risk factors for gastrointestinal bleeding in critically ill patients. Canadian Critical Care Trials Group [J]. N Engl J Med, 1994, 330: 377.

[16] Cook DJ, Fuller HD, Guyatt GH, et al. Risk factors for gastrointestinal bleeding in critically ill patients. Canadian Critical Care Trials Group [J]. N Engl J Med, 1994, 330: 377-381.

[17] Cook DJ, Griffith LE, Walter SD, et al. The attributable mortality and length of intensive care unit stay of clinically important gastrointestinal bleeding in critically ill patients [J]. Crit Care, 2001, 5: 368-375.

[18] Cook DJ, Reeve BK, Guyatt GH, et al. Stress ulcer prophylaxis in critically ill patients. Resolving discordant meta-analyses [J]. JAMA, 1996, 275: 308-314.

[19] Cook DJ, Griffith LE, Walter SD, et al. The attributable mortality and length of intensive care unit stay of clinically important gastrointestinal bleeding in critically ill patients [J]. Crit Care, 2001 Dec, 5(6): 368-375.

[20] Cunningham R, Dial S. Is over-use of proton pump inhibitors fuelling the current epidemic of Clostridium difficile-associated diarrhoea? [J]. J Hosp Infect, 2008, 70(1): 1-6.

[21] Daley RJ, Rebuck JA, Welage LS, et al. Prevention of stress ulceration: Current trends in critical care [J]. Crit Care Med, 2004, 32: 2008-2013.

[22] Dalton BR, Lye-Maccannell T, Henderson EA, et al. Proton pump inhibitors increase significantly the risk of Clostridium difficile infection in a low-endemicity, non-outbreak hospital setting [J]. Aliment Pharmacol Ther, 2009, 29(6): 626-634.

[23] Dial S, Kezouh A, Dascal A, et al. Patterns of antibiotic use and risk of hospital admission because of Clostridium difficile infection [J]. CMAJ, 2008, 179(8): 767-772.

[24] Dinsmore JE, Jackson RJ, Smith SD. The protective role of gastric acidity in neonatal bacterial translocation [J]. J Pediatr Surg, 1997, 32(7): 1014-1016.

[25] Eddleston JM, Pearson RC, Holland J, et al. Prospective endoscopic study of stress erosions and ulcers in critically ill

adult patients treated with either sucralfate or placebo [J]. Crit Care Med, 1994, 22: 1949 - 1954.

[26] Feldman M, Friedman LS, Sleisenger MH, et al. Sleisenger & Fordtran's Gastrointestinal and Liver Disease [M]. 7th ed. Philadelphia, Pa: WB Saunders Co, 2002: 587 - 603.

[27] Fink MP, Delude RL. Epithelial barrier dysfunction: a unifying theme to explain the pathogenesis of multiple organ dysfunction at the cellular level [J]. Grit Care Clin, 2005, 21: 177 - 196.

[28] Fligiel SE, Relan NK, Dutta S, et al. Aging diminishes gastric mucosal regeneration: relationship to tyrosine kinases [J]. Lab Invest, 1994 May, 70(5): 764 - 774.

[29] Goddard AF, Spiller RC. The effect of omeprazole on gastric juice viscosity, pH and bacterial counts [J]. Aliment Pharmacol Ther, 1996, 10(1): 105 - 109.

[30] Goldschmiedt M, Barnett CC, Schwarz BE, et al. Effect of age on gastric acid secretion and serum gastrin concentrations in healthy men and women [J]. Gastroenterology, 1991 Oct, 101(4): 977 - 990.

[31] Guillamondegui OD, Gunter OL. Practice management guidelines for stress ulcer prophylaxis, Eastern Association for the Surgery of Trauma (EAST) [J]. Chicago, 2008: 24.

[32] Gurman G, Samri M, Sarov B, et al. The rate of gastrointestinal bleeding in a general ICU population: a retrospective study [J]. Intensive Care Med, 1990, 16(1): 44 - 49.

[33] Hastings PR, Skillman JJ, Bushnell LS, et al. Antacid titration in the prevention of acute gastrointestinal bleeding: a controlled, randomized trial in 100 critically ill patients [J]. N Engl J Med, 1978 May 11, 298(19): 1041 - 1045.

[34] Hatton J, Lu WY, Rhoney DH, et al. A step-wise protocol for stress ulcer prophylaxis in the neurosurgical intensive care unit [J]. Surg Neurol, 1996, 46: 493.

[35] Herzig SJ, Howell MD, Ngo LH, et al. Acid-suppressive medication use and the risk for hospital-acquired pneumonia [J]. JAMA, 2009, 301(20): 2120 - 2128.

[36] Howden CW, Hunt RH. Relationship between gastric secretion and infection [J]. Gut, 1987, 28(1): 96 - 107.

[37] Cook D, Heyland D, Griffith L, et al. Risk factors for clinically important uppergastrointestinal bleeding in patients requiring mechanical ventilation [J]. Crit Care Med, 1999, 27: 2812 - 2817.

[38] Kantorova I, Svoboda P, Scheer P, et al. Stress ulcer prophylaxis in critically ill patients: a randomized controlled trial [J]. Hepatogastroenterology, 2004 May-Jun, 51(57): 757 - 761.

[39] Klebl FH, Scholmerich J. Future expectations in the prophylaxis of intestinal bleeding [J]. Best Pract Res Clin Gastroenterol, 2008, 22(2): 373 - 387.

[40] Leonard J, Marshall JK, Moayyedi P. Systematic review of the risk of enteric infection in patients taking acid suppression [J]. Am J Gastroenterol, 2007, 102(9): 2047 - 2056; quiz2057.

[41] Lewis SJ, Franco S, Young G, et al. Altered bowel function and duodenal bacterial overgrow thin patients treated with omeprazole [J]. Aliment Pharmacol Ther, 1996, 10(4): 557 - 561.

[42] Lin PC, Chang CH, Hsu PI, et al. The efficacy and safety of proton pump inhibitors vs histamine - 2 receptor antagonists for stress ulcer bleeding prophylaxis among critical care patients: a meta-analysis [J]. Crit Care Med, 2010 Apr, 38(4): 1197 - 1205.

[43] Livingston DH, Mosenthal AC, Deitch EA. Sepsis and multiple organ dysfunction syndrome: A clinical-mechanistic overview [J]. New Horizons, 1995, 3: 257 - 266.

[44] Majumdar AP, Fligiel SE, Jaszewski R. Gastric mucosal injury and repair: effect of aging [J]. Histol Histopathol, 1997 Apr, 12(2): 491 - 501.

[45] Marik PE, Vasu T, Hirani A, et al. Stress ulcer prophylaxis in the new millennium: a systematic review and meta-analysis [J]. Crit Care Med, 2010 Nov, 38(11): 2222 - 2228.

[46] Martin LF. Stress ulcers are common after aortic surgery. Endoscopic evaluation of prophylactic therapy [J]. Am Surg, 1994, 60: 169 - 174.

[47] Martin LF, Booth FV, Reines HD, et al. Stress ulcers and organ failure in intubated patients in surgical intensive care units [J]. Ann Surg, 1992 Apr, 215(4): 332 - 337.

[48] McBride DQ, Rodts GE. Intensive care of patients with spinal trauma [J]. Neurosurg Clin N Am, 1994, 5: 755.

[49] Miano TA, Reichert MG, Houle TT, et al. Nosocomial pneumonia risk and stress ulcer prophylaxis: a comparison of pantoprazole vs. ranitidine in cardiothoracic surgery patients [J]. Chest, 2009, 136(2): 440 - 447.

[50] Osuchowski MF, Welch K, Siddiqui J, et al. Circulating cytokine/inhibitor profiles reshape the understanding of the SIRS/CARS continuum in sepsis and predict mortality [J]. J Immnol, 2006, 177(3): 1967 - 1974.

[51] Parkman HP, Urbain JL, Knight LC, et al. Effect of gastric acid suppressants on human gastric motility [J]. Gut, 1998, 42(2): 243 - 250.

[52] Roughead EE, Ramsay EN, Pratt NL, et al. Proton-pump inhibitors and the risk of antibiotic use and hospitalisation for pneumonia [J]. Med J Aust, 2009, 190(3): 114 - 116.

[53] Sarkar M, Hennessy S, Yang YX. Proton-pump inhibitor use and the risk for community-acquired pneumonia. Ann Intern Med. 2008; 149(6): 391 - 398.

[54] Shuman RB, Schuster DP, Zuckerman GR. Prophylactic therapy for stress ulcer bleeding: are appraisal [J]. Ann Intern Med, 1987, 106: 562.

[55] Spirt MJ, Stanley S. Update on stress ulcer prophylaxis in critically ill patients [J]. Crit Care Nurse, 2006, 26: 18.

[56] Tsiotos GG, Mullany CJ, Zietlow S, et al. Abdominal complications following cardiac surgery [J]. Am J Surg, 1994, 167: 553.

[57] Vakil N. Acid inhibition and infections outside the gastrointestinal tract [J]. Am J Gastroenterol, 2009, 104 (suppl 2): S17 - S20.

[58] Wedemeyer RS, Blume H. Pharmacokinetic Drug Interaction Profiles of Proton Pump Inhibitors: An Update [J]. Drug Saf, 2014 Feb 19.

[59] Williams C, McColl KE. Review article: proton pump inhibitors and bacterial overgrowth [J]. Aliment Pharmacol Ther, 2006, 23(1): 3 - 10.

[60] Yang YX, Lewis JD, Epstein S, et al. Long-term proton pump inhibitor therapy and risk of hip fracture [J]. JAMA, 2006, 296(24): 2947 - 2953.

[61] Zuckerman GR, Shuman R. Therapeutic goals and treatment options for prevention of stress ulcer syndrome [J]. Am J Med, 1987 Dec 18, 83(6A): 29 - 35. Review.

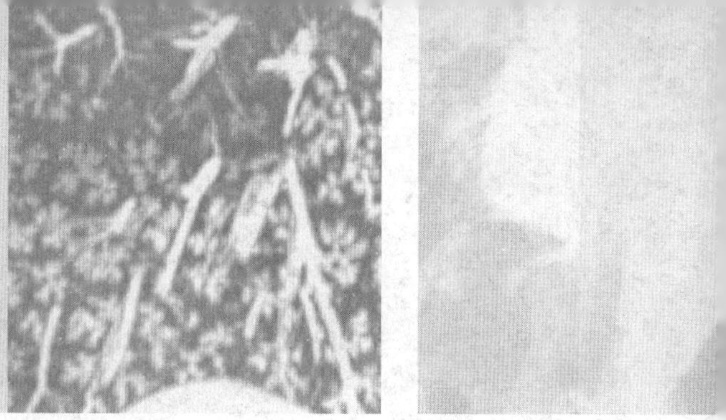

第6章

重症监测和治疗

第1节　概　　述

重症监护治疗病房(intensive care unit, ICU)亦称加强治疗病房,是将疑难危重患者集中进行监测和治疗的单位,是危重病医学的临床基地,ICU注重疾病的病理生理演变过程和治疗的整体性,应用先进的诊断和监测技术对病情进行连续、动态和定量的观察,通过有效地干预措施,对危重病进行积极的治疗。历史上第一个ICU于1958年在美国建成,40多年来,ICU得到了迅猛发展,其出现和迅速发展是医学发展的必然结果。

ICU应该有3个基本的组成部分: ① 训练有素的医师和护士。这个团队应掌握重症医学的理论,有高度的应变能力,善于配合。② 先进的监测技术和治疗手段。借助于这些设备和技术可进行动态、定量的监测,捕捉瞬间的变化,并可反馈于强有力的治疗措施。③ 可以应用先进的理论和技术对危重病进行有效的治疗和护理。其水平和规模是医院现代化建设的内容和标志之一。

ICU的患者来源可分为4个方面: ① 急性可逆行疾病: 对于这类患者,ICU可以明确有效地降低死亡率,效益肯定。② 高危患者: 这类患者以患有潜在危险的基础疾病、但又因其他原因需要进行创伤性治疗的患者为代表。ICU可以有效地预防和治疗并发症,减少医疗费用,有一定效益。③ 慢性疾病的急性加重期患者: ICU可以帮助这类患者度过急性期,以期望患者回到原来慢性疾病状态。对于这类患者,ICU可能有一定的效益。④ 急、慢性疾病出现不可逆性恶化: 如大出血但无法有效止血、晚期恶性肿瘤患者的临终状态、病因不能纠正的濒死患者、脑死亡患者、各种慢性传染病、精神病患者等。ICU无法给予这类患者有效的帮助。

随着老龄化社会的到来,高龄患者是否在ICU中获益也是决定是否收住ICU和保障患者安全的重要问题。一项多中心研究显示,2004～2006年15家医院急诊中,尽管有相似的ICU收治标准,但只有40%的高龄患者(年龄>80岁)被急诊医师建议收住ICU,而其中仅有一半高龄患者最终收住ICU。高龄患者(年龄>80岁)由于多合并基础疾病、病情变化、基础器官功能和营养状态差等原因,在计划的外科手术后收入ICU进行监护治疗,可以明显获益,降低患者病死率和住院时间,降低医疗费用。但是目前对于非计划手术和内科原因住院的老年患者,是否收住ICU尚未有明确的推荐意见;既往健康状况良好、无明显长期伴随疾病的老年患者,在急性疾病过程中收住ICU可能获益。

ICU日常工作主要围绕危重患者的监测和治疗,其监测手段多种多样,监测包括循环、呼吸、肝肾功能、中枢神经功能以及水、电解质、酸碱平衡等;治疗涉及呼吸、循环支持,体液平衡维护,营养支持,感染及原发病的处理以及并发症的防治等。

对ICU重症患者的病情评估比较复杂,方法较多,目前尚无统一的标准。1974年美国危重病医学会提出"治疗评分系统"(the rapeutic intervention scoring system, TISS)。TISS是以患者所需常用治疗措施的多少来评估病情严重程度。后推出以生理功能紊乱为病情严重程度评判依据的评分系统,临床上最常用的是急性生理功能和慢性健康状况评估(acute physiology and chronic health evaluation, APACHE),APACHE评分系统有APACHE Ⅰ、1985年的APACHE Ⅱ(表6-1)及1991年的APACHE Ⅲ评分系统,APACHE Ⅲ评分内容及指标

表 6-1 APACHE Ⅱ评分系统

生理指标	不正常值高限				0	不正常值低限			
	+4	+3	+2	+1		+1	+2	+3	+4
1. 体温(肛温)(℃)	≥41	39~40.9		38.9~38.5	36~38.4	34~35.9	32~33.9	30~31.9	≤29.9
2. 平均动脉压(mmHg)	≥160	130~159	110~129		70~109		50~69		≤49
3. 心室率(次/min)	≥180	140~179	110~139		70~109		55~69		≤39
4. 呼吸(次/min)	≥50								
5. 氧合									
(1) A-aDO_2(FiO_2>0.5)	≥500	350~499	200~349		<200				
(2) PaO_2(FiO_2<0.5)					>70	61~70		55~60	<55
6. 动脉 pH	≥7.7	7.6~7.69		7.5~7.59	7.33~7.49		7.25~7.32	7.15~7.24	≤7.15
7. 血浆钠	≥180	160~179	155~159	150~154	130~149		120~129	111~119	≤110
8. 血浆钾	≥7	6~6.9		5.5~5.9	3.5~5.4	3~3.4	2.5~2.9		<2.5
9. 血浆肌酐(mg/dl)(急性肾衰竭评分加倍)	≥3.5	2~3.4	1.5~1.9		0.6~1.4		<0.6		
10. 血细胞比容(%)	≥60		50~59.9	46~49.9	30~45.9		20~29.9		<20
11. 白细胞(千/mm^3)	≥40		20~39.9	15~19.9	3~14.9		1~2.9		<1
12. Glasgow 评分(GCS)=15-实测 GCS 值									

A. 总急性生理评分(APS)=12 项评分总和		C:慢性健康状况评分	APACHE Ⅱ评分
B. 年龄评分		器官功能严重不足或免疫力	A+B+C 的和
年龄(岁)	评分值	低下患者的评分*	A:APS 评分
<44	0	a. 不能手术或急诊手术者-5 分	B:年龄评分
45~54	2	b. 择期手术者-2 分	C:慢性健康状况评分
55~64	3		
65~74	5	APACHE Ⅱ总值评分	
≥75	6		

注:* 器官功能严重不全指入院前按以下标准做出过诊断:
肝:证实有门静脉高压及上消化道出血史;肝衰竭、脑病、昏迷史;活检证实有肝硬化。
心血管系统:纽约心脏学会分级标准Ⅳ级。
呼吸系统:慢性限制性、阻塞性或肺血管疾患导致的活动受限,如不能登楼梯或进行一般家务劳动;有慢性缺氧、高碳酸血症、继发性红细胞增多症;严重肺动脉高压(>40 mmHg),或依赖呼吸机。
肾:长期接受血液透析治疗。
免疫功能低下:接受抑制免疫治疗、化疗、放疗;近期或长期接受大剂量激素治疗;晚期白血病、淋巴瘤、艾滋病等抗感染能力低下者。

与 APACHE Ⅱ类似,但有扩展,积分由 APACHE Ⅱ的 1~71 分扩展至 APACHE Ⅲ的 0~299 分,积分越高,预示病情越严重。

根据病情的严重程度,结合需要医疗资源的数量,参照 1999 年美国重症协会的重症患者分级标准,一般将重症医学科患者分为 4 级。

1 级:患者如有以下监测和治疗需求,应被列为 1 级。

(1) 患者需要监测支持 2 个及 2 个以上器官和系统,如呼吸支持及持续血管活性药物应用、呼吸支持及血液净化等,外科大手术后的高危患者,需要呼吸和其他器官支持,癫痫持续状态需要泵入药物控制等。

(2) 存在慢性基础疾病合并器官功能衰竭,或慢性基础疾病急性加重,继而出现器官功能衰竭,如:严重缺血性心脏病患者术中大出血。需要家庭氧疗的慢性阻塞性肺疾病(chromic obstructive pulmonary disease, COPD)患者出现重症感染,呼吸衰竭;冠心病、心功能Ⅲ级合并支气管肺炎、呼吸衰竭患者,需要机械通气治疗等。

2级：患者如有以下监测和治疗需求,将被列入2级。

(1) 如患者出现单一器官功能障碍或衰竭,需要器官功能支持或监测。呼吸方面,如吸氧浓度大于50%,气管切开24 h,长期插管、机械通气患者拔管、需要无创通气等;心血管方面,如需要连续心电或血压监测、不稳定型心绞痛、低血容量、出血或感染导致休克、血流动力学不稳定、需要一种以上血管活性药物、主动脉内球囊反搏等;中枢神经系统功能障碍、需要有创颅内压监测、气道防御能力和自洁能力下降;急性肾功能不全、电解质、酸碱平衡紊乱等。

(2) 患者术前需要优化治疗以稳定呼吸和血流动力学,或者需要有创监测和治疗以改善器官功能。

(3) 术后需要进一步强化治疗。如大的择期手术,不稳定或高危患者的急诊手术存在相关风险(术后并发症,需要治疗干预和监测),包括患者大于70岁、ASA分级Ⅲ～Ⅳ级等。

(4) 患者具有较严重的病理生理学紊乱。如RR＞40次/min或＞30次/min持续6 h、HR＞120次/min、T＜35℃且大于1 h、低血压(如收缩压＜80 mmHg,大于1 h)以及GCS＜10,且存在急性恶化的风险。

3级：患者如有以下监测和治疗需求,将被列入3级。

(1) 患者病情相对稳定,但仍需要额外的监护和治疗。如至少4 h一次病情观察,间隔2～6 h进行一次物理治疗和护理。

(2) 患者需要专业的治疗和护理。如肾脏替代治疗(慢性肾衰竭稳定期)、硬膜外镇痛、气管切开等。

4级：患者如有以下监测和治疗需求,将被列入4级。

(1) 病情稳定,可以随时转出重症医学科。实施一般性监测,需要频次间隔大于4 h,常规口服(鼻饲)等。

(2) 因其他原因滞留重症医学科的患者。

(3) 家属放弃积极的抢救,仅维持一般性治疗的患者。

1级最重,濒危患者(多器官功能衰竭患者)：需要支持的器官和系统多,占有的医疗资源最多。2、3、4级分别为重症患者、病情相对稳定患者及病情稳定患者,对医疗资源的需求逐步减少。

不同级别的患者对重症监测的需求不同,根据病情和总体严重程度来配置监测,也是保障患者安全的重要做法。

2级患者：需要连续心电、血压、呼吸、指脉氧、尿量监测,密切观察意识改变,必要时有创血流动力学和呼吸功能监测、血液净化治疗等。

3级患者：监测心电、血压、呼吸、指脉氧,必要时血液净化治疗等。

4级患者：间断监测心电、血压、指脉氧等。

临床上,老年患者存在身体各系统的退行性功能减退和基础疾病,历经重症感染、大手术或创伤等急危重病诱发因素时,极易并发脏器功能不全,甚至衰竭。因此,对循环、呼吸功能和肾、肠道功能的监测,将为患者的针对性救治提供保证。

第2节　呼吸功能监测和治疗

一、呼吸功能的监测

(一) 呼吸功能的基本监测

主要指生命体征指标的监测,指标有呼吸频率、呼吸运动、呼吸音、四肢末梢循环情况等。通过这些指标变化的观察,可对病情有一基本判断。这些体征不需要特殊的仪器和设备,一般只需要物理的手段,如视、触、叩、听。随着医学电子技术和计算机的发展,各种先进的监护仪不断问世,监测手段也更加完善,但他们永远取代不了临床医师对患者细致敏锐的观察。

(二) 肺通气功能监测

1. 潮气量(V_T)　潮气量是患者每次呼吸所吸入的气体量。潮气量监测分为吸气潮气量和呼气潮气量。正常值8～12 ml/kg。

潮气量可反映患者通气功能,而吸气潮气量和呼气潮气量的差异可反映呼吸机及气管插管是否漏气。

2. 分钟通气量(V_E)　分钟通气量是患者每分钟呼吸所吸入的气体量,为潮气量和呼吸频率的乘积。正常值：6～8 L/min。分钟通气量的监测可反映患者通气功能,并指导呼吸机调整。

3. 呼吸频率(f)　呼吸频率是指患者每分钟的

呼吸次数。正常值：12～20 次/min。呼吸频率反映患者通气功能及呼吸中枢的兴奋性。

4. 动脉血二氧化碳分压($PaCO_2$)　$PaCO_2$不仅是反映肺通气的重要指标，而且也是判断酸碱平衡失调的重要依据，正常值为 35～45 mmHg。由于$PaCO_2$主要受分钟通气量的影响，因此，在分析$PaCO_2$的变化时，必须考虑分钟通气量的大小。当分钟通气量增加 2 倍时，$PaCO_2$降低 50%，而当分钟通气量降低 50%时，$PaCO_2$增加 2 倍。$PaCO_2$反映患者通气功能状态，并可评价和指导机械通气模式的选择和调整。

5. 呼气末二氧化碳分压($P_{ET}CO_2$)　在解剖无效腔不变的情况下，$P_{ET}CO_2$可以反映肺泡内二氧化碳分压(P_ACO_2)，当通气/血流比例基本正常时，P_ACO_2很接近$PaCO_2$，因此，临床上常用测定$P_{ET}CO_2$来间接反映$PaCO_2$、肺通气功能和CO_2交换情况。

目前，床边的$P_{ET}CO_2$均采用红外线法。根据红外线器位置不同，分为主流式和旁流式，主流式CO_2感受器直接连接于气管导管接头上，而旁流式是通过采样管，将气体样本送入红外感受器中。

$P_{ET}CO_2$正常值为 35～45 mmHg。还需监测CO_2波形及其趋势图。

监测危重病患者$P_{ET}CO_2$能够反映术后患者通气功能、确定气管插管位置、及时发现呼吸机故障、调整呼吸机参数指导撤机、监测体内CO_2的生成量、了解肺泡无效腔和肺血流情况、评价患者循环情况。

6. V_D/V_T监测　V_D/V_T为生理无效腔和潮气量之比，主要反映肺泡有效通气量，正常值为 20%～40%。可用 Bohr 公式计算：$V_D/V_T=(PaCO_2-P_ECO_2)/PaCO_2$，$P_ECO_2$为混合呼出气的二氧化碳分压。

V_D/V_T的监测有助于评价无效腔对术后患者通气功能的影响，增大见于各种原因引起的肺血管床减少、肺血流减少或肺血管栓塞。

(三) 氧合及换气功能监测

肺换气是指肺泡气和血液之间的气体交换过程。其功能与许多因素有关，容积改变、气体弥散、气体分布不均、通气量变化、血液循环障碍、血液成分变化以及肺组织病变都会影响肺换气功能。临床上常用的肺换气功能指标有：

1. 通气/血流(V/Q)比例　正常人每分钟肺泡通气量为 4 L，肺血流量为 5 L，则 V/Q 为0.8。如果通气大于血流(比值增高)，则反映无效腔量增加；若血流超过通气(比值降低)，则产生静脉血掺杂。

2. 肺泡-动脉氧分压差[$(A-a)DO_2$]　在呼吸空气时，$(A-a)DO_2$正常值为 10～15 mmHg，吸入纯氧时为 25～75 mmHg。$(A-a)DO_2$是判断肺部摄氧能力的指标，任何原因导致的 V/Q 失调、弥散功能障碍和分流增加，均可使$(A-a)DO_2$增大，此外，PvO_2下降，心排血量减少及氧耗增加等因素也影响$(A-a)DO_2$。

3. 氧合指数(PaO_2/FiO_2)　是监测肺换气功能的主要指标之一。计算简单，正常值为 430～560 mmHg。PaO_2/FiO_2是目前判断急性肺损伤(ALI)和急性呼吸窘迫综合征(ARDS)最常用、最主要的指标，结合病史和其他指标，当$PaO_2/FiO_2<300$ mmHg时为 ALI，当$PaO_2/FiO_2<200$ mmHg 时为 ARDS。

4. 肺内分流率(Qs/Qt)　是指无功能肺泡的那部分血液(右心排血量)占右心室总排血量的百分数，正常值为 3%～5%。肺内分流率对 ARDS 诊断和治疗有重要的临床价值，ARDS 与其他类型呼吸衰竭的根本区别，就在于肺内分流增加，是其低氧血症的主要病理生理改变。临床上肺不张、肺水肿、肺实变是引起肺内分流的三大原因，因此，凡是引起肺不张、肺水肿、肺实变的炎症、感染、创伤、肿瘤及脏器功能衰竭，均可使肺内分流增加。

5. 动脉血氧分压(PaO_2)监测　PaO_2是动脉血中物理溶解的氧所产生的压力。正常范围为10.64～13.3 kPa(80～100 mmHg)，其大小与年龄及体温有关：

$$坐位：PaO_2=104.2-0.27\times年龄$$
$$卧位：PaO_2=103.5-0.42\times年龄$$

PaO_2是反映机体氧合功能的重要指标，PaO_2的监测可指导术后患者的氧疗和呼吸道管理，也是呼吸机模式和吸入氧浓度调整的重要依据。

6. 脉搏血氧饱和度(SpO_2)监测　SpO_2监测由于其简单、方便、无创、测定结果可靠、能够持续监测而成为目前临床上常规监测血氧合功能的重要方法。呼吸空气时，正常成人SpO_2为 95%～97%，新生儿为 91%～94%。SpO_2和血气分析的PaO_2有良好的相关性($r=0.84～0.99$)。由于氧离曲线的特点，SpO_2与PaO_2呈正相关，故在一定范围内测定SpO_2可以代表相应的PaO_2。PaO_2在 13.2 kPa (99 mmHg)以下时，SpO_2可以灵敏地反映PaO_2的变化，当低氧血症时，即PaO_2在 8 kPa(60 mmHg)以下时，此时氧离曲线在陡直部，SpO_2急剧下降，比PaO_2的下降更为灵敏。

脉搏血氧饱和度(SpO_2)监测有助于及时发现危重患者出现的低氧血症，指导机械通气模式和吸入氧浓度的调整。

7. 吸入氧分压与吸入氧浓度　是指吸入气中的氧分压或浓度。呼吸机氧电池可直接监测吸入氧浓度，也可通过氧监测仪监测。

吸入氧分压可根据吸入氧浓度推算：

吸入氧分压(PiO_2)＝吸入氧浓度×(大气压－水蒸气压)。常用的吸入氧浓度为21%～40%。

监测吸入氧浓度的主要目的是保证呼吸机吸入氧浓度的准确性，一方面防止氧浓度过高，引起氧中毒，同时可防止氧浓度过低，引起缺氧。

(四) 呼吸力学监测

呼吸的动力作用，主要有克服胸廓和肺组织的弹性和非弹力组织的阻力，还有气体在呼吸道流动的阻力。常用指标有：气道压、气道阻力、胸廓顺应性、呼吸功。理论上呼吸力学监测对了解肺功能和肺力学改变有相当重要的价值，但测定的值不但受病情影响多变，而且还随呼吸机的类型不同而变，因此，观察和监测气道阻力和顺应性的变化，任何时候均应强调动态观察。

(五) 呼吸肌功能监测

呼吸肌功能是呼吸功能监测的重要内容之一，呼吸肌功能监测指标有最大吸气压和呼气压、最大跨膈压、膈肌肌电图、膈肌张力-时间指数等。其中又以最大吸气压和呼气压、最大跨膈压最为常用。

二、呼吸功能的治疗

呼吸治疗除针对原发病的治疗外，主要有氧疗、胸部物理治疗、机械通气治疗等。

(一) 氧疗

氧疗是通过吸入不同浓度的氧，使吸入氧浓度(FiO_2)和肺泡氧分压(P_AO_2)升高，以增加动脉血氧分压(PaO_2)，从而达到缓解或纠正低氧血症。其目的为：缓解或纠正低氧血症；降低低氧所致的过度呼吸作功；降低低氧对心脏的刺激，减少心脏作功和心肌氧耗量。

氧疗的方法：依据氧传送系统，可分为高流量系统和低流量系统。

(1) 高流量系统：所谓的高流量系统是指该装置供给的气体，其流量超过患者吸气的峰流率，患者吸气的峰流率很难测定，又因吸气的峰流率相当于患者4倍的分钟通气量，故传送的总流量需4倍患者的分钟通气量。最常用的为Venturi面罩、机械气雾系统等，为维持FiO_2稳定，应调节氧和空气的比例，详见表6－2。

表 6－2　高流量系统 FiO_2 的调节与流量的关系

系统	FiO_2	氧/空气	氧流量(L/min)	总流量(L/min)
Venturi 面罩	0.24	1/25	4	104
	0.28	1/10	4	44
	0.31	1/7	6	48
	0.35	1/5	8	48
	0.40	1/3	8	32
	0.50	1/1.7	12	32
机械气雾	0.60	1/1	12	24
	0.70	1/0.6	12	19

(2) 低流量系统：所谓的低流量系统是指总的流量并非完全由供氧的装置供给，因而吸入一定量氧的同时还吸入一定量的空气。FiO_2取决于氧流量、患者的解剖无效腔、贮气装置以及患者的呼吸频率、潮气量、分钟通气量。因此，FiO_2不稳定，也不容易控制，适用于不需要精确控制FiO_2的患者。常用方法有：鼻导管吸氧、面罩吸氧、带贮气囊的面罩吸氧。其FiO_2由以下公式决定：

$$FiO_2 = 20 + 4 \times 氧流量(L/min)$$

低流量系统并非只能提供低浓度的氧治疗，事实上，它可以提供24%～99%的FiO_2，因人们熟悉、操作简便、患者易于接受而普遍应用于临床，低流量系统中氧流量与FiO_2的关系见表6－3。

表 6－3　低流量系统中氧流量与 FiO_2 的关系

吸氧方式	氧流量(L/min)	FiO_2(%)
鼻导管	1	24
	3	32
	5	40
面罩	5～6	40
	6～7	50
	7～8	60
贮氧装置面罩	6	60
	7	70
	8	80
	9	>80
	10	>80

(二) 胸部物理疗法

胸部物理疗法是以物理的手段促使积存在肺或呼吸道中的分泌物移动，以利于冲力引流排出，或经咳嗽排出，或经吸引器吸出，以减轻和治疗肺部的感染和肺不张。是老年危重患者呼吸治疗的主要内容之一。

胸部物理治疗主要目的包括：① 防止气道分泌物潴留，促进分泌物清除。② 改善肺脏的 V/Q 分布，提高患者呼吸效能。③ 通过功能锻炼，改善心肺功能贮备。

胸部物理治疗手段主要分两类：① 促进气道清洁的技术：包括体位引流、胸部叩击、胸部震颤、刺激咳嗽等。② 增强患者呼吸效能的技术：深吸气锻炼和刺激性肺量计。

胸部物理疗法常与吸入气体的雾化和湿化配合使用，以增加疗效。常用的方法有：体位引流、胸部叩击和胸部震颤。

(三) 机械通气

1. 机械通气的适应证　广义上讲，机械通气使用于任何原因所致的呼吸衰竭。大手术、心血管手术，尤其是接受体外循环患者、长时间休克患者、酸性物质误吸综合征患者等可预防性使用机械通气，或者呼吸参数达以下指标：① 无呼吸。② $PaO_2 <$ 50 mmHg。③ $PaCO_2 >$ 55 mmHg。④ pH<7.3 或呼吸频率>35 次/min。⑤ 肺活量(VC)<15 ml/kg。⑥ 最大吸气压<25 cm H_2O。⑦ $(A-a)DO_2 >$ 350 mmHg (100% FiO_2 时)。⑧ $V_D/V_T > 0.6$。⑨ $Q_S/Q_T > 20\%$。

2. 机械通气的禁忌证　没有绝对的禁忌证，如果缺氧和 CO_2 潴留成为主要矛盾，采取相应的预防措施和处理，进行机械通气仍有可能。相对禁忌证有：严重肺大疱和未经引流的气胸、大咯血、支气管胸膜瘘。

3. 机械通气的模式

(1) 控制通气(control mode ventilation, CMV)：不允许患者有自主呼吸，呼吸作功完全由呼吸机承担。主要参数由呼吸机控制。

(2) 辅助/控制通气(assist/control mode ventilation, A/CMV)：患者的吸气力量可触发呼吸器产生同步正压通气。当自主呼吸频率超过预置频率时，触发时为辅助通气，自主呼吸频率低于预置值时，没有触发时转为控制通气。

(3) 间歇指令通气(intermittent mandatory ventilation, IMV)：机械通气和自主呼吸相结合，在两次正压通气之间允许患者有自主呼吸。

(4) 同步间歇指令通气(synchronized intermittent mandatory ventilation, SIMV)：基本通气方式和 IMV 相同，只是部分或全部的正压通气由患者自主吸气所触发，从而避免了 IMV 时机械通气与患者自主呼吸“对抗”，IMV 和 SIMV 适用于有一定程度的自主呼吸，但仍不能维持正常血气值的患者。

(5) 压力支持通气(pressure support ventilation, PSV)：主要特点是由患者触发，呼吸机在患者吸气期间施加一恒定压力，患者能自己决定流速方式、吸气深度、吸气时间和呼吸时间。其最重要的生理特点是能较好地与患者的吸气流速需要相配合，从而减少呼吸肌的用力。

(6) 持续气道内正压(continuous positive airway pressure, CPAP)：呼吸机在整个呼吸周期中只提供一恒定的压力，整个通气过程由呼吸完成。

(7) 适应性支持通气(adaptive support ventilation, ASV)：根据被通气者的胸肺顺应性、气道阻力和呼吸功，设置合适的初始通气参数。通气过程中，呼吸机自动测定上述阻力和呼吸功的变化，并自动调节通气参数。

(8) 双向气道内正压(biphasic positive pressure, BiPAP)：是一种特殊的压力调解方式，设置吸气相和呼气相，分别给予不同水平的气道正压，在吸气相和呼气相之间定时切换。

4. 主要的机械通气功能

(1) 呼气末正压(positive end expiratory pressure ventilation, PEEP)：应用 PEEP 时，使呼吸末气道压及肺泡内压维持高于大气压的水平，防止小气道的闭合，使陷闭的肺泡膨胀，增加功能残气量(FRC)。结果降低肺内分流量，纠正低氧血症。

(2) 吸气末屏气(end-inspiratory hold)：又称吸气末停顿(end-inspiratory pause)，因延长吸气时间，利于气体的分布，也利于气体的弥散，适用于气体分布不均、以缺氧为主(如弥散障碍、V/Q 失调)的呼吸衰竭。

(3) 呼气延长(expiratory retard)和呼气末屏气(end-expiratory hold)：其生理作用是延长呼气时间，减慢呼气流速，减小呼气阻力，有益于气体排出，主要是 CO_2 的排出，尤其适用于 COPD 伴 CO_2 潴留患者。此外，利用呼气末屏气在临床上可用于测定呼气末的压力和观察内源性 PEEP 的高低。

(4) 叹息(sigh)：指深吸气。呼吸机一般每50～100 次呼吸周期中有 1～3 次相当于 1.5～2 倍潮气量的深吸气，其目的是使那些易于陷闭的肺底部肺泡定时膨胀，改善这些部位的气体交换，防止肺不张。

(5) 反比通气(inverse ratio ventilation, IRV)：是指吸气时间延长，且大于呼气时间，吸气时间与呼气时间的比值可以在1.1∶1～1.7∶1之间，甚至可以在4∶1～7∶1。其目的是通过延长吸气时间，有益于气体的分布和弥散，有助于纠正气体分布不均、气体弥散时间不够、面积不足等引起的缺氧。缩短呼气时间有益于减少 CO_2 的排出，纠正过度的低碳酸血症。

5. 呼吸参数的调节　进行机械通气时，呼吸参数的设置和调节必须围绕下列目标进行：① 维持有效的肺泡通气。② 改善V/Q比例及氧合。③ 尽量减少副作用。表6-4列举了临床上常用的通气参数设置，可作为开始机械通气时的参考，并根据病情变化及血气分析结果做适当调整。

表6-4　呼吸参数的设置

通气模式	IMV, A/CMV, PSV
潮气量(V_T)	8～12 ml/kg
每分通气量(V_E)	6～10 L/min
呼吸频率(RR)	10～20次/min
吸入氧浓度(FiO_2)	30%～60%
吸/呼之比(I∶E)	1∶(1.5～2)
吸气时间(s)	1～2
吸气停顿时间(s)	0～0.6
吸气流速波型	减速波
湿化温度	32～34℃
气道压力上限	患者气道压力上界加20%
V_E报警限	V_E上下界的20%

6. 呼吸机的撤离　是指机械通气向自主呼吸过渡的过程，也是呼吸肌力量和耐力逐渐锻炼的过程。虽然目前有很多指标和参数可作为是否撤机的判断依据，但临床综合判断至今仍是决定呼吸机撤离的基础。呼吸机撤离前的临床情况应包括：呼吸衰竭的病因是否已纠正，循环功能稳定，感染已经控制，体温正常，神志已清醒或已恢复至机械通气前的状态，自主呼吸平稳，呼吸动作有力，具有足够的吞咽和咳嗽反射，以便撤机和把关后不影响排痰。撤机前的呼吸参数标准见表6-5。

表6-5　撤机前的呼吸参数标准

	呼吸参数	撤机标准
通气需要	自主呼吸频率(次/min)	<25～35次/min
	每分通气量(L/min)	<10 L/min
	顺应性(静态)(ml/cm H_2O)	>25～30
	无效腔/潮气量	<0.4
通气能力	pH	正常水平
	$PaCO_2$	正常水平
	潮气量(V_T)	>5 ml/kg
	肺活量(V_C)	>15 ml/kg
	最大吸气负压(mmHg)	<-30 mmHg
	最大自主通气量	>2×静态 V_E
氧合指标	PaO_2 (FiO_2≤0.4)	>60 mmHg
	Q_S/Q_T(%)	<20
	PEEP(cmH_2O)	<5 cmH_2O
	$(A-a)DO_2$ ($FiO_2=1$)	<350 mmHg

经典撤机方法主要为以下8种：自主呼吸试验、直接停机、T管法、T管联合CPAP法、间断停机发、SIMV法、PSV法、SIMV+PSV法。目前比较推崇的是自主呼吸试验。

1. 自主呼吸试验　自主呼吸试验(spontaneous breathing trial, SBT)是指在人工气道机械通气撤离前，让患者通过T管自主呼吸或在低压力支持水平下呼吸，通过短时间(一般为30～120 min)的密切观察，判断其自主呼吸能力是否恢复，以帮助医务人员决定是否撤机的一种技术。SBT是一项简单、实用、预测准确度较高的综合性试验，正确操作试验过程、合理评价试验结果对指导撤机有重要作用。

2. 直接停机法　直接停机，顾名思义为患者可不经过任何器械或辅助撤机方法完成整个撤机过程。需要短期(不超过24 h)机械通气的患者，特别是外科术后患者，非常容易成功撤机和拔管；甚至对于接受大型外科手术(如冠状动脉搭桥术)患者也能成功完成早期撤机和拔管。Quasha等发现冠状动脉搭桥术后2 h拔管与术后18 h拔管心、肺并发症的发病率无差异。对于机械通气时间不需要超过24 h的患者，如补液过度和高血压导致的心源性肺水肿、速发型支气管哮喘、某些药物过量、痰堵和咯血窒息患者，因病因迅速逆转，患者的自主呼吸能力迅速恢复或呼吸阻力迅速降低，一般也可直接停机。

3. SIMV撤机法　SIMV撤机是经典使用的撤机方法之一，其过程包括逐渐减少机械通气的次数和逐渐增加患者的自主呼吸次数。由于SIMV时指令性辅助通气与自主呼吸相互交替，有益于逐渐完成撤机过程。

4. PSV撤机法　用PSV模式通气时，自主呼吸完成吸气触发、吸气维持、吸呼气转换和呼气的整个呼吸过程，呼吸机根据设置的正压水平增强每次自主呼吸，因此PSV属自主性通气模式。PSV的支持力还能对抗机械通气时气管插管和呼吸管路所增加的呼吸功，补充导管阻力增大所致的自主呼吸不足，使患者更为舒适，这有益于提高患者的依从性和撤机成功。

5. SIMV + PSV撤机法　可用于各种适合SIMV或PSV的患者，但主要用于取代单纯SIMV模式或单纯PSV模式通气时有一定呼吸肌疲劳的患者。调节原则是初始通气时以SIMV为主，随着患者自主呼吸能力的增强，逐渐降低f_{IMV}，直至过渡至单纯PSV模式，然后再降低支持压力至达到PSV模式的撤机条件。

6. 间断停机法　早期呼吸机无PSV或SIMV等可以允许自主呼吸的模式，故几乎皆采用间断停机的方法。尽管目前呼吸机的性能和功能皆有明显改善，允许采用的撤机方法非常多，但因间断停机方法简单、方便，且效果可靠，仍是目前常用的撤机方法。

7. 简单撤机法　实际上，临床医师有一定的机械通气经验后，可将撤机的时机和方法简化，只要SIMV法、PSV法等各种待机撤机方法达上述标准，患者稳定呼吸4～6 h或停机后能稳定自主呼吸2 h，且动脉血气稳定，说明患者的呼吸中枢、神经-肌肉、气道-肺功能皆能维持在一定水平，即可考虑撤机。若咳痰能力良好，说明患者呼吸和防御功能皆非常好，可考虑拔管。

若患者基础肺功能较差、通气时间较长。可能有呼吸机依赖时，临床医师对撤机的把握度不大，则应给予充分的通气辅助，然后实施第二次、甚至第三次的撤机观察，且观察时间不需要逐渐延长，直接达到要求的时间即可。

第3节　血流动力学监测和调控

一、血流动力学监测

血流动力学是血液在循环系统中运动的物理学，通过对作用力、流量和容积三方面因素的分析，观察并研究血液在循环系统中的运动情况。血流动力学监测是依据物理学的定律，结合病理生理学概念，对循环系统中血液运动的规律进行定量地、动态地、连续地测量和分析，并将这些数据反馈性用于病情发展的了解和对临床治疗的指导。老年围手术期危重患者的优化管理需要准确和连续的血流动力学监测，这种监测可以通过临床评估和使用各种不同的先进监测技术实现。进一步明确诊断指导治疗。

(一) 无创血流动力学监测

无创血流动力学监测(noninvasive hemodynamic monitoring)是应用对人体组织没有继续损伤的方法，经皮肤或黏膜等途径间接获取有关资料，因此安全方便，患者容易接受。

1. 心率监测　是老年外科围手术期中最简单的、最基本的监测项目。最常用和简单的无创性方法是“手指扪脉”，或用听诊器做心脏听诊以及心电图监测。此外，还可通过脉率-氧饱和度监测仪或自动化监测仪显示脉率。

2. 心电图　常用的监测项目，通过心率与心律监测可及时发现和诊断心律失常、心肌缺血、心肌梗死及电解质紊乱，并可观察起搏器工作情况。

3. 动脉压监测　是一种间接测压法，有听诊测压法和自动无创测压法。听诊测压法利用柯氏音的原理，在袖带放气过程中听到第一响亮的柯氏音时为收缩压，柯氏音变音时为舒张压，该法仍是目前最标准的血压测压法。自动无创测压法采用振荡技术，以含有压力换能器、自动充气泵和微机处理系统的测压仪，定时、间断测定血压，并以数据显示收缩压、舒张压和平均动脉压。

4. 心排血量和心功能监测

(1) 心阻抗血流图(impedance cardiogram, ICG)：又称心阻抗图或阻抗心动图，是通过每一心动周期胸部电阻抗的变化来测定左心室收缩时间间期(systolic time interval, STI)和计算出每搏量，然后再演算出一系列心功能参数。并通过微处理机，自动计算心排血量，可显示或打印心排血量。

(2) 超声心动图(ultrasonic cardiogram echocardiogram, UCG)：超声心动图利用声波反射的性能来观察心脏于大血管的结果和动态，常用食管超声心动图(transesophageal echocardiography, TEE)可监测每搏量，左心室射血分数，左心室周径向心缩短速率，舒张末期面积，心室壁运动异常(包括不协调运动、收缩无力、无收缩、收缩异常、室壁瘤以及术中及时判断外科疗效)。食管超声心动图监测心肌缺血较心电图敏感，变化出现较早。

(3) 多普勒心排血量监测：多普勒心排血量监测利用多普勒原理，通过测定胸主动脉血流而测定心排血量，根据测定血流部位不同，可采用经肺动脉导管、胸骨上、经食管及气管多普勒监测，除经肺动脉导管多普勒技术属有创技术外，其他均为无创性监测技术。最近又有同时配备多普勒超声系统和M型超声探头的新型无创血流动力学监测仪的诞生，该仪器能全面反映心排血量、心肌收缩力、后负荷及间接前负荷等血流动力学指标。

(4) CO_2 无创心排血量测定：利用 CO_2 弥散能力强的特点作为指示剂，根据Fick原理来测定心排血量，其测定方法很多，不论采用何种方法，其基本公式如下：

$$Q = VCO_2/(C_VCO_2 - CaCO_2)$$

(二) 创伤性血流动力学监测

创伤性监测是指经体表插入各种导管或监测探头到心腔或血管腔内，利用各种监测仪或监测装置直接测定各项生理参数，因监测具有一定的伤害性并会引起各种并发症，故选用时要结合具体情况考虑利弊得失。

1. *中心静脉压(CVP)* 是测定位于胸腔内的上下腔静脉近右心房入口处的压力，主要反映右心室前负荷。

(1) 适应证：① 休克、脱水、失血、血容量不足等危重患者的手术麻醉。② 较大、较复杂的颅内手术。③ 术中需要大量输血、血液稀释的患者。④ 麻醉手术中需要实施控制性降压、低温的患者。⑤ 心血管代偿功能不全的病情或手术本身可引起血流动力学显著变化的患者，如主动脉瘤手术。⑥ 脑血管舒缩功能障碍的患者。

(2) 禁忌证：① 凝血机制严重障碍者避免进行锁骨下静脉穿刺。② 局部皮肤感染者应另选穿刺部位。③ 血气胸患者避免行颈内及锁骨下静脉穿刺。

(3) 穿刺部位：围手术期监测CVP最常用的部位是锁骨下静脉，右侧颈内静脉、左侧颈内静脉及股静脉也常选用。

(4) 测压方法：有换能器测压和水压力计测压两种。其体表零点位置，通常是第4肋间腋中线部位。导管的位置、是否标准零点、胸膜腔内压大小及测压系统的通常程度是影响CVP测定值的主要因素。

(5) CVP监测的意义：CVP正常值为0.392～1.777 kPa(4～12 mmHg)。CVP的高低取决于心功能、血容量、静脉血管张力、胸膜腔内压、静脉血回流量和肺循环阻力等因素，并反映右心室对回心血量的排出能力，但它不反映左心室功能和整个循环功能状态。CVP与动脉压不同，不应强调所谓正常值，更不要强求输液以维持所谓的正常值而引起输液过度。作为反映心功能的间接指标，连续测定观察其动态变化，比单次的绝对值更有指导意义。一般中心静脉压不高或偏低，输血和补液是安全的。心排血量和CVP两者之间的关系可描绘成心功能曲线，在一定限度内，心排血量随CVP升高而增加，超过一定限度，进一步增加CVP就引起心排血量不变或下降。监测CVP的目的是提供适当的充盈压以保证心排血量。由于心排血量不能常规测定，因此，在临床工作中，对左、右心功能一致、无心脏瓣膜疾患和肺疾患的患者常依据动脉压的高低、脉压大小、尿量及临床症状、体征、结合CVP变化对病情做出判断，指导治疗。表6-6可作为参考。

表6-6 引起CVP变化的原因及处理

CVP	动脉压	原 因	处 理
低	低	血容量不足	补充循环血容量
低	正常	心功能良好，血容量轻度不足	适当补充血容量
高	低	心功能差，心排血量减少	强心、供氧、利尿、纠正酸中毒、适当控制补液或谨慎选用血管扩张药
高	正常	容量血管过度收缩、肺循环阻力增高	血管扩张药物扩张容量血管和肺血管
正常	低	心排血功能减低、容量血管过度收缩、血容量不足或已足	强心、补液试验、容量不足时适当补液

(6) 并发症：中心静脉穿刺置管的并发症有血肿、气胸、心脏压塞、血胸、水胸、空气栓塞和感染等。

2. *动脉压* 有创直接动脉压监测是指经皮肤穿刺或切口皮肤，将导管置于周围动脉内，连接压力换能器连续测定动脉压的方法。

(1) 适应证：① 心血管手术。② 血流动力学波动大的手术。③ 大量出血患者手术，如巨大脑膜瘤切除和海绵窦漏修复术。④ 各类休克、严重高血压、危重患者手术。⑤ 术中需要进行血液稀释、控制性降压的患者。⑥ 需要反复抽取动脉血做血气分析等检查的患者。

(2) 禁忌证：① Allen's试验阳性者禁同侧桡动脉穿刺。② 穿刺部位皮肤感染。③ 凝血功能障碍者为相对禁忌证。

(3) 置管部位：常采用桡动脉、肱动脉、腋动脉、股动脉、足背动脉、颈动脉等。

(4) 并发症：主要由于血栓形成或栓塞导致血管阻塞。其他并发症包括出血、感染、动脉瘤和动静脉瘘等。

(三) 肺动脉压及肺毛细血管压的监测

利用肺动脉漂浮导管(Swan-Ganz 导管)经静脉(如右颈内静脉、股静脉)插入上腔或下腔静脉，又通过右心房、右心室、肺动脉主干，直至肺小动脉，称之为肺小动脉插管。通过 Swan-Ganz 导管可获得的血流动力学参数主要包括三个方面：压力参数主要包括右心房压(right atrium pressure, RAP)、右心室压(right ventricular pressure, RVP)、肺动脉收缩压(pulmonary arterial systolic pressure, PASP)、肺动脉舒张压(pulmonary arterial diastolic pressure, PADP)、肺动脉平均压(PAP)及肺小动脉楔压(PAWP)，又名肺毛细血管楔压(PCWP)。PASP 取决于右心室功能、射血速率和肺动脉弹性；PADP 取决于右心室舒张期长短和肺动脉阻力。如肺血管无病变，PADP 比 PCWP 仅高 1～3 mmHg，故可作为 PCWP 的考虑。当二尖瓣功能正常时，PCWP 比左心房压(left atrium pressure, LAP)仅高 1～2 mmHg，因此可用于评估肺循环阻力和左心室前负荷。流量参数通过温度稀释法可测定心排血量，并可计算全套血流动力学参数。氧代谢方面的参数主要为混合静脉血氧饱和度(S_VO_2)。

1. *适应证* Swan-Ganz 导管适用于对血流动力学指标、肺脏和机体组织氧合功能的监测。一般来说，对任何原因引起的血流动力学不稳定及氧合功能改变，或存在可能引起这些改变的危险因素的情况，都有指征应用 Swan-Ganz 导管。主要适应于：① 心脏大血管手术及心脏病患者非心脏大手术，如瓣膜置换术、心功能差的冠状动脉搭桥术、主动脉瘤手术和嗜铬细胞瘤摘除术。② 手术患者合并近期发生心肌梗死或不稳定型心绞痛、COPD、肺动脉高压者。③ 各种原因的休克、多脏器功能衰竭。④ 左心衰、右心衰、肺栓塞，需要高 PEEP 治疗者。⑤ 血流动力学不稳，需要血管化学药物治疗者。

2. *禁忌证* 三尖瓣或肺动脉瓣狭窄、右心房或右心室肿瘤、法洛四联症、细菌性心内膜炎或动脉内膜炎等。

3. *肺动脉导管的放置* 一般通过颈内静脉或锁骨下静脉在监测仪屏压力波形指导下判断导管进入心脏的位置。典型的漂浮导管压力波形变化见图 6-1。

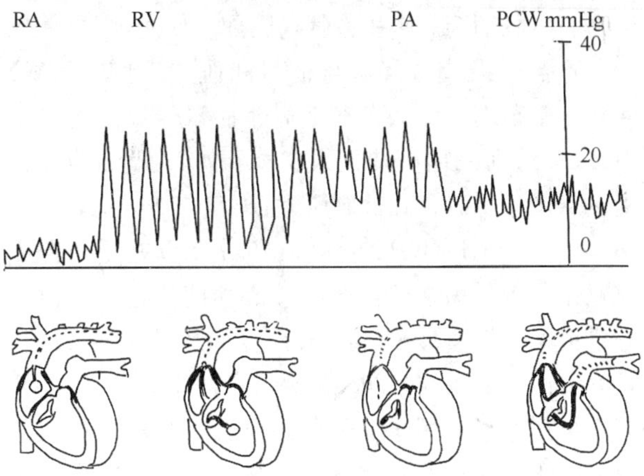

图 6-1 正常的置入压力及波形

4. *临床意义* 患者左心室功能不全时，中心静脉压不能反映左心室的功能，此时应做 PCWP 监测。当 PCWP 为 2.67～3.2 kPa(18～24 mmHg)时，肺开始充血；为 2.8～3.3 kPa(21～25 mmHg)时，肺轻至中度充血；为 3.47～4.0 kPa(26～30 mmHg)时，肺中至重度充血；大于 4.0 kPa(30 mmHg)时，开始出现肺水肿。临床和 X 线片检查显示有肺水肿的患者，PCWP 均上升，并超过 2.67～3.33 kPa(18～25 mmHg)。但肺水肿的 X 线片表现比其 PCWP 升高出现要晚，右心室延迟长达 12 h 才能看出肺部有足量水肿液积聚；肺水肿 X 线片表现的消失有比 PCWP 的下降明显推迟，主要由于液体再吸收缓慢，有时可长达 4 日。危重患者在监测 PCWP 的同时测定心排血量，并依据两者之间的相互关系可绘制出左心室功能曲线。

曲线 A 表示心功能正常，曲线 B 表示心功能受抑制。由此判断循环功能状态，采取正确的治疗很有帮助。假如患者经血流动力学监测和计算获得如下数据：血压 80/40 mmHg、心率 90 次/min、心脏指数 2.0 L/(min • m^2)、PCWP 2.4 kPa(18 mmHg)、周围血管阻力 350 kPa • s/L(3 500 dyne • s/cm^5)。在心功能曲线上将位于点 1，提示患者心功能不全、低血压、周围血管阻力增加以及可能伴有容量过负荷等情况，处理时应当选用增加心肌收缩力的药物(如多巴胺)，将使点 1 向上并略向左移至点 2，此时虽可增加心排血量和增高血压，但 PCWP 仍在较高水平。如选用扩血管药物(如硝普钠)使后负荷降低，能使点 1 移至点 3，除增加心排血量外，还可使 PCWP 显著下降。但若硝普钠使用量过大，使血容量发生过度扩张，或应用了利尿剂大量利尿，就会造成患者前负荷过分降低，使点 1 移至点 4，出现血压和心排血量进一步降低，显然在治疗中应避免。理想的治疗方案是增强心肌收缩药和扩张血管药物配合使用，则可使点 1 移至点 5，既增加了心排血量和血压，也使 PCWP 回到正常范围。而当存在低心排血量伴周围血管阻力增加时，则采用周围血管扩张药如硝普钠等较恰当。患者手术后存在低血压（血压 80/50 mmHg）、心率 85 次/min、PCWP 2.0 kPa（15 mmHg），分析原因究竟是周围阻力血管扩张抑或心功能不全。经测定心排血量，若达 6.5 L/min、计算周围血管阻力，在 100 kPa • s/L（1 000 dyne • s/cm^5）以下，为使用血压升高可用小量作用于 α 受体的血管收缩药物如去氧肾上腺素。假使心排血量仅 2.0 L/min，周围血管阻力大于 250 kPa • s/L（2 500 dyne • s/cm^5），治疗宜增加心肌收缩力的药物和血管扩张药。所以，血流动力学监测不但在疾病的发生中具有重要意义，在治疗上又常是成功与否的依据。

5. *并发症*　心律失常，气囊破裂，肺动脉破裂和出血，其他并发症有感染、肺栓塞、导管打结等。

关于 Swan-Ganz 的争论：随着临床迅速推广，20 世纪 80 年代后期，有临床研究发现 Swan-Ganz 的放置并不一定能降低患者的死亡率，由于过度应用 Swan-Ganz 导管，超过了使用者的知识、教育和理解程度，甚至可能会增加病死率。目前，还缺乏足够证据证明危重患者或围手术期患者应用 Swan-Ganz 导管的相关益处，其有效性及安全性仍不清楚，是否增加死亡率的问题有不同争论，未能达到一致。由于肺动脉导管（pulmonary artery catheter，PAC）操作的有创性，应用的局限性以及并发症、操作复杂、高额的检查费用，使很多患者无法进行血流动力学检查，使临床血流动力学研究不能更广泛开展，而不断出现新的监测技术，已经可以提供更简便、易行、可靠的方法，逐步部分取代 PAC 的临床应用，可作为常规的血流动力学检测项目。

（四）脉搏指示连续心排血量监测

同 Swan-Ganz 肺动脉漂浮导管技术一样，脉搏指示连续心排血量监测（pulse-indicated continuous cardiac output，PiCCO）应用热稀释法监测心排血量。PiCCO 监测仪的使用需要放置中心静脉导管，另外需要在患者的股动脉放置一根 PiCCO 专用监测导管。测量开始，从中心静脉注入一定量的冰生理盐水，经过上腔静脉→右心房→右心室→肺动脉→血管外肺水→肺静脉→左心房→左心室→升主动脉→腹主动脉→股动脉→PiCCO 导管接收端。计算机可以将整个热稀释过程画出热稀释曲线，并自动对该曲线波形进行分析，得出一系列重要的临床参数。在主动脉瓣严重反流的患者，由于不能完成正常从右心室经肺到左心，后到主动脉的过程，而是反复地在左心室内循环，以至于动脉导管无法感知相应的温度变化，无法绘制相应的热稀释曲线及提供相应的心排血量值。PiCCO 不仅可以测量连续的心排血量，而且可以测量胸腔内血容量和血管外肺水量，可以更好反映心脏前负荷和肺水肿状态，且效果明显优于 PAWP 和 CVP 等压力指标，可指导临床医师调整心脏的容量负荷与肺水肿之间的平衡，并达到微创效果。

（五）混合静脉血氧饱和度监测

混合静脉血是指全身各部分组织回流并经过均匀混合后的静脉血。从肺动脉内取得的静脉血是最为理想的混合静脉血标本。混合静脉血氧饱和度可以反映组织氧摄取情况，可通过计算动静脉氧差来评估心排血量。20 世纪 80 年代初，曾在漂浮导管的基础上加光纤部分做混合静脉血氧饱和度测定，现已与连续心排血量结合，可进行连续监测。

混合静脉血氧饱和度的变化取决于四个因素：心排血量、SaO_2、Hb 和机体氧耗的变化，凡是影响此四个因素的原因均能引起混合静脉血氧饱和度的改变（表 6－7）。

表 6－7　引起混合静脉血氧饱和度改变的常见原因

临床 SvO_2 的范围	产生机制	原　因
增高 80%～90%	氧供增加	心排血量增加，吸入氧浓度提高
	氧耗减少	低温、脓毒血症、麻醉状态、应用肌肉松弛药
减少 60%	氧供减少	贫血、心排血量降低（低血容量、心源性休克）、低氧血症（通气不足、窒息、通气血流比例失调、肺内分流、心内右向左分流、肺水肿）
	氧耗增加	发热、寒战、抽搐、疼痛、活动增多

ICU 中通过连续监测混合静脉血氧饱和度的意义有：① 连续反映心排血量的变化。② 反映全身氧供和氧耗之间的平衡。③ 确定输血指征。在心排血量、体温和 SaO_2 相对稳定时，混合静脉血氧饱和度反映了 Hb 浓度能否满足血液向组织供氧，从而帮助确定有无必要输血。

二、血流动力学的调控

维持最佳氧输送，保证组织灌注是血流动力学监测的主要目的。根据血流动力学的特点可以把循环系统分为阻力血管、毛细血管、容量血管、血容量和心脏五个部分。在这五个部分当中,心脏作为动力源,维持着血液在循环系统中的运动。所以,血流动力学的基本原理多是从心脏的角度出发,观察并研究五个部分的相互影响。及时准确地监测心血管系统功能变化,评估心血管功能,明确诊断,指导治疗,制订治疗方案,从而对血流动力学进行调节与控制,并监测调整结果。

(一) 前负荷的调节

心脏的前负荷应指心肌收缩时的初长度,实际测量的指标为心室舒张末的容积。从心室的整体来讲,心室舒张末容积越大,心室所做的功也越多,每搏量也就越多。Starling 较早地说明了心脏异长自身调节的现象,提出了心肌收缩产生的能量是心肌纤维初长度的函数,这就是 Starling 定律。Starling 定律有着极其重要的生理意义。循环容量增加、静脉的回心血量增加、心肌的前负荷增大,根据 Starling 定律,心肌的作功也相应增加,使心排血量增加。从而,使得回心血量与心排血量保持平衡,并维持心室舒张末容积和压力在正常范围。这种机制主要对心排血量进行精细调节,同时也有一定的调节范围。根据这种机制所绘制的心功能曲线被称为 Starling 曲线。

前负荷不足能有效地发挥心脏的代偿功能,前负荷过大又会损害心肌收缩力,增加心肌耗氧。临床上前负荷主要通过 CVP、PAWP 的监测结果进行判断,前负荷过低可以通过调整体位和输液来纠正,而前负荷过大则可采取以下方法处理。

1. *体位* 取半卧位或坐位垂腿可立即减少静脉回心血量,降低前负荷。

2. *利尿剂* 通过抑制肾水、钠重吸收降低前负荷、减轻肺淤血、改善心室功能。在使用强心苷的患者给予呋塞米后,应预防低钾血症的发生。

3. *血管扩张药* 血管扩张药通过扩张容量血管减轻心脏前负荷,减少心肌氧耗,改善心室功能。临床上以硝酸甘油最为常用,硝酸甘油扩张静脉的作用比扩张小动脉作用强,降低前负荷的作用明显,心功能衰竭伴高容量负荷时首先是需用硝酸甘油,起始剂量为 0.5 μg/(kg・min),以后根据 CVP、PAWP 和动脉血压进行调整,短期内最大剂量可达 10 μg/(kg・min)。

(二) 后负荷的调节

心室的后负荷是指心室在射血过程中必须克服的阻力,或者说,后负荷反映心室射血所必须产生的力量。后负荷过高可增加心室射血阻力,使心肌作功和氧耗增加,而后负荷过低又可影响组织灌注和导致心、脑、肾等重要脏器的缺血。临床上通常以体循环阻力(systemic circulation resistance, SVR)为监测左心室后负荷的主要指标,肺循环阻力(pulmonary circulation resistance, PVR)为监测右心室后负荷的指标。

$$SVR = 80(MAP - RAP)/CO$$

式中的 MAP 为平均动脉压。心室的后负荷与心排血量成负相关。后负荷越大,心排血量则越少。而后负荷降低,心室射血的阻力下降,在同样心肌收缩力的条件下,每搏量增加,心肌耗氧量减少。

进行血流动力学监测时,往往根据体循环阻力指数或肺循环阻力指数分别对左心室或右心室的后负荷进行调整。降低后负荷在休克患者的治疗中有着明确的意义,理论上讲,降低后负荷有利于心肌功能的恢复,尤其是对于心源性休克的患者,但在应用的过程中,一定要注意维持足够的灌注压力,或与正性肌力药物联合应用。

临床调节后负荷的具体方法有:

1. *血管扩张药* 对于体循环,一般以硝普钠最为常用,硝普钠扩张小动脉的作用比扩张静脉作用强,因而降低后负荷作用强。心功能衰竭伴血压高、低心输出量者首选硝普钠,起始剂量 0.1 μg/(kg・min),以后根据疗效和动脉血压进行调整,最大剂量可达 10 μg/(kg・min)。

钙拮抗剂硝苯地平和尼卡地平可有效扩张小动脉平滑肌,降低后负荷。硝苯地平口服后 20 min 发挥作用,舌下含化只需 5 min,30～60 min 血中可达峰值,作用维持 8～12 h。静脉一次给药量为 10～20 μg/kg,维持量为 1～3 μg/(kg・min)。尼卡地平的起始剂量为 1～2 μg/(kg・min)。

α_1 受体阻滞剂酚苄明、酚妥拉明主要用于嗜铬细胞瘤的准备和术中高血压危象的处理。神经节阻断药和嘌呤衍化物作为血管扩张药在临床上用于急性血流动力学调控,因副作用多,使用受限。

前列腺素 E_1 和前列环素为相对选择性血管扩张剂,常用于肺动脉高压的治疗。一般小剂量开始,逐渐加大剂量至满意疗效或临床最大剂量。吸入 NO 能选择性扩张通气区域肺血管,近年来被广泛应用于肺动脉高压和右心功能障碍的治疗,临床常用吸入浓度为 5～20 mg/L。

2. *血管收缩药* 一般很少应用,只用在一些特定情况下才考虑使用。当存在严重低血压而使用一般的正性肌力药物无效时,可考虑暂时使用去甲肾上腺素,或和其他扩血管药物联用。一般剂量为 2～16 μg/min,一旦平均动脉压超过 60 mmHg,应考虑改用其他交感胺类正性肌力药物。

(三) 心肌收缩力的调节

心肌收缩的过程是一个能量转换的过程，包括了心肌细胞兴奋收缩耦联的整个过程。心肌收缩力指心肌收缩的能力，是一个独立于心率、心脏前负荷于后负荷的指标，或者说是指心肌细胞在不受其前负荷及后负荷等因素影响情况下的收缩功能状态。心肌收缩力与心脏的每搏量和心室的作功呈正相关。在活体上评价心肌收缩的情况时，几乎不可能去除心室前负荷与后负荷等因素的影响。所以临床上通常采取与心肌收缩力相关的指标进行动态监测，了解心肌收缩力的变化情况。如应用每搏量、心室每搏作功指数、射血分数、心室收缩末期最大斜率等。

每搏量与心室射血分数：一般来讲，心排血量与心肌收缩力呈正相关。由于心排血量与每搏量相比，增加了心率的影响，故每搏量较心排血量与心肌收缩力更具有相关性。在其他影响因素不发生改变的情况下，心肌收缩力增加，每搏量也相应增加。但除了受到心肌收缩力本身的影响之外，每搏量同时也受到心室前负荷与后负荷的影响。心室射血分数在一定程度上减弱了前负荷的影响，可以作为在应用每搏量判断心肌收缩力时的补充指标进行分析。当心肌收缩力下降时，由于心室扩大，心脏前负荷增加，每搏量可以保持不变，但心室射血分数已经明显下降。应当注意的是心室射血分数同样受到后负荷的明显影响。

每搏作功指数：心室每搏作功指数是临床上较为常用的反映心肌收缩力的指标。每搏作功指数通过测量心室在射血过程中实际作功的情况，综合了心脏的前负荷、后负荷对心肌收缩能力的影响。一般认为，心室每搏作功指数较每搏量与心肌收缩力更具有相关性。心室作功指数同样受到心室前负荷的影响，在前负荷不变的情况下检测心室作功指数的改变，则更说明了心肌收缩力的变化。临床上应用左心室功能曲线可发现左心室的作功指数随左心室前负荷的增加而增加。但是，应用儿茶酚胺类药物，如应用多巴酚丁胺可使心室功能曲线向左上方移位，表明了在相同前负荷条件下，心室作功指数提示心肌受到等长调节的影响，心肌收缩力增加。

心室收缩末斜率：在不同前负荷条件下测量心室压力-容积曲线，将每条曲线上的收缩末点连接成一条直线，这条直线称为心室收缩末斜率。这条直线的位移，尤其是斜率的改变，更直接地反映了心肌收缩力的变化，其斜率与心肌收缩力呈正相关。当然，收缩末斜率仍然是了解心室作功状态的综合指标，但这种斜率的改变受心室负荷，尤其是受心室前负荷的影响极小。

心肌收缩力是维持心功能的基础，任何造成心肌受损及过多作功的因素均可导致心肌收缩力下降。临床调节心肌收缩力除去除原发病、调节心脏前、后负荷外，常采用以下方法。

1. *正性肌力药物的应用* 正性肌力药物主要有洋地黄类、交感胺类、磷酸二酯酶抑制剂类。

(1) 洋地黄类：目前仍普遍应用于慢性心力衰竭的治疗，但在急性心力衰竭，尤其在手术过程中使用强心苷已大受限制，主要因为其显效太慢、清除时间长、不易控制、易于出现中毒等。使用时可选用毛花苷丙(西地兰)静脉注射，每次 0.2～0.4 mg，24 h 总量 1.0～1.6 mg。一般注射后 5～10 min 起效，0.5～1.0 h 达高峰。慢性心功能不全者可选用地高辛等。

(2) 交感胺类正性肌力药：① 肾上腺素。肾上腺素为强效正性肌力药，在成人给予 1～2 μg/min 时以 β 受体作用为主，2～10 μg/min 时同时有 α、β 受体作用，10～20 μg/min 时以 α 受体作用为主。在急性左心功能衰竭患者，单次给予 2～8 μg/min 可产生较强的心脏兴奋作用，持续 1～5 min。以 0.03～0.04 μg/(kg • min) 速度持续输注可用于其他交感胺类正性肌力药物效果不佳时；其不良反应为心动过速、心律失常和持续外周血管收缩所引起的外周组织低灌注，在临床上常与血管扩张药联合使用以克服外周组织低灌注。② 多巴酚丁胺。通过兴奋心肌 β_1 受体增强心肌收缩力，其外周的 α_1 受体兴奋导致的血管收缩作用被其 β_2 受体兴奋导致的血管扩张作用所抵消，因而表现为弱的血管扩张作用。临床多用于心脏术后和急性心肌梗死后的急性心力衰竭及慢性充血性心力衰竭急性恶化时。多巴酚丁胺增加心肌收缩力、降低外周阻力和室壁张力的作用比多巴胺强，而增加心率的作用较弱。③ 多巴胺。多巴胺作用于 α_1、β_1 及多巴胺受体，其作用与剂量有关，0.5～1.0 μg/(kg • min) 时开始作用于多巴胺受体，2～3 μg/(kg • min) 时作用最强，2～6 μg/(kg • min) 时心脏 β_1 受体表现明显，大于 5 μg/(kg • min) 时外周 α 受体作用明显而表现为血管收缩，因此临床上多巴胺一般用于既需要强心又需要收缩血管的急性心功能衰竭的患者，或在其他心功能衰竭患者中与血管扩张药合用，有时应用小剂量多巴胺，利用多巴胺受体作用克服其他交感胺的缩血管作用。

(3) 磷酸二酯酶(phosphodiesterase，PDE)-Ⅲ抑制剂：PDE-Ⅲ抑制剂可分为双吡啶类(氨力农和米力农)和咪唑类(伊诺昔酮)。其对心肌及平滑肌产生不同效应的机制是由于 cAMP 激活心肌钙通道,促进收缩时钙离子内流,而 cAMP 不激活平滑肌,促使钙经内膜外流,导致血管扩张。米力农(milrinone)是第二代 PDE-Ⅲ抑制剂,它既有正性肌力作用,又有血管扩张作用,正性肌力作用约为氨力农的 20 倍。米力农能改善心肌舒张功能和冠状动脉灌注,其机制是降低左心室壁张力,增加左心室充盈,使心肌血流和氧供处于最佳状态。给药方法是先给负荷剂量:50 μg/kg 静脉推注(10～15 min 内推完),继之以 0.375～0.75 μg/(kg • min)的速度支持输注以保证最佳血药浓度。

2. *负性肌力药的应用* 负性肌力药主要有β受体阻滞剂和钙通道阻滞剂两类。

(1) β受体阻滞剂:通过阻断心脏β受体降低心肌收缩力和心率。目前临床常用的静脉制剂有美托洛尔(metoprolol)和艾司洛尔(esmolol)。美托洛尔为中效制剂,一般每次 1～2 mg,每 10 min 可追加一次,反复使用应注意蓄积效应。艾司洛尔为短效制剂,每次可静注 10～20 mg,每 5 min 追加一次,最大剂量最后不超过 50～80 mg。拉贝洛尔为 α_1 和β受体阻滞剂,其中β抑制效应较 α_1 抑制强 5～10 倍,成人应用从小剂量开始(2.5～10 mg)。

(2) 钙通道阻滞剂:在钙通道阻滞剂中维拉帕米(verapamil)的心肌抑制作用最强,静脉注射剂量一般为 5～10 mg/次(0.075～0.15 mg/kg),注射时间 3～5 min。维持静脉注射的剂量为 3～5 μg/(kg • min)。但如果剂量过大,可出现心动过缓、窦性停搏、低血压、心源性休克。

第 4 节 其他脏器功能的监测和治疗

一、肾功能监测和治疗

(一) 肾功能监测

1. *肾小球滤过功能测定*

(1) 肾小球滤过率(GFR)测定:单位时间从肾小球滤过的血浆量为 GFR。GFR 是通过肾清除率试验测定的,清除率是指肾在单位时间内清除血浆中某一物质的能力,临床上常用内生肌酐清除率。正常值为 80～120 ml/min,女性较男性略低。

当血肌酐水平在数日内保持相对稳定时可用下列公式粗略估算此时的肾小球的滤过率:

GFR＝(140－年龄)×体重(kg)/72×血肌酐

(2) 血尿素氮(BUN)测定:血中 BUN 的测定虽可反映肾小球的滤过功能,但肾小球的滤过功能必须下降到正常的 1/2 以上时,BUN 才会升高。故 BUN 的测定并非敏感地反映肾小球滤过功能的指标。BUN 的正常值为 2.9～7.5 mmol/L。

(3) 血肌酐(Cr)测定:血肌酐的测定是临床监测肾功能的有效方法。当肾小球滤过功能下降时,血肌酐即可上升,但只有当 GFR 下降到正常人的 1/3 时,血肌酐才有明显上升。血肌酐正常值小于133 μmol/L (1.5 mg/dl)。

(4) 尿素氮/肌酐的意义:肾功能正常时尿素氮/肌酐通常为 10。当尿素氮＞8.9 mmol/L(25 mg/dl)时即可诊断为氮质血症。当发生氮质血症且尿素氮/肌酐增高时,常说明此氮质血症是由于肾前因素而引起。当氮质血症同时伴尿素氮/肌酐下降时,多为肾脏本身的实质性疾病所致,所以这一比值有助于鉴别氮质血症是由于肾前性因素还是肾性因素引起。

2. *肾血流量测定* 是指单位时间内流经肾的血浆量。有助于了解肾脏的灌注情况,测定肾血流量的方法很多,但在临床上很少应用。

3. *肾小管功能测定* 肾小管功能包括近端肾小管功能和远端肾小管功能。测定的方法很多,其中最简单的是通过测定尿比重方法反映远端肾小管浓缩尿的能力。目前常用一昼夜每 3 h 一次比重测定法,若一次尿比重达 1.020 以上,最低与最高之差大于 0.008～0.009,则表示肾小管功能基本正常。本法虽然简单,但受很多因素影响,包括饮食、营养、肾血流量(尤其髓质血流量)及内分泌因素等。

(二) 急性肾衰竭的治疗

积极治疗原发病、控制发病环节是处理急性肾衰竭的基础,在急性肾衰竭的少尿期主要采取针对性治疗,包括严格控制水、钠的入量,纠正水、电解质、酸碱平衡失调,透析治疗(血液透析、动静脉血液滤过、腹膜透析),控制感染等。多尿期、恢复期的治疗,由于多尿开始时肾小球滤过率尚未完全恢复,仍应注意维持水、电解质和酸碱平衡,控制氮质血症,治疗原发病和防止各种并发症。大量利尿后要防止脱水及电解质丢失,要及时补充。根据肾功能恢复情况逐渐减少透析次数,直至停止透析。

二、肝功能监测和治疗

(一) 肝功能测定项目

内容和指标很多(表 6-8),但多数指标的特异性和敏感性不强，一般不宜以单一检查项目来评估肝功能。

表6-8 肝功能 Child-Pugh 分级标准

	A	B	C
胆红素(mg/dl)	<2.3	2.3～3.0	>3.0
白蛋白(g/L)	>35	30～35	<30
腹水	无	控制	未控制
中枢神经症状	无	轻度	重度
营养状况	佳	良好	差
手术风险(死亡率)	低(<10%)	中等(30%)	高(>40%)

(二) 加强肝病患者的手术和麻醉中的肝保护

1. *保证通气和充分供氧* 严重肝脏疾病往往有低氧血症存在，吸入高浓度氧气是必要的，防止和纠正低氧血症，避免过度通气和通气不足，因 $PaCO_2$ 过高或过低都会减少肝血流。

2. *加强循环功能监测* 在常规监测基础上，对于接受大手术和术中出血多的患者，如凝血机制没有问题，可进行动脉和大静脉穿刺进行有创动脉压和 CVP 监测。另外，肝脏疾病患者不宜采用控制性低血压。

3. *术中补液和输血* 术中应有充足的补液量以维持功能性细胞外液。严重肝脏疾病患者术中应控制输入含钠液，晶体液的补充，以平衡盐为好，并保证术中尿量达到 1 ml/(kg・h)。葡萄糖液的补充需要根据血糖测定结果而定，因严重肝病易出现高血糖症。对于实施大手术的患者，由于术中出血往往较多，术前除要纠正凝血功能异常外，术中出血多应及时输血，而且尽量用新鲜血，因为大量输注晶体液和代血浆用品，血液过于稀释，会进一步加重肝组织缺氧和凝血功能障碍，大量输注库存血也影响凝血功能和导致高血钾等问题。必要时可应用止血药或输注凝血因子和冰冻血浆。

三、出凝血功能监测

临床上出凝血功能监测主要是将血管性疾病、血小板疾病和凝血障碍性疾病做初步鉴别，代表性的监测指标有：反映血管因素(出血时间、毛细血管脆性试验)、监测血小板因素(血小板计数、血小板黏附试验、血小板聚集试验和血块退缩试验等)、监测凝血功能的指标(凝血时间、凝血活酶时间、凝血酶原时间等)、反映纤维蛋白溶解系统的指标(纤溶酶原测定、纤维蛋白降解产物测定、优球蛋白溶解时间等)、血中抗凝物质监测(凝血酶凝固时间、抗凝血酶Ⅲ测定)以及反映体外循环中肝素化效果的指标(激活全血凝固时间)。

1. *凝血酶原时间* 凝血酶原时间(PT)是检测外源性凝血系统较为敏感和常用的指标。正常参考值为 11～14 s。超过正常对照值 3 s 为延长。PT 延长见于先天性凝血因子缺乏性疾病、肝脏疾病、DIC、原发纤溶症、维生素 K 缺乏症等；PT 是监测口服抗凝剂(如华法林)的首选抗凝试验。PT 缩短见于妊娠高血压、口服避孕药、血栓前状态和血栓性疾病等。

2. *血栓弹力图* 记录血栓形成的全过程：血凝块形成和发展、血凝块回缩和溶解。提供血栓形成速度、强度和稳定性等血栓形成过程的信息。用以检测血小板及凝血系统的功能。正常参考值：① 反应时间(r 值)：10～15 min，表示最初纤维蛋白形成。② 凝固时间(k 值)：6～8 min，相当于凝血酶生成时间。③ 最大凝固时间(m 值)：自然全血为 40.31 min ± 4.61 min，相当于纤维蛋白生成时间段。④ 血栓最大幅度(ma 值)：50～60 mm，反映血小板数量和功能以及纤维蛋白原浓度。⑤ 血栓最大弹力度(mA)：在血栓最大幅度处的弹力度称为血栓最大弹力度，正常参考值：自然全血为 105.53 ± 26.55。血栓弹力图临床上主要用于体外循环后凝血异常及肝移植术中的凝血功能监测。

(张 磊 钱振宇)

参考文献

[1] Binanay C. Evaluation study of congestive heart failure and pulmonary artery catheterization effectiveness: The ESCAPE trial [J]. JAMA, 2005, 294: 1625 - 1633. [PMID: 16204666]

[2] Boullata J. Accurate determination of energy needs in hospitalized patients [J]. J Am Diet Assoc, 2007, 107: 393 - 401. [PMID: 17324656]

[3] Davis KA. Nutritional gain versus financial gain: The role of metabolic carts in the surgical ICU [J]. J Trauma, 2006, 61: 1436 - 1440. [PMID: 17159687]

[4] Harvey S. Assessment of the clinical effectiveness of pulmonary artery catheters in management of patients in intensive care (PAC-Man): A randomised, controlled trial [J]. Lancet, 2005, 366: 472 - 477. [PMID: 16084255]

[5] Heyland DK. Canadian clinical practice guidelines for nutrition support in mechanically ventilated, critically ill adult

patients [J]. J Parent Ent Nutr, 2003, 27: 355 - 373. [PMID: 12971736]

[6] Kalfon P. Comparison of silver-impregnated with standard multi-lumen central venous catheters in critically ill patients [J]. Crit Care Med, 2007, 35: 1032 - 1039. [PMID: 17334256]

[7] Kusminsky RE. Complications of central venous catheterization [J]. J Am Coll Surg, 2007, 204: 681 - 696. [PMID: 17382229]

[8] Marx G, Reinhart K. Venous oximetry [J]. Curr Opin Crit Care, 2006, 12: 263 - 268. [PMID: 16672787]

[9] Michard F, Teboul JL. Predicting fluid responsiveness in ICU patients: A critical analysis of the evidence [J]. Chest, 2002, 121: 2000 - 2008. [PMID: 12065368]

[10] National Heart, Lung, and Blood Institute Acute Respiratory Distress Syndrome (ARDS) Clinical Trials Network. Pulmonary-artery versus catheter to guide treatment of acute lung injury [J]. N Engl J Med, 2006, 354: 2213 - 2224. [PMID: 16714768]

[11] Onders RP, Shenk RR, Stellato TA. Long-term central venous catheters: Size and location do matter [J]. Am J Surg, 2006, 191: 396 - 399. [PMID: 16490554]

[12] Petros S, Engelmann L. Enteral nutrition delivery and energy expenditure in medical intensive care patients [J]. Clin Nutr, 2006, 25: 51 - 59. [PMID: 16216393]

[13] Pinsky MR, Teboul JL. Assessment of indices of preload and volume responsiveness [J]. Curr Opin Crit Care, 2005, 11: 235 - 239. [PMID: 15928472]

[14] Pinsky MR, Vincent JL. Let us use the pulmonary artery catheter correctly and only when we need it [J]. Crit Care Med, 2005, 33: 1119 - 1122. [PMID: 15891346]

[15] Rivers E. Early goal-directed therapy in the treatment of severe sepsis and septic shock [J]. N Engl J Med, 2001, 345: 1368 - 1377. [PMID: 11794169]

[16] Rivers E. Mixed vs central venous oxygen saturation may be not numerically equal, but both are still clinically useful [J]. Chest, 2006, 129: 507 - 508. [PMID: 16537845]

[17] Rivers EP, Ander DS, Powell D. Central venous oxygen saturation monitoring in the critically ill patient [J]. Curr Opin Crit Care, 2001, 7: 204 - 211. [PMID: 11436529]

[18] Sakr Y. Use of the pulmonary artery catheter is not associated with worse outcome in the ICU [J]. Chest, 2005, 128: 2722 - 2731. [PMID: 16236948]

[19] Shah MR. Impact of the pulmonary artery catheter critically ill patients: Meta-analysis of randomized clinical trials [J]. JAMA, 2005, 294: 1664 - 1670. [PMID: 16204666]

[20] Summerhill EM, Baram M. Principles of pulmonary artery catheterization in the critically ill [J]. Lung, 2005, 183: 209 - 219. [PMID: 16078042]

[21] Taylor RW, Palagiri AV. Central venous catheterization [J]. Crit Care Med, 2007, 35: 1390 - 1396. [PMID: 17414086]

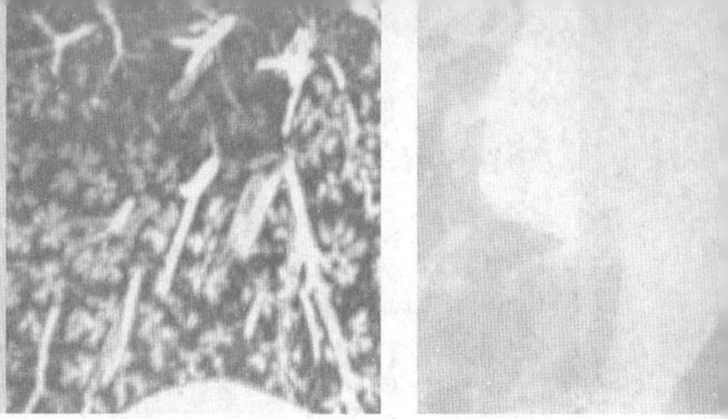

第7章

外科感染与治疗

第1节 外科感染

外科感染是指需要外科治疗的感染，包括创伤、烧伤、手术、器械检查等并发的感染。老年外科感染是指≥60岁的老年人所发生的需要外科治疗的感染。老年外科感染常有以下特点：① 常为多种细菌合并的混合感染。② 局部症状较青壮年患者不明显。③ 多为器质性病变，常有组织化脓坏死，而需外科处理。

老年外科感染的致病微生物种类多，可能侵入人体不同部位的组织器官，引起多种病变。

【分类】

1. 按照致病微生物的种类和病变性质分类

(1) 非特异性感染：亦称化脓性感染或一般性感染，占外科感染的大多数。常有疖、痈、丹毒、急性淋巴结炎、急性乳腺炎、急性阑尾炎、急性胰腺炎等。致病菌有金黄色葡萄球菌、溶血性链球菌、大肠埃希菌、变形杆菌、铜绿假单胞菌等，可由单一病菌导致感染，也可由几种病菌共同致病形成混合感染。

(2) 特异性感染：特异性感染在致病菌、病程演变及治疗处置等方面与一般感染不同。特意性感染包括结核、破伤风、气性坏疽等，引起特异性感染的致病菌的致病作用不同于一般感染的细菌，可以引起较为独特的病变。

而国内有学者认为，合理的分类应是需氧菌性外科感染。

2. 按病程分类

(1) 急性：3周以内的感染称为急性感染。

(2) 慢性感染：超过2个月或更久的外科感染。

(3) 亚急性感染：介于急性与慢性感染之间的称为亚急性感染。

3. 按发生条件分类

(1) 原发性感染：伤口直接污染造成的感染。

(2) 继发性感染：在伤口愈合过程中出现的病菌感染。

(3) 外源性感染：病原体由体表或外环境侵入体内造成的感染。

(4) 内源性感染：由原存体内的病原体，经空肠脏器如肠道、胆道、肺或阑尾造成的感染。

【发病原因】 老年外科感染的发生与致病微生物的数量与毒力有关。所谓毒力是指病原体形成毒素与胞外酶的能力以及入侵、穿透和繁殖的潜力。通常情况下，机体的屏障与免疫功能能够阻挡病原体入侵。病原体常经由躯体的薄弱部位入侵。皮肤或黏膜上皮的缺损、静脉插管的污染等为病菌入侵开放了通道；局部组织缺血、坏死、管腔阻塞使分泌物淤积均有利于病菌的繁殖与入侵。条件性感染常在机体抵抗力显著下降时发生。感染实质上是微生物入侵而引起的炎症反应。众多的宿主防御机制参与炎症过程，以使入侵病原微生物局限化或被清除。局限化的炎症是一种保护性生理反应。当局部炎症失去控制，可导致炎症扩散，或是引发全身性炎症反应综合征，成为脓毒症。

由于老年人全身器官生理功能减退，对创伤、感染的应激反应能力降低，免疫抑制和防御功能减弱，导致在外科围手术期中，不仅感染及感染性并发症发生率远较成年人倍数高，而且老年外科感染及其处理与一般成年人相比有很多方面不同。

【发病特点】

(1) 老年人大多合并多种慢性病及与外科感染

相关的疾病。

(2) 由于老年人体温调节及其内环境稳定的控制能力减退,发病后症状体征常不典型。感染早期,体温正常,全身反应迟钝,如阑尾炎发作时,腹部体征多不明显,不易早期发现。

(3) 临床药物具有耐药性,以多种细菌混合感染和真菌感染多见。

(4) 对外界及周围环境诸如室内外空气、温度、湿度的适应性以及对院内感染的抵抗能力都较差,发病率和病死率都较普通人高。

【预防】

1. 总的预防原则　是增强人体的全身和局部抵抗力,减少致病菌进入人体的机会。① 开展卫生宣传,注意个人卫生,及时治疗各种瘙痒性皮肤病,以防止体表化脓性感染的发生。② 做好劳动保护工作,预防创伤的发生,及时和正确处理伤口,包括做好清创术。③ 糖尿病、尿毒症、白血病、大剂量激素疗法和抗癌疗法等均可削弱人体抵御感染的能力。要加强对这些患者的医疗和护理。以防严重感染的发生。④ 注意手术时的无菌技术,操作轻柔,爱护组织,彻底止血,防止积液。⑤ 换药、气管切开、静脉内插管、留置导尿管以及烧伤患者的护理,均应遵守无菌操作规则,以预防或减少感染的发生。⑥ 应用免疫疗法。如破伤风类毒素或抗毒素预防破伤风。⑦ 合理使用预防性抗菌药物。

2. 预防性使用抗生素　应注意以下原则:明确用药适应证,选用毒性小、效力高的抗生素,手术开始前 20～30 min 单次给药,如手术时间大于 4 h 可酌情再给药一次,但 24 h 后勿再用药。

3. 用药适应证　清洁切口的手术,一般不提倡用预防性抗生素,但如高龄、营养状态差、并存疾病多等危险因素存在时,或有假体置入时,应使用预防性抗生素。

4. 预防用药时机　手术前 20～30 min,即麻醉诱导开始时,用药最合时宜,这样可在切开皮肤时,在血和组织中保持较高的抗生素浓度。

5. 抗生素选择　必须根据可能的致病细菌有针对性地选用抗菌药物。

Ⅰ类切口发生的老年外科感染致病细菌多为源自皮肤的革兰阳性球菌,可使用第一代头孢菌素,如头孢唑林和头孢拉定等。Ⅱ类切口手术多为革兰阴性杆菌和厌氧菌感染,故应使用第二、三代头孢菌素,可同时覆盖这些致病细菌,如常用的头孢呋辛、头孢噻肟、头孢他啶、头孢哌酮和头孢曲松钠等,再加用甲硝唑或替硝唑等。如施行胰、肝和胆道等深层手术,可选用组织穿透力强的氨曲南和头孢他啶等,如可能为耐三代头孢菌素的肠杆菌,可选用亚胺培南、氨曲南、阿卡米星或喹诺酮类。若系超广谱细菌则可用第四代头孢菌素,如头孢吡肟、美罗培南或头孢霉素类头孢西丁,或添加舒巴坦和克拉维酸等β内酰胺酶抑制剂的头孢菌素复合剂。

6. 其他预防措施　① 遵循外科无菌原则:如仔细操作,细致分离,爱护组织,清除异物、血块和无生机的组织,引流渗血、渗液和脓液等。② 改善手术室环境:手术室内空气污染是外源性细菌种植的重要来源,空气净化和消毒均很重要,过滤空气可降低附着细菌的灰尘颗粒,而且手术室内要保持相对高的压力,使走廊和通道内那些未经过滤的空气不易进入手术室内。③ 严格消毒手术器械和敷料:潮湿的敷料可致细菌移动至术野内;而塑料黏附敷料可在敷料下造成较好的细菌繁殖环境,加大了感染机会。④ 患者的皮肤准备:手术前洗澡和用肥皂水洗刷皮肤可降低手术部位感染率。在毛发的准备方法中,剃毛可造成毛囊划痕,使细菌有足够的时间繁殖生长,更增加感染率。在手术室内即时用电须刀剪毛,伤口感染率明显降低。手术部位的皮肤应先用肥皂水洗净,然后用聚维酮碘等消毒液涂擦,效果会更好。手术终了时,使用注射器盛装冲洗盐水高压冲刷切口皮下组织,亦可减少切口的细菌数量。⑤ 缩短手术前住院时间:住院时间长,患者易带上毒力大、抗药强的菌株,易发生术后感染。

7. 同时需要注意重视感染源的控制　"感染源控制"在外科感染的治疗中起着举足轻重的作用。它是为了清除感染源、控制继发感染、恢复正常生理解剖与功能所采取的外科手术与操作。其主要原则包括引流、清创和感染源的彻底清除或切除。外科有一句至理名言:抗生素不能代替引流。它强调了外科手术在外科感染处理中的重要性。除手术之外,感染源控制的措施中还包括 B 超或 CT 引导下的经皮脓肿穿刺引流,细菌定植血管内导管或导尿管的拔除和换药时坏死组织的清创。这些措施的目的只有一个:控制感染源。

(1) 引流:脓肿是外科感染最常见的表现形式。引流的目的在于建立脓腔与体外的通道,将脓液引出体外,同时冲洗脓腔,使之缩小并消灭。对外科医师来说,要克服开腹手术的冲动,特别是对危重患者。引流前应尽可能通过 B 超或 CT 明确脓肿的部位。首选经皮脓肿穿刺引流。单纯的脓肿完全可通过经皮脓肿穿刺引流有效完成。如经皮脓肿穿刺引流不能达到通畅引流的目的而必须手术时，要始终明确手术的目的就是引流脓肿，清除坏死组织，不能盲目扩大手术范围。术后放置引流管的部位要合理，引流方式要正确。对于侵入全腹腔的严重感染，最好在腹腔的各个潜在间隙放置持续冲洗的负压双套管引流。

（2）清创：失活组织与分泌物是细菌的良好培养基。它阻碍机体正常的细胞免疫与体液免疫功能的发挥。腔内异物也增加发生感染的风险。清创的目的就是清除失活组织，去除促进感染的异物以及感染产生的坏死组织。感染早期，感染失活组织与正常组织界限不清。如何区别失活组织与正常组织是感染清创时的难题之一。对于皮肤与肌肉的坏死、出血等问题较易处理。但肠坏死，特别是系膜血管取栓术后或肠扭转复位后，正常与失活组织的判断变得更为复杂。过度地切除可能导致短肠综合征的发生，而过于保守的处理又可能导致感染加重。最好的办法是24 h后再次行剖腹探查，即所谓的“有计划再次探查”。临床研究表明，机体对胰腺与胰周坏死组织的耐受较好，而过度的腹膜后探查与清创，可能导致难以控制的出血。所以对胰腺炎合并的胰周感染最好尽可能推迟清创手术的时间。时间越长，胰周坏死组织与正常组织的界限越清晰。

（3）确定性处理：一般情况下，可以采取一次切除并修补的方法消除感染源，恢复正常的解剖与功能，即确定性处理。但在特殊情况下，外科医师必须平衡手术的效果与风险，尤其要比较短期风险与长期疗效。如阑尾脓肿可先行穿刺引流，以减轻感染对患者的损害与手术的打击。腹腔感染较重的结肠穿孔采取病灶切除、远端肠管封闭、近端肠管造口的方法进行处理。对严重的感染不要期望一次手术就可以达到满意效果，需要有耐心，有时看似没有希望的局面也可以逆转。

（4）损伤控制原则：感染源控制的基本原则是感染部位一旦明确，就应立即采取感染源处理措施。从损伤控制的角度出发，处理措施对机体影响应控制到最小，对危重患者尤其如此。迅速、侵入性小、暂时或缓解性措施要优于创伤大、耗时长的确定性手术。使用外科措施解决外科感染难题时，要始终注意损伤控制，均衡每项措施的疗效与危害，达到既控制感染又避免加重对患者打击的目的。损伤控制外科原则的应用赋予了感染源控制崭新的内容，使得感染源控制措施更加安全有效。它要求最大限度地减少因手术造成细菌与毒素入血，避免对机体的“二次打击”。手术打开腹腔后，应尽快控制感染源，可使用肠钳暂时夹闭破裂、穿孔部位或其近端，阻断肠液进入腹腔；尽快使用吸引器吸尽肠液与脓液，同时进行腹腔冲洗，清除腹腔残余积液与污染，避免在脓腔中或污染严重的腹腔内进行手术。常见开腹清创术时血压骤降，进而引起心跳、呼吸骤停的情况，多与毒素大量吸收、没有贯彻损伤控制原则有关。损伤控制原则还要求尽可能地减少出血。在脓腔被打开，脓液引出，坏死组织清除或部分清除后，腹腔压力迅速降低，脓腔壁肉芽组织会大量出血。普通的结扎、缝合常难以奏效，应使用纱布填塞方法暂时止血，或使用纤维蛋白胶喷涂、止血绫或吸收性明胶海绵填塞。减少出血的原则就是引流和清创适可而止。清创的范围越大，出血越多，重建手术的难度就更大。针对凝血机制已经出现或可能出现的障碍，围手术期合理使用止血药物亦可有效减少出血。可通过围手术期前使用凝血酶原复合物、冷沉淀或纤维蛋白原。必要时可预防性使用人工合成的激活Ⅶ因子。对于范围广泛、持续时间较长的腹腔或腹膜后脓肿，术前使用激活的Ⅶ因子，出血量明显少于预计的出血量，患者术中较为稳定，术后恢复较快。

（5）感染控制措施实施的时机：对社区获得性外科感染，外科医师较易下定手术的决心。但对医院获得性外科感染，如肠外瘘、多发性创伤合并的腹腔感染及危重症合并的外科感染，难以轻易决策。往往倾向于将这些患者的感染归于“肺部感染”而收入ICU。面对外科医师的犹豫不决，ICU医师常说：“看样子要引流了；再不引流就没救了；现在引流也没有用了。”这反映了无作为的外科医师与ICU医师合作时，外科医师治疗外科重症感染患者的死亡三部曲：怀疑、犹豫、绝望。细心排除非外科感染亦非常重要，要像避免“拍脑子工程”一样避免“拍脑子手术”。要排除危重患者常见的通气相关肺炎、腔静脉导管感染乃至肠源性感染，尽可能通过造影、B超和CT等影像学检查确定感染灶。开腹手术前想想有无损伤更小的方法来确定外科感染，如先使用经皮穿刺引流阑尾脓肿、膈下脓肿、肝脓肿等。

【诊断】

（1）根据典型的局部症状和体征，位置表浅的外科化脓性感染的诊断一般不困难。波动征表示存在脓肿。局部压痛是深部化脓性感染，特别是软组织深部化脓性感染的重要体征之一，往往可以凭此做出诊断。必要时可在压痛最剧处做诊断性穿刺，但有些深部感染如膈下、肠间、腹膜后感染等，由于缺乏早期的定位症状，诊断有时会发生困难。老年人机体反应能力差、对疼痛感觉迟钝，加之腹壁肌肉萎缩、腹部体征不明显，故临床表现和病理变化程度不符，以致早期诊断困难而易延误诊断。

(2) 又如深部感染，特别是经过大剂量抗生素的治疗后，即使已存在巨大脓肿，也可无明显的发热、压痛或白细胞计数增加。因此，对这些患者必须仔细询问病史和做体格检查，以及进行必要的辅助检查，才能确定感染是否存在和确定感染的位置。

【治疗】

1. *治疗原则* 消除感染病因和毒性物质(脓液、坏死组织等)。增强人体的抗感染和修复能力。感染较轻或范围较小的浅部感染可用外用药、热敷和手术等治疗；感染较重或范围较大者，同时内服或注射各种药物。深部感染一般根据病菌种类做治疗。全身性感染更需积极进行全身疗法，必要时应做手术。

2. *治疗方法*

(1) 局部疗法

1) 患部制动、休息可减轻疼痛，而且有利于炎症局限化和消肿。感染在肢体的，可抬高患肢，必要时，可用夹板或石膏夹板固定。

2) 外用药有改善局部血液循环、散瘀消肿、加速感染局限化以及促使肉芽生长等作用，大多适用于浅部感染，但有时也用于深部感染。① 热敷：炎症在早期可局部做热敷，肿胀明显者用50%硫酸镁溶液湿热敷。② 药物外敷：有消肿、止痛等作用。方法：新鲜蒲公英、紫花地丁、马齿苋、败酱草等捣烂外敷，在浅部感染初期有效；硫酸镁溶液湿敷，可用于蜂窝织炎、淋巴结炎等；金黄散、玉露散、双柏散等用醋调外敷，适用于浅部或稍深的感染初期或中期；鲫鱼膏、千捶膏等，或鱼石脂软膏，适用于疖等较小的感染中期；已破溃后，可用八二丹、生肌玉红膏、红油膏等。

3) 物理疗法：有改善局部血液循环、增加局部抵抗力、促进炎症吸收或局限化的作用。耳疖、鼻疖等可用超短波或红外线。

4) 手术治疗包括脓肿的切开引流和发炎脏器的切除。脓肿必须切开引流，才能在全身疗法的辅助下促进炎症的消退。手术前必须先明确脓肿的部位、大小。深部脓肿在切开前可先做穿刺抽脓，根据穿刺针的方向和进针的深度做切开引流。脓肿切开或自行溃破后，应根据具体情况处理。一般可用等渗盐水或1∶5 000呋喃西林溶液清洗伤口，用凡士林纱布填入，以起引流、止血和保护创面的作用；如伤口腐烂、多脓、恶臭，可用1∶5 000高锰酸钾溶液冲洗、浸泡，或用2%优琐溶液冲洗、浸泡，以加速坏死组织的脱落；厌氧性细菌感染的伤口可用3%过氧化氢溶液冲洗；伤口如有铜绿假单胞菌感染，可用4%硼酸溶液或1%苯氧乙醇溶液清洗、湿敷，也可用10%磺胺米隆湿敷；如创面肉芽过多或不健康，可用10%～20%硝酸银腐蚀，再用等渗盐水拭净；创面过大者，可待肉芽健康后进行植皮，以加速愈合。某些发炎的脏器也应施行手术，予以切除，例如急性阑尾炎可做阑尾切除术，急性胆囊炎可做胆囊切除术。对胆道感染的老年患者选择恰当的手术时机是降低其死亡率的重要环节。有作者强调"年龄本身不是胆道手术的禁忌证"，主张对有症状的老年患者应选择积极的手术治疗，而不是等待保守治疗无效时做急诊手术，因为急诊手术难度大，死亡率高。据国内报道老年胆道感染的手术死亡率为7.5%，急诊手术的死亡率为12.8%，国外报道手术死亡率为6.8%，急诊手术死亡率为17%。因此，笔者认为若能较早地积极施行择期手术，不仅可避免急诊手术的危险，更可降低死亡率及再次手术率。术式选择主要取决于患者的全身情况及胆囊、胆管的病变程度。若全身情况允许，胆囊、胆管解剖清楚，宜做胆囊切除或胆囊切除＋胆总管探查＋T管引流术。反之，宜选择简单有效的胆囊造瘘术或胆总管探查、T管引流术，以解除梗阻。

(2) 全身疗法：全身疗法主要用于感染较重，特别是全身性感染的患者，包括支持疗法和抗菌药物等。

1) 支持疗法的目的是改善患者全身情况和增加抵抗力，使各种疗法可以通过人体防御功能而发挥作用。① 保证患者有充分的休息和睡眠，必要时用镇静、止痛药物。② 高热量和易消化的饮食，补充多种维生素，尤其是维生素B、维生素C。③ 高热患者，宜用物理降温法(冷敷、冰袋、乙醇擦浴)或针刺曲池穴降温，以减少身体的消耗。④ 高热和不能进食的患者，应经静脉输液，补充所需的液体和热量，并纠正水、电解质和酸碱平衡失调。⑤ 有贫血、低蛋白血症或全身性消耗者，应予以输血。特别是脓毒症时，多次适量地输入鲜血，可补充抗体、补体和白细胞等，对增强抵抗力、恢复体质有很大帮助。⑥ 有条件时，严重感染的患者可给予胎盘球蛋白、丙种球蛋白或康复期血清肌内注射，以增加免疫能力。⑦ 对严重感染，可考虑应用肾上腺皮质激素，以改善患者的一般情况，减轻中毒症状。但肾上腺皮质激素有使感染扩散的危险，并能掩盖临床症状，使用时必须同时给予足量有效的抗生素并进行严密观察。

2）抗菌药物应用：这类抗菌药物必须有一定的适应证。要正确应用抗菌药物，避免盲目使用抗生素或磺胺类药物，这不仅浪费药物，且可引起细菌的耐药性，影响疗效。全身化脓性感染或深部组织感染一般需用抗生素治疗。局部急性化脓性感染，全身症状不明显者可不用抗生素。一般可根据细菌培养的结果来选用有效的磺胺类药物或抗生素，如无条件做细菌培养或细菌培养尚无明确结果时，可根据临床表现、脓液性状、感染来源和脓液涂片检查等来估计病原菌的种类，以选用适当的抗菌药物。总的来说，葡萄球菌对苄星青霉素、半合成青霉素、红霉素、麦迪霉素、头孢菌素、克林霉素等敏感，链球菌对磺胺类药物、苄星青霉素、氨苄西林、红霉素、麦迪霉素等敏感；大肠埃希菌对氨基苷类抗生素、氨苄西林、头孢菌素等敏感；铜绿假单胞菌对庆大霉素、氨苄西林、多黏菌素等敏感。变形杆菌对苄星青霉素、氨苄西林、氨基苷类抗生素敏感；克雷伯细菌、沙雷细菌对氨基苷类抗生素、头孢菌素等敏感；类杆菌对克林霉素、甲硝唑、头孢菌素、苄星青霉素、氯霉素等敏感。

3）中药：一般可用清热解毒的蒲公英、紫花地丁、野菊花、金银花等煎剂，或用银黄片、清热消炎片、解毒消炎丸等成药。对较严重的感染应辨证论治。

（3）其他方法

1）管好几根管子：对老年手术患者应尽可能地减少非病情和手术所需要的一些管子，如腹腔手术预防胆肠瘘的引流管、胃管、吸氧皮管、导尿管、静脉补液管等。这些管子如确实需要，应严格管理，密切观察和防止它给患者带来的局部和全身影响。胃管常刺激咽喉，使患者干渴不适，甚至疼痛声嘶，此时，除向患者做些解释外，应解决咽部干渴刺激痛苦。一般只允许家属用湿棉签擦拭一下口、舌和唇部，常无济于事。多年来我们坚持在持续减压吸引下，每1～2 h，让患者喝1～2口温水，患者感到欣慰，同时，肠蠕动一旦恢复，不管有无肛门排气，可及时将胃管拔出。需吸氧最好用氧气面罩开放式给氧，不用吸氧皮管，否则氧气管置入鼻孔内不仅使呼吸困难，更增加了感染等并发症的机会。保留导尿宜用气囊导尿管，严格无菌操作，应每日更换引流袋和进行尿道外口清拭消毒，最好用封闭式引流，定时（一般3日）更换导尿管和化验尿液，必要时做细菌培养。老年前列腺增生导尿或更换导尿管非常困难时，不可勉强，以防造成尿道前列腺损伤、出血及增加感染机会，此时，可行耻骨上膀胱穿刺置细管引流或行造瘘术。老年人争取术后早进食，减少静脉补液时间，对禁食时间较长的患者，采用中心静脉置管营养要比四肢浅静脉每日穿刺补液并发症少。因吞咽困难，进食不便的患者，不可勉强进食，应留置胃管鼻饲，以防吸入性肺炎和肺部感染。

2）强调不同的老年患者，不同对待，即“个体化”原则。要求掌握每个患者的精神、心理、疾病、用药等不同特点，及时采取相应的对策。对大便失禁、结肠造瘘、压疮、气管切开的老年人，更应加强护理，减少感染机会。对患有咳嗽、气喘和营养状况差的老年患者，最好行创口减张缝合，术后延迟至10日，甚至2周后再拆线。较长切口宜先分批拆除缝线后再最后拆去减张缝线，以防伤口裂开。节假日常是老年患者意外情况的高发期，尤其是伤口裂开、导尿管阻塞滑出、T管不通以及创口感染化脓的及时处理，糖尿病患者的血糖变化和胰岛素的及时调整，再加上其他心、肺、脑、肾等基础疾病改变等。因此，要求我们重视假日巡视病房，尤其是注意老年患者和危重患者的病情变化。

3. 免疫调节剂在外科感染中的作用机制　手术创伤细胞因子反应由促炎性和抗炎性两部分组成，创伤后由于肠道细菌、内毒素移位使得血浆内毒素、TNF-α、IL-6水平明显升高，Sheeran等发现大手术切皮30 min即能测及IL-6增高，术后2～4 h显著增高。张光金等也发现手术创伤后IL-6水平升高，且升高程度、维持时间与手术大小、时间长短呈正相关。同样，严重感染时，内毒素可刺激单核巨噬细胞等合成和释放多种细胞因子，如TNF-α、IL-6、IL-1β、IL-8等，并触发细胞因子的瀑布样联级反应，与此同时，另一类抗炎细胞因子如sTNFR、IL-1Rα和IL-10等也增加，它们在全身炎症反应综合征过程中起着与促炎细胞因子相反的作用。在研究中观察到外科感染及胰腺癌患者在手术后随着内毒素的下降，促炎细胞因子逐渐下降，而抗炎细胞因子（TNF-α、IL-6）逐渐上升，在加用胸腺肽α_1治疗后，细胞因子的变化趋势进一步加快，减轻了炎症介质所致的损伤反应。感染及胰腺癌患者手术后，$CD3^+$和$CD4^+$百分率和$CD4^+/CD8^+$比值较手术前有所下降，提示免疫功能受到手术创伤打击的影响，可能是因为儿茶酚胺、糖皮质激素等多种内源性激素释入全身血循环，损害T细胞的增殖，另外前列腺素PGE_2、血清抑制活性多肽等产生，抑制患者的免疫功能，有报道在术后可持续4～10日，为一短暂过程。但胸腺肽用药组中这些指标无明显下降，且手术后$CD3^+$和$CD4^+$百分率及$CD4^+/CD8^+$比值高于对照组术后水平，细胞免疫功能较高，这可能与胸腺肽能促进前体细胞表面抗原的表达，通过延迟自由基的产生和减少谷胱甘肽的消耗，拮抗淋巴细胞成熟过程中的凋亡有关。有报道发现胸腺肽在体外试验中对 T 细胞亚群具有双向调节作用，从而维持 $CD4^+/CD8^+$ 比值的平衡。另外，研究发现，感染及胰腺癌患者使用胸腺肽后临床疗效略优于对照组，这可能与之所引起的细胞因子及细胞免疫功能的变化有关，但具体的因果作用机制还需进一步研究。

4. *冷光治疗外科感染* 冷光照射的主要目的是杀灭细菌，应用冷极高密度正离子空间电荷放电方式，产生效应波长(短波紫外分光光度计)的冷光紫外线，其杀菌作用是通过冷光照射紫外线可改变菌体细胞结构中的脱氧核糖核酸(DNA)，使细胞无法与蛋白体交联，细胞得不到营养来源而死亡，已获得证实。在临床病例中观察到有些病例经冷光紫外线辐射的区域出现类似红外线照射后的红斑现象，提示冷光紫外线不仅具有杀菌作用，可能还有调整局部感染病变部位抗病能力作用，机制尚不清楚，有待进一步研究。冷光治疗外科感染的早期疗效甚佳。有报道外科感染的早期病例，经冷光照射 1～2 次就有明显好转，其中臀部肌内注射板蓝根针剂后，引起注射部位感染，表现为红、肿、痛、热，经照射 1～2 次，症状明显减轻，连续照射 4～6 次，症状与体征消退而治愈。对于慢性感染也有较好疗效，但是照射疗程相对较长，例如下肢慢性溃疡，病程长，常规治疗经久不愈，经冷光照射配合常规治疗均得到治愈，平均疗程 12 日。冷光治疗脓性分泌物较多的急性期创面效果亦佳。创面有脓性分泌物，提示有化脓性细菌感染。小面积烫伤感染的病例，经冷光照射 1～2 次后，创面脓性分泌物明显减少，连续照射 2～3 次后，取创面分泌物培养，结果无菌生长，说明冷光紫外线的直接照射，其辐射的范围内，具有很强的杀菌作用，杀菌效应实验已得到证实。外科感染已形成脓肿、痈、腹壁脂肪很厚的切口感染，冷光治疗效果不佳，应遵循脓肿、痈的处理原则，切开引流或感染切口敞开充分引流后再用冷光照射，可使感染伤口加速局限及缩短疗程。疗效不佳病例究其原因为病变在组织内较深、病变表面有较厚的角化层覆盖，冷光射线不能进入病变区或治疗剂量不足，照射次数不够。冷光紫外线每次长时间照射固然可能对皮肤产生危害，但间断性短时间照射对机体并无损害。经随访病例长达 1～5 年，无一例因冷光照射而发生副作用，表明按操作规程治疗是安全、无害的。应注意：① 照射时间一般 2 min，不超过 3 min，每日 1 次。② 照射后出现红斑时改隔日或隔两日照射。③ 面部有必要治疗时，照射时应有洞巾遮挡病灶周围皮肤组织和保护眼睛。④ 恶性肿瘤、出血倾向及日光过敏者忌用。

（张景涛）

第 2 节 外科感染的现状和前景

一、外科感染的现状

（一）感染病原菌不断变迁

20 世纪 60 年代以前，外科感染病原菌以金黄色葡萄球菌和化脓性链球菌为主；70 年代以后，革兰阳性球菌的优势地位逐渐被革兰阴性杆菌所代替，主要是以大肠埃希菌为代表的肠道杆菌科细菌；到了 90 年代，国内外都注意到球菌引起的感染又有增多趋势，其中凝固酶阴性葡萄球菌和肠球菌的增多尤为突出。在革兰阴性需氧杆菌中，肠杆菌属(阴沟杆菌、产气杆菌)、铜绿假单胞菌、不动杆菌、枸橼酸杆菌等越来越常见，过去鲜为人知的嗜麦芽窄食单胞菌在重症感染患者中也屡见不鲜。随着厌氧菌培养技术的普及，厌氧菌感染、有厌氧菌参与的混合细菌感染以及外科危重患者深部真菌感染，越来越多地引起人们的关注。目前在我国，最常见的外科感染病原菌是金黄色葡萄球菌、大肠埃希菌和铜绿假单胞菌，三者共占病原菌的 50%以上。其他比较常见的细菌是肠杆菌属、凝固酶阴性葡萄球菌、肠球菌、不动杆菌和克雷伯菌属。革兰阴性杆菌仍占优势，占60%～65%，革兰阳性球菌占 30%～35%。另外还有少量真菌。

（二）感染防治手段有了长足发展

在治疗方面，最引人注目的莫过于抗菌药物空前丰富。20 世纪 60 年代到 80 年代中期是抗菌药物开发的黄金时期，新药频频问世，令人目不暇接。相关药效学、药代动力学的研究成果，为合理使用抗菌药物奠定了坚实的基础。在感染免疫、免疫营养、代谢支持和代谢调理方面(从基础研究到临床实践)的进步，也在外科重症感染患者的治疗中发挥了不容忽视的作用。

（三）细菌耐药日益严重

在我国大城市、大医院，细菌耐药情况已经十分严重。据不完全统计，金黄色葡萄球菌和凝固酶阴性葡萄球菌的耐药率，对青霉素和氨苄西林高达84%～95%，对哌拉西林也有 45%～73%；其中甲氧西林耐药葡萄球菌[耐甲氧西林金黄色葡萄球菌(methicillin resistant staphylococcus aureus，MRSA）和耐甲氧西林凝固酶阴性葡萄球菌（methicillin resistant coagulase-negative staphylococci，MRCNS）]更是对绝大多数抗生素耐药，只有对万古霉素仍100%敏感；甚至出现了对万古霉素耐药的金黄色葡萄球菌[耐万古霉素金黄色葡萄球菌（vancomycin resistent staphylococcus aureus，VRSA）]。肠球菌24%～29%对青霉素类耐药，对头孢菌素类几乎全部耐药，对万古霉素耐药者也有2%～3.5%。在革兰阴性杆菌中，大肠杆菌和克雷伯肺炎杆菌对氨苄西林的耐药率为80%～95%，对庆大霉素为29%～42%，对环丙沙星分别为44%～60%和8.2%～22%，对第三代头孢菌素耐药者也有10%～20%，甚至更高。它们有如此高的耐药率，主要是因为其中一部分细菌（大肠埃希菌的26%～28%，克雷伯氏菌的57%～60%）能产生超广谱酶[超广谱β-内酰胺酶（extended spectrum beta lactamase，ESBL）]。容易产生Amp C酶的肠杆菌属、枸橼酸杆菌、不动杆菌等的耐药率更高，高产Amp C酶的菌株则对全部青霉素类和头孢第二、三代抗生素耐药，只有碳青霉烯类（亚胺培南、美洛培南）和第四代头孢（头孢吡肟）保持较好的抗菌活性。嗜麦芽窄食单胞菌则对碳青霉烯类也耐药。

（四）不合理使用抗菌药物的现象相当普遍

细菌耐药的增长与滥用抗生素关系极大。据调查，在世界范围，住院患者中使用抗生素者约占30%，在美国为20%，而在我国则高达79%。在欧洲和北美，大肠埃希菌对环丙沙星的耐药率只有5%左右，而在我国高达50%～60%。在没有指征时使用抗生素，滥用广谱或新型、高效抗菌药物或联合多种药物“大兵团作战”的现象相当普遍。在预防用药方面问题也很突出，手术后继续用药3～5日甚至更长时间，仍然是许多医院外科预防用药的常规。

出现上述情况的原因是多方面的，主要有：① 外科医师大多潜心于提高自己的手术操作能力，对用药则重视不够，往往缺乏应用抗菌药物防治外科感染的基础理论知识，不太熟悉感染病原菌的特点、耐药状况以及抗菌药物的药效学（作用机制、抗菌谱、抗菌活性、抗菌效果）和药代动力学（药物的吸收、分布、代谢、排泄）特点。② 对临床使用抗生素的新观念、新知识不太敏锐，接受缓慢，例如对预防性抗生素只需短程使用、大肠手术前肠道准备只需用药1日、氨基糖苷类抗生素全日剂量一次给予更为合理这样一些早有定论、经得起实践考验并已在发达国家成为常规的做法，不少外科医师还觉得不易接受，甚至是闻所未闻。③ 对感染病原学调查重视不够，不积极采集标本做细菌培养和药物敏感试验，满足于粗放的抗生素经验治疗。④ 面对医患纠纷日见增多的社会现实，有些医师采取消极的“自我保护”措施，使用抗生素宁松勿紧，宁多勿少，宁贵勿贱，疗程宁长勿短，本意是努力做到“无懈可击”，实质上恰恰损害了患者的利益。⑤ 医院行政部门对感染监控不力，对医师的医学继续教育薄弱，未能在感染控制方面进行有效指导和管理。

二、外科感染的影响

多系统器官功能衰竭（multiple systemic organ failure，MSOF）是指同时存在两个以上的不同系统器官渐进性衰败，不能维持其生理功能的临床综合病症。伴存其他器质性病变、营养不良的高龄患者成为MSOF的多发人群。统计学资料证实，MSOF患者多有一些易患因素，如高龄器质性伴发病营养不良、颅内压增高、免疫功能低下等，往往造成器官贮备功能不足或器官功能不全，严重的感染通过多种机制损伤脏器使MSOF发生率和死亡率明显增高。其中，营养不良是人类继发性免疫缺陷最常见的原因，应引起重视。合并弥漫性腹膜炎、败血症、中毒性休克者，MSOF发生频率明显增高。

1. 呼吸衰竭发生早且频率高 目前认为这是由于感染时调理素水平下降，血中颗粒性物质清除障碍而被肺滤过以及白细胞在肺循环中滞留释放蛋白酶及活性氧化物，损伤肺毛细血管肺泡膜造成肺换气功能障碍所致，而肺血管内皮细胞的许多非呼吸功能对机体内环境循环稳定有重要的影响，易引起一系列病理、生理改变，因此对重症感染者监测呼吸功能，对早期发现MSOF有重要价值。

2. 易并发凝血功能紊乱 发生MSOF的患者，早期即有血小板下降、凝血时间缩短、血管通透性及脆性增强。纤维蛋白原作为一种急性反应期蛋白，由于急性时相反应与消耗在较高水平上处于动态平衡，虽然在正常范围内，却低于非脏器衰竭组，过度的凝血系统激活，除了可在脏器内形成微栓造成脏器功能障碍外，丝氨酸蛋白酶还可以通过巨噬细胞释放活性氧化物而加重细胞损伤，并发DIC后死亡率极高，达84.62%。因此，早期监测凝血参数、积极抗凝治疗，是切断MSOF的病理通路、降低死亡率的重要措施之一。

3. 肝脏及营养代谢易被忽略 尽管肝损害发生率不低，但临床表现并不显著。这是因为肝有足够的储备功能，因而临床表现出现晚。但事实上，在MSOF早期即有肝损害及营养代谢紊乱，出现低蛋白血症、高

胆红素血症及代谢性酸碱平衡紊乱。随着病情发展，患者会出现体重降低、贫血、水肿、呼吸功能减弱、淋巴细胞及免疫球蛋白水平下降，这是由于必需的支链氨基酸被迫在外周氧化，伴有继发的蛋白分解及肝功能受损。这种高分解代谢还累及心肌、肝肾、呼吸肌、白细胞等。所以患者很快出现中、重度营养不良，加重器官功能衰竭，尤其是急性感染，由于发热，内毒素血症使机体呈高分解代谢状态，患者的代谢紊乱往往被其感染并发症掩盖或归结于严重的原发病而延误治疗。因此，MSOF的营养支持应成为治疗中的研究重点。

三、外科感染的前景

当前，抗感染药物治疗正面临前所未有的挑战，威胁主要来自日益增长的细菌耐药性。世界卫生组织已经发出警告：细菌耐药性的上升已到了危机时刻，如不采取得力措施，将没有有效药物对待不断出现的"超级细菌"，人类将回到抗生素发现以前的时代。这并非危言耸听。在经历一段辉煌时期之后，抗菌药物开发的难度越来越大，速度远远赶不上细菌耐药性的增长，依靠开发新药应付细菌感染越来越显得捉襟见肘，难以为继。为了迎接即将到来的"后抗生素时代"，研究工作者正加紧工作，寻找新的抗感染途径，并取得了某些进展。例如应用肽去甲酰酶抑制剂，通过抑制细菌生长所需要的金属酶类而杀灭金黄色葡萄球菌、肠球菌、衣原体和支原体；通过基因克隆从某些对人体无害的细菌中获得溶葡萄球菌酶[复旦酶(fudan enzyme, FE)]，能杀灭革兰阳性球菌，包括MRSA；从生物体如苍蝇幼虫蛆浆蛋白中或猪蛔线虫中提取出一系列抗菌肽，能杀灭革兰阳性球菌及部分革兰阴性杆菌和酵母菌；从蜂蜜中提取有抗菌活性的聚合物，能将葡萄糖转换成过氧化氢，有效杀灭包括MRSA在内的多种细菌；外源性补充通过基因工程技术生产出来的重组人活化蛋白C(rhAPC，商品名Xigris)，能减轻人体对严重感染的某些有害反应(如广泛微血栓形成)，改善脓毒症患者的预后；应用矿物质纳米颗粒治疗外伤，不但有广谱杀菌作用，还能靶向性修复受损的细胞等。但这些还只是一个良好的开端，要广泛进入临床并获得成功，尚有待时日。对于临床医师来说，更现实的是在合理使用抗菌药物上下工夫，防止滥用，以延缓细菌耐药性的增长速度，延长抗生素的有效使用期限。

目前，抗菌药物的应用在国内外均较普遍，尤其是在国内，有调查表明，抗菌药物使用的中位率高达79%，较发达国家高达2倍，应用抗菌药物虽然抢救了很多重危患者，但由于过分依赖抗菌药物预防术后感染，促使了细菌耐药率的增加。有时在病原学、感染指标不明确的情况下，就盲目使用新型昂贵的抗菌药物而忽视病原学的检查，使有些感染不能得到有效控制，反使病情恶化，术后发生严重感染导致手术失败或死亡。故要求合理使用抗菌药物，克服治疗感染或预防感染时的盲目性。本监测结果显示，多重耐药菌如肠杆菌属、粪肠球菌已分别占革兰阴性菌和革兰阳性菌的第3位，与上海、北京等地20世纪80年代后期至90年代初的院内感染的病原菌比较检出率明显上升。尤其严重的是粪肠球菌对目前所有的头孢菌素均不敏感，甚至有对万古霉素也产生耐药的菌株。感染葡萄球菌中MRSA和耐甲氧西林表皮葡萄球菌(methicillin resistant staphylococcus epidermidis, MRSE)的比例也明显升高。外科感染病原菌总体上仍以革兰阴性杆菌为主(78.06%)。就抗菌药物应用而言，应用于临床历史较长的品种耐药菌株较多，新近问世的敏感率较高，如亚胺培南及头孢他啶。此外，环丙沙星、阿米卡星、哌拉西林、舒巴坦也是有优越性的抗菌药物。临床应用时，可以先选用效果好、价格低的抗菌药物，把昂贵的新品种留做第二线药。治疗的开始，在缺乏药敏检测的情况下就使用新型抗菌药物具有盲目性，可能会导致更多新的耐药菌株的出现。各种致病菌对不同抗菌药物的敏感性不同，同一种菌的不同菌株对抗菌药物的敏感性也有差异。由于抗菌药物广泛应用，耐药菌株随之增加，建立标准的药敏试验方法的判断标准，及时报告准确的药敏结果，定期反馈可靠的细菌耐药性监测数据，对指导外科针对分离菌的治疗、经验治疗、围手术期预防性用药具有十分重要的意义。

(张景涛)

第3节 抗菌药物的合理应用

抗菌药物的治疗过程中，有以下三个要素：病原体、人体、药物。要合理使用抗菌药物，就要平衡好三个要素延伸出的四个关系：病原体与人体、人体与药物、药物与病原体、药物与药物。这四个关系在临床中有五个具体表现，就是免疫作用、药代动力学特点、不良反应、微生物对抗菌药物的敏感性、药物相互作用。其中，微生物的药敏是环境问题，其余四个表现关乎人体，在不同人群中会有所不同。在药物的品种选择、剂量和用法的确定、用药期间的观察中要同时关注环境特点和患者特点。

一、使用抗菌药物的基本原则

（一）治疗性应用

1. *诊断为细菌性感染者，方有指征应用抗菌药物* 根据患者的症状、体征及血、尿常规等实验室检查结果，初步诊断为细菌、真菌、结核分枝杆菌、非结核分枝杆菌、支原体、衣原体、螺旋体、立克次体及部分原虫等病原微生物所致的感染均有指征应用抗菌药物。缺乏细菌及上述病原微生物感染的证据，诊断不能成立者，以及病毒性感染者，均无指征应用抗菌药物。

2. *尽早查明感染病原* 抗菌药物品种的选用，原则上应根据病原菌种类及病原菌对抗菌药物敏感或耐药，即细菌药物敏感试验（以下简称药敏）的结果而定。危重患者在未获知病原菌及药敏结果前，可根据患者的发病情况、发病场所、原发病灶、基础疾病等推断最可能的病原菌，并结合当地细菌耐药状况先给予抗菌药物经验治疗，获知细菌培养及药敏结果后，对疗效不佳的患者调整给药方案。

3. *综合患者病情、病原菌种类及抗菌药物特点制订治疗方案*

（1）品种选择：根据病原菌种类及药敏结果选用抗菌药物。

（2）给药剂量：治疗重症感染（如败血症、感染性心内膜炎等）和抗菌药物不易达到部位的感染（如中枢神经系统感染等），抗菌药物剂量宜较大（治疗剂量范围高限）；而治疗单纯性下尿路感染时，由于多数药物尿药浓度远高于血药浓度，则可应用较小剂量（治疗剂量范围低限）。

（3）给药途径：① 轻症感染可接受口服给药者。重症感染、全身性感染患者初始治疗应予静脉给药，以确保药效；病情好转能口服时应及早转为口服给药。② 抗菌药物的局部应用：全身性感染或脏器感染时应避免局部应用抗菌药物，少数情况，例如全身给药后在感染部位难以达到治疗浓度时可加用局部给药作为辅助治疗。此情况见于鞘内给药、脓腔内注射以及眼科感染的局部用药等。某些皮肤表层及口腔、阴道等黏膜表面的感染可采用抗菌药物局部应用或外用，但应避免将主要供全身应用的品种做局部用药。局部用药宜采用刺激性小、不易吸收、不易导致耐药性和不易致变态反应的杀菌剂，青霉素类、头孢菌素类等易产生变态反应的药物不可局部应用。氨基糖苷类等耳毒性药不可局部滴耳。

（4）给药次数：为保证药物在体内能最大地发挥药效，杀灭感染灶病原菌，应根据药代动力学和药效学相结合的原则给药。青霉素类、头孢菌素类和其他β内酰胺类、红霉素、克林霉素等消除半衰期短者，应一日多次给药。氟喹诺酮类、氨基糖苷类等可一日给药一次（重症感染者例外）。

（5）疗程：抗菌药物疗程因感染不同而异，一般宜用至体温正常、症状消退后72～96 h，特殊情况，妥善处理。但是，败血症、感染性心内膜炎、化脓性脑膜炎、伤寒、布鲁菌病、骨髓炎、溶血性链球菌咽炎和扁桃体炎、深部真菌病、结核病等需较长的疗程方能彻底治愈，并防止复发。

（6）单一药物可有效治疗的感染，不需联合用药，仅在下列情况时有指征联合用药：① 病原菌尚未查明的严重感染，包括免疫缺陷者的严重感染。② 单一抗菌药物不能控制的需氧菌及厌氧菌混合感染，2种或2种以上病原菌感染。③ 单一抗菌药物不能有效控制的感染性心内膜炎或败血症等重症感染。④ 需长程治疗，但病原菌易对某些抗菌药物产生耐药性的感染，如结核病、深部真菌病。⑤ 由于药物协同抗菌作用，联合用药时应将毒性大的抗菌药物剂量减少，如两性霉素B与氟胞嘧啶联合治疗隐球菌脑膜炎时，前者的剂量可适当减少，从而减少其毒性反应。联合用药时宜选用具有协同或相加抗菌作用的药物联合，如青霉素类、头孢菌素类等其他β内酰胺类与氨基糖苷类联合，两性霉素B与氟胞嘧啶联合。联合用药通常采用2种药物联合，3种及3种以上药物联合仅适用于个别情况，如结核病的治疗。此外，必须注意联合用药后药物不良反应将增多。

（二）预防性应用

1. *内科预防用药*

（1）用于预防一种或两种特定病原菌入侵体内引起的感染，可能有效；如目的在于防止任何细菌入侵，则往往无效。

（2）预防在一段时间内发生的感染可能有效；长期预防用药，常不能达到目的。

（3）患者原发疾病可以治愈或缓解者，预防用药可能有效。原发疾病不能治愈或缓解者（如免疫缺陷者），预防用药应尽量不用或少用。对免疫缺陷患者，宜严密观察其病情，一旦出现感染征兆时，在送检有关标本做培养同时，首先给予经验治疗。

（4）通常不宜常规预防性应用抗菌药物的情况：普通感冒、麻疹、水痘等病毒性疾病，昏迷、休克、中毒、心力衰竭、肿瘤、应用肾上腺皮质激素等患者。

2. *外科手术预防用药*

（1）外科手术预防用药目的：预防手术后切口感

染、清洁-污染手术或污染手术后手术部位感染及术后可能发生的全身性感染。

(2) 外科手术预防用药基本原则：根据手术野有无污染或污染可能，决定是否预防用抗菌药物。① 清洁手术通常不需预防用抗菌药物，仅在下列情况时可考虑预防用药：手术范围大、时间长、污染机会增加；手术涉及重要脏器，一旦发生感染将造成严重后果者，如头颅手术、心脏手术、眼内手术等；异物植入手术，如人工心瓣膜植入、永久性心脏起搏器放置、人工关节置换等；高龄或免疫缺陷者等高危人群。② 清洁-污染手术和污染手术需预防用抗菌药物。

术前已存在细菌性感染的手术，如腹腔脏器穿孔腹膜炎、脓肿切除术、气性坏疽截肢术等，属抗菌药物治疗性应用，不属预防应用范畴。

(3) 外科预防用抗菌药物的选择：见表7-1。

表7-1 常见手术预防用抗菌药物表

手术名称	抗菌药物选择
颅脑手术	第一、二代头孢菌素，头孢曲松
颈部外科(含甲状腺)手术	第一代头孢菌素
经口咽部黏膜切口的大手术	第一代头孢菌素，可加用甲硝唑
乳腺手术	第一代头孢菌素
周围血管外科手术	第一、二代头孢菌素
腹外疝手术	第一代头孢菌素
胃十二指肠手术	第一、二代头孢菌素
阑尾手术	第二代头孢菌素或头孢噻肟；可加用甲硝唑
结、直肠手术	第二代头孢菌素或头孢曲松或头孢噻肟；可加用甲硝唑
肝胆系统手术	第二代头孢菌素，有反复感染史者可选头孢曲松或头孢哌酮或头孢哌酮/舒巴坦
胸外科手术(食管、肺)	第一、二代头孢菌素，头孢曲松
心脏大血管手术	第一、二代头孢菌素
泌尿外科手术	第一、二代头孢菌素，环丙沙星
一般骨科手术	第一代头孢菌素
应用人工植入物的骨科手术(骨折内固定术、脊柱融合术、关节置换术)	第一、二代头孢菌素，头孢曲松
妇科手术	第一、二代头孢菌素或头孢曲松或头孢噻肟；涉及阴道时可加用甲硝唑
剖宫产	第一代头孢菌素(结扎脐带后给药)

(4) 给药方法：接受清洁手术者，在术前0.5～2 h内给药，使手术切口暴露时局部组织中已达到足以杀灭手术过程中入侵切口细菌的药物浓度。如果手术时间超过3 h，或失血量大(>1 500 ml)，可手术中给予第2剂。抗菌药物的有效覆盖时间应包括整个手术过程和手术结束后4 h，总的预防用药时间不超过24 h，个别情况可延长至48 h。手术时间较短(<2 h)的清洁手术，术前用药一次即可。接受清洁-污染手术者的手术时预防用药时间亦为24 h，必要时延长至48 h。污染手术可依据患者情况酌量延长。对手术前已形成感染者，抗菌药物使用时间应按治疗性应用而定。

二、相关用药注意事项

(一) 药代动力学特点及相关用药注意事项

1. 吸收　老年人胃肠道肌肉纤维收缩，张力降低，胃排空延缓，胃酸分泌减少，酸性药物解离部分增多，吸收减少。胃排空延迟，小肠黏膜表面积减少，胃肠道血流量减少，有效吸收面积减少。胃肠功能的变化，对被动扩散方式吸收的药物几乎没有影响，但对主动转运方式吸收的药物吸收减少。目前口服抗菌药物都以被动扩散方式吸收，故老年人在口服吸收与青壮年一般无差别，除非胃肠道伴有可影响能力的基础疾病或一般情况极差。

2. 分布　老年人的机体组成成分、血浆蛋白、组织器官的血液循环等，都有不同程度的变化，从而影响药物的分布。老年人体内水分和体重的比例随年龄增长而下降，而体内脂肪随年龄增长而增长，非脂肪组织则逐渐减少。水溶性药物如β内酰胺类、氨基糖苷类分布容积减小，即相对在血浆及血供丰富的组织中有较高的浓度，临床上对治疗败血症及血供丰富组织的感染有利，而对治疗血供不丰富组织的感染不利；脂溶性药物如大环内酯分布容积增大，消除半衰期延长，药物容易积蓄。

3. 代谢　肝脏是药物代谢的主要场所。老年人肝脏重量减轻，肝细胞和肝血流量下降，肝微粒体酶合成减少，活性降低，使在肝脏代谢的药物代谢减慢，消除半衰期延长，易发生积蓄，如大环内酯类、莫西沙星、克林霉素。老年人肝脏药物代谢酶的活性，其个体差异大于年龄差异，而且目前尚无临床检验可直接反映肝脏的药物代谢能力，故在肝功能不全的老年患者只能加强用药期间的观察或避免使用经肝脏代谢的药物。用药选择可参照表7-2。

表7-2 肝功能减退感染患者抗菌药物的应用

抗菌药物				肝功能减退时的应用
青霉素 头孢唑啉 头孢他啶	庆大霉素 妥布霉素 氨基糖苷类	万古霉素 去甲万古霉素 多黏菌素	氧氟沙星 左氧氟沙星 环丙沙星 诺氟沙星	按原治疗量应用
哌拉西林 阿洛西林 美洛西林 羧苄西林	头孢噻吩 头孢噻肟 头孢曲松 头孢哌酮	红霉素 克林霉素	甲硝唑 氟罗沙星 氟胞嘧啶 伊曲康唑	严重肝病时减量慎用
林可霉素	培氟沙星	异烟肼*		肝病时减量慎用
红霉素酯化物 四环素类 氯霉素 利福平	两性霉素B 酮康唑 咪康唑 特比萘芬	磺胺药		肝病时避免应用

注：*活动性肝病时避免应用。

4. *排泄* 肾脏是药物排泄的主要器官。由于老年人肾脏萎缩，血管硬化，血流量减少，肾小球随年龄增长而逐渐纤维化，使其肾脏功能仅为年轻人的1/2。而且部分老年人因某些慢性疾病影响肾的血流灌注。这些因素均可影响药物排泄，容易蓄积。需要注意的是，即使经肝脏代谢的药物，大多数代谢产物还是要经肾排泄，故肾功能不全患者使用经肝脏代谢的药物也并不能令人完全放心，仍要注意观察。肾功能与年轻人的差别是老年人的药代动力学中最突出的特点。肾功能有可检验的明确指标，如肾小球率过滤、肌酐清除率，而且许多药物的说明书也载明了根据肌酐清除率调整剂量的方法，故这是在老年人合理使用抗菌药物中最重要的部分。

判断肾功能一定要计算肌酐清除率，肾功能检查报告中血清肌酐值在正常范围不等于肾功能正常，因为不同人群的肌酐生成量不一样，跟年龄、体重、性别有关，而血清肌酐值只是经过排泄后血中的肌酐剩余量，要明确排泄能力，一定要将生成量和剩余量一同分析才行。通常用Cockcroft-Gault方程：

肌酐清除率(ml/min)(男)＝(140－年龄)×体重(kg)/[0.818×血清肌酐值(μmol/L)]

或

肌酐清除率(ml/min)(男)＝(140－年龄)×体重(kg)/[72×血清肌酐值(mg/dl)]

肌酐清除率(女)＝肌酐清除率(男)×0.85

可以根据表7-3选择药物，按照说明书所载的方法进行给药方案调整，也可以根据以下方法，用剂量调整系数来调整。

剂量调整系数＝1/[药物经肾排泄率×(肌酐清除率/120－1)＋1]

给药剂量＝正常人剂量/剂量调整系数

或

给药时间间隔＝正常人时间间隔×剂量调整系数

上述方法比较简易但粗略，适用不需要精确控制血药浓度的药物，如抗菌药物。需要明确的是，根据肌酐清除率调整给药方案的目的不是通过减小剂量来降低肾毒性，而是使排泄能力减弱的患者体内的药物能保持和正常人同样的量而不积蓄得太多，所以虽然给药剂量减小，但患者体内药量是足够的，不必担心疗效降低。

(二) 免疫功能及相关用药注意事项

老年人免疫功能较年轻人下降，对感染的耐受力也下降，故在其他条件适宜的情况下，应首选起效相对快速的杀菌剂，次选抑菌剂。常见的杀菌剂有β内酰胺类、氨基糖苷类、喹诺酮类、多黏菌素类；抑菌剂有大环内酯类、四环素类、氯霉素、磺胺类。

临床上，应用普通治疗剂量后，在血清和组织中的浓度具有杀菌作用的称为杀菌剂，仅有抑菌作用的称为抑菌剂。但必须明确的是，“杀菌”和“抑菌”是相对的，对极敏感的细菌，大剂量的抑菌剂也能起到杀菌作用；而低剂量的杀菌剂对较不敏感的细菌也只能起到抑菌作用。所以，药物对细菌的实际作用是药

表 7-3 肾功能减退感染患者抗菌药物的应用

抗菌药物					肾功能减退时的应用
大环内酯类 利福平 克林霉素 多西环素	氨苄西林 阿莫西林 哌拉西林 美洛西林 苯唑西林	头孢哌酮 头孢曲松 头孢噻肟 头孢哌酮/舒巴坦	氨苄西林/舒巴坦 阿莫西林/克拉维酸 替卡西林/克拉维酸 哌拉西林/三唑巴坦	氯霉素 两性霉素 B 异烟肼 甲硝唑 伊曲康唑口服液	可应用，按原治疗量或略减量
青霉素 羧苄西林 阿洛西林 头孢唑啉 头孢噻吩	头孢氨苄 头孢拉定 头孢呋辛 头孢西丁 头孢他啶	头孢唑肟 头孢吡肟 氨曲南 亚胺培南/西司他丁 美罗培南	氧氟沙星 左氧氟沙星 加替沙星 环丙沙星	磺胺甲噁唑 甲氧苄啶 氟康唑 吡嗪酰胺	可应用，治疗量需减少
庆大霉素 妥布霉素 奈替米星 阿米卡星 卡那霉素 链霉素	万古霉素 去甲万古霉素 替考拉宁 氟胞嘧啶 伊曲康唑				避免使用，确有指征应用者调整给药方案*
四环素 土霉素	呋喃妥因 萘啶酸	特比萘芬			不宜选用

注：* 需进行血药浓度监测，或按内生肌酐清除率(也可自血肌酐值计算获得)调整给药剂量或给药间期。

物剂量和细菌药物敏感性相互较量的结果，在选择抗菌药物时，细菌药敏仍是第一参考。

(三) 抗菌药物不良反应及与其他药物的相互作用

药品不良反应的发生率随年龄增长而增加。老年人不良反应增多的原因是由其药物清除能力下降、药物耐受能力下降、合并用药增多等因素综合作用导致。药物代谢和排泄能力降低，药物积蓄，药物耐受性，导致不良反应，又可进一步加重器官功能损害，多种药物可联合加重不良反应，又可相互影响代谢、分布、排泄，导致药物积蓄，最终形成恶性循环。所以，临床要注意观察，如果怀疑发生不良反应。要及时向药学部门报告。下面介绍一些药物的比较突出的不良反应和药物相互作用，临床上需要特别注意。

1. β 内酰胺类(青霉素类、头孢菌素类等)

(1) 中枢神经系统反应：大剂量的青霉素类可导致神经-精神反应，如反射亢进、幻觉、抽搐、昏睡等。头孢吡肟通常剂量下中枢神经系统反应较多见，美国食品药品监督管理局(Food and Drug Administration，FDA)在 2012 年 6 月发布了相关警示。碳青霉烯类可起中枢神经系统反应，甚至诱发癫痫。其中美罗培南、帕尼培南反应小，可用于中枢神经系统感染。同时使用中枢兴奋剂时应注意。

(2) 影响凝血功能：大多数青霉素类、头孢菌素类大剂量使用时可能抑制血小板功能。头孢哌酮、头孢美唑、头孢米诺、拉氧头孢因含有硫甲基四氮唑侧链，可感染维生素 K 的循环，在通常剂量下就可影响凝血功能。同时应用抗血小板药和抗凝药可能出现出血倾向。

(3) 影响乙醇代谢：上述含硫甲基四氮唑侧链的药物还可抑制乙醛脱氢酶，合用乙醇可出现“双硫醒”反应，表现为潮红、恶心、呕吐、心悸等症状。

(4) 肾毒性：头孢一代肾毒性最大，同时使用利尿剂及其他肾毒性药物(如氨基糖苷类、糖肽类)时要注意。

(5) 配伍：所有 β 内酰胺类均不可与氨基糖苷类混合。青霉素类在酸性环境中稳定性不如中性环境，故应避免含糖溶液。头孢曲松与钙剂混合可产生沉淀。

2. 氨基糖苷类(庆大霉素、阿米卡星等)

(1) 耳毒性：前庭功能失调多见于卡那霉素、链霉素、庆大霉素。耳蜗神经损害多见于卡那霉素、阿米卡星。同时使用其他耳毒性药物(如红霉素)时要注意。

(2) 肾毒性：主要损害近端肾曲管。肾毒性大小次序为卡那霉素＝西索米星＞庆大霉素＝阿米卡星＞妥布霉素＞链霉素。同时使用利尿剂或其他肾毒性药物(如糖肽类、头孢一代)时要注意。

(3) 神经肌肉阻滞：本类药有类似箭毒阻滞乙酰胆碱和络合钙离子的作用，重者可导致心跳、呼吸衰竭。同时使用肌肉松弛药、中枢抑制剂或其他有类似作用的药物(如克林霉素、大环内酯类)时要注意。

(4) 配伍：不可与β内酰胺类配伍。

3. 四环素类(金霉素、米诺环素等)

(1) 局部刺激：口服时对消化道的刺激可引起食管溃疡、恶心、呕吐、腹痛、腹泻。静脉用药时对血管和组织的刺激导致静脉炎、血栓、组织坏死，静脉用药浓度应<0.1%，并缓慢滴注。

(2) 肝损害。

(3) 配伍：可与多价金属离子(如钙、镁、铝、铁)络合，不可与之混合，口服时也会受食物中这些离子的影响。

4. 大环内酯类(红霉素、阿奇霉素等)

(1) 肝毒性：正常剂量下肝毒性小，但酯化红霉素(如琥乙红霉素)较强。

(2) 耳鸣和听觉障碍：静脉给药时可发生，停药或减量可恢复。

(3) 局部刺激：口服导致胃肠道反应。静脉用药导致血管和组织损伤，静脉用药浓度应小于0.1%，并缓慢滴注。

(4) 神经肌肉阻滞：同时使用肌肉松弛药、中枢抑制剂或其他有类似作用的药物(如克林霉素、氨基糖苷类)时要注意。

(5) 心脏Q-T间期延长：与抗心律失常药及其他类似作用的药物(如喹诺酮类、吩噻嗪类、三环类抗抑郁药)同时使用时要谨慎。

(6) 本类药大多经CYP3A4代谢，与其他经此酶代谢的药物(如胺碘酮、地西泮、硝苯地平等)可相互竞争抑制。

(7) 配伍：红霉素在酸性环境中不稳定，溶液应保持在pH 5.5以上，故不宜用葡萄糖溶液配制。

5. 糖肽类(万古霉素、替考拉宁等)

(1) “红人综合征”：表现为鲜红色荨麻疹样皮疹，可分布于全身，输注过快、剂量过大时易发生，减量、减速或联用抗组胺药可缓解或预防。

(2) 耳、肾毒性：与氨基糖苷类、利尿剂同时使用时要谨慎。

(3) 局部刺激：静滴过快可导致血栓性静脉炎。

6. 林可胺类(林可霉素、克林霉素)

(1) 神经肌肉阻滞：林可霉素0.6～1 g至少溶于100 ml液体，滴注时间不少于1 h。克林霉素0.6 g至少溶于100 ml液体，滴注时间不少于1 h。与肌肉松弛药、中枢抑制剂及其他类似作用药物(如氨基糖苷类)同时使用时要谨慎。

(2) 与大环内酯类作用拮抗，不可同时使用。

7. 磺胺类(磺胺嘧啶、磺胺甲噁唑等)

(1) 骨髓抑制：可致粒细胞减少、贫血、血小板减少，对体内葡萄糖-6-磷酸脱氢酶缺乏者可致正铁血红蛋白血症和溶血性贫血。

(2) 肾毒性：其代谢产物在水中溶解度低，易在泌尿系统中析出结晶而导致损伤。

8. 喹诺酮类(环丙沙星、左氧氟沙星等)

(1) 胃肠道反应：恶心、呕吐、腹痛等。

(2) 中枢神经系统反应：本类药可抑制γ-氨基丁酸的作用，导致兴奋，可诱发癫痫。其中莫西沙星诱发癫痫的报道最少。与中枢兴奋剂或类似作用药物(如碳青霉烯类)同时使用时要谨慎。

(3) 光敏反应：洛美沙星较为明显。

(4) 软骨损害与跟腱炎。

(5) 心脏Q-T间期延长：以莫西沙星最为明显，故日剂量不超过0.4 g，与抗心律失常药或其他类似作用药物(如大环内酯类、吩噻嗪类、三环类抗抑郁药)同时使用时要谨慎。

(6) 干扰糖代谢：可引起血糖升高或降低，同时使用降糖药要谨慎。

(7) 可抑制茶碱代谢，同时使用茶碱时可使茶碱血药浓度升高，注意相关不良反应。

(8) 可与多价金属离子(如钙、镁、铝、铁等)络合而影响口服吸收。

9. 硝基咪唑类(甲硝唑、奥硝唑等)

(1) 用药期间可感觉口腔金属味。

(2) 神经系统反应：周围神经炎、惊厥、眩晕、共济失调等。

(3) 抑制乙醇代谢：本类药可抑制乙醛脱氢酶，同时使用乙醇可出现“双硫醒”反应。

10. 噻唑烷酮类(利奈唑胺)

(1) 利奈唑胺有单胺氧化酶抑制作用，同时使用拟肾上腺素药物或含酪胺的食物(如奶酪、肉干)时要谨慎。

(2) 利奈唑胺可导致血小板减少。

11. 硝基呋喃类(呋喃妥因、呋喃唑酮等)

(1) 可导致周围神经炎。

（2）对体内葡萄糖-6-磷酸脱氢酶缺乏者可致溶血性贫血。

（3）抑制乙醇代谢：本类药可抑制乙醛脱氢酶，同时使用乙醇可出现“双硫醒”反应。

12. 抗真菌药

（1）两性霉素B可导致肝肾损害、骨髓抑制、周围神经炎、低钾血症。

（2）唑类抗真菌药（氟康唑、伊曲康唑等）：此类药物均有肝毒性，并可抑制细胞色素P450酶，可影响多种药物的肝脏代谢。此外还可导致低钾血症。其中，伊曲康唑尚有心脏毒性。

（3）特比萘芬对抑制细胞色素P450酶的抑制作用较唑类小，但仍有肝毒性。

13. 抗结核药

（1）异烟肼：胃肠道反应，肝毒性，肝药酶抑制作用，神经毒性（联合使用维生素B_6可减轻），抗酸药（如氢氧化铝）可阻碍其吸收。

（2）利福平：胃肠道反应，肝毒性，肝药酶诱导作用，视神经损害，汗液、尿液等呈橘红色，食物可阻碍其吸收。

（3）乙胺丁醇：视神经炎，高尿酸血症。

（4）吡嗪酰胺：高尿酸血症。

（祝德秋）

参考文献

[1] 上海市卫生局. 上海市抗菌药物临床应用分级管理目录(2012年版)[S]. 2012.

[2] 王春锋. 外科感染的治疗及预防[J]. 中外健康文摘，2010，4(7)：131-132.

[3] 中华人民共和国卫生部. 卫生部办公厅关于抗菌药物临床应用管理有关问题的通知[S]. 2009.

[4] 中华人民共和国卫生部. 中国国家处方集(化学药品与生物制品卷)[S]. 人民军医出版社，2010：12-16.

[5] 中华人民共和国卫生部. 抗菌药物临床应用指导原则[S]. 2004.

[6] 中华人民共和国食品药品监督管理局. 关于修订头孢曲松钠说明书中警示语和注意事项的通知[EB/OL]. http://www.sda.gov.cn/WS01/CL0844/10663.html，2007-02-15.

[7] 中华人民共和国食品药品监督管理局. 临床用药须知[S]. 人民卫生出版社，2005：457-600.

[8] 尹新民，黄观清. 冷光治疗152例外科感染临床观察[J]. 中国医师杂志，2002，4(8)：875-876.

[9] 李鸿娟. 老年胆道感染患者的外科治疗[J]. 水电医学杂志，1996，3：12-13.

[10] 杨春明. 外科手术部位感染的防治[J]. 中国普外基础与临床杂志，2002，1(9)：1-2.

[11] 陈孝平. 外科学[M]. 第5版. 北京：人民卫生出版社，2005：211.

[12] 陈新谦，金有豫，汤光，等. 新编药物学[M]. 第16版. 人民卫生出版社，2007：44-130.

[13] 虞先浚，徐近，等. 免疫调节剂在外科感染及大手术中的作用机制探讨[J]. 中华肝胆外科杂志，2004，3(10)：170-172.

[14] Cerra FB. Hypermetabolism, organ failure, and metabolic support [J]. Surgery, 1987, 101: 1.

[15] Dunn DL Infection. In: Greenfield LJ, Malholland MW, Oldham KT, et al. Surgery: Scientific Principles and Practice [M]. 2nd ed. Philadelphia: Lippincott-Raven, 1997: 159-181.

[16] Gorecki P, Schein M, Rucinski JC. Antibiotic administration in patients undergoing common surgical procedures in a community teaching hospital: the chaos continues [J]. World J Surg, 1999, 23(4): 433.

[17] Hcchtman HB. Lung metabolism and system organ function [J]. Cir shock, 1982, 9: 457.

[18] Jay P. Sanford著，范洪伟译. 热病——桑福德抗微生物治疗指南[M]. 第41版. 中国协和医科大学出版社，2011：86-91.

[19] Morrow DJ, Thompson J, Wilson SE. Acute cholecystitis in the elderly [J]. Arch Surg, 1978, 113(10): 1149.

[20] Marx JL. Coagulation as a common thread in diseases [J]. Science , 1982, 218: 145.

[21] Sehein M, Marshall J. Source control for surgical infections [J]. World J Surg, 2004, 28(7): 638-645.

第2篇

老年人手术相关问题

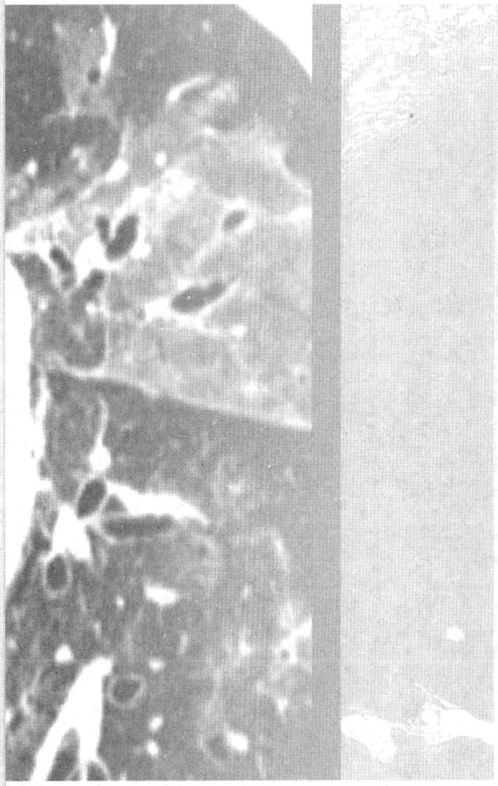

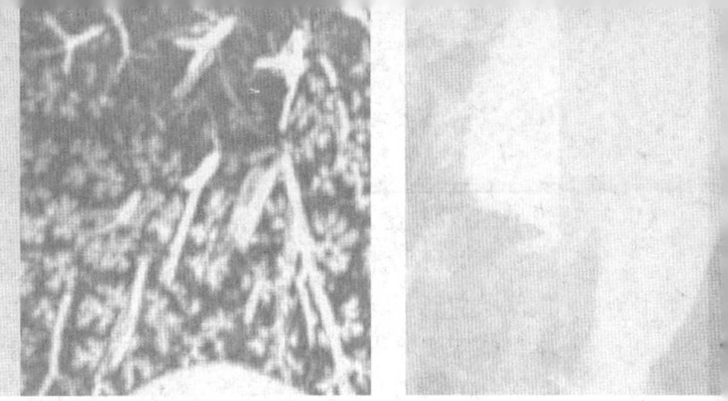

第8章

外科围手术期处理

老年外科学是一门研究老年患者外科疾病的发生、发展规律及其临床表现、诊断、预防和治疗的科学，是以手术切除、修补为主要治病手段的专业学科。老年患者作为一个特殊群体，普遍具有一般状况差、各器官功能衰退、常伴有其他基础疾病(例如高血压、糖尿病、冠心病等)等特点，导致了手术风险较高，术后并发症较多，术后恢复时间较长等一系列问题。且老年患者易产生对疾病和死亡的不安、焦虑、恐惧等负面心理状态。如何帮助老年患者消除心理阴影，提高机体对手术耐受能力，安全度过手术，顺利康复，已成为老年医学研究者和外科医师们共同重视的问题。

第1节　术前评估和术前准备

一、术前评估

基于老年人生理及病理特点，老年人同种手术死亡率明显高于其他年龄组，如何恰当地估计患者心、肺、脑、肾等重要器官功能，对原发病和并存疾病做出相应的处理以制订稳妥的治疗方案，尽可能在术前给予初步纠正，对麻醉及手术的顺利进行有着至关重要的意义。

(一) 营养状况评估

住院老年患者营养不良是一个普遍没有得到重视和积极处理的问题。老年患者的多个重要脏器储备能力明显减少，甚至处于代偿边缘，糖耐量亦下降，内环境的稳定性也是岌岌可危。老年人术前营养状况直接关系到疾病转归、手术耐受性和预后。因此，术前正确评估老年人的营养状况显得极为重要。营养不良分为蛋白质营养不良、蛋白质-能量营养不良和混合型营养不良三类。其测定方法见下。

1. 蛋白质营养不良　特点是由于分解代谢增强和营养摄取量不足，造成血清白蛋白和转铁蛋白降低，细胞免疫及总淋巴细胞计数异常，组织生长力差。应测定内脏蛋白和免疫功能才可诊断。

2. 蛋白质-能量营养不良　特点是由于蛋白质-能量摄入不足，导致肌肉与皮下组织消耗，体重下降。测肱三头肌皮皱厚度和体重比均降低。

3. 混合型营养不良　兼有上述两种营养不良的特点，严重时可影响到全身多器官受损，术后的感染及并发症的发生率极高。

(二) 各系统状况评估

1. 中枢神经系统评估　大多有不同程度的脑血管硬化，脑血管阻力增加，虽然脑血流灌注压增高，但是脑血流量仍可能减少，因此，脑组织可存在一定程度的慢性供血不足。加之老年人各个神经系统均有不同程度的退变和功能下降。因此对外界刺激的反应性、耐受性均较差。有时给予正常剂量的镇痛、镇静药，亦可招致中枢神经系统过度抑制。当血容量略有不足时，即可表现出收缩压明显下降和循环功能的紊乱。因此，对血压波动较大、长期处于低氧状态的老年患者，应有更充分的重视，避免神经系统损害。

2. 呼吸功能评估　老年患者呼吸系统形态学特征是气管腔径相对狭小，气管、支气管黏膜纤维增生，两肺可出现广泛性气肿性改变以及肺血流供应减少等；纤毛运动减弱，咳嗽反射迟钝，清除呼吸道分泌物作用受到削弱，容易在麻醉与手术后发生肺部并发症。老年人呼吸功能减退，主要表现在肺活量减少，深吸气量减少，呼吸功能减退，而功能性残气量增加，生理无效腔亦增加。因此，随着年龄的增长，PaO_2 及 SaO_2 均下降，说明老年人在麻醉与手术期间很容易发生低氧血症，一旦发生缺氧，其耐受性肯定是很差，极易招致心、脑及肾功能损害。

由此可见评估肺功能的目的在于了解患者的代偿储备功能，预测术后发生并发症的可能性。经大样本量临床实验得出：最大通气量＞70％为呼吸功能良好；60％～70％为较差；40％～60％为极差，难以耐受手术。

除此以外，在安静状态采集动脉血进行血气分析，可以帮助了解呼吸系统的换气功能及酸碱平衡情况，这也是术前对呼吸系统评估的一个重要方面。氧饱和度的正常参考值为＞90％；84％～90％为轻度换气功能不足；＜84％表示肺部有严重病变。氧分压的正常值＞9.33 kPa；8.00 kPa提示轻度换气功能不足；＜6.67 kPa提示肺部有严重病变。二氧化碳分压(PCO_2)的正常参考值为5.07～5.73 kPa；5.87～6.40 kPa表示轻度换气功能不足；＞7.20 kPa提示严重换气功能不足。血气分析提示肺部有严重病变或换气功能不足的患者，手术耐受力很差。

当然，临床上仅满足于实验室检查所提供的数据是不够的。重视老年患者的病史、临床表现与体征的采集并做好充分的评估与准备，才可以有针对性地进行治疗，将手术的风险降到最低。对于老年患者而言，以下情况应考虑择期手术：① 呼吸道急性感染，包括感冒、扁桃体炎、支气管肺炎等。② 慢性支气管炎、肺部感染。③ 慢性呼吸功能障碍。急性呼吸道感染必须待痊愈后1～2周才可考虑手术；对于那些老年男性有嗜烟史的患者，尤应加以关注，严格进行术前禁烟2周或2周以上；对于年老体弱，原有阻塞性肺疾病的患者应加强术前肺泡换气功能锻炼，必要时加压或正负压给氧，最大限度地纠正较差的肺功能，以利于手术的顺利进行及术后的肺功能恢复。

3. *循环功能评估*　由于老年人大都有不同程度的心肌弹性降低，心脏收缩力减退，心瓣膜纤维组织增生，冠状动脉硬化等改变，容易导致循环功能不全。尤其伴有下列情况时，更需全面、谨慎地评估。

(1) 有心脏病病史的老年患者：老年心脏病患者能否施行手术，取决于患者对手术耐受力的好坏，而评估耐受力的重要标准是临床表现、心脏病的类型及心功能。

心肌梗死：一般而言，既往有心肌梗死病史的患者，手术的危险性不大。但在近期3周内发生过心肌梗死的患者，其手术死亡率较无心脏病的患者高25％。故除抢救手术外，应考虑择期手术。发生心肌梗死后3个月内施行手术，手术死亡率较一般患者高10％；3～6个月，高5％。在此期间内即使行择期手术也应慎行。心肌梗死患者治愈半年后如果心率正常又无心绞痛现象，可行任何手术。若为限期手术，应积极进行药物治疗，争取在短期内当心脏功能获得改善及稳定后再做，急诊手术需在严密监测下进行。

心律失常：尤其是在活动量增加以后发生的，多提示心肌器质性病变。心房颤动或扑动伴心动过速往往表明心脏病较严重，手术耐受力差，危险性大。

心绞痛：其发生原因是冠状动脉血液灌流不足。该类老年患者对手术耐受力差，危险性大。轻度、稳定型心绞痛患者尚可耐受小的择期手术；而不稳定型尤其是冠状动脉主干闭塞或前降支高位及多支血管灌流不足，即使小的择期手术也应推迟。有资料表明，无论是稳定型还是不稳定型心绞痛或是以往有过心绞痛史再次复发的患者，在围手术期内总的死亡率为5％～11％。故应等待心绞痛发作3个月后心率较正常时再做手术。

心力衰竭：无论因何种心脏病引起，其手术危险性都很大。心功能Ⅱ级者死亡率为11％；Ⅲ级者死亡率为25％；Ⅳ级者死亡率高达67％。除抢救手术外均应控制好心力衰竭3～4周后心功能改善至Ⅲ级以上方能进行。

休克：老年人发生休克时不宜做手术，除非手术本身是解除休克的一项措施，例如手术止血。一般应在控制休克后再行必要的手术。

心功能与手术耐受力关系极为密切，因而手术前充分评估心功能是衡量手术耐受力的重要指标之一。临床上将心功能的标准分为4级。

Ⅰ级：仅有心脏病体征而无症状，体力活动不受限制。

Ⅱ级：剧烈活动时出现症状，休息时缓解，活动稍受限制。

Ⅲ级：稍加活动时出现症状，休息时缓解，活动明显受限。

Ⅳ级：休息时也出现心力衰竭症状，不能做任何体力活动。

心功能Ⅰ、Ⅱ级患者，一般都能较好地耐受手术，手术死亡率低；Ⅲ、Ⅳ级的患者手术危险性极大，手术死亡率也很高，故除急救手术外，应将手术推迟。

(2) 高血压：一般认为，单纯性Ⅰ级高血压，手术耐受力较好、危险不大。术前给予镇静剂使患者保持安静即可。但是如果高血压发展到Ⅱ级、Ⅲ级，心、脑、肾出现不同程度的损害，则手术耐受力显著下降，危险性明显增加。老年患者以伴有高血脂及较严重的动脉硬化的患者为常见。手术中出血可能较多，导致低血容量性休克，使原已适应高血压的器官出现低灌流，从而诱发血栓的形成及梗死的出现，手术危险性极大。

此外，老年人血容量较年轻者为少，因而对失水、失血的耐受性较差，易发生休克。但是老年患者不堪耐受超量的输血与补液，易发生心力衰竭、急性肺水肿等并发症。因此，在手术期间输液的原则应尽可能做到出入平衡。

同时，由于老年人血管的舒缩功能较差，在麻醉期间较易受药物、麻醉以及手术刺激等因素的影响，发生血压下降，同时亦易发生血压骤升甚至发生意外，应提高警惕。

4. *对肝功能的评估* 肝脏是人体解毒、代谢、合成的重要场所，患有肝炎的老年患者通常已发生肝硬化以及肝功能不全，因此术前的肝脏功能评估必不可少。常用的肝功能检查项目有：黄疸指数、胆红素定量、白/球比、谷草转氨酶、谷丙转氨酶、碱性磷酸酶以及病毒性肝炎抗原等。肝功能轻度损害，不会影响手术耐受力。但如果胆红素值升高、谷丙转氨酶较高、白球比倒置严重常表示肝功能损害严重，手术的耐受力明显下降。手术前需进行严格治疗，并予择期手术。如果临床上老年人出现严重的营养不良、白蛋白明显下降，甚至出现大量腹水并有肝性脑病前期的精神症状，表示肝功能进入衰竭期，手术危险极大。故除急救手术外，不应行任何其他手术。同时术中应注意不用或少用有肝损害的药物，以免造成肝功能恶化。

5. *对肾功能的评估* 老年人本身存在的肾单位生理性减少及各种慢性疾病如高血压、糖尿病及肾脏本身的病变都会影响到肾脏的功能。因此，术前正确有效地评估肾功能与手术的危险性的大小存在着密切的关系。

实验室检查中，做尿常规可了解尿液的pH、尿比重、隐血、蛋白、糖、酮体等；做血液生化检查，重点了解肌酐、尿素氮、尿酸、尿素、钙、磷等情况；另外，肾图、肾扫描B超及静脉肾盂造影对判断肾功能的好坏均有重要参考价值。

血清肌酐测定及24 h内生肌酐清除率是估计肾功能的较可靠标准。当肌酐测定值为185.6～297.1，24 h内生肌酐廓清除率为50～80 ml时，表示轻度肾功能损害，对手术的耐受力影响不大；当肌酐测定值为362.4～512.7，24 h内生肌酐清除率为21～50 ml时，为中度损害，手术可能加重肾功能损害，手术后易发生感染，但术前经过一般的治疗也能较好地度过手术；当肌酐测定值为627.6～733.7，24 h内生肌酐清除率<20 ml时，为重度损害，手术后并发症的发病率高达60%，死亡率为2%～4%。因此，术前需经过一段时间的治疗，改善肾功能后，才能相对安全地度过手术。

6. *内分泌系统评估* 糖尿病是老年人内分泌疾病的常见多发病。患者因糖代谢障碍、电解质紊乱、网状内皮功能低下等因素增加了手术的危险性及复杂性。因此，非急症手术应积极治疗酮症酸中毒，择期手术。即便是急症手术，术前也应争取时间积极处理，尿酮转阴后进行手术。选择择期手术时，糖尿病患者在术前需予以有效控制血糖，尤以手术当日的用药特别重要，一般考虑不用药或减量，避免手术前禁食可能导致的低血糖。而且糖尿病患者手术禁食的时间应越短越好，以免因饥饿加重病情，导致酮症酸中毒的出现。

老年患者存在肾上腺皮质功能低下时，应激反应差，在麻醉与手术期间可能发生原因不明的低血压。因此，对确诊为肾上腺皮质功能减退患者应考虑择期手术，对于急诊手术也应在补足皮质激素后进行。

二、术前准备

对患者营养状况、各系统做了详细评估后，要在术前纠正所发现的问题，以提高老年患者的手术耐受力，提高机体储备，降低术中、术后并发症的发生率是术前评估的重要目的之一。

(一) 一般术前准备

1. *术前心理疏导* 术前心理疏导是临床工作中经常被忽视的重要环节。老年患者易产生对疾病和死亡的不安、焦虑、恐惧等负面心理状态，指导患者如何正确面对疾病、手术及相关风险、预后与患者术中表现、手术效果和术后恢复有直接关系。有报道显示，完善的术前心理准备能树立起患者战胜疾病的信心，使患者积极配合手术治疗，术中能有效减少麻醉药的用量，生命体征也较平稳，在相同手术情况下术后恢复也更好。

2. *适应性训练* 根据手术不同，术前应教会患者如何咳嗽、排痰，必要时进行呼吸训练。如术后需长期绝对卧床患者，应术前教会患者如何在床上大小便等。

3. *输液和输血* 全身营养状况较差、胃纳差、皮肤干瘪的患者通常提示血容量不足、贫血、酸碱失衡、电解质紊乱等不良状态，术前应补充血容量，纠正贫血、酸碱平衡紊乱等不良状态，以提高患者手术耐受度，同时对心功能不全患者，应谨慎补液。预计术中出血多的患者，术中应备血。

4. *热量和蛋白质* 热量是维持人体正常生理活动的最基本能量，术前应补足能量，提高机体储备，以应对手术创伤和术后禁食造成的大量消耗。蛋白质是衡量营养状况的指标之一，低蛋白状态会导致术后创口延期愈合甚至不愈合，术后感染机会增多。故术前也应尽量纠正低蛋白血症状态，以保障手术的安全和术后的顺利恢复。

5. *清洁皮肤* 是术前必要的准备程序，对保证无菌操作和术后切口愈合，均起重要作用。老年人的皮下脂肪少，皮肤松弛，弹力、耐碱力差。剃毛时必须绷紧所剃部位的皮肤，一般不要逆毛囊剃刮，清洗时动作要轻柔，忌用碱性强的肥皂，以免降低皮肤的防卫功能。在完成局部的准备后，再沐浴、更衣。沐浴时要防止滑倒，预防措施可在浴池边放置木质踏板或橡胶踏板。还要注意保温，防止受凉。

6. *肠道准备* 为了防止因麻醉或手术过程中的呕吐而引起窒息或吸入性肺炎，一般从术前12 h开始禁食，术前4 h开始禁水，涉及胃肠道手术者，术前1～2日开始进流食。

由于老年人腹肌张力低，活动量少，粗纤维摄入不多等因素，多数有习惯性便秘。根据手术需要，一般术前1日要灌肠。行胃部手术(特别是存在幽门梗阻的体征)时，术前要洗胃。如果施行的是结肠或直肠手术，应在术前1日及手术当日清晨行清洁灌肠或结肠灌洗，并于术前2～3日开始口服肠道制菌药物，以减少术后并发感染的机会。在术前1～2日应给予适当补液，防止因肠道准备导致水、电解质的紊乱。

由于老年人消化系统功能相对低下，胃肠蠕动缓慢，进行洗胃或灌肠时，要严格掌握灌肠液的温度、液量和压力。液温为39～40℃，液量为800～1 000 ml，压力按桶底至床面计算，以0.3～0.5 m为宜。老年人对温度和冲力的适应能力差，再加上灌洗液对肠道的机械刺激，可引起腹痛。肛门括约肌的松弛，可造成灌洗液外流，故灌洗时以低压、慢流效果为佳，切忌大量的高压灌洗，后者可导致虚脱或胃肠黏膜出血，尤其对久病虚弱的老年人更需注意。

7. *其他准备* 手术前夜，可给予镇静药，保证患者有良好的睡眠。如发现患者有与疾病无关的体温升高，应推迟手术。入手术室前，应排净尿液，估计手术时间长的或者施行的是盆腔手术，应留置导尿管，使膀胱处于空虚状态。由于疾病原因或手术需要，可在术前放置胃管。术前应让患者取下可活动义齿，以免麻醉或手术过程中脱落或造成误咽、误吸。

(二) 伴有特殊疾病患者的术前准备

1. *伴有心血管病* 积极有效的术前准备，对保证老年心血管病患者的安全性、减少术后并发症及顺利康复起极其重要的作用。

(1) 心功能差，有心力衰竭或心脏显著扩大者，原则上应先控制急性发作，等病情平稳，患者心功能进入代偿期后再行手术。对于急症手术，应最短时间内缓解急性发作，在专业医师密切监视下完成手术。

(2) 合并有高血压病的老年患者，只要未合并高血压脑病或心、肾功能不全，术前一般不必做大幅度降压处理。患者血压在160/100 mmHg以下，可不必做特殊准备。对血压过高者，术前应选用合适的降血压药物，使血压平稳地维持在一定水平，但不要求降至正常后才做手术。对有高血压病史，进入手术室血压急骤升高者，应与麻醉师共同处理，根据病情和手术性质，决定是否立即手术或延期手术。对伴有心脏疾病的老年患者，施行手术的死亡率明显高于非心脏病者。有时甚至需要外科医师、麻醉医师和内科医师共同对心脏危险因素进行评估和处理。

(3) 原有心律失常者应给予适当治疗，如心房纤颤、心室率快者可用洋地黄类将心室率控制在80次/min左右。有重度房室传导阻滞或窦房结病变，致心室率过缓者，应给予阿托品或异丙肾上腺素以提高心室率，加强心肌收缩力，必要时安置心脏起搏器。频发出现室性期前收缩者，口服奎尼丁200～400 mg，每日2～4次或口服普鲁卡因胺250～500 mg，每日3次或4次，用利多卡因溶液，静脉推注50 mg，继以1～2 mg/min的速度静滴总量100～200 mg。原有心律失常而用抗心律失常药如奎尼丁、普萘洛尔等，因其大多数抑制心肌收缩力，加以手术麻醉对心肌的抑制，有可能诱发心力衰竭，故手术前最好停用。大多数室上性快速心律失常，可用洋地黄类控制；而室性心律失常，可用利多卡因控制。

2. *肺功能障碍* 肺功能不全患者，其手术危险性与肺功能损害程度相平行。术后多数肺并发症发生于原有肺疾病患者。休息时尚不能维持足够通气的患者，只允许行紧急抢救生命的手术。呼吸功能代偿不全患者，择期手术应延至肺功能已最大限度地恢复时施行。有上述疾病时，预期热量及氧耗量增加，故术前应肠道或经肠道外途径补充营养。背部拍打有利于痰的引流。进行深呼吸训练。

围手术期提示肺重度功能不全的患者，如果仍每日吸烟，则戒烟极为重要。戒烟1～2周，黏膜纤毛功能可恢复，痰量减少；戒烟6周，可以改善肺活量。术前鼓励患者呼吸训练。增加功能残气量,可以减少肺部并发症。急性呼吸系统感染者,择期手术应推迟至治愈后 1~2 周。如系急症手术,需加用抗生素,尽可能避免吸入麻醉。阻塞性呼吸道疾病患者,围手术期应用支气管扩张药,喘息正在发作者择期手术应推迟。术前减少哌替啶、吗啡、巴比妥之类的药物,以免抑制呼吸。

3. *肝、肾疾病* 麻醉、手术创伤都会加重肝、肾的负担。实验室检查谷丙转氨酶、凝血因子、血钠、钾、钙、磷、血尿素氮、肌酐等,对评价肝、肾功能很有帮助。术前准备应最大限度地改善肝、肾功能,以提高手术耐受程度。用药上应避免或少用肝、肾毒性药物,减少外界打击。

4. *糖尿病* 糖尿病患者因机体内分泌紊乱,糖代谢、能量代谢异常,影响伤口愈合,感染并发症增多,常伴发无症状的冠状动脉疾患。对糖尿病患者的术前评估包括糖尿病慢性并发症(如心血管、肾脏疾病)和血糖控制情况,并做相应处理:① 仅以饮食控制病情者,术前不需特殊准备。② 口服降糖药的患者,应继续服用至手术的前一日晚上;如果服长效降糖药,应在术前 2~3 日停服,改用注射胰岛素方式控制血糖。禁食患者需静脉输注葡萄糖加胰岛素,维持血糖轻度升高状态(5.6~11.2 mmol/L)较为适宜。③ 平时用胰岛素者,术前应以葡萄糖和胰岛素维持正常糖代谢。在手术日晨停用胰岛素。④ 伴有酮症酸中毒的患者,需要接受急症手术,应当尽可能纠正酸中毒、血容量不足、电解质失衡(特别是低血钾)。对糖尿病患者,在术中应根据血糖监测结果,静脉滴注胰岛素控制血糖。

5. *脑血管病* 围手术期脑卒中不常见(一般<1%,心脏手术为 2%~5%)。80%的脑血管病都发生在术后,多因低血压、心房纤颤的心源性栓塞所致。危险因素包括高血压、冠状动脉疾病、糖尿病和吸烟等。对有无症状的颈动脉杂音、近期有短暂脑缺血发作的患者,应进一步检查与治疗。近期有脑卒中病史者,择期手术应至少推迟 2 周,最好 6 周。

6. *凝血障碍* 如患者临床确诊有凝血障碍,择期手术前应做相应的治疗处理。急症手术时,由于术前没有足够的时间纠正凝血障碍,必须输血浆制品。

第 2 节 术后处理

术后处理是围手术期处理的一个重要阶段,是连接术前准备、手术与术后康复之间的桥梁。术后处理得当,能使手术应激反应减轻到最小限度。

一、常规处理

1. *术后医嘱* 这一医疗文件的书写包括诊断、施行的手术、护理级别、监测方法和治疗措施,例如止痛、抗生素应用、伤口护理、静脉输液及输液速度的限制、各种管道、插管、引流物、吸氧等处理。

2. *监测* 手术后多数患者可返回原病房,需要监护的患者可以送进外科重症监测治疗室。常规监测生命体征,包括体温、脉率、血压、呼吸频率、每小时(或数小时)尿量,记录出、入水量。有心、肺疾患或有心肌梗死危险的患者,应予特殊检测如无创或有创监测中心静脉压、肺动脉压及心电监护,采用经皮氧饱和度监测仪动态观察动脉血氧饱和度。

(1) 常规监测

1) 呼吸节律:老年患者对于麻醉药物较为敏感,术后因镇静、镇痛药过量可发生呼吸抑制而导致呼吸节律减慢;另一方面,老年人术前常伴有 COPD 等基础疾病,术后易发生 CO_2 蓄积,又易导致呼吸浅快。因此,术后宜常规监测其呼吸节律,以避免术后低氧血症的发生。

2) 意识水平:老年患者术后若出现嗜睡、烦躁,甚至昏迷时,提示可能存在缺氧、CO_2 潴留、循环障碍,甚至脑疝等严重的并发症。术后密切观察患者的意识水平,有助于及时发现上述情况,采取积极有效的治疗。

3) 皮肤温度及颜色:术后观察皮肤温度、湿度以及有无青紫有助于判断循环状态,可早期发现脱水、休克、心力衰竭等情况;对于严重的肝功能障碍产生显性黄疸的患者,亦可通过观察肤色及结膜颜色,初步了解血胆红素有无显著的变化。

4) 体温:术后早期常可发生应激性的体温增高。但这种体温增高一般不伴有显著的白细胞增高和主观不适。若手术 3 日以后体温仍然居高不下,应注意有无潜在感染。尤其在老年患者,免疫功能减退,加之手术应激,且感染时机体反应性减退,常出现体温不升。因此术后持续高热常提示较严重的感染。值得一提的是,对于留置深静脉导管的老年患者术后持续高热,而又找不到明确的感染部位及病原菌时,常提示导管感染。此时拔除或更换导管,体温常可恢复正常。

5) 尿量:尿量过少提示循环不足、肾功能减退或者心力衰竭等;尿量过多,提示循环负荷过重、渗透性利尿或者中枢性尿崩。老年患者水盐调节能力下降，尿量改变时容易发生内环境紊乱。因此，术后监测出、入水量不仅可及时发现上述情况，并且有助于维持内稳态。

(2) 循环功能监测

1) 血流动力学监测

血压监测：包括无创血压监测及有创血压监测。前者的工作原理与汞柱式血压计相同，是一种间接测量的方法，不能持续显示血压波形。当术后发生休克或升压药导致周围血管收缩时，其监测结果可低于直接测压结果。有创血压监测是一种直接测压方法，常选用桡动脉、肱动脉、足背动脉、股动脉等血管放置测压导管。再经由压力换能器连接于心电监测仪。它能够直接测出血流冲击动脉管壁的收缩压，连续显示动脉压波形变化，结果准确可靠。通过监测得到的动脉波形，还可间接获得有关心肌收缩力、每搏量、血管床容量等信息。但使用时需注意发生感染、栓塞等并发症的可能。一般术后留置时间不宜超过一周，并定期肝素冲洗留置导管。

中心静脉压：即经皮穿刺深静脉(常选用颈静脉、锁骨下静脉、股静脉等)，将静脉导管送至上腔或下腔静脉，通过三通接头与压力计相连接，从而测定中心静脉压力的方法。可用于评价术后的容量负荷及右心功能。中心静脉置管常见的并发症包括：气胸、血胸、血栓形成、局部血肿以及血肿压迫气道、周围神经损伤、心脏压塞、深静脉或右心穿孔、乳糜胸等。一般而言，高位颈内静脉穿刺较为安全，锁骨下静脉及低位颈内静脉穿刺易发生气胸、血胸等并发症；股静脉穿刺较易污染而不宜久置。

肺动脉压和肺动脉楔压：临床上使用 Swan-Ganz 导管，经皮—静脉—右心房—右心室—肺动脉—远端肺小动脉。充盈导管头部球囊，使肺小动脉暂时嵌闭。此时导管尖端记录的压力即为肺动脉楔压，间接反映左心房压力及左心室舒张末压。当 Swan-Ganz 导管球囊放气后，其顶端测得的压力即为肺动脉压，可用于评估肺血管阻力，并结合肺动脉楔压、中心静脉压等指标来评估血管床容量及心泵功能。

2) 心电监测：不少老年患者术前伴有房性期前收缩、室性期前收缩、心房颤动、传导阻滞等各种类型的心律失常。同时，老年患者对于水、电解质、酸碱平衡的调节能力降低，术后易发生体内水盐代谢紊乱，导致心律失常。对于该类患者，术后给予其心电监测的意义在于：及时发现可产生血流动力学改变以及致命性的心律失常；及时对上述心律失常和心搏骤停的患者进行心肺复苏以及积极的抗心律失常治疗(抗心律失常药物、直流电复律、心脏电起搏等)。因此，对于术前有危险因素的老年患者，术后宜给予至少 48 h的心电监测(3 电极或 5 电极心电监测仪)，以观察心电图的动态变化。需要注意的是，心电监测仪对显示心律失常较为敏感，而对心肌缺血则无法准确显示。因此，对术后存在可疑心肌缺血，尤其对冠状动脉搭桥术后的患者，宜每日行 12 或 18 导联心电图，以明确是否存在潜在的心肌缺血。

(3) 呼吸功能检测：老年患者术后一般情况通常较差，不宜行肺功能检测。而前已述及，老年患者肺功能储备能力降低，术前多伴有慢性肺部基础疾病，术后易发生肺水肿、急性肺损伤、严重的肺部感染等并发症，从而影响肺通气、换气功能产生低氧血症。因此，在老年患者术后应用无创而又简便的方法进行呼吸功能监测，就显得极为重要。常用的有如下指标。

1) 血气分析：即测定血液的 pH 及其中气体(O_2 和 CO_2)的含量，并通过公式计算出有关酸碱平衡的各项指标，是判断血液氧合情况及机体酸碱平衡的金标准。在使用呼吸机辅助通气的患者中，血气分析结果也是调节呼吸机参数的重要指标。通过比较动静脉血的血气分析差值，还可用于判定组织代谢和血液灌流情况。与呼吸功能监测相关的指标主要为血氧分压(PaO_2)、二氧化碳分压($PaCO_2$)以及经计算得到的动脉血氧分压与吸入氧气浓度比值(PaO_2/FiO_2)和肺泡气-动脉血氧分压差($PA-aDO_2$)等。

2) 经皮氧饱和度监测(SpO_2)：将传感器夹在手指、足趾、耳垂等部位，利用氧合血红蛋白和还原血红蛋白吸收光谱不同的特性，通过红外线感知氧合血红蛋白的浓度。并且可根据动脉血流的冲击来测定脉搏，使用简便，易于常规监测，可早期发现术后低氧血症。当血气分析测定 $SaO_2>70\%$时，SpO_2 与之十分接近；但当 $SaO_2<70\%$时，SpO_2 测定的准确性降低。此外，外周血管极度收缩、皮肤指(趾)甲色素沉着、血液中含有正铁血红蛋白或碳氧血红蛋白时，SpO_2 的测定值均受影响。

3) 通气监测仪可用于测定患者的呼吸频率、潮气量、分钟通气量等指标。结合上述各项监测指标，从而判定老年患者术后的通气及换气功能情况。

(4) 酸碱平衡、电解质监测：老年人由于器官功能生理性减退，神经内分泌功能改变，以及各种慢性疾病的影响，对水、电解质、酸碱平衡的调节能力受限。在麻醉、手术、创伤、感染等应激情况下，较青年人更容易发生内环境紊乱，且病情也更严重，甚至可成为导致患者死亡的直接原因。因此，临床上一旦发生应予以果断积极的处理。通常早期临床表现并不典型，因此，术后需注意观察实验室检查结果变化情况，包括血电解质、肝肾功能、尿常规等，并动态观察血压、尿量、中心静脉压等。

（5）肾功能监测：老年患者围手术期发生容量不足时容易发生肾前性肾功能障碍、水和电解质平衡紊乱及酸性代谢产物蓄积。同时，老年患者对某些肾毒性药物（如抗生素、非甾体消炎药、化疗药物、造影剂等）的敏感性增高，使用不当可造成老年患者术后急性肾小管坏死。因此，术后宜尽量避免肾毒性药物的使用，积极防止肾缺血的发生，并定期随访尿液及肾功能。若为肾前性因素引起者，补足容量或提升血压后一般即可纠正。对于肾性肾衰竭者，去除诱因，并酌情给予限水、限钠、限钾、限蛋白质、利尿、激素、透析等综合治疗，需积极挽救肾功能及防治危及生命的各种并发症。

（6）其他

1）肝功能监测：老年患者对肝毒性药物的敏感性较青年人增高，因此，术后需避免使用肝毒性药物，并定期监测凝血功能、黄疸指数、肝酶指标、蛋白质合成以及血氨浓度等。发现肝功能异常时，及时去除致病因素，加用保肝药物。

2）脑功能监测：包括脑电图、诱发电位、经颅多普勒超声、颅内压监测以及影像学监测等。术后在监护室里，尤以脑压监护较为重要。对于老年外科术后患者，其适应证包括：① 脑瘤术后。② 高血压脑出血术后。③ 脑室出血。④ 颅脑外伤血肿清除术后。⑤ 其他原因颅内高压，病情不稳定者。

3）血糖监测：老年患者手术应激，加之术前糖耐量减退或伴有糖尿病，术后通常都存在高血糖，不利于伤口愈合及感染的控制，重者甚至发生糖尿病酮症酸中毒。因此，术后均应常规监测血糖，并将其控制在 11.1 mmol/L 以下。

4）活动性出血的监测：出现以下情况时需警惕有无活动性出血：① 心率加快（卧位至坐位心率增加超过 20 次/min）。② 血压进行性下降（短时间内下降＞10 mmHg 提示出血量达到 1 000 ml）。③ 血常规示血细胞及血红蛋白进行性下降。④ 经伤口引流管、鼻胃管、造瘘管等引流出大量血性液体。⑤ 中心静脉压下降而尿量减少。⑥ 其他实验室指标如血尿素氮增高，网织红细胞数目增加等。

3. *静脉输液*　长时间手术过程中，经手术野有很多不显性液体丢失，术中广泛解剖和组织创伤又使大量液体重新分布到第三间隙，因此，患者术后应接受足够量的静脉输液，直至恢复进食。术后输液的用量、成分和输注速度，取决于手术的大小、患者器官功能状态和疾病严重程度。肠梗阻、小肠坏死、肠穿孔患者，术后 24 h 内需补给较多的晶体。但输液过量又可以导致肺水肿和充血性心力衰竭。休克和脓毒症患者由于液体自血管外渗致组织间隙，会出现全身水肿，此时估计恰当的输液量显得十分重要。

4. *管道及引流*　引流的种类较多，可分别置于切口、体腔（如胸、腹腔引流管等），以引流血液、脓液和体腔渗液，插管也可置于空腔器官内（如胃肠减压器、导尿管等），要经常检查放置的引流物有无阻塞、扭曲等情况。更换时要注意引流物的妥善固定，以防止落入体内或脱出，并应记录、观察引流物的量和颜色。待引流量减少后，即可拔除。乳胶片引流一般在术后 1～2 日拔除，烟卷式引流大都在 72 日内拔除。引流管多用于渗液较多者，视具体情况决定拔除的时间。胃肠减压管一般在肠道功能恢复、肛门排气后，即可拔除。

二、体位

手术后，应根据麻醉及患者的全身状况、术式、疾病的性质等选择卧式，使患者处于舒适和便于活动的体位。全身麻醉尚未清醒的患者应平卧，头转向一侧，使口腔内分泌物或呕吐物易于流出，避免吸入气管。蛛网膜下腔阻滞的患者，亦应平卧或头低卧位 12 小时，以防止因脑脊液外渗致头痛。全身麻醉清醒后、蛛网膜下腔阻滞 12 h 后，以及硬脊膜外腔阻滞、局部麻醉等患者，可根据手术需要安置卧式。

施行颅脑手术后，如无休克或昏迷，可取 15°～30°头高脚低斜坡卧位。施行颈、胸手术后，多采用高半坐位卧式，以便于呼吸及有效引流。腹部手术后，多取低半坐位卧式或斜坡卧位，以减少腹壁张力。脊柱或臀部手术后，可采用俯卧或仰卧位。腹腔内有污染的患者，在病情许可情况下，尽早改为平坐位或头高足低位。休克患者，应取下肢抬高 15°～20°、头部和躯干抬高 20°～30°的特殊体位。肥胖患者可取侧卧位，有利于呼吸和静脉回流。

三、各种不适的处理

1. *疼痛*　麻醉作用消失后，切口受到刺激时会出现疼痛。例如咳嗽、翻身等会加剧切口疼痛，因此，患者往往取比较合适的制动体位不愿移动。术后镇痛不全，不仅会影响患者恢复，甚至促成并发症发生。

疼痛使患者不愿活动，呼吸表浅，易发生肺膨胀不全，妨碍肺分泌物的排出。疼痛也可致心动过速和血压升高，增加心脏负荷，促成心脏并发症。常用的麻醉类镇痛药有吗啡、哌替啶。临床应用时，在达到有效镇痛作用的前提下，药物剂量宜小，用药间隔时间应逐渐延长，及早停用镇痛药有利于胃肠动力的恢复。硬膜外阻滞可留置导管数日，连接镇痛泵以缓解疼痛。

2. *恶心、呕吐* 术后恶心、呕吐的常见原因是麻醉反应，待麻醉作用消失后，即自然停止。腹部手术后的胃扩张或肠梗阻可发生不同程度的恶心、呕吐。其他引起恶心、呕吐的原因如颅内压增高、糖尿病酮症酸中毒、尿毒症、低钾、低钠等，应着重查明病因，进行针对性治疗。

3. *腹胀* 术后早期腹胀一般是由于胃肠道蠕动受抑制，肠腔内积气不能排出所致，随着胃肠道蠕动恢复，肛门排气后，即可自行缓解。如手术后数日仍未排气，兼有腹胀，没有肠鸣音，可能是腹膜炎或其他原因所致的肠麻痹。如腹胀伴有阵发性绞痛，肠鸣音亢进，甚至出现气过水声或金属音者，为早期肠粘连或其他原因(如腹内疝等)引起的机械性肠梗阻，应做进一步检查和处理。严重腹胀可使膈肌升高，影响呼吸功能，也可使下腔静脉受压，影响血液回流，并可能影响胃肠吻合口和腹壁切口的愈合，需及时处理，可应用持续胃肠减压，放置肛管等。如非胃肠道手术，亦可应用促进肠蠕动的药物，直至肛门排气。对于因腹腔内感染引起的肠麻痹或已确定为机械性肠梗阻的患者，在严密观察下，经过非手术治疗不能好转者，尚需再次手术。

4. *呃逆* 手术后发生呃逆者并不少见，多为暂时性，但有时可为顽固性。呃逆的原因可能是神经中枢或膈肌直接受刺激引起。手术后早期发生者可采用压迫眶上缘，短时间吸入 CO_2，抽吸胃内积气、积液，给予镇静或解痉药物等措施，施行上腹部手术后，如果出现顽固性呃逆，要特别警惕吻合口或十二指肠残端瘘，导致膈下感染之可能，此时，应做CT、X线或B超检查，一旦明确有膈下积液或感染，需要及时处理。

5. *尿潴留* 手术后尿潴留较为多见，尤其是老年患者。全身麻醉或蛛网膜下腔麻醉后，排尿反射受抑制，切口疼痛引起膀胱和后尿道括约肌反射性痉挛，以及患者不习惯床上排尿等，都是常见原因。凡是手术后6～8 h尚未排尿，或者虽有排尿，但尿量甚少，次数频繁，都应在下腹部耻骨上区做叩诊检查，如发现明显浊音区，即表明有尿潴留，应及时处理。先可安抚患者情绪，如无禁忌，可协助患者坐于床沿或立起排尿。下腹部热敷，轻柔按摩，用止痛镇静药解除切口疼痛或用卡巴胆碱等药物，将有利于患者自行排尿。如采用上述措施无效，可在无菌条件下进行导尿。尿潴留时间过长，导尿时尿液量超过500 ml者，应留置导尿管1～2日，有利于膀胱逼尿肌收缩力的恢复。有器质性病变患者，如骶前神经损伤、前列腺肥大等，也需要留置导尿管。

四、适度活动

手术后，如果镇痛效果良好，原则上应该早期床上活动，争取在短期内起床活动。早期活动有利于增加肺活量、减少肺部并发症，改善全身血液循环，促进切口愈合，减少因静脉血流缓慢并发深静脉血栓形成的发生率。此外，尚有利于肠道蠕动和膀胱收缩功能的恢复，从而减少腹胀和尿潴留的发生。有休克、心力衰竭、严重感染、出血、极度衰弱等情况，以及施行过有特殊固定、制动要求的手术患者，则不宜早期活动。

早期起床活动，应根据患者的耐受程度，逐步增加活动量。在患者已清醒、麻醉作用消失后，就应鼓励在床上活动，如深呼吸、四肢主动活动及间歇翻身等。足趾和踝关节伸屈活动、下肢肌松弛和收缩的交替运动，有利于促进静脉回流。痰多者，应定时咳痰，患者可坐在床沿上，做深呼吸和咳嗽。

五、饮食

何时开始进何种饮食，与手术范围大小及是否涉及胃肠道相关，通常可以根据下列两种情况掌握。

1. *非腹部手术* 视手术大小、麻醉方法和患者的反应以决定开始饮食的时间。局部麻醉下实施的手术、体表或肢体的手术，全身反应较轻者，术后即可进饮食。手术范围较大，全身反应较明显的，需待2～3日后方可进食。蛛网膜下腔阻滞和硬脊膜外腔阻滞者，术后3～6日可进饮食。全身麻醉者，应待麻醉清醒，恶心、呕吐反应消失后，方可进食。

2. *腹部手术* 择期胃肠道手术，待肠道蠕动恢复(需2～3日)，可以开始饮水，进少量流质饮食，第6日可逐步增加到全量流质饮食、半流食，第9～10日可以恢复普通饮食。目前较多采用液状肠内营养制剂以替代普通的流质饮食，前者富含各种营养成分。禁食及少量流质饮食期间，应经静脉输液供给水、电解质和营养。如禁食时间较长，还需通过静脉提供肠外营养，以免内源性能量和蛋白质过度消耗。

六、缝线拆除

缝线的拆除时间，可根据切口部位、局部血液供应情况、患者年龄来决定。一般头、面、颈部在术后4～5 日拆线；下腹部、会阴部在术后 6～7 日拆线；胸部、上腹部、背部、臀部手术 7～9 日拆线；四肢手术10～12 日拆线（近关节处可适当延长），减张缝线14 日拆线。青少年患者可适当缩短拆线时间，年老、营养不良患者可延迟拆线时间，也可根据患者的实际情况采用间隔拆线。电刀切口，也应推迟 1～2 日拆线。

对于初期完全缝合的切口，拆线时应记录切口愈合情况，可分为 3 类：① 清洁切口（Ⅰ类切口），指缝合的无菌切口，如甲状腺大部切除术等。② 可能污染切口（Ⅱ类切口），指手术时可能带有污染的缝合切口，如胃大部切除术等。皮肤不容易彻底消毒的部位、6 h 内的伤口经过清创术缝合、新缝合的切口再度切开者，也属此类。③ 污染切口（Ⅲ类切口），指邻近感染区或组织直接暴露于污染或感染物的切口，如阑尾穿孔的阑尾切除术、肠梗阻坏死的手术等。

切口的愈合也分为 3 级。① 甲级愈合：用“甲”字代表，指愈合优良，无不良反应。② 乙级愈合：用“乙”字代表，指愈合处有炎症反应，如红肿、硬结、血肿、积液等，但未化脓。③ 丙级愈合：用“丙”字代表，指切口化脓，需要做切开引流等处理。

应用上述分类分级方法，观察切口愈合情况并做记录，如甲状腺大部切除术后愈合优良，记“Ⅰ/甲”。胃大部切除术切口血肿，记“Ⅱ/乙”。以此类推。

第 3 节　术后常见并发症的处理

术后并发症可分为两类：一类是无论何种手术都可能发生的并发症；另一类是与手术相关的特殊并发症，如胃大部切除术后的倾倒综合征、吻合口瘘等。只有在术前掌握并发症发生的原因及临床表现，才能有效地预防并发症的发生。并发症一旦发生，如何采取有效的治疗措施，使并发症的危害降至最低限度，是术后处理的一个重要组成部分。

一、一般并发症

（一）低血容量性休克

休克是一个由多种病因引起，但最终共同以有效循环血容量减少、组织灌注不足、细胞代谢紊乱和功能受损为主要病理生理改变的综合征。随着休克的发生、发展，组织灌注不足的直接后果是组织缺氧，继而导致微循环改变、代谢变化和内脏器官继发性损害。

老年外科术后休克的发生是术后严重并发症之一。由于老年人身体各脏器能量储备较差，且多合并其他系统疾病，若不采取有效措施常导致患者迅速死亡。

老年人术后休克的发生除与全身麻醉、心功能不全、药物变态反应有关外，有效血容量锐减和手术的创伤常常是导致术后休克发生的主要原因。尽管术后由手疼痛、精神紧张等诸多神经性因素也在休克的发生、发展过程中起到了一定的作用，但老年人术后休克的类型仍以低血容量性休克为主。

低血容量性休克常因大量出血或体液丢失，或液体积存于第三间隙，导致有效循环量降低所引起。由大血管破裂或脏器出血引起的称失血性休克；各种损伤或大手术后同时具有失血和血浆丢失而发生的称损伤性休克。其中失血性休克更常见。

【临床表现】 老年术后低血容量性休克的主要表现为中心静脉压降低、回心血量减少、回心血量下降所造成的低血压；经神经内分泌机制引起的外周血管收缩、血管阻力增加和心率加快；由微循环障碍造成的各种组织器官功能不全和病变。根据休克的病程演变，临床上分为两阶段，即休克代偿期（又称休克前期）和休克抑制期（又称休克期）。

1. 休克代偿期　临床表现为烦躁、精神紧张、手足湿冷、畏寒、颤抖、面色苍白、心率加快、过度换气。血压正常或稍低、稍高，尿量正常或减少。处理不及时，或处理不当时，病情加重恶化演变进入抑制期。

2. 休克抑制期　患者神志改变，表现为反应迟钝、淡漠，甚至神志不清或昏迷，口唇、肢端发绀、甲床毛细血管充盈时间延长、四肢厥冷、脉搏细数（甚至扪不清）、血压测不出、无尿，出现代谢性酸中毒现象。随病情加重，皮肤、黏膜出现瘀斑，消化道出血，发绀，咳出粉红色痰，动脉氧分压降至 8 kPa（60 mmHg）以下，虽给氧吸入亦不能改善缺氧状况和提高氧分压时，常提示呼吸窘迫综合征存在。

【诊断】 虽然不同病因的休克有其特殊表现，但休克的基本临床征象为意识障碍、全身皮肤苍白湿冷、脉搏细弱、心率增速、血压下降、尿量减少等，如能仔细观察，诊断不难。通过对休克的监测，如体温、脉搏、呼吸、血压等生命指标、血液体液化验、血流动力学、血气分析等，对于指导休克的治疗有积极意义。

【治疗】 老年人术后低血容量性休克存在有效循环血量不足、微循环障碍和不同程度的体液代谢改变。因此，对于老年人术后低血容量性休克的治疗原则，是尽早去除引起休克的原因，尽快恢复有效循环血量，纠正微循环障碍，增进心脏功能和恢复人体的正常代谢。一般可根据病情，进行相应的治疗。

(1) 一般紧急措施：尽快控制活动性大出血；保持呼吸道通畅，必要时可做气管插管或气管切开。保持患者安静，避免过多搬动。患者一般应采取头和躯干部抬高20°～30°，下肢抬高15°～20°的体位，以增加回心血量和减轻呼吸的负担。保暖，但不加温，以免皮肤血管扩张而影响生命重要器官的血流量和增加氧的消耗。吸氧可增加动脉血含氧量，有利于减轻组织缺氧状态。

(2) 扩容治疗是抗休克的根本措施。不仅要补充已丧失的血容量(全血、血浆和水、电解质丧失量)，还要补充扩大的毛细血管床容量。正确的输液原则是“需多少，补多少”，采取充分扩容的方法。血容量补足的依据：① 动脉血压接近正常，脉压>4.0 kPa。② 尿量>30 ml/h。③ 中心静脉压升到1.2 kPa，但超过1.3 kPa时要考虑输液过多或其他原因。④ 微循环好转，如唇色红、肢端温暖、脉搏有力、毛细血管充盈时间缩短等。在补充血容量的时候，尚要考虑纠正血液流变学的障碍，考虑输血和输液的比例。一般可参考血细胞比容的变化，选择全血、胶体或晶体液，将血细胞比容控制在35%～40%范围。

(3) 积极处理原发病和恢复有效循环血量一样重要。感染严重时要积极控制感染源，包括应用抗生素或手术引流；严重创伤伴有大出血时，必须一方面准备手术控制出血，一方面快速输入平衡液。应在尽快恢复有效循环血量后及时手术，才能有效地治疗休克。但在不去除原发病变，而又估计不能纠正休克的情况下，则应在积极抗休克的同时，及早进行手术，才不致延误抢救的时机。

(4) 血管活性药物的应用：血管活性药物分为缩血管药物(多巴胺、去甲肾上腺素)和扩血管药物(阿托品、山莨菪碱、东莨菪碱、异丙肾上腺素和酚妥拉明等)。血管活性药物，必须在纠正酸中毒的基础上使用。

(5) 纠正酸碱平衡失调：虽然在休克中，都因存在组织缺氧而常有不同程度的酸中毒，但在休克早期，常因过度换气，引起低碳酸血症，反而有发生呼吸性碱中毒的情况，故一般不宜在早期即用缓冲剂，以免加重碱中毒。但是在休克比较严重或持续时间较长时，必然出现乳酸血症和代谢性酸中毒。经生化检验确有较重酸中毒时，可考虑输注碱性药物，纠正酸中毒。

(6) 防止器官功能衰竭：休克后期如出现DIC和器官功能衰竭，除采取一般的治疗外，还应针对不同器官衰竭采取不同的治疗措施。如出现急性心力衰竭时，除停止和减少补液外，尚应强心、利尿，并适当降低前、后负荷；如出现休克肺时，则应正压给氧，改善呼吸功能；如出现肾衰竭时，尽早利尿和进行透析等措施，并防止出现多器官功能衰竭。

(7) 改善微循环：通过扩充血容量和应用血管扩张剂时，微循环障碍一般可以得到改善。出现DIC的征象时，应即用肝素治疗。必要时，尚可应用抗纤维蛋白溶解药物，阻止纤维蛋白溶酶的形成。

(二) 术后多器官功能衰竭

多器官功能障碍综合征(MODS)是在大手术、严重创伤、烧伤、休克、感染等过程中，同时或相继出现两个以上的器官损害以至衰竭的综合征(或出现与原发病损无直接关系的序贯或同时发生的多发器官功能障碍)。老年人由于各器官老化、功能低下，并常患有多种慢性疾病，因此，常因某种慢性病急性发作使某一器官功能衰竭而发生连锁反应，引起多器官衰竭，如不能及时妥善救治，往往导致死亡。

巨大创伤导致大量出血、休克、延迟复苏，进而导致急性肾功能不全、DIC，都是MODS的诱因。

【临床表现】 老年人手术后MODS特征性的临床表现主要是全身炎症或全身感染的某些特征。

1. *循环不稳定* 病程的早、中期表现“高排低阻”的高动力性循环状态，并可因此造成休克而需用升压药维持血压。这种类型的循环和休克在其他病症中不多见。虽然是高心输出量，但这类患者实际上普遍存在心功能损害，心率快而射血分数低于正常，可以贯穿整个病程，直至死亡。其循环衰竭为外周性而非心源性，但在老年人中则可因心力衰竭而较早地陷入低动力性循环。

2. *高代谢* ① 持续性高代谢，耗能往往大于实际需要，代谢率可达正常的1.5倍以上，耗能大于能量的实际需要。② 耗能途径异常。饥饿状态使机体主要分解脂肪获得能量；而MODS是通过大量分解蛋白质，主要是肌蛋白获得能量。被消耗的主要是支链氨基酸，芳香族氨基酸被蓄积参与感染的其他病理学过程，胰岛素抵抗与三羧酸循环障碍导致糖利用障碍。③“自噬代谢”补充外源性营养物，不能有效地阻止自身消耗。

【诊断】

1. *肺衰竭发生 ARDS* 患者有明显呼吸困难、PaO_2<6.65 kPa(50 mmHg)，或需要吸入 50%以上 O_2 才能维持 PaO_2 在 6.65 kPa 以上。为纠正低氧血症，必须借助呼吸机维持通气 5 日以上。

2. *肝衰竭* 出现黄疸或肝功能不全，血清总胆红素>34.2 μmol/L(2 mg/100 ml)，血清谷丙转氨酶、谷草转氨酶、乳酸脱氢酶或碱性磷酸酶在正常值上限的 2 倍以上，有或无肝性脑病。

3. *肾衰竭* 血清肌酐浓度>177 μmol/L(2 mg/100 ml)

4. *胃肠道衰竭* 发生胃肠黏膜应激性溃疡。内镜证实胃黏膜有浅表溃疡或出血。患者可突然呕血，溃疡出血 24 h 内需输血 1 000 ml 以上才能维持心肺功能。

5. *凝血系统* 血小板计数<50×10^9/L，凝血时间和部分凝血活酶时间延长达对照的 2 倍以上；纤维蛋白原<200 mg/dl，有纤维蛋白降解产物存在。临床上有或无出血。

6. *心功能衰竭* 突然发生低血压。心指数<1.5 L/(min • m^2)对正性肌力药物不起反应。各系统功能改变较轻未达到以上标准时为器官功能不全，达到以上标准为衰竭。国内采用 1995 年庐山全国危重病急救医学学术会议通过的“多脏器功能失常综合征病情分期诊断及严重程度评分标准”。

【治疗】 迄今对 MODS 的治疗主要是进行综合治疗和器官功能的支持。因对其病理过程缺乏有效的遏制手段，故 MODS 仍有相当高的死亡率。更重要的是预防 MODS 的发生，这是提高危重病患者生存率的最重要措施。

1. *提高复苏质量* 重视患者的循环和呼吸，尽可能及早纠正低血容量、组织低灌流和缺氧。现场急救和住院治疗的过程中，应及时处理失血、失液、休克、气道阻塞、换气功能低下等。各项措施都要强调时间性，因为组织低灌流和缺氧的时间愈久，组织损害就愈重，缺血-再灌注损伤也更严重。MODS 患者最早和最常见的是 ARDS，应管理好呼吸，纠正其低氧血症，必要时给予机械通气。

2. *防治感染* 是预防 MODS 极为重要的措施。明确的感染灶必须及时引流，彻底清除坏死组织。尽可能使感染病变局限化，减轻毒血症。应根据致病菌和药物敏感试验选用有效的抗菌药，外科感染常由多种致病菌引起，故常需广谱抗菌药或几种抗菌药的联合应用。院内感染可能成为第二次打击，特别应对体腔导管和血管内插管进行认真的处理，并加强无菌操作。

3. *及早处理* 应处理最先发生功能障碍的器官，阻断病理的连锁反应，以免形成 MODS。临床经验证明，治疗单一器官功能障碍的效果，胜过治疗 MODS。早期识别器官功能障碍，就可做到在出现明显的器官衰竭以前进行早期治疗干预。MODS 的死亡率取决于器官衰竭的数目，只有对其进行早期干预，阻止 MODS 的进展，才有可能明显改善预后。

4. *尽可能改善全身情况* 如体液、电解质和酸碱度的平衡、营养状态等，以减轻其对机体产生的不良影响，如酸中毒可影响心血管和肺；碱中毒可影响脑；营养不良可降低免疫功能、消耗肌组织等。

5. *支持治疗* 为维护肠黏膜屏障功能，防止细菌和内毒素移位，在创伤和休克早期应在 pHi 指引下快速、有效地输液治疗和应用血管活性药物，以防止或减轻黏膜缺血。加强全身支持治疗，尽可能采用肠内营养，添加食用纤维素和给予特殊营养物质，如谷氨酰胺和生长激素等。在较新的肠内营养配方中还含有精氨酸、核苷酸和 ω-3 多不饱和脂肪酸，可增强免疫功能和减少感染发生。

6. *免疫调理治疗* 设法阻断介质的释放或削弱其作用，内毒素、TNF 和 IL-1 被认为是最重要的炎症介质，可采用这些介质的特异性抗体和拮抗剂，如抗内毒素抗体、IL-1 受体拮抗剂、肿瘤坏死因子单抗、血小板激活因子受体拮抗剂和巨噬细胞特异性免疫调节剂等，但目前疗效尚欠佳，还需深入探索。亦可采用血液净化措施移除血循环中的细胞因子和炎性介质。

【预防】 早期对于老年大手术失血及时补血、补液防止休克发生，是预防老年人术后 MODS 的关键。同时要最大限度地保护器官功能，特别是对原有病损器官的保护，而这一点对老年患者尤为重要。往往肺是 MODS 的首发器官，手术时应注意减少肺的并发症，鼓励老年患者早日下床活动，加强通气管理。因长期禁食，肠道菌群移位也是 MODS 发生的重要环节之一，加强肠道保护，尽早使用肠内营养对于肠道管理尤为重要。

(三) 术后压疮

老年人术后压疮是身体各部位因局部受压，血液循环受到障碍，加上摩擦、潮湿等因素，以致局部皮肤受损，组织坏死。该疾病是最常见并发症。

【临床表现】 老年人术后压疮的临床表现分为4期。

第一期：淤血红肿期。局部皮肤受压或受潮湿刺激后，出现红、肿、热、麻木或触痛。有的无红肿及热反应。

第二期：炎性浸润期。如果红肿部继续受压，血液循环得不到改善，受压表面皮色转为紫红，皮肤因水肿变薄而出现水疱。此时极易破溃，显露出潮湿红润的创面。

第三期：浅度溃疡期。表皮小疱破裂，形成浅层组织感染。并有渗出物或脓性分泌物，形成溃疡。

第四期：坏死溃疡期。静脉血液回流受到严重障碍，局部淤血致血栓形成，组织缺血缺氧。局部组织坏死，疮面呈黑色并向深层发展。有的大小可似碗口，深达骨组织，脓性分泌物增多，恶臭。感染向周围及深部扩展，可达骨骼，甚至引起败血症。

【治疗】 在压疮尚未溃破时，可嘱患者多翻身，不能自行翻身者，可让家属帮忙被动翻身。保持压疮处干燥、促进局部血运恢复。亦可用聚维酮碘涂抹于患处，防止感染。对于溃破的压疮应清洁创面，祛腐生新，促其愈合。根据伤口情况和溃疡程度给予相应处理。

二、普外科并发症

(一) 腹腔内继发性出血

【病因】 术中创面渗血未得到完全控制，结扎线脱落，原本痉挛小动脉断端舒张都是造成术后出血的原因。

【临床表现】

(1) 严重出血时，患者的血压可以呈进行性下降。

(2) 腹腔引流管内(手术时放置的引流管)流出鲜红的血液，而且量比较多。

(3) 严重大出血时，可看到患者的腹部逐渐隆起，叩诊时呈浊音。此时如行诊断性腹腔穿刺，可抽到不凝固的血液。

(4) 如在充分补充血容量的同时还不能维持正常血压，又不能以其他因素解释血压下降的原因时，应考虑到有腹腔内继发性出血的可能性。

(5) 除上述表现外，还可看到的全身症状有情绪烦躁、面色苍白、脉搏加快、出冷汗、四肢冰冷、呕血、解柏油样大便(成形或不成形)、黄疸、血红蛋白进行性下降。如进入休克时还可出现情绪淡漠、恍惚，甚至昏迷。

【诊断】

1. *诊断性腹腔穿刺* 如确实存在腹腔内出血，进行诊断性腹腔穿刺时可抽到不凝固的血液。穿刺部位一般在相当于两侧下腹部的麦氏点和反麦氏点附近。

2. *定时测量血压* 在充分补充血容量的同时，每小时监测血压的变化，如还不能维持正常血压时(在排除麻醉因素外)，要考虑有腹腔内继发性出血的可能性。

3. *动态监测血常规中的红细胞计数和血红蛋白* 如呈进行性下降。必须予以考虑腹腔内继发性出血的存在。

【治疗】

1. *建立快速静脉通路* 在怀疑有或明确有腹腔内继发性大出血后，应首先建立快速补液通路，以确保能快速补充液体和(或)输血。尽可能使患者的血压趋于稳定，以改善患者的全身情况。同时应全面分析出血的原因，全面回顾整个手术过程。如出血量不大，可暂时考虑采用非手术治疗方法，先予以输血、全身或局部应用止血药物。

2. *再手术* 手术可从原手术切口进入腹腔，在原手术野中寻找出血部位，并给予相应地、彻底地、有效地止血。手术后出血再手术止血的难点在于手术时机的选择，操之过急将失去非手术治疗的机会，相反会增加并发症的发生。过于希望非手术治疗能获得成功，同样也会影响最终的结果。

3. *药物对症治疗* 在有潜在出血倾向存在的患者中，手术后给予足够的维生素K、维生素C和钙剂是必要的。手术后抗生素的应用将有利于感染的预防和控制，特别是污染性手术。必要时可补充凝血酶原复合物(PPSB)、纤维蛋白原、输新鲜血浆；血小板明显减少时，应输注血小板浓缩液。但在这种情况下，再手术止血往往效果欠佳。

4. *预防* 要求在手术前充分了解患者的出、凝血状况，如有异常，需进行必要的治疗，使其恢复正常或接近正常。手术时必须严格、彻底止血。在进行止血时，必须做到有效、可靠。手术结束关腹前，要确认手术野内已无明显的活动性出血。如无明显的活动性出血点，但渗血较多的手术野除应用电凝、药物、压迫等局部止血外，还应放置引流物，以便手术后及时观察渗血情况，得以及时处理。

(二) 腹部切口并发症

腹壁切口裂开

由于局部解剖和病理生理的特点，切口裂开多发生在腹部手术后，其发生率一般在0.5%～3.0%。

通常由患者自身组织再生能力较差、感染、缝合过松或过紧、腹内压突然增大导致。

【临床表现】 腹壁切口裂开大多发生于手术后1周左右或腹壁切口拆线后1～2日。如为全层裂开,可看见大网膜或肠管从切口突出;如为部分裂开,皮肤外观愈合良好,而皮下松软,有肿物隆起,有时可见肠型或肠蠕动波,在缝线脚处可有血性液体溢出。突出的肠管可夹在切口两侧的组织之间,而发生肠梗阻或肠坏死。

【诊断】 腹壁切口裂开比较容易确诊。如全层裂开时,打开腹部敷料即可看到敷料上有血性渗出。切口已裂开时,可见大网膜或肠管突出。如为腹壁切口部分裂开时,可见缝合的切口隆起,按之有松软感。有时可见肠型或肠蠕动波。如将腹内脏器回纳后,在切口周围可扪及一圈边(腹壁下层裂口边缘),即腹壁切口疝的疝缘。

【治疗】

1. *急性腹壁切口全层裂开* 要安慰患者,帮助去除恐惧心理。必要时可用吗啡、哌替啶。先用大块消毒盐水敷料覆盖在突出的大网膜或肠襻上,同时用腹带加压包扎,以避免腹内脏器继续突出。然后送手术室麻醉下处理,麻醉以全麻为宜,麻醉完全后,用温热消毒生理盐水彻底清洗突出的大网膜或肠襻,再按常规消毒皮肤、铺手术巾,拆除腹壁各层原有的缝线,回纳突出的腹腔内脏器。关腹时连续或间断缝合腹膜后,再用减张缝线缝合腹膜以外的全层腹壁,其间距一般在4～5 cm为好。然后腹壁依次分层仍需做间断缝合,包括皮肤。必要时在皮下可放置一根橡皮片引流条。但缝线打结时不宜太紧,使其真正起到引流的作用。减张缝线一般2周后拆除。

2. *急性腹壁切口部分裂开* 开范围较小,腹胀不很严重,又无肠管嵌顿梗阻,可暂行非手术治疗,用蝶形胶布和腹带加强切口的保护。若后期形成腹壁切口疝,再做择期修补术。而裂开范围较大,且腹胀明显,估计皮肤不能承受持久的张力而会崩开形成全层裂开的,必须送手术室。在麻醉下,分开皮肤,回纳大网膜或肠管,再缝合腹壁各层组织。缝合时一定要准确对合各层组织,以免后期发生腹壁切口疝。

3. *继发于腹壁切口感染的腹壁切口裂开* 炎症过程使大网膜或肠管已与切口周围组织发生粘连,可不急于再手术。用湿敷料或凡士林纱布保护已暴露的大网膜或肠管,以防止大网膜损伤出血或肠管损伤而产生肠瘘,外加干敷料和腹带做加压包扎。每日更换敷料的次数可根据切口渗出量的多少而决定。待感染控制,新鲜肉芽长出后,再考虑做Ⅱ期缝合,或用蝶形胶布牵拉,经换药待其自行愈合。

腹壁切口裂开经缝合后较少发生再次裂开,但腹壁切口疝的发生率约在30%。再缝合以后可适量预防性应用广谱抗生素,以防止再感染。

【预防】 针对腹壁切口裂开的原因,要尽量采取措施避免。包括手术前、手术中和手术后各阶段中不利于切口愈合的因素,如手术前纠正贫血和低蛋白血症,补充足量的维生素;年老体弱有习惯性便秘的患者,手术前最好进行适当的灌肠,尽量减少手术后为了排便而增加腹腔内压力的因素;手术中严格遵循无菌技术,仔细、规范的手术操作;如手术后腹胀明显时,应予以放置鼻胃管做持续胃肠减压,并尽力保持引流通畅;也可做适当的灌肠,促进排气。

腹壁切口感染

腹壁切口感染是腹部外科手术后的最常见并发症,尤其在污染性手术后。

【临床表现】 表现为腹壁切口及其周围组织的红、肿、热、疼痛和触痛等典型的炎症症状,切口内有分泌物(切口浅表感染时)溢出;深部感染时,体表红、肿、热等并不明显,而压痛较深且明显。伴有或不伴有发热。血常规白细胞计数及中性粒细胞增高。

腹壁切口感染较容易确诊。比较表浅的感染可自行溃破,脓液从切口中流出;而较深的感染可行诊断性穿刺,当抽到脓液后,即可明确。如未抽到脓液,但有典型的炎症表现,可予以抗感染治疗。

【治疗】 在腹壁切口红肿明显,且有波动感处拆线,让脓液流出。同时做脓液的细菌学培养和药敏试验。累及筋膜和肌肉较深部的严重切口感染,可先行穿刺,在抽得脓液后需要急诊手术,行切开清创引流术。清洗切口后,需去除切口内的坏死组织、缝线结扎线头等异物,然后填塞凡士林油布。2～3日后予以每日更换。引流术后为防止全身的毒素吸收和(或)发生休克,可静脉应用广谱抗生素,并含抗厌氧菌物。

【预防】 手术前应尽量提高患者的免疫能力,使之各化验指标均达到或接近正常水平,必要时,手术前可予以一定的营养支持,如输注血浆、人体白蛋白等血制品,或静脉营养支持。在手术时一定要遵循严格的无菌技术和规范手术操作,做到解剖清晰、操作仔细、止血严密,注意保护周围组织(包括腹部切口),将造成污染的可能性降到最低。

腹壁切口疝

腹壁切口疝是腹部外科手术后的常见并发症。

其发病率在各种腹外疝中排第三位，约占腹外疝总数的1.5%。切口感染、腹内压剧烈增高、缝线处组织脆弱、缝线不牢靠等都能引起腹壁切口疝。

【临床表现】 腹壁切口疝的主要症状是站立和(或)用力时在手术切口瘢痕区有肿块突出，或腹壁局部出现膨隆，而常在平卧休息时缩小或消失。腹壁切口疝的疝囊有时并不完整，疝内容物与周围组织发生粘连而表现为难复性疝。如疝内容物是肠管时，可在肿块或膨隆处看到肠型或(和)肠蠕动波。肿块常较柔软，检查时常可感觉到肠管内气体窜行的咕噜声。肿块还纳后，一般可摸到腹壁内层的裂口(即疝门)的边缘。

【诊断】 患者站立时，腹部切口瘢痕处局部突起，扪之柔软；平卧时，突出部位自然消失或缩小，或用手轻轻按摩后即可消失或缩小，而且在其柔软处的边缘可扪及一较坚硬的边圈。

【治疗】 已明确为腹壁切口疝的病例均应考虑采用手术治疗，以免日益增大、病情加重，甚至影响工作或生活，降低生活质量。

【预防】 严格的无菌技术，恰当的腹部切口选择，细致和规范的手术操作，良好的麻醉配合以及合理的手术后处理，均是预防手术后腹壁切口疝发病的重要措施。

(三) 吻合口瘘

手术后吻合口瘘的总发生率约在5%。男性、直肠癌患者和有静脉侵犯的肿瘤患者比较容易发生手术后吻合口瘘。手术后吻合口瘘一般发生在术后4～6日。通常和患者本身营养状况以及手术方式、术中操作有关，亦可因胰液、肠液等刺激导致吻合口漏。

【临床表现】 手术后5日左右患者出现高热、腹胀、血常规白细胞计数及其中性粒细胞明显升高(排除术后吸收热)，应考虑是否有吻合口瘘的可能性。此时可予口服造影剂(30%泛影葡胺40～60 ml)后加拍腹部X线片，以观察有无漏出。如手术后吻合口附近放置引流管，可予以口服亚甲蓝后观察引流管中有无蓝色液体流出，以明确有无吻合口瘘。此外，可做腹部CT或MRI，以明确诊断。

【治疗】

1. *非手术治疗* 如明确有吻合口瘘，一般首先采用非手术治疗，放置引流管，以确保其引流通畅、有效。观察患者的体温、血常规白细胞计数和中性粒细胞有无下降。同时应予以全肠外营养(TPN)或肠内营养(EN)支持，以促进其愈合。如高位肠瘘引流量较大，可通过胃镜下放置鼻-胃-空肠螺旋管，将管端放置在屈氏韧带远端，至瘘口的近端，以尽量吸引胃液、胆汁、胰液，同时观察引流管内的引流量是否减少。

2. *手术治疗* 如经过一段时间的上述治疗(一般4～6周)还不见其好转或瘘口愈合，由于此时局部的炎症反应虽有明显改善，但瘘口的黏膜已有外翻，而形成所谓的唇样瘘，其已不可能自行愈合，应考虑进行再手术治疗，切除肠瘘段再做肠断端吻合术。

【预防】 术前改善患者营养状况，提高机体免疫能力。术中应严格掌握无菌操作规范，避免肠内容物污染腹腔。手术结束关腹前清洗腹腔，以减轻腹腔内污染。

(四) 十二指肠残端瘘

十二指肠残端瘘是胃大部切除术后的严重并发症，发生率为1%～6%。主要见于十二指肠球部溃疡或胃窦部肿瘤患者，行胃大部切除或根治性胃大部切除术后做毕Ⅰ式吻合术。愈合能力低下、残端血供差、肠腔内压力过高都会引起十二指肠残端瘘。

【临床表现】

1. *发热* 手术后发热是手术创伤所引起的正常反应，一般在38℃左右。如发生十二指肠残端瘘引起的发热体温比较高，常在39℃以上，呈持续性，同时可伴有寒战。

2. *腹膜炎* 具有局限性或弥漫性腹膜炎的表现，腹部有明显的压痛、肌紧张和反跳痛等典型的腹膜炎症状。右上腹的症状最为明显。但在老年患者中手术后不一定会出现典型的腹膜刺激症状。如在手术时放置引流管者，在引流管中可引流出肠液或带有胆汁的肠液，而且引流量比较大，引流液中含有十二指肠液、胆汁和胰液。

3. *血常规* 白细胞计数及其中性粒细胞明显升高。

【诊断】 手术后早期如在腹部发现异常表现，结合手术过程，应考虑到有无十二指肠残端瘘的可能。此时可做：

1. *X线检查* 在X线透视下从胃管内注入造影剂，观察局部有无造影剂渗漏，以确定有无瘘的存在。

2. *诊断性腹腔穿刺* 在右上腹进行局部诊断性腹腔穿刺，如抽到肠液即可确诊。

【治疗】 应遵循“一吸、二堵、三修补”的处理原则进行处理。

1. *腹腔充分引流* 如引流通畅，无需另做切口引流；如引流不畅，并发局限性或弥漫性腹膜炎则必须立即再手术。早期切勿试图修补，否则不但会导致修补失败，而且瘘口将变得更大。如处理不及时、不恰当，死亡率可高达 40%以上。此并发症如发生于手术后 48 h 之内，应立即再次手术探查：如果局部条件允许可试行再缝合并加腹腔引流；如在 48 h 以上或腹腔内感染较严重者，一般只能做腹腔引流。可直接在十二指肠残端内置管引流，相当于做十二指肠造口术。

2. 保护皮肤　免受漏出消化液的刺激而使皮肤糜烂。

3. 补充足够的营养　禁食者应予以 TPN 或 EN，维持水、电解质和酸碱平衡。

【预防】 手术前积极改善患者的营养状况，纠正贫血和低蛋白血症等疾患，手术前、手术后均应予以适当的营养支持。手术操作时，十二指肠残端的关闭缝合一定要可靠。

(五) 手术后腹腔内感染

老年患者腹部手术后的腹腔内感染并不少见，在临床上时有发生，为一较常见的并发症。主要由抵抗力差、瘘继发腹腔感染、引流不畅继发感染等原因导致。

【临床表现】

(1) 如上腹部手术后发生腹腔内感染，一般首先出现发热，在 38℃以上。这时应除外由于手术创伤引起机体的正常反应而体温升高。上腹部可有局部压痛等症状，压痛最明显之处也就是病灶所在之处。如果手术时已放置引流管，在引流管中可见混浊或脓性液体。同时血常规白细胞计数及其中性粒细胞明显升高。

(2) 如下腹部或盆腔手术后发生腹腔或盆腔内感染，则在相应的手术区域范围内出现症状。如盆腔手术后的盆腔内感染，可出现直肠刺激症状，患者有里急后重，甚至可有脓血便，下腹部不适、隐痛或胀痛。

【诊断】

(1) 一般手术后发生感染多出现在手术以后 5 日左右。此时可测定血常规，了解白细胞计数和中性粒细胞的百分比。

(2) 同时也应除外老年人手术后卧床有肺部感染的可能。可拍摄胸部 X 线平片，以了解肺部情况。

(3) 仔细观察腹壁切口有无红肿，全程回顾整个手术过程，手术中有无污染腹腔或有无残余积液。亦可在 CT 引导下定位，诊断性穿刺，若抽出脓液则考虑腹腔感染，脓液送药敏试验检查。

【治疗】

(1) 一般的手术后腹腔内感染可通过保守治疗得以缓解和治愈。

(2) 如有脓肿形成或有吻合口瘘引起的腹腔内感染，则必须再次手术。进行腹腔清洗引流术，引流物一定要放置在最有效的位置，必要时还应放置双套管。并在手术后做持续负压吸引。如引流时间较长，一周以后或双套管堵塞，可予以更换，以保证引流通畅、有效。

【预防】 做到术前提高患者抵抗力，术中操作无菌、规范，术后营养支持不可少。对感染风险较高的手术可预防性应用抗生素。

(六) 腹腔手术后肠梗阻

机械性肠梗阻

机械性肠梗阻是肠梗阻中的一种类型，是外科急腹症中的一种常见病，由于它的变化快，需要尽早做出正确的诊断和处理。延误诊治可使病情发展加重加快，甚至出现肠坏死、腹膜炎等严重情况。

【临床表现】 各种类型的肠梗阻虽有不同的病因，但有一共同的特点，那就是肠管的通畅性受阻，导致肠内容物不能正常通过。因此，患者有不同程度的腹痛、腹胀、呕吐和肛门停止排便排气四大典型症状。

1. 症状

(1) 腹痛：是机械性肠梗阻最先出现的症状，是由于梗阻近端肠管内容物不能向下运行，肠管强烈的蠕动后所引起。腹痛呈阵发性剧烈绞痛。腹痛可表现为全腹性或仅局限在腹部的某一侧。高位肠梗阻时可出现频繁的呕吐。

单纯性肠梗阻时，腹痛是由逐渐加重，再由重减轻的过程。减轻时梗阻可以有所缓解，肠内容物可以通向远端肠管，这可能为不完全性梗阻，但也有可能是由于完全梗阻，肠管高度膨胀，腹腔内有炎性渗出或腹膜炎，肠管进入麻痹状态，这时腹痛虽有减轻，但全身症状加重，特别是全身毒性症状明显。在绞窄性或闭襻性肠梗阻时，也可有阵发性胀痛。绞窄性肠梗阻由于有肠管缺血和肠系膜血管嵌闭，腹痛往往是持续性并伴有阵发性加重，疼痛也较剧烈。绞窄性肠梗阻也常伴有休克和腹膜炎症状。

(2) 腹胀：腹胀的发生多在腹痛之后，低位肠梗阻的腹胀较高位肠梗阻为明显。腹壁较薄的患者常可显示梗阻部位以上的肠管膨胀而出现肠型。高位小肠梗阻常表现为上腹部尤其是中上腹部有饱胀；低位小肠梗阻为全腹性胀气，以脐区最为明显，也可呈全腹广泛的胀气。闭襻性肠梗阻可出现局限性腹胀。

(3) 呕吐：呕吐是机械性肠梗阻的主要症状之

一。高位梗阻的呕吐出现比较早,在梗阻后短期内就发生,而且比较频繁。如肠系膜血管的血供受到影响,呕吐物常带有血液的咖啡色或棕色,偶有新鲜血液。

(4) 肛门停止排便排气:在完全性肠梗阻时,排便排气的停止是肠梗阻的主要症状。在梗阻发生的早期,由于肠蠕动的增加,梗阻部位远端的肠腔内积存的气体或粪便可以排出。故在早期开始腹痛时可有排便排气现象,此时常会被误认为肠道仍通畅。因而在询问病史时,应了解腹痛再次发作时是否仍有排便排气。但在肠套叠、肠系膜血管栓塞或血栓形成时,可自肛门排出血性黏液或果酱样粪便。

2. 体征　单纯性梗阻的早期,患者除在阵发性腹痛发作时出现痛苦表现外,生命体征无明显变化。待发作时间较长,呕吐频繁,腹痛明显加重后,可出现脱水现象。患者虚弱甚至发生休克。当有绞窄性梗阻时,可比较早出现休克。

腹部有不同程度的胀气。触诊时,单纯性肠梗阻的腹部虽胀气,但腹部柔软,按之有如充气的球囊,有时在梗阻部位可有轻度压痛,特别是腹壁切口周围粘连引起的梗阻,压痛点较为明显。腹部叩诊呈鼓音。肠鸣音亢进,有时不用听诊器也可以听到。肠鸣音的量和强度均有增加,且可有气过水声以及高音调的金属声。腹痛、肠型、肠鸣音亢进都是由于肠蠕动增强所引起,常同时出现。因此,在体检时,可稍等待或按压腹壁予以刺激,即可获得这些阳性体征。

当在绞窄性肠梗阻或单纯性肠梗阻的晚期,肠壁缺血已有坏死、穿孔,腹腔内已有感染、炎症时,则表现为腹膜炎的体征。腹壁有压痛,并伴有肌紧张和反跳痛,肠鸣音微弱或消失。因此,在临床观察治疗中,体征的改变应与临床症状相结合,警惕腹膜炎的发生。

【诊断】

1. 梗阻的诊断　典型的单纯性肠梗阻有阵发性腹部绞痛,同时伴有腹胀、呕吐、肠鸣音增加等自觉症状。在粘连性肠梗阻中,多数患者都有腹部手术史,或者以往有腹痛史。但在梗阻早期,有时并不具有典型的上述症状,而仅有腹痛和呕吐,则需与其他的急腹症如急性胃肠炎、急性胰腺炎、输尿管结石等疾病鉴别。除病史和详细的腹部检查外,站立位腹部X线片见肠襻胀气。

2. 梗阻类型的鉴别

(1) 机械性与动力性肠梗阻的鉴别:机械性肠梗阻是最常见的肠梗阻类型,具有典型的腹痛、腹胀、呕吐、肠鸣音增强等症状,与麻痹性肠梗阻有明显的区别。后者为腹部持续膨胀,但无腹痛,肠鸣音微弱或消失,而且与腹腔内感染、腹部外伤、腹膜后感染或血肿、腹部手术、肠道炎症和脊髓损伤等有关。虽然机械性肠梗阻的晚期因腹膜炎症状而出现与动力性肠梗阻相似的症状,但在发作的早期,其典型症状较为明显。腹部X线片对鉴别这两种肠梗阻甚有价值。动力性肠梗阻时,全腹、小肠与结肠均有明显充气。体征和腹部X线片均能准确地分辨这两类肠梗阻。

(2) 单纯性与绞窄性肠梗阻的鉴别:绞窄性肠梗阻有肠管的血运障碍,可发生肠坏死、肠穿孔和腹膜炎,应及早确诊和手术,解除肠管的血运障碍,防止肠坏死和肠穿孔。绞窄性肠梗阻发病急剧,而且迅速加重,早期的腹痛剧烈,无静止期,呕吐频繁,可有血性呕吐物。腹部有腹膜炎体征,可有局部隆起或可触及孤立的扩张肠襻均为其特征。腹腔穿刺可抽到血性液体。全身变化也较快出现,有脉率加快、体温上升,甚至出现休克。腹部X线片可显示有孤立扩大的肠襻。非手术治疗不能改善其症状。当疑为绞窄性肠梗阻而不能得到证实时,应及早行手术探查。

(3) 小肠梗阻与结肠梗阻的鉴别:临床上常见的是小肠梗阻,但结肠梗阻时,因回盲瓣具有单向活瓣的作用,气体仅能向结肠灌注而不能反流至小肠,形成闭襻性梗阻。结肠呈极度扩张,加之结肠壁薄,易发生盲肠部位的穿孔。结肠梗阻的原因多为肿瘤或乙状结肠扭转,在治疗方法上也有别于小肠梗阻,及早明确是否为结肠梗阻有利于制订治疗计划。结肠梗阻以腹胀为主要症状,腹痛、呕吐、肠鸣音亢进均不如小肠梗阻明显。体检时可发现腹部有不对称的膨隆,借助腹部X线片上出现充气扩张的一段结肠襻,可考虑为结肠梗阻。钡灌肠检查或纤维结肠镜检查可进一步明确诊断。

【治疗】　急性机械性肠梗阻的治疗包括非手术治疗和手术治疗两大类,治疗方法的选择应根据梗阻的原因、性质、部位以及全身情况病情严重程度而定。无论采用何种治疗方法均应首先纠正梗阻带来的水、电解质和酸碱紊乱,改善患者的全身情况。

1. 非手术治疗

(1) 胃肠减压:是治疗肠梗阻的主要措施之一。现多采用鼻-胃管减压。导管插入、位置调整合适后,先将胃内容物抽空再行持续低负压吸引。抽出的胃肠液,除观察其量以外,同时还需观察其性质,以帮助鉴别有无绞窄以及梗阻部位的高低。胃肠减压的目的是减少胃肠道积留的气体、液体，减轻肠腔膨胀，有利于肠壁血液循环恢复，减轻肠壁水肿，使某些原有部分梗阻的肠襻因肠壁肿胀而导致的完全性梗阻得以缓解，也可使某些扭曲不重的肠襻得以复位，缓解症状。胃肠减压还有助于降低腹腔内压力，以改善因膈肌抬高而导致的呼吸与循环障碍。

(2) 纠正水、电解质和酸碱失衡：水、电解质与酸碱失衡是急性机械性肠梗阻最突出的生理改变，应及早予以纠正。当血液生化检查结果尚未获得之前，可先予以平衡液。待有测定结果后，再添加电解质和纠正酸碱紊乱。在无心、肺、肾功能障碍的情况下，最初输入液体的速度可稍快一些，但需测定尿量，以防液体过多或不足。在单纯性肠梗阻的晚期或绞窄性肠梗阻时，常有大量血浆和血液渗出至肠腔或腹腔，需要补充血浆或全血。

(3) 抗感染：肠梗阻后，肠壁的血液循环有障碍，肠黏膜屏障功能受损而有肠道细菌易位，或者是肠腔内细菌直接穿透肠壁进入腹腔内发生感染。肠腔内细菌还可迅速繁殖。同时膈肌抬高引起肺部气体交换与分泌物的排出受到影响，易发生肺部感染。因而，肠梗阻患者应予以抗菌药物以预防或治疗腹部或肺部感染。

2. *手术治疗*　手术是治疗肠梗阻的一个重要措施，大多数情况下肠梗阻需要手术来解决。手术的目的是解除梗阻，去除病因。手术的方式可根据患者的情况与梗阻的部位、病因加以选择。

(1) 单纯解除梗阻的手术：这类手术包括粘连性肠梗阻的粘连松解；复位肠扭转；切断粘连束带；切开肠腔去除肠内堵塞，如去除毛团、粪石、蛔虫等；为肠扭转、肠套叠的肠襻复位术等。

(2) 肠切除吻合术：若肠梗阻是由于肿瘤所引起，切除肿瘤是解除梗阻的首选方法。在其他非肿瘤性病变中，因肠梗阻时间较长，或已有绞窄引起肠坏死，或是分离肠粘连时造成较大范围的肠损伤，则需考虑将有损伤的肠段切除并做吻合。

在绞窄性肠梗阻中，如腹股沟疝、肠扭转、胃大部切除术后绞窄性内疝，解除绞窄后，血运有所恢复，但肠襻的生命力如何？是否需要切除？该切除多少？常是手术医师感到困难的事情。小段肠襻不能肯定有无血运障碍时，以切除吻合为安全。但当有较长段肠襻尤其全小肠扭转或因肠系膜血管栓塞所致，贸然切除可导致短肠综合征，将影响患者将来的生活质量。为此，应认真判断肠管有无生命力，判断的方法有：① 肠管的颜色转为正常，肠壁保持弹性并且蠕动活跃，可见肠系膜边缘动脉搏动，说明肠管有生机。经仔细判断后，其准确性可达 90%以上。应防止出现切除过多的现象。② 应用超声多普勒沿肠管对系膜缘探查是否有动脉搏动，但并非探查肠系膜的血管弓部位，其准确性在 80%左右。③ 从周围静脉注入荧光素，然后用紫外线照射观察其是否有肠管血液循环障碍，如有荧光出现，表示肠管有生机。其准确性可达 95%以上。④ 肠管已明显坏死，切除缘必须有活跃的动脉出血：肠管的生机不易判断。若为较长的一段肠管，可在纠正血容量不足与供氧的同时，在肠系膜血管根部注射 1%普鲁卡因或酚妥拉明以缓解血管痉挛。将肠管标志后放回腹腔，观察 15～30 min，如仍无生机可重复一次，在确认无生机后才可考虑切除。经处理后肠管的血运恢复，也显示有生机，则可保留，但在 24 h 后应再次剖腹观察(second look operation)，如发现有局灶性坏死应再行切除。为此，第一次手术关腹时，可采用全层简单缝合的方法。

(3) 肠短路吻合术：若对梗阻部位的肠管切除有困难时，如肿瘤向周围组织广泛侵犯，无法切除，或是广泛粘连难以剥离，但肠管无坏死现象，为解除梗阻，可分离梗阻两端肠管做短路吻合，旷置梗阻部。但应注意旷置的肠管尤其是梗阻部的近端肠管不宜过长，以免引起盲襻综合征。

(4) 肠造口术或肠外置术：肠梗阻部位的病变复杂或患者的一般情况差，不允许行复杂手术时，可在膨胀的肠管上，即梗阻的近端肠管上做肠造口术予以减压，解除因肠管高度膨胀而带来的生理紊乱。小肠梗阻可采用插管造口的方法，可先在膨胀的肠管上切一小口，插入吸引管进行减压，但应注意避免肠内容物污染腹腔或腹壁切口。肠插管造口的管子宜稍粗一些为妥，如 F16、F18，以防堵塞。也可以行隧道式包埋造口，以防有水肿的膨胀肠管愈合不良而发生肠瘘。结肠梗阻则宜做外置造口术。结肠内有粪便，插管造口常不易达到有效减压的目的，因远端有梗阻，结肠造口应采用双口术式。梗阻部位的病变肠襻较游离或已有肠坏死，但患者的一般情况差而不能耐受切除吻合术时，可将该段肠襻外置，然后关腹。立即或待患者情况恢复后，再在腹腔外切除坏死或病变的肠襻。远、近两切端固定在腹壁上，近端插管减压、引流，以后再行Ⅱ期吻合手术，重建肠管的连续性。

机械性肠梗阻的肠襻高度膨胀有血液循环障碍，肠壁水肿后的愈合能力下降，手术时腹腔已有感染或手术时腹腔被肠内容物严重污染，手术后易发生肠瘘、腹腔内感染、腹壁切口感染或哆裂。在绞窄性肠梗阻患者中,绞窄解除后血液循环恢复,肠腔内的毒素大量被吸收进入血液循环,出现全身性中毒症状。有些晚期患者还可能发生多器官功能障碍,甚至多器官系统衰竭(MOSF)。绞窄性肠梗阻的手术死亡率为4.5%~31%,而单纯性肠梗阻的死亡率仅为1%。因而,肠梗阻患者手术后的监测治疗仍很重要,对胃肠减压,维持水、电解质及酸碱平衡,加强营养支持,抗感染等治疗都必须予以高度重视。

麻痹性肠梗阻

麻痹性肠梗阻是具有肠梗阻的症状和体征,而实际上并无机械性肠梗阻病变的一种综合征。主要因肠道感染所致。

【临床表现】 主要表现为慢性或反复发作的恶心、呕吐、腹痛和腹胀,呈持续性或阵发性。常伴有不同程度的腹泻或便秘,或有吞咽困难。体重下降、营养不良较为常见。体检时可见腹部膨隆,伴或不伴有腹肌紧张。

【诊断】 可通过X线检查加以诊断。

(1) 腹部X线平片:可见肠管扩张,胀气。

(2) 腹部CT:也可见明显肠管扩张,肠管内积气明显。

【治疗】

1. *非手术治疗* 术后急性麻痹性肠梗阻发作时应予以禁食,持续胃肠减压,纠正水、电解质和酸碱紊乱,以及进行相应的病因治疗。

2. *手术治疗*

(1) 手术适应证:① 保守治疗、纤维结肠镜减压或持续硬膜外麻醉无效者。② 腹部X线平片显示盲肠直径大于12 cm者。③ 具有结肠缺血坏死或穿孔临床表现者。

(2) 手术方法:一般行盲肠插管造瘘减压术或行盲肠悬吊式造瘘术。手术可在局部麻醉下进行。也有报道在术中监视下,从肛门将一长管置入扩张的结肠内进行减压获得成功。当结肠缺血坏死时,需行部分结肠切除术,根据不同情况可行Ⅰ期吻合术、肠外置术或Ⅱ期吻合术。当结肠有穿孔时,如穿孔小,可通过穿孔处行插管造瘘术;穿孔较大时,则行部分结肠切除术、肠外置术或Ⅱ期吻合术。

本病如早期诊断,并及时进行适当的处理,一般3~6日症状可以缓解。但因本病常发生于年老体弱患者手术后,往往由于伴随的其他疾病而死亡。盲肠直径大小和结肠减压的时机与死亡率有直接关系。当盲肠直径大于14 cm时,其坏死、穿孔的发生率可达23%,死亡率为14%;而直径小于14 cm时,其坏死、穿孔和死亡率均为7%。发病后7日以上方进行结肠减压者,其死亡率比发病后4日以内行减压者高出5倍。当结肠坏死或穿孔而行急诊手术时,死亡率可高达10%~50%。因此,早期诊断,及时减压,可降低死亡率。

血栓性肠梗阻

血栓性肠梗阻是肠系膜血管性肠梗阻中的一种,是肠系膜血管阻塞或血供不足引起肠壁营养障碍的一种急腹症。本病并不多见,根据国内统计,在各种肠梗阻病因中约占0.23%。临床上常因对此病缺乏了解而导致延误诊断和治疗。其病情发展迅速,死亡率较高,可高达70%以上。

【临床表现】 可分为早期和晚期两种。它的病理变化都在肠系膜动脉供血不足的早期发生缺血性肠痉挛,进而发展为肠坏死。在早期,由于缺血性肠痉挛,患者出现剧烈的腹部绞痛,同时伴有频繁呕吐、腹泻。如再加上原有的器质性心脏病就是所谓的肠系膜上动脉(superior mesenteric artery, SMA)栓塞三联症。肠黏膜发生缺血性改变时,呕吐物和腹泻物中常混有血液,此时很少有腹部体征,因为肠壁肌层和浆膜层尚未发生坏死。到后期,肠麻痹和肠坏死引起腹痛和呕吐。

【诊断】 本病诊断比较困难。主要因为其虽然早期症状明显,但缺乏明显的体征,待出现体征时已发生肠坏死。确诊依靠手术、动脉造影以及尸检,其中手术确诊率在90%左右。以下实验室检查有助于诊断。

(1) 血常规白细胞计数明显升高,可在极早期出现。可能是由于肠缺血痉挛后引起的一种应激反应。

(2) 动脉造影术:动脉造影术和选择性动脉造影术是目前用以确诊的可靠方法。凡年龄在50岁以上,突然发生腹痛,并持续2~3 h,有下列5种情况之一者,均应立即行动脉造影术:① 有动脉硬化或心脏瓣膜病变者。② 长期患有充血性心力衰竭者。③ 各种原因引起的心律不齐者。④ 各种原因引起的血容量减少或低血压者。⑤ 不久前曾发生过心肌梗死者。

(3) 超声多普勒或断层超声联合检查:其诊断精确率超过80%。超声多普勒还可用于手术中确定肠切除的界限。

【治疗】 目前的主要治疗方法有以下5种。

1. *药物解痉* 可常规用于肠系膜血管供血不足的患者。血管扩张药物中罂粟碱较妥拉唑林安全。

2. *肠系膜血管重建术* 手术适应证为急性和慢性小肠缺血。手术方法有3种。

（1）血栓动脉内膜剥脱术：主要经腹主动脉切口途径，做腹腔动脉、肠系膜上动脉血栓内膜剥脱术。直接切开肠系膜上动脉会导致继发性血栓形成。

（2）旁路转流术：应用较普遍。采用自体大隐静脉或人造血管，一端与肾脏以下腹主动脉或髂动脉做端侧吻合术，另一端直接吻合于肠系膜上动脉。

（3）肠系膜动脉切断重建术：若闭塞处在腹腔动脉、肠系膜上动脉近腹主动脉入口时，可采用此术式。

3. *栓子摘除术* SMA 栓塞早期可单纯做栓子摘除术。取出栓子后，用肝素冲洗血管。见有血液喷出后，将血管切开处修复，观察 10～15 min，判断肠管的血流是否通畅。但静脉栓塞往往累及周围分支并非静脉主干，因而单纯做栓子摘除术常达不到满意的治疗效果。

4. *肠切除术* 适用于已有肠坏死者。但都应在先恢复肠系膜血液循环后再考虑是否做肠切除和决定肠切除范围。手术中应用超声多普勒血流仪和荧光技术能更精确地判断肠管的活性，以指导切除范围。肠切除一定要超过坏死肠襻两端各 15～20 mm。在二次手术的患者中常发现其肠坏死多发生在接近原吻合口 10 cm 以内。吻合后还要观察肠管的血运是否良好。

5. *抗凝治疗* 手术后抗凝治疗很重要，通常用肝素，以防止病变复发。

【预防】

（1）手术前要全面了解患者，包括患者的营养状况、出凝血状态、血脂、血黏度，有无心脏病、高血压、糖尿病等。如发现有异常，手术前一定要予以纠正，或加以改善。

（2）手术后一定要仔细观察患者的一般情况，尤其是腹部情况。因为年老体弱，反应比较差。同时由于手术后的腹部表现与尚未手术的腹部表现完全不同，必须牢记。

（3）要尽早做相关检查与处理，千万不能延误最佳治疗时机。

（施宝民　叶　春）

参考文献

[1] 吴阶平，裘法祖. 黄家驷外科学[M]. 第 6 版. 北京：人民卫生出版社，1999：418－429.

[2] 李小鹰. 哈兹德老年医学[M]. 第 1 版. 北京：人民军医出版社，2015：463－475.

[3] 汪耀. 实用老年病学[M]. 第 1 版. 北京：人民卫生出版社，2014：345－353.

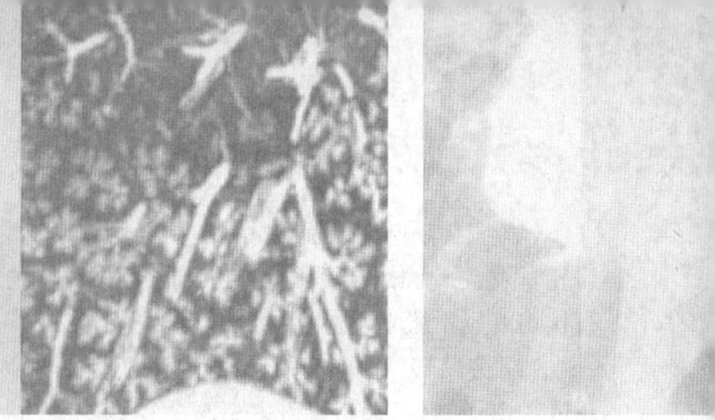

第9章

麻　醉

第1节　老年对麻醉的影响

2010年11月1日零时标准时点，我国进行了第六次人口普查，不包括中国香港和台湾地区，目前全国共有人口约13.34亿，其中65岁以上人口占全部人口的8.87%，约为1.2亿，上海65岁及以上的人口占全市常住人口的10.12%，比全国平均数高1.25%。上述数据均较2000年的第五次人口普查增加，目前社会人口老龄化加剧已是中国及世界人口发展的趋势。衰老是生命过程中与时间推移密切结合的一种不可逆的表现，受基因、环境、营养、教育、疾病、生活方式等因素影响，与所有器官系统储备功能进行性丧失有关，且这些变化的发生和程度因人而异，多数老年患者与年龄增长相应的生理代偿功能是足够的，只有当机体处于应激状态包括运动、疾病、手术麻醉时，生理储备功能受限才会表现出来。据统计，65岁以上老年人中，半数以上在死亡以前至少经受一次以上的手术治疗，由于重要脏器储备功能的降低及并存疾病的影响，老年患者围手术期并发症和死亡率均较青壮年人群增加，其中围手术期死亡率是青壮年的3倍，故麻醉对老年人的影响，应引起我们足够的重视。为了更好地实施老年人的麻醉，我们从以下几方面认识老年人的改变。

一、各系统功能的改变及对麻醉的影响

(一) 循环系统功能变化

(1) 老年人冠状血管突出表现是粥样硬化、心肌纤维化、心肌肥厚，可导致心排血量、每搏量及心脏射血分数减少，心脏代偿功能随年龄增长而下降。

(2) 心室舒张功能减退，严重时可引起左心房压增高、肺血管充盈增加，致肺充血、肺水肿。

(3) 动脉硬化，外周血管阻力增加，血压升高，脉压加大，主动脉弓、压力感受器调节血压、心率功能减退，故老年人对低血容量、低血压耐受性差，尤其当心率快时。

(4) 对β受体刺激反应性的降低；交感神经系统活性增强，副交感神经张力下降。

(5) 动脉弹性、顺应性下降，容量相对不足。

(6) 窦房结功能减退，窦房结细胞减少，心律不齐的概率增加，易发生心房颤动。

(7) 血液黏度增高，红细胞变形性减低。

(8) 主动脉瓣硬化和二尖瓣环钙化。

老年人在没有合并其他心血管疾病的情况下，以上与年龄相关的改变不影响心排血量，但是限制了心脏的储备能力。心血管系统的改变导致血流动力学不稳定性增加，以及对适应运动或手术麻醉应激所引起的代谢增加的能力下降，易引起围手术麻醉期的各种心脑血管并发症。

(二) 呼吸系统功能变化

(1) 在肺动力学上，随着年龄的增长，肺活量(VC)降低，最大通气量(MVV)降低。残气量每10年增加5%～10%，肌肉量减少引起的闭合气量的增加可导致第1秒用力呼气量下降，通常每10年下降6%～8%，同时闭合气量的增加也可导致通气血流比例失调及静息动脉氧分压降低，$PaO_2 = 100 - (0.4 \times 年龄)$ mmHg，平卧位时比坐位时可降低9.75 mmHg(1.3 kPa)。

(2) 在肺及胸壁结构上，年龄增加可导致肋骨、肋软骨变性，胸廓顺应性降低、胸壁僵硬度增加，肺弹

性回缩能力降低，跨胸膜压增加、膈肌变平。解剖无效腔增加、肺泡数目减少，毛细血管床数目减少，使气体弥散功能减低，肺泡交换面积减少。

(3) 在肺血流上可引起肺毛细血管横断面积减少，引起肺血管阻力增加，肺动脉压升高及缺氧性肺血管收缩减弱。

(4) 在呼吸的调节上，对高碳酸血症及低氧血症的通气反应减弱。

(5) 保护性咳嗽反射迟钝，易引起误吸、肺部感染等并发症。

(6) 在睡眠中易出现呼吸暂停和血氧饱和度降低，多见于男性和更年期后女性。

由于呼吸系统的以上的改变，老年人通气不足，应激时易发生低氧血症、高碳酸血症及酸中毒，且预先呼吸氧的疗效降低，术后易发生肺部感染、呼吸衰竭等并发症。

(三) 神经系统功能变化

(1) 脑组织出现退行性变，脑血流下降 10%～20%，脑灌流量减少，脑氧代谢下降，神经元缩小，神经元数目减少 15%～50%，全部感知域增高。脑容积缩小，脑沟加深，脑回变窄，脑室腔扩大。

(2) 不同大脑区域内的神经递质和特异受体减少，对麻醉药敏感性增加，用量应减少；神经系统功能减退，智力下降和情感压抑。

(3) 自主神经系统兴奋性下降，对麻醉手术应激的适应性下降。对循环系统调节功能减弱，不易维持血流动力学稳定，体位改变易引起血压明显下降。

(4) 周围神经系统功能下降，老年人周围神经轴束数目减少，直径缩小，髓鞘厚度变薄，郎飞结相互靠近，神经纤维传导速度随增龄逐年减慢，神经包膜及邻近结缔组织通透性增加，这些变化导致老年人对椎管内和周围神经传导阻滞更为敏感。

由于以上神经系统的退行性改变，导致老年人对许多麻醉药的敏感性增加，术后易发生麻醉苏醒延迟、围手术期谵妄及术后认知功能障碍等神经系统并发症。

(四) 肝功能变化

(1) 老年人肝萎缩，体积变小、重量减轻。

(2) 肝血流量每 10 年减少 10%。肝合成白蛋白功能下降，解毒功能下降，药物代谢速度减慢，影响药物的灭活与排除，易引起药物性肝损伤。

(3) 由于肝消化吸收能力差，易引起蛋白质等营养物质缺乏，导致肝脂肪沉积。

(4) 围麻醉期也易发生药物作用延迟、苏醒困难等并发症。

(五) 内分泌系统功能变化

(1) 老年人下丘脑中调控内分泌的多巴胺、去甲肾上腺素等生物胺减少。下丘脑-垂体轴的反馈受体敏感性降低，性功能减退，易发生甲状腺功能及基础代谢率降低，易致低体温；甲状旁腺素升高，降钙素降低，易发生骨质疏松。

(2) 胰岛功能减退，葡萄糖耐量逐渐降低，对胰岛素的抵抗性增强。易发生糖尿病及其并发症。

(3) 老年人对体内水钠代谢的调节功能减退，围麻醉期易发生水、电解质及酸碱平衡紊乱。

(4) 骨质增生，关节僵直，易致气管插管和椎管穿刺困难。

(六) 泌尿系统功能变化

(1) 肾血流量减少，肾小球滤过率降低，肾小管功能降低。

(2) 肾内分泌功能减退。

(3) 输尿管肌层变薄，舒张力下降，将尿送入膀胱的速度减慢，且容易反流。

(4) 药物排泄减慢，血药浓度增加，药效增强，作用时间延长。围麻醉期易发生药物作用延迟、苏醒困难等并发症。

(5) 由于肌肉萎缩，血清肌酐水平并不能准确反映肾功能水平，应测定肌酐清除率。

(七) 血液系统变化

(1) 血液系统老化主要表现在各种血细胞及骨髓的变化。老年人红细胞、血红蛋白及血浆总蛋白量都呈下降趋势，术中易出血且对出血的耐受性差，骨髓红细胞摄取铁减少，造血的红骨髓容量随年龄的增长而减少。

(2) 血液中的血小板黏附性和集聚性增加，老年人易发生血栓和栓塞。

(八) 肌肉及骨关节变化

(1) 老年人肌肉退行性变，肌萎缩，肌肉失去弹性，功能减弱。

(2) 骨质疏松与增生，关节软骨退行性变，关节囊及韧带硬化，关节囊结缔组织增生、韧带退行性病变及纤维化，椎间孔闭锁，椎管内间隙相对变小，椎管内麻醉时易出现平面较广、循环意外等并发症。颈部的伸屈幅度减小，全麻诱导时，可能出现插管困难，由于关节囊松弛及韧带退化，可能造成颞颌关节脱位等疾病。

(九) 基础代谢

(1) 骨骼肌萎缩及脂肪组织的增多，基础代谢率降低,30岁后每年降低1%,热量生成减少。

(2) 中枢退行性变,体温调节中枢迟钝,易发生低体温,导致全麻时药物代谢缓慢、苏醒延迟等并发症。

二、药物代谢和药效的特点及对麻醉的影响

(一) 药物代谢特点及对麻醉的影响

(1) 老年人体内总水量和肌肉量减少,脂肪量增加,药物的分布和半衰期改变,中央室变小,单次给药后药物血清浓度增高,脂溶性高的麻醉药物易蓄积,作用时间延长。

(2) 血浆蛋白含量的变化对药物的影响取决于药物与哪种蛋白质结合:酸性药物主要与白蛋白结合,而碱性药物主要与α_1-酸性糖蛋白结合,老年人血浆中白蛋白减少,使与白蛋白结合的结合型麻醉药减少,从而游离药物浓度增加,促使药物作用于脑。

(3) 老年人由于肝血流量减少,肝酶活性降低也可导致药物消除速率减慢,故多数麻醉药物作用时间较青年人延长。

(4) 肾脏排泄功能减低,药物在肾脏中排泄均减慢,作用时间延长。

(二) 药效学特点及对麻醉的影响

(1) 由于自主神经系统反应低下和受体数目减少,或药物作用部位的结构或功能改变,使得老年人对交感兴奋性药物的敏感性降低,异丙肾上腺素正性变率作用可因此而被削弱。

(2) 中枢神经系统退行性变,压力感受器的反应迟钝,心脏、自主神经反应不良及血压自身调节功能的减退,使得老年人对抑制性药物敏感性增强。

(3) 老年人脑组织神经元数量减少,密度下降,中枢神经有关受体减少可导致对多数全麻药物的敏感性增加(除外硫喷妥钠和肌肉松弛药),全麻药物药效增强。

由于以上药物代谢及药效的特点,多数麻醉药的老年人应用均需减少用量。

三、相关并存疾病对麻醉的影响

老年手术患者40%~60%有并存疾病,常见疾病有冠心病、高血压、肺内感染、糖尿病、脑血管意外等。这些并存疾病能明显增加手术麻醉的风险。因此,麻醉手术前应强调对主要脏器功能测定和手术危险性的预测,并积极处理、治疗并存疾病。

(一) 高血压对麻醉的影响

高血压麻醉危险性取决于是否继发重要脏器(脑、心、肾)损害及其受损害程度。如合并肥胖及糖尿病,麻醉手术危险性增加。老年高血压患者术前应使用降压药,使血压控制在正常的高值水平,并发脑梗死者可稍高,有心肌梗死者舒张压不能低于80 mmHg,降压药应一直用至手术日晨。经此处理后,可抑制应激反应的某些中介环节,改善调节功能,减少围麻醉期血压的剧烈波动及心脑血管并发症。老年患者合并高血压时,对降压药物反应可能增强,且易发生体位性低血压。

(二) 冠心病对麻醉的影响

老年人冠心病发病率逐年增加,据统计,70岁以上老年人冠心病的发病率几乎接近100%。心脏病患者常需药物治疗,抗心律失常药也应继续应用至手术日。突然停用β肾上腺素受体阻滞药、中枢作用的抗高血压药、硝酸甘油或钙通道阻滞剂会引起心肌缺血、高血压意外和心律失常,故原则上不能随便停药。同时应注意预防低钾血症。麻醉中保持氧供需平衡,避免心动过速、前后负荷增加、心肌收缩性增加及舒张压过低、冠状动脉痉挛等,并积极术后镇痛,以减轻疼痛刺激引起交感兴奋加重对心脏的损害。

(三) 糖尿病对麻醉的影响

糖尿病患者围手术期死亡率较普通患者增高5倍。麻醉风险与重要器官的病变程度密切相关。老年糖尿病患者术前血糖通过控制饮食及口服降糖药物控制。为避免低血糖发生,在术前停用口服药,改用肌内注射胰岛素,找出适宜剂量。术中、术后患者禁食期间,必须由静脉补充液体,随时调整胰岛素用量及其他液体成分。同时围麻醉期注意低钾血症的发生。

(四) 感染对麻醉的影响及防治

老年人的感染临床表现不典型,因此术前、术后要仔细检查。特别值得重视的是肺炎的处理。术前必须详细询问呼吸系统病史及做细致的胸部检查。吸烟者应戒烟。有炎性病灶者,选用适当的抗生素,口服祛痰药,超声或蒸汽雾化吸入等。围手术期感染的治疗应考虑以下几点:抗生素的选择,合理用药,注意抗生素的副作用,必须配合其他治疗措施。合并呼吸道感染的老年人全身麻醉拔管后更易发生支气管痉挛、呼吸衰竭等呼吸系统并发症。

四、老年对不同麻醉方式的影响

(一) 对全身麻醉的影响

(1) 老年人术前常并存各种疾病,40%~60%的老年患者合并有心血管、呼吸或消化系统疾病,30%

的老年人术前已有3种或更多疾病，这些合并症使病情加重，手术麻醉死亡率增高，若非急诊，术前均应经过正规的内科治疗，将血压、血糖等控制在合理的范围，以减少围手术期的并发症。

(2) 由于老年人对镇定催眠药敏感性增加，导致不良反应多，因此，麻醉前用药要慎用，剂量要少。老年人对镇痛药的耐量小，一般不作为术前常规用药。由于老年人迷走神经张力较高，心率常较慢，术前需使用抗胆碱药，但抗胆碱药与术后早期认知功能障碍有关，该类药物可导致与剂量相关的记忆功能损害，东莨菪碱的致遗忘作用最明显，阿托品的作用强度次之，由于格隆溴铵(胃长宁)不易透过血脑屏障，抗胆碱能作用主要局限在周围神经系统，使用格隆溴铵的老年患者术后无明显的认知功能改变。

(3) 老年人体液量减少15%～20%，选择性手术，术前禁食禁饮时间较长，患者术前有明显血容量不足的危险，尤其合并高血压的患者，在麻醉诱导前需补充容量，其中生理需要量和术前禁食量以补充乳酸钠林格液为主，麻醉引起血管扩张所致容量相对不足量及出血量以补充胶体液为主，必要时可监测中心静脉压或心功能，以免血压剧烈波动，出现循环意外。

(4) 老年人由于心肺功能储备降低，全身麻醉诱导前应充分去氮供氧，常采用100%纯氧、流量10 L/min，通气8次/min，可减少循环意外发生。常因无齿、缺齿及牙齿松动等，给麻醉诱导及插管带来不便，术前应做好充分准备工作及在术前谈话中强调，以免发生麻醉意外及医疗纠纷。

(5) 老年人由于机体器官组织退行性变，药物代谢及药效发生变化，对静脉诱导药的降血压效应较敏感，同时静脉用药循环时间较长，药物起效时间延迟，多数药物消除半衰期延长，为减少药物的毒副作用和麻醉并发症，多数静脉麻醉药物需剂量调整，应采用分次小量原则。

1) 阿片类：老年人脑对阿片类药的敏感性增加，半衰期及镇痛效应随年龄的增加而增大，为防止毒副作用，推荐老年人芬太尼和瑞芬太尼的首次量可减少50%，瑞芬太尼的维持剂量减少33%。

2) 依托咪酯：为强效、作用时间短的非巴比妥类静脉麻醉药，对心肌无明显抑制作用，血流动力学相对稳定，适用于老年及心脏病患者全身麻醉诱导。由于药效的中央室减少，但大脑对依托咪酯的敏感性并无增加，故推荐老年人诱导剂量减少20%，为0.15～0.3 mg/kg。

3) 丙泊酚：老年人中枢神经系统对丙泊酚敏感性随年龄而增加，同时清除率降低，恢复延迟。故丙泊酚用量需减少，推荐剂量减少30%～50%，为1.5～1.75 mg/kg。

4) 咪达唑仑：老年人对咪达唑仑的敏感性显著增加，易出现过度镇静、呼吸抑制等副作用，恢复时间显著延长。推荐剂量减少75%。

5) 硫喷妥钠：由于中央室减少，使硫喷妥钠血浆中药物浓度增加，但中枢神经系统对硫喷妥钠敏感性无明显增加，恢复时间也不延长，故推荐老年人诱导剂量应减少15%。由于其对交感神经的作用，老年人可能引起严重的体位性低血压。

(6) 老年人因脑神经元及脑内介质的减少，吸入麻醉药的最低肺泡有效浓度(minimum alveolar concentration，MAC)均随年龄增长而呈线性下降。在40岁以后，每增龄10岁，MAC降低4%。老年人功能残气量增加时，吸入气向肺泡的转运过程减慢，肺泡麻醉药浓度上升速度相应减慢，且通气/血流比例失调增大，肺交换面积减少，使麻醉药向血的转运能力下降；加之，老年人心排血量下降，血流从肺带走的麻醉药相对减少；另外，老年人吸入麻醉药血/气分配系数降低，肺血平衡加快，常减少自肺泡的摄取等以上因素将引起吸入麻醉药诱导起效慢，药效显著增强，术后恢复延迟。

1) 异氟醚：代谢降解少，毒性代谢产物少，溶解度低，易于调控麻醉深度而苏醒快，但可引起心脏每搏量减少，老年人代偿性心律增快较少，心排血量会下降，故老年人使用时MAC应降低。

2) 地氟烷：除外异氟烷的优点，其血/气和组织/血液溶解度系数低，药物吸收少，有利于药物的代谢，是目前苏醒最快的吸入麻醉药，更适合老年人麻醉。

(7) 肌肉松弛药：神经肌肉接头随增龄改变显著，神经递质释放减少，肌力降低，但由于神经肌肉接头处受体过剩，功能变化不明显，故非去极化肌肉松弛药用量与年轻人相似，药效相似，但由于药代动力学的改变，起效较慢，作用时间明显延长，尤其对低温和糖尿病患者肌肉松弛药的消除半衰期更长，故用药量需酌减。老年人麻醉宜选用对循环影响小的中短效肌肉松弛药。

1) 琥珀胆碱：老年人血浆胆碱酯酶活力减弱，药物清除率降低，故琥珀胆碱剂量需酌减，重复使用时更应减量。

2) 泮库溴铵：清除依靠肾功能，随年龄增加而下降，作用时间延长。75岁消除半衰期为中青年的2倍。

3）维库溴铵：清除率下降30%，临床上负荷剂量与年轻人相同，维库溴铵0.1 mg/kg，但持续输注速度可减慢，维库溴铵0.5～1 μg/(kg·min)，老年人阻滞恢复时间为45 min，年轻人为17 min，反复用药可能产生蓄积。

4）阿曲库铵及顺阿曲库铵：因经血Hofmann方式代谢，不经肝、肾，故剂量和效应几乎不受年龄影响，作用时间也不延长。

5）罗库溴铵：清除率及分布容积均下降，作用时间明显延长。罗库溴铵麻醉诱导迅速平稳，手术后恢复快，个体差异小，较适合应用于老年人。负荷量罗库溴铵0.6 mg/kg，静脉持续滴注罗库溴铵8～15 μg/(kg·min)。

6）新斯的明：为肌肉松弛拮抗药，其效应与年龄明显相关，静脉注射0.05 mg/kg，起效时间及最大拮抗肌肉松弛作用与年轻人相仿，但作用时间延长至42 min，年轻人仅13 min。

(8) 老年人由于基础代谢率的降低及全身麻醉对体温调节中枢的影响，术中更易发生体温降低，增加术后感染、出血、苏醒延迟等并发症。

(9) 术毕老年人可能存在下颌松弛，舌根后坠，分泌物过多等，较易引起呼吸道梗阻、反流、误吸等症状。且可能存在麻醉镇静镇痛药和肌肉松弛药残留，故应充分吸引分泌物，尽量待患者清醒后拔出气管导管。且术后常规供氧，密切观察循环、呼吸情况以便及时处理。

(10) 老年人术后更易发生各种并发症，其中以呼吸系统和中枢神经系统并发症多见。

(二) 对椎管内麻醉的影响

(1) 老年人局麻药在蛛网膜下腔内扩散广，麻醉起效快，且作用时间延长，麻醉平面高，由于代偿机制不全及很低的交感神经张力，易发生血压骤降。对情况差、心功能不全者不宜选用。一般麻醉平面控制在T_{10}以下较安全。蛛网膜下腔阻滞主要应用于下肢、盆腔、肛门会阴部手术。

(2) 老年人椎体肥大、骨质增生、韧带纤维化和钙化，硬膜外穿刺常较困难，常采用侧入法或旁正中法穿刺；由于硬脊膜的渗透性增加，局麻药可从硬膜外渗透到硬膜下，同时由于老年人椎间孔闭锁，椎管容积相对狭小，小剂量局麻药就可出现高平面，因此，局麻药实验剂量和首次剂量均较年轻人减少。通常试验量3～5 ml，首次剂量3～5 ml，宜采用少量多次追加局麻药，通常老年患者行硬膜外阻滞以下腹部及下肢手术为主。老年人椎管内动脉硬化，局麻药中肾上腺素宜减量(1∶50万)或不用，以防影响脊髓血供。

(三) 对外周神经阻滞麻醉的影响

近年由于神经刺激器及超声定位的出现，使神经阻滞效果更为确切和满意，加之对一些重危和伴有出血倾向的老年患者，椎管内麻醉可能产生较大风险和并发症，故神经阻滞方法在老年人中应用越来越受到重视。由于老年人中枢神经系统、心血管系统及外周神经系统的退行性变，对局麻药敏感性增加，加之肝肾功能的降低，局麻药代谢减慢，为防止局麻药毒性反应，老年人外周神经阻滞时局麻药物用量应减量。老年人实施椎管内麻醉或神经阻滞时，合用辅助药物剂量宜小，为年轻人的1/3～1/2，麻醉效果不佳时，切忌盲目增加辅助用药。目前连续外周神经阻滞局麻药用量大多参照国外，国内此方面的研究还有待于大家不断探索。

(余　斌)

第2节　麻醉前评估和准备

老年人生理功能减退的程度与其年龄并不完全相符，重要器官的功能状况对耐受麻醉更重要。几乎50%的老年手术患者都存在不同程度的合并症，如高血压、冠心病和慢性阻塞性肺疾病(chronic obstructive pulmonary disease, COPD)等，因此，老年人麻醉时，重要器官的功能也更易出现损害。老年人麻醉前准备的重点应该是积极治疗和控制合并症，改善器官功能状况，提高患者对麻醉的耐受性。

一、麻醉前合并症的处理

(一) 冠心病

冠心病是老年人麻醉中最常见的合并症，70岁以上的老年人可有超过50%患有程度不同的冠心病。冠心病治疗的重点在于保证心脏舒张期充足的冠状动脉灌注，包括补足循环血量、控制过快心率、防止低血压发生。麻醉前选择适当的镇静、镇痛和抗焦虑药，消除术前的疼痛和焦虑，以免心率增快和血压升高。继续使用抗心绞痛药如β受体阻滞剂、硝酸甘油、钙通道阻滞药等。术前心肌梗死不足6个月，称“近期心肌梗死”，非心脏手术患者，其围手术期的再心肌梗死率和死亡率都显著增高。因此，对近期心肌梗死患者的择期手术应予以推迟，最好在1年以后进行。如系急诊手术，围手术期应加强血流动力学监测，手术全过程要时刻警惕再发心肌梗死，并需要有心内科医师协助诊治。

(二) 高血压

若非急症手术，高血压病患者术前均需经一段时间的内科治疗，使血压控制在接近正常水平，将有助于减少围手术期心、脑、肾等脏器损害的发生。高血压病患者总血容量减少，麻醉中血管扩张或心肌抑制，出血或脱水时容易引起低血压，应注意在麻醉诱导前补足血容量。超声心排血量动态研究表明，老年高血压病患者比无高血压患者后负荷持续增大，心排血量在气管插管前即刻下降最明显。

目前对高血压患者术前血压应控制于何水平、控制多长时间才能手术，尚无定论，通常术前老年人控制于 145/90 mmHg 水平即可。抗高血压治疗应持续到麻醉前，突然停用降压药可能导致心肌梗死、心力衰竭和脑血管意外等的发生。但术前必须了解患者所用的抗高血压药物的种类和剂量，因为很多药物与麻醉药有协同或相加的循环抑制作用。如果术前血压控制不理想，舒张压大于 110 mmHg，应延期施行择期手术。合并高血压病需急诊手术，或高血压控制不良，需要限期手术的老年患者，必须做好心脏彩超等充分的麻醉前检查，对围手术期伴脑血管疾病、冠心病、心律失常和糖尿病等风险情况做出评估，必要时请内科医师协助围手术期治疗。

(三) 心律失常

老年人术前心律失常是常见合并症，以室上性和室性期前收缩多见，另外窦性心动过缓和房室传导阻滞及室内传导阻滞也较常见。诱发因素有：低氧血症、利尿剂所致的低钾血症，冠心病心肌缺血发作，腹腔镜气腹时腹膜牵张造成的迷走神经兴奋等。麻醉前重点注意心律失常的性质与类型，是否已安装心脏起搏器。有心动过速史的患者，麻醉手术期间可能出现阵发性室上性心动过速。某些心律失常包括非窦性心律、房性期前收缩和每分钟超过5次的室性期前收缩，围手术期可能发生心脏意外。

以下是麻醉前常见心律失常的处理。

(1) 窦性心动过速：心率可达 120 次/min 以上。主要是症状性表现，常见诱发因素有低血容量、发热、低氧血症、充血性心力衰竭等。应以纠正诱发窦性心动过速的原因为主。当窦性心动过速引发心肌缺血、损害心脏功能时，需要在心电图和动脉压监测下，缓慢静脉注射短效 β_1 受体阻滞剂艾司洛尔 0.25～0.5 mg/kg，必要时连续输注 50～300 μg/(kg·min)。给药时注意防止低血压。

(2) 室上性心动过速：可使用各种方法刺激迷走神经，常可终止室上性心动过速发作；或用去氧肾上腺素 0.1～0.2 mg 静脉注射使血压升高；亦可酌情使用洋地黄类药，尤其是地高辛和β受体阻滞药联合应用，可显著降低室上性心动过速发生。支气管哮喘患者禁用β受体阻滞剂，可选择钙通道阻滞剂，如维拉帕米、地尔硫䓬等亦有效。钙通道阻滞剂和β阻滞剂合用会增加心肌抑制。若患者伴低血压，且升压药作用不明显，药物纠正室上性心动过速作用效果不良时，可采用电复律。

(3) 心房颤动：心房颤动易发因素有 COPD、冠心病等，较少有致命性危害，但仍有许多不良后果，如血流动力学不稳定，甚至严重低血压。治疗心房颤动，应先纠正可能的原因，再考虑药物治疗。有预激综合征的心房颤动患者首选胺碘酮，合并心力衰竭的患者推荐洋地黄类药，有心肌缺血的患者可选用β受体阻滞剂。

(4) 窦性心动过缓：如果循环维持良好，心率在 50 次/min 以上可不必处理；若心率慢伴血压下降，可用阿托品 0.2～0.3 mg 静脉注射，并加用麻黄碱 5～6 mg 静脉注射，或用多巴胺 0.5～1.0 mg 静脉注射。窦房结功能低下伴有症状，术前应考虑装起搏器。

(5) 室性期前收缩：偶发室性期前收缩可不必治疗。若室性期前收缩超过 5 次/min、多源性、连续 3 次以上短阵室速发作，或期前收缩发生在前一个 QRS 综合波的接近 T 波峰值时，则应处理。通常室性期前收缩首选利多卡因 50～75 mg 静脉注射，隔 20 min 可重复一次，维持用 1～4 mg/min 持续静脉输注，直到控制室性期前收缩或总量达 15 mg/kg。β受体阻滞药艾司洛尔单独应用并不一定有效，但对于围手术期由于交感兴奋而引起的期前收缩则特别有效。溴苄胺(bretylium)静脉注射负荷量 5 mg/kg，然后 1～10 mg/min 静脉滴注维持，当患者室性期前收缩对利多卡因或普鲁卡因胺无效时可试用，但同时伴有低血压的患者应慎用或禁用。室性期前收缩患者还应该及时解除血钾、血镁和血钙等电解质紊乱。

(四) 慢性阻塞性肺疾病

老年人肺部并发症增多，以 COPD 较常见。麻醉前发现 COPD，要确定肺部疾病的严重程度和发现可能的危险因素。60 岁以上有 COPD 病史的患者，无论进行何种手术都要行胸部 X 线检查，可以判断肺充气过度的程度，有无肺大泡，以及是否有肺部感染。对于有肺部疾病要行上腹部和胸部手术的患者，术前评估还应包括肺功能测定和动脉血气分析。研究发现术前有 FEV1 和弥散量异常、过度通气、黏液分泌过多的患者预示有严重的术后肺部并发症。COPD 的治疗包括吸入 β_2 受体激动剂、抗胆碱能制剂、激素和茶碱类药物。如果患有 COPD 而长期应用激素治疗者，术前要降低有效剂量。长期用茶碱和吸入支气管扩张药的患者应持续用至手术当日。呼吸道感染，C 反应蛋白和白细胞升高以及咳嗽有痰，择期手术应该延期至感染基本控制。糖皮质激素可减轻气道黏膜水肿，抑制或减少支气管收缩介质的释放，适用于严重的 COPD 或哮喘患者，是围手术期治疗支气管痉挛的一线药物，急性发作时，静脉注射氢化可的松 100 mg 每 8 h 1 次，一直用至术后 1～2 日。以后改用口服泼尼松 40～60 mg/日。伴支气管扩张者手术延至炎症控制，痰量减少后 2 周进行。近期急性呼吸道感染易诱发支气管痉挛，应经治疗待症状消失后 2～3 周才行手术。

（五）脑血管疾病

脑血管疾病是老年患者常合并发生的神经系统疾病。要分清脑血管病是缺血性脑卒中，还是出血性脑卒中。缺血性脑卒中常由于血栓栓塞引起，多为动脉粥样硬化患者，并同时伴有高血压、糖尿病、冠心病、高脂血症和肾脏损害。出血性脑卒中常由于高血压、动脉瘤破裂或动静脉畸形造成。无论血栓栓塞性或出血性脑血管病患者，麻醉期间宜尽力使血压维持在平时的水平，力求减少波动。伴发的心血管病也要进行处理。对症状性椎基底动脉供血不足疾病的老年人，头颈部位置不宜处于过伸位，以免造成进一步缺血性损害。

（六）帕金森病

又称震颤麻痹，症状严重者可产生限制性通气障碍和阵发性膈肌痉挛。伴随自主神经功能障碍者表现为呼吸道分泌增多、体位性低血压等。常用药物如左旋多巴，可透过血脑屏障，经多巴脱羧酶转化为多巴胺。应注意左旋多巴能引起心肌应激性增强，引发快速型心律失常；改变周围血管活力和排钠增多而致血容量减少，麻醉期间血压容易波动；术后易发生呼吸抑制，应注意预防。也有发生恶心呕吐和精神障碍者。帕金森病对麻醉选择无特别影响，但宜避免使用具有多巴胺对抗作用的丁酰苯类药（如氟哌利多）和丙嗪类药。治疗帕金森病的药在围手术期应继续使用，停药可使症状复发或加重。

（七）糖尿病

糖尿病对自主神经的损害常可以影响麻醉过程。麻醉选择方面，区域阻滞麻醉对应激性高血糖的反应有所抑制，但对有明显周围神经并发症的患者作用有限。手术时保持清醒的最大优点是有利于发现和防治低血糖，也有利于发现糖尿病引起的昏迷。一般认为，择期手术的患者空腹血糖应控制在 8.3 mmol/L 以下，最高不超过 11 mmol/L，尿糖、尿酮体为阴性。术前或术后补充葡萄糖时可按血糖情况，按比例同时给胰岛素（胰岛素 1 U∶葡萄糖 2～4 g）。当血糖超过 14 mmol/L 时，可静脉注射胰岛素 5～10 U，并反复检测血糖。

二、麻醉前访视

提高老年人的麻醉质量应从术前访视开始，这是提高麻醉、手术成功率和安全性，降低术后并发症和死亡率的重要环节。择期手术，麻醉医师应在手术前 1 日访视患者，问病史和查体，了解患者主诉，本次入院诊断和拟行手术，以及患者的精神状态，了解重要内科合并症的治疗经过及效果，患者入院前的运动耐量，既往有无手术麻醉史及药物过敏史，个人有无烟酒嗜好等。有吸烟嗜好的患者，如果需做上腹部手术，最好在术前 2 周戒烟，使患者气道得以修复，便于术后肺功能恢复，对预防术后肺部感染十分有利。

要进行全面体格检查和麻醉科专科检查，了解重要脏器有无阳性体征，患者张口度、义齿及牙齿松动情况、颈部活动度、气管位置偏移等，判断患者有无困难气道。对拟行椎管内麻醉的患者应检查脊柱有无畸形，穿刺点邻近组织有无感染等。

仔细阅读病历，掌握患者化验检查和特殊检查的结果。一般要有血、尿、粪常规，电解质，肝、肾功能，心电图、胸部 X 线检查等结果，为初步评估患者心、肺、肝、肾功能提供依据。

对并存重要器官疾病，或进行特殊手术的患者，应做特殊检查。对合并肺部疾病，或进行上腹部大手术患者，应进行肺功能和血气分析检查。疑有心脏疾患，应行心脏彩超、心导管或核素检查；术前心电图有心律失常、心肌缺血，或者年龄在 70 岁以上，即使心电图没有改变也应做心脏多普勒超声检查和 24 h 动态心电图，以明确诊断和评估心脏功能。高血压患者检查眼底，明确有无高血压引起的血管病变。对有中枢神经系统疾病的老年人应进行头颅 CT、MRI、脑电图等神经系统检查，以明确诊断。

与手术医师交流，了解手术方案，估计术中可能出现的意外情况，并做出处置预案。初步拟定麻醉方案，包括麻醉方法选择、麻醉前各项准备、麻醉前用药等。

用通俗的语言与患者和家属平等交流，让患者和家属了解有关的麻醉问题，消除患者术前焦虑及恐惧等紧张情绪，取得患者和家属的信任与配合，并按有关规定与患者本人或家属签署“麻醉知情同意书”。

对高危疑难复杂手术或新开展手术，应提前数日召集相关科室的术前讨论，判断患者耐受情况，共同拟定应对方案，以保证患者安全，提高手术成功率。

为保证呼吸道通畅，减少反流误吸风险，嘱患者和家属禁食、禁饮事项，通常禁食 6～8 h，禁饮 4 h。术前禁食造成血容量不足，老年人尤其敏感，宜在麻醉前静脉缓慢补液 300～500 ml，以减少麻醉中的血流动力学波动。

三、麻醉风险评估

老年人器官储备功能降低，难以承受应激，且合并症较多，麻醉风险性增加，应在全面复习病史、访视患者及检查的基础上，联系手术风险，进行综合分析，对患者的全身情况和麻醉耐受力做出全面评估，以便充分做好麻醉前准备，提高老年人麻醉的安全性，保证手术的顺利进行。

老年人的麻醉风险性，主要与患者年龄、患者全身状况和有无内科合并症、是否为急诊手术以及手术的类型有关。

1. 年龄　在预测围手术期严重不良事件中，年龄是一项独立风险因素。麻醉并发症和围手术期死亡率随患者年龄增高而增加。年龄影响麻醉风险性的原因，主要是与老年相关的内科伴发疾病的严重程度有关，其次才是与年龄相关的器官储备功能的衰退相关。年龄在 70 岁以上，麻醉后死亡率增高。

2. ASA 分级　ASA 分级是根据患者的心、肺、肝、肾以及中枢神经系统等重要器官功能状况和失代偿程度来进行的，分为Ⅰ～Ⅴ级。Ⅰ级器官功能正常，Ⅴ级为濒死，无论手术与否，都难以生存 24 h 以上。研究指出，ASA 分级是预测围手术期死亡最强的预测因子。

3. 急诊与择期手术　对老年人，急诊手术是手术不良结局的独立预测因素。由于衰老造成的器官功能减退和伴发疾病，急诊老年人麻醉前生理状态较差，器官代偿功能难以保持在“最佳”状态。外科急诊患者发病较急，如消化道穿孔、肠梗阻等，有些患者饱胃，有些可能合并感染性或出血性休克，呼吸、循环功能不稳定。麻醉前准备很难充分，麻醉意外和并发症都较择期手术患者发生率高。

4. 手术类型　手术类型被确定为术后死亡风险性的重要影响因素。根据危险程度，将手术类型分为高危如急症肝胆或胃肠外科大手术，中危如择期的胃肠外科手术，以及低危如择期的斜疝修补术或乳房手术等。手术部位、手术复杂程度、手术时间长短均对麻醉的风险性产生影响。

四、围手术期心血管系统风险评估方法

麻醉前评估中要高度重视衰老引起的内科合并症。另外，把患者看成一个整体，麻醉前需要评估特定相关器官系统的功能储备情况。下面介绍几个心血管系统风险评估的方法。

（一）心血管系统危险程度评估

围手术期心血管系统评估，将心血管系统的危险等级分为 3 等，高危、中危和低危。

1. 高危（心源性死亡＞5%）

（1）不稳定型冠状动脉综合征：心肌梗死，不稳定型或严重心绞痛。

（2）失代偿心衰及严重心律失常：重度房室传导阻滞及心脏病伴明显的室性心律失常，室上性心律失常而心室率不能控制。

2. 中危（心源性死亡＜5%）

（1）轻度心绞痛。

（2）心肌梗死病史或 Q 波异常。

（3）代偿性心力衰竭或有心力衰竭史。

（4）糖尿病（胰岛素依赖型）。

（5）肾功能不全。

3. 低危（心源性死亡＜1%）

（1）高龄。

（2）心电图示左心室肥大、左束支传导阻滞、ST－T异常。

（3）非窦性心律（心房颤动）。

（4）心脏功能差（不能上楼）。

（5）脑血管意外史。

（6）不能控制的高血压。

（二）体能状态评估

有作者将体能状态用代谢当量（metabolic equivalent，MET）来衡量。1 MET 相当于体重 70 kg 的 40 岁男性，静息状态下的氧耗量，约为 3.5 ml/(kg • min)。用 MET 值来评估心脏对日常活动的耐受性。

以下是不同代谢当量对应的日常活动耐受程度。

1 MET：静息时无不适。

2 METs：自行穿衣、进食、上厕所。

3 METs：室内或室外散步。

4 METs：4 km/h 步行 200～500 m 平路，做轻便家务如揩灰、洗碗等。

5 METs：能上1、2层楼或登小山坡。

6 METs：6.5 km/h，步行。

7 METs：短程小跑。

8 METs：从事较重家务如拖地板、搬家具。

9～10 METs：参加保龄球、跳舞、中度体育活动。

10以上 METs：参加游泳、网球、足球等剧烈活动。

评估结果分为：优良，7 METs以上；中等，4～7 METs；较差，4 METs以下。

（三）心脏病患者非心脏手术耐受性评估步骤

美国心脏病学学会和美国心脏学会推荐的心脏病患者非心脏手术耐受性的评估步骤如下。

第1步：心脏病患者急症非心脏手术经必要准备可立即实施，但选择性手术应进入第2步评估。

第2步：在5年内施行过冠状动脉旁路移植术（coronary artery bypass grafting, CABG）的患者，应判断其有否复发及心肌缺血症状，若无则可施行手术，否则进入第3步评估。

第3步：最近冠心病病情评估，冠状动脉造影及应激试验证明无心肌缺血可施行手术。如有心肌缺血或未经上述检查则进入第4、第5步评估。

第4步：高危患者已行冠状动脉造影及内科治疗，应进一步了解病情轻重程度及治疗情况，如未造影或内科治疗者，应推迟手术，并进行检查治疗，改善高危患者全身情况。

第5步：中危患者进入第6步，低危患者进入第7步。

第6步：中危患者有心绞痛和心肌梗死、心力衰竭、糖尿病或肾功能衰竭病史，则应根据全身耐受情况评定：① <4 METs的全身情况较差的患者，应进一步检查，如心电图运动试验和同位素测定，阴性者可行手术，阳性者行冠状动脉造影和进一步内科治疗。② >4 METs的全身情况较好的患者，中危和低危患者可施行手术，高危应进一步检查、评估和治疗。

第7步：全身情况较好或低危患者（年龄<70岁，心电图正常，无心律失常，无脑血管疾病及尚未控制的高血压）：① <4 METs：对高危手术患者需进一步检查，无心肌缺血者可施行手术，反之，则做冠状动脉造影及内科治疗。② >4 METs，可施行手术。

第8步：符合条件进入第8步，可以施行手术。

五、麻醉前用药

老年人的术前用药包括抗焦虑药、镇痛药、抗胆碱能药物以及预防吸入性肺炎的药物。

苯二氮䓬类药物可发挥有效的镇静和抗焦虑作用，小剂量的咪哒唑仑术前3～5 mg肌内注射，可使老年人达到充分的镇静、抗焦虑作用。

麻醉性镇痛药有呼吸抑制作用，老年人更敏感，术前用药应尽量避免使用，除非术前存在较剧烈的疼痛，使用剂量也宜酌减，并做好监护。

抗胆碱类药阿托品增快心率，心肌缺血患者不宜使用。东莨菪碱心率增快的作用弱于阿托品，但有中枢兴奋作用，易引起谵妄躁动，老年人应慎用。盐酸戊乙奎醚对 M_1、M_3受体具有高度的选择性，对 M_2受体无作用，对心率无明显影响，作为术前用药抑制腺体分泌作用时间较阿托品更长，且血流动力学更平稳。戊羟利定做术前药剂量一般小于0.5 mg。

老年人对术前用药的耐受性个体差异较大，镇静和抗焦虑药、麻醉性镇痛药、抗胆碱类药等3种麻醉前用药在老年人使用时均有引起术后认知功能障碍（post-operative cognitive dysfunction, POCD）的顾虑，因此应根据病情选择药物，剂量酌减。

有作者认为，老年手术患者麻醉前抗胆碱能药阿托品必须用足量，如有禁忌可选用东莨菪碱或戊羟利定替代，镇静药用量应酌情减少，阿片类药物慎用。

也有人主张为保证老年人安全，麻醉前只给予心理安慰即可，不用以上3种药物。必须用药的患者，也要于入手术室后，在监护条件下进行。

H_2受体拮抗剂包括西咪替丁、雷尼替丁、法莫替丁等，能选择性地阻断壁细胞膜上的 H_2受体，使胃酸分泌减少。不仅抑制基础胃酸的分泌，而且能部分地阻断组胺、五肽胃泌素、拟胆碱药和刺激迷走神经等所致的胃酸分泌，提高胃液pH，可减少反流误吸造成的损害，适用于老年人麻醉前用药。

（任　杰）

第3节　麻醉方法的选择和实施

老年人麻醉方法的选择应考虑外科手术要求，如手术的大小、部位、手术时间、术中对患者制动和肌肉松弛的要求，患者的耐受程度和要求，以及麻醉医师对不同方法的熟练程度等因素。应选择对患者生理干扰小、麻醉后能迅速恢复生理功能的药物和方法。原则上应尽量简单，又能够有效地抑制手术刺激引起的应激反应，维持麻醉期间生理功能稳定，包括机体氧的供需平衡、液体平衡和血流动力学稳定。

一、局部麻醉

局部麻醉(简称局麻)是应用局部麻醉药暂时阻断身体某一区域的神经传导而产生麻醉作用。感觉神经被阻滞时，可产生局部的痛觉及感觉的抑制或消失；运动神经同时被阻滞时，可产生肌肉运动减弱或完全松弛。这种阻滞是暂时的和完全可逆的。局麻简便易行，安全性大，患者能保持清醒，对中枢神经系统及生理功能干扰小，并发症少，便于在术后早期活动。适用于较表浅局限的老年外科短小手术，如脂肪瘤切除术等。对于范围大和部位深的手术，以及不易合作的阿尔茨海默病或老年精神障碍患者的应用受到一定的限制。

老年人对局麻药的耐量降低，使用时应减少剂量，采用最低有效浓度，避免局麻药中毒。为增强患者的耐受性，减少局麻药物的副作用，常加用镇静、镇痛等辅助药物，老年人对此类药物敏感性增强，剂量亦应酌减。为减少局麻药副作用，减缓局麻药吸收，延长局麻药作用时间，局麻药中常加入有局部缩血管作用的肾上腺素。但肾上腺素吸收后易致老年人血流动力学的剧烈波动，诱发心律失常及心肌缺血，局麻药加入肾上腺素的方法对老年人不宜使用。

(一) 局麻常用药物

1. *普鲁卡因* 酯类局麻药，毒性小，起效快，作用时间为45～60 min，是最常用的局部浸润麻醉药。组织穿透性能差。常用浓度为0.5%～1%。成人一次限量为1 g。因变态反应风险性及需要做皮肤过敏试验，临床已较少应用。

2. *丁卡因* 酯类局麻药，麻醉效能强，毒性大。丁卡因起效缓慢，作用时间为2～3 h。表面麻醉用0.5%～1%溶液，神经阻滞时一般用0.15%～0.3%溶液。一次限量成人为80 mg。

3. *利多卡因* 酰胺类局麻药，起效较快，毒性相当于普鲁卡因的1.5倍，作用时间为1～2 h。组织穿透性能较好。神经阻滞常用1.5%～2%溶液，局部浸润用0.5%～1.0%溶液。一次限量成人为400 mg。表面麻醉常用2%～4%溶液，一次限量为200 mg。

4. *丁哌卡因* 长效酰胺类局麻药，麻醉效能强，作用时间约为利多卡因的3倍。组织穿透性差。神经阻滞用0.5%～0.75%溶液，成人一次限量为150 mg。

5. *罗哌卡因* 为新的长效酰胺类局麻药，低浓度时产生运动阻滞与感觉阻滞分离现象，即对感觉神经阻滞强于对运动神经阻滞。麻醉效能较丁哌卡因稍低。神经阻滞用0.5%～1%溶液，成人一次限量为200 mg。

(二) 常用局麻方法

局麻常用方法包括表面麻醉、局部浸润麻醉、区域阻滞麻醉和神经阻滞麻醉等。

1. *表面麻醉* 利用局麻药透过黏膜或皮肤而阻滞浅表的神经末梢，称为表面麻醉。胃肠镜检查时常用。常需在检查前含服，亦可用局麻药的凝胶制剂或乳剂涂于胃肠镜表面，对镜体起润滑的作用，同时局麻药增强了患者对镜体的耐受性。常用药物为2%～4%利多卡因或1%～2%丁卡因。黏膜吸收局麻药迅速，特别是有破损时，老年人局麻药剂量酌减，应注意局麻药的毒性反应。

2. *局部浸润麻醉* 沿手术切口线分层注射局麻药，使组织中神经末梢传导被阻滞，为局部浸润麻醉。如在肿物的四周和肿物基底均注射局麻药物，使手术野与周围组织隔离，即为区域阻滞麻醉。适用于肿物切除、疝修补等小手术。局麻下疝修补术采用局部浸润麻醉能最大限度地降低麻醉风险，尤其是给合并有心肺疾患、难以耐受麻醉的老年人提供了手术治疗的机会。老年人对局麻药的耐量降低，使用时应减小剂量，采用最低有效浓度，避免局麻药中毒。常用药物有普鲁卡因、利多卡因、丁哌卡因和罗哌卡因。

操作手法：“一针技术”，即先行皮内注药形成皮丘，再从皮丘边缘进针注药形成第二个皮丘，沿手术切口形成皮丘带。“分层注药”，即浸润一层切开一层，以达到完善麻醉的目的。边回吸、边注药、边进针，每次注药前都要回抽注射器，防止局麻药误入血管内产生毒性反应。注入组织内的药液需有一定容积，在组织内形成张力，借水压作用使药液与神经末梢广泛接触，从而增强麻醉效果。

肛门会阴部手术也常用局部浸润麻醉，将局麻药物注入肛门直肠周围，从而达到肛门括约肌松弛、痛觉消失的目的。此方法操作简便、安全，因而肛门部位手术，多选用此方法。例如肛裂、外痔、肛瘘等。常用1%利多卡因15～20 ml，在距肛门缘约2 cm截石位3点处，刺入针尖。先在皮内做一皮丘，然后垂直向深部进针，至坐骨直肠窝内，注射药液2～3 ml。将针尖退至皮下，然后呈45°角，分别向前后方向进针，分别注药2～3 ml。药液注射时要深达肌层，如注射药液过浅，可造成肛门部皮下水肿，从而影响手术操作以及术后伤口愈合。同法在距肛门缘2 cm、截石位9点处做扇形麻醉。

手术部位局部感染是局部浸润麻醉的禁忌证。肛周脓肿或湿疹时，也不宜用局部浸润麻醉。

3. *神经阻滞麻醉* 将局麻药物注射于神经干周围，阻滞神经传导，使该神经支配的区域产生感觉缺失，称为神经阻滞麻醉。神经阻滞麻醉对循环、呼吸等各系统的影响较小，对老年人的浅表、短小手术尤为适用。老年人药物代谢能力差，麻醉药物的剂量要比青年人减少。如果阻滞不完善可致疼痛明显，应激增强，术中有血压升高、心率加快，甚至有快速型心律失常发生的危险，适当应用镇静药物可弥补这一不足。

常用的神经阻滞麻醉有颈丛阻滞、臂丛阻滞、坐骨神经阻滞、髂腹下和髂腹股沟神经阻滞等。常用药物一般为2%利多卡因和0.5%丁哌卡因的对半液。

(1) 颈丛阻滞：颈丛神经由C_1～C_4脊神经的前支组成。颈丛神经又分深丛和浅丛。深丛分支支配肌肉和其他深部组织，并与舌咽神经、迷走神经、颈部交感神经节的节后纤维等相吻合。浅丛沿胸锁乳突肌后线中点通过筋膜，向前分出颈前神经，向下分出锁骨上神经。颈丛阻滞适用于颈部手术，如甲状腺腺瘤摘除术等。由于风险性和舒适度原因，老年甲状腺手术已多采用气管插管静吸复合全麻。

颈丛阻滞需要阻滞颈浅丛与颈深丛。颈浅丛阻滞：在胸锁乳突肌后缘中点做一皮丘，与皮肤平面垂直进针达筋膜处。回吸无血注入局麻药5～10 ml。颈深丛阻滞：乳突后下1 cm下方为C_2横突，其下沿胸锁乳突肌后缘每隔1.5～2 cm处的下方为C_3、C_4横突。当针刺入达横突后，回吸无脑脊液或血液，分别注入局麻药3～4 ml。改良颈深丛阻滞法：于胸锁乳突肌后缘中点进针，当穿刺针达C_3或C_4横突后，回吸无脑脊液或血液即注入局麻药10 ml。因有膈肌麻痹风险，不能同时行双侧颈深丛阻滞。

(2) 臂丛阻滞：臂丛由C_5～C_8和T_1脊神经的前支组成，少数含有C_4和T_2脊神经前支。各神经分支经过前、中斜角肌之间的肌间沟，并形成三干。三干沿锁骨下动脉方向向外、下延伸，越过锁骨后第一肋骨面进入腋窝，分成桡神经、正中神经、尺神经和皮神经。主要支配上肢的感觉和运动。常用阻滞方法有：肌间沟径路阻滞法、锁骨上径路阻滞法及腋窝径路阻滞法。主要适用于肩部、上肢手术。

(3) 髂腹股沟神经阻滞和髂腹下神经阻滞：髂腹下神经和髂腹股沟神经均起于T_{12}神经和L_1神经，髂腹下神经其皮支分布于腹股沟区及下腹部皮肤，肌支支配腹壁肌。髂腹股沟神经终支自腹股沟管浅环外出，分布于腹股沟部和阴囊或大阴唇皮肤，肌支支配腹壁肌。髂腹股沟神经阻滞和髂腹下神经阻滞可以同时进行。患者仰卧位，确定于髂前上棘与脐的连线上，自髂前上棘内上方大约2.5 cm处作为进针点，用长3 cm、7G针穿刺，当针尖穿过腹外斜肌腱膜和腹内斜肌腱膜时有突破感，在腹内斜肌和腹横肌之间，注入局麻药8～10 ml，边退针、边注药、边回吸，成扇形反复数次注射，即可完成上述神经阻滞。有作者用超声引导下穿刺，做髂腹股沟和髂腹下神经阻滞，用于老年斜疝修补手术的麻醉，安全性及有效性都有明显提高。

(三) 局麻并发症及治疗

局麻并发症给老年人带来巨大风险，无论是局麻药中毒反应还是全脊髓麻醉，都可能给老年人带来严重伤害，甚至生命危险。超声和神经刺激仪的应用，提高了神经阻滞的穿刺准确性，但严重并发症仍需要密切关注。

严重并发症有：① 局麻药中毒：常因单位时间用药量大或用药总量过大、局麻药直接注入血管引起。根据临床表现分为两型。兴奋型：兴奋、多语、不安、紧张、呼吸及心率加快、血压增高，严重的谵妄、惊厥，甚至心脏骤停。抑制型：出现嗜睡、呼吸及心率减缓、血压下降、昏迷，甚至心跳、呼吸骤停。抑制型较少见，多数为先兴奋后抑制。一旦发现中毒，应立即停用局麻药，保持呼吸道通畅，维持呼吸和循环功能稳定。兴奋型静脉注射地西泮，重症有惊厥的给予静脉缓慢注射2.5%硫喷妥钠6～8 ml。抑制型的给氧，特别要维持呼吸和循环功能，酌情使用升压药、阿托品等，做好心跳、呼吸骤停的立即复苏。② 变态反应：多见于酯类局麻药，当用极少量的药物后，突然发生惊厥、昏迷、呼吸和心搏骤停。老年人抢救成功率很低。迟发反应多为血管神经性水肿，偶见荨麻疹、药疹等。局麻药皮试阳性或有过敏史的老年人，宜选用其他麻醉方法。③ 全脊髓麻醉：颈丛神经阻滞麻醉时，如将麻药误注入颈椎椎管或蛛网膜下腔，可引起高位硬膜外阻滞或全脊髓麻醉，患者血压下降或无血压，出现皮肤厥冷、发绀、呼吸困难等症状，严重者可致死亡。

老年人器官功能代偿能力下降，出现以上严重并发症的抢救成功率较年轻人明显降低。

其他并发症有：神经损伤、气胸、血肿、穿刺点感染等。神经损伤多因神经被注射针穿刺或撕拉所致，或因注入混有乙醇的溶液引起。可出现长时间的感觉异常、神经痛或麻木。应早期积极处理，促进神经功能完全恢复，可采用针刺、理疗、早期给予激素、维生素 B_1、维生素 B_{12} 等。注意正确操作，不能反复穿刺，以降低气胸、血肿的发生。老年人免疫功能减退，更应注意消毒隔离，避免感染。

二、椎管内麻醉

椎管内麻醉是神经阻滞麻醉的特殊形式，将局麻药注入椎管内产生脊神经相应节段的阻滞。又分为硬膜外阻滞麻醉、蛛网膜下腔阻滞麻醉、骶管阻滞麻醉等。

（一）椎管内麻醉常用方法

1. *硬膜外阻滞麻醉*　通过患者背部椎间隙的穿刺置管，将局麻药液注入硬脊膜外腔，产生相应节段的脊神经阻滞是为硬膜外阻滞麻醉。硬膜外麻醉，术中神志清醒，术后可早期活动，减少术后肺部并发症，对老年人有一定优势，适用于老年人下腹部及下肢手术，特别是结直肠手术、阑尾切除术、腹股沟斜疝修补术等。患者有中枢神经系统疾病如脑膜炎、脊柱畸形、脊柱结核及肿瘤等，穿刺部位皮肤感染，凝血功能障碍等，均不能选用硬膜外阻滞麻醉。

老年人硬膜外麻醉穿刺置管时，常因棘间韧带和黄韧带钙化、椎体肥大、椎间隙骨质增生等变得困难，直入法难以成功时，可试用侧入法。有人将硬膜外穿刺针连接压力监测装置，监测穿刺针进入硬膜外腔时的压力骤减，以期提高穿刺成功率，临床应用的有效性有待进一步观察。

因老年人的硬膜外腔容积相对变小，易造成阻滞范围过广，而老年人的代偿调节能力差，对循环和呼吸容易产生抑制，可造成明显的低血压和低氧血症，故一次给药量应适当减少，做到分次、小量给药，最好将阻滞的平面控制在 T_8 以下，以不超过 T_6 为宜，对血流动力学的影响也相应减少。注药前宜先开放静脉输液。平卧后注入 1.5%～2%利多卡因 2～3 ml 为试验剂量，局麻药中最好不加肾上腺素，然后酌情分次小量追加局麻药，直至获得满意的阻滞平面。适当延长维持用药的给药间隔，神经阻滞完善，止痛效果确切即可。术中充分供氧，维持血流动力学稳定。

因上腹部手术要求硬膜外阻滞平面高，阻滞范围广，血流动力学不易稳定，老年上腹部普外科手术已较少单独用硬膜外麻醉完成。

硬膜外腔微泵持续给药用于老年连续硬膜外阻滞麻醉多有报道，与间断给药比较，维持相同脊神经阻滞平面，硬膜外腔局麻药用量增加或是持平，各文献报道不一致。但持续给药的血流动力学更平稳，由于持续给药的压力低，还可降低局麻药中毒的风险性，对老年手术患者麻醉过程更有利。

2. *蛛网膜下腔阻滞麻醉*　将局部麻醉药注入蛛网膜下腔，阻滞脊神经根，称为蛛网膜下腔阻滞麻醉，简称腰麻。如取坐位穿刺，将重比重的局麻药注入蛛网膜下腔，仅阻滞 S_3、S_4、S_5 神经，即麻醉范围只限于肛门会阴区，称鞍区麻醉，简称鞍麻。老年人由于脊髓及神经系统的退行性改变，神经元总数减少，椎旁间隙变窄及蛛网膜绒毛增大，且脑脊液压力低，容量减少，局麻药容易在蛛网膜下腔扩散，故只需少量的局麻药即可获得满意的阻滞效果。老年人对蛛网膜下腔阻滞敏感性增高，麻醉作用起效快，阻滞平面广，麻醉作用时间延长。由于老年人有心血管疾病潜在可能，故实施时应加强监护，密切监测血流动力学改变。连续蛛网膜下腔阻滞可小剂量分次注药，提高了腰麻的安全性。腰麻适用于老年下腹部、下肢及肛门会阴区的手术。有中枢神经疾病如炎症、肿瘤等，穿刺部位感染，心功能不全或凝血功能障碍的老年人不宜选用。

为避免损伤脊髓，穿刺点宜选择在 L_3～L_4 或 L_4～L_5 间隙。选用细腰椎穿刺针（25G～26G），可减少神经损伤和术后头痛的发生。局麻药在脑脊液内扩散，直接作用于脊髓和脊神经根，阻滞麻醉平面以下的交感神经、运动神经和感觉神经。影响麻醉平面的因素很多，如穿刺部位、局麻药的比重、剂量和容积、体位、穿刺针斜口的方向、注药速度、麻药本身的性能及个体差异等，调节平面时均应综合考虑。

腰麻用药选择丁卡因、丁哌卡因、罗哌卡因等对神经毒性比较小的药物，以重比重液为主，老年人腰麻液中一般不加肾上腺素、麻黄碱或高渗葡萄糖。有作者主张只用脑脊液配比即可，以减少对脊髓和脊神经的损伤。用药量较年轻人酌减，注药速度也应控制，麻醉平面以不超过 T_{10} 为宜。

3. *骶管阻滞麻醉*　骶管是硬膜外腔的延续，骶管阻滞麻醉是硬膜外麻醉的一种特殊形式，经骶管裂孔将局麻药注入骶管腔内，阻滞骶部脊神经。适用于老年直肠、肛门、会阴部手术。

药物选择与硬膜外阻滞麻醉相同，老年人用药总容积和药物浓度应较年轻人减小。由于骶管内神经血管分布丰富，因此局麻药毒性反应发生率略高于硬膜外阻滞麻醉。

（二）椎管内麻醉的并发症及治疗

1. 常见并发症及治疗　局麻药引起的变态反应及中毒反应，在局麻并发症治疗中已做过讨论。椎管内麻醉均不同程度、不同范围地阻滞了脊神经，干扰了老年手术患者的生理状态，对各系统的影响有其共性。根据椎管内麻醉造成生理干扰的严重程度，采取相应的药物干预。给药时注意少量多次，加强监测。积极给氧治疗，必要时对症处理，避免对器官功能的进一步损害。

（1）心血管系统：椎管内麻醉时，由于交感神经被阻滞，使其支配区域的小动脉扩张而致外周血管阻力下降；静脉扩张而使静脉系统容量增加，故出现回心血量减少，心排血量下降，致血压降低。低血压的发生和血压下降的幅度与阻滞范围的大小、患者的全身状况和机体的代偿能力密切相关。阻滞平面高、麻醉范围广和老年人循环系统代偿能力不足是阻滞后发生血压下降的主要原因。椎管内麻醉穿刺前，即开放静脉，输液治疗以补足血容量。必要时用血管活性药物治疗。

（2）呼吸系统：椎管内麻醉对呼吸功能的影响主要取决于支配肋间肌和膈肌运动功能的脊神经被阻滞的范围和程度。当肋间肌大部或全部麻痹，对通气功能有不同程度的影响。一旦膈神经也被阻滞，则可能导致严重通气不足或呼吸停止。处理措施是充分给氧，积极进行呼吸支持，必要时人工通气。

（3）消化系统：椎管内麻醉时交感神经被阻滞，迷走神经的功能相对亢进，胃肠蠕动增强，可引起恶心、呕吐；血压下降幅度较大致中枢缺血缺氧，可兴奋呕吐中枢，引起恶心、呕吐；手术牵拉腹腔内脏，亦可引起恶心、呕吐。治疗有输液，充分给氧，必要时用氟哌利多、糖皮质激素、5-羟色胺$_3$受体拮抗剂对症处理。

（4）泌尿系统：腰骶段的交感神经阻滞后，尿道括约肌收缩，而逼尿肌松弛，可产生尿潴留。发生后应予热敷、理疗、针刺、导尿等对症处理。

2. 硬膜外阻滞麻醉并发症

（1）全脊髓麻醉：穿刺针或硬膜外导管穿破硬脊膜误入蛛网膜下腔，过量药物注入而产生广泛阻滞。临床表现全部脊神经支配区域无痛觉，低血压，意识丧失，呼吸停止，甚至心搏骤停。可造成患者死亡，是硬膜外阻滞麻醉的严重并发症。应立即行人工通气，加快静脉输液，用药物维持循环稳定，必要时心、肺、脑复苏。

（2）神经根损伤：神经根的严重损伤已很少见。轻度损伤时患者常诉电击样痛并向单侧肢体传导。表现为受损神经支配区域疼痛、麻木感等典型症状，伴发咳嗽、憋气时疼痛、麻木感加重。一般2周内多缓解或消失，但麻木感可遗留数月。

（3）硬膜外血肿：硬膜外腔出血可造成血肿，严重者压迫脊髓可致截瘫。老年人常有动脉硬化、高血压等内科合并症，由于脊柱的骨质增生、韧带钙化等退行性变，可造成穿刺困难，形成多次穿刺。发生硬膜外血肿的概率较年轻人增加。术后注意观察，一旦出现症状，及时检查治疗。

（4）导管折断：拔出硬膜外导管时出现困难易致导管折断。操作应细心轻柔，可改变患者体位再试拔。折断的断端必要时手术取出。

3. 蛛网膜下腔阻滞麻醉并发症

（1）头痛：多为减压性头痛，腰穿后脑脊液不断从穿刺孔漏入硬膜外腔，致颅内压下降，颅内脑膜牵拉、血管扩张，引起头痛。多发生于麻醉后1～3日，抬头或坐起时加重，平卧后减轻或消失。预防腰麻后头痛应采用26G细腰穿针，避免多次穿刺，术中及术后应注意补液，防止脱水。头痛发生后主要是卧床休息，静脉输液和对症治疗，应用小剂量镇痛镇静药物，必要时用生理盐水做硬膜外腔填充。老年人脊麻后头痛较少，可能与老年人脑脊液压力低有关。

（2）下肢瘫痪：少见的严重并发症，多因粘连性蛛网膜炎所造成，治疗效果差。

三、全身麻醉

全身麻醉（简称全麻）是指麻醉药物作用于中枢神经系统产生可逆性的抑制，表现为神志消失，全身痛觉消失。抑制的程度与血药浓度相关。麻醉药物作用消除后，患者神志恢复。

全麻方法有吸入麻醉、静脉麻醉和静吸复合麻醉，其中静吸复合麻醉应用最多，临床上常用静脉麻醉诱导，气管插管后再以静脉麻醉和吸入麻醉复合给药维持。灌肠和肌内注射途径的给药方式由于可控性差已较少使用。全麻气管插管后可保持呼吸道通畅，便于呼吸管理；由于全麻深度可调，安全性高，几乎适用于所有老年的外科手术。但全麻过程复杂，所需药品繁多，费用高，老年人由于器官组织老化，心、肝、肾的代谢调节能力下降，不能很好耐受全麻，肝、肾功能的减退更会导致很多不良反应，有发生多种麻醉并发症的风险。临床上常用于老年颅脑、心胸及腹部的外科手术以及腹腔镜下的外科手术。

全麻的实施可分为麻醉前准备、麻醉诱导、麻醉维持和麻醉恢复等几个步骤。其中麻醉前准备已在前面章节述及。

(一) 全麻诱导

老年人循环时间延长，静脉诱导时间也随之有所延长，静脉给药后麻醉效果不会立刻显现，要耐心观察。最好用少量多次的滴定法给药，也有利于保持诱导期血流动力学的平稳。

1. *诱导药物的选择* 诱导药物的选择以循环干扰小、半衰期短的药物为主。常用药物：依托咪酯 0.2～0.3 mg/kg，维库溴铵 0.1～0.15 mg/kg，芬太尼 2～5 μg/kg。研究表明，瑞芬太尼主要在肝脏外经血液和组织中的非特异性酯酶代谢，迅速水解为无生物活性的代谢物瑞芬太尼酸，由于瑞芬太尼代谢不依赖于器官功能，肝、肾功能不全不会影响其作用持续时间。瑞芬太尼能较好抑制插管反应，麻醉诱导期血流动力学平稳，可替代芬太尼，是老年人诱导用药的较好选择。但老年人特别是患有心血管疾病者在应用瑞芬太尼做麻醉诱导时，由于瑞芬太尼对高龄患者敏感性增强和清除率下降以及起效减慢等特性，负荷剂量应减少 1/2，推注速度减慢。有作者用氯胺酮 1～1.5 mg/kg 作为诱导药，对老年人循环功能影响小。顺阿曲库铵不通过肝、肾代谢，对血流动力学的影响小，肝、肾功能不全的老年患者可用顺阿曲库铵 0.15 mg/kg 代替维库溴铵。咪达唑仑有循环抑制作用，不主张在诱导期给药，可作为术前镇静剂肌内注射。丙泊酚能使交感神经活性显著降低，具有直接扩张血管和心肌抑制作用，血压和心率下降明显，回升慢，老年人用于麻醉诱导要减量；琥珀胆碱肌松效果好，但在老年人易致心动过缓，颅内压升高。不建议在老年人的诱导期给丙泊酚和琥珀胆碱。

由于老年人的循环时间延长，吸入麻醉药的起效时间缩短。有报道用 6%或 8%七氟醚复合麻醉用于老年人全麻诱导，起效快、血流动力学平稳、不增加不良事件发生率。有研究报道，老年人小剂量丙泊酚加七氟醚联合诱导与常规静脉诱导相比，对患者的循环功能影响更小，而诱导时间及患者满意度相似。吸入麻醉药七氟醚也是老年人全麻诱导可以选择的药物。

为降低气管插管造成的应激状态，尤其是合并冠心病的老年人，可用 2%利多卡因在插管前做咽喉部及气管的表面麻醉，疗效确实。

2. *面罩通气* 诱导前用麻醉面罩为患者吸氧去氮。诱导期间要保持患者气道通畅，避免缺氧、呛咳、屏气。老年人常见牙齿脱落，尤其是大部分缺失或全口无齿，加之部分人较瘦弱，面颊部明显凹陷，使面罩无法紧扣，造成漏气，常需纱布填塞。有作者用口咽通气道外口两侧加硅胶垫的办法做成老年人专用面罩，为老年人面罩通气提供了帮助。

3. *气管插管* 气管插管为全麻肌松后的机械通气提供支持。老年人一般用经口明视气管内插管法。借助喉镜在直视下暴露声门，将气管导管经口腔插入气管内，导管插入气管内的深度为 4～5 cm。听诊确定导管位置，确认无误后固定导管。气管插管可致老年人的牙齿损伤或脱落，口腔、咽喉部黏膜损伤出血。用力不当或过猛，还可引起下颌关节脱位。导管插入太深可误入一侧支气管内，引起缺氧或术后肺不张；太浅，可因患者体位变动而意外脱出，导致严重意外发生。插管后及改变体位时应仔细检查导管插入深度，并常规听诊两肺的呼吸音。老年人颈动脉和椎基底动脉都有动脉粥样硬化，椎基底动脉供血不足。气管插管时，头过度后仰、颈部过伸可影响椎基底动脉供血，引起脑缺血，应予避免。为防止反流、误吸，可在插管时按压环状软骨环，以封闭食管，但不可按压邻近的颈内动脉，以免动脉粥样硬化斑块脱落发生意外。

4. *喉罩的应用* 全麻诱导后喉镜置入和气管插管引起明显的心血管应激反应，老年人多存在高血压、血管硬化，心血管代偿能力降低，血压骤升和心动过速将加重心脏负担，容易诱发心肌缺血和脑损害。喉罩是一种不进入声门的通气装置，较气管插管引起的应激反应小，拔除喉罩时患者呛咳、体动以及术后咽喉痛的发生较气管插管明显减少。喉罩的使用提高了麻醉的安全性和患者的舒适性。

第三代 Proseal 双管喉罩与普通喉罩相比优点有：① 可确切鉴别喉罩插入位置是否正确。② 呼吸道密闭压可比普通喉罩高 8～11 cmH_2O，能更有效防止正压通气时的气体逸漏。③ 可紧急保护气道。④ 刺激性小，不引起呛咳，患者耐受性好，心血管反应小。但插入双管喉罩建立有效气道耗时比经典喉罩长。除经典喉罩的适应证外，Proseal 喉罩还可应用于老年腹腔镜等较高反流误吸风险的手术，也可用于侧卧位及俯卧位等特殊体位的手术。

I－gel 喉罩是免充气的一次性双管喉罩，气道密封压为 28～30 cmH_2O。整个喉罩由硅胶材质所制，硬度适中，不需充气，应用较为简单快捷。通气管呈椭圆形，可防止置入后移位或扭曲。通气管较粗且通畅，可用于无痛纤支镜检查和经 I－gel 喉罩行气管插管。

喉罩应用注意事项：① 小潮气量6～8 ml/kg，呼吸频率10～14次/min。② 罩囊内压小于60 cmH_2O。③ 如使用硅橡胶罩囊的喉罩，N_2O可透过硅橡胶进入罩囊内，可增加罩囊内的压力，需要监测罩囊内压，避免罩囊内压高于60 cmH_2O。④ 如使用双管喉罩，建议常规经食管引流管置入胃管，先主动吸引，后开放胃管，无需用负压吸引器持续吸引胃管。⑤ 喉罩置入的原则是下颌关节松弛，根据手术的需要来决定是否给予肌肉松弛剂，如不给予肌肉松弛剂，可以做保留自主呼吸的全麻。⑥ 置入喉罩要轻柔，避免暴力引起的损伤。⑦ 麻醉术中需要适当的镇静、镇痛和肌肉松弛，避免麻醉过浅。⑧ 手术结束，成人可在清醒后拔除喉罩。

喉罩应用的禁忌证有饱胃、肥胖、肺和胸廓顺应性差、痰多的患者。与气管插管相比，喉罩的不足是不能使用普通吸痰管通过喉罩吸引气管内的分泌物。

（二）全麻维持

根据各种药物的药效、药物代谢特点，取长补短，结合老年人实际情况决定。

（1）静吸复合麻醉：目前临床最常用，采用小剂量镇静催眠药和麻醉性镇痛药可降低吸入麻醉药的浓度，避免单纯静脉麻醉或吸入麻醉的一些弊端。麻醉维持给予异氟醚或七氟醚吸入＋肌肉松弛药＋芬太尼，可维持一定的麻醉深度，有利于手术进行，术后苏醒快。

（2）全凭静脉麻醉：指完全采用静脉麻醉药及其辅助药对患者实施麻醉。静脉麻醉药使用微泵持续给药，易于控制且较安全，尤其适用于老年人。常用药物有丙泊酚、瑞芬太尼等。丙泊酚具有起效快、作用时间短、消除快等特点，适用于老年人及有心血管疾病者，而且不抑制缺氧性肺血管收缩，不降低血氧饱和度，可减轻心脏负担，能促使血管内皮细胞释放NO，导致血管舒张、降低血压，术中循环抑制轻微，术后能迅速清醒而平稳。瑞芬太尼镇痛作用强，作用时间短，重复或持续输注无蓄积，可根据麻醉深度和手术需要快速而精确地调节给药剂量和速度，肝、肾功能不全患者苏醒无延迟，血流动力学影响较小，能较好抑制手术刺激所致的应激反应，且不会产生术后呼吸抑制。瑞芬太尼对老年人敏感性增强和清除率下降，靶控输注丙泊酚和瑞芬太尼时，维持泵入速度应减慢2/3。在麻醉维持期应用丙泊酚、瑞芬太尼静脉复合时，注意给药速度的调整。丙泊酚、瑞芬太尼两药联合应用的优点是：能加深麻醉，不延迟苏醒。

（3）单用吸入麻醉药维持已较少使用，短小的全麻下手术偶尔能用到。七氟醚吸入全麻对呼吸道刺激小，还能解除支气管痉挛，而且体内分解很少，大部分以原形经肺排出，苏醒也很快，偶有苏醒期躁动。

（三）全麻恢复

老年人脂溶性麻醉药的分布容积增大，加之老年人肝肾功能减退，对药物的代谢能力降低，使药物半衰期延长。表现为呼吸功能恢复较慢，术后苏醒延迟。应维持呼吸循环功能稳定，等待自然苏醒。催醒和过早拔管，可致延迟性呼吸抑制，造成低氧血症和CO_2蓄积，呼吸循环功能不稳定，造成此类患者需要再次气管插管，机械通气治疗，维持呼吸功能。术前有明显心肺功能障碍者，机械通气辅助呼吸至病情稳定，可以避免拔管后常见的低氧血症。麻醉恢复期适当镇静和及时镇痛，可以有效预防因吸痰、拔管和手术切口疼痛引起的应激反应，预防苏醒期心脑血管意外的发生。

（四）全麻并发症及治疗

1. *上呼吸道梗阻* 常见原因：舌后坠、分泌物阻塞、喉头水肿、喉痉挛等。预防及处理：① 舌后坠：头后仰、托起下颌或放口咽通气道。② 吸除口咽部分泌物，将患者头转向一侧，有利于分泌物的流出。③ 轻度喉痉挛可加压给纯氧，严重者可经环甲膜穿刺置入粗针头加压给氧，多数可缓解。④ 严重喉痉挛：边环甲膜穿刺置入粗针头加压给氧，边打肌肉松弛药气管插管，人工通气。副交感敏感区尿道、子宫颈扩张等手术时，给阿托品0.3～0.5 mg预防。

2. *低氧血症* 吸空气时$PaO_2<60$ mmHg或吸纯氧时$PaO_2<90$ mmHg。原因：① 气管导管移位致单肺通气或无效通气。② 呼吸道梗阻或通气不足时，可发生低氧血症与高碳酸血症。③ 高龄、肥胖及吸烟者，因闭合气量增加，术中、术后均易发生低氧血症。④ 上腹部手术较其他部位更易出现术后低氧血症。预防及处理：加强监测，及时处理脱管及呼吸道梗阻；高危患者术后应行预防性机械辅助通气。

3. *低血压* 原因：术前禁食或术中失血引起血容量不足；麻药的抑制；正压通气引起静脉回心血量减少；肾上腺皮质功能低下；肺大泡破裂引起的气胸；出现严重心肺疾患如心肌梗死、肺梗死等。预防和处理：① 适当补充容量。② 用升压药及时提升血压。③ 经处理血压仍难以恢复者，应进一步检查，以明确诊断，排除严重心肺疾患。

4. *心肌缺血* 由于血压下降或冠状动脉痉挛造成的心肌供血不足。围手术期心肌梗死的发生率及死亡率均高。预防和处理：① 麻醉处理的重点是维持心肌氧供-氧耗的平衡。② 加强对心电图及血流动力学的监测。③ 有心肌缺血表现者，充分供氧，静脉泵入硝酸甘油 0.5～1.5 μg/(kg • min)；高血压、心动过速者可用艾司洛尔 0.5～1 mg/kg；适当血液稀释可增加氧供，维持血细胞比容在 30%左右为宜。

5. 低体温　原因：环境温度低，输液和输血未加温，全麻状态下的患者体温调解功能降低，老年人代谢水平降低，产热减少。处理：提高环境温度；输液加温，冲洗液用温盐水；采用密闭呼吸回路；用变温毯为老年人保温；尽量缩短手术切口暴露时间。

6. 苏醒延迟　全麻停药后 60～90 min 患者不清醒。原因：麻醉药物的残余作用，包括药物过量，手术结束前给长效麻醉药，其他合用药物强化麻药作用或影响麻药代谢，出现肌肉松弛药双相阻滞，呼吸衰竭，低血糖，酸中毒，电解质紊乱，低体温，脑血管意外等。判断苏醒延迟的原因，进行相应的处理。

四、复合麻醉

目前临床麻醉均用几种不同的麻醉药物或方法来满足手术需求，以期达到镇痛、遗忘、肌肉松弛、自主反射抑制并维持生命体征稳定的麻醉效果，称为复合麻醉。复合麻醉强调联合用药，不仅可以最大限度地体现每类药物的药理作用，而且还可减少各种药物的用量及副作用。这种方法在提高麻醉质量、保证患者的安全方面发挥重要作用。

静吸复合麻醉是典型代表，对患者同时或先后实施静脉全麻和吸入全麻。其方法有多种，如静脉麻醉诱导，吸入麻醉维持；或吸入麻醉诱导，静脉麻醉维持；或静吸复合诱导，静吸复合维持。由于静脉麻醉起效快，诱导平稳，而吸入麻醉易于管理，麻醉深浅易于控制，因此静脉麻醉诱导后采取吸入麻醉或静吸复合麻醉维持在临床麻醉工作中占主要地位。静脉麻醉诱导和吸入麻醉维持充分展现了静脉麻醉与吸入麻醉各自的优点。

另外还有不同麻醉方法之间的复合。如硬膜外麻醉复合静脉全麻，静吸复合全麻再复合硬膜外麻醉，腰硬联合麻醉，神经阻滞复合全麻，神经阻滞复合镇静镇痛药等。腰硬联合麻醉在老年人下腹部、下肢手术中常用。但术中患者清醒，往往造成恐惧。复合盐酸右美托咪定做联合镇静，盐酸右美托咪定通过作用于脑干蓝斑的 α_2 肾上腺能受体产生非动眼睡眠状态的镇静、催眠作用。这种神经阻滞加镇静剂的复合模式在老年外科小手术中被广泛应用。

（任　杰）

第 4 节　麻醉意外和并发症的处理

随着麻醉和外科手术技术的新发展，越来越多的老年患者已适合更加危险的手术，由于老年患者围手术期相关并发症的发生率和死亡率可能是逐渐增加的，因此，熟悉围手术期可能发生的麻醉意外和严重并发症并掌握其处理十分重要。发生麻醉意外和并发症的原因大致可归纳为两类：其一，由于疾病本身的原因或病情突然发生变化，以及手术麻醉应激和药物作用所导致的后果，如对麻醉药的敏感、恶性高热和心脑血管的意外等。另一类是由于麻醉实施中一些失误，如麻醉机装置的失灵或操作不当，用药不当或过量，病情观察或判断失于粗疏等，这一类的失误，通过提高麻醉人员的素质和责任感，绝大多数是可以预防或避免的。因此麻醉医师应对老年人的生理病理特点、全身情况及脏器功能有充分的认识，并积极预防和处理围手术期各种麻醉并发症。

一、呼吸系统并发症

（一）呼吸道梗阻

呼吸道梗阻是全身麻醉患者最常见的并发症。老年人因咬肌下颌松弛和牙齿脱落，并常伴有慢性支气管炎、哮喘等疾病，所以更易发生呼吸道梗阻，造成缺氧和 CO_2 蓄积，严重时可导致心脏停搏，甚至死亡。

呼吸道梗阻后临床表现为胸部和腹部呼吸运动反常，不同程度的吸气性喘鸣，呼吸音弱或无呼吸音，严重者出现胸骨上凹和锁骨上凹下陷，以及肋间隙内陷的“三凹征”，患者呼吸困难，呼吸动作强烈，但通气量很低或无通气。

常见的呼吸道梗阻按梗阻的部位，可分为上呼吸道梗阻（包括舌下坠、喉痉挛等）和下呼吸道梗阻（支气管痉挛、误吸等）。

舌后坠

舌后坠是全麻或昏迷患者及老年人最常见的上呼吸道梗阻。由于全麻药、肌肉松弛药以及镇静镇痛药的应用，再加上老年人本身咬肌和下颌松弛，患者仰卧时由于重力的作用，导致舌根向咽后壁坠落而阻塞上呼吸道。如为不完全梗阻，患者随呼吸发出强弱不等的鼾声，如为完全梗阻，即无鼾声，只见呼吸动作而无呼吸交换，SpO_2 呈进行性下降。其处理方法是去枕仰卧，使头部尽可能向后仰；用双手将下颌角向前上方托起，使下前牙错在上前牙之前；如果麻醉已深，放置口咽或鼻咽通气道可缓解舌后坠造成的气道梗阻。

喉痉挛

喉痉挛是呼吸道的保护性反射-声门闭合反射过度亢进的表现。

【原因】 支配咽部的迷走神经兴奋性增强，使咽部应激性增高，如浅麻醉下气管插管或放置口咽通气道等局部直接刺激，咽喉部有分泌物或反流的胃内容物积存等。浅麻醉下剥离骨膜、牵拉肠系膜、扩张尿道或肛门括约肌等也可引起反射性喉痉挛，使用硫喷妥钠也可引起喉痉挛，但目前很少有。

【临床表现】 轻度喉痉挛仅吸气时呈现喉鸣音，中度喉痉挛吸气和呼气都出现喉鸣音，重度喉痉挛声门紧闭气道完全阻塞，全无气体交换。

【处理】 轻、中度喉痉挛，在去除诱因和局部刺激后，即可缓解，必要时可用面罩加压给氧。重度喉痉挛面罩加压给氧常难以奏效，需立即予琥珀胆碱后行面罩加压给氧或气管插管。情况紧急时，可以用15～16号针头穿刺环甲膜以解除窒息。

支气管痉挛

支气管和小支气管平滑肌痉挛性收缩称为支气管痉挛。是下呼吸道梗阻的常见原因之一。

【原因】 哮喘、慢性支气管炎等老年患者气道应激性增高，较一般患者容易发生支气管痉挛。另外一些药物如硫喷妥钠(兴奋迷走神经)、筒箭毒碱(释放组胺)、普萘洛尔(阻滞β肾上腺素受体)等可以诱发支气管痉挛。外来刺激如气管插管、反流误吸、吸痰等也可引起支气管痉挛。

【临床表现】 支气管痉挛表现为呼气性呼吸困难，呼气期延长、费力而缓慢，常伴哮鸣音，心率增速，甚至心律失常。极度严重的支气管痉挛可无哮鸣音及呼吸音。

【预防】 ① 对既往有呼吸道慢性炎症或支气管哮喘史的患者应仔细了解其过去发病的情况，分析可能存在的诱发因素。术前应禁吸烟2周以上。若近期有炎症急性发作，则应延缓择期手术2～3周。术前患者应行呼吸功能的检查，可请呼吸专科医师会诊，必要时应用激素、支气管扩张药、抗生素等作为手术前准备。② 避免应用可诱发支气管痉挛的药物，可用哌替啶或芬太尼来取代吗啡，因其对支气管平滑肌张力影响较弱。异喹啉类肌肉松弛药要比甾类肌肉松弛药易引起组胺释放，甾类肌肉松弛药如泮库溴铵、维库溴铵、哌库溴铵在临床剂量下不致引起明显的组胺释放。肌肉松弛药引起组胺释放是与药量、注药速度有关，减少用药量和注药速度可减少组胺释放量。琥珀胆碱仍可引起少量组胺释放，故文献上既有用来治疗支气管痉挛，也有数例患者引起支气管痉挛的报道。吸入性麻醉药则可选用氟烷、恩氟烷、异氟烷等，氯胺酮可明显减低支气管痉挛的气道阻力，这与拟交感效应，促进内源性儿茶酚胺释放有关。此外，还能抑制肥大细胞释放组胺，故对气道高反应患者，可选用氯胺酮行麻醉诱导。③ 阻断气道的反射，选用局麻药进行完善的咽喉部和气管表面的麻醉，可防止因刺激气道而诱发支气管痉挛。

【处理】 对轻度的支气管痉挛手控呼吸即可改善，当通气严重障碍时，可静脉注入氯胺酮通过内源性儿茶酚胺释放扩张支气管，同时静脉注射糖皮质激素，当上述治疗不显著时，常需要β_2受体兴奋药治疗。对严重难治的支气管痉挛应考虑静脉注入小剂量肾上腺素(0.25～1.0 μg/min)。对缺氧与CO_2蓄积诱发的支气管痉挛，施行间歇正压通气，即可缓解。对浅麻醉下手术刺激引起的支气管痉挛，需加深麻醉或给肌肉松弛药治疗。

其他原因所致的呼吸道梗阻

临床上除上述常见的呼吸道梗阻外，麻醉手术期间还可发生其他原因所致的呼吸道梗阻。例如，肺化脓症等肺疾患患者可因大量浓痰或大咯血而致呼吸道梗阻，对这类患者应采用双腔管或支气管内插管加以预防，一旦发生也便于处理。气管插管是预防呼吸道梗阻的重要措施，但气管插管本身也可造成梗阻，例如气管导管扭折；导管内有血液、分泌物或其他异物阻塞；导管前端的斜面过长而致贴住气管壁；导管套囊注气过多而致套囊疝出堵塞导管开口；导管插入过深而进入一侧(通常是右侧)支气管等。这些问题只要严格遵守操作规程，是可以避免的，一旦发生后也容易发现和处理。

(二) 呼吸抑制

呼吸抑制即通气不足，表现为呼吸频率减慢及潮气量减低、SpO_2低下、$PaCO_2$升高，严重者可发展到呼吸停止，后果是缺氧和CO_2蓄积，如不及时纠正，则可导致心脏停搏。麻醉手术期间的呼吸抑制来自两个方面：全身麻醉药对呼吸的抑制作用和意外。老年人因肝脏解毒功能下降，致使药物代谢缓慢，更易发生呼吸抑制。

【原因】 呼吸运动是由于在呼吸中枢调节下有呼吸肌的活动区而实现的，因此将呼吸抑制分为中枢性(呼吸中枢抑制)和外周性(呼吸肌麻痹)两种。① 中枢性呼吸抑制:过量的麻醉药、麻醉性镇痛药;过度通气,因 CO_2 排出过多及过度膨肺导致;颅内高压患者发生脑疝等。② 外周性呼吸抑制:肌肉松弛药的使用,高位硬膜外阻滞引起呼吸肌麻痹,大量排尿引起血钾低下,呼吸肌麻痹。

【临床表现】 呼吸抑制可表现为潮气量不足或呼吸频率减少,或两者兼有之。其结果都是分钟通气量减少;严重时甚至呼吸完全消失,有发绀等缺氧表现,但如果呼吸为完全消失,在吸入高浓度氧的情况下,可以不发绀,而只有 CO_2 蓄积的表现(面部潮红、出汗、血压增高、心率增快)。由于全脊髓麻醉引起的呼吸抑制,还可因交感神经广泛阻滞导致有血压下降、心率减慢等循环抑制的表现。

【处理】 首先在保持呼吸道通畅的前提下,维持有效的通气和气体交换,然后寻找呼吸抑制的原因,并及时处理。① 对过量的麻醉药引起的呼吸抑制应该立即减浅麻醉。② 必要时可以用相应的拮抗药拮抗,麻醉性镇痛药引起的呼吸抑制用纳洛酮拮抗,肌肉松弛药引起的用新斯的明拮抗,巴比妥类所致的呼吸抑制用多沙普仑或贝美格拮抗,抗生素所致的呼吸抑制用 10%葡萄糖酸钙 5~10 ml 拮抗。③ 对于过度通气及过度膨肺所致呼吸抑制,应当减少通气量,并依自主呼吸节律行同步辅助呼吸,使 $P_{ET}CO_2$ 恢复到正常范围,自主呼吸即可逐渐恢复正常。④ 对颅内高压脑疝引起的呼吸抑制应该立即甘露醇脱水降低颅内压,并对症处理。

(三) 反流、误吸和吸入性肺炎

呕吐是积极的保护性反射,通过这一反射性动作迫使胃内容物排出。常伴有恶心,唾液增加,吞咽动作,心动过速,痉挛性呼吸,低血压,面色苍白和瞳孔扩大,提示有自主神经的兴奋。反流是被动的反射动作,只在生理功能失常时发生,为胃内容物受重力作用或因腹内压力的影响而逆流入咽喉腔。呕吐和反流物易造成误吸,而引起呼吸道梗阻、窒息或吸入性肺炎等,为全身麻醉主要危险之一。

【原因】 在麻醉过程中,易于引起呕吐或胃内容物反流的几种情况:① 麻醉诱导时发生气道梗阻,在用力吸气时使胸膜腔内压明显下降,同时受头低位的重力影响。② 胃膨胀除了与术前进食有关外,麻醉前用药、麻醉和手术也将削弱胃肠道蠕动,胃内存积大量的空气、胃液或内容物,胃肠道张力下降。③ 用肌肉松弛药后,在气管插管前用面罩正压吹氧,不适当的高压气流不仅使环咽括约肌开放,使胃迅速胀气而促其发生反流;同时,喉镜对咽部组织的牵扯,又进一步使环咽括约肌功能丧失。④ 患者咳嗽或用力挣扎,以及晚期妊娠的孕妇,由于血内高水平的孕酮也影响到括约肌的功能。⑤ 胃食管交接处解剖缺陷而影响正常的生理功能,如膈疝患者,置有胃管的患者也易于发生呕吐或反流;带有套囊的气管内导管,在套囊的上部蓄积着大量的分泌物也易于引起误吸。⑥ 药物对食管括约肌功能的影响,如抗胆碱能药物阿托品、东莨菪碱和格隆溴铵(glycopyrronium bromide)对括约肌的松弛作用,吗啡、哌替啶和地西泮则可降低括约肌的张力。琥珀胆碱因肌颤,使胃内压增高,引起胃内容物反流。全麻期间由于应用抗胆碱药、阿片类药物、全麻药,特别是应用肌肉松弛药后,可使贲门括约肌松弛,使胃内容物反流。

为防止反流误吸,择期手术患者,严格执行手术前禁食的规定。实施麻醉前要背好吸引器,对放置鼻胃管患者,应充分吸引减压,对饱胃和高位肠梗阻患者,应施行清醒气管插管。对于发生反流误吸可能性大的患者,术前应给予 H_2 受体拮抗剂,以降低胃液酸度。

老年人发生反流误吸的原因除了上述常见原因外,因咽喉反射消失或迟钝,呕吐及反流的胃内容物更易进入气道而发生误吸。其结果是造成气道梗阻或吸入性肺炎,是可以导致死亡的严重并发症。饱胃及高位肠梗阻的老年患者风险更大。

反流误吸内容物有高酸性胃液、低酸性胃液、非酸性食物碎块或酸性食物碎块,这些误吸胃内容物引起的肺生理学紊乱、病理生理学改变,早期除了与反射的机制有关外,细胞因子和介质的释放是引起肺急性损伤不可忽视的重要环节。晚期肺组织仍以异物反应为主,出现肉芽肿和纤维化。

【临床表现】

1. *急性呼吸道梗阻* 无论固体或液体的胃内容物,均可引起气道机械性梗阻而造成缺氧和高碳酸血症。如果当时患者的肌肉没有麻痹,则可见到用力的呼吸,尤以呼气时更为明显,随之出现窒息。同时血压骤升、脉速;若仍未能解除梗阻,则两者均呈下降。由于缺氧使心肌收缩减弱、心室扩张,终致心室纤颤。有的患者因吸入物对喉或气管的刺激而出现反射性心搏停止。

2. *Mendelson 综合征* 此综合征首先由 Mendelson(1946 年)加以描述,即在误吸发生不久或 2~4 h 后出现"哮喘样综合征",患者呈发绀、心动过速、支气管痉挛和呼吸困难。在受累的肺野可听到哮鸣音或啰音。肺组织损害的程度与胃内容物的 pH 直接相关外，还与消化酶活性有关。胸部 X 线片的特点是受累的肺野呈不规则、边缘模糊的斑状阴影，一般多在误吸发生后 24 h 才出现。

3. 吸入性肺不张　大量吸入物可使气道在瞬间出现堵塞，而完全无法进行通气，后果严重。若只堵塞支气管，又由于支气管分泌物的增多，可使不完全性梗阻成为完全性梗阻，远侧肺泡被吸收后发生肺不张。肺受累面积的大小和部位，取决于发生误吸时患者的体位和吸入物容量，平卧位时最易受累的部位是右下叶的尖段。

4. 吸入性肺炎　气道梗阻和肺不张导致肺内感染。有的气道内异物是可以排出的，但由于全身麻醉导致咳嗽反射的抑制和纤毛运动的障碍，使气道梗阻不能尽快地解除，随着致病菌的感染，势必引起肺炎，甚至发生肺脓肿。

【预防】　主要是针对构成误吸和肺损害的原因采取措施：① 择期手术患者，严格执行手术前禁食的规定。对于容易发生呕吐的患者，手术前给予氯丙嗪、异丙嗪或氟哌利多等药有一定的预防作用。② 术前已置胃管者，诱导前应尽量将胃内容物吸尽。③ 对术中发生反流误吸可能性大的患者，术前应给予 H_2受体拮抗剂，以降低胃液酸度。④ 对已进食的全麻患者或可能发生反流的患者，应尽量采取清醒气管插管，或在进行窥喉插管前由助手以拇指和示指压迫环状软骨以闭塞食管，完成插管后立即将套囊充气，再松开手指。⑤ 诱导时采用头高足低 40°体位，此时咽的位置较贲门高 19 cm，一般认为，即使在胃膨胀的情况下胃内压增高不超过 18 cmH_2O，因此可以防止反流。⑥ 另一体位是诱导时头低位，可使分泌物或反流物流至鼻咽腔便于吸除，同时声门处于最高位可避免误吸，临床上多采用此体位。

【处理】　一旦发生反流误吸，应立即置患者于头低位，头转向一侧，清除积存于咽部和口腔内的胃内容物，保持呼吸道通畅。此外还应给一定量支气管解痉药及抗生素，并给予必要的呼吸支持。对严重病例可在气管插管后用 0.9%氯化钠液行气管灌洗，直至吸出液 pH 值接近 0.9%氯化钠液时止。

(四) 肺内感染

肺部感染，常是术后导致老年人死亡的重要并发症。手术后肺炎的发病首先与手术前老年人的呼吸功能有关。呼吸系统的功能随年龄增长而减退，特别是呼吸储备和气体交换功能下降。在 59 岁以后呼吸功能减退较明显，但女性的减退程度较轻。胸壁僵硬、呼吸肌力变弱、肺弹性回缩力下降和闭合气量增加是造成老年人呼吸功能降低的主要原因。

老年人术后肺炎最常见的是细菌性肺炎。病原菌多为肺炎球菌。但近年来，革兰阴性菌，如铜绿假单胞菌、克雷伯杆菌等增多，甚至占主要地位。严重的肺内感染会导致呼吸功能不全，以致出现呼吸窘迫综合征和呼吸窘迫。

术前必须详细询问呼吸系统病史及做细致的胸部体检和呼吸功能检查。吸烟者应戒烟。有炎性病灶者应抓紧治疗，选用适当的抗生素，口服祛痰药，超声或蒸汽雾化吸入。肺功能检查对选择手术时机，估计术中、术后并发症有重要作用。常用的项目有肺活量、最大自主通气量、残气量与总气量的百分比等。动脉血气分析也是了解呼吸系统功能和内环境稳定的重要方法。PaO_2＜9.33 kPa(70 mmHg)，$PaCO_2$＞5.998 kPa(45 mmHg)者，一般认为属高危患者而难以耐受较大手术。

全麻术后不宜过早拔除气管导管，应待患者完全清醒后经鼻导管给氧，SpO_2＞94%，呼吸频率与潮气量正常或接近正常，此时拔管才安全。术后尽早喉咽喷雾治疗，积极排痰，预防感染。

术后，保持呼吸道通畅，鼓励患者做深呼吸和有效的咳嗽。术后肺部感染一旦发生，宜早期、联合应用两种或两种以上不同种类抗生素，待病原体确定后再参照药敏试验调整用药。此外，为患者提供足够的热量、氨基酸、人体白蛋白及维生素。并注意维持体液、电解质与酸碱平衡。

(五) 急性肺不张

急性肺不张是指患者骤然出现肺段、肺叶或一侧肺的萎陷，从而丧失通气的功能。急性肺不张是手术后严重的并发症之一，尤其多见于全身麻醉之后。但局部麻醉、区域性神经阻滞同样也会发生肺不张。大面积急性肺不张，可因呼吸功能代偿不足，使患者因严重缺氧而致死。

【病因】　发生急性肺不张的危险因素：① 围手术期患者存在有急性呼吸道感染。② 呼吸道急性或慢性梗阻，术后最常见的原因是气道被黏稠的分泌物所堵塞。③ 慢性气管炎。④ 吸烟。⑤ 肥胖。⑥ 老年患者肺容量小，如非阻塞性肺疾病，胸廓畸形，或因肌肉、神经肌肉和神经疾病所致的呼吸肌障碍或受限。⑦ 通气不足综合征。⑧ 中枢性或梗阻性睡眠呼吸暂停综合征患者。

手术后的危险因素：① 呼吸道分泌物多，且引流或排出不畅。② 胸部或上腹部大手术患者。③ 外科手术切口疼痛。④ 镇痛药应用不当。⑤ 应用抑制中枢神经系统的药物。

【临床表现】 小区域的肺不张，一般临床无明显的症状或体征，易被忽略。急性大面积肺不张时，可突发气急、咳嗽、发绀，以及急性循环功能障碍。肺底部或背部可出现小水泡音，呼吸音和语颤消失。气道梗阻性肺不张，通过X线检查多可确诊。但由于肺容量小，或肺表面活性物质减少所致的小区域或散在性肺泡萎陷，则X线检查结果可呈阴性。动脉血气分析有助于诊断。

【预防】 ① 术前禁烟2～3周。② 有急性呼吸道感染的患者，至少应延期手术2～3周。③ 术前发现有明显危险因素的患者，也应延期手术，经5～7日强化呼吸道的治疗。④ 对慢性阻塞性肺疾病(COPD)或慢性支气管炎患者，术前应加强胸部物理治疗(如体位引流、胸壁叩击等)，以减少气道的梗阻，增强排痰能力，训练深呼吸和咳嗽，增加肺容量。⑤ 麻醉期间保持气道通畅，避免长时间固定的潮气量通气，应定时吹张肺("叹气")。但有报告指出，吹气的气道压＞30 cmH_2O时方为有效。⑥ 术毕尽早使患者清醒，充分恢复自主呼吸；在拔气管导管前应反复吸引分泌物，应用空气-氧或惰性气体-氧吸入，避免纯氧吸入。⑦ 回恢复室后，定时变换患者体位，鼓励咳嗽和早期离床活动。⑧ 术后减少或避免应用麻醉镇痛药，代以神经阻滞或硬膜外腔注射局麻药与小剂量麻醉镇痛药(如芬太尼或曲马多)。

【处理】 主要目的是消除呼吸道梗阻的原因，积极预防感染，并使萎陷的肺复张。① 积极鼓励患者咳嗽排痰，或诱导发生呛咳。② 施行纤维光导支气管镜检查，不仅可明确梗阻的部位和原因，且可进行分泌物的吸引和异物的钳取。③ 若患者存在明显低氧血症，可用机械性正压通气($FiO_2 \leqslant 0.6$)，附以PEEP(10～15 cmH_2O)，有助于肺泡的复张。④ 其他如雾化吸入、祛痰药、支气管扩张药、激素等应用有助于改善通气的功能。⑤ 根据痰液细菌培养结果和药敏试验，选用有效的抗生素。

二、循环系统并发症

在无明显疾病的情况下，心脏随年龄的增长呈退行性改变。在解剖学上的主要改变是心室壁肥厚、心肌纤维化的严重程度加重以及瓣膜的纤维钙化。随着年龄的增长，主动脉和周围动脉管壁增厚，硬化程度增加，对血流的阻抗增加，收缩压、脉压增加。动脉弹性的丧失则使脉压增宽和舒张压下降。老年人的心血管功能除受衰老进程的影响外，还常受到各种疾病的损害，在老年人中50%～65%有心血管疾病。故在评估其心血管功能状态时应特别重视其储备功能，在围手术期要特别注意对心功能的支持、维护和及时处理。

(一) 高血压

老年人心功能储备降低、血管硬化，如术前已并存高血压、冠心病、心律失常和心肌缺血等，则术中和(或)术后很难使循环维持稳定，应强调术前对并存症的积极治疗，这是预防并发症的最好措施。

【原因】 ① 疼痛：除了手术切口刺激外，其他造成不适之感还来自胃肠减压管、手术引流和输液的静脉路等，同时还伴有恐惧、焦虑等精神因素的影响。疼痛的刺激与麻醉前后和麻醉维持过程处理有关。② 低氧血症与高碳酸血症：轻度低氧血症所引起的循环系统反应是心率增快与血压升高，以高动力的血流动力学来补偿血氧含量的不足。血内CO_2分压的升高，可直接刺激颈动脉和主动脉化学感受器，以及交感-肾上腺系统反应，呈现心动过速和血压升高。③ 术中补充液体超荷(volume overload)和升压药原因不当。④ 吸痰的刺激：吸痰管对口咽、气管隆嵴的刺激，尤其操作粗暴或超时限吸引更易引起患者的呛咳和躁动、挣扎，则使循环系统的问题更趋显著。⑤ 其他：如术后寒战、尿潴留膀胱高度膨胀也会引起血压的升高。

对术后持续重度高血压，若不能及时消除其发生原因和进行必要的处理，则可因心肌氧耗量的增高，导致左心室心力衰竭、心肌梗死或心律失常，高血压危象则可发生急性肺水肿或脑卒中。

【预防与处理】

(1) 对于术前高血压的患者，应嘱其将降压药物用至手术当日，不要擅自停药。

(2) 首先要发现和了解引起高血压的原因，并给以相应的处理，如施行镇痛术，呼吸支持以纠正低氧血症，计算液体的出入量以减缓输液的速率或输入量。

(3) 减少不必要的刺激，使患者处于安静姿态。当患者呼吸功能恢复和血流动力学稳定时，应尽早拔除导管，为了减少拔管时的刺激和心血管副反应，可在操作前3～5 min给以地西泮0.1 mg/kg或美达唑仑1～2 mg和1%利多卡因(1 mg/kg)。有报道在拔管前20 min用0.02%硝酸甘油4 μg/kg。经双鼻孔给药，可防止拔管刺激引起的高血压。

（4）药物治疗：由于多数患者并无高血压病史，且在术后4 h内高血压能呈缓解状态，故不必应用长效抗高血压药物。值得选用的药物：① 硝普钠的优点在于发挥药效迅速，且停止用药即可反转。对动脉、静脉壁均有直接的扩张效应。一般多采用持续静脉点滴给药，开始可以0.5～1.0 μg/(kg·min)给药达到可以接受的血压水平。但应密切监测动脉的动态，适时调整给药速率。② 乌拉地尔若在拔管时给以0.5 mg/kg，可有效预防当时高血压反应和维持循环功能的稳定。③ β受体阻滞剂如拉贝洛尔（labetalol）和艾司洛尔（esmolol），前者兼有α和β受体阻滞的作用，常用来治疗术后高血压，但对β受体阻滞更为突出，由于负性变力性效应使血压降低。艾司洛尔为超短效β受体阻滞药，对处理术后高血压和心动过速有效。但因半衰期短应予持续静脉点滴给药，依据血压的反应调节给药速率，相当于25～300 mg/(kg·min)。④ 对高龄、体弱或心脏功能差的患者，则可采用硝酸甘油降压。它对心脏无抑制作用，可扩张冠状动脉血管，改善心肌供血和提高心排血量。停药后血压恢复较缓，且较少发生反跳性血压升高。

（二）心肌缺血

在老年人中，冠心病的发病率不断增加，死亡率也有所上升。老年人冠状动脉内膜发生了粥样硬化性改变，使管腔面积减少。这些病变早期为脂质浸润，形成粥样斑块，最后发生粥样溃疡、钙化和血栓形成。冠状动脉循环不能相应提高血流量，而手术负荷要求大量增加血供时，就会发生心肌短暂性缺血缺氧。如果持续较久与严重的缺血，则会引起部分心肌坏死，称为心肌梗死，严重者可发生心源性休克和心力衰竭。

【病因】　① 患者精神紧张、焦虑和疼痛、失眠，均可致体内儿茶酚胺释放和血内水平升高，周围血管阻力增加，从而提高心脏后负荷、心率增速和心肌氧耗量增加。② 血压过低或过高均可影响到心肌的供血、供氧。若在麻醉过程中发生低血压，比基础水平低30%并持续10 min以上者，其心肌梗死发生率，特别是透壁性心肌梗死明显增加。另一方面，高血压动脉硬化的患者，多伴有心肌肥厚，其发生心内膜下（非Q波型）心肌梗死的机会较多，即使未出现过低血压，也可发生心肌缺血性损伤。③ 麻醉药物对心肌收缩力均有抑制的效应如氟烷、甲氧氟烷、恩氟烷、异氟烷，且抑制程度随吸入浓度而递增。曾报道当恩氟烷的呼气末浓度为1.4%时，可使动脉压降低50%，11例中有4例呈心肌缺血。同时，还应该注意药物对整个心血管和机体代偿机制的影响。④ 麻醉期间供氧不足或缺氧，势必使原冠状动脉供血不全的心肌供氧进一步恶化。⑤ 因麻醉过浅或其他用药引起了心率增快或心律失常。

【预防】　对手术患者，特别是有高血压或冠状动脉供血不足的患者，要力求心肌氧供求的平衡，在降低氧耗的同时，还要提高供氧，如减轻心脏做功（高血压的治疗），改善和保持满意的血流动力学效应（如麻醉方法选择，纠正心律失常，洋地黄化等）；提高供氧如纠正贫血以提高携氧能力，保持满意的冠状动脉灌注压和心舒间期。术前对患有心肌供血不足患者应予以必要药物治疗和镇静药。对心肌梗死患者的择期手术，尽量延迟到4～6个月以后再施行，如此可把再梗死的发生率降至15%，两者相距的时间越短，则再发率越高。再发心肌梗死患者的死亡率可高达50%～70%。

【处理】　① 麻醉期间或手术后心肌缺血/梗死的临床表现很不典型，主要依据心电图的提示和血流动力学的改变，宜及时请心血管专科医师会诊和协同处理。② 术中密切监测患者的各项指标，如平均动脉压、心率、中心静脉压、尿量等。③ 充分供氧，必要时行机械性辅助呼吸。④ 应用正性力药物如多巴胺、去甲肾上腺素以保持冠状动脉血液灌注。正性肌力药物可使心肌氧耗量增加，如并用血管扩张药硝酸甘油或硝普钠，不仅可降低心肌氧耗量，且可提高心脏指数和降低已升高的左心室舒张末压（left ventricular end-diastolic pressure，LVEDP）。⑤ 应用辅助循环装置-主动脉内球囊反搏，通过降低收缩压，减少左心室作功，使心肌耗氧量随之下降，同时还增加舒张压，有利于冠状动脉血供和心肌的供氧。⑥ 其他对症治疗，如应用镇静和镇痛药物等。

（三）心律失常

心律失常的发生率随年龄增长而增加，以室上性和室性期前收缩为多见。用24 h连续心电图监测发现其频率通常＜1/h，约26%的受试者室上性期前收缩＞100/24 h，约17%的受试者其室性期前收缩＞100/24 h，出现短阵室速者达15%。在健康老年人中其他心律失常较少见。进行踏车运动试验时，65岁以上者出现短阵室速的占3.75%，而65岁以下者短阵室速的发生率只有0.15%，两者相差25倍。

老年人心脏储备功能降低，即使术前无心律失常，术中和术后因多种因素也可诱发严重的心律失常，因此老年人术中及术后心律失常的处理是一个重要的课题。老年人常见的心律失常是窦性心动过速、室性期前收缩等。针对诱发病因及时进行处理，心律失常一般可逐渐消失。对于消除诱因后仍不能恢复正常心律者，应给予抗心律失常药物治疗。

【诱发因素】 ① 缺氧和 CO_2 潴留：是术中和术后发生心律失常的主要原因之一。常见原因有：吸入气体中氧浓度偏低；肺部感染、通气不足、肺不张或生理性分流增加；贫血或血液过分稀释；心排出量下降；代谢率增加等。② 血压波动：术中及术后血压升高时，可增加心脏后负荷，使心肌纤维伸长，易发生室性心律失常；低血压时，由于组织灌注不足，产生代谢性酸中毒，内源性儿茶酚胺增高，加之心肌的缺氧，均可导致心律失常。一旦发生心律失常后，又可进一步影响心排出量，形成恶性循环。③ 外科手术创伤：心肺手术过程中，心脏因受压力、张力、牵引等，导致心律失常。麻醉过浅或脊麻平面不够时遇到伤害性刺激，特别在牵拉内脏时，易发生心动过速或心动过缓及其他心律失常。④ 低温：低温会导致心律失常，可能与心脏应激性恢复不均一，以及传导速度受抑制，易促成折返机制有关。⑤ 电解质及酸碱的改变：低血钾、低血镁、酸中毒、呼吸性碱中毒等均可诱发心律失常。除此之外，普萘洛尔、洋地黄等药物也可诱发心律失常。

【处理】 临床上处理心律失常，在纠正可能的潜在病因后，心律失常仍不消失，如性质不严重，可予继续严密观察，若为严重心律失常，则应给予相应的药物或其他治疗。需紧急处理的心律失常是：① 室性期前收缩大于 5 次/min，或多源性、RonT 室性期前收缩及二联律、三联律。② 心室率快的心房颤动或心房扑动、房室连接区性心动过速。③ 室上性心动过速伴低血压。④ 室性心动过速。⑤ 窦性心动过缓伴低血压。⑥ Ⅲ度房室传导阻滞。大多数的心律失常在充分供氧、维持良好的血压、纠正电解质及酸碱紊乱后能自行消失。

三、中枢神经系统并发症

老年人神经系统呈退行性改变，储备功能降低。在从青年至老年的过程中，脑的重量减轻，体积缩小，有一定程度的脑萎缩。脊髓也同样经历着退行性改变的过程，神经元减少、神经胶质增生。大脑的储备功能下降表现为日常功能活动减少、对麻醉药物的敏感性增加、围手术期谵妄危险以及术后出现认知功能障碍的风险增加。

(一) 脑血管意外

脑血管意外是一种急性脑血管病，包括出血性疾病和缺血性疾病两大类。前者有脑出血和蛛网膜下腔出血，后者有脑血栓形成和脑栓塞等。患者原有心脑血管疾病的，由于手术及麻醉中的刺激，造成血压急剧升高或降低，可并发脑血管意外。

手术后患者在较长时间内意识不能恢复或出现中枢神经系统症状，则应考虑到发生脑血管意外的可能，常见症状有头痛、呕吐、智力障碍、感觉障碍、运动障碍、意识障碍、抽搐、失语、视野缺损、瞳孔改变等，与受累的脑组织部位有关。

【病因】

1. *动脉粥样硬化* 约 2/3 缺血性脑卒中的原因是颅外和颅内动脉粥样硬化，早晨原位的狭窄或闭塞，或者是斑块物质在远端脑血管发生栓塞。患者多有高血压病史，且多发病于 60 岁以上老年人，特别在手术期曾发生过持续性低血压。其临床和病理效果取决于该受累血管区是否有足够的侧支循环。

2. *心源性栓子* 来自心脏的栓子是引起脑栓塞缺血性脑卒中的主要原因之一。如心肌梗死区的附壁血栓、心律失常（心房纤颤）和心脏瓣膜与腔的结构异常促进血栓形成和栓子的脱落。有资料表明，在出现心房纤颤的头数月内，发生栓塞的危险性最高，第 1 个月的概率可达 1/3。其他原因如二尖瓣脱垂、心脏黏液瘤、倒错性栓子（即来自外周静脉的栓子，经未闭卵圆孔进入体循环）等。

3. *血管炎* 无论是原发性中枢神经系统动脉炎，还是感染性血管炎引起的局灶性或多灶性脑缺血，术前多有临床的症状，如认知障碍、头疼或癫痫发作，有助于鉴别诊断。

4. *血液黏稠度的改变和高凝状态* 脑血流与血液黏稠度呈负相关。血液黏稠度与血内红细胞与白细胞计数、聚集状态、血小板和血浆蛋白浓度则呈正相关。同时，血流与红细胞的变形性和血液黏稠度呈反比。因此，红细胞增多症、血细胞比容＞50%、血小板增多症（$>1\times10^6\ \mu l$）都增加发生脑卒中的危险。又如多发性骨髓瘤患者血浆蛋白浓度的提高，也增加了脑卒中的危险性。

处于高凝态患者，如癌症（尤以肾上腺癌）妊娠和产褥期均易于发生动脉、静脉血栓形成。此高凝状态可能发现有纤维蛋白原水平升高、部分凝血酶或凝血酶原时间改变，或有血小板聚集的异常。

5. *其他* 脑血管也可因脂肪栓子、气栓而引起栓塞和缺血性的病变。

【预防与处理】 高血压是发生脑卒中最危险的因素。收缩压升高可能是脑卒中的直接原因，如160/95 mmHg的高血压患者，其脑卒中的危险性比正常血压者高4倍。可见，手术前用药物控制高血压具有重要的意义。对心房纤颤或心脏瓣膜患者应请心脏科医师会诊，以确定患者是否适用抗凝治疗。

脑血管意外的治疗主要针对脑水肿，改变血液凝固性等。① 各种类型的脑血管意外因灌注不足引起缺血、缺氧，因此常有不同程度的急性脑水肿发生。及时减轻脑水肿有利于脑功能恢复，减少脑疝发生的风险。方法有20%的甘露醇渗透利尿和皮质激素。② 对疑有颅内压明显增高的患者，可行过度通气和应用渗透性利尿剂如甘露醇来治疗。③ 改善微循环。④ 合理选用凝血剂和抗凝剂。⑤ 个别有外科适应证者可进行手术治疗。

(二) 谵妄

在老年患者的围手术期治疗中，术后谵妄是非常重要的问题之一。在出现谵妄的患者中，严重并发症的发生率较高。出院后常需要长期监护和康复治疗。谵妄对老年患者有不利影响，如术后活动延迟、住院时间延长，并妨碍早期康复。随着住院时间延长，发病率逐渐增加，功能恢复也受到影响。研究已经清楚地表明，在某些外科患者中，谵妄是预测术后死亡率及长期预后不良的重要因素之一，即使对于术前没有认知功能障碍的患者也是一样。

谵妄还应与术后认知功能障碍区别开来，尽管它可以与后者一起发生。谵妄是一个有一系列症状体征表现的综合征。《精神障碍诊断和统计手册》第四版（Diagnostic and Statistical Manual of Mental Disorders-Ⅳ，DSM-Ⅳ）包含了谵妄的诊断标准：

(1) 意识混乱(即对环境的知晓和注意力下降)。

(2) 认知改变(如记忆缺失、定向力错乱和语言混乱)或知觉障碍(如视觉假象、幻觉)。

(3) 快速发展(数小时到数日)和每日病程波动。

(4) 存在诱发因素或药物中毒及撤药的证据。

(5) 判定患者术后是否存在谵妄的方法称为谵妄评定方法，包括如下几个方面：① 精神状态急性或波动性改变。② 注意力不集中。③ 思维紊乱或不连贯。④ 意识水平的改变。如果患者有①、②和③项，或①、②和④项，或①、②、③和④项的表现都可以认为是谵妄。但是谵妄评定方法只能鉴定谵妄的存在与否，并不能区别谵妄的严重性和持续时间。

从临床上来看，术后谵妄包括两种分型：亢进型和抑制型，经常是两种情况并存于一个病例，交替出现。最常见的临床表现是睡眠-觉醒周期紊乱，白天嗜睡，晚上亢奋，其次是情绪紊乱如焦虑、恐惧、抑郁、易激惹、欣快或淡漠；患者近期记忆力受损，定向力障碍，最初表现在对时间的感知混乱，严重的可表现为对地点的感知混乱；感觉改变也很常见，表现为视幻觉、错觉、感觉异常。

与谵妄有关的许多预测因素和危险因素目前已经明确。谵妄与麻醉方法(局麻或全麻)及术中血流动力学并发症之间没有关系，而与术中大量输血、术后大量输血和术后血细胞比容低于30%有关。潜在的组织缺氧在老年人术后谵妄的发生机制中也可能起着重要作用。

识别和治疗能诱发术后谵妄的各种因素十分重要。预防性治疗措施包括纠正代谢和电解质紊乱以及治疗神经精神疾病。其他的治疗为消除所有诱发因素，如药物(如抗胆碱能药)或镇痛不充分。最重要的是，近期研究已表明，用标准方案来控制谵妄已知危险因素(认知损害、失眠、制动、视力损害、听力损害和脱水)将使住院期间老年患者谵妄的发生率和持续时间明显减少。

(三) 术后长期识别障碍

患者在接受手术、麻醉手术后出现的记忆力、集中力等智力功能的损害，统称为术后认知功能障碍(postoperative cognitive dysfunction，POCD)。研究发现无论何种麻醉方法，POCD的发生率相似，从而提示麻醉外的原因是主要的。全麻患者术后长期发生识别障碍的可能因素为：老龄、外科手术方法、麻醉方法、低氧血症与低血压、ASA体格状态与伴发疾病、术后疼痛方法、长期住ICU。其他病因包括通气过度、应激和脑栓塞，也可引起POCD。

POCD的治疗是包括外科、麻醉科、ICU、心理和护理等多学科的综合治疗措施。术前告知患者可能会发生POCD，有可能减轻症状。从这种意义上来说，术前心理干预是必要的。充分术前准备、改善全身情况、充分吸氧、纠正代谢紊乱、防止感染都可以起到预防作用。

POCD是常见并发症，尤其对老年人更为多见，其发生是多种因素的共同作用。治疗和预防是针对相关因素的综合治疗措施，应强调预防是最为有效的。

（孙　涛）

第5节　麻醉后处理

一、麻醉恢复室

麻醉恢复期或苏醒期是指终止麻醉药物的给予到麻醉作用完全消失的这段时期。在这段时期里，各种麻醉药物尚未完全代谢，麻醉的各种因素对患者的影响依旧存在，机体的各项功能尚未完全恢复正常，因此，在麻醉恢复期，需要加强对患者监测和治疗。老年人各器官功能减退，机体的代偿储备能力降低，对药物的代谢能力降低，常并存一些其他疾病，麻醉恢复期更需要警惕各种并发症的发生。麻醉后恢复室或麻醉后监测室(postanesthesia care unit，PACU)在患者安全度过麻醉苏醒期以及在预防各种术后并发症中发挥了重要的作用。

(一) PACU概述

1. *PACU收治的患者*　包括接受全身麻醉、椎管内麻醉以及局部麻醉的术后患者。全身麻醉后自主呼吸尚未完全恢复、肌张力尚未恢复正常、未拔除气管导管以及术中出现意外情况和并发症的患者，术后均可转入PACU进行监测和治疗。对于老年人来说，尤其是全身情况较差的老年人，术后适合转入PACU进行监测和治疗。

2. *手术室至PACU的转运*　患者在转运至PACU的过程中，需要由患者的麻醉医师护送。运送的途中要注意观察患者的呼吸情况(包括呼吸频率、呼吸节律、胸廓起伏等)，如有需要可以进行吸氧，对于已经拔出气管导管的患者，为了防止反流误吸和呼吸道梗阻的发生，应将患者头转向一侧或将患者置于头低位。同时，还要对患者的脉搏、神志以及体温等其他情况进行严密观察和监测。

患者转运至PACU时，麻醉医师需要与PACU的医师和护士进行交接。交接的内容包括患者的姓名、性别、年龄、术前的情况、术前用药、手术名称、麻醉方式，术中的用药情况(包括药物的种类、名称及剂量等)、术中液体的入量和出量情况(包括术中输血、输液、尿量以及术中出血等情况)、术中患者的生命体征变化情况、术中的意外情况和并发症以及患者的各种导管(气管导管、尿管、动静脉穿刺导管、胃管、引流管等)等。

3. *PACU的设备*

(1) 人员与规模：一般来说，手术室与PACU床位的比例为1.5∶1～2∶1，可配备麻醉医师1～2名，护士与床位的比例为1∶3。对于老年人术后的监测和治疗，可以根据实际工作的需要以及患者的不同情况进行适当调整并配备其他的工作人员。PACU的工作人员应熟练掌握各种监测仪器的使用和判读方法，熟悉各种麻醉性镇静、镇痛药物以及肌肉松弛药的药理特点，对PACU内的各种设备和仪器能熟练操作，掌握基本的急救方法和措施，熟悉各种急救药物的药理特点，了解老年人的病理生理特点以及术后常见的并发症，最好能够具备丰富的临床经验。

(2) 监测和治疗设备

1) 监测设备：包括常用的脉搏和血氧饱和度(SpO_2)、呼气末二氧化碳分压($P_{ET}CO_2$)、无创血压监测、有创血压监测、心电图以及一些其他有创监测(中心静脉压、肺动脉压等)等监测设备。

2) 治疗设备：包括吸痰管、吸引器、听诊器、口咽通气道和鼻咽通气道、面罩和导管等吸氧装置、喉镜、气管导管、呼吸机、除颤仪、气管切开包、动脉穿刺包、静脉穿刺包以及注射器、无菌手套等。

3) 药品：PACU内需要配备一些常用的急救药物。常用的急救药物如下。升压药：麻黄碱、肾上腺素、多巴胺、异丙肾上腺素等。降压药：硝酸甘油、硝普钠、乌拉地尔等。强心药：地高辛、多巴酚丁胺等。抗心律失常药：胺碘酮、利多卡因、普罗帕酮、维拉帕米等。抗胆碱药：阿托品(有明显的心肌缺血时应避免使用)、盐酸戊乙奎醚等(东莨菪碱可引起谵妄、尿潴留等不良反应，老年人应尽量避免使用)。激素：地塞米松、泼尼松龙、甲泼尼龙等。抗胆碱酯酶药：新斯的明等。利尿剂：呋塞米、螺内酯等。抗组胺药：氨茶碱、苯海拉明等。麻醉性镇静、镇痛药及其拮抗剂：咪达唑仑、丙泊酚、氯丙嗪、芬太尼、吗啡、哌替啶、纳洛酮、氟马西尼等。晶体和胶体溶液：10%氯化钠、生理盐水、平衡盐溶液、10%葡萄糖、羟乙基淀粉等。

(二) PACU的监测

1. *呼吸系统*　常用的监测包括观察患者的呼吸频率、呼吸节律、潮气量、胸廓起伏等，听诊患者的呼吸音，以及血氧饱和度(SpO_2)监测、呼气末二氧化碳分压($P_{ET}CO_2$)监测等。观察患者的呼吸运动情况是最基本的监测，有助于发现呼吸道梗阻、呼吸抑制等呼吸运动的异常情况。血氧饱和度监测有利于判断患者早期有无缺氧的情况存在，呼气末二氧化碳波形有利于对尚未拔除气管导管患者的通气情况进行监测和评估。另外，动脉血气分析也是监测呼吸功能的重要手段，可以综合反映患者的肺通气情况。

2. *循环系统* 常用的监测指标包括脉搏、血压、心率、心电图等，另外，中心静脉压以及肺动脉压也可以作为循环系统的监测指标。动脉血压监测可以反映心脏后负荷、外周阻力以及心肌的耗氧情况等，分为无创性动脉血压监测和有创性动脉血压监测(适用于危重患者、血流动力学波动较大以及需要反复进行动脉血气分析的患者等)。心电图不仅可以反映心脏的电生理活动以及判断有无心律失常的发生，也可以反映心肌的氧供情况(S-T段)、电解质的变化(如T波可以反映血钾的改变)等。

3. *术后疼痛评估* 最常用的是视觉模拟评分法(visual analogue scale, VAS)。是指在一张白纸上划一条长10 cm的线段，线段的一端标记为0，表示无疼痛；另一端标记为10，表示最为剧烈疼痛。患者根据对疼痛程度的感受在线段上做相应的标记，起点至标记处的长度就是疼痛评分分数。该评分有助于指导和评价术后的疼痛治疗。

4. *其他* 监测患者的体温、神志等。监测患者有无体温过高或者过低的情况存在，观察患者的意识恢复程度，患者的定向能力、注意能力、执行能力、语言表达能力等可以反映患者的意识恢复情况。

在监测的过程中，需要注意及时记录各项监测结果，并对各项异常的结果进行分析和处理。各项监测指标客观地反映了患者的基本情况，术后应根据各项监测结果采取适当的治疗措施，但应注意的是各项指标有可能存在着偏差，因此，应对各项结果进行综合的分析，并适当地调整治疗方案，以使患者顺利地度过麻醉恢复期，并有效地预防老年人术后常出现的并发症。

(三) 患者转出PACU的指标

1. *呼吸* 患者呼吸道通畅，自主呼吸恢复正常，呼吸节律稳定，呼吸频率12～30次/min，无呼吸困难的症状，咳嗽反射、吞咽反射和咽喉反射等保护性反射恢复，能自行排出呼吸道分泌物，通气功能恢复正常，呼吸空气时 SpO_2 不低于95%，无缺氧发绀的表现。

2. *循环* 血流动力学稳定，血压、脉搏的改变维持在术前的30%以内，心电图正常，没有明显的心律失常，也不存在严重的心肌缺血。

3. 患者神志清楚，没有躁动不安的表现，能回答简单的问题并完成指定的动作，肌张力恢复。

4. 接受椎管内麻醉的患者运动功能和本体感觉恢复，呼吸功能和循环系统稳定。

5. 表9-1是Alderete评分标准，可作为患者转出PACU的评判指标。

表9-1 Alderete评分标准

观察指标	评分		
	0	1	2
肌张力	无肢体活动	两个肢体可以活动，头颈活动度有限	四肢均可以活动，头颈活动不受限
呼吸	有气道梗阻等情况，需要进行辅助呼吸	呼吸道通畅，呼吸表浅	呼吸正常，咳嗽等保护性反射恢复
SpO_2	吸氧时<90%	吸氧时90%～92%	呼吸空气时>92%
循环	血压变化在术前50%以上，心电图有明显改变	血压变化在术前20%～50%，心电图有轻微变化	血压变化在术前20%内，心电图无变化
神志	对刺激无反应	嗜睡，但对刺激有反应	完全清醒

Alderete评分标准不能准确反映患者的无尿、疼痛、心律失常以及严重的恶心呕吐等情况，有一定的局限性。最高分为10分，此时反映患者术后恢复良好，一般Alderete评分达到9分时可以转入普通病房。同时，患者的疼痛、恶心呕吐、心律失常等得到有效的控制，尿量、体温等在正常范围内。

二、术后常见并发症及其处理

(一) 呼吸系统常见并发症及其处理

呼吸道梗阻

【原因】 引起呼吸道梗阻常见的原因有舌后坠、分泌物等阻塞气道、反流误吸和支气管痉挛等。老年人气管、支气管黏膜上皮萎缩、增生、鳞状上皮化生、纤毛倒伏，清除能力下降，小气道杯形细胞增多，分泌亢进；咳嗽反射、吞咽反射和咽喉反射等保护性反射减弱；常伴有慢性支气管炎、肺气肿和支气管哮喘等疾病，因此，术后容易出现呼吸道梗阻，这就需要我们对此引起足够的重视。

【治疗】 舌后坠引起的呼吸道梗阻可以采用仰头抬颏、抬举下颌等方法托起下颌，也可以放置口咽通气道或鼻咽通气道，若梗阻仍然得不到缓解，可适当地使用气管插管、喉罩等进行处理。痰液等分泌物过多时可以用吸痰管进行吸痰，在吸痰的过程中需要注意操作规范以及无菌操作，以免引起呼吸道感染及其他并发症。为了预防反流误吸的发生，可将患者置于头侧位或头低位。在发生支气管痉挛时，应及时调整气管导管的位置，避免气管导管插入过深或刺激气管隆嵴，并通过加深麻醉和使用解除支气管痉挛的药物进行处理，解除支气管痉挛的药物包括 β_2 肾上腺素能受体激动剂等。

呼吸抑制

【原因】 老年人各器官萎缩，功能减退，肝脏合成蛋白质的能力下降，肝、肾血流量减少，肾脏的清除能力降低，同时，血浆胆碱酯酶的活性下降，因此，老年人对各种药物的代谢能力降低，麻醉性镇静、镇痛药及肌肉松弛药的作用时间延长。另外，老年人对中枢抑制药物的敏感性增加，呼吸中枢对缺氧和高碳酸血症的敏感性降低。再加上胸部、腹部等手术术后疼痛的刺激使患者不敢呼吸，术后容易出现呼吸抑制。

【治疗】 为了避免呼吸抑制导致的不良后果，在术后应加强呼吸功能的监测，注意观察患者的呼吸频率、潮气量、呼吸节律等，并注意 SpO_2、$P_{ET}CO_2$ 等各项监测指标及其变化情况，使各项指标维持在正常范围内。出现呼吸抑制时，应在气道开放的前提下行面罩加压通气进行辅助呼吸，由于麻醉性镇痛药物引起的呼吸抑制可以使用纳洛酮进行拮抗，而由于肌肉松弛药引起的呼吸抑制可以使用抗胆碱酯酶药进行拮抗，由于苯二氮䓬类药物引起的呼吸抑制可以使用氟马西尼进行拮抗。由于原发疾病引起的呼吸抑制，应及时针对病因进行治疗和处理。

呼吸道感染

【原因】 如上所述的老年人气道清除能力下降、分泌亢进，各种保护性反射减弱，常伴发慢性支气管炎、肺气肿和支气管哮喘等疾病，免疫功能低下，以及术后疼痛的刺激，全麻气管插管、吸痰等操作的影响，麻醉药物对呼吸的抑制等因素均可引起术后呼吸系统的感染。

【治疗】 术后应维持气道通畅，鼓励患者进行自主呼吸、咳嗽排痰，痰液等分泌物过多时用吸痰管吸引，并经常进行翻身拍背，积极进行术后疼痛的治疗。术后发生呼吸系统感染时，应及时选用敏感抗生素进行治疗。

呼吸衰竭

【原因】 老年人呼吸系统的改变表现为残气量(RV)和功能残气量(FRC)增加，呼吸功能储备降低，小气道狭窄，肺表面活性物质减少，肺和胸廓的顺应性降低、弹性阻力增加，肺通气功能减退，通气/血流比值失调等。另外，老年人血浆胶体渗透压降低，淋巴回流减慢，从而形成肺间质水肿。同时，老年人术前常并存各种呼吸系统疾病，麻醉和手术的各种因素，如气管插管、麻醉药物等，会对呼吸系统产生刺激、抑制等不良影响，以及前面提到的术后容易并发的呼吸抑制、呼吸系统感染等因素。以上这些因素均可导致呼吸衰竭的发生。

【治疗】 治疗呼吸衰竭时应维持有效的通气，增加通气量，使缺氧及 CO_2 潴留得到改善。在拔管时，应注意把握好拔管的指标。可以使用支气管扩张药物(如 β_2 肾上腺素能受体激动剂、M 胆碱受体阻滞剂等)、进行氧疗、机械通气(如呼气末正压 PEEP、持续气道正压 CPAP 等通气方式)等。积极控制呼吸系统感染，注意维持水、电解质及酸碱平衡，维持血流动力学及循环功能的稳定，保护重要器官脏器的功能，针对原发病因进行积极治疗。

(二) 循环系统常见并发症及其处理

低血压

【原因】 血容量不足，外周血管的扩张，围手术期发生心律失常，麻醉因素的影响(如麻醉药物对循环系统的抑制、椎管内麻醉导致血压下降等)，体位的变动，以及老年人心血管功能减退、血管弹性降低、心肌收缩力减弱、心排血量减少、自主神经功能减退、不易维持循环系统功能稳定等因素均可导致术后低血压的发生。

【治疗】 出现低血压时应积极补充血容量，进行液体治疗。在补足血容量的基础上，针对外周血管的扩张可以使用血管收缩药物(如麻黄碱、多巴胺等)，但应注意防止心肌缺血的出现，另外，适当应用增强心肌收缩力的药物可以增加心排血量，使低血压得到改善。同时，还应注意术后避免剧烈搬动患者，并对各种相关的原发疾病进行对症治疗和处理。

高血压

【原因】 患者紧张焦虑的情绪，麻醉因素的影响(如吸痰、拔管等操作)，缺氧和高碳酸血症，术后伤口疼痛的刺激以及术后镇痛的不完善等因素，再加上老年人常伴有原发性高血压、冠心病等循环系统疾病，是导致术后出现高血压的常见原因。

【治疗】 对高血压进行处理时，应积极对患者进行适当的心理疏导，使其紧张焦虑的情绪得到缓解，另外，在进行各项操作的过程中应注意动作要轻柔，维持通气，改善氧合，避免出现缺氧和 CO_2 蓄积，注意加强术后疼痛的治疗，同时，积极控制原有的高血压及其他原发疾病，并注意改善心肌的血供。还可以适当应用降压药物，如α和β肾上腺素能受体阻滞剂（如乌拉地尔、拉贝洛尔等）、血管扩张药（如硝酸甘油、硝普钠等）以及钙通道阻滞剂等。

心律失常

【原因】 老年人心脏传导系统常发生退行性改变，窦房结P细胞数量减少，心肌细胞发生纤维化、脂肪浸润和淀粉样变等改变。冠状动脉血流量减少，心肌的血供亦减少，心脏瓣膜常发生钙化、纤维化等退行性改变。同时，老年人心血管系统常伴有一些器质性改变，再加上手术的刺激、麻醉、低温的刺激、缺氧和CO_2蓄积、内环境的紊乱以及血容量不足和血压波动幅度过大等因素的影响，术后容易发生心律失常。

【治疗】 在对心律失常进行治疗和处理时，应结合血流动力学的改变、临床表现以及引起心律失常的原因进行综合考虑。对血流动力学产生显著影响以及严重的心律失常需要及时进行处理。首先应针对引起心律失常的原因进行处理，保持循环功能稳定，维持良好的通气，纠正缺氧和CO_2蓄积，纠正水、电解质及酸碱平衡的紊乱，完善术后镇痛措施。同时，还可应用抗心律失常药物进行治疗，如室性心律失常可以使用利多卡因，室上性和室性心律失常可以使用胺碘酮、普罗帕酮等，心房扑动、心房颤动以及阵发性室上性心动过速可以使用维拉帕米等，窦性心动过缓、Ⅰ度和Ⅱ度房室传导阻滞可以使用阿托品等。

心力衰竭

【原因】 老年人心功能储备降低，心肌细胞发生退行性改变，心脏收缩力减弱。另外，术中输血输液过多以及一些手术操作的影响等使循环血容量增加，从而造成心脏前负荷增加。老年人血浆蛋白合成能力降低，血浆胶体渗透压降低，形成肺间质水肿，同时，常并存心脏瓣膜疾病、冠心病以及心律失常等疾病，术后可发生心力衰竭。

【治疗】 发生心力衰竭时，应注意控制液体入量，可以使用利尿剂（首选呋塞米）、强心剂（洋地黄、多巴胺和肾上腺素等）和血管扩张药（硝酸甘油、硝普钠等）等减轻心脏负荷。并注意重视氧疗。另外，急性左心衰时，可使用吗啡。

术后应注意维持循环系统功能稳定，维持心肌细胞氧供与氧需之间的平衡，维持内环境稳定。有心肌梗死病史及其他心血管系统并存疾病的患者要加强术后监测，减少各种刺激，避免术后发生心脑血管意外，合理使用各种药物。

（三）中枢神经系统常见并发症及其处理

老年人神经细胞数量减少，细胞内各结构发生退行性改变，脑萎缩，脑血流量减少，脑组织血供减少，中枢神经系统功能减退。老年人对中枢抑制药物的敏感性增加，对药物的代谢率减慢，麻醉药物的作用时间延长，术后麻醉药物的残留等因素的影响，再加上术中及术后缺氧和CO_2蓄积、低血压以及水、电解质、酸碱平衡紊乱的影响，易出现术后精神和情感的改变以及术后意识恢复障碍等中枢神经系统并发症。

术后认知功能障碍

术后认知功能障碍（POCD）是老年人术后中枢神经系统的常见并发症，临床表现为精神错乱、焦虑、人格的改变以及记忆受损。以下是美国精神病学会的诊断标准：① 对环境的意识减退且有转移，集中和保持环境刺激的注意力下降。② 至少出现下列2条：知觉障碍；语言不连贯；睡眠清醒节律失调；神经运动性活动增加或减少。③ 定向失调和记忆减退。④ 临床表现持续数小时、数日，有时一日之内亦有波动。⑤ 手术麻醉史。目前，POCD的发病机制尚无明确的定论，多种因素均有可能导致，也缺乏有效的治疗措施。

术后意识恢复障碍

麻醉药物的残余作用、内环境的紊乱、缺氧和CO_2蓄积、低血压以及神经系统的功能障碍等因素均可以导致术后意识恢复障碍。在处理过程中，应注意分析导致术后意识恢复障碍的原因，并针对不同的原因进行处理。要注意维持有效通气，维持循环系统的稳定，以及水、电解质及酸碱平衡，在处理的过程中，可以使用纳洛酮拮抗麻醉性镇痛药物引起的术后意识恢复障碍，使用氟马西尼拮抗苯二氮䓬类药物引起的术后意识恢复障碍。

（四）泌尿系统常见并发症及其处理

尿潴留

蛛网膜下腔麻醉、一些麻醉药物以及应用M胆碱受体阻滞剂均可引起术后尿潴留，尤其是老年人有前列腺肥大者，术后更易出现。术后出现尿潴留时，可鼓励患者进行排尿，也可进行导尿处理。

少尿

【原因】 少尿分为肾前性少尿、肾性少尿以及肾后性少尿。老年人肾脏功能减退，肾脏血流量下降，肾小球滤过率（GFR）降低，肾脏的浓缩和稀释功能减退，排泄能力降低。术中低血压、缺氧、感染、休克、麻醉药物的肾脏毒性以及一些其他并存疾病的影响，可以导致术后少尿的发生。

【治疗】 积极纠正低血压，补足血容量，合理应用利尿剂，若伴发心力衰竭，可以使用多巴胺、肾上腺素等增强心肌收缩力的药物，还需要注意解除引起尿路的梗阻因素。

（五）疼痛

【原因】 老年人中枢神经系统功能减退，对疼痛的敏感性降低，同时，疼痛的刺激又可以引起多种并发症的发生，因此，需要对术后疼痛的治疗引起足够的重视。

【治疗】

1. *药物治疗*

(1) 非甾体消炎药(nonsteroidal antiinflammatory drug, NSAID)：适用于轻至中度的疼痛。主要作用于外周，通过抑制环氧化酶来减少前列腺素的合成，减少炎症介质对伤害性感受的反应。主要的给药途径为口服，对消化系统、凝血功能以及心血管系统有一定的副作用。

(2) 阿片类药物：适用于中至重度疼痛。主要作用于中枢神将系统，通过激动阿片类受体而产生镇痛作用。给药途径多样，包括口服、肌内注射、静脉注射、硬膜外给药以及皮下给药等。副作用包括呼吸抑制、皮肤瘙痒、便秘以及恶心呕吐等，其中以呼吸抑制最为严重。

2. *硬膜外镇痛* 适用于胸部、腹部手术的患者，下肢手术的患者等，而存在凝血功能障碍、硬膜外穿刺禁忌以及术后接受抗凝治疗的患者则相对禁忌。可以使用局麻药、阿片类药物，也可以药物联合应用，用药时应根据患者的自身情况合理选择。硬膜外镇痛效果良好，副作用少，有利于患者术后恢复。其副作用与所应用的药物有关，也可出现尿潴留、低血压以及下肢麻木和运动障碍等。

3. *周围神经阻滞* 应用局麻药阻滞周围神经，阻断疼痛刺激的外周传导通路，从而进行术后镇痛。其副作用较少，有利于患者术后恢复，在使用局麻药时应注意避免局麻药的不良反应。

4. *患者自控镇痛*(patient controlled analgesia, PCA) 指患者感觉疼痛时，主动通过计算机控制的微量泵按压按钮向体内注射医师事先设定的药物剂量进行镇痛。包括经静脉 PCA(patient controlled intravenous analgesia, PCIA)、硬膜外 PCA(patient controlled epidural analgesia, PCEA)、皮下 PCA (patient controlled subcutaneous analgesia, PCSA)和区域神经 PCA(patient controlled nerve analgesia, PCNA)等。参数包括负荷量(loading dose)、单次给药剂量(bolus)、锁定时间(lockout time)、最大给药剂量(maximal dose)以及连续背景输注给药(basal infusion or background infusion)等。其适用范围较广，相对安全，有利于用药个体化，是术后镇痛的主要方法。

5. *其他方法* 包括经皮电神经刺激(transcutaneous electrical nerve stimulation, TENS)和心理治疗等。TENS是将电极贴在切口周围，给予低压电刺激，从而产生镇痛作用，在术后镇痛中的应用较少。心理治疗有利于缓解患者紧张焦虑的情绪，也有利于减少镇痛药物的应用。

三、常见并存疾病的术后处理

（一）呼吸系统疾病

常见的有慢性支气管炎、肺气肿、支气管哮喘等。术后要保持呼吸道通畅，鼓励患者进行自主咳嗽排痰，并进行氧疗，对于存在慢性缺氧的患者，应采用低流量吸氧，以避免高浓度氧造成患者呼吸抑制。对患有支气管哮喘的患者使用支气管扩张药(沙丁胺醇、特布他林、氨溴索、氨茶碱等)。应用雾化吸入，可以促进排痰，解除痉挛，消除炎症和水肿，常用的雾化吸入药物有抗生素(如庆大霉素等)、地塞米松、氨茶碱、α-糜蛋白酶等。另外，应重视术后疼痛的治疗，以减少呼吸系统并发症的发生。

（二）循环系统疾病

1. *高血压* 全麻结束后拔除气管导管的刺激、术后疼痛的刺激、缺氧和 CO_2 蓄积等因素均可以诱发患者血压的进一步升高，严重者甚至可以发生高血压危象。对于有高血压的老年患者，要注意把握拔管的时机、维持良好的通气、完善术后镇痛措施，对于血压升高幅度较大(升高幅度超过术前的30%或比术前增加30 mmHg以上)的患者，可以使用乌拉地尔、硝酸甘油、硝普钠等降压药物进行治疗。

患有高血压的患者术后还可以出现低血压，其主要原因为椎管内麻醉后平面尚未恢复，全麻药物的残余作用对循环系统的抑制以及老年人本身血管壁弹性降低、自主神经功能减退等病理生理特点等。应重视术后低血压的预防，防止出现血容量不足，可以在补足血容量的前提下适当应用升压药物。

2. *心脏病* 常见的有心绞痛、心肌梗死、心脏瓣膜病等。术后应注意维持血容量和血流动力学的稳定，全麻拔管时尽量避免对患者的强烈刺激，椎管内麻醉后注意预防低血压的发生，维持体温及内环境的稳定，完善镇痛措施，维持呼吸功能稳定以及良好的氧供，预防呼吸系统并发症的发生，尽量避免使用阿片受体拮抗剂，以减少各种刺激产生的不良影响。对于术前有心肌缺血以及心肌梗死病史的患者，术后尤其要加强监测，预防术后心脑血管的发生。

（三）糖尿病

糖尿病患者术后可出现低血糖、酮症酸中毒、高血糖高渗状态、术后感染等。出现低血糖时，可以使用葡萄糖进行治疗，轻者可以口服给予，重者可以通过静脉输注。在发生酮症酸中毒时，可以给予胰岛素进行治疗，同时，纠正酸中毒，维持水、电解质及酸碱平衡，补充血容量等。对高血糖高渗状态进行处理时，可适当应用胰岛素，也可以输注生理盐水等。术后应加强对患者的监测和护理，预防术后感染的发生，还可以补充蛋白质，促进伤口的愈合。另外，还需要注意糖尿病患者伴随的动脉粥样硬化、高血压、脂代谢异常、糖尿病肾病、周围神经病变以及糖尿病视网膜病变等，根据患者的不同情况进行个体化的治疗。

（四）肝功能障碍

1. *肝硬化*　患者由于肝功能损害，对各种药物的代谢减慢，麻醉苏醒期延长，维生素K依赖的凝血因子合成减少，凝血功能障碍，常有出血倾向，同时，可能合并腹水、黄疸、食管静脉曲张等，并可导致肝性脑病。术后应加强对患者的监测，适当补充维生素K，并注意观察患者的神志情况，谨慎用药，尤其是影响肝功能的药物以及各种中枢性镇静、镇痛药物，警惕肝性脑病的发生。

2. *黄疸*　患者凝血酶原时间延长，凝血因子缺乏，亦存在凝血功能障碍，术后可给予维生素K。黄疸的患者肝脏解毒功能降低，体内毒素增加，术后容易发生肾衰竭，术后可应用利尿剂进行治疗，也可以适当应用抗生素。

总之，对于肝功能障碍的患者，术后应严密监测血压、脉搏、心率、心电图、呼吸、体温、尿量等基本情况，保持呼吸、循环功能的稳定，维持氧供，维持水、电解质及酸碱平衡，完善术后镇痛措施，适当应用维生素K，补充氯化钾，定时监测肝功能，保护心、肾、脑等重要脏器的功能。

（五）肾功能障碍

肾功能障碍的患者，常存在水、电解质和酸碱平衡紊乱以及氮质血症、贫血、凝血功能障碍、高血压等，术中低血容量、药物的肾脏毒性以及麻醉和手术的影响会加重肾脏的损害。术后应积极补充血容量，适当应用利尿剂和血管扩张药，减少产生肾脏毒性药物的应用，纠正水、电解质及酸碱平衡紊乱，并注意保护重要器官的功能。

麻醉后应结合老年人的病理生理特点进行监测和治疗，熟悉老年人术后常见的并发症及其治疗措施。在麻醉恢复期，注意保持气道通畅，维持充足的氧供，维持血流动力学及内环境的稳定，完善术后镇痛，预防各种并发症。

（孙　涛）

参考文献

[1] 王月兰. 介入手术麻醉学[M]. 第1版. 北京：人民卫生出版社，2013.
[2] 王国林，李文硕. 老年麻醉学[M]. 天津：天津科学技术出版社，2003.
[3] 中华医学会. 临床技术操作规范麻醉学分册[M]. 北京：人民军医出版社，2009：137－142.
[4] 叶观松. 老年患者手术麻醉[M]//陈启智，刘流，韩承柱. 临床麻醉技术及神经阻滞图谱. 长沙：湖南科学技术出版社，2002：155－157.
[5] 田玉科. 老年麻醉[M]//王俊科. 临床麻醉学. 北京：高等教育出版社，2006：294－299.
[6] 全国卫生专业技术资格考试专家委员会. 全国卫生专业技术资格考试指导麻醉学[M]. 北京：人民卫生出版社，2009：481－483.
[7] 庄心良，曾因明，陈伯銮. 现代麻醉学[M]. 第2版. 北京：人民卫生出版社，2003.
[8] 庄心良，曾因明，陈伯銮. 现代麻醉学[M]. 第3版. 北京：人民卫生出版社，2003.
[9] 庄心良. 现代麻醉学[M]. 第3版. 北京：人民卫生出版社，2004.
[10] 张野，顾尔伟，张健. 麻醉风险与并发症[M]. 第1版. 安徽：安徽科学技术出版社，2008.
[11] 陈志聪，黄绍农. 老年麻醉管理[M]//黄绍农，曾邦雄. 临床麻醉新理论和新技术. 长沙：湖南科学技术出版社，2003：260－263.
[12] 陈雄斌. 老年患者的麻醉杭燕南[M]//庄心良，蒋豪. 当代麻醉学. 上海：上海科学技术出版社，2002：818－823.
[13] 杭燕南. 当代麻醉学[M]. 第2版. 上海：上海科学技术出版社，2013.
[14] 钟泰迪. 麻醉苏醒期患者的管理[M]. 北京：人民卫生出版社，2003.
[15] 徐启明，李文硕. 临床麻醉学[M]. 第2版. 北京：人民卫生出

版社，2005.

[16] 徐启明. 临床麻醉学[M]. 第 2 版. 北京：人民卫生出版社，2005.

[17] 曾因明，邓小明. 危重病医学[M]. 第 2 版. 北京：人民卫生出版社，2006.

[18] Fleisher LA, Beckman JA, Brown KA, et al. ACC/AHA 2007 guidelines on perioperative cardiovascular evaluation and care for noncardiac surgery [J]. Circulation, 2007, 116: e418 - e499.

[19] 周棱，陈元敬，周莹译. 老年患者的麻醉[M]//Ronald D. Miller. 米勒麻醉学. 第 7 版. 北京：北京大学医学出版社，2011：2275 - 2287.

[20] Hines RL, Marschall KE, Anesthesia and Co-Existing Disease[M]. 5th ed. Philadelphia: Churchill Livingstone Inc., 2008.

[21] Allman KG, Wilson IH. 牛津麻醉手册[M]. 王东信译. 北京：人民卫生出版社，2006：197 - 199.

[22] Miller RD, Eriksson LI, Fleisher LA, et al. Miller's Anesthesia[M]. 7th ed. Philadelphia: Churchill Livingstone Inc., 2009.

[23] Miller RD. 米勒麻醉学[M]. 第 1 版. 北京：北京大学医学出版社，2006.

[24] Ronald Pauldine. 老年人麻醉[M]. 冯华译. 北京：人民卫生出版社，2007:393 - 401.

[25] Rosental RA, Kavic SM. Assessment and management of the geriatric patient[J]. Crit Care Med, 2004, 32: s92 - s105.

[26] 李丽译. 老年患者的麻醉[M]. 天津：天津科技翻译出版公司，2009：396 - 401.

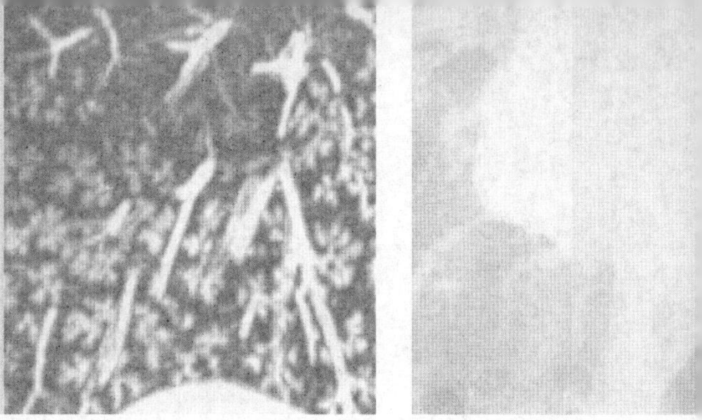

第10章 常见病与外科手术

世界卫生组织将65岁以上人群划作为老年人，我国的标准目前仍为60岁以上。由于现代外科学和老年医学的发展，单纯年龄因素已不成为手术的禁忌。在没有心血管、肾或其他系统严重疾病的情况下，老年患者进行一般大手术的危险性仅有轻度增加。然而，老年患者由于各种脏器的生理功能减退，对手术的承受能力较青年人明显减弱，另外，随着衰老过程出现的一些常见病，如冠心病、高血压、肺部感染、糖尿病等，手术创伤可能使一些化验检查属正常范围、无明显临床症状的老年性生理功能衰退演变为疾病，从而成为围手术期的主要危险。因此，老年患者围手术期处理各环节的好坏，将决定患者的转归。

第1节　糖尿病与外科手术

糖尿病是一种严重危害人类健康的常见病，常可诱发和加重外科病情。据统计，约50%的糖尿病患者一生中要接受外科手术治疗，而接受手术的危险主要源于病情控制不佳，电解质失衡、感染和伤口愈合不良；糖尿病的慢性并发症（如心血管疾病、神经和肾功能并发症）又会增加手术的病残、病死率。因此，无论择期手术还是急症手术，对有糖尿病史或正在治疗中的老年患者实施腹部手术前要全面了解患者的糖尿病控制情况，特别是要掌握有无老年糖尿病急、慢性合并症与并发症发生的情况，以便制订合理的手术计划。

一、对手术耐受力的影响

糖尿病是一种以血糖增高为特征的全身代谢性疾病。合并糖尿病的外科患者常常伴有心血管、肾、脑及神经等重要脏器及免疫系统功能受累，对麻醉和手术的耐受力明显降低，在手术创伤后易发生机体修复能力下降、内环境紊乱、创面愈合不良及严重感染，导致严重的外科并发症，甚至危及生命。

手术对糖尿病患者的不利影响主要包括：① 手术应激所引起的神经-内分泌反应，产生胰岛素阻抗将使血糖进一步升高。② 易引起严重的心血管并发症，糖尿病患者常伴脂质代谢障碍，病程超过10年者，动脉粥样硬化的发生率为非糖尿病患者的11倍，即使术前无心血管症状，但当手术引起应激性反应则可诱发心肌梗死及脑血管意外。③ 由于糖尿病患者常存在自主神经病变，血管舒缩的神经调节能力差，出血、血容量丧失、椎管内麻醉等易引起低血压及休克。④ 糖尿病病程超过10年者，常并发糖尿病肾病，麻醉、某些药物、失血、失液等因素可诱发肾功能进一步损害。⑤ 高血糖利于细菌生长、繁殖，糖尿病患者多形核白细胞趋化性、吞噬与杀菌能力均下降，致免疫功能降低，易发生感染，其发生率与血糖升高程度呈正相关。⑥ 由于物质代谢紊乱及成纤维细胞功能低下等原因，手术切口及内脏缝合创面愈合能力下降，术后应警惕发生内脏吻合（或缝合）口瘘及手术切口裂开。

二、术前评估及处理

对准备实施普通外科手术的合并糖尿病老年患者，应利用手术之前的有限时间，积极治疗糖尿病，纠正代谢异常，尽量恢复血糖及血电解质正常或接近正常，改善全身状况。对同时患有心血管、脑血管及肾脏等病变者，应在控制血糖的同时，积极治疗并发症，改善其功能状态，增加糖原储备。

（一）控制血糖

将血糖控制在一定范围是合并糖尿病的外科患

者围手术期处理的重要内容,其中手术前的血糖控制是整个围手术期处理的关键环节。一般认为对于老年糖尿病患者择期手术时血糖控制的"理想范围"是6.1～10.0 mmol/L,同时尿糖(±)～(+),无酮症酸中毒的情况下方可手术。即使急诊手术,也应将血糖控制在"可允许范围"即 4.5～14.0 mmol/L。一般来讲,对 1 型糖尿病和接受大手术(全身麻醉 1 h 以上)的 2 型糖尿病患者,均应行严格的围手术期处理,将血糖控制在上述理想范围,再行手术较安全。仅用饮食控制的患者,小手术无需特殊处理,若为大手术且血糖>11.1 mmol/L 者,需行静脉点滴或皮下注射胰岛素控制血糖。为了便于血糖的控制,一般主张术前1～3 日停用口服降糖药或长效胰岛素,改为皮下注射或静脉点滴胰岛素,同时加强尿糖和血糖的测定,以便及时指导胰岛素用量的调整。对于用胰岛素治疗者,术前应将中、长效胰岛素转换为相当剂量的短效胰岛素静脉或皮下给予。禁食者予以葡萄糖/胰岛素/钾溶液(GIK 方案)以供给能量,避免机体能量失衡和酮体产生。

手术前降糖治疗时应注意:① 在降低血糖治疗的期间,应警惕低血糖反应,避免术中低血糖及术后高血糖。② 供给足量糖以满足基础代谢需要和应激状态的能量消耗。③ 供给胰岛素以利于糖的利用,控制高血糖以防止酮症酸中毒的发生。④ 保持适当血容量和电解质代谢平衡。当血糖<1.3 mmol/L,死亡率为 100%。因此,老年糖尿病患者大手术治疗中不仅要防止出现高血糖,而且更要防止低血糖发生。

(二) 维持水、电解质及酸碱平衡

合并肾功能不全的糖尿病患者常伴有电解质紊乱及酸碱平衡。目前认为足量的血管内容量可减少全身麻醉和大手术导致的肾小球滤过率的下降,主张在心功能好、血压稳定的情况下,手术前 2 日停用利尿剂和增加盐的摄入。肾功能不全者常伴高钾血症,可用葡萄糖或胰岛素溶液、β_2受体激动剂促进钾的再分布,以葡萄糖酸钙溶液对抗其致心律失常的作用,必要时还可用透析疗法。肾功能不全者术前用人工肾治疗可使症状大为改善,故慢性肾衰竭并非手术禁忌证。酸中毒者宜用碳酸氢钠而避免用乳酸钠纠正。

(三) 纠正氮质血症

术前适当限制蛋白质的摄入,在保证最低蛋白质需要量的同时,尽量采用含必需氨基酸丰富的具高生理性价值的蛋白质(如鸡蛋、牛乳等),同时给予充分热量,以减少蛋白质分解,亦可加用苯丙酸诺龙等,促进蛋白质合成并使血中氮的代谢产物下降。肌酐清除率>50 mmol/min 时无需特殊治疗。肌酐清除率降至 30～50 mmol/min 为中度肾功能不全,术前要补液,防止血容量不足,并避免使用肾毒性药物。肌酐清除率为 15～29 mmol/min 的患者则应结合中心静脉压和尿量行控制性输液。若血尿素氮升高或血钾>6.0 mmol/L,术前需做 1～2 次腹膜(或血液)透析。慢性肾功能衰竭晚期并长期接受透析治疗的患者可以在择期手术前 12～24 h 接受透析治疗,使水、电解质达到平衡,术后 24～36 h 即可恢复常规透析治疗。

(四) 重要器官并发症的防治

心肌梗死、脑血管意外及肾功能不全是糖尿病患者围手术期的主要死亡原因,其发生率与病程长短及血糖升高程度密切相关。术前除详细询问病史、了解治疗过程和控制血糖状况外,还应测定血脂、血电解质、尿素氮、肌酸、HCO_3^-、酮体,进行尿分析以及心电图和眼底检查,全面判断心血管、肾脏损害及代谢状况。凡收缩压>150 mmHg(20 kPa),舒张压>100 mmHg(13.3 kPa),心电图显示心肌缺血图形,以及术前存在心绞痛症状者,均应通过内科治疗使病情改善后方能手术。术中及术后要做好心血管监护,收缩压过高、心动过速、低血压、低氧血症等均可使心肌耗氧增加、供氧减少,是诱发心肌梗死的重要原因,应积极预防与避免。心肌梗死易发生于术后一周内,在此期间切勿放松警惕。常规尿分析显示尿蛋白阳性者,已不是糖尿病肾病的早期,此时任何有损肾功能的因素,均会导致氮质血症或诱发肾衰竭。尿白蛋白分泌率放射免疫测定,有助于糖尿病肾病的早期发现。

(五) 急诊手术的处理

老年糖尿病患者,特别是伴有各种急、慢性并发症者,急诊大手术的危险性很高,原则上应尽量避免急诊手术。如外科情况紧急,患者无糖尿病酮症酸中毒(diabetic ketoacidosis, DKA),仅是血糖过高,可先用生理盐水加胰岛素及氯化钾将血糖控制在 14 mmol/L 以下,后改用 GIK 方案手术。如果糖尿病严重,血糖>17 mmol/L,有糖尿病酮症酸中毒或高渗性昏迷者,应当补充血容量,纠正脱水及酸中毒,适当补充电解质,尽可能用胰岛素将血糖控制在<14 mmol/L,纠正糖尿病酮症酸中毒后再行手术。血糖>14 mmol/L者,胰岛素加入生理盐水中输注,胰岛素用量为 0.1 U/(kg • h)或按平均每小时 4～6 U 给予;如果 1～2 h 后血糖下降不明显,胰岛素用量应加倍。用生理盐水和血浆或代血浆恢复血容量，改善微循环，液体输入速度根据脱水程度及心肺功能而定；酸中毒严重者用稀释后的5%碳酸氢钠纠正；补充氯化钾必须在患者有尿后，每小时不超过1.5 g。当纠正了脱水及酸中毒，恢复了血容量，补充了电解质，改善了微循环，血压良好，血糖稳定在14 mmol/L以下时方可进行手术。如推迟手术可危及患者生命，可在手术进行中处理糖尿病酮症酸中毒，并进行严密监测。

三、术中监测与处理

术中麻醉方式的选择应结合手术性质、大小及患者的具体情况而定，尽可能选择对糖代谢及肾功能影响较小的麻醉方法和麻醉药物。全身麻醉对机体代谢影响较大，应注意麻醉药物的选择。术中处理的关键是血糖的调控，理想适度的麻醉是减轻手术应激、抑制高血糖反应的前提。因此，术中应加强麻醉管理，维持合适的麻醉深度，并加强术中监测。根据血糖的化验结果，及时调整胰岛素和葡萄糖的用量。

需要强调，血糖偏高不至于有太大的生命危险，但低血糖在全麻患者中没有反应，会严重损伤脑组织，故要求控制血糖不低于7 mmol/L为宜。

四、术后监测与处理

术后治疗与大中型手术后相同，特别注意术后糖尿病酮症酸中毒或高血糖高渗性昏迷的复发。定时监测血糖，调整胰岛素用量仍是术后处理的重点。术后每2～4 h测一次血糖和尿糖，平稳后每日监测1～3次，同时密切观察患者的神志、生命体征，注意复查肾功能，维持电解质及酸碱平衡。血糖控制初始仍以静滴胰岛素维持，逐渐过渡至皮下注射，最后改为口服降糖药，血糖控制于6～10 mmol/L、尿糖(±)为好。

在禁食期间，应继续用GIK方案，每日供葡萄糖150～200 g(热量600～800 kcal)，糖与胰岛素的比例为3～5 g/u。由于手术损伤及多种因素(如卧床、术后感染、治疗方案改变等)均能影响血糖的控制，故应定时监测血糖，以调整糖、进行胰岛素的控制，使血糖不超过11.1 mmol/L。如果禁食期超过48 h，应补充维生素、钠盐、蛋白质或氨基酸等。患者能进食后，停用GIK方案，改用每日三餐前皮下注射胰岛素，其剂量可参考静滴时的每日总量。

糖尿病患者易发生术后感染，除呼吸系统、消化系统、泌尿系统感染机会增多外，还可出现伤口感染不易愈合。一旦发生感染，应及时给予足量有效的抗生素治疗。

糖尿病酮症酸中毒(DKA)及非酮症高渗高糖性昏迷(nonketotic hyperosmolar hyper-glycemic coma，NKHHC)是糖尿病患者手术后的严重代谢并发症，病死率高，要及时诊断与处理。糖尿病酮症酸中毒及非酮症高渗高糖性昏迷的处理措施有：① 静脉滴注胰岛素迅速降低血糖，胰岛素16～24 U加入500 ml生理盐水，以125 ml/h速率静脉滴入，每2 h复查血糖调整速率。② 纠正脱水，补充血容量，一般以快速补充生理盐水为主，如血钠>155 mmol/L时可考虑用0.45%低渗盐水，但亦应防止输液过多、过速导致心力衰竭及脑水肿。③ 5%碳酸氢钠静脉输注纠正糖尿病酮症酸中毒引起的酸中毒。

第2节　心血管疾病与外科手术

伴心血管病的老年外科患者，病情大多较复杂，不仅心血管病难以救治，且常因手术而使心血管病恶化。特别是同时有出血、创伤、烧伤或感染性休克，可严重影响心血管功能，术后常有许多并发症发生，手术死亡率较高，急症手术时尤为显著。因此，术前要将老年外科病、心血管病和全身状况全面考虑，积极开展各种综合治疗，采取有效措施改善心功能，术中、术后监测和正确的处理，才能平稳度过麻醉关，确保手术安全。

一、手术前评估和准备

老年患者对手术反应与青壮年患者基本相同，但手术并发症和死亡率则随增龄而增高。麻醉和手术对任何患者都是一种打击，对老年人伴有心血管病者危险性更大，因此，术前应对伴有心血管疾病的老年患者做出手术前估计，要估计已有的心血管病对手术带来的危险性，又要考虑所面临的外科情况对生命的威胁，一般情况下，手术的危险性取决于老年患者的心脏功能和心肌供血状况。积极有效的术前准备，对保证老年心血管病患者的安全性、减少术后并发症及顺利康复起极其重要的作用。

心功能差，有心力衰竭或心脏显著扩大者，应先给予强心治疗，使心功能处于代偿状态后再进行手术；在紧急手术前，若以往未用过足量强心药者可以静脉给药，必要时加用利尿药或扩血管药；若手术非紧急，应用葡萄糖、胰岛素、氯化钾液静脉滴注5～

7日，并可短期给予辅酶A、腺苷三磷酸或环化磷酸腺苷及大量维生素C，以保护心肌和肺泡表面活性物质。术前5日每晚吸氧1 h，可改善心功能。

对术前洋地黄的应用，有人主张部分洋地黄化有助于减少术后心律失常的发生和死亡，但应根据具体情况区别对待，不应一律洋地黄化，以下情况适合预防应用洋地黄：心功能减退者；频发室上性期前收缩、室上性心动过速、心房扑动或心房颤动者；心脏明显扩大者。预防性用洋地黄的剂量应比治疗时用量小。

老年患者伴有高血压时，只要未合并高血压脑病或心、肾功能不全，术前一般不必做大幅度降压处理，应将该血压维持在患者经常保持的范围内的低值。因为此类患者常处于通气不足及缺氧的边缘，需要较高的灌注压才能维持重要脏器的供血和供氧。因高血压长期服用降压药者，术前是否停用降压药意见不一致，一般情况下，轻至中度高血压停药不致有问题，但舒张压超过14.7 kPa者可能有危险。对已应用利血平类药物控制高血压者，术前应停药3～5日，以免减弱心肌和血管对儿茶酚胺的反应性，因利血平在麻醉时可能导致心动过缓及低血压，术前注射阿托品1～2 mg可防止上述副作用。术前用单胺氧化酶抑制剂，如帕吉林者必须在术前10～14日停用，因此类药物可能加重麻醉药、安眠药等的降压作用。甲基多巴或胍乙啶降压作用强，停药后48 h常有血压回升，如停药后血压急剧上升可以用樟磺咪芬(阿方那特)迅速降压。突然停用普萘洛尔，应注意由于β肾上腺素阻滞作用的消失而可能引起的高血压，抗高血压治疗必须继续到手术前晚，手术后尽早给药。

原有心律失常者应给予适当治疗，如心房颤动、心室率快者可用洋地黄类控制心室率在80次/min左右。有Ⅲ度房室传导阻滞或窦房结病变，致心室率过缓者，应给予阿托品或异丙肾上腺素以提高心室率，加强心肌收缩力，必要时安置心脏起搏器。频发出现室性期前收缩者，口服奎尼丁200～400 mg，每日2～4次或口服普鲁卡因胺250～500 mg。抗心律失常药如奎尼丁、普鲁卡因胺、普萘洛尔等，因其大多数抑制心肌收缩力，加以手术麻醉对心肌的抑制，有可能诱发心力衰竭，故手术前最好停用。大多数室上性快速心律失常，可用洋地黄类控制，而室性心律失常可用利多卡因控制。

缺血性心脏病患者，手术中因心脏负担加重、心肌需氧增加，以及低血压等因素可发生心肌梗死。据统计，手术前3个月曾有心肌梗死者，再发率高达33%；手术前4～6个月曾有心肌梗死者，再发率为16%；心肌梗死后6个月手术者，再发率为5%；手术前无冠心病的临床表现者，因手术致发生心肌梗死者不到0.2%。故心肌梗死患者，一般应待4～6个月或以上病变愈合后再行择期手术。有心绞痛发作者表示心肌缺血严重，术中、术后有心室纤颤或心肌梗死的危险，术前应先做内科治疗，予以控制。

二、手术与麻醉中的处理

对老年心血管病患者手术技巧无特殊之处，但应在尽可能短的时间内完成必要的手术，尤其在紧急手术时更应该进行必要的而且最小限额的手术，当然还要保证手术的效果和彻底性。

老年人的麻醉应在掌握全身状态的基础上，小手术可用局部麻醉，但在伴高血压、心律失常时，局部麻醉药中不宜加入肾上腺素，以免引起心动过速和血压增高。椎管内麻醉包括硬膜外麻醉，可能发生血压骤降，伴有高血压者尤易出现，且有少数病例可出现心脏停搏，故仅适用于心功能较好的患者，已有心力衰竭或冠状动脉供血不足者不宜应用此法，若必须应用，则必须与血管收缩药如麻黄素、去氧肾上腺素等同用，以防止血压下降。低位椎管内麻醉时，麻醉区以下血管扩张，血液积滞于下半身，对已有心力衰竭可减少肺水肿的威胁，若能防止血压骤降，可以考虑应用于腹部手术。时间较长、范围较大的手术可以用气管内麻醉，但麻醉不宜过深，并充分供氧，避免CO_2蓄积。气管插管时容易引起迷走神经反射增强，出现窦性心动过缓或房室交接处脱逸性心律，也可能发生心脏骤停，故应做好抢救的准备。

三、手术后处理

伴心血管病的老年外科患者术后应常规观察血压、脉搏、呼吸、尿量及比重、心电图，以及血电解质和酸碱平衡状况。血压或心功能不稳定者，需监测中心静脉压。

急性心肌梗死和严重心律失常是手术后主要的致死并发症。术后心律失常多因感染、低蛋白血症、缺氧、迷走神经抑制、低血压、电解质平衡失调等引起。老年人术后常见的心律失常有窦性心动过速、心房颤动伴快心室率、阵发性房性心动过速、房性或室性期前收缩、房室传导阻滞等。术后48～72 h持续低流量给氧，是预防心律失常的简易而有效的方法。统计资料表明，心律失常常发生于手术后第1～5日，发生率分别为4.5%、31.8%、23.1%、9.2%。有心律失常者死亡率达40%，而无心律失常者仅4%。

术后高血压多以术后疼痛及兴奋等为基础，故应给予镇静、镇痛剂。手术后电解质平衡应加以注意。术后易有稀释性血钠过低及缺钾，前者在限制进水后逐渐恢复，缺钾则应及早纠正。若有少尿和肾功能不全必须注意发生血钾过高的可能性。手术后应注意预防感染，呼吸道感染最常见，为诱发心力衰竭的重要因素，宜用抗生素治疗。

第3节　肺功能不全与外科手术

急、慢性呼吸系统疾病均可导致不同程度的呼吸功能不全，严重者可发生呼吸衰竭。慢性呼吸功能障碍疾病的患者因其他疾病需外科手术治疗时，属于高危状态，手术切口距胸部愈近，则并发症愈多。故慢性呼吸功能障碍的患者围手术期处理的好坏，将决定患者的转归。以下对慢性肺功能不全的老年患者围手术期的有关问题进行简述。

一、腹部手术对呼吸功能的影响

腹部手术后对呼吸功能的影响主要是出现限制性通气障碍和不同程度的换气障碍。其主要原因与麻醉、手术后伤口疼痛和手术操作或腹膜炎对膈肌所造成的刺激有关。据文献报道，腹部手术后肺活量(VC)下降25%～50%，其中上腹部手术后下降50%～60%，下腹部手术后则下降25%～30%，肺总量(TLC)和功能残气量(FRC)分别较术前下降80%和30%。当FRC下降至闭合容积时，气流关闭，肺泡不再通气，出现肺泡萎陷、肺不张，导致通气/血流比例失调，引起低氧血症，动脉氧分压(PaO_2)可平均下降3.22 kPa。腹部手术肺部并发症包括术后肺不张、肺炎、肺水肿、肺栓塞和呼吸功能衰竭等。其中上腹部手术肺部并发症发生率高达80%，下腹部为20%，肺部并发症一般发生在术后24～48 h。

二、慢性呼吸功能障碍患者围手术期处理

(一) 手术前肺功能预测

慢性呼吸功能障碍患者常见基础疾病有慢性阻塞性肺疾病(COPD)和限制性肺部疾病，其肺功能的主要特点分别为阻塞性通气障碍和限制性通气障碍。肺功能测定有助于判断COPD的严重程度，是判断手术可行性和决定手术范围的主要依据，为预测术后肺部并发症的重要指标。

1. *肺活量(VC)、用力肺活量(FVC)*　指深吸气后用最快速度所能呼出的最大气量。正常人FVC与VC接近，但当有慢性阻塞性肺疾病，肺内潴留气体多不能顺利排出时，VC则明显大于FVC，即VC与呼吸功能损害的情况不完全一致，如慢性阻塞性肺疾病的患者有时呼吸功能严重受累，其肺活量仅有轻度减低，故对于阻塞性肺疾病患者，FVC的测定更有临床意义。通常VC＜预计值70%或＜3 L、FVC＜1.7 L，手术危险性较大。

2. *最大通气量(MVV)*　指每分钟内最大的呼吸量，是反映呼吸的动态功能。受呼吸肌功能、气道阻力、肺组织顺应性等多种因素的影响，预测术后肺部并发症(postoperative pulmonary complication, PPC)的最好指标是MVV。一般认为，MVV＜预计值50%或＜50 L/min，手术危险性较大。

3. *第1秒用力呼气量(FEV1)*　指时间肺活量，是测定呼出气的流速，临床上常以第1秒用力呼气量占用力肺活量的百分数来反映气道有无阻塞。由于与MVV有密切关系，故在有些病情较重的患者不能行MVV检查时，可以该项检查代替。FEV1＜1.0 L，手术危险性大。

4. *最大呼气流速*(maximal expiratory flow rate, MEFR)　是反映FVC时最大的气体流速。MEFR必须＞100 ml/min，才能产生有效咳嗽，MEFR＜100 ml/min，手术危险性较大。

5. *动脉血气测定*　血气分析是评价肺功能的有价值的指标，能够反映患者的通气情况、酸碱平衡、氧合状况等，还可了解患者的肺疾患的严重程度及病程急缓。一般认为当静息状态下，PaO_2＜65 mmHg(8.66 kPa)、$PaCO_2$＞45 mmHg(6.0 kPa)时，手术危险性大，术后需要较长时间呼吸支持。

值得强调的是对老年患者，任何单一的肺功能测定值均不能成为能否进行手术的绝对可靠的评判指标。为此，应对病情做出综合判断，尤其应重视患者的体力活动耐受情况，必要时进行心肺联合运动试验。

(二) 手术前处理

手术前应积极治疗原发病，改善一般状态和呼吸功能，提高心肺功能的代偿能力，增加老年患者对麻醉和手术的耐受性。慢性阻塞性肺疾病患者，应采取综合措施，积极地改善肺功能。给予支气管扩张剂和祛痰药、雾化吸入、体位引流以促进痰液的排出；选用敏感抗生素控制感染；合理的氧疗改善低氧血症；哮喘患者需给予肾上腺皮质激素控制；对吸烟患者应禁

烟,有资料表明,术前禁烟 4～8 周可改善小气道功能,减少痰液的分泌。

手术前呼吸功能锻炼可以降低术后呼吸系统并发症发生率,近年来预测对术后发生呼吸并发症可能性极大的患者,采用无创正压通气(noninvasive positive pressure ventilation, NPPV)适应性训练有利于术后呼吸功能的改善。对慢性阻塞性肺疾病患者术前短时间呼吸功能锻炼以及 NPPV 虽不能逆转病理性肺损害,但确实可以训练患者,增强其信心,对术后的康复过程有较大的帮助。

(三) 术中监测与处理

术中处理的关键是精细的麻醉管理及呼吸循环功能的密切监测。对老年肺功能不全患者,麻醉方法的选择、麻醉的管理很重要,麻醉实施的原则为:加强对呼吸循环的监测,维持呼吸道通畅和足够的通气量,防止缺氧和 CO_2 蓄积,但也应避免 $PaCO_2$ 长时间低于 35 mmHg(4.67 kPa)以免引起脑血管痉挛和脑供血不足。维持循环稳定,避免血压剧烈波动,防止心律失常。掌握输液(血)的量和速度,维持合适的容量,纠正酸碱平衡失调及电解质紊乱。

术中监测除呼吸、心律、血压、心电图及血氧饱和度等项目外,全麻患者应常规监测呼气末 CO_2,必要时监测性动脉穿刺测压、VCP 和 PCWP,以随时了解手术、麻醉对循环功能的影响。

(四) 术后监护与处理

1. *保持呼吸道通畅* 手术后因上呼吸道肌肉松弛、舌后坠或咽后壁阻塞可致上呼吸道阻塞。应保持患者头后仰,将下颌向前上提,大多患者通气可改善,如通气改善不好或需要长时间手法保持可放置口咽或鼻咽通气道。对于气道高反应的患者,要及时清除呼吸道分泌物,并应用支气管扩张剂。

手术创伤和吸入麻醉均可抑制肺泡表面活性物质,致肺顺应性降低,肺泡萎陷。由于痰液潴留于气管,可引起支气管阻塞及肺不张,容易继发肺内感染。因此要鼓励患者锻炼深慢呼吸,主动咳嗽排痰,并加强体位改变,增加功能残气量,有利于呼吸道分泌物排出。继续给予支气管扩张剂和祛痰药、雾化吸入、体位引流以促进痰液的排出。对于痰液黏稠无力咳出者,可通过纤维支气管镜清除痰液。重症患者伴严重呼吸功能不全并神志恍惚或昏迷者,应及时气管插管或气管切开,彻底吸痰,供氧并给予呼吸治疗。

2. *维护呼吸功能* 腹部手术后对呼吸功能的影响主要是出现限制性通气障碍和不同程度的换气障碍。其主要原因与麻醉、手术后伤口疼痛和手术操作或腹膜炎对膈肌所造成的刺激有关。上腹部手术患者术后约有 30% 出现低氧血症,低氧血症在术后第 2～3 日较为显著,从第 4 日开始有所改善,逐渐接近术前水平。因此,对重症患者术后应加强呼吸管理至少 4～7 日以策安全。氧疗对气体交换障碍所致的缺氧有良好效果。对腹部手术后患者主张用面罩吸氧,吸氧效果好,患者方便。对重症患者或神志不清患者,应保留气管导管吸氧,必要时还可随时人工或机械辅助及控制通气,进行呼吸治疗。

3. *术后疼痛的处理* 术后患者常诉切口疼痛,惧怕深呼吸,潮气量减小,咳嗽力量减弱,影响呼吸功能和分泌物的排出,易并发肺不张、肺部感染等并发症。疼痛妨碍了患者早期下床活动,不利于患者的术后康复。因此,术后良好的镇痛非常重要。近年来,患者自控镇痛已经成为术后镇痛的常规技术,提示了术后镇痛效果,副作用明显减少。

(周永贵)

参考文献

[1] 马艳梅,王士雯,赵玉生. 老年冠心病非心脏手术患者围手术期心肌梗死的特点及危险因素[J]. 中华老年多器官疾病杂志, 2007,6: 168－171.

[2] 刘伟坚. 2 型糖尿病营养治疗探讨[J]. 中国医药科学,2012, 2(8): 140－142.

[3] 何晓军,李捷雷,张洪义,等. 合并慢性阻塞性肺病患者上腹部手术的围手术期处理体会[J]. 临床外科杂志,2005,13(7): 452－453.

[4] 陈殿远,庄彦章,张伟达. 合并糖尿病的普外手术患者围手术期治疗体会[J]. 海南医学,2009,20(5): 186－188.

[5] 赵泽亮,王海江,尹东. 高龄胃肠道肿瘤患者围手术期死亡 36 例临床分析[J]. 新疆医科大学学报,2006,28: 792.

[6] 黄梁,李东华. 高龄直肠癌患者外科治疗的效果评价[J]. 福建医科大学学报,2006,40: 617－619.

[7] Ballotta E. Major elective surgery for vascular disease in patients aged 80 or more: perioperative(30－day) outcomes [J]. Ann Vasc Surg, 2007,21(6): 772－779.

[8] Coustan DR. Can a dietary supplement prevent gestational diabetes mellitus [J]. Diabetes Care,2013,36(4): 777－779.

[9] Devereaux PJ, Goldman L, Yusuf S, et al. Surveilance and prevention of major perioperative ischemic cardiac events in patients undergoing noncardiac surgery[J]. Can Med Assoc

J,2005,173: 779-788.

[10] Eagle KA, Rihal CS, Mickel MC, et al. Cardiac risk of noncardiac surgery influence of coronary disease and type of surgery in 3368 operations. CASS Investigators and University of Michigan Heart Care Program. Coronary Artery Surgery Study[J]. Circulation,1997,96: 1882-1887.

[11] Freire MD, Alves C. The rapeutic Chinese exercises (Qigong) in the treatment of type 2 diabetes mellitus: A systematic review [J]. Diabetes Metab Syndr, 2013,7(1): 56-59.

[12] Masotti L, Antonelli F, Venturini E, et al. Cardiac troponin I and plasma D-dimer are related to proximal and bilateral extension of clots and fight cardiac dysfunction inpatients with pulmonary embolism EJ3 [J]. J Intern Med, 2007,262(5): 588-589.

[13] Niranjan G, Mohanavalli V, Srinivasan AR. Serum lipid peroxides and magnesium levels following three months of treatment with pioglitazone in patients with type 2 diabetes mellitus [J]. Diabetes Metab Syndr, 2013,7(1): 35-37.

[14] O'Neil-Callahan K, Kalsimaglis G, Tepper MR, et al. Statins decrease perioperative cardiac complications in patients undergoing noncardiac vascular surgery: the statins for risk reduction in surgery (StaRRS) study[J]. J Am Coil Cardiol, 2005,45: 336-342.

[15] Shao F, Yang CG, Liu X, et al. Application of microbiological and immunological enteral nutrition in patients with gastrointestinal cancer complicated with diabetes mellitus [J]. Zhonghua Weichang Waike Zazhi, 2012, 15(5): 476-479.

[16] Smith OR, Gidron Y, Kupper N, et al. Vital exhaustion in chronic heart failure: symptom profiles and clinical outcome [J]. J Psychosom Res,2009,66(3): 195-201.

[17] Wu IC, Yu FJ, Chou JJ, et al. Predictive risk factors for upper gastrointestinal bleeding with simultaneous myocardial injury[J]. Kaohsiung J Med Sc, 2007,23(1): 8-16.

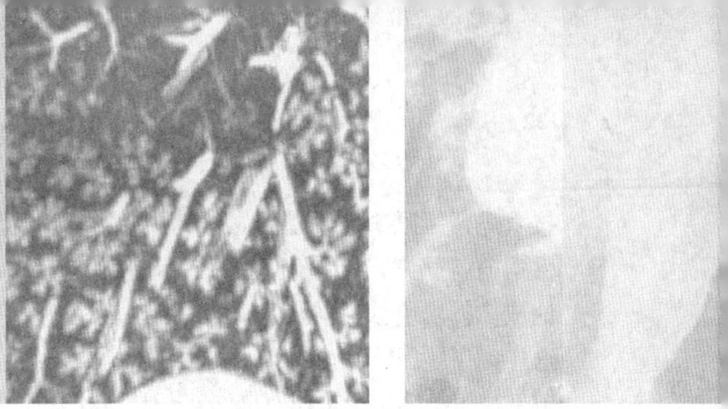

第11章

微创技术的应用及进展

第1节　腹腔镜外科技术

一、概述

(一) 腹腔镜外科简史

腹腔镜外科(laparoscopic surgery)技术并非是一项新技术,早在1901年德国的Kelling就采用膀胱镜观察狗的腹腔和内脏,开创了腹腔镜应用的先河。1910年瑞典的Jacobaeus首次将腹腔镜用于观察人的腹腔,接着Ott用头部反光镜做光源,陷凹镜做观察镜,为一怀孕的妇女检查腹腔。1938年匈牙利的Veress,发明了弹簧安全气腹针,并一直沿用至今。1928年德国的Kalk率先用腹腔镜做了肝穿刺活检。随后的20年由于二次大战的影响,以及政治信仰不同、信息不畅和语言交流困难等原因,腹腔镜技术的发展步履缓慢。直到20世纪50年代,英国物理学家Hopking发明了柱状透镜使光传导损失减小,腹腔镜的图像更为清晰,极大地促进了腹腔镜在妇科、消化内科疾病诊断和治疗中的应用。在20世纪60～70年代,德国的Semm使用自己设计的自动气腹机、冷光源、内镜热凝装置及许多腹腔镜的专用器械施行了大量的妇科腹腔镜手术。1987年法国的Mouret用腹腔镜在为一妇女治疗妇科疾病的同时切除了病变的胆囊。1988年法国的Dubois相继做了36例腹腔镜胆囊切除术,并于1989年4月在美国消化内镜医师协会年会上播放了手术录像带,从而轰动了世界。1990年以后,腹腔镜技术广泛地应用在普外科、胸外科、妇产科、泌尿外科、小儿外科等各个领域,成为20世纪外科手术发展史上的一个里程碑。

(二) 微创外科技术的兴起

1983年英国泌尿外科医师Wickham首次提出微创外科(minimally invasive surgery, MIS)概念。直至1987年腹腔镜胆囊切除术成功开展以后,微创外科的概念才逐渐被广泛接受。一般来说,微创外科是指腔镜外科、内镜外科以及各种影像学(X线、B超和CT)介导下的治疗技术,广义上说,它也包括各种小切口手术,如小切口胆囊切除术。微创外科的兴起亦得益于20世纪70年代以来出现的整体治疗概念,即认为患者治疗后心理和生理上最大限度的康复应成为外科治疗的终极目标。任何在不低于甚至高于传统治疗效果的前提下,尽可能地减少患者近期和远期因手术带来的痛苦,已成为广大外科医师们日益关心的现实问题,这也是近年来迅猛发展的微创外科学基础之一。

(三) 微创外科的发展前景

回顾腹腔镜外科的发展过程,展望未来,某些手术将不需要在全麻下进行,而只是通过人的自然孔道如口腔、鼻孔、肛门、阴道、尿道、耳道等插入内镜或腔镜进行治疗,在血管镜下用激光或气囊扩张治疗心血管疾病将使高难度、高风险的心血管手术变得简便而安全。电脑机器人手术无疑将成为微创外科发展的另一重要阶段,它主要是通过手术者操纵电脑来遥控机器人进行手术,使手术变得更精确。1998年5月电脑遥控机器人辅助心脏手术首次在法国巴黎获得成功,标志微创外科进入一个新的时代。新一代的宽频因特网使远程诊断迈向远程手术成为可能,人们可以为远在千里之外的患者进行手术。模拟技术将成为微创外科医师临床培训的一个重要手段,利用新一代高性能的计算机和图像软件,人们正在积极研制微创手术的电脑模拟器,外科医师在培训中可对手术操作技术进行无限次数的练习，这可使他们在进行真正的手术前就积累丰富的经验。另外，借助CT、MRI和其他成像技术所获得的信息，再现患者的解剖模拟结构，这样，在对患者进行手术前，可在电脑模拟器上对他的解剖模拟结构进行操作。也许有一日，我们可以对电脑模拟器上的患者试用经前腹腔或后腹腔的两种径路方法，以决定采用哪种最佳方法为其施行肾上腺手术。

二、腹腔镜外科手术设备、器械与基本技术

（一）腹腔镜图像显示与存储系统

该系统由腹腔镜、高清晰度微型摄像头、数模转换器、高分辨率显示器、全自动冷光源和图像存储系统等。

1. 腹腔镜　腹腔镜是用Hopking技术制造的光学系统，光线通过组合的石英玻璃柱束传导并经空气通过镜组折射而产生极其明亮清晰的图像，几乎不出现失真。临床上常用直径10 mm、镜面视角0°和30°的腹腔镜。20世纪90年代随着腹腔镜外科及光纤技术的发展，又出现了由光纤制成直径仅2 mm的微型腹腔镜，其特点是在2 mm直径的横截面积上集聚了10万甚至50万根光纤，而每个光纤代表了一个像素，这样就大大提高了微型镜图像的清晰度与光亮度。

2. 微型摄像头及数模转换器　腹腔镜接上摄像头，其图像通过电荷耦合器（Charge-coupled device，CCD）将光信号转换成数字信号，再通过数模转换器将信号输送到显示器上将图像显示出来。目前还有3晶片（3－CCD）制成的摄像头，将光线的三原色通过透镜的折射分开传输后再合成，这样可使图像色彩的还原更加逼真，并可使图像的清晰度达到800线以上水平。

3. 显示器　目前已有全数字显示器，光信号通过CCD转换成数字信号经逐行扫描直接在显示器上显示出来，其图像的水平解析度可达1250线，但由于价格昂贵，尚不能普及。目前应用最普遍的是模拟显示器，图像通过CCD处理后的数字信号，再通过数模转换器转换成模拟信号后在显示器上显示出来，其图像的水平解析度达800线以上。

4. 冷光源　冷光源通过光导纤维与腹腔镜相连以照亮手术野，它可以自动控制或手动控制，它的灯泡有氙灯、金属卤素灯、氩灯、金属弧光灯等。灯泡的热量通过机器内的强力排风扇排出及光导纤维的传导散热，以防烫伤腹腔内器官。

5. 录像机与图像存储系统　高质量的录像机有β录像机和S－VHS录像机，亦可用画质较低的家用VHS录像机。手术图像的存储，可用专业用的图像捕捉卡及相应的软件，将手术录像实时捕捉并存储在电脑硬盘上，可进行录像或图像的编辑与处理，并可刻录成光盘保存。手术过程可用MPEG制式实时捕捉制成VCD，并可将手术过程在因特网上做实况转播。

（二）CO_2气腹系统

建立CO_2气腹的目的是为手术提供足够的空间和视野，是避免意外损伤其他脏器的必要条件。整个系统由全自动大流量气腹机、CO_2钢瓶、带保护装置的穿刺套管鞘、弹簧安全气腹针组成。

（三）手术设备与器械

设备主要有高频电凝装置、激光器、超声刀、腹腔镜B超、冲洗吸引器等。手术器械主要有电钩、分离钳、抓钳、持钳、肠钳、吸引管、穿刺针、扇形牵拉钳、持针钳、术中胆道造影钳、打结器、施夹器、各类腔内切割缝合与吻合器等。

（四）基本技术

1. 建立气腹　① 闭合法：在脐下缘做弧形或纵形切口，长约10 mm，达皮下，在切口两侧用巾钳或手提起腹壁，将气腹针经切口垂直或向盆腔斜行刺入腹腔，针头穿过筋膜和腹膜时有两次突破感，穿刺进腹后可采用抽吸试验、负压试验或容量试验证实气腹针已进入腹腔。将含有生理盐水的注射器连接上气腹针，先抽吸看有无肠液或血液，再看注射器内的生理盐水，如缓慢下降，则证实气腹针头位于腹腔，即可向腹腔内注入CO_2气体，至预设压力15 mmHg。待腹部呈对称性膨隆，叩诊鼓音，气腹即告完成。② 开放法：在脐下缘做弧形或纵形切口，长约10 mm，达深筋膜，在直视下打开腹膜，用手指明确进入腹腔及腹壁下没有粘连后，置入套管连接充气管建立气腹。

2. 腹腔镜下止血　电凝止血是腹腔镜手术中的主要止血方式，有单极和双极电凝两种。其他有钛夹、超声刀、自动切割吻合器、闭合器、热凝固、内套圈结扎及缝合等。

3. 腹腔镜下组织分离与切开　组织分离是腹腔镜手术中重要的步骤，分离得好，解剖结构就清楚，手术中出血就少。腹腔镜手术分离组织结构时，不像开腹手术那样，可以用手触摸感觉组织的致密与疏松，只能借助于手术器械，一旦操作不当，容易造成组织损伤。组织分离与切开的方法主要有电凝切割、剪刀锐性剪开、超声刀凝固切割、分离钳钝性分离、高压水柱分离等。

4. 腹腔镜下缝合　腹腔镜下缝合是腹腔镜手术中难度较高的操作技术，是手术者必须掌握的手术技

巧，需经过一定时间的体外训练和手术实践。传统手术的缝合技术同样可以在腹腔镜下应用。几乎所有的缝合针线均可用于腹腔镜手术，腹腔镜专用的缝合针线为无损伤缝合针线，呈雪橇形状。缝针通过穿刺套管鞘进入腹腔后，用持针器夹住缝针，分离钳提起组织同常规方法一样进行缝合。缝线打结方法有腔内打结与腔外打结两种。

5. *标本取出* 腹腔镜手术切除标本的取出也是一个重要的步骤，操作不当可导致手术时间延长，若是肿瘤标本，可能引起在腹腔内、腹壁上的种植和播散。小于或略大于套管鞘的标本可以直接从套管鞘内取出。如标本较大可将操作孔扩大后取出。切除的组织巨大，又是良性病变，可借助器械或组织粉碎机将组织缩小，“粉碎”后从套管鞘内取出，亦可做一小切口取出组织。有条件最好使用塑料标本袋，将标本放入袋中，再用上述方法取出标本，恶性肿瘤标本取出必须使用标本袋，以免造成肿瘤的播散。

（五）操作培训

腹腔镜外科除了需要传统外科手术的系统训练外，需增加腹腔镜方面的基本知识及其特殊的操作技能，只有能够施行同类开腹手术的医师才能施行同类腹腔镜手术，但传统手术的经验与技能并不代表其腹腔镜手术的水平。随着腹腔镜手术的数量与种类的不断增加，迫切需要把腹腔镜手术技能纳入住院医师培养的必修课程，同时大量的已完成住院医师规范化培训的医师亦必须参加腹腔镜手术方面的继续教育，接受包括腹腔镜技术在内的新的治疗技术与手段的培训。

腹腔镜手术的培训应包括参加腹腔镜手术的基础知识课程及动物操练的学习班，并在有经验的腹腔镜外科医师的协助下完成一定数量的腹腔镜手术，在得到认可后才能开展腹腔镜手术。

三、腹腔镜手术的并发症

腹腔镜手术的创伤微小并不等于它的手术危险也是微小的，腹腔镜手术除了可能发生与传统开腹手术同样的并发症以外，还可发生腹腔镜技术所导致的特有并发症。

（一）CO_2气腹相关的并发症与不良反应

腹腔镜手术一般用 CO_2 气体作为膨腹气体来建立气腹，如有心肺功能不全，也可选用氦气（He）、笑气（NO_2）等。气腹的建立必将对心肺功能产生一定程度的影响，如膈肌上抬、肺顺应性降低、有效通气减少、心排血量减少、下肢静脉瘀血和内脏血流减少等，并由此产生一系列并发症，包括皮下气肿、气胸、心包积气、气体栓塞、高碳酸血症与酸中毒、心律失常、下肢静脉淤血和血栓形成、腹腔内缺血、体温下降等。

（二）与腹腔镜手术相关的并发症

1. *血管损伤* 术中血管损伤可发生于各种腹腔镜手术中，暴力穿刺是损伤后腹膜大血管的主要原因，其他则发生在手术操作过程中。根据损伤血管的部位，大致可分为以下 3 类：

① 腹膜后大血管，包括腹主动脉、下腔静脉、髂动静脉、门静脉等大血管，虽然这类损伤发生率较低，但死亡率很高。② 腹壁、肠系膜和网膜血管等。③ 手术区血管，如在行腹腔镜胆囊切除术时损伤肝蒂血管，包括肝动脉、门静脉和胆囊动脉及其分支等。

2. *内脏损伤* 腹腔镜术中内脏损伤并不少见，常因术中未能得到发现，术后发生腹膜炎等严重并发症而又未能及时确诊，造成严重后果。根据损伤脏器的不同可分为两类：① 空腔脏器损伤，包括肝外胆管、小肠、结肠、胃、输尿管和膀胱等。② 实质性脏器损伤，包括肝、脾、膈肌、肾、子宫等。

3. *腹壁并发症* 腹腔镜手术的腹壁并发症主要是与戳孔有关，有戳孔出血与腹壁血肿、戳孔感染、腹壁坏死性筋膜炎和戳孔疝等。

四、腹腔镜手术适应证

腹腔镜技术在外科疾病诊治中，特别是对恶性肿瘤治疗的价值仍是目前争议的焦点。腹腔镜手术作为一种微创技术已被广泛地应用在外科手术中，目前被普遍接受的手术包括：胆囊切除术、腹腔镜诊断术、结肠切除术（良性肿瘤）、阑尾切除术、食管反流手术（Nissen 手术）、小肠切除术、疝修补术、脾切除术、肾上腺切除术、淋巴清扫术、肝楔形切除术（良性肿瘤）等。将来可能被普遍接受的手术包括：结直肠切除术（恶性肿瘤）、胰腺尾部切除术、胃空肠吻合术、胆囊空肠吻合术、胃十二指肠溃疡手术、胃切除术、直肠脱垂的手术治疗、腹部创伤的探查（血流动力学稳定）、诊疗室的腹腔镜急腹症探查与手术等。目前仍在探索阶段的手术：Whipple 手术、解剖性肝切除术、血管动脉瘤切除或转流术等。

五、腹腔镜在外科疾病诊断中的应用

（一）腹腔镜对外科疾病诊断的意义

诊断性腹腔镜（diagnostic laparoscopy）技术在临床应用已有百余年历史，早期受器械的限制，未能广泛开展，随着 B 超、CT、MRI、血管造影及核素扫描等现代诊疗技术的发展，该技术一度受到冷落。随着

20世纪80年代末腹腔镜技术在外科手术中应用的迅猛发展，腹腔镜的手术器械亦得到不断开发与完善，各种3 mm以下的微型腹腔镜与微型手术器械的出现极大地扩展了腹腔镜技术在外科疾病诊治中的应用。腹腔镜诊断可以弥补一些实验室与影像学检查的不足，为进一步的诊疗提供可靠的依据，避免因诊断不明而导致的病情延误，还可以免除部分患者剖腹探查阴性结果所受的痛苦。此外，在完成腹腔镜诊断的同时，还可以完成一定范围的外科治疗，如腹腔镜下的粘连松解术、脓肿切开引流术、阑尾切除术、胆囊切除术、穿孔修补术、胰周引流术、腹腔冲洗术等。

同时，我们也应该看到腹腔镜诊断术的局限性与不足。首先，腹腔镜诊断术是创伤性检查，需进行麻醉。不论是局麻或全麻都可能出现麻醉方面的一些并发症。其次，腹腔镜诊断术对腹腔内深部的病变发现率低，这是该技术本身固有的特性所决定的，而这正是B超、CT、MRI、内镜超声等检查的优势所在，将两者有机地结合可大大提高诊断的准确性与特异性。

（二）腹腔镜检查时所见及处理原则

1. *出血*　子宫异位妊娠出血时，积血主要在盆腔，吸尽积血后，可发现出血的孕囊，可行腹腔镜下吸出孕囊或切除输卵管手术。肝、脾损伤时，腹腔内积血往往较多，应吸出积血，不能吸净而又不易发现明显出血脏器或部位时，可用大量生理盐水冲洗腹腔，吸净后再寻找出血点的部位。肝被膜下的出血或不严重的肝实质破裂出血，一般都可以在腹腔镜下得到处理。严重的肝实质破裂伴胆汁液漏出，需中转开腹手术治疗。如是脾破裂出血，则可根据腹腔镜下发现的脾破裂的程度而决定是行脾切除抑或保留脾的手术。

2. *炎症*　腹腔镜检查如发现炎性渗出、脓液、肠内容物等，应冲洗并吸尽液体，很快找寻原发病灶。一旦明确诊断为十二指肠溃疡穿孔、急性阑尾炎、急性盆腔炎、急性胆囊炎等，部分病例可行腹腔镜手术治疗。

3. *结节*　如发现肝、腹膜、盆腔等部位的结节，可行活检术，并结合腹腔镜超声对腹部肿瘤（如肝癌、胃癌、胰腺癌等）进行诊断及分期，以决定能否行根治性手术。

4. *粘连*　提示过去可能有原发性腹膜炎或手术史，可经腹腔镜分离粘连以改善症状。

六、经腹腔镜治疗外科疾病

腹腔镜胆囊切除术（laparoscopic cholecystectomy, LC）是目前腹腔镜技术在外科手术中应用最广泛、效果最显著的手术。LC的手术指征与开腹手术相同。禁忌证为：严重的肝硬化、凝血障碍、胰腺炎、妊娠、病理性肥胖、严重的心肺功能不全。手术的安全性取决于手术者的经验和处理可能发生问题的能力。

（一）手术操作

患者采用头高脚低位，右侧略抬高，手术者可站在患者的左侧或两腿之间，助手站在患者的右侧（图11－1）。脐孔下做一10 mm纵形切口，可用闭合或开放的技术来建立气腹至15 mmHg，伸入腹腔镜探查腹腔。在腹腔镜的直视下于剑突下穿刺入10 mm套管作为主操作孔，用于置入分离钳、电钩、施夹器等。于右锁骨中线肋下缘及右腋前线肋下水平分别做5 mm切口，刺入套管后置入器械。用抓钳将胆囊底部向头部牵拉，另一抓钳将胆囊颈向右下方牵拉，使胆囊管有张力并与胆总管呈垂直角度，以显露Calot三角（图11－2A）。先用分离钳或电钩解剖后三角，再通过前三角解剖出胆囊管与胆囊动脉（图11－2B），分别用钛夹夹闭两端并用剪刀剪断（图11－2C）。顺行或逆行将胆囊从胆囊床上剥离下来（图11－2D），将胆囊装入标本袋中，从剑突下或脐孔下戳孔处取出，胆囊床如有渗血，可用氩气刀或普通电刀止血，最后用生理盐水冲洗腹腔观察有否渗血和胆汁渗出。

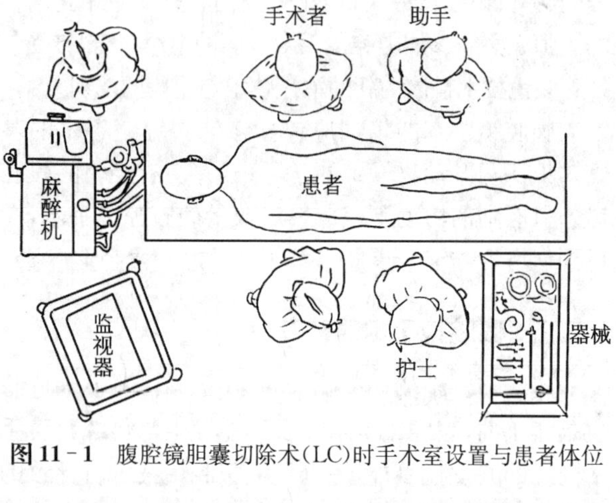

图11－1　腹腔镜胆囊切除术（LC）时手术室设置与患者体位

为避免产生手术并发症，腹腔镜胆囊切除术操作应遵循以下原则：气腹的建立可用闭合或开放的技术，腹壁穿刺应轻柔，显露需良好，胆囊管应在近胆囊交界的地方解剖，胆囊颈应向侧面牵拉而不是向头部牵拉，仔细地解剖胆囊管和胆囊动脉，所有的热源均会导致不易被察觉的胆管损伤，破裂的胆囊应予以闭合以防胆结石遗落，掉落的胆结石应尽可能找回，放宽术中胆管造影指征，尤其是当有重要的胆管畸形、

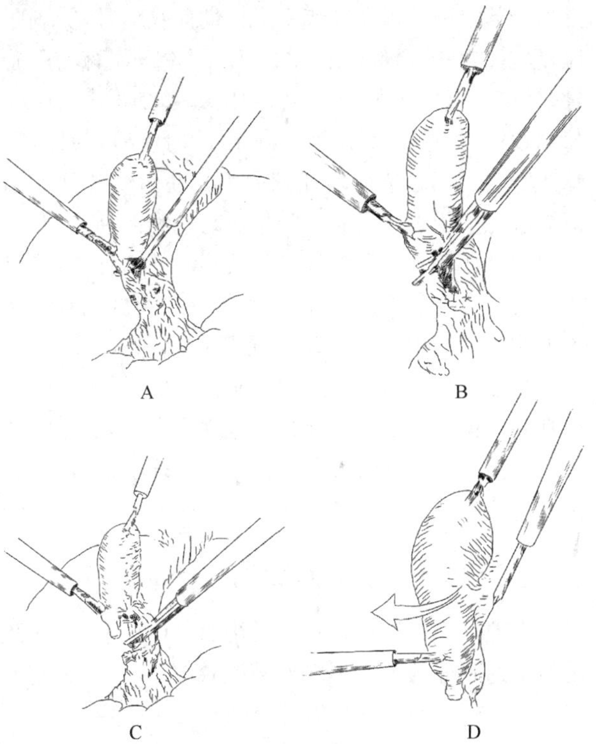

图 11-2 腹腔镜胆囊切除手术主要步骤

胆管解剖困难或做胆总管探查时，手术者在技术困难、解剖不清或解剖异常（特别是在急性胆囊炎时）时应及时中转开腹手术。

（二）术后处理

LC 是一个较大的腹部手术，一般在全麻下进行，术后患者应在麻醉苏醒室密切观察，数小时后即可下床活动，并可开始恢复流质饮食。如果患者在 24～48 h 恢复不满意，应怀疑有否出血、胆漏、胆管损伤或其他并发症，及时的辅助检查通常是必要的，如 B 超、CT、内镜逆行胰胆管造影术（endoscopic retrograde cholangiopancreatography，ERCP）等。

第 2 节 内镜外科技术

内镜是直接观察、诊断和治疗人体体腔或管腔内疾病的可靠工具，是一种重要的医疗器械，医学内镜发展至今已有 100 多年的历史，经历了从简单到复杂、从单一用途到多用途、从单纯诊断到微创治疗的不断发展和完善的过程。随着科学技术的不断发展，内镜技术及设备已日益完善，由早期的硬式内镜、半可曲式内镜发展到纤维内镜，再到现在的电子内镜、胶囊内镜，迄今已有各种直径、功能各异的上消化道、下消化道、胆道、超声等内镜和辅助设备。内镜器械及相关技术成熟，使其在外科的应用日趋广泛，它在一定程度上改变了传统的外科思维方法，对于许多老年患者，高龄、心肺功能差、合并多种内科疾患，不能耐受手术或手术风险极大，采用内镜在诊断的同时进行治疗，往往可以取得很好的效果，已经成为传统手术方法的重要补充。

内镜外科的基本技术就是将内镜通过人体的自然通道或人工通道送达体内或其附近，直视下、联合 X 线透视或超声辅助，进行止血、清除异物、活检、引流、切除和重建的技术操作。经自然腔道内镜手术（natural orifice transluminal endoscopic surgery，NOTES）则是运用内镜通过人体的胃、直肠、阴道、膀胱等自然腔道到达腹腔，建立操作通道和气腹，在内镜下完成各种腹部外科手术，作为一项新兴的外科和内镜技术相结合的微创外科技术，在将来有可能替代传统的开腹手术和腹腔镜手术。

一、临床应用

随着人口老龄化的到来，越来越多的老年患者需要进行内镜下的诊断和治疗，由于老年患者体内重要脏器功能的降低且往往合并多种内科疾病，内镜下诊断和治疗的风险无疑大大高于普通成年人，因此对于老年患者的内镜诊断和治疗在术前准备、用药方面要和普通成年人区别对待，并且要在治疗过程中加强监护。

老年患者进行内镜下诊断治疗的适应证和禁忌证与普通成年人基本相同，但在操作时应高度注意与年龄相关疾病的危险性，如心肺功能异常等。有时内镜操作产生的危险性可能大于检查带来的益处。若病情危急，且内镜操作对病情有利，则应选择内镜检查，如对上消化道出血患者行急诊内镜检查以明确出血部位并进行止血治疗控制上消化道出血时，虽然风险巨大，但选择内镜治疗可能比选择手术更加合适。

老年患者内镜操作前的准备与普通成人并无明显差别，行胃十二指肠镜检查时，如果患者进固体食物，操作前应禁食 8 h 以上；如进食清流质，则应禁食 4 h。对植入了心脏起搏器或埋藏式心脏复律除颤器（implantable cardioverter defibrillator，ICD）的患者除了常规进行心电监护外，由于操作中可能使用标准单极圈套器、热活检钳、切开刀进行乳头括约肌切开等操作，应关闭 ICD 的除颤功能；对于起搏器依赖的患者应改为心室固定起搏，对于非起搏器依赖的患者应加强监护，必要时给予持续起搏。

老年人体内各重要脏器功能逐渐衰退，对药物的吸收、排泄、代谢和分布以及药物的作用与青壮年迥然不同，且老年人对药物的反应个体差异较大，一旦出现不良反应，病情往往急转直下，常可危及生命，因此，老年患者行内镜检查治疗前，其麻醉用药与年轻人要有所区别。

清醒镇静可使大多数接受消化道内镜检查者获益，老年患者对清醒镇静的敏感性和危险性亦增加，老年患者组织弹性消失，动脉顺应性降低，收缩压升高，心房舒张期功能降低，心肌肥厚、肺残气量增加和肺活量降低。肺隔膜与肺泡表面积下降不成比例，常引起功能性通气-灌注比率失调。因此，不论有无供氧，患者操作期的动脉氧合作用均随年龄的增加而进行性降低，尽管健康老年患者的神经元对通气的控制作用依然健全，但通过低氧血症或高碳酸血症反射机制对循环-呼吸的刺激作用却不敏感，麻醉性和非麻醉性中枢神经系统抑制药都能引起较严重的呼吸抑制，如呼吸暂停和周期性呼吸。由于反射性声门闭合所需的感觉刺激阈值增加，老年患者常易发生误吸。基础代谢的需要和产热下降使老年患者在经受较长时间的镇静或麻醉时易出现体温过低。老年患者机体脂质成分增加，使脂溶性药物(如苯二氮䓬类)的分布容积增大，同时肝脏、肾脏对药物的清除作用下降，故老年患者镇静麻醉后恢复较慢。中枢神经系统的敏感性、药物受体和分布容积的改变以及药物隔室之间的转移等相互作用，要求对老年患者行清醒镇静时应减少药物剂量。

对老年患者行清醒镇静常采用慢速、低累积剂量给药，如同普通成年人清醒镇静，常用的药物为咪唑达仑和(或)麻醉药。研究发现患者在清醒镇静后对内镜检查的耐受性增加，但清醒镇静易引起低氧血症。因此，老年患者应用这些药物时，初始剂量应较低，然后逐渐增量，以充分估计每次药物剂量的最大作用。此外，降低老年患者内镜检查危险性的方法之一是在非镇静情况下进行操作，应用小口径内镜将有助于非镇静情况下内镜检查操作的普及。

老年患者清醒镇静时应采取常规的监护措施，如心电监护和血氧饱和度的监测，这主要是由于清醒镇静时患者机体处于应激状态，内镜医师在进行内镜操作时无法对患者的监护指标保持持续关注。另外，上消化道内镜检查时低氧血症的发生率较高，其中20%～45%为严重低氧血症(氧饱和度<90%)；心脏发生意外则是最严重的并发症，研究报道应用镇静剂行上消化道内镜检查时，心、肺并发症的发生率为0.6%。插入内镜可引起患者心率增加，在观察十二指肠降部时可出现室性或室上性期前收缩，伴低氧血症，患者的心脏指数也显著下降。不论以往有无心血管并发症，行内镜检查可使老年患者的心脏负荷增加，而对青壮年患者则无影响，因此内镜检查时患者脉搏增加为心房负荷增加的原因。在清醒镇静前和镇静过程中予患者吸氧可防止血氧饱和度降低，尤其适用于既往有心血管疾病或肺功能降低病史者，但应注意防止合并高碳酸血症时，吸氧可导致低氧对呼吸中枢的刺激作用消失，从而导致呼吸抑制。

总之，对老年患者进行内镜下诊断治疗时，应仔细判断内镜治疗的益处和相对危险性，特别是那些对预后和生活质量有较大影响的内镜诊疗项目，合理选择内镜治疗以期使患者受益。

二、胃镜和上消化系统疾病

胃镜是应用较早且发展较快的一项技术，它已经由最早的硬性内镜发展到纤维胃镜再到现在的电子胃镜、超声胃镜，不仅可以观察到十二指肠降部，结合超声胃镜检查还可以了解病灶的侵犯深度及胃肠道外胰腺的病变情况，除了诊断，胃镜还可以用于很多疾病的治疗，包括上消化道出血的治疗、胃内息肉及肿瘤的切除等。

三、消化道出血的内镜治疗

消化道出血是消化系统常见的急症之一，急性出血死亡率可达10%左右，约90%的急性消化道出血源于上消化道，余为结肠和小肠，非静脉曲张性消化道出血常见的原因为溃疡、炎症、黏膜病变、黏膜撕裂和肿瘤及内镜治疗后(息肉切除后、十二指肠乳头切开术后等)的并发症等，其中消化性溃疡出血是非静脉曲张性消化道出血的主要原因。上消化道出血临床上多表现为呕血或黑便，而下消化道出血则主要表现为暗红色及鲜血便，对于消化道出血的老年患者，除非有严重的心肺功能障碍或者生命垂危外，均应该争取在出血的24～48 h内行紧急内镜检查，由于消化道出血以上消化道常见，所以胃肠镜检查应该作为消化道出血定位、定性诊断的首选，检查的目的是明确出血的部位、性质，判断选择内科、外科或内镜方法止血，确定最佳的内镜止血治疗技术。在明确出血的部位性质后，可以同时进行内镜下介入治疗，非静脉曲张性消化道出血的内镜下介入治疗常用方法有：注射止血、电凝止血、血管夹止血、射频、激光、氩离子束止血治疗等。

食管胃底静脉曲张破裂出血是门静脉高压的常

见并发症，一旦发生出血，来势凶猛，危及患者生命，内镜下治疗已经成为首选方法，主要有：

1. *内镜下食管静脉曲张结扎术* 是内镜下治疗食管静脉曲张的重要方法。1986 年 Stiegmann 等首先报道在内镜头上附一结扎装置，在内镜直视下用弹性“O”形结扎圈结扎曲张静脉柱，被结扎的曲张静脉继发形成血栓，闭塞静脉后腐烂脱落，形成溃疡。该方法易于操作，近 30 年来病例数不断增加，能有效地控制活动性出血和消除曲张静脉，并发症较少，随着近 10 年来连续 5 环、6 环快速结扎圈的出现，更增加了它的优越性。目前对于食管胃底静脉曲张破裂出血，多数医院皆以结扎治疗为主，也是治疗的第一选择。

2. *硬化剂治疗* 门静脉高压引起食管胃底静脉曲张破裂出血是消化道出血死亡率最高的一种疾病。随着内镜技术的发展和一些有效硬化剂的使用，该疗法已为众多国家的医师采用的治疗食管静脉曲张的有效方法，急诊止血效果达 81.6%～96.8%。复发出血明显减少，患者硬化治疗后 5 年和 10 年的生存率明显提高。

老年患者全身情况较差，合并症多，往往不能耐受手术，因此对于老年患者，无论上消化道出血还是下消化道出血，应尽可能创造条件完成内镜检查，且在内镜检查发现出血原因后首选内镜下治疗，这就要求内镜治疗医师使用自己最熟悉的方法止血，并尽可能联合多种方法止血，以期获得较好的疗效。

四、消化道肿瘤的内镜治疗

消化道隆起性病变泛指食管、胃、十二指肠、大肠有消化内镜治疗适应证的隆起性病变，包括息肉、腺瘤、类癌、平滑肌瘤及脂肪瘤、早癌等病变，可以采用内镜下黏膜切除术（endoscopic mucosal resection, EMR）和内镜下黏膜下剥离术（endoscopic submucosal dissection, ESD）。内镜下黏膜切除术具备操作简便、创伤小、并发症少、疗效可靠等优点，目前已经成为消化道早期癌肿的重要诊断和治疗方法。ESD 是在 EMR 的基础上使用内镜下专用高频电刀及其他辅助设备对消化道早期肿瘤进行切割、剥离的一项新技术。

EMR 最初为黏膜剥脱活检术，主要是对常规活检难以确诊的病变进行大块活检的方法，后来逐渐运用于消化道早期肿瘤的切除。ESD 扩大了 EMR 的治疗适应证，较高的整块切除率能显著减少病灶残留及复发，从而达到对消化道早期肿瘤根治性切除的效果。目前国内外已广泛运用 ESD 治疗消化道病变，主要适用于直径小于 2 cm 的消化道原位癌、黏膜或黏膜下层癌，无肌层浸润、无淋巴结转移的病灶。EMR 主要并发症为术后出血和穿孔，老年患者因血管硬化弹性差，或服用抗凝药物，较年轻患者更容易并发出血，因此，应用抗凝药物者术前应停用抗凝药物 1 周，且测得凝血机制正常方可手术。胃息肉 EMR 术后，应常规应用质子泵抑制剂（PPI）2～3 周，以预防迟发性出血并愈合残留人造溃疡。对于术中出血患者，可用内镜下喷洒凝血酶等或局部电灼、氩气刀凝固法等措施，但以钛夹较为安全，特别是肠道 EMR 术后，因为肠壁很薄，氩气刀凝固法处理后容易穿孔。如 EMR 术后创面较大、较深，或疑有浆膜下穿孔、迟发穿孔或局限腹膜炎时，应禁食、静脉用抗生素等相应处理。总之，对老年患者施行 EMR 的治疗仍然是一种安全高效的微创方法。

五、消化道狭窄的内镜治疗

消化道狭窄是指良、恶性病变或手术后瘢痕所引起的消化道良、恶性狭窄，常导致完全性、不完全性消化道梗阻，引起摄食、消化、吸收及排泄功能障碍、营养缺乏、水和电解质紊乱、消瘦、恶病质等。近年来虽然全肠外营养（TPN）的广泛应用可延长患者的生存期，但其价格昂贵，长期应用容易带来一系列并发症，而内镜下治疗临时或一段时间内解除狭窄较为实用易行，治疗方法主要包括内镜下扩张及消化道内支架置入术。内镜扩张术是指在内镜直视下或借助内镜置入管腔导丝、循导丝放置扩张器，达到扩张狭窄、缓解症状的一种治疗手段，适用于各种原因引起的食管狭窄，如肿瘤、手术后吻合口瘢痕狭窄、化学药物的烧灼、贲门失弛缓症等。目前这一技术已逐步应用到直肠、十二指肠、结肠及胰胆管等，使不少病例疏通了消化道狭窄而达到缓解症状的目的。对于部分患者的狭窄，如肿瘤及瘢痕引起的狭窄，内镜扩张术效果欠佳，则需进行消化道支架的置入，从而达到缓解症状、改善患者生活质量的目的，尤其适合老年患者的肿瘤性狭窄，且已经失去手术机会者。

六、经皮内镜胃造瘘和空肠造瘘术

经皮内镜胃造瘘术（percutaneous endoscopic gastrostomy, PEG）和空肠造瘘术（percutaneous endoscopic jejunostomy, PEJ）是一种在胃镜介导下经上腹部皮肤穿刺进入胃腔，行胃置管或空肠置管造瘘，重建营养通道的手术。解决了因各种不同原因所致吞咽困难，不能经口进食及长期靠鼻饲喂养或肠外营养患者的营养问题，目前欧洲、美国、日本等国家和地区已经广泛应用于临床。由于操作简单、手术风险低和住院时间短等优点，已经逐渐替代传统外科胃肠造瘘术。美国胃肠协会把 PEG 治疗作为不能经口进食患者需长期人工喂养维持生存必需营养的首选治疗方法。PEG 治疗还可以纠正长期因放置鼻饲胃管刺激引起的鼻咽喉部的炎症，也可大大减少上呼吸道感染及吸入性肺炎的发生。由于鼻饲胃管还可致贲门括约肌关闭不全，可引起反流性食管炎，胃及十二指肠的糜烂和溃疡，所以 PEG 治疗可以防止并改善上述疾病的发生发展，同时还可成为患者进行其他药物治疗的重要通道。胃造瘘管较鼻饲管粗，所以 PEG 治疗可十分简捷方便地改善患者全身营养状况和生活质量，同时能减少患者住院日数及医疗费用。PEG 已成为因某些疾病所致不能经口摄食患者标准的胃肠内营养术式。PEG 治疗技术是对长期需肠道营养患者首选的治疗措施及方法，尤其适合老年不能够耐受手术的患者。

七、肝胆胰疾病的内镜治疗

肝胆胰系统疾病内镜治疗是当今临床医学较引人注目的领域之一，1968 年美国学者 McCune 首次报道了内镜逆行胰胆管造影术（ERCP），在我国始于 1973 年，经过 40 多年的临床实践，ERCP 目前已成为诊断和治疗胆胰管疾病的重要手段之一。胆胰系统疾病是老年患者的常见病，研究显示，胆管结石的发病率与年龄相关，对于无法耐受手术治疗或无手术机会的高龄群体，ERCP 成为治疗多种胆胰管疾病的首选方案。

八、内镜下乳头括约肌切开取石术

随着内镜技术的发展和各种配件的不断完善，治疗性 ERCP 已经广泛应用，如胆道狭窄的气囊扩张、胆道内支架的放置以及鼻胆管引流等，经内镜胰腺疾病的治疗也已逐渐应用于临床实践。内镜下乳头括约肌切开（EST）从 1974 年开始应用于临床，是由 ERCP 诊断技术发展而来的，EST 及取石术是治疗胆管结石的非手术方法，是内镜治疗学上的重大进展和里程碑。目前绝大部分胆管结石均可采用此方法得到完全取出。采用此方法治疗胆管结石具有安全、有效、患者痛苦少、住院时间短、费用少以及并发症发生率低等优点。使许多胆总管残留或复发性结石患者得到治愈，尤其是对年老体弱不能耐受手术者更为适用。

1. *胆道疾病*　如胆总管结石、原发性胆总管结石、继发性胆总管结石、胆总管探查术后结石残留或复发，均可以行 EST 后取石；急性梗阻性化脓性胆管炎是胆总管结石常见且严重的并发症。传统的治疗方法是开腹行胆总管切开取石，“T”形管引流术，现在完全可以采用内镜治疗，即 EST 治疗后用网篮或气囊取出结石，解除梗阻，使胆管炎症得到控制。如老年患者一般情况差，不能耐受取石，可先放置鼻胆管引流，暂时解除梗阻，待病情稳定后再行内镜取石或开腹手术。胆道蛔虫症在我国是一种常见病，患者症状明显，内科治疗效果较差，外科手术创伤大，而内镜治疗方法简单，效果满意。乳头或胆总管下端炎性狭窄多由胆管反复炎症和胆总管下端结石引起，多见于乳头开口狭窄，可引起胆道梗阻，常会导致胆管炎和胆源性胰腺炎，EST 可解除胆道梗阻，效果令人满意。

2. *胰腺疾病*　对于胆源性胰腺炎行 EST 治疗能解除胆道梗阻，使胆道得到充分引流，去除了诱发胰腺炎的病因，使胰腺炎得到有效控制；慢性胰腺炎反复发作可引起胰管的局部狭窄，甚至呈串珠样改变，胰管开口处的狭窄，可通过胰管括约肌切开得到引流，胰管其他部位的狭窄也可通过 EST 后行气囊扩张或放置引流管治疗；胰管结石同胆总管结石一样，部分胰管内结石也可通过 EST 后行网篮或气囊取石术。

九、内镜下胆管引流术

临床上老年患者的胆管梗阻十分常见，出现以“梗阻性黄疸”为主要表现的临床征象，部分患者还合并严重化脓性胆管炎，病情十分凶险。长期胆管梗阻会造成肝肾功能的严重损害，并迅速导致胆汁性肝硬化发生，这些都严重威胁患者的生命健康。既往这类患者都需接受手术或经皮经肝穿刺胆管引流术（percutaneous transhepatic choledochal drainage，PTCD）来解除梗阻，但高龄患者采取手术治疗死亡率较高，PTCD 虽然相对创伤较小，但腹水或肝包膜下积液患者为禁忌，且长期胆道外引流带来的水和电解质失衡可增加不良事件发生率并降低生活质量。近年来，随着内镜介入治疗技术的迅速发展，许多此类患者可通过经内镜胆管引流术得到有效治疗，大大简化了操作程序，创伤性明显减小，对患者生理功能干扰少，对于手术风险较大或丧失根治机会的老年患者，无疑是一个极好的治疗手段。另外还可用于胆道梗阻患者的术前准备,以迅速改善肝脏功能和全身状况,为后续治疗创造有利条件。

经内镜胆管引流术始于20世纪70年代后期,经过10余年的发展改进,已形成一套完整的胆道引流技术,在临床处理各种原因所致的胆道梗阻方面发挥着越来越重要的作用。它不仅开辟了一条全新的胆管引流途径,同时也拓宽了ERCP技术本身的适应证,提高了其安全性和治疗价值,使得严重胆道梗阻和急性胆管炎不再成为ERCP的禁忌证。

内镜胆管引流术分为外引流和内引流两大类,前者又称鼻胆管引流,后者又称为内镜逆行胆管引流术。

内镜鼻胆管引流术(ENBD)是一种较为常用的内镜胆道引流方法,它采用一细长的塑料管在内镜下经十二指肠乳头插入胆管中,另一端经十二指肠、胃、食管、咽等,从鼻孔引出体外,建立胆汁的体外引流途径。目前ENBD已成为应用最多的内镜引流技术。

内镜下胆道内置管引流术又称内镜逆行胆管引流术,是通过内镜技术将一根胆道支架放置于胆管中,一端位于梗阻之上,一端位于梗阻以下(多数置于十二指肠腔内),以此解除胆道梗阻。引流材料不同又分为塑料胆道支架引流(endoscopic retrograde biliodυodenal drainage, ERBD)和金属胆道支架引流(endoscopic metal biliary endoprosthesis, EMBE)。1979年Soehendra率先报道了这一技术,以后逐步完善,成为治疗性ERCP的重要组成部分。由于ERBD安全可靠,无胆汁流失,更符合生理状态,术后无需特别护理,提高了患者的生活质量,对手术风险很大的高龄胆道疾病患者及无法切除的胆道梗阻患者,不失为一种较好的姑息性治疗手段。相对于塑料胆道支架,金属胆道支架的引流通畅时间更长,不易堵塞,但放入后不能取出,因此,只适合老年晚期肿瘤患者,且预计存活不超过一年左右的患者。

十、胆道镜

胆道镜是一种主要用来诊断和治疗胆道疾病的内镜,通过胆道镜可以直接观察胆总管、肝总管,甚至肝内胆管的管壁和管腔,从而确定胆管病变的部位和性质,还可经活检钳道行活检、取石及扩张等检查和治疗,已成为内镜微创技术中的重要成员之一,推动了胆道外利技术的发展。

术中胆道镜检查可明确胆道内有无结石残留,并可利用胆道镜取出深部胆管内结石,对于胆道肿瘤还可以观察并取活检明确诊断。术后胆道镜可通过"T"管瘘管、胆囊造瘘瘘管进行,术中已确定胆管内有结石尚未取净,术后经瘘管造影并可取出胆道内残余结石。对于术后胆管造影显示胆管有狭窄或胆总管下端梗阻者,可以通过胆道镜检查明确诊断。

肝内胆管结石伴有胆管明显扩张,常有胆管炎发作,用手术难以取出或取尽者,可经胆道镜取石;胆管狭窄或胆肠吻合口狭窄致肝内胆管扩张,可经胆道镜行气囊扩张治疗。

十一、超声内镜治疗

超声内镜(endoscopic ultrasonography, EUS)融合了内镜和腔内超声的优点,在临床工作中占有十分重要的地位,超声内镜一方面通过内镜直接观察消化道管腔内的形态改变,另一方面又可以进行实时超声扫描,以获得管道层次的组织学特征及周围邻近脏器的超声图像,由于明显缩短了超声探头与靶器官的距离,从而获得比X线片、电子内镜、CT等更加清晰的图像及更加丰富的诊断信息。

随着治疗内镜技术的发展及线阵超声扫描探头的应用,EUS在疾病治疗方面的作用逐渐引起人们的重视。各种超声内镜介入技术得到了广泛应用,这些超声内镜以精确引导穿刺针进行穿刺,大大提高了可以进行介入诊疗的范围。使内镜超声由单纯检查方法成为集诊断和治疗于一身的临床手段,超声内镜引导下的细针吸取细胞学检查和超声内镜引导下的各种穿刺治疗如胰腺假性囊肿的穿刺引流赋予了超声内镜新的生命力,极大地提高了超声内镜的应用范围,使许多疾病的诊断更准确、治疗方法创伤更小,为老年患者提供了更加微创的治疗方法。

十二、内镜联合治疗

有些老年疾病,采用一种内镜技术治疗存在困难,若联合多种内镜技术则可能获得较好的治疗效果。如对于胆囊结石合并胆总管结石,可以采用LC联合ERCP的治疗方案,即先行ERCP取出胆总管结石,然后再行LC,和开腹胆囊切除胆总管探查相比较,术后疼痛明显减轻,恢复加快,对重要脏器干扰减少,尤其适合老年患者。对于较小的胃肠道肿瘤,采用腹腔镜治疗时可能存在定位困难,通过联合术中胃镜、肠镜对肿瘤进行定位,使老年患者从微创手术治疗中获益。

第3节　介入治疗技术

自20世纪60年代开始，随着医学技术的发展，出现了一种崭新的治疗方法，它有别于传统的内科治疗和外科治疗，具有以下特点：在现代影像技术如X线、B超、CT、MRI等的引导和监视下，借助于特制的导管、针管或镜器，将药物或各种器械（穿刺抽吸针、钩、切割刀）导入体内，进行诊断、确认病灶后予以清除，称为介入治疗。对于需内科治疗的疾病，介入治疗优点在于药物可直接作用于病变部位，不仅可大大提高病变部位药物浓度，还可大大减少药物用量，减少药物副作用。对于需外科治疗疾病，介入治疗优点在于它无需开刀暴露病灶，一般只需几毫米的皮肤切口，就可完成治疗，表皮损伤小、外表美观。大部分患者只要局部麻醉而非全身麻醉，从而降低了麻醉的危险性。部分肿瘤在介入治疗后相当于外科切除。此项技术开始时多由放射科医师掌握，因此命名为介入放射学（interventional radiology），近年来许多临床专业包括普外科都已经先后独自开展这项工作，治疗相关疾病，因此临床医学界将此项治疗统称为介入治疗（interventional treatment）。在普外科疾病的诊治中，介入技术已经成为微创外科的重要组成部分，具有创伤小、操作简便、定位准确、并发症少等优点，尤其适用于老年患者的诊治。

一、介入治疗的分类

介入技术根据器械进入病灶的路径分为：血管内介入治疗和非血管内介入治疗。

血管内介入治疗是指使用1～2 mm粗的穿刺针，通过穿刺人体表浅动静脉，进入人体血管系统，医师凭借已掌握的血管解剖知识，在X线影像引导下，将导管送到病灶所在位置，通过导管注射造影剂，显示病灶血管情况，在血管内对病灶进行治疗的方法。包括动脉栓塞术、血管成形术等。常用的体表穿刺点有股动静脉、桡动脉、锁骨下动静脉、颈动静脉等。

非血管介入治疗是指在影像设备如B超、CT监测下，直接经皮肤穿刺至病灶，或经人体现有的通道进入病灶，对病灶进行治疗的方法。包括经皮经肝穿刺胆管引流及支架置入术、肿瘤的射频消融术、腹腔脓肿及局限性积液穿刺引流术等。

二、血管内介入治疗

（一）操作方法

血管内介入治疗的第一步就是选择血管入路，可直接经皮进行动脉穿刺或通过外科手术暴露动脉后切开。究竟是通过切开动脉还是经皮穿刺，既取决于医师的偏爱，也受特定情况的影响。如果导管或导管鞘直径超过12 Fr，应手术切开动脉，以便在治疗后直接对动脉进行修补。如果腔内血管治疗部位邻近需要手术处理的动脉病变部位，也应选择手术暴露动脉。改良的Seldinger技术是最常用血管插管方法，一旦穿刺针进入动脉，即沿穿刺针将导丝引入动脉腔内，导丝由中心较硬的芯轴和紧密缠绕在外部的弹簧状外套组成，导丝尖端柔软可以减少导丝前进过程中损伤内膜的可能。导丝的长度、前端形状、硬度和被覆各不相同，操作时应根据导管或球囊导管的长度确定导丝的长度，通常应两倍于导管长度以利于后者沿导丝穿入。这种超长导丝允许进行导管交换，体外保留足够长度的导丝有利于对导丝和导管进行控制。J型导丝不容易进入支架的孔隙，常用于穿越已经置入的支架或支架血管移植物。导丝前进过程必须在透视下进行以确定导丝尖端的位置，确认导丝通过预定部位而不是进入分支。前进过程中如遇到阻力，应将导丝稍微回退后改变方向再插入。用浸有盐水的海绵抓持导丝或将位于体外的导丝盘绕后有利于对导丝进行旋转操作和定位。导丝可接近或超越狭窄部位，通过导丝将穿刺针更换为导管或导管鞘，以便于在治疗过程中交换导管，并引导动脉成形球囊通过阻塞部位。

导丝成功进入血管后，定位于适当部位，沿导丝插入导管鞘或导引导管。如估计需要多次交换导管，应使用导管鞘以避免出血和动脉壁损伤。导管鞘尾端装有单向活瓣，可供导管或导丝穿入而不发生渗漏，导管鞘也常带有侧孔用于注射药物或造影剂，也可通过其进行测压。插入导管鞘后，患者应使用肝素进行全身抗凝以防止血栓形成。全身抗凝应持续到治疗结束为止。所有的鞘管、导丝、导管和球囊在交换和操作后都应冲洗并用肝素盐水擦拭。导管鞘插入血管后，经过管鞘和导丝插入导管。导管有不同的形状和尺寸，根据特殊需要可选择特殊的导管。猪尾导管用于常规动脉造影，弯曲或成角的导管用于引导导丝进入血管分支，后者需将导管和导丝结合使用。导管的角度可为导丝引导方向，并引导其进入血管分支。联合使用直型导管和成角导丝或成角导管结合直型导丝用于穿越阻塞部位。一旦导丝成功进入预定血管，即可沿导丝送入导管，进行选择性造影或腔内血管治疗。

（二）常用的血管内介入治疗技术

根据病变的不同可以进行动脉内药物灌注、动脉栓塞和血管成形等。

1. *经导管内药物灌注及动脉化疗栓塞术* 经血管内将局部灌注的药物直接进入治疗靶组织能够显著提高局部药物的浓度、延长药物的作用时间、发挥药物的最大效应，不但能够提高治疗效果还能够减少药物的毒副反应。临床上可以用于以下疾病的治疗：恶性肿瘤，适用于原发性和转移性肿瘤的治疗，尤其对于老年患者，诊断恶性肿瘤时往往已经不适于手术，经导管内灌注化疗药物则成为一种很好的姑息性治疗手段，也可以作为恶性肿瘤手术切除前后的辅助治疗手段，提高手术的切除率、减少术后肿瘤的复发。经导管动脉化疗栓塞术（transcatheter arterial chemoembolization，TACE）是将化疗药物和栓塞剂混合后经导管注入肿瘤的供血血管内，引起肿瘤的缺血梗死，延长肿瘤与化疗药物的接触时间发挥化疗效果，常用于不可切除的肝癌治疗，常用栓塞剂是 40% 碘油或吸收性明胶海绵。

2. *局部血栓溶解及血管痉挛性疾病的治疗* 老年患者由于长期卧床、高凝状态下容易形成静脉血栓及动脉栓塞，通过血管导管将溶栓药物注入血栓附近具有良好的治疗效果，常用的溶栓药物有尿激酶、链激酶等。对于血管痉挛性疾病通过局部注射血管扩张药物则能够逆转其收缩，达到治疗效果。

3. *经导管动脉或门静脉栓塞术* 经导管动脉栓塞已经成为治疗腹腔内实质脏器出血、消化道出血的重要方法。采用介入技术治疗腹部外伤出血最早开始于 1973 年，通过血管造影不仅能够明确出血部位、出血速度，达到诊断目的，为进一步的手术治疗提供帮助，还可以在诊断明确的同时，通过动脉栓塞术从血管内部控制出血。对于血管破损较大，动脉栓塞难以完全控制的出血，则可以在出血部位近端放置气囊导管，利用充气气囊暂时控制出血，稳定患者的生命体征，为进一步的手术争取时间，并为手术修补裂口提供了清晰的手术视野。Asseno 报道采用血管栓塞技术和损伤控制技术治疗严重的肝脏外伤，使其死亡率降到 8%～22%。对于巨大的肝脏肿瘤，尤其是需要施行右半肝或扩大的右半肝切除术、但左外叶较小不足以代偿时，通过栓塞患侧门静脉使肝脏萎缩、健侧肝脏代偿性肥大，提高了手术的切除率和安全性。

4. *经皮腔内血管成形及支架置入术* 是指经皮穿刺置入球囊导管扩张狭窄部位，必要时置入血管支架治疗血管狭窄性疾病。首先动脉造影并确定阻塞部位，导丝通过狭窄部位后，根据正常部位血管直径选择球囊，球囊的长度应恰好跨越狭窄部位血管，依靠机械作用将动脉硬化斑块破碎，部分斑块与下方的中层分离，在可控的分离后，斑块脱离了中层和外膜的限制。中层和外膜也过度伸展扩张，动脉内压力可维持血管处于扩张状态，并使血管损伤在这一基础上愈合。将合适的球囊导管通过导丝和导管鞘送达病变部位，球囊位于狭窄部位中心，使球囊中点骑跨于病变部位最狭窄处，用 1∶1 盐水稀释的造影剂扩张球囊，通常需要 8～12 个大气压力，有时复发性狭窄或残余病变可能需要更高的压力。当病变部位扩张时，可在球囊中部产生一"腰型"凹陷，成功扩张后，该凹陷消失。多数情况下，使用球囊扩张即可成功进行动脉成形，不需要其他处理。但有时单独使用球囊动脉成形不能达到最佳效果，例如内膜活瓣、严重内膜或中层分离、血管球囊扩张后重度回缩等。这些情况下就需要放置支架，需要强调的是支架并不能预防再狭窄，反而会引起内膜增生。球囊扩张后放置支架的主要指征包括残余狭窄大于 30%、跨扩张段压力差大于 10 mmHg、高度偏心狭窄、球囊成形后复发狭窄、不稳定内膜活瓣以及球囊扩张后过度分离等。

球囊扩张病变血管后撤除球囊导管，导丝留于原位并穿过病变部位。将装有支架的球囊导管通过鞘管抵达其末端，在透视下，将鞘管内支架定位于病变部位，撤回鞘管，将支架和球囊留于原位，扩张球囊，稍微过度膨胀，使支架埋入动脉壁。支架末端可能需要再扩张以保证其完全伸展。与动脉成形过程中需要较长时间的扩张不同，放置支架只需较短的扩张时间。当球囊扩张时支架可能因其直径增大而进一步缩短，因此，处于最佳位置的支架末端应首先扩张以保证其定位。撤除球囊导管后，通过导管鞘或造影导管，于病变部位近端进行造影，确认支架位置。

5. *经颈静脉肝内门体静脉分流术*（transjugular intrahepatic portacaval stent shunt，TIPSS） 使用可扩张性金属支架建立肝内门体静脉分流，达到降低门静脉压力的目的。方法是经颈内静脉插管到肝上下腔静脉，然后选择性置管到肝静脉，在 X 线引导下导管穿刺针穿过肝脏实质进入门静脉系统，进一步扩张后置入金属支架建立门静脉-体静脉分流，起到降低门静脉压力的作用。主要用于治疗顽固性腹水、肝硬化门静脉高压、食管胃底静脉曲张破裂大出血等。它创伤小、安全,适用于肝功能差的患者及老年患者,也常常用于肝移植术前暂时性降低门静脉压力,改善患者肝功能,为肝移植做准备。

三、血管外介入治疗技术

1. *经皮经肝穿刺胆道引流术*(percutaneous transhepatic cholangial drainage, PTCD) 是治疗胆道梗阻性黄疸的有效手段,它是在X线或B超引导下,利用特制穿刺针经皮穿入肝内胆管,穿刺成功后推注造影剂可见肝内外胆管显影,然后将导丝送入胆管,在导丝引导下置入引流导管。通常用于肝门胆管癌、胰腺癌的术前准备,减轻黄疸,改善肝功能,提高手术的安全性。对于不能切除的梗阻性黄疸患者,通过此方法进行外引流,可以取得较好的姑息性治疗效果。

2. *经皮胆管球囊扩张和胆道内支架置入术* 主要用于治疗胆道良性或恶性狭窄性疾病,包括胆管癌、胰腺癌、硬化性胆管炎及胆道损伤等所致胆道狭窄,首先行PTCD明确狭窄的部位、程度及长度,将导丝插入胆道通过狭窄段,沿导丝送入球囊导管达狭窄处并扩张,通过球囊的反复扩张可以改善胆道狭窄,在球囊扩张的基础上可以进一步通过导丝置入支架通畅引流。目前常用的胆道支架有塑料支架和金属支架,塑料支架主要用于胆道良性狭窄的治疗,其管腔较金属支架细,通畅时间短,但可以重复更换。金属支架主要用于胆道恶性狭窄的治疗,其管径较粗,通畅时间长,但是一旦放入很难取出。胆道支架的置入,可以将胆汁外引流转为内引流术,符合生理功能,减少了体液的损失,提高了患者的生活质量。对于老年梗阻性黄疸患者,若无法行根治性手术治疗,相对姑息性胆道内引流手术如胆肠吻合术,行胆道内支架置入引流无疑是更佳的选择。

3. *肿瘤消融治疗* 肿瘤消融是近年开展的一项新的微创技术,主要适用于不宜手术的腹腔实质肿瘤的治疗,对某一肿瘤(或几个肿瘤)直接应用化疗或热疗,以消灭或彻底破坏肿瘤,使其整个肿瘤包括其外周0.5～2 cm的正常组织完全凝固坏死失去活性,形成完全包被整个肿瘤的凝固性坏死的球形体。失活的肿瘤位于其中,其清除肿瘤的效果等同于手术的无瘤法切除术,但创伤甚小,适合失去手术机会的老年患者。是一种高效、微创且具有前途的肿瘤原位灭活技术。

肿瘤消融治疗主要分为两大类:化学消融和温度消融术,它们的共同特点是在影像导向下,通过各种方式进入肿瘤内注入化学药物或导入冷热源发生器,用化学或物理方法原位消灭肿瘤。

化学消融是将化学药物直接注入肿瘤内部,使肿瘤及周围局部组织细胞脱水,细胞内蛋白质凝固、坏死、崩解,同时肿瘤内的血管内血栓形成进一步促使肿瘤细胞的坏死及坏死灶的纤维化,而使肿瘤消融,以无水乙醇消融为代表。临床上常用来治疗不宜手术治疗的肝癌,也可以用来治疗肝血管瘤、肝囊肿及直肠癌术后复发等。

温度消融是指用温度产生的能量破坏肿瘤,包括热能和冷冻。热能是通过设备及器械以不同原理产生热能,经热化效应加热组织,热能的累积超过细胞的耐受而使细胞内的蛋白质变性,脂质层溶解,细胞膜被破坏,组织细胞凝固性坏死,当热量达到80～90℃时,可有效地快速杀死局部肿瘤细胞,同时肿瘤周围的血管组织凝固形成一个反应带,使之不能继续向肿瘤供血和防止肿瘤转移。热能消融以射频消融和微波消融为代表。植入式微波消融是在B超引导下将微波治疗天线穿刺到需要治疗的靶组织,利用微波能量凝固杀伤局部肿瘤组织。射频消融是在B超引导下将射频探头套管针插入肿瘤实质,利用射频产生的热能杀伤肿瘤组织。

冷冻消融是在B超引导下经皮穿刺将冷冻探头插入肿瘤实质,使用可调式液氮冷疗器可使冷冻区的温度降到－172℃,经过低温、冷冻、热融三个过程使肿瘤细胞内冰晶形成,引发膨胀变形、细胞脱水、细胞膜结构改变等直接破坏肿瘤组织,达到治疗目的。

4. *腹腔内脓肿和局限性积液经皮穿刺置管引流术* 对于腹腔内脓肿或腹腔积液患者,外科引流往往是唯一有效的治疗方法,然而,老年患者由于高龄、常合并多种内科疾病、全身情况较差,已经不能耐受手术切开引流,局部穿刺置管引流术则是一个很好的选择,在B超或CT引导下,套管针穿刺成功后,插入引导钢丝,扩张管扩张通道后,置入引流管引流脓腔。采用这种方法,可以使大多数腹腔内脓肿和局限性积液患者避免开腹手术,对于胰腺假性囊肿患者,囊内液体引流完成后注入黏合剂或结合外照射治疗,也往往可获得治愈效果。

5. *消化道支架置入术* 消化道支架常用于晚期消化道肿瘤并发梗阻导致患者难以进食时,在X线影像引导下可经口咽将支架置入病变处,改善患者进食状况,同时支架对肿瘤有一定压迫作用,造成肿瘤缺血,延缓肿瘤生长。

四、介入治疗并发症

与其他有创操作一样，介入治疗同样有并发症发生。

穿刺部位并发症是最常见的并发症，包括假性动脉瘤、动静脉瘘、血栓形成、出血和感染。往往由于使用大口径导管、动脉壁脆弱、压迫不当及患者合并高血压、凝血功能障碍等因素所致。熟悉动脉局部解剖，使用最细的管鞘，可以将动脉创伤和血栓形成的可能性降低到最低程度。血管内血栓形成，可能由于移动导管或管鞘时过于粗暴造成，也可能与动脉原发病有关，如果动静脉均被穿刺，可导致动静脉瘘。动静脉瘘通常伴随假性动脉瘤，在穿刺部位如听到连续性杂音可以做出诊断。动静脉瘘和假性动脉瘤常常需要外科修补，对于小的假性动脉瘤治疗可尝试在超声波引导下压迫动脉瘤颈部。

发生在球囊扩张部位的并发症包括血栓形成、夹层栓塞或破裂。不恰当的抗凝治疗、导管通过病变部位时间过长均可形成血栓，导致血流停滞。当对病变部位进行过度扩张、病变部位伴有重度钙化，以及对闭塞动脉进行扩张时，可能导致动脉破裂，此时应重新在动脉破裂部位充盈球囊，以暂时堵塞破口。大多数情况下需要进行急诊手术修补。但有经验的介入医师，可考虑通过放置内支架对破裂部位进行修补。

导管和支架本身也可引起并发症。如球囊破裂、输送支架失败、支架移位等。可利用腔内血管技术，重新捕获或重新定位支架，纠正其位置。总之，在操作过程中注意细节、不要超越自己技术能力盲目操作，可以最大限度减少并发症的发生。

造影剂所致肾毒性主要由于造影剂损害肾小管所致，可以导致肾衰竭，特别是本身即有肾功能不全的老年患者，在介入治疗中更应该注意造影剂的用量，充分水化，预防造影剂对肾脏的损害。造影剂的全身反应主要是变态反应，是特异性的，发生迅速，如程度较轻，无需特别治疗。若程度较重，可给予激素及抗组胺药物治疗。

总之，介入治疗是一种简便、安全、有效、微创的治疗方法，对身体的干扰不大，更加适合年老体弱的患者。目前许多介入治疗方法已经成为某些疾病主要的治疗方法之一，虽然不能完全取代传统的外科治疗，但介入治疗技术的应用无疑丰富了外科治疗的内容，提高了外科治疗效果。

（陈泉宁）

参考文献

[1] 周平红，姚礼庆，徐美东，等. 内镜黏膜下剥离术治疗大肠巨大平坦息肉 18 例分析[J]. 中国实用外科杂志，2007，27：633 - 636.

[2] Asensio JA, Roldan G, Petrone P, et al. Operative management and outcomes in 103 AAST-OIS grades Ⅳ and Ⅴ complex hepatic injuries: trauma surgeons still need to operate, but angioembolization helps[J]. J Trauma, 2003, 54(4): 647 - 653.

[3] Dotter CT. Cardiac catheterization and angiographic techniques of the future. Background and current status of clinical catheter angiography[J]. Cesk Radiol, 1965, 19: 217 - 236.

[4] Enomoto S, Yahagi N, Fujishiro M, et al. Novel endoscopic hemostasis technique for use during endoscopic submucosal dissection[J]. Endoscopy, 2007, 39: 156.

[5] McCune WS, Shorb PE, Moscovitz H. Endoscopic cannulation of the ampulla of vater: a preliminary report[J]. Ann Surg, 1968, 167: 752 - 756.

[6] Moran EA, Gostout CJ. Surgeons without scalpes. A review of natural orifice transluminal endoscopic surgery[J]. Minn Med, 2008, 91(6): 34 - 37.

[7] Ross SO, Forsmark CE. Pancreatic and biliary disorders in the elderly[J]. Gastroenterol Clin North Am, 2001, 30: 531 - 545.

[8] Siriwardana RC, Lo CM, Chan SC, et al. Role of portal vein embolization in hepatocellular carcinoma management and its effect on recurrence: a case control study[J]. World J Surg, 2012, 36(7): 1640 - 1646.

[9] Soehendra N, Reynders-Frederix V. Palliative biliary duct drainage. A new method for endoscopic introduction of a new drain [J]. Dtsch Med Wochenschr, 1979, 104(6): 206 - 207.

[10] Stiegmann GV, Camber T, Sun JH. A new endoscopic elastic band ligating device[J]. Gastrointest Endosc, 1986, 32: 230 - 233.

[11] Stiegmann GV, Goff JS. Endoscopic esophageal varix ligation. Preliminary clinical experience [J]. Gastrointest Endosc, 1988, 34: 113 - 117.

第3篇

老年普通外科疾病

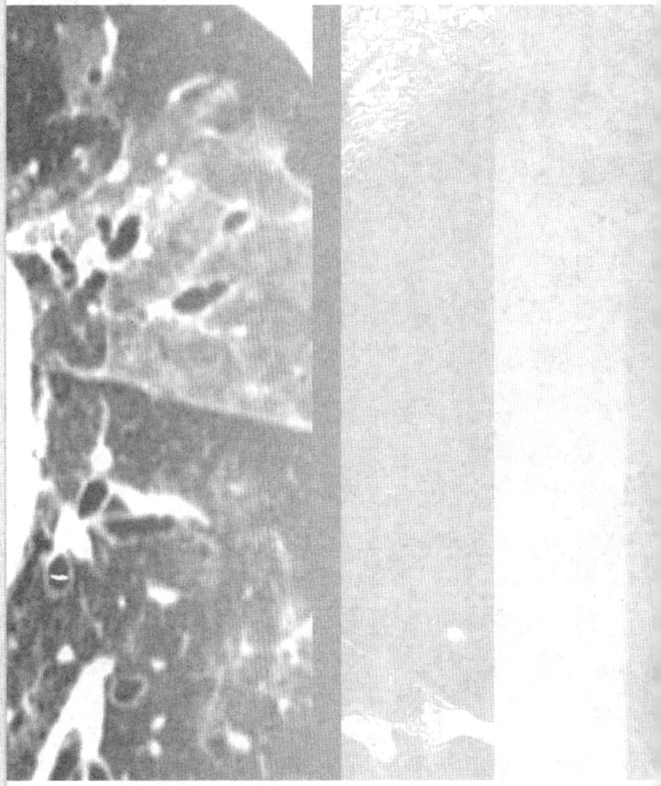

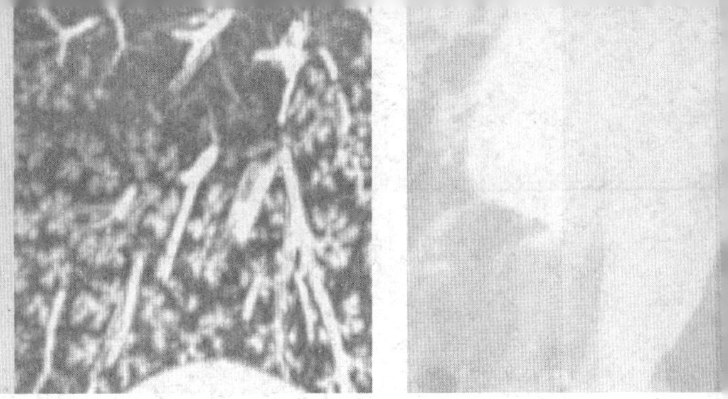

第12章

甲状腺外科疾病

甲状腺(thyroid)一词来源于希腊关于颈前“盾形腺体”的描述,经典的解剖学描述记载是在16～17世纪,而当时没有功能方面的描述。病理性甲状腺增生和结节到19世纪才有描述,当时应用类似于海藻的富含碘的物质来治疗,外科手术治疗甲状腺肿物因其并发症发生率和死亡率高而普遍不被接受。19世纪晚期,两位外科医师,同时也是生理学家 Theodor Billroth 和 Emil Theodor Kocher 掀起了一场甲状腺疾病治疗的革命,他们在欧洲进行了大量临床试验,通过改进手术技巧并结合新的麻醉技术和无菌技术,证明了甲状腺良性和恶性疾病实施甲状腺手术的安全性及有效性。20世纪以后,病理生理学、影像学、流行病学的发展,无创检查技术和手术技巧的改进,已经使得甲状腺疾病的诊断和治疗变得更加快捷、有效,甲状腺疾病的死亡率已经很低。

第1节　甲状腺的组织胚胎学、解剖学和生理学

一、甲状腺的组织胚胎学

胚胎第4周时,甲状腺始基出现在第一、第二腮弓咽部正中的腷腹面。原始腮裂分离后,在第一腮囊平面的咽底部发生一个小隆突,隆突随发育向前下方延伸。胚胎第6周时,甲状腺始基分化为实体细胞索,第7周达原始喉的腹面,扩大成左右两叶,第7周末,左、右侧叶甲状腺最终定位于颈部器官的两侧,其之间连接的部分发育成为甲状腺峡部。甲状腺始基在下降过程中形成一条与始基起始点相连的细管,即甲状舌管。胚胎第6周时,甲状舌管开始退化,第8周时完全退化消失,仅在原始咽底壁的起点处遗留一个浅窝,即盲孔。若甲状舌管不完全消失,而残存甲状舌骨憩室(thyroglossal diverticular),导致椎体叶形成,有的可能形成甲状舌管瘘或囊肿。

甲状腺由充满胶质的滤泡组成,滤泡覆盖单层立方上皮细胞,称为滤泡细胞。滤泡旁C细胞位于滤泡基底膜内或滤泡之间的间质内,呈多边形或梭形,仅占甲状腺组成成分的一小部分。甲状腺滤泡最早出现于甲状腺双侧叶形成后,此时为微滤泡。当整个胚胎长度达到约6 cm时,这些滤泡开始产生胶质,胚胎3个月时,滤泡细胞开始摄碘,并开始分泌甲状腺激素。滤泡旁C细胞起源于第四咽囊,移行进入甲状腺双侧叶,成人的滤泡旁C细胞主要集中在甲状腺侧叶的中上部、靠近侧叶中轴。滤泡旁C细胞是人体唯一非内胚层来源的腺体细胞。

二、甲状腺的解剖

(一) 甲状腺的形态和位置

甲状腺呈蝴蝶形,由两侧叶及连接侧叶的峡部组成,环绕于75%直径的喉与气管上部交界处的前方。两侧叶呈锥状,上端较尖细,称为上极,可达甲状软骨;下端较钝圆,称为下极,可至第6气管软骨环。峡部覆盖第2～4气管软骨环,少数可无峡部。峡部上缘可有一锥状叶,向上延伸,可高达舌骨,位置多偏左侧(图12-1)。

甲状腺表面有两层纤维组织膜,紧贴腺体表面的为甲状腺真被膜,该被膜形成纤维束伸入腺体实质内,不易与甲状腺分离。甲状腺真被膜外覆盖的一层纤维组织膜为甲状腺假被膜,也称为甲状腺外科被膜。假被膜在腺体内侧缘与真被膜相融合,并共同在腺体内侧缘及峡部的后方延伸至环状软骨、环甲膜和气管软骨环,构成甲状腺悬韧带,也称为 Berry

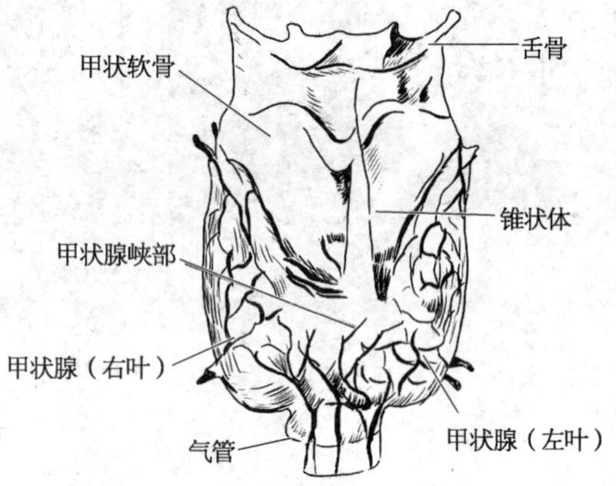

图12－1 甲状腺的形态和位置

韧带，使甲状腺固定于甲状软骨和气管软骨环的正面和侧面。真假被膜之间有疏松结缔组织，其中含有静脉丛及甲状旁腺，喉返神经位于假被膜之外，因此，如在真假被膜之间进行甲状腺手术，可避免损伤喉返神经。

（二）甲状腺的血液供应

甲状腺的血液供应主要来自甲状腺上、下动脉，部分人还有甲状腺最下动脉。此外，气管和食管的部分动脉分支也分布于甲状腺，各个动脉之间在甲状腺腺体内相互吻合。

1. 甲状腺上动脉（superior thyroid artery） 发自颈外动脉起始部前面，以发自颈总动脉分叉处最为多见。甲状腺上动脉伴随喉返神经的外支下行，在甲状腺的上极分为前、后两支进入腺体。在上极附近还发出环甲支，沿甲状腺内侧缘及峡部上缘至正中线，与对侧的环甲支吻合。

2. 甲状腺下动脉（inferior thyroid artery） 发自锁骨下动脉的甲状颈干，经过颈动脉鞘后方达侧叶后面，再分支进入腺体内，该动脉也有发自头臂干或主动脉弓者。

3. 甲状腺最下动脉 多直接发自主动脉弓，也有发自头臂干、锁骨下动脉或胸廓内动脉者，沿气管前壁上升，分布于甲状腺峡部和下极，约有13.8%的人有该动脉。

甲状腺表面静脉丛汇合成甲状腺上、中、下3对静脉：甲状腺上静脉（superior thyroid vein），与甲状腺上动脉伴行，汇入颈内静脉；甲状腺中静脉（middle thyroid vein），起自侧叶中部，向外跨过经总动脉汇入颈内静脉；甲状腺下静脉（inferior thyroid vein），由甲状腺和食管的静脉丛汇合而成，汇入头臂静脉。

（三）甲状腺的淋巴系统

甲状腺及其周围邻近组织有丰富的淋巴管道，可将甲状腺的淋巴液从多个方向引流到区域淋巴结。这些区域淋巴结包括气管前、气管旁、气管食管沟、纵隔前上方、咽后、食管后、颈后三角及颈深淋巴结等。腺体内的淋巴管分布于甲状腺真被膜下，通过峡部两侧的淋巴管相互沟通。

（四）甲状腺附近的神经

1. 喉返神经（recurrent laryngeal nerve） 左侧喉返神经勾绕主动脉弓后上升，位置较深，距离正中线较近，在行至甲状腺下缘时，位于气管食管沟内，然后在甲状腺后方的气管食管沟内上升并入喉。右侧喉返神经勾绕右侧锁骨下动脉斜行向上，位置较表浅，其在甲状腺后方的部位多在气管食管沟的前方，所以甲状腺手术中右侧喉返神经较左侧更加容易损伤。有0.39%～0.79%的人存在非返性喉返神经（non-recurrent laryngeal nerve），有的则返性和非返性喉返神经共同存在，但极其罕见（图12－2）。

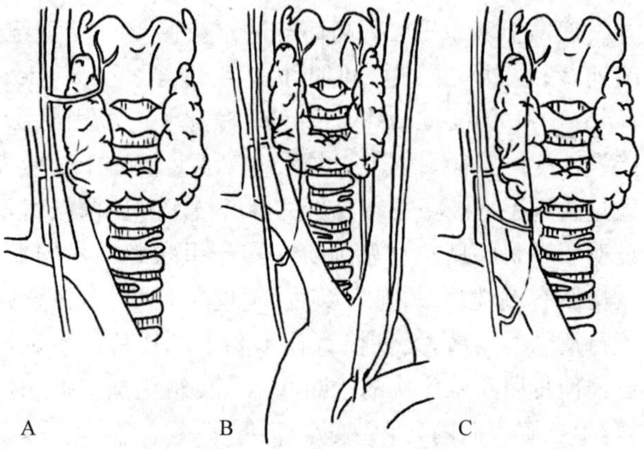

图12－2 右侧非返性喉返神经

A. 右侧非返性喉返神经，直接从迷走神经分出，不勾绕右侧锁骨下动脉。B. 正常的喉返神经，右侧喉返神经勾绕左侧锁骨下动脉，左侧喉返神经勾绕主动脉弓。C. 返性和非返性喉返神经共同存在，右侧同时存在勾绕和不勾绕右侧锁骨下动脉的喉返神经，并在甲状腺下极下方汇合（摘自Greenfield L J. Surgery：scientific principles and practice［M］. 2nd ed. Philadelphia，Lippincott－Raven，1997：1165.）

左、右喉返神经在甲状腺后方常分为前、后两支，前支支配声带的内收肌，后支支配声带的外展肌。手术中损伤情况不同，临床表现也各异。一侧前支损伤：声带内收肌麻痹，声带处于外展位，患者一般无呼吸困难，如对侧声带内收功能能够代偿，可不出现声音嘶哑，如对侧声带内收功能不能代偿，则出现声音嘶哑。一侧后支损伤：声带外展肌麻痹，声带处于内收位，患者无声音嘶哑，由于对侧声带外展，可提供足够空间通气，故一般无呼吸困难出现。一侧主干损伤：临床表现与一侧前支损伤相似。双侧前支损伤：患者可无呼吸困难，但出现永久性声音嘶哑或失音，且咳嗽功能减弱或消失。双侧后支损伤或双侧主干损伤：可出现呼吸困难甚至窒息。

2. 喉上神经（superior laryngeal nerve）　在颈内动脉后方下行至颈内动脉内侧，相当于舌骨水平分出内支（感觉支）和外支（运动支）（图 12－3）。

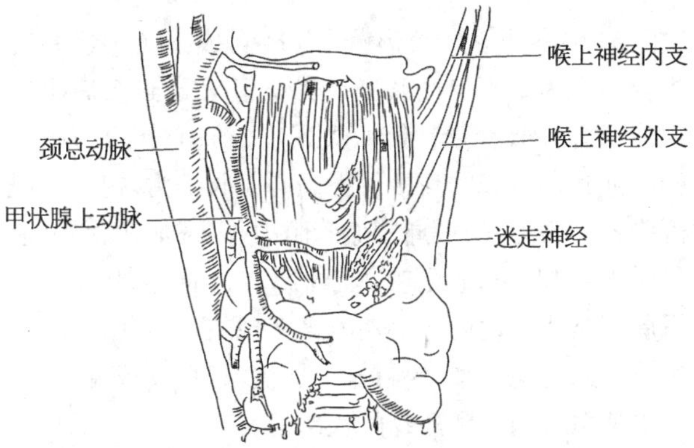

图 12－3　喉上神经分支及其与甲状腺上动脉的关系

喉上神经内支自喉上神经分出后，与喉上动脉伴行穿过甲状舌骨膜后分为前、后支，前支位于甲状软骨内面喉前庭外侧壁的软组织内，后支分支至会厌、咽会厌皱襞及杓状软骨处的黏膜层，且有分支至杓状肌和环杓后肌。喉上神经外支自喉上神经分出后，在下行途中与甲状腺上动脉紧密伴行，跨过甲状腺上动脉后向内行走于下咽缩肌的浅面，并穿过下咽缩肌进入环甲肌。

三、甲状腺的生理

成人的甲状腺重 15～40 g，是人体最大的内分泌腺，其主要功能是摄取碘，合成和分泌甲状腺激素（thyroid hormones，TH），同时滤泡旁 C 细胞还分泌降钙素。TH 是人体内唯一含碘的激素，包括三碘甲状腺原氨酸（T_3）和四碘甲腺原氨酸（T_4），后者又称为甲状腺素。TH 在促进生长发育、维持能量平衡、产热和调节物质代谢方面有重要的作用。

（一）碘代谢

碘是人体必需的微量元素之一，是合成 TH 必需的原料。碘在自然界分布丰富，主要以碘化物或碘离子的形式通过食物、水、空气进入人体，其中食物占 80%～90%，水占 10%～20%，空气占 5%。碘离子在胃肠道吸收迅速而完全，分布于细胞外液、唾液、胃液和乳汁中。人体内的碘 90%以上储存在甲状腺滤泡内，主要以甲状腺素和碘化酪氨酸的形式存在，不到 10%的碘游离在外周。血清中的碘主要以有机碘的形式存在，占 90%～95%，来自甲状腺素、碘化酪氨酸和甲状腺球蛋白（thyroglobulin，TG）；无机碘离子占 5%～10%，来自胃肠道吸收的碘离子和甲状腺组织弥散的无机碘。碘的排泄绝大部分经过肾脏，以碘离子的形式排出。

（二）甲状腺激素的合成、分泌和转运

碘经胃肠道吸收后，以碘离子的形式进入血液循环，被甲状腺细胞摄取，用于合成 TH，并储存于甲状腺滤泡内。TH 分泌进入血液循环后通过运载蛋白转运至外周，释放出活性成分并产生生物学活性。TH 的合成、分泌和转运包括以下步骤。

1. 甲状腺滤泡细胞主动转运碘　生理情况下，甲状腺内的碘（I^-）浓度为血清的 20～40 倍，甲状腺浓聚 I^- 的过程为主动转运，由 Na^+/I^- 同向转运体（Na^+/I^- symporter，NIS）来完成。NIS 为一种膜转运蛋白，位于甲状腺滤泡上皮细胞基底部，将血液中的 I^- 转运至细胞内。Na^+ 内流释放的能量可驱动 I^- 的转运，该能量来自钠钾 ATP 酶的激活（图 12－4①）。甲状腺碘的转运可能有多种方式：① 血浆碘浓度高于甲状腺时，通过单纯扩散进入滤泡细胞，这种情况极其少见。② 经 NIS 主动转运。③ 甲状腺碘的反弥散，见于甲状腺内碘浓度显著高于血浆时。

2. 碘的氧化及甲状腺球蛋白中酪氨酸残基的碘化　进入滤泡细胞的 I^- 并不能直接用于合成甲状腺激素，必须经过甲状腺过氧化物酶（thyroid peroxidase，TPO）氧化后才能被利用。在 H_2O_2 存在时，TPO 将 I^- 氧化成碘中间产物，后者与甲状腺球蛋白（TG）中的酪氨酸残基结合，进行酪氨酸残基的碘化，形成一碘甲状腺原氨酸（monoiodotyrosine，MIT）和二碘甲状腺原氨酸（diiodotyrosine，DIT）（图 12－4②）。

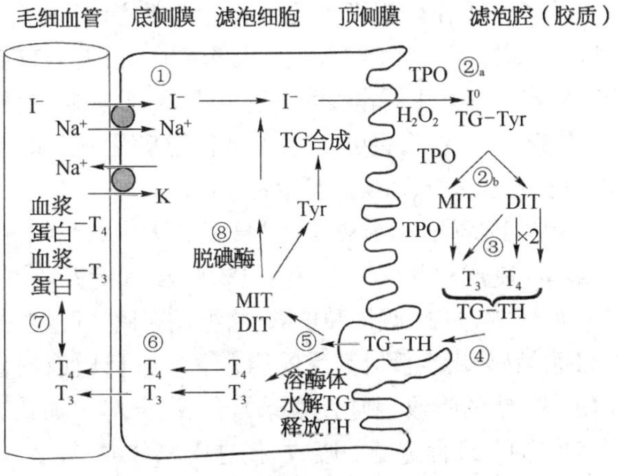

图 12－4　甲状腺激素的合成、分泌和转运

3. 碘化酪氨酸耦联形成 T_4 和 T_3　在 TPO 的催化作用下，两分子的 DIT 耦联形成 T_4，一分子的 DIT 和一分子的 MIT 耦联形成 T_3（图 12-4③）。合成的 TH 以甲状腺球蛋白的形式储存于滤泡腔内。

4. 甲状腺球蛋白水解释放 T_4、T_3、DIT 和 MIT　滤泡细胞顶部伸出伪足进入滤泡腔胶质中，通过细胞吞饮作用将部分胶质吞入细胞内，胶质被细胞膜包裹形成囊泡。溶酶体与囊泡融合，溶酶体内的蛋白水解酶水解 TG，释放出 T_4、T_3、DIT、MIT、多肽和氨基酸（图 12-4⑤）。T_4、T_3 释放进入血液循环（图 12-4⑥），少量未分解的 TG 也可由甲状腺细胞释放入血。

5. 甲状腺细胞内 DIT 和 MIT 脱碘及碘的再利用　TG 水解产生的 DIT 和 MIT 在甲状腺细胞内脱碘酶的作用下释放出 I^-，大部分被重新利用合成 TH（图 12-4⑧），小部分可从甲状腺细胞逸出进入体液中。甲状腺细胞内的脱碘酶只作用于 DIT 和 MIT，而对 T_4、T_3 无作用。

6. 甲状腺激素在血液循环中的转运　TH 在血液循环中以与血清中的运载蛋白结合的形式转运，也有游离状态的 TH，0.04%的 T_4 和 0.4%的 T_3 是游离的，但只有游离的 TH 才真正具备激素活性。体内主要有 3 种 TH 运载蛋白：甲状腺素结合球蛋白、甲状腺素结合前清蛋白和清蛋白（图 12-4⑦）。清蛋白解离的 T_4、T_3 是向组织提供游离激素的主要来源。T_4 在外周经 5′-脱碘酶作用，脱去外环 5′位的碘产生 T_3，其活性增加 5～8 倍；如 T_4 在外周经 5-脱碘酶作用，脱去内环 5 位的碘则产生 rT_3，无活性。T_3 和 rT_3 进一步脱碘后活性完全消失。约有 80%的 T_4 在外周脱碘，其中 35%转化为 T_3，45%转化为 rT_3，剩余的 T_4 在肝脏与葡萄糖醛酸结合排入胆汁。

（三）甲状腺激素的生理作用

TH 几乎作用于机体的所有组织器官，对生长、发育、代谢、生殖和组织分化均有影响。T_3 的活性较 T_4 强，在外周其主要作用的是游离的 T_3，T_3 同核受体以及其他相关结合蛋白结合后，调控靶基因的转录和蛋白质的表达，从而实现其生物学作用。

1. 对机体代谢的影响　TH 提高大多数组织的耗氧量，使产热增加，但一些组织的耗氧量并不受 TH 的影响，如肺、性腺和皮肤，脑组织在胎儿时期对 TH 很敏感，出生后对其反应能力下降。TH 使糖代谢加快，糖的吸收、利用，糖原的合成、分解均加快。大剂量的 TH 促进糖的吸收，促进糖原分解，甚至可引起“继发性糖尿病”。TH 加速脂肪的分解，胆固醇的合成和分解均加快，但分解大于合成。生理量的 TH 促进 mRNA 的转录，增加蛋白质的合成，但过多的 TH 使蛋白质分解大于合成。

2. 对生长发育的影响　每一种神经结构的发育有其特定的时期，一旦在发育的过程中缺乏 T_3，将发生不可逆性的损害。从胎儿期到出生后半年内，TH 对于生长发育的影响特别明显，严重缺乏者将出现呆小症。

3. 对各个系统的影响　TH 对成熟的神经系统主要表现为中枢神经系统兴奋作用，TH 过多时可出现注意力分散、情绪激动、失眠、好动、心悸、出汗、手颤等症状。过多的 TH 可提高心肌收缩力，提高心肌舒张期的张力，降低周围血管阻力，心率加快、心排血量增加。TH 对胃肠道功能的影响是通过神经系统、胃肠激素或其他内分泌功能来实现的，甲状腺功能亢进时胃肠道蠕动增加，胃排空加快，肠吸收减少。TH 可加速多种激素和药物的代谢率。

（四）甲状腺激素分泌的调节

1. 下丘脑-垂体-甲状腺轴调控系统　促甲状腺激素释放激素（thyrotropin-releasing hormone，TRH）由下丘脑室上核和视旁核 TRH 神经元合成，经垂体门脉系统沿垂体柄运至垂体前叶，与促甲状腺激素（TSH）细胞及泌乳素（PRL）细胞上的特异性受体结合，促进 TSH 和 PRL 的合成和释放。TRH 神经元接受中枢神经系统其他部位的调控，这些部位的神经元与 TRH 神经元构成调节网络，将环境的刺激信息传递给 TRH 神经元。TSH 通过与甲状腺细胞膜上的特异性受体结合，通过 G 蛋白和磷脂酶 C 信号转导通路发挥作用：可增强 NIS 的活性，促进碘的氧化，促进酪氨酸的碘化和 TG 的水解，从而促进 TH 的合成和释放，长期刺激可使甲状腺肿大。当血液中的游离 T_4、T_3 增多时，T_4、T_3 与 TSH 细胞核特异性受体结合增多，产生“抑制性蛋白”，从而减少 TSH 的合成与释放。T_4、T_3 对 TSH 的抑制作用和 TRH 对 TSH 的兴奋作用是相互拮抗、相互制约的，但通常情况下，T_4、T_3 的作用占优势。

2. 甲状腺的自身调节　在高碘的环境下，甲状腺内的 I^- 增加到一定浓度时，TG 的碘化与 TH 的合成均减少或停止，这种现象称为 Wolff-Chaikoff 效应，但正常的甲状腺在长期高碘环境下可“脱逸” Wolff-Chaikoff 效应的抑制作用，使机体仍能够保持 TH 的正常分泌。当碘摄入不足时，甲状腺的碘代谢在缺乏 TSH 的刺激的情况下仍能保持活跃，增强聚碘能力，合成的 T_3 增加，T_3/T_4 的比值增高，碘的生物利用度增加，使甲状腺功能得到部分代偿。

3. 促甲状腺激素受体（thyroid-stimulating hormone receptor，TSHR）抗体的作用 B淋巴细胞可合成TSHR抗体，其中包括甲状腺刺激性抗体（thyroid-stimulating antibody，TSAb）和甲状腺结合抑制性免疫球蛋白（thyroid-binding inhibitory immunoglobulin，TBII），分别能够增强和抑制TSH的作用。另外，垂体和外周组织中脱碘酶活性的改变，也对甲状腺激素有调节作用。

（彭 林）

第2节 非毒性甲状腺肿

环境缺碘是造成非毒性甲状腺肿的主要因素。碘缺乏等各种原因导致甲状腺激素合成和释放不足，刺激甲状腺增生和代偿性肿大，初期表现为弥漫性的甲状腺肿，此时为单纯性甲状腺肿（simple goiter），随着缺碘时间的延长，病情继续发展，最终可形成结节性甲状腺肿（nodular goiter）。有些青春发育期和妊娠期的女性，由于对甲状腺激素的需要量暂时性增加，也可出现轻度弥漫性甲状腺肿，叫生理性甲状腺肿，这种甲状腺肿常在成年和妊娠期后恢复正常大小。

【流行病学】 单纯性甲状腺肿根据疾病流行的情况分为地方性甲状腺肿（endemic goiter）和散发性甲状腺肿（sporadic goiter）。地方性甲状腺肿是由于一个地区存在特定的环境致甲状腺肿的因素（主要是碘缺乏），使生活在这一地区的人群中有一定比例的人发生了甲状腺肿，一定比例是指当地学龄儿童甲状腺肿大率在5%以上，即甲状腺肿的存在已构成公共卫生问题，一般来说低于5%，是属散发性甲状腺肿，大多由非缺碘因素造成。地方性甲状腺肿是世界性疾病，据联合国世界卫生组织1960年估计，全世界患地方性甲状腺肿的患者不少于2亿，我国大概不少于2 000万～3 000万。主要流行区是亚洲的喜马拉雅山区、南美的安第斯山区、非洲的刚果河流域、大洋洲的新几内亚等。我国的省、区除上海市外，都有不同程度的地方性甲状腺肿流行区。我国对碘缺乏地方性甲状腺肿病已经进行了广泛的防治，估计约有4.25亿人口生活在碘缺乏区，占全国人口的40%，分布在1 762个县。我国于1995年底以前已经实行了全民食用碘盐，且以碘酸钾取代碘化钾，确保了碘盐稳定，发病情况迅速好转，目前仍有地方性甲状腺肿患者近700万，克汀病患者近19万。

在地方性甲状腺肿流行区，发病年龄较早，5～6岁开始出现甲状腺增大，且无性别差异，10岁以后剧增，20～29岁达发病高峰，此时女性高于男性2～3倍，40岁以后发病率逐渐下降。散发区的男女发病率比为(1～2)∶4。结节性甲状腺肿女性多见，发病男女比例约为1∶6。

【病因】

1. 缺碘 是引起单纯性甲状腺肿的主要原因。碘缺乏时，甲状腺激素合成不足，反馈性引起垂体分泌过量的促甲状腺激素，刺激甲状腺增生肥大；妊娠期、哺乳期、青春期、感染、创伤和精神刺激时，由于机体对甲状腺素的需要量增多，引起碘的相对不足，可诱发或加重甲状腺肿。

2. 某些食物和药物还有致甲状腺肿的物质 某些食物如卷心菜、黄豆、白菜、萝卜类、坚果、木薯等，因含有硫脲类致甲状腺肿物质或含有某些阻抑甲状腺素合成的物质，可引起甲状腺肿大；药物有硫脲类、磺胺类、对氨基水杨酸、保泰松、硫氰酸盐、秋水仙碱、锂盐、钴盐及高氯酸盐等，可抑制碘离子的浓缩或碘离子的有机化。

3. 碘摄入量过多 我国河北、山东等地区发现长年饮用含高碘的水致甲状腺肿的病例。使用含碘药物，如长期服用含碘的祛痰药、碘油椎管造影，因碘摄入过多，影响了酪氨酸碘化，从而使碘的有机化过程受阻，甲状腺代偿性肿大，称为高碘性甲状腺肿。

4. 甲状腺激素合成障碍 如家族性甲状腺肿属于隐性遗传，是由于酶的遗传性缺陷造成甲状腺素合成障碍。缺乏甲状腺过氧化物酶、脱碘酶，甲状腺素合成受阻；缺乏水解酶时，甲状腺素从甲状腺球蛋白分离和释放入血发生困难，均可导致甲状腺肿。

5. 基因突变 有文献报道，在地方性甲状腺肿患者中发现有甲状腺球蛋白基因外显子10的点突变。甲状腺球蛋白合成基因的先天缺失，可导致先天性甲状腺肿。*NIS*基因突变致甲状腺不能浓缩碘，因T_4、T_3合成不足，亦可导致甲状腺肿大。

【发病机制】 传统观点认为，促甲状腺激素（TSH）是维持甲状腺细胞正常生长和功能的主要调节因子，也是单纯性甲状腺肿发生的主要因素，但近年来对甲状腺肿的发病机制有了广泛的研究。研究者认为多结节性甲状腺肿的形成是不依赖TSH的。

1. 胰岛素和胰岛素样生长因子（insulin-like growth factor－1，IGF－1）及其受体（insulin-like growth factor－1 receptor，IGF－1R） 甲状腺滤泡

细胞、滤泡旁C细胞和甲状旁腺分泌IGF-1，甲状腺滤泡细胞同时表达胰岛素受体和IGF-1R，低浓度的胰岛素只能活化胰岛素受体，而高浓度时则可同时激活IGF-1R而发挥作用。胰岛素、IGF-1及其受体系统对甲状腺细胞生长和功能发挥着正调控作用，可通过不同机制参与甲状腺肿的发生，而不导致甲状腺功能亢进症，并可一定程度上减少甲状腺肿时甲状腺对TSH的依赖。

2. *转化生长因子-β(transforming growth factor-β，TGF-β)家族及其受体* TGF-β家族对细胞生长和功能有抑制作用，与甲状腺肿有关的有TGF-β_1和活化素A。正常的甲状腺细胞产生和分泌TGF-β_1、活化素A，同时表达TGF-β_1受体(TGF-β_1R)和活化素受体。结节性甲状腺肿组织中TGF-β_1表达显著低于结节周围组织。TGF-β_1和活化素A对甲状腺细胞生长和功能有负调控作用，当受体或配体表达减少或信号转导障碍时，其细胞增殖抑制作用减弱，直接导致甲状腺细胞过度增殖，并且其他甲状腺刺激因子作用得以增强，导致甲状腺肿的发生。

3. *血管生长因子* 血管内皮生长因子(vascular endothelial growth factor，VEGF)及其受体(vascular endothelial growth factor receptor，VEGFR)：VEGF是血管内皮细胞生长和移行最主要的启动因子，促进内皮细胞的有丝分裂，并诱导体内血管形成和增加血管的渗透性。血管生成素(Ang-1)及其受体(Tie-2)：Ang-1与Tie-2结合后，增加毛细血管通透性和血管形成。VEGF和Ang-1及其受体与甲状腺肿形成过程中血管床容量的增加密切相关，以满足滤泡增生和结节形成对血供的需求。

4. *成纤维生长因子(fibroblast growth factor，FGF)及其受体(fibroblast growth factor receptor，FGFR)* 正常的甲状腺表达FGF-1、FGF-2和FGFR1，它们可促进甲状腺细胞有丝分裂，而对甲状腺功能起抑制作用。有研究发现FGF-1、FGF-2和FGFR1在多结节性甲状腺肿组织中的表达较正常组织明显升高。FGF/FGFR系统通过刺激细胞增殖、抑制碘摄取，同时发挥类似血管生长因子的作用参与甲状腺肿的发生。

5. *表皮生长因子(epidermal growth factor，EGF)及其受体(epidermal growth factor receptor，EGFR)* 甲状腺细胞表达EGF和EGFR，与其他生长因子和TSH协同，参与甲状腺细胞生长和功能的调控。目前，多数观点认为EGF是甲状腺最具潜能的局部生长因子之一，与其他因子对甲状腺细胞生长的调控失衡以及甲状腺肿的发生有关。

综上所述，甲状腺细胞的生长和功能不仅受TSH的调节，同时受多种自分泌、旁分泌生长因子的复杂网络式调节。在诸多因子中，TGF超家族成员对甲状腺细胞生长、分化和功能有着负调控作用，而胰岛素、IGF-1、VEGF、FGF、EGF等则有正调控作用。它们之间作用的平衡对维持正常的甲状腺功能和结构发挥着重要作用，TSH在这个系统中仍然发挥着中心环节的调控作用。一旦这些刺激或抑制因子间的平衡失调将导致甲状腺肿的发生，从而可以解释结节性甲状腺肿对TSH的非依赖性。

【病理】 根据非毒性甲状腺肿的发生、发展过程和病变特点，一般分为3个时期。

1. *增生期* 又称弥漫性增生性甲状腺肿(diffuse hyperplastic goiter)。甲状腺弥漫性对称性增大，一般重量不超过150 g，镜下见滤泡上皮增生呈立方或低柱状，伴小滤泡和小假乳头形成，胶质较少，间质充血。

2. *胶质潴留期* 又称弥漫性胶质样甲状腺肿(diffuse colloid goiter)。因长期持续缺碘，大量胶质潴留，甲状腺弥漫性对称性显著增大，重200～300 g，镜下见大部分滤泡上皮复旧扁平，滤泡腔高度扩大，腔内大量胶质潴留。

3. *结节期* 又称结节性甲状腺肿(nodular goiter)。属于非毒性甲状腺肿疾病发展的晚期，滤泡上皮局部灶性增生，复旧或萎缩不一致，分布不均，形成结节。甲状腺呈不对称增大，结节大小不一，可有出血、坏死、囊性变等。镜下见：部分滤泡上皮呈柱状或乳头样增生，小滤泡形成，部分上皮复旧或萎缩，胶质潴留，间质纤维组织增生，间隔包绕大小不一的结节状病灶。

【临床表现】 单纯性甲状腺肿最突出的临床表现为双侧甲状腺弥漫性肿大，且多为对称性，一般无疼痛，当疾病发展成为结节性甲状腺肿时，则出现颈部肿块，可为单侧或者双侧。肿块大小可从数毫米到十几厘米不等，呈结节状，多呈实质感，质地韧，如有囊性变伴出血时，肿块在短时间内明显增大，可伴有疼痛，触之有较软的囊性感。结节性甲状腺肿持续发展可出现周围组织器官压迫：可压迫气管、食管，偶尔可牵拉或压迫喉返神经，引起吞咽困难、咳嗽、呼吸困难、喉部肿物感或声嘶。肿块可由颈部向胸骨后生长，形成胸骨后甲状腺肿，如肿块较大、位置较深，可压迫上腔静脉出现颈内静脉充盈，颈部及上胸部静脉明显扩张。患者甲状腺功能一般正常。

【诊断】 患者有甲状腺肿大或可触及甲状腺结节，病程较久，无甲状腺功能亢进症状者，诊断多无困难。实验室检查，甲状腺功能多正常；超声检查有助于了解甲状腺是弥漫性肿大或结节性肿大，以及结节的多少、大小、部位和性质，弹性成像评分多为 0～2 分。如出现或怀疑压迫症状，应行颈部 CT 检查，明确是否为胸骨后甲状腺肿及其范围，明确气管受压和位移情况。

【鉴别诊断】

1. *甲状腺腺瘤* 多为单发性，也有多发性腺瘤，一般触诊边界较清楚，甲状腺素治疗后腺体缩小但结节不缩小，反而更加突出。

2. *甲状腺癌* 甲状腺癌结节质地硬，多为单发性，但位于腺体深部的甲状腺癌和结节性甲状腺肿难以鉴别，可行超声检查，根据弹性成像评分初步鉴别，亦可行细针穿刺活检以鉴别。

【治疗】 甲状腺肿大在Ⅱ度以内，无明显症状者，可先行观察。对于地方性甲状腺肿，在食用加碘盐的基础上，口服左甲状腺素($L-T_4$)100 μg，疗程一般3～6 个月；停药后复发，可重复治疗。对老年患者，30 mg 的甲状腺片或左甲状腺素 50 μg，足以使血促甲状腺激素抑制到较为满意的程度。应用左甲状腺素治疗时，需检测血清 TSH 值和 T_4，因为左甲状腺素治疗过程中导致的慢性 TSH 抑制可引起医源性的甲状腺毒症，心脏的器质性、功能性改变，骨质疏松及栓塞性脑血管意外，特别是老年人和原有心脏病的患者更容易发生。

结节性甲状腺肿在出现以下情况时，应手术治疗：① 出现气管、食管、喉返神经等压迫症状时。② 胸骨后甲状腺肿。③ 结节性甲状腺肿怀疑有恶变时。④ 结节性甲状腺肿合并有甲状腺功能亢进时。⑤ 巨大甲状腺肿影响生活、工作和学习，或为美容目的，患者要求手术者。手术方式应根据患者具体情况而定，一般行患侧甲状腺次全切除术，如果结节过多，几乎无正常甲状腺，可实施甲状腺全切除术或近全切除术，如病理结果证实为甲状腺癌时，应行甲状腺癌根治术。患者术后应口服左甲状腺素 100～150 μg/日，以抑制 TSH 的分泌，预防或减少结节复发，并可预防甲状腺功能降低。

（彭 林）

第 3 节 甲状腺功能亢进症

甲状腺功能亢进症（hyperthyroidism，简称甲亢）是由于甲状腺自身功能亢进、甲状腺激素的合成和分泌增多所引起的甲状腺毒症（thyrotoxicosis），常见的有毒性弥漫性甲状腺肿（Graves 病），多结节性甲状腺肿伴甲状腺功能亢进（又称为毒性多结节性甲状腺肿）和自主性高功能性甲状腺腺瘤。

一、毒性弥漫性甲状腺肿

毒性弥漫性甲状腺肿（toxic diffuse goiter）又称为 Graves 病、突眼性甲状腺肿，占全部甲亢的 90%，是一种自身免疫性甲状腺疾病。其症状并不局限于甲状腺，而是一种多系统的综合征，包括高代谢症候群、弥漫性甲状腺肿、突眼征等，偶尔也可发生皮肤损害。

【病因和发病机制】

1. *免疫异常* Graves 病是一种自身免疫性疾病，患者血清中存在能与甲状腺组织起反应或刺激作用的自身抗体，如甲状腺过氧化物酶抗体、甲状腺球蛋白抗体、TSH 受体抗体（thyroid-stimulating hormone receptor antibody，TSHRAb）等。TSHRAb 是仅在甲状腺自主免疫性疾病患者体内出现的特异性抗体，主要为甲状腺组织内浸润的淋巴细胞分泌的 IgG，其抗原为 TSH 受体或邻近甲状腺细胞质膜面的部分。患者体内抑制性 T 淋巴细胞(Ts)的免疫监视和调节功能降低时，可导致辅助性 T 淋巴细胞(Th)不适当地致敏，当遇到精神刺激、感染等应激情况破坏体内免疫稳定时，致敏的 Th 细胞能使产生 TSHRAb 的 B 淋巴细胞大量增生。产生的 TSHRAb 可分为兴奋型和封闭型，兴奋型中有一类与 TSH 受体结合后，促进甲状腺激素合成和释放入血，甲状腺细胞也受到刺激而增生。

2. *遗传因素* Graves 病是一种多基因的疾病，疾病的发生发展和病程都受遗传因素的影响。Graves 病患者 40%有家族史，其子女的 Graves 病发病率比普通人群明显增高。Graves 病患者的亲属约有一半血中存在甲状腺自身抗体，其中一级亲属中约有 5% 患有甲亢。甲亢的发生与人白细胞抗原(HLAⅡ类抗原)显著相关，其检出率因人种的不同而不同。我国人与 *HLA-H46* 明显相关，除了 *HLA* 基因外，还有非 *HLA* 基因。

3. *应激* Graves 病常在严重的情绪变化或精神刺激后发生。急性和慢性应激均可导致非抗原特异性机制而产生免疫抑制，可能是继发皮质激素和促皮质激素释放激素-皮质激素作用于免疫细胞的结果。应激引起的急性免疫抑制，当抑制缓解后，免疫系统可能产生过度代偿，而导致甲状腺自主免疫性疾病的发生。

4. *感染* 现已明确感染是 Graves 病的促进因素，甲状腺本身的感染常常合并甲状腺的自身免疫现象。细菌和病毒可能通过以下3种方式启动自身免疫机制：① 分子模拟，感染因子和TSH受体间在抗原决定部分有相似的分子结构，引起抗体对自身TSH受体的交叉反应。② 感染因子直接作用于甲状腺和T淋巴细胞，通过细胞因子，诱导Ⅱ型MHC，HLA-DR在甲状腺细胞的表达，向T淋巴细胞提供自身抗原作为免疫反应的对象。③ 感染因子产生超抗原分子，诱导T淋巴细胞对自身组织起反应。

【病理改变】

1. 大体形态　肉眼见甲状腺通常是左右对称的弥漫性肿大，重量为50～200 g不等。甲状腺的表面轻度凹凸不平，血管明显易见，甲状腺呈略带光泽的红色。切面分叶状表现明显，缺乏胶质的光泽，呈暗红色肉样。另外，由于淋巴滤泡的形成，切面有时呈斑点状。

2. 镜下改变　Graves病的病理改变是滤泡上皮的过度增生。有大小不等的滤泡组成的小叶结构，但形状仍然保持。过度增生上皮常常排列成乳头状或锯齿状结构，细胞为高柱状、胞质淡染。未经治疗的病例中含小型滤泡，内腔缩小且胶质减少。间质多呈轻度纤维化并伴有淋巴细胞浸润和树突状细胞增加。也可见到淋巴滤泡的形成，淋巴滤泡主要是B细胞，其周围是T淋巴细胞。

Graves病的病理改变会因治疗方法和治疗阶段的不同而出现多种多样的变化。使用丙基氧嘧啶或甲巯咪唑等抗甲状腺药物后，可以促进TSH分泌，可见到过度增生的滤泡和富含胶质的扩张状滤泡。使用无机碘后，滤泡上皮体积变小，过度增生的变化减少，并且由于甲状腺球蛋白的分泌被抑制而引起胶质浓缩。使用大量放射性碘后可引起甲状腺破坏，作为破坏后的反应，滤泡上皮出现嗜酸性变，细胞核出现多倍体化，并出现间质纤维化。甲状腺部分切除后再发的病例中，结节性变化比增殖性变化多见。另外，β受体阻滞剂因与甲状腺素的生成和分泌无直接关系，所以对甲状腺的形态影响不大。

【病理生理】　近年发现，甲状腺激素可促进磷酸化，主要通过刺激细胞膜的钠钾ATP酶，后者在维持细胞内外Na^+-K^+梯度的过程中，需要大量能量以促进Na^+的主动转移，以致ATP水解增多，从而促进线粒体氧化磷酸化反应，结果氧耗和产热均增加。甲状腺激素的作用虽是多方面的，但主要在于促进蛋白质的合成，促进产热作用，以及与儿茶酚胺具有相互促进作用，从而影响各种代谢和脏器的功能，导致耗氧和产热增加，增加基础代谢率，多种营养物质的消耗加速，进而出现各种临床症状。

【临床表现】　Graves病多见于女性，男女比例为1∶(7～10)。20～40岁者发病较常见，<10岁者及老年人发病较少。其典型的临床表现是甲状腺肿大、代谢亢进症候群、突眼等。

1. 甲状腺肿大　甲状腺肿大是甲亢最常见的临床表现，少有甲状腺肿大不明显者，特别是老年人。甲状腺肿大多呈弥漫性对称性肿大，质软，吞咽时上下移动。甲状腺肿大分为3度：Ⅰ度是仅可触及但不能看出肿大者；Ⅱ度可看到并触及甲状腺肿大，在胸锁乳突肌以内者；Ⅲ度肿大为超过胸锁乳突肌者。由于甲状腺增生肿大，其血管也必然增粗或增生，故在腺叶外侧可闻及血管杂音和扪及震颤，以腺体上部较明显。甲状腺弥漫性对称性肿大伴血管杂音和震颤是Graves病的特殊体征。

2. 高代谢症候群　患者常诉有心悸、稍事活动后气促、怕热多汗、皮肤温暖湿润，以手掌、足趾、脸、颈部和腋下为甚，平时可有低热，发生甲状腺危象时高热。由于代谢亢进，患者食欲增加，但因能量消耗较摄入多，故体重减轻，疲乏无力。

3. 突眼征　突眼征是甲亢特征性的临床表现，50%～60%的患者有不同程度的突眼征。突眼征分为非浸润性突眼和浸润性突眼。

(1) 非浸润性突眼：又称为良性突眼，占突眼征的95%，以女性多见。非浸润性突眼一般突眼度不超过18 mm，大多属对称性，有时一侧突眼先于另一侧。主要因交感神经兴奋眼外肌群和上睑肌张力增高所致，主要改变为眼睑及眼外部的表现，球后组织改变不大。有的患者可无明显突眼，而主要表现为以下眼征：① 眼裂增宽(Darymple征)，瞬目减少和凝视(Stellwag征)。② 眼球内侧聚合不能或欠佳(Mobius征)。③ 眼向下看时，上眼睑因后缩而不能跟随眼球下落(von Graefe征)。④ 眼向上看时，前额皮不能皱起(Joffroy征)。

(2) 浸润性突眼：又称为内分泌性突眼、眼肌麻痹性突眼或恶性突眼，较少见，病情较重，男性好发。浸润性突眼的突眼度大于18 mm，少数患者仅有单侧突眼。主要由于眼外肌和球后组织体积增加、淋巴细胞浸润和水肿所致。患者不仅有各种眼征，还有畏光、流泪、复视、斜视、视力下降等症状，患者眼球活动受限，严重者眼球固定，眼睑闭合不全，角膜外露而形成角膜溃疡，甚至失明。

4. 神经、肌肉系统症状　神经质是最常见的临床表现，表现为激动易怒、多言多动、失眠紧张、焦虑烦躁、精神不能集中等，但也有寡言少语、抑郁者，多见于老年患者，称为淡漠型甲亢。闭眼双手向前平举伸出时有震颤，腱反射活跃。肌肉软弱无力和肌肉萎缩，严重者常伴发甲状腺肌病、重症肌无力和甲亢性周期性麻痹。

5. *心血管系统症状* 患者由于代谢增强，体内耗氧量增加，心排血量增加，常出现心动过速，安静或入睡后亦高达 100～120 次/min；心律不齐，可出现期前收缩和心房纤颤；心音亢进，心尖区可闻及收缩期杂音；收缩期动脉血压增高，脉压增大；如病程较长，还可合并出现甲亢性心脏病，甚至心力衰竭。

6. *内分泌系统* 甲亢可使一些有潜在糖尿病因素的患者出现症状，部分患者出现餐后高血糖和尿糖阳性，或出现糖尿病。甲亢时性激素改变，可使男性患者精子生成抑制，性欲减退，男性乳房发育。女性患者可出现月经周期延长，月经量少，甚至停经。甲亢早期肾上腺皮质功能活跃，但功能基本正常，病程较长或遇到应激（危象）时，患者肾上腺皮质的储备功能则呈现相对不足。

7. *皮肤症状* 小部分患者有典型对称性黏液性水肿，多见于小腿胫前下段，有时也可见于足背、面部、上肢甚至头部。起初时呈暗紫色皮损，皮肤粗厚，以后呈片状或结节状叠起，最后呈树皮状，可伴继发性感染和色素沉着。

【实验室和辅助检查】

1. *基础代谢率（basal metabolic rate，BMR）测定* BMR 指机体安静状态下，维持基本生命活动所消耗的热量，亦即每小时单位体表面积所产生的热量。Graves 病患者体内甲状腺激素增高，可增加机体代谢率，约 95%的甲亢患者高于正常，其增高程度与患者病情轻重相符。正常值为 ± 10%，轻度甲亢为 + 20%～ + 30%，中度甲亢为 + 30%～ + 60%，重度甲亢为 + 60%以上。检查前夜安眠，晨起禁食、静卧半小时后用仪器测定基础代谢率，此检查易产生误差，经治疗病情得到控制的情况下，BMR 可降至正常。BMR 也可通过以下公式粗略计算：

$$BMR(\%) = (脉率 + 脉压) - 111$$

或

$$BMR(\%) = 0.75 \times [脉率 + (0.74 \times 脉压)] - 72$$

2. *甲状腺功能测定*

（1）血清总 T_4（total T_4，TT_4）：血清中 T_4 全部由甲状腺产生，其中 99.96%的 T_4 是以与蛋白质结合的形式存在的，其中 80%～90%与甲状腺激素结合球蛋白结合，TT_4 测定的结果就是反映这部分结合于蛋白质的激素。放射免疫分析法（radioimmunoassay，RIA）测定 TT_4 正常值为 65～156 nmol/L（5～12 μg/dl）；免疫化学发光法（immunochemilu-minometric assay，ICMA）测定 TT_4 正常值为 65～156 nmol/L（4.5～11.9 μg/dl）。甲亢时 TT_4 多增高，但甲亢早期或轻度甲亢 TT_4 的变化不如 TT_3 明显，TT_3 型甲亢者 TT_4 正常。

（2）血清总 T_3（total T_3，TT_3）：血清中的 T_3 仅有 15%～20%由甲状腺分泌，80%以上是由 T_4 在外周脱碘转化而来。RIA 法测定 TT_3 正常值为 1.8～2.6 nmol/L（115～190 ng/dl）；ICMA 法测定 TT_3 正常值为0.7～2.1 nmol/L（44.5～136.1 ng/dl）。

（3）血清游离 T_4（free T_4，FT_4）和游离 T_3（free T_3，FT_3）：FT_4 和 FT_3 是实现激素生物学效应的主要部分，不受血清中甲状腺素结合球蛋白变化的影响，直接反映了甲状腺的功能，其敏感性和特异性均高于 TT_3 和 TT_4。RIA 法测定 FT_4 正常值为 9～25 pmol/L（0.7～1.9 ng/dl），FT_3 正常值为 3～9 pmol/L（0.19～0.58 ng/dl）；ICMA 法测定 FT_4 正常值为 9～23.9 pmol/L（0.7～1.8 ng/dl），FT_3 正常值为 2.1～5.4 pmol/L（0.14～0.35 ng/dl）。

（4）血清 TSH：血清 TSH 的浓度变化是反映甲状腺功能最敏感的指标，随着检测手段的改善，其敏感性和特异性均已有明显提高。目前超敏 TSH 检测法 ICMA 法的灵敏度可达到 0.001 mU/L，且特异性高，其正常值为 0.5～5.0 mU/L，可完全取代 TRH 兴奋试验和 T_3 抑制试验。TSH＜0.2 mU/L 是甲状腺激素过多的真实表现，当 TSH 0.2～0.4 mU/L 时，甲状腺激素过多但并不一定有明显的临床症状。

3. *促甲状腺激素受体抗体（TSHRAb）的测定* TSHRAb 是一种自身抗 TSH 独特型抗体，只在 Graves 病的患者中出现，是鉴别甲亢病因、诊断 Graves 病的重要指标之一。这类抗体中包括刺激性（TSAb）和抑制性（TSBAb）两种抗体，而检测到的 TSHRAb 只能反映有针对 TSH 受体的自身抗体存在，并不能反映这种抗体的功能。未治疗的 Graves 病患者 TSHRAb 阳性率高达 80%～100%，治疗后缓解或转阴；如长时间抗甲状腺药物治疗后 TSHRAb 仍然较高，则停药后复发率较高。TSHRAb 阳性的 Graves 病孕妇分娩的新生儿可发生 Graves 病。

4. *甲状腺 ^{131}I 摄取率测定* 甲状腺有摄取和浓聚碘的功能，其数量和速度与甲状腺功能状况相关，但此法目前已被激素测定技术所代替。^{131}I 摄取率正常值为 3 h 5%～25%，24 h 20%～45%，高峰在 24 h

出现。甲亢时^{131}I摄取率明显增高,高峰提前出现,3 h与24 h ^{131}I摄取率比值≥0.85。

5. *甲状腺辅助检查* 超声检查是甲状腺疾病最常用的辅助检查。B超检查对Graves病的诊断帮助不大,彩色多普勒超声检查诊断有一定价值,甲状腺腺体呈弥漫性肿大、局灶性回声减低,可见典型的"火海征",甲状腺动脉,特别是上动脉的血流速度明显加快,血管阻力减低。颈部CT检查可进一步了解气管受压、位移或周围组织的压迫情况及甲状腺血供的情况。核素扫描见甲状腺呈现弥漫性分布均匀的放射性碘吸收亢进。

【诊断】 对于具有甲状腺弥漫性肿大、有代谢亢进症候群、突眼等典型临床表现的患者,结合实验室激素检查和超声等辅助检查可做出诊断,但对于亚临床型甲亢、早期轻型甲亢、老年人或儿童病例的临床表现不典型,诊断时应慎重。

【鉴别诊断】

1. *单纯性甲状腺肿* 除甲状腺肿大外,无甲亢症状和体征,FT_4、FT_3和TSH检测结果多正常。

2. *毒性结节性甲状腺肿和自主高功能腺瘤* 患者有代谢亢进症候群,FT_4、FT_3也增高,但超声检查可见明确的结节,核素扫描可见核素分布不均,有增强区和减弱区,或是腺瘤区核素明显增强。

3. *慢性淋巴细胞性甲状腺炎(桥本病)* 可有甲状腺对称性肿大和代谢亢进症候群,血清有自身免疫性抗体,但Graves病主要以TSHRAb为主,而桥本病主要以抗甲状腺球蛋白抗体(thyroglobulin antibody, TGA)和抗甲状腺微粒体抗体(thyroid microsome antibody, TMA)为主。

4. *神经症* 虽有甲状腺肿大,但不是甲亢,而是神经紧张、焦虑,在绝经期妇女常见。患者手掌虽湿润,但发凉,肢端有震颤但较粗,且不规则,与甲亢的震颤不同。无食欲增加、无突眼,可进一步做甲状腺功能检查明确诊断。

【治疗】 Graves病一经诊断,应尽快开始治疗。治疗的主要目的在于降低血中甲状腺激素水平,控制高代谢症候群,恢复正常的代谢状态。目前主要有3种治疗方法:药物治疗、^{131}I治疗和手术治疗。3种方法均安全有效,但各有利弊,必须按照患者具体情况选择治疗方法。

1. *药物治疗*

(1) 硫脲类药物:硫脲类药物主要是通过抑制甲状腺过氧化物酶的活性,阻碍碘的氧化和有机化,从而组织甲状腺激素的合成,在外周丙硫氧嘧啶还有阻碍T_4转变为T_3以及改善免疫监视功能的作用。硫脲类药物不能抑制甲状腺激素的释放,故用药后需待已合成的甲状腺激素消耗完才起作用。常用的硫脲类药物有丙硫氧嘧啶(propylthiouracil, PTU)、甲巯咪唑(methimazole, MMI;他巴唑)、卡比马唑(甲亢平)和甲硫氧嘧啶。

适应证:① 轻度甲亢,甲状腺轻度至中度肿大者。② 20岁以下青少年及儿童,老年患者。③ 妊娠妇女。④ 甲状腺次全切除后复发,又不适于放射性^{131}I治疗者。⑤ 手术治疗前准备。⑥ 辅助放射性^{131}I治疗。

剂量及疗程:本病的疗程有明显的个体差异,单剂长程疗法(2年或以上)可恢复抑制性T淋巴细胞功能,减少TSAb产生,其效果优于短程治疗(平均仅3~5个月)。一般而言,用药疗程愈长,停药后复发率愈低。服药2年者缓解率约为25%,服药11年者缓解率可达75%。女性缓解率高于男性,年龄在40岁以上者缓解率较高。用药期间大致可分3个阶段:① 初治阶段:丙硫氧嘧啶或甲巯咪唑每日用量相应为300~400 mg或30~40 mg,病情较重者用量更大,3次分服,1次/8 h,口服,用药2~3周后,临床表现如无改善应增大剂量,但一般不超过60 mg/日。初治阶段需1~3个月,平均每日可降低BMR约1%。服药3个月如症状仍明显,应检查有无干扰因素,如不规则服药,服用碘剂,精神或感染等应激。② 减药阶段:当症状显著减轻,体重增加,心率下降至80~90次/min,T_4或T_3接近正常时,可根据病情每2~3周递减药量一次,每次减少5 mg。在减药过程中,应定期随访临床表现、基础心率、体重、白细胞以及T_4和必要时测TSH。逐步过渡至维持阶段,一般需2~3个月。③ 维持阶段:每日用量为5~10 mg,在停药前可再减至2.5~5.0 mg,为期1~1.5年,在不稳定而又不愿采用其他方案者,维持阶段可延至2~3年或更长。个别患者可长期服用。在整个疗程中,务求避免间断服药。在任何阶段中,如有感染或精神因素等应激,宜随时酌增药量,待稳定后再进行递减。经过上述治疗,本病患者约有50%可获痊愈。

硫脲类药物常见的药物反应为皮疹、肝损害、粒细胞减少或缺乏症、血管神经性水肿等,其中以粒细胞缺乏症最为严重。故服用硫脲类药物应定期做白细胞计数和分类检查,当白细胞$<3.0\times10^9$/L或中性粒细胞$<1.5\times10^9$/L时,应停药并采取必要措施,白细胞回升后也应尽量避免再使用硫脲类药物。

(2) 碘剂:大剂量的碘剂有抗甲状腺作用。大剂量的碘可通过Wolff-Chaikoff效应减少甲状腺激素的合成；血中高浓度的碘能抑制蛋白水解酶，减少甲状腺球蛋白分解，从而抑制甲状腺激素的释放；可抑制甲状腺细胞增殖；碘剂还能减少甲状腺的血量，使腺体充血减少，可使腺体缩小、变硬。大剂量碘剂持续使用后可发生Wolff-Chaikoff效应的脱逸，导致甲亢复发甚至加剧，故碘剂不能单独使用，一般作为甲亢术前准备或用于甲状腺危象的治疗。口服常用为卢戈碘液，每次5～10滴，每日3次。也可应用碘化钠加入5%葡萄糖注射液中静脉滴注，常用碘化钠1～2 g/日。

(3) β肾上腺受体阻滞剂：一般作为甲亢的辅助用药，最常用的非选择性β受体阻滞剂为普萘洛尔。普萘洛尔可抑制5-脱碘酶活性，阻滞T_4转变为T_3，还可通过抑制肾上腺素效应从而缓解心动过速、震颤、多汗等甲亢症状。主要用于：与抗甲状腺药物合用，缓解甲亢症状，作为甲状腺危象的辅助治疗、甲亢术前准备和^{131}I放射治疗的辅助用药。对于支气管哮喘、房室传导阻滞、心力衰竭、肺心病及分娩患者禁用。常用剂量为10～20 mg，每6～8 h 1次，也有用量高过每次80 mg或更高者。每次服药均应测量脉搏，当脉搏≤70次/min时应停药，以免发生心动过缓。

2. *^{131}I治疗* 甲状腺具有高度选择性聚^{131}I能力，^{131}I衰变时放出β和γ射线(其中99%为β线，仅1%为γ线)。β射线在组织内穿透力弱，射程仅约2 mm，故电离辐射仅限于甲状腺局部而不影响邻近组织(如甲状旁腺)。^{131}I在甲状腺内停留的有效半衰期平均为3.4～4.5日，因而电离辐射可使大部分甲状腺滤泡上皮细胞遭到破坏，从而减少甲状腺激素的产生，达到治疗目的，其效果如同外科手术切除。

适应证：① 中度甲亢、年龄在25岁以上者。② 对抗甲状腺药物有变态反应而不能继续使用，或长期治疗无效，或治疗后复发者。③ 患者不愿意接受手术，或因患者合并心、肺、肝、肾等疾病不宜手术者。④ 某些高功能结节的甲亢患者。⑤ 非自身免疫性家族性毒性甲状腺肿患者。禁忌证：① 妊娠、哺乳期妇女(^{131}I可进入胎盘或乳汁)，而且妇女在接受^{131}I治疗6～12个月内不能怀孕，需待甲状腺功能恢复正常后才能妊娠。② 年龄在25岁以下者。③ 重症浸润性突眼，^{131}I治疗能使原有眼病恶化。④ 白细胞<3.0×10^9/L者。⑤ 有严重心、肺、肝、肾等疾病患者。

所有拟行^{131}I治疗的甲亢患者，在治疗前需行4～6周抗甲状腺药物治疗，待甲状腺功能恢复正常后方能行^{131}I治疗。^{131}I治疗本症的疗效多在90%以上。疗效约在服^{131}I后第3～4周出现，于3～4个月绝大多数患者可达正常甲状腺功能水平，少数患者^{131}I的作用比较缓慢，甚至到治疗后6个月症状才有逐渐改善。^{131}I治疗后可发生渐进性甲状腺功能低下，治疗后4～12个月即可发生，并以每年5%递增。

3. *手术治疗* 手术治疗Graves病具有快速、安全有效且效果持久，无需长期服药、无药物副作用等优点。手术后Graves病的治愈率可达90%～95%，死亡率低于1%，曾被认为是治愈Graves病的唯一有效方法。由于对Graves病本质的深入了解和新药物、医疗技术的问世，20世纪90年代以来，Graves病的治疗模式有了一定的变化，在欧美国家药物治疗和^{131}I治疗的比例占了50%，但在我国，Graves病还是以手术治疗为主。

(1) 适应证：① 重度甲亢，甲状腺中到重度肿大患者、压迫邻近器官或胸骨后甲状腺肿。② 怀疑或证实合并有甲状腺癌者。③ 药物治疗效果不好，或不能坚持长期服药，无条件行^{131}I治疗或^{131}I治疗效果不好者。手术禁忌证：① 轻型Graves病。② 老年患者临床症状不典型，或有严重的心、肝、肾器质性病变，不能耐受手术者。③ 切除双侧甲状腺可能影响身体发育的青少年患者。

(2) 手术前准备：良好的手术前准备是保证Graves病手术治疗成功和减少手术并发症发生的前提。要求患者经过抗甲状腺药物治疗6～8周后，甲状腺症状已控制，甲状腺功能及代谢情况恢复正常后，开始服用碘剂(卢戈碘液)。开始时每次8滴，每日3次，以后每日每次增加1滴，直至每次15滴，然后维持此剂量至2～3周。也可开始时即每次10滴，每日3次，10～14日后手术治疗。碘剂抑制甲状腺激素释放的作用是暂时的，故服碘时间不能过长。时间过长时，发生Wolff-Chaikoff效应的脱逸，贮存在甲状腺内的甲状腺球蛋白可能大量分解，大量甲状腺激素释放，反而使甲亢症状再次出现，甚至加重，临床称之为"反跳现象"。如服碘后，因某种原因而未能手术时，必须重新开始抗甲状腺药物治疗。抗甲状腺药物及碘治疗后，达到下列条件时可手术：① 血清检查证实甲状腺功能恢复正常。② 患者情绪稳定，体重增加。③ 甲状腺缩小、变硬，杂音消失。④ 脉搏80～90次/min，脉压正常。⑤ 彩色多普勒能量图上，甲状腺"火海征"减弱或消失。

(3) 手术方式

1) 双侧甲状腺次全切除术：是我国治疗甲亢的基本术式和最常用术式，手术如能较好地保留双侧甲状腺后包膜的完整性，在手术操作熟练的术者手中，其喉返神经损伤的发生率、术后甲状腺功能低下(甲低)及其他并发症的发生率都很低。此手术中,甲状腺残留量的多少直接影响手术的效果,而残留量多少的决定目前仍无理想的判定方法,主要依靠术者的经验。一般认为,切除腺体的量应根据腺体大小及甲亢的程度来决定。通常需切除腺体的85%~90%,并同时切除峡部及锥状叶,每侧残留的腺体以3~4 g为宜。多数患者术后能够长时间较好地维持正常的代谢状态,这可能是残留的腺体不足以维持正常代谢状态时,内源性的TSH刺激残留的腺体组织增生的原因。

2) 甲状腺全切除术:甲状腺残留越少,发生甲状腺功能低下的机会越大,而残留甲状腺越多,则甲亢复发的机会就越大。甲低较容易处理,口服左甲状腺素钠(优甲乐)即可控制,而甲亢复发处理较为棘手,甲亢复发再次手术发生手术并发症的危险性可增加20倍。因此,近30年来,国内外有不少学者推荐采用甲状腺全切除术代替双侧甲状腺次全切除术来治疗甲亢,认为双侧甲状腺全切除术由有经验的专科医师实施是一种安全有效、并发症少的手术,可避免甲亢复发。

3) 一侧甲状腺全切除,对侧甲状腺部分切除术:为减少双侧甲状腺全切除术甲状旁腺功能低下、喉返神经损伤等手术并发症的发生率,同时也为减少甲亢复发率,有些学者推荐采用一侧甲状腺全切除+对侧甲状腺部分切除+峡部及锥状叶切除术,但效果报道各异,还待进一步研究。

(4) 手术常见并发症

1) 呼吸困难及窒息:是甲状腺手术的一种严重并发症,常发生在术中或术后12~24 h内,也有在术后3~4日者。此并发症一旦发生,进展迅速,如得不到及时有效的处理,可在短时间内导致患者死亡。导致呼吸困难常见的原因有:① 气管软化所致气管塌陷:常见于较大的甲状腺肿或胸骨后甲状腺肿长期压迫气管软骨,引起器官软骨退行性变或坏死,形成"薄膜样"气管。吸气时气管腔内呈负压,软化的气管壁被吸附在对侧气管黏膜上,使气管腔狭窄,导致呼吸困难,甚至窒息。多见于年龄较大的女性患者,可以发生在术中或者术后24 h,主要表现为吸气性呼吸困难。② 喉头水肿:主要是由于手术操作创伤所引起,也可因气管插管损伤所致,多发生于术后12~36 h内。③ 双侧喉返神经损伤:可由于过度牵拉双侧喉返神经而致双侧声带一过性麻痹,发生急性呼吸困难和窒息,也可由于术中双侧喉返神经直接损伤所致。④ 切口内出血:常发生于术后数小时内,主要由于手术时对残留腺体及肌肉断面的止血不完善、不彻底或血管结扎不牢靠,术后在患者活动、咳嗽时结扎线活脱所致。出血初期可无明显呼吸困难,但随着出血量的积累,积留在筋膜下的血块足以引起呼吸道阻塞,很快出现呼吸困难及窒息。⑤ 气管痉挛:气管暴露时间较长,在气管表面操作粗暴,过度牵拉气管及对气管的冷刺激可引起气管痉挛;将残余甲状腺缝合到气管表面时,进针深入气管黏膜,可刺激气管引起痉挛;长期大量服用普萘洛尔的甲亢患者术中由于麻醉药物的影响,也可发生气管痉挛。发生呼吸困难和窒息时应及时处理:气管软化塌陷引起者应紧急行气管插管或气管切开;由于喉头水肿引起者,轻者可先予吸氧、雾化吸入和静脉应用糖皮质激素,严重者应及时行气管切开;双侧喉返神经损伤所致者应紧急行气管插管或气管切开,并待后期进一步治疗;切口内出血所致呼吸困难应及时打开切口,清理血块,如比较危急,可先行气管插管。

2) 喉上神经损伤:喉上神经来源于迷走神经结状神经节,分内、外两支。内支与喉上动脉并行,以感觉神经为主,分布在喉和会厌黏膜,损伤后喉反射消失,流质饮食易呛入气管,引起剧烈咳嗽。外支与甲状腺上动静脉紧密伴行,支配环甲肌,保持声带的张力,损伤后声带松弛音调变低,且易疲劳。喉上神经损伤后的功能障碍多数较轻,且多为暂时性,即使是永久性喉上神经损伤经过恰当治疗后,也可能不会遗留任何后遗症。

3) 喉返神经损伤:喉返神经损伤是甲状腺手术的一种严重并发症,其发生率国内外报道不一,多为0.5%~9.4%。其原因主要为术中直接损伤或牵拉过度引起,也可由术后组织水肿、血肿压迫或瘢痕粘连所致。大多数学者认为,喉返神经跨越甲状腺下动脉平面附近是神经最易受损伤的部位,但事实上喉返神经损伤的常见部位是在甲状软骨下角与神经跨越甲状腺下动脉之间的部位。喉返神经损伤的情况不同,临床表现也各异(见本章甲状腺解剖相关内容)。如甲状腺手术中怀疑有喉返神经损伤的可能,应毫不犹豫地实施患侧喉返神经的全程探查,如发现有喉返神经损伤,应予一期修复。如喉返神经两断端无缺损或缺损较少,可在无张力情况下实施神经端端吻合术,如果喉返神经两断端缺损较大,则需实施神经移植术或套管术修复。手术后2~3日才出现的声音嘶哑者,多为术后水肿或血肿压迫所致,应先予营养神经、糖皮质激素减轻水肿等对症治疗,如4~6个月后其声带活动仍未恢复,发音不满意者,则可以考虑手术探查。

4) 低钙血症:甲状腺切除术后的低钙血症一般是指术后早期连续2次以上测定总血钙浓度均≤

2.0 mmol/L。患者可有或无临床表现(即症状性低钙血症和无症状性低钙血症),低钙血症可分为暂时性的和永久性的。永久性低钙血症是指患者低钙血症持续 1 年以上,且需要补充钙剂(或维生素 D)才能维持正常血钙水平者。低钙血症是甲状腺切除术后常见的并发症之一,其发生率国内外报道不一,一般为 6.5%～30%,其中大多数为暂时性低钙血症,永久性低钙血症少见。甲状腺手术后发生低钙血症的主要原因为术中甲状旁腺血供的损伤及术中误切甲状旁腺引起的甲状旁腺功能低下。甲状旁腺的主要血供来自甲状腺下动脉,若手术将甲状腺下动脉完全结扎,可影响甲状旁腺的血运,导致甲状旁腺缺血或坏死。一般认为切除 2 个以上甲状旁腺即可出现功能低下。甲状旁腺功能低下的症状出现时间一般为术后 1～3 日,症状轻者表现为无力、头痛、胸闷伴压迫感,颜面和四肢麻木等,严重者可出现全身肌肉震动或痉挛性抽搐、喉鸣、喘息、呼吸困难、吞咽困难、腹痛等。如抽搐发作应立即静脉注射 10%葡萄糖酸钙 10～20 ml,每日 1～2 次,必要时辅以镇静药。控制抽搐后改口服钙剂和维生素 D,维持血钙在正常范围内。

5) 甲状腺危象:是甲状腺功能亢进症状加重、危及生命的严重表现,其诱因是手术(术前准备不足)、感染、精神创伤、骤停碘剂或抗甲状腺药物等,其病死率可高达 20%～50%。甲状腺危象的发生机制尚未完全清楚,可能与以下因素有关:手术时对甲状腺的挤压,导致甲状腺激素大量释放入血;手术应激状态下,肾上腺髓质释放大量肾上腺素进入血液循环,导致交感神经兴奋症状;甲亢时肾上腺皮质激素合成和代谢加速,久而久之可致肾上腺皮质功能降低,当应激反应发生时,肾上腺皮质功能相对不足。甲状腺危象多发生于甲亢术后 24～36 h,主要表现为:焦虑不安、烦躁、疲乏无力、恶心呕吐、腹泻、高热、大汗、心率增快可伴心律失常、水和电解质平衡失调等,严重者可有心力衰竭、血压下降、休克,最终可导致死亡。因此,所有甲状腺危象患者应紧急处理,应在重症监护治疗病房进行监护治疗,治疗包括以下几方面:① 抑制甲状腺激素的合成和释放:可应用抗甲状腺药物如丙硫氧嘧啶和甲巯咪唑;应用复方碘剂,口服卢戈碘液,或静脉应用碘化钠。② 降低机体组织对甲状腺激素的反应:甲状腺激素可增加机体组织对儿茶酚胺的敏感性,因此可应用抗交感神经药物。常用的是普萘洛尔,不但能够减轻儿茶酚胺的效应,还能抑制外周 T_4 转化为 T_3。③ 直接对抗全身性失代偿的治疗:对症治疗,高热则利用物理降温,严重者可使用冬眠合剂,静脉给予糖皮质激素提高机体应激能力,患者焦虑、烦躁不安可给予镇静药,如出现血压下降、休克,应及时行抗休克治疗。④ 控制甲状腺危象的诱因:积极治疗诱发甲状腺危象的因素,如合理应用抗生素控制感染、避免精神刺激、控制血糖等。预防甲状腺危象的关键在于做好甲亢的术前准备,在手术前有效控制患者的甲亢症状。

6) 甲状腺功能减退:甲状腺功能减退(简称"甲减")也是甲状腺手术后的常见并发症之一。有研究指出,Graves 病在行甲状腺大部分切除术后,有 20%～37%的患者会发生暂时性的甲减,持续时间为 2～3 个月,半年后甲状腺功能多可自行恢复正常。甲状腺手术后出现甲减可能与手术方式有关,如手术切除了过多的甲状腺组织,引起术后甲减,也可由原发病导致,如甲状腺癌行双侧甲状腺全切除术后、桥本病行甲状腺手术后,均可出现甲减。甲减一般呈慢性过程,早期可出现怕冷、少汗、乏力、淡漠、体温降低、食欲减退、心动过缓等,严重者可出现黏液性水肿,以面部和下肢较严重。治疗主要以药物替代治疗为主,目前应用最多的是左甲状腺素片,可有效控制甲减。

二、毒性甲状腺腺瘤和毒性结节性甲状腺肿

毒性甲状腺腺瘤(toxic adenoma)又称为自主性高功能性甲状腺腺瘤(autonomous hyperfunctioning adenoma),毒性结节性甲状腺肿(toxic nodular goiter),又称为 Plammer 病,它们约占甲亢的 5%。毒性甲状腺腺瘤和 Plammer 病是由不受 TSH 控制的具有自主内分泌的一个或者多个腺瘤或结节分泌过量的甲状腺激素所引起的甲亢。毒性甲状腺腺瘤或结节主要分泌 T_3,所引起的甲亢为 T_3 型甲亢。甲状腺腺瘤只有长大到 3 cm 才有可能发展成为毒性腺瘤,随着腺瘤的生长,腺瘤功能进行性增高而致腺瘤周围及对侧的正常甲状腺组织的功能由于 TSH 分泌受到反馈性抑制而被抑制,最终发生萎缩,但仍然保留了其内分泌功能,一旦腺瘤被去除,则可恢复其正常功能。

【临床表现】 常见于 40 岁以上的中老年人,女性多发,发病率随年龄而增加。起病缓慢,患者多有颈部肿块或结节,大小多在 3 cm 以上,而其余腺体常难以扪及。甲亢症状一般较轻微,某些患者仅有心动过速、消瘦、乏力、腹泻,无肌肉震颤和突眼,但有的患者心脏损害较严重,可有心房纤颤、心脏扩大、心力衰竭。甲状腺核素显像对本病有很好的诊断意义,绝大多数患者显示一个或多个浓聚 ^{131}I 的"热结节",结节以外的正常甲状腺组织的吸碘功能低而部分显影或不显影。疾病

早期，血中的甲状腺激素可正常，仅TSH低于正常，临床症状不明显，此时称为亚临床期，临床症状表现明显时，血清中T_3、T_4才会增高，且以T_3增高为主。

【治疗】 对于亚临床期的毒性甲状腺瘤和Plammer病，可以予观察暂不处理，或采用经皮瘤内无水乙醇注射(percutaneous ethanol injection, PEI)。PEI是20世纪90年代开展的一项替代^{131}I和手术治疗毒性甲状腺瘤和Plammer病的新的治疗技术。PEI是在超声引导下将无水乙醇注射进入腺瘤或结节内，具有简便、易行、经济、安全、有效的特点，即使病灶复发也可重复注射。对于有明显甲亢临床症状或有压迫症状的患者，应行手术治疗或^{131}I治疗。在我国，手术治疗是治疗毒性甲状腺瘤和Plammer病的主要方法，手术方式一般为患侧甲状腺全切除或大部分切除，单个结节的可行结节的局部切除，手术治疗效果确切明显。因毒性甲状腺瘤以外的甲状腺组织并无弥漫性血管增多，故术前可不必用碘剂准备。

（彭 林）

第4节 甲状腺炎症

一、急性化脓性甲状腺炎

急性化脓性甲状腺炎(acute suppurative thyroiditis)是甲状腺组织急性化脓性感染。因甲状腺有完整包膜，有丰富的血液供应和淋巴回流，局部含有高浓度的碘，一般情况下很难出现化脓性感染，故急性化脓性甲状腺炎在临床上极为少见。

【病因】 细菌感染是急性化脓性甲状腺炎的最常见病因，常见的病原菌为：金黄色葡萄球菌、溶血性链球菌、肺炎链球菌，其他一些革兰阴性菌和真菌也可感染，病毒感染罕见。病原菌主要通过以下途径感染。① 由甲状腺附近组织的炎症直接蔓延所致：大部分病例继发于上呼吸道、口腔或颈部软组织化脓性感染的直接扩散，如急性咽炎、化脓性扁桃体炎等。② 经血液循环进入甲状腺：主要见于败血症，营养不良的婴儿、糖尿病患者、身体虚弱的老年人或免疫缺陷的患者易发。③ 医源性感染：主要见于甲状腺穿刺或注射药物时由于消毒不严格造成的感染，也可因手术没有严格遵守无菌原则而导致的感染。④ 先天性梨状窝瘘：是引起儿童急性甲状腺炎的主要原因。瘘管自梨状窝经由甲状软骨下缘外侧斜行从咽下缩肌穿出，终止于甲状腺上极，当咽部或上呼吸道感染时，化脓菌可由此瘘管进入甲状腺内。

【病理】

1. 肉眼观　急性化脓性甲状腺炎大体上可分为两种类型。弥漫型：见于正常甲状腺发生的化脓性感染，初期呈弥漫性充血、肿胀，若未能及时治疗可发展形成脓肿。局限型：多于有甲状腺结节、腺瘤、囊肿等病变的基础上发生感染，炎症局限于原有病变范围内及周围组织。

2. 镜下改变　甲状腺内大量中性粒细胞浸润及组织坏死，呈急性化脓性炎或非化脓性炎改变，化脓性炎常见微脓肿形成，甲状腺滤泡破坏，血管扩张充血，有时可见细菌菌落。

【临床表现】 急性化脓性甲状腺炎多见于儿童，起病急，患者全身表现可有寒战、发热，外周血粒细胞升高。甲状腺局部红肿，呈弥漫性或局限性肿大，局部皮温升高，有时伴有耳、下颌或头枕部放射痛。早期颈前区皮肤红肿不明显，触痛显著，颈部活动受限，可有声嘶、呼吸不畅或吞咽困难，头后仰或吞咽时出现"喉痛"。炎症的后期可表现为局部脓肿，出现波动感，少数病例可出现搏动性肿物。在复发性急性化脓性甲状腺炎中，80%是因为持续存在梨状窦-甲状腺瘘，其中92%发生在甲状腺左叶，6%发生在右叶，2%为双侧甲状腺发生。

【诊断】 颈前部疼痛性肿块，有发热，甲状腺功能正常，外周血粒细胞升高，B超显示甲状腺肿大，局部低回声，有液性或囊性改变。脓肿形成后行甲状腺同位素扫描，脓肿部位为冷结节或无放射性分布，触之有波动感时行穿刺活检可确诊。

【治疗】 急性期应抗感染治疗，在细菌培养结果出来前应用广谱抗生素，有效抗生素的使用至少持续14日。早期使用敏感抗生素可避免甲状腺急性炎症进一步发展为脓肿。抗生素治疗1周临床症状和体征不改善，或在B超检查或CT发现局部脓肿，或发现游离气体时，仅仅使用抗生素并不足够，需切开引流。脓肿较小、局限在包膜内者，可在B超引导下穿刺抽吸脓液；急性炎症发展较快、全身中毒症状较明显，脓肿较大或侵及胸骨后纵隔等周围组织，或脓肿出现压迫症状者，应及时切开排脓并放置引流。原有甲状腺结节、腺瘤、囊肿、梨状窝瘘管等病变继发感染并发脓肿时，应先切开引流，待脓肿痊愈3个月后再择期行原有甲状腺病变的切除术。

二、亚急性甲状腺炎

亚急性甲状腺炎(subacute thyroiditis)又称为亚急

性痛性甲状腺炎、肉芽肿性甲状腺炎，最早由 Mygind 在 1895 年首次描述，并由 De Quervain 在 1904 年和 1936 年报道并详细描述其病理，故又称为 De Quervain 甲状腺炎。本病约占甲状腺疾病的 5%，多见于青壮年女性，发病年龄高峰在 40～50 岁，老年人和儿童少见。

【病因】 亚急性甲状腺炎的明确病因目前尚无定论，一般认为与病毒感染或变态反应有关。本病常发生在上呼吸道感染或扁桃腺炎、病毒性感冒之后，根据患者血清病毒抗体分析，可能与埃可病毒、柯萨奇病毒、腺病毒、腮腺炎病毒、流感病毒等相关，但目前从被感染的甲状腺组织中分离出来的只有流行性腮腺炎病毒。病毒破坏了部分甲状腺滤泡，释放出的胶体作为一种抗原，引起甲状腺组织内的免疫反应。遗传因素在发病中也起着某种作用，人类白细胞抗原 HLA - BW35 阳性的个体较其他人群易感，其发病率约高 16 倍。

【病理】

1. *肉眼观* 甲状腺呈不均匀的结节状，轻至中度增大，质实，橡皮样。切面病变呈灰白或淡黄色，可见坏死或瘢痕，常与周围组织有粘连。

2. *镜下改变* 亚急性甲状腺炎的基本病理变化是甲状腺滤泡上皮细胞的坏死和滤泡完整结构的破坏。病变呈灶性分布，范围大小和发展阶段不一致，部分滤泡被破坏，胶质外溢，引起类似结核结节的肉芽肿形成，并有多量中性粒细胞及不等量的嗜酸性粒细胞、淋巴细胞和浆细胞浸润，可形成微小脓肿，伴异物巨细胞反应，但无干酪样坏死。病变修复以后，巨噬细胞消失，滤泡上皮细胞再生或萎缩、消失，间质纤维化，瘢痕形成。

【临床表现】 亚急性甲状腺炎发病前一般有病毒感染的前驱症状，主要表现为低热、肌肉酸痛、咽喉疼痛、全身不适等。约 2 周后逐渐出现或突发甲状腺区域的疼痛，呈持续性，较为严重，多为双侧甲状腺疼痛，偶有单侧甲状腺疼痛，数日或数周内出现对侧甲状腺疼痛。疼痛可向耳部、枕部、下颌部及咽后部放射，吞咽及转动颈部可使疼痛加剧。亚急性甲状腺炎是甲状腺疾病引起疼痛的最常见原因。病程早期，部分患者可能有怕热、心悸、多汗等甲亢表现，这是因为甲状腺滤泡破坏后释放出已合成的甲状腺激素。这种急性症状一般在 3 日到 2 周达到高峰，1～6 周可逐渐消退，有的病例可出现病情反复加重与缓解，持续数月之久。甲状腺触诊可发现甲状腺不对称肿大，呈坚硬的结节样，有明显触痛，随着病情变化，一侧甲状腺肿块消退后又在另外一侧出现新的肿块。

亚急性甲状腺炎的临床病程是自限性的，可分为 4 个阶段。① 急性期：甲状腺滤泡破坏后释放出已合成的甲状腺激素，引起甲亢症状，表现为甲状腺疼痛和甲状腺毒症，一般持续 6 周后开始消退。② 甲状腺功能正常期：滤泡破坏停止，体内储存的甲状腺激素仍能够维持正常的甲状腺功能。较短暂，甲状腺功能恢复正常，无症状。③ 甲状腺功能低下期：由于体内储存的甲状腺激素耗竭，而被破坏的甲状腺滤泡细胞再生尚不够，不足以维持正常的甲状腺功能。30%～50%的患者可出现短暂的甲状腺功能低下，可持续数月之久。④ 恢复期：甲状腺滤泡细胞再生，滤泡结构逐渐恢复，能够合成足够的甲状腺激素来维持机体的需求。甲状腺所有功能，包括形态学方面，在 4～6 个月后逐渐恢复至正常。

【实验室和辅助检查】

1. *红细胞沉降率(erythrocyte sedimentation rate, ESR；简称血沉)* 亚急性甲状腺炎 ESR 明显增加，可达 80～100 mm/h，正常的 ESR 基本上可排除本病。

2. *甲状腺功能测定* 早期由于甲状腺滤泡破坏释放出甲状腺激素，血清 T_3、T_4 明显升高，TSH 下降。随着疾病的发展，T_3、T_4 可处于较低水平，TSH 水平升高。病程后期，T_3、T_4、TSH 均在正常范围之内。血中免疫球蛋白(α 球蛋白)含量增高，血清蛋白结合碘(protein binding iodine, PBI)升高，血清 T_3、T_4 升高，甲状腺吸 ^{131}I 摄取率明显降低，此种谓之"分离现象"，对本病早期诊断具有重要意义。1～2 周后抗甲状腺球蛋白抗体(TGA)和抗甲状腺微粒体抗体(TMA)可增高，TGA 的阳性率约 60%，而 TMA 的阳性率可达 95%左右。

3. *^{131}I 摄取率测定* 早期由于甲状腺滤泡破坏，甲状腺摄碘率降低，24 h ^{131}I 摄取率低于 2%。疾病进入恢复期后，^{131}I 摄取率往往在一段时间内高于正常，之后恢复正常。

4. *甲状腺核素显像* 亚急性甲状腺炎的甲状腺核素显像受炎症累及范围大小的影响。当累及整个甲状腺时，其图像为整个颈部放射性本底明显增高，甲状腺影像极不清楚，甚至不显像，即使显影也难以准确判定其轮廓。当适当治疗后，甲状腺功能恢复，再重复显像则可见到清晰的甲状腺影像。当病变只累及甲状腺某一部位时，临床上可触及边界不甚整齐的肿块；甲状腺核素显影可见相当于肿块部位呈放射性缺损区，即所谓"冷结节"，经适当治疗后，原放射缺损区消失。

5. *细针穿刺活检* 甲状腺肿大或甲状腺出现结节，为进一步诊断可进行细针穿刺细胞学检查。此法与手术后病理石蜡切片组织学检查诊断对照，其诊断符合率达 96.7%，是确诊率较高的方法，但假阴性率为 12.8%。

【诊断】 确诊条件：PBI 升高，血清 T_3、T_4升高，甲状腺吸^{131}I 摄取率明显降低的“分离现象”对本病早期诊断具有重要意义，如结合以下临床表现则容易确诊：① 上呼吸道感染史。② 较为迅速出现的甲状腺肿痛和(或)双侧交替出现的痛性甲状腺结节，疼痛在夜间尤著，并向下颌、耳后放射。③ 常伴有血沉增快。本病早期有甲亢症状，有时症状不典型，需与桥本病、Graves 病、结节性甲状腺肿、甲状腺腺瘤相鉴别，必要时可行细针穿刺活检。

【治疗】 本病是一种自限性疾病，预后良好，故以内科治疗为主，很少采用手术治疗。多数患者在数周或数月内能自行缓解，所以病情轻者，不需特殊治疗。急性期的治疗主要针对缓解疼痛及控制甲亢症状，可以应用肾上腺皮质激素类药物，因其具有非特异性抗炎作用，疗效佳，是治疗本病的首选药物，服药后 12～48 h 发热可减退，肿痛亦可减轻。常用的为口服泼尼松每日 40 mg，1～2 周后开始减量，维持1～2 个月以防复发。病情较重者，可应用氢化可的松，每日 100～200 mg，静脉滴注，1～2 日后当症状缓解后改口服泼尼松，2 周后可逐渐减量，维持 1～2 个月。症状缓解后激素逐渐减量，血沉降至正常可作为停药指标。甲低期血清 T_3、T_4减少，TSH 分泌增加，会加剧甲状腺的急性炎症过程。使用甲状腺素可抑制 TSH 分泌，从而减轻甲状腺急性炎症过程，缓解症状及缩短疗程，并且有治疗甲低的作用。现在常用的有左甲状腺素片 50～150 μg，每日 1 次或分 2 次服用，对急性期甲亢症状严重者，应减量或不用。

三、慢性淋巴细胞性甲状腺炎

慢性淋巴细胞性甲状腺炎(chronic lymphocytic thyroiditis)又称为自身免疫性甲状腺炎，是一种以自身甲状腺组织为抗原的慢性炎症性自身免疫性疾病。1912 年日本九州大学 Hashimoto 首先在德国医学杂志上报道了 4 例，因此而命名为桥本甲状腺炎(Hashimoto's thyroiditis)或桥本病，是临床上最常见的甲状腺炎症，也是儿童及青少年甲状腺肿大及获得性甲状腺功能减退症最常见的原因。

【流行病学】 本病可发生于任何年龄，文献报道的年龄范围在 7～79 岁，但在 30～50 岁的年龄组多发。女性患者占全部病例的 90%～98%，男女比例为 1∶(4～20)。日本女性的发生率为 1%～2%。在美国，其发生率占尸检的 1%～2%，并有增长趋势。美国另有一组资料显示，在原来不知道有甲状腺疾病存在的人，于尸检时发现 6%有局灶性或弥漫性甲状腺炎。本病发病率近年来有上升趋势，而且常常合并有其他甲状腺疾病，如甲状腺癌、结节性甲状腺肿、甲亢等。

【病因】

1. 遗传因素　桥本病由遗传因素与非遗传因子相互作用而产生已成为人们的共识。甲状腺自身抗体的产生与常染色体显性遗传有关。不同种族之间对桥本病的不同基因存在不同的易感性。在欧洲及北美，桥本病患者中 *HLA-B8* 及 *DR3*、*DR5* 多见，而日本人则以 *HLA-B35* 多见，*HLA-DQA1* 可能是中国人发病的易感基因。

2. 免疫因素　桥本病主要是由于细胞免疫遗传性缺陷，导致器官特异的抑制性 T 淋巴细胞数量和质量异常，T 淋巴细胞可直接攻击甲状腺滤泡细胞。NK 细胞可在抗甲状腺抗体协同下攻击甲状腺滤泡细胞，TG-TGA 复合物激活 NK 细胞，产生特异的细胞毒性而杀死甲状腺滤泡细胞。此外，TMA 可抑制 TPO 而导致甲状腺功能减退。桥本病患者体内还可能存在抑制依赖 TSH 产生的环磷酸腺苷的自身抗体，可抑制甲状腺激素的产生。

3. 环境因素　在碘缺乏地区或富含碘的地区，桥本病的发病率均上升，说明碘在桥本病的发病中有重要作用。碘过量时，遗传易感的动物可发生甲状腺炎。但如碘在甲状腺内不耗竭，可阻止发展成严重的甲状腺炎，其机制尚未阐明。食用碘可能激发自体免疫性甲状腺炎的发展，饮食中添加碘，桥本病的甲状腺损害明显加重。甲状腺球蛋白碘化后，桥本病中 T 细胞增殖，主要的致病抗原——TG 自身抗原效力增加，全身免疫反应加重，可导致桥本病。

4. 细胞凋亡　Fas 蛋白和其配体 Fas-L 蛋白结合可诱导细胞凋亡，但可以被原癌基因 *bcl-2* 所抑制。桥本病甲状腺组织的免疫染色显示滤泡中的 Fas 和 Fas-L 蛋白高表达以及 bcl-2 蛋白表达消失，表明 Fas 和 Fas-L 介导的甲状腺滤泡细胞凋亡可能是桥本病的一个启动因素。

【病理】

1. 肉眼观　甲状腺轻度到中度弥漫性对称性肿大，表面光滑或细结节状，质地韧，被膜轻度增厚，与周围组织不粘连，切面呈分叶状，灰白色或灰黄色，中后期因广泛纤维化可呈结节状，质地坚硬。

2. 镜下改变　典型的病理改变为甲状腺组织淋巴细胞浸润和浆细胞浸润，滤泡上皮嗜酸性变，滤泡破坏、萎缩，纤维增生，胶质缺失，有时可见生发中心。正常的甲状腺组织遭到破坏，残留的滤泡细胞增大，胞质嗜酸性增强，这种嗜酸性细胞也称为 Hürthle 细胞或 Askanazy 细胞，是桥本病的特异表现。病变晚期，甲状腺实质完全破坏，甲状腺萎缩伴显著纤维化，巨细胞和肉芽肿罕见。

【临床表现】 桥本病起病隐匿，进展缓慢，病程较长，早期可无症状，当出现甲状腺肿时，病程平均已达2～4年。大多数患者早期甲状腺功能正常，有的患者早期可有轻度甲亢症状，随着病情的进展，甲亢症状消失，最终发展为甲减，表现为疲劳乏力、食欲减退、失眠头痛、记忆力减退，甚至出现黏液性水肿。双侧甲状腺对称性、弥漫性肿大，峡部及锥状叶常同时增大，也可单侧性肿大。甲状腺往往随病程发展而逐渐增大，但很少压迫颈部出现呼吸和吞咽困难。触诊时，甲状腺质地坚韧，表面可光滑或细沙粒状，也可呈大小不等的结节状，一般与周围组织无粘连，吞咽运动时可上下移动。

【实验室和辅助检查】

1. *甲状腺功能的检查* 疾病早期甲状腺功能一般正常，有甲亢表现的桥本病患者 FT_3、FT_4升高，TSH降低，晚期由于甲状腺滤泡细胞逐渐被破坏而多表现为甲减，FT_3、FT_4降低，TSH升高。有部分患者 FT_3、FT_4正常，而TSH升高，为亚临床甲减，为甲状腺功能减低而代偿性TSH增高以维持正常的甲状腺功能。

2. *甲状腺自身抗体的测定* 对桥本病有诊断意义的甲状腺自身抗体主要有抗甲状腺球蛋白抗体（TGA）和抗甲状腺过氧化物酶抗体（thyroid peroxidase antibody，TPOA），两者都是细胞破坏性抗体。TGA储藏于甲状腺腺泡胶质内，约80%的桥本病患者TGA阳性。TPOA通过激活补体、抗体依赖细胞介导的细胞毒作用和致敏T细胞杀伤作用等机制引起甲状腺滤泡细胞的损伤。TPOA可直接与TPO结合，抑制TPO的活性。约97%的桥本病患者TPOA为阳性。

3. *辅助检查* B超检查甲状腺两叶弥漫性肿大，一般为对称性，也可一侧肿大为主，峡部增厚明显，腺体表面凹凸不平，形成结节状表面，形态僵硬，边缘变钝，有的可见细线样强回声形成不规则的网络样改变。甲状腺核素扫描显示甲状腺增大但摄碘减少，分布不均，如有较大结节状可呈"冷结节"表现。细针穿刺活检有助于确诊。

【诊断】 具有典型临床表现的桥本病患者诊断不难，1975年Fisher提出5项指标诊断方案，由于较烦琐，临床上应用并不广泛。目前国际上多以森田陆标准作为诊断依据：① 弥漫而坚硬的甲状腺肿大。② 血清甲状腺自身抗体阳性。③ 具有桥本病的特征组织学所见。具备①、②或①、③即可确诊。实际应用中，只要具有典型的临床表现，且血中TGA和TPOA阳性或升高，即可诊断桥本病；若患者不具备典型临床表现，则需有高滴度的TGA和TPOA才能诊断，即两种抗体用放射免疫法测定时，连续2次结果≥60%；如临床怀疑本病而两种抗体阴性或滴度较低，则可行细针穿刺活检来诊断。

【鉴别诊断】

1. *Graves病* Graves病也有甲状腺自身抗体，但以TSH受体抗体为主，血清TSH降低，而桥本病以TGA和TPOA为主，且后期TSH升高。

2. *甲状腺癌* 甲状腺出现结节或肿块，质地硬，核素扫描呈"冷结节"，颈部淋巴结肿大，应考虑甲状腺癌可能，如诊断困难，可行细针穿刺活检。

3. *Riedel甲状腺炎* 可有不同程度的甲状腺肿大，甲状腺结构破坏被大量纤维组织取代，病变常常超出甲状腺包膜而侵犯周围组织，产生压迫症状。

4. *结节性甲状腺肿* 少数桥本病患者可出现甲状腺结节样变，甚至多个结节产生。结节性甲状腺肿患者的甲状腺自身抗体滴度减低或正常，甲状腺功能通常正常，临床少见甲减。

【治疗】 桥本病的自然过程是一个缓慢地向甲状腺功能减退发展的过程，治疗主要以非手术治疗为主。甲状腺肿大明显或伴有甲减时可口服左甲状腺素片，根据甲状腺功能和TSH水平调整剂量至维持量，疗程一般1～2年，甲状腺肿大情况好转，甲状腺功能恢复正常后可停药，部分患者的甲减需长期服用左甲状腺素片。桥本病出现甲亢一般持续3个月左右，常可自行消失，一般无需治疗，但甲亢症状明显，伴有突眼时，可口服抗甲状腺药物。桥本病确诊后很少需要手术治疗，许多桥本病的手术都是临床误诊为其他甲状腺疾患而进行的。有报道研究手术治疗桥本病的效果，发现手术组临床甲减和亚临床甲减发生率为93.6%，而非手术组的发生率为30.8%，表明手术加重了甲状腺组织破坏，促进了甲减发生，因此，应严格掌握手术指征。手术指征为：① 甲状腺Ⅲ度肿大，经半年以上抗甲状腺药物而甲亢症状反复发作者，甲状腺Ⅱ度肿大，经1年以上抗甲状腺药物而甲亢症状反复发作者。② 甲状腺弥漫性肿大有压迫症状者。③ 单发结节为冷结节，可疑恶性变者。术中应常规行冰冻切片组织活检，如证实为桥本病，应只行甲状腺叶部分切除或峡部切除手术，主要目的是解除压迫，应尽量保留可修复性的甲状腺组织，尽量减少术后甲减的发生。

四、慢性侵袭性纤维性甲状腺炎

慢性侵袭性纤维性甲状腺炎（chronic invasive fibrous thyroiditis）是甲状腺慢性炎症中最少见的一种，因1896年由Bernhard Riedel首先报道，又称为Riedel甲状腺炎。其特征是正常甲状腺组织被大量致密的纤维组织所替代，纤维组织可穿破甲状腺包膜而侵犯邻近的组织器官。Riedel甲状腺炎在人群中的发病率为1.6/10万，多发于女性，女性患者的比例可高达83%，发病年龄在30～60岁。

【病因】 Riedel甲状腺炎的病因尚不清楚，有人认为是自身免疫反应的结果，另一种理论认为该病属于原发性纤维化疾病，是全身性纤维硬化症的一部分。目前越来越多的理论倾向于自身免疫反应学说，该学说认为Riedel甲状腺炎是成纤维细胞的原发性疾病，其可能为自身免疫刺激原所致全身纤维硬化进程的全身性病变的一部分。在Riedel甲状腺炎患者体内发现甲状腺特异性自身抗体。约有33%的Riedel甲状腺炎患者在10年内可发生一个或多个其他脏器的纤维化改变，组织学发现Riedel甲状腺炎和其他颈外纤维化病变相同，有纤维化、炎症细胞浸润以及闭塞性静脉炎。大多数Riedel甲状腺炎和其他颈外纤维化病变对糖皮质激素治疗有效，许多多灶性纤维硬化症和Riedel甲状腺炎患者对他莫昔芬治疗有效，后者被证实能够抑制成纤维细胞，从而防止Riedel甲状腺炎进一步纤维化。

【病理】

1. *肉眼观* 甲状腺中度不对称性肿大，切面灰白或黄白色，质地木样硬，难以切割，病变所侵犯的范围和程度不一，可累及双侧甲状腺，也可局限于一叶的部分区域。病变常超越被膜，侵犯周围组织器官，包括颈部肌肉、气管、喉返神经、颈动脉鞘、颈内静脉等。

2. *镜下改变* 大量淋巴细胞浸润可形成淋巴滤泡，甲状腺滤泡细胞萎缩，受累区域的甲状腺组织破坏，小叶结构消失，代之以广泛玻璃样变性的纤维性病变，可有少量到中量淋巴细胞、浆细胞浸润，以血管周围较多。病变中的纤维组织常直接侵犯被膜和附近肌肉、脂肪、神经组织等。

【临床表现】 Riedel甲状腺炎起病隐匿，进展缓慢，有的起病后可静止多年，病程可迁延数年或十多年。甲状腺的腺体正常或稍大，无痛，可似木或石样坚硬，通常是双侧受累，偶尔可单侧发病。一般仅有甲状腺无痛性肿大或肿块而无其他症状，也可因甲状腺无痛性肿块与周围组织粘连、压迫而引起症状，表现为声音嘶哑、气短、呼吸困难、吞咽困难、颈静脉怒张、霍纳综合征等，病变广泛时也可发生甲状腺功能低下。

【实验室和辅助检查】 甲状腺功能取决于纤维化甲状腺组织的程度，大多数患者的甲状腺功能正常，甲状腺功能的FT_3、FT_4和TSH在正常范围，但大约有1/3的患者可能会出现TSH升高。ESR增高，但血白细胞没有增高。抗甲状腺抗体TGA和TPOA的检出率为67%，常为滴度较低的升高。B超检查可见甲状腺的一侧叶局部甚至整个甲状腺增大，边界模糊，无明显包膜回声，病变内回声减低，强弱不均，亦可为不均匀强回声。甲状腺核素显像可见腺体内放射性分布不均，有片状放射性分布稀疏区，甲状腺组织对核素的摄取能力低于正常，表现为类似于多发性结节性甲状腺肿或冷结节。CT显示甲状腺两侧叶和峡部弥漫性增大，密度均匀性减低，接近周围肌肉的密度，强化后腺体均匀强化，结节强化或密度降低，边界较平扫时清楚。

【诊断】 Riedel甲状腺炎的诊断主要依靠病理检查，大体标本可见到纤维炎症反应侵及整个或部分甲状腺以及邻近组织，没有肉芽肿反应，没有新生物。

【鉴别诊断】

1. *甲状腺癌* 甲状腺癌压迫症状出现较晚，并且和癌肿大小有关，常有颈部淋巴结肿大，但最后仍需病理检查后才能明确诊断。

2. *亚急性甲状腺炎* 病变常为双侧性，甲状腺明显触痛、压痛，腺外组织无粘连，且能自愈。

3. *慢性淋巴细胞性甲状腺炎* 只限于甲状腺肿大，不向周围组织侵犯，有甲状腺功能减退的趋势，TGA、TMA常呈阳性，可与本病鉴别。

【治疗】 Riedel甲状腺炎病程进展缓慢，通常为自限性。当引起气管、食管、喉返神经等的压迫症状时，需外科手术治疗，手术的主要目的是解除压迫，对于可疑结节怀疑有恶性可能时，也需要手术取病理以鉴别。由于病变经常突破甲状腺被膜而侵犯周围组织，术中没有明显的外科操作平面，给手术造成一定困难，故手术应尽量减少切除范围，以避免甲状旁腺和喉返神经等的损伤。部分Riedel甲状腺炎患者对肾上腺皮质激素的治疗效果好，原因可能是在炎症的活动期，停用肾上腺皮质激素后，部分患者获得长期缓解，但也有部分患者复发。

（彭 林）

第5节 甲状腺腺瘤

甲状腺腺瘤（thyroid adenoma）是起源于甲状腺滤泡细胞的良性肿瘤，常为甲状腺囊内单个边界清楚的结节，目前认为本病多为单克隆性。甲状腺囊内单个边界清楚的结节，有完整的包膜，大小可为不足数毫米到10 cm。甲状腺腺瘤常发生在40岁以下，以20～40岁最多见，女性多于男性，男女之比为1∶5或1∶6。

【病因】 甲状腺腺瘤的病因尚未明确，可能与以下因素有关：甲状腺腺瘤中可发现癌基因 *c-myc* 的表达，腺瘤中还可发现癌基因 *H-ras* 第12、13、61密码子的活化突变和过度表达。甲状腺腺瘤可见于一些家族性肿瘤综合征中，包括Cowden病和Catney联合体病等，这提示遗传因素对甲状腺腺瘤的发生有一定作用。幼年时期头、颈、胸部曾经进行过X线照射治疗的人群，其甲状腺癌发病率约增高100倍，而甲状腺腺瘤的发病率也明显增高。部分甲状腺腺瘤患者可发现其血TSH水平增高，可能与其发病有关。实验发现，TSH可刺激正常甲状腺细胞表达前癌基因c-myc，从而促使细胞增生。

【病理】

1. 肉眼观　一般为单发的圆形或椭圆形肿块，包膜完整，表面光滑，质韧，多数为直径在1.5～5 cm的实性肿块，瘤体可发生坏死、纤维化、钙化成囊性变。含类胶质丰富者呈褐色，切面较细腻，半透明；含细胞丰富者呈肉样灰褐色，切面呈蜂窝状或细颗粒状，质地韧。

2. 镜下改变　甲状腺腺瘤按照组织学类型不同，可分为滤泡性腺瘤、乳头状腺瘤和不典型腺瘤，它们的共同组织学特点是：① 常为单个结节，有完整的纤维包膜。② 肿瘤的组织结构与周围甲状腺组织不同。③ 瘤体内部结构具有相对一致性（变性所致改变除外）。④ 对周围组织有挤压现象。

（1）滤泡型腺瘤：是甲状腺腺瘤最常见的一种类型，根据组织形态学的不同，可分为以下5类。① 胚胎型腺瘤：由实体性细胞巢和细胞条索构成，无明显的滤泡和胶体形成。瘤细胞多为立方形，体积不大，细胞大小一致。胞质少，嗜碱性，胞核大，染色质多，位于细胞中央。间质很少，多有水肿，包膜和血管不受侵犯。② 胎儿型腺瘤：主要由体积较小而均匀一致的小滤泡构成。滤泡可含或不含胶质。滤泡细胞较小，呈立方形，胞核染色深。滤泡分散于疏松水肿的结缔组织中，间质内有丰富的薄壁血管，常见出血和囊性变。③ 胶质型腺瘤：又叫巨滤泡性腺瘤，最多见，瘤组织由成熟滤泡构成，其细胞形态和胶质含量皆和正常甲状腺相似。但滤泡大小悬殊，排列紧密，亦可融合成囊。④ 单纯型腺瘤：由分化好的、类似正常成熟的甲状腺滤泡构成，滤泡形态和胶质含量与正常甲状腺相似，但滤泡排列较紧密，呈多角形，间质很少。此型腺瘤的滤泡上皮可肥大增生并产生过多的甲状腺激素而形成毒性甲状腺瘤。⑤ 嗜酸细胞腺瘤：又称为Hurthle细胞瘤，瘤细胞大，呈多角形，胞质内含嗜酸颗粒，排列成条或成簇，偶成滤泡或乳头状，恶变比例较一般滤泡型腺瘤高。

（2）乳头状腺瘤：良性乳头状腺瘤少见，多呈囊性。乳头较短，分支较少，有时见乳头中含有胶质细胞。乳头突入大小不等的囊腔内，腔内有丰富的胶质。甲状腺腺瘤中，具有乳头状结构者有较大的恶性倾向。

（3）不典型腺瘤：较少见，细胞丰富密集，常呈片块状、巢状排列，结构不规则，多不形成滤泡，间质甚少。细胞具有明显的异形性，形状、大小不一致，可呈长方形、梭形；胞核可见有丝分裂象，常疑为癌变，但无包膜、血管及淋巴管浸润。

【临床表现】 患者一般无任何临床症状，因稍有不适而自己发现、被他人发现颈部肿物或体检时发现甲状腺结节。多数为单发，圆形或椭圆形，表面光滑，边界清楚，质地韧实，与周围组织无粘连，无压痛，可随吞咽上下移动。当肿块内出血时，可迅速增大，自觉肿块部位胀痛，局部压痛，并可压迫气管、食管、喉返神经或位于胸骨后，造成相应的压迫症状。有大约20%的患者可发展为自主高功能腺瘤，而引起甲亢症状。甲状腺腺瘤可转变为甲状腺癌，其癌变率为10%～15%。

【诊断】 颈前单发结节，少数亦可为多发的圆形或椭圆形结节，表面光滑、质韧，随吞咽活动，多无自觉症状，甲状腺功能检查正常，颈部淋巴结无肿大，一般诊断不难。

【鉴别诊断】

1. 结节性甲状腺肿　腺瘤的单发结节长期病程后仍属单发，而结节性甲状腺肿经长期病程之后多成为多发结节，或虽可有单发结节但甲状腺多呈普遍肿大。甲状腺结节在甲状腺肿流行地区多诊断为结节性甲状腺肿，非流行地区多诊断为甲状腺腺瘤。在病理上，甲状腺腺瘤的单发结节有完整包膜，界限清楚，而结节性甲状腺肿的单发结节无完整包膜，界限也不清楚。

2. *甲状腺癌* 甲状腺癌有甲状腺质硬结节，表面凹凸不平，边界不清，颈淋巴结肿大，并可伴有声嘶、霍纳综合征等。早年有头颈部放射治疗史、有甲状腺癌家族史、瘤体活动受限或固定、肿瘤硬实、表面粗糙不平、出现颈淋巴结肿大者，为甲状腺癌的可能性较大。

【治疗】 甲状腺腺瘤有癌变的可能，并可引起甲亢，故应早期手术切除。手术是最有效的治疗方法，无论肿瘤大小，目前多主张做患侧腺叶切除或腺叶次全切除，而不宜行腺瘤摘除术。其原因是临床上甲状腺腺瘤和某些甲状腺癌，特别是早期甲状腺癌难以区别。另外约25%的甲状腺瘤为多发，临床上往往仅能查到较大的腺瘤，单纯腺瘤摘除会遗留小的腺瘤，日后造成复发。甲状腺素抑制疗法对于治疗甲状腺腺瘤无效，不能使肿瘤减小或消失，但由于甲状腺素可抑制TSH的分泌，可能有助于减慢腺瘤的生长速度。

（彭　林）

第6节　甲状腺癌

甲状腺癌(thyroid carcinoma)是来源于甲状腺上皮细胞的恶性肿瘤，是最常见的甲状腺恶性肿瘤，也是最常见的内分泌系统恶性肿瘤，同时也是头颈部恶性肿瘤中最常见的，占全身恶性肿瘤的1.3%～1.5%，近年有增长趋势。

【流行病学】

1. *发病率* 美国的资料表明，4%～7%的成年人在体检时可发现甲状腺结节，而通过超声波检查甲状腺，或尸检发现的甲状腺结节更多，可高达30%～50%。但甲状腺结节中恶性结节的发生率仅为1%～5%，在甲状腺外科手术中可占甲状腺肿瘤的14%左右。通常甲状腺癌的患者女性较男性多，女性为2.0/10万～3.8/10万，男性甲状腺癌的年发病率为1.2/10万～2.6/10万，为2∶1～3∶1。尸检发现的甲状腺癌远远多于临床的发现率，如美国为6%，日本高于20%，而且其中不少是在显微镜下发现的微小甲状腺癌。有研究表明，在尸检时发现甲状腺癌的患者生前并没有发现甲状腺的明显异常，甲状腺癌对患者的生命过程也未发挥作用，可能不是患者的致死因素，并不能提示临床上的意义，这些微小癌灶甚至可能没有明显的生物学意义。

2. *死亡率* 国内有研究数据表明，平均每年男性甲状腺癌的死亡率为0.06/10万，女性为0.093/10万，总的死亡率为0.076/10万。甲状腺癌的发病率与死亡率之间的较大差异表明，甲状腺癌的病情进展相对缓慢，生存时间较长，绝大多数的甲状腺癌患者预后较好。不同病理类型的甲状腺癌的死亡率不同，一般乳头状癌恶性度较低，病程长，可生存15～20年；未分化癌恶性度较高，发展快，转移迅速，病程短，预后不良；滤泡癌介于乳头状癌与未分化癌之间。甲状腺癌患者的年龄越大，其死亡率越高，特别是在分化型甲状腺癌。

【病因】 随着分子生物学的进展，对甲状腺癌的病因和致病因素的认识逐渐增加，但甲状腺癌的发生原因至今仍未明了，但认为与以下因素有关。

1. *电离辐射* 甲状腺是射线诱导癌发生的较敏感的器官之一，在分化良好的甲状腺癌的危险因素中，甲状腺的放射性接触是唯一确定的因素。日本长崎与广岛在原子弹爆炸后，当地居民甲状腺癌发病率增高。对受切尔诺贝利核事故影响的地区进行的流行病学调查，也证实放射性物质是甲状腺癌发病的危险因素。某些患者儿童时期接受过放射性治疗，其甲状腺癌发生率有所增高。X线比^{131}I更具有致癌作用，一方面放射性损伤通过诱导细胞分化或核酸复制的异常而有癌变倾向，另一方面，放射性损伤甲状腺滤泡导致甲状腺激素分泌减少，因而反馈性引起TSH的刺激作用增强。放射线所致的甲状腺癌90%为分化良好的乳头状癌。目前^{131}I已广泛应用于甲状腺疾病的诊断和治疗，一般认为，诊断剂量的^{131}I不会增加甲状腺癌的发生率，大剂量^{131}I治疗后绝大部分的甲状腺实质已经受到破坏，甲状腺癌发病率也不增加。

2. *促甲状腺激素(TSH)* 甲状腺滤泡细胞的功能主要由TSH调节，TSH还通过cAMP介导的信号传导途径调节甲状腺滤泡细胞的生长。长期、慢性的TSH刺激引起滤泡细胞增生，可能发生甲状腺癌。临床资料证实甲状腺癌手术后给予甲状腺素治疗以抑制TSH的分泌，能减少甲状腺癌的复发和改善患者预后。

3. *碘* 长期以来，缺碘一直被认为与甲状腺的肿瘤发生有关，但这种观点尚未被证实。碘缺乏引起甲状腺激素不足，出现甲状腺激素、催乳素、性激素等不平衡和紊乱，可能使甲状腺癌发病率增加。虽然甲状腺癌发病率在地方性甲状腺肿流行区较非缺碘地区为高，但发生的甲状腺癌多为滤泡状癌，不是甲状腺癌最多见的病理类型——乳头状癌。在甲状腺癌的高发地区冰岛、挪威和夏威夷，含碘很高的食物摄取较多，提示高碘饮食也可能增加甲状腺乳头状癌的发生率。

4. *原癌基因和抑癌基因* 甲状腺癌存在着多种的癌基因和抑癌基因异常。癌基因通过染色体易位、重排、缺失、点突变、基因扩增等途径激活，使正常细胞转化为生长失控的癌细胞。单个癌基因或抑癌基因的激活并不足以引起甲状腺细胞转化，必须有其他基因的参与，细胞恶变通常有数个这些基因的表达，或基因突变和扩增同时发生。

(1) *trk*、*met*、*ret* 基因：*trk* 基因即酪氨酸激酶原癌基因，编码一种属于受体酪氨酸激酶的神经生长因子的细胞表面受体，其表达可见于甲状腺乳头状癌。*met* 基因编码跨膜的受体酪氨酸激酶，在多种癌组织中肾癌、胰腺癌、骨肉瘤等中有扩增和过度表达。在 70％的甲状腺乳头状癌和分化差的甲状腺癌中有 *met* 基因的扩增和过度表达，但甲状腺滤泡状癌中的表达仅 25％。*ret* 原癌基因编码跨膜酪氨酸激酶受体，其激活主要见于髓样癌，也见于乳头状癌。

(2) *ras* 基因：*ras* 癌基因家族包括一组 3 个紧密相关的基因：*H－ras*、*K－ras* 和 *N－ras*。它们所编码的蛋白质都是 21 kD 的蛋白 $p21^{ras}$，由 188～189 个氨基酸残基组成，固定于细胞膜内侧，具有 GTP 酶 (GTPase) 活性，是 G 蛋白大家族的成员，有调控细胞生长和分化的功能，是细胞内信号传导体，将生长信号传导至细胞内、核内而引起生长反应。发生于甲状腺滤泡细胞的肿瘤，无论是良性的甲状腺腺瘤，还是恶性的分化型或未分化癌都存在 *ras* 癌基因的点突变，表明 *ras* 癌基因突变可能发生在甲状腺滤泡细胞肿瘤形成的早期。

(3) *myc* 基因：*myc* 基因家族的成员包括 *c－myc*、*N－myc*、*L－myc*、*P－myc*、*R－myc* 及 *B－myc* 等，其中 *c－myc*、*N－myc* 及 *L－myc* 与人类肿瘤相关，属核转录因子类原癌基因。*c－myc* 基因既是可易位基因，又是受多种物质调节的可调节基因，也是一种可使细胞无限增殖，促进细胞分裂的基因，*c－myc* 基因还参与细胞凋亡。在分化型甲状腺癌和甲状腺未分化癌中都可发现高水平的 *c－myc* mRNA，可较正常甲状腺组织高 3～11 倍。

(4) *RB* 基因：*RB* 基因属于抑癌基因，是视网膜母细胞瘤易感基因，编码磷酸化蛋白质产物 Rb 蛋白，调节细胞周期，抑制细胞的过度增生。在甲状腺乳头状癌和甲状腺滤泡状癌中，*RB* 基因缺失或突变等异常的发生率可达 54％，而甲状腺未分化癌的 *RB* 基因缺失或突变等异常的发生率可达 60％。

(5) *p53* 基因：*p53* 基因是较重要的抑癌基因之一，编码核磷酸蛋白 p53。*p53* 基因能通过细胞凋亡的途径阻止具有癌变倾向的基因突变的细胞产生，突变后的 *p53* 基因失去了此功能，细胞受到外界环境致癌物作用时，DNA 损伤不能修复，遗传不稳定，突变积累，重排加快，促进了细胞向癌细胞转变。在甲状腺乳头状癌和甲状腺滤泡状癌中，*p53* 基因异常的发生率可达 25％，而甲状腺未分化癌中 *p53* 基因改变的发生率可高达 86％。

【病理】

1. *乳头状癌* 乳头状癌(papillary carcinoma)是起源于甲状腺实质的恶性肿瘤，是较常见的一种甲状腺癌，占甲状腺癌的 70％～80％。甲状腺乳头状癌有多发病灶和淋巴结转移率高的特点，20％～30％的甲状腺乳头状癌在甲状腺内出现多个病灶，淋巴结转移发生率为 30％～70％，远处转移发生率为 2％～24％，主要转移至肺、骨、脑等处。

(1) 肉眼观：肿瘤大于 1 cm，典型的甲状腺乳头状癌呈浸润性生长，质地硬，边界不清，一般呈白色，多无包膜，肿瘤多为实性，少数病例可以完全呈囊性。一般为单发病灶，也有多发病灶，一般为腺体内转移形成。直径小于 1 cm 的肿瘤称为微小乳头状癌，其生物学特征不同于临床上明显的乳头状癌，大多数处于休眠状态，不会生长到产生临床症状。

(2) 镜下改变：镜下肿瘤组织多呈乳头状结组成，乳头大小、长短不一，分支 3 级以上。乳头中心有纤维及血管，外被以单层或多层立方形癌细胞。核内染色质稀少而呈红颗粒状，分布均匀，似毛玻璃样，为本型特点。

2. *滤泡癌* 滤泡癌(follicular carcinoma)是甲状腺向滤泡分化形成的上皮性恶性肿瘤，其恶性程度高于乳头状癌，占甲状腺癌的 5％～20％，仅次于乳头状癌而居第 2 位。滤泡癌主要经血行转移至骨、肺、脑和肝等远处器官，一般情况下很少侵犯淋巴管，因而发生淋巴转移者很少，多低于 10％。

(1) 肉眼观：瘤体一般为孤立性，圆形或椭圆形，通常有完整包膜，切面呈肉样，褐红色，常被结缔组织分割成大小不等的小叶，可见纤维化或钙化。广泛浸润的滤泡癌可无完整包膜，明显远处浸润，且包膜内扩张的血管中可见癌栓。

(2) 镜下改变：以滤泡结构为主要组织学特性，

类似正常甲状腺的组织，也可以是无滤泡和胶样物的低分化改变，内有包膜及血管浸润。有的滤泡状腺癌的部分或大部分细胞是嗜酸性细胞，如以嗜酸性细胞为主的，可诊断为嗜酸性细胞腺癌。有时少部分的癌细胞类似透明细胞，为透明细胞癌。

3. 髓样癌　髓样癌(medullary carcinoma)是起源于甲状腺滤泡旁C细胞的恶性肿瘤，占甲状腺恶性肿瘤的3%～8%。癌肿易侵蚀甲状腺内淋巴管，经淋巴结转移，常转移的部位是颈部淋巴结、气管旁软组织、食管旁或纵隔淋巴结，可产生压迫症状及转移性肿块，也可经血行转移至肺、骨骼或肝。甲状腺髓样癌可表达分泌降钙素、5-羟色胺、血管活性肠肽和前列腺素等生物活性物质，从而导致顽固性腹泻、头晕、乏力、心动过速、心前区紧迫感、气急、面部潮红及血压下降等类癌综合征症状。

(1) 肉眼观：肿瘤呈椭圆形，直径数毫米到数厘米不等，实性，切面灰白或淡红，包膜多不完整，但多数髓样癌肉眼观边界清楚，有些可出现浸润性边缘、坏死和出血。

(2) 镜下改变：癌细胞可呈圆形、多边形或梭形，但在同一个癌巢中癌细胞形态一致，无乳头及滤泡结构。细胞核圆形或椭圆形，具有点彩状染色质，核仁不清，可见核分裂象，核/浆比例低。肿瘤间质的特征是含有淀粉样物质，淀粉样物质沉积区出现钙化。肿瘤常常侵犯包膜、淋巴管和静脉。

4. 未分化癌　未分化癌(undifferentiated carcinoma)是一类高度恶性的甲状腺癌，临床上少见，一般占所有甲状腺癌的5%～10%，预后极差。甲状腺未分化癌病情发展迅速，早期即发生局部淋巴结转移，或侵犯喉返神经、气管或食管，并常经血行转移至肺、骨等处。

(1) 肉眼观：肿瘤常常较大，伴有广泛的甲状腺内及甲状腺外浸润，肿瘤广泛浸润甲状腺组织导致实质破坏。肿瘤质地硬而脆，切面呈白色或黄褐色，无包膜，边界不清，肉样，常见大片坏死。

(2) 镜下改变：肿瘤一般由各种类型细胞组成，有20%～30%出现明显上皮特征，50%～60%显示梭形细胞或巨细胞特征。细胞巨大，常呈多形性，有的呈梭形，似纤维肉瘤，或呈带状，似横纹肌肉瘤。所有病例均可见大量核分裂象，常为异常核分裂象。肿瘤有显著的浸润倾向，淋巴管浸润极为常见，血管壁浸润也可发生。

【临床表现】 甲状腺癌的主要临床表现是甲状腺肿块或结节。早期临床表现不明显，多无自觉症状，颈部肿块往往为非对称性硬块。甲状腺结节肿块可逐渐增大，并可侵犯气管而固定，肿块易较早产生压迫症状，如伴有声音嘶哑、呼吸不畅、吞咽困难，或局部压痛等压迫症状，颈静脉受压时，可出现患侧静脉怒张与面部水肿等体征。不同病理类型的甲状腺癌有其各自的特点。

1. 乳头状癌　甲状腺乳头状癌发病率可出现双峰，20岁或30岁前后为第1个高峰，晚年可再次出现高峰。女性与男性之比约为3∶1。其临床表现为逐渐肿大的颈部肿块，肿块为无痛性，可能是被患者或医师无意中发现或在B超等检查时发现。由于患者无明显的不适、肿瘤生长缓慢，故就诊时间通常较晚，且易误诊为良性病变。在病变的晚期，可出现不同程度的声音嘶哑、发音困难、吞咽困难和呼吸困难等。颈部体检时，特征性的表现是甲状腺内非对称性的肿物，质地较硬，边缘多较模糊，肿物表面凹凸不平。若肿块仍局限在甲状腺的腺体内，则肿块可随吞咽活动，若肿瘤侵犯了气管或周围组织，则肿块较为固定。甲状腺乳头状癌发生淋巴结转移时，多局限于甲状腺区域或通过淋巴道转移至颈部或上纵隔，以锁骨上、颈静脉旁和气管旁的淋巴结多见。少部分病例通过血行途径转移，主要为肺部转移，可在肺部形成几个肿瘤结节或使整个肺部呈现雪花状。乳头状癌肺部转移对肺功能影响少，患者可带瘤维持相对正常的肺功能10～30年。

2. 滤泡癌　甲状腺滤泡癌可发生于任何年龄，但中老年人较多，发病的高峰年龄为40～60岁。女性约3倍于男性。大部分患者的首发表现为甲状腺的肿物，肿物生长缓慢。体检时，肿物的质地中等，边界不清，表面不光滑。早期甲状腺的活动度较好，肿瘤侵犯甲状腺邻近的组织后则固定。可出现不同程度的压迫症状，表现为声音嘶哑、发音困难、吞咽困难和呼吸困难等。局部淋巴结转移较少见，多侵犯血管，可以发生局部侵犯和经血道远处转移。远处转移以肺部和骨骼转移为多，其他如脑、肝、膀胱和皮肤等也可累及。甲状腺滤泡状癌的转移灶常保留摄碘的功能，有些转移灶可分泌甲状腺激素，甚至可过度分泌甲状腺激素，因为少数患者可有甲亢的表现。

3. 髓样癌　甲状腺髓样癌分为4型：① 散发型：占70%～80%，非遗传型，家族中无类似疾病患者，也不会遗传给后代。一般以单侧发病多见，无伴发其他内分泌腺病变。高发年龄为40～60岁，男女发病的比例约为2∶3。② 家族型：有家族遗传倾向，但不伴有其他内分泌腺受累的患者。在所有类型中恶性度最低，高发年龄为40～50岁。③ MEN2A型：MEN即多发性内分泌瘤病（multiple endocrine neoplasia，MEN），其中与甲状腺髓样癌有关的是MEN2A和MEN2B。MEN2A也称Sipple综合征，包括双侧甲状腺髓样癌或C细胞增生、嗜铬细胞瘤和甲状旁腺功能亢进。本病为常染色体显性遗传，故男女发病率相似，高发年龄为30～40岁。④ MEN2B型：包括双侧甲状腺髓样癌、嗜铬细胞瘤（常双侧发病，且为恶性）、黏液状神经瘤，但很少累及甲状旁腺。本病亦为常染色体显性遗传，男女发病率相似，高发年龄为30～40岁。大部分患者主要表现是甲状腺的无痛性硬实结节，局部淋巴结肿大。因肿瘤分泌降钙素、血管活性肠肽、前列腺素等，可出现腹泻、腹痛及面部潮红等相关临床症状。病变晚期可出现不同程度的压迫症状，如声音嘶哑、发音困难、吞咽困难和呼吸困难等症状。甲状腺髓样癌的早期即侵犯甲状腺的淋巴管，并很快向腺体外的其他部位以及颈部淋巴结转移，也可通过血道发生远处转移，转移至肺、肝、骨和肾上腺髓质等。

4. *未分化癌*　甲状腺未分化癌多见于老年患者，发病年龄多超过65岁，年轻人则较少见。男女患者比例为2∶1。绝大部分患者表现为进行性颈部肿块，也可表现为突然发生颈部肿物，而发病前并无甲状腺肿大，肿块硬实、表面凹凸不平、边界不清、活动度差，且迅速增大，侵犯周围的组织器官，如气管、食管、颈部的神经和血管等，甚至在气管与食管间隙形成肿块，导致呼吸和吞咽障碍。据统计，首诊时已有颈部淋巴结转移的患者为90%，气管受侵犯的患者为25%，通过血道已发生肺转移的患者为50%。

【实验室和辅助检查】

1. *甲状腺球蛋白(TG)*　因甲状腺癌而全切除甲状腺，或虽有甲状腺残存，但^{131}I治疗后甲状腺不再存在，应不再有TG，若经放射性免疫测定发现TG持续升高（>10 μg/L），则表明体内可能有甲状腺癌的复发或转移。此时，TG可作为较具有特异性的肿瘤标志物，用作术后的动态监测，了解体内是否有甲状腺癌复发或转移。

2. *血清降钙素*　正常人血清和甲状腺组织中降钙素含量甚微，放射性免疫测定降钙素的水平为0.1～0.2 ng/ml。甲状腺髓样癌患者血清降钙素水平明显高于正常，大多数大于50 ng/ml。手术切除甲状腺髓样癌和转移的淋巴结后，如血清降钙素恢复正常，说明肿瘤切除彻底；如血清降钙素仍高，表示仍有肿瘤残留或已发生转移。

3. *癌胚抗原*（carcino-embryonic antigen，CEA）80%～90%的甲状腺髓样癌CEA表达阳性，但其特异性不高，一些胃肠道肿瘤患者CEA也可升高。CEA可用于监测髓样癌手术治疗后的效果和是否复发。

4. *超声检查*　超声检查无创、简便、安全、经济，是甲状腺结节首选的检查。超声检查对软组织分辨力较高，可分辨囊实性肿物，正确率达80%～90%。甲状腺癌结节的包膜不完整或无包膜，可呈蟹足样改变。乳头状癌内部回声减低、不均质，可有砂粒样钙化，较少出现囊肿的图像。淋巴结转移时，可发现肿大的淋巴结，淋巴结的纵径：横径<2，淋巴结中心部的髓质强回声消失，血流信号分布紊乱。肿瘤侵犯甲状腺包膜或颈内静脉时，表现为甲状腺包膜或颈内静脉回声中断。

5. *CT扫描*　CT上甲状腺癌表现为甲状腺内的边界较模糊、不匀质的低密度区，有时可以看到钙化点。CT除可观察肿瘤的范围、数目外，还能观察邻近器官如气管、食管和颈部血管等受侵犯的情况，以及气管旁、颈部静脉周围、上纵隔有无肿大的淋巴结。

6. *核素显像*　可以显示甲状腺位置、形态和大小，以及甲状腺内放射性分布情况，并可显示甲状腺肿瘤。正常甲状腺的成像一般呈均匀分布。核素显像为冷结节，结节部位无聚集显像剂的功能，图像表现为结节部位的放射性分布缺损，常见于甲状腺癌。但甲状腺囊肿、甲状腺瘤等良性病变亦可显示为冷结节。

【诊断】　患者出现甲状腺肿块或结节，应考虑甲状腺癌可能，如果出现周围组织侵犯体征和区域淋巴结肿大则甲状腺癌可能性大。患者早年的放射暴露史、家族史对诊断有帮助，一些特殊的临床表现如腹泻、腹痛及面部潮红等症状提示甲状腺髓样癌可能。结合患者实验室检查及超声检查、核素显像等辅助检查，基本可诊断。诊断困难的可行细针穿刺活检，对甲状腺乳头状癌和髓样癌的诊断尤为敏感，但对滤泡癌的诊断效果则欠佳。

【鉴别诊断】　诊断甲状腺结节的关键是鉴别结节的性质，诊断甲状腺癌前，应与以下疾病进行鉴别。

1. *结节性甲状腺肿*　一般有缺碘的基础，中年妇女多见，病史较长，病变常累及双侧甲状腺，呈多发结节，结节大小不一，平滑，质软，部分结节发生囊性变，无颈部淋巴结肿大。

2. 桥本病　多发生在40岁以上妇女，双侧甲状腺慢性、进行性肿大，橡皮样硬度，表面有结节，一般与周围组织不粘连或固定，颈淋巴结无肿大，有时难与甲状腺癌鉴别，需穿细针刺活检以鉴别。

3. Riedel病　常发生于50岁左右的妇女，病史长，平均2～3年。甲状腺普遍性增大，质硬如木样，但保持甲状腺原来的外形，常与周围组织固定并出现压迫症状，表现为呼吸紧迫、困难和声嘶等，难与甲状腺癌鉴别，需穿细针刺活检以鉴别。

【临床分期】 影响甲状腺癌分期的有关因素首先是病理类型，肿瘤的大小和淋巴结受侵犯程度也与分期有关，年龄则对分化型甲状腺癌的分期有重要影响。如肿瘤为多中心时，以最大的肿瘤为标准进行分期。目前国际和国内最通用的是TNM分期，国际抗癌联盟(Union International Control Cancer，UICC)和美国癌症协会(American Joint Committee on Cancer，AJCC)第6次修订的TNM分期标准如下(表12-1和表12-2)。

表12-1　甲状腺癌TNM分类(UICC/AJCC第6版)

T	原发肿瘤
T_x	原发肿瘤不能确定
T_0	无原发肿瘤
T_1	肿瘤局限在甲状腺，最大径≤2 cm
T_2	肿瘤局限在甲状腺，最大径≥2 cm但≤4 cm
T_3	肿瘤局限在甲状腺，最大径≥4 cm，或伴有微小甲状腺外浸润
T_{4a}	肿瘤扩散于甲状腺包膜外并侵犯以下部位：皮下软组织、喉、气管、食管、喉返神经
T_{4b}	肿瘤侵犯椎前筋膜、纵隔血管或累及颈动脉
N	区域淋巴结转移
N_x	区域淋巴结转移不能确定
N_0	无区域淋巴结转移
N_1	有区域淋巴结转移
N_{1a}	有区域淋巴结转移：在水平Ⅳ区转移(气管前、气管旁和喉前)
N_{1b}	有区域淋巴结转移：单侧或双侧颈部或纵隔上下淋巴结转移
M	远处转移
M_x	远处转移不能确定
M_0	无远处转移
M_1	有远处转移

表12-2　甲状腺癌的临床分期(UICC/AJCC第6版)

分期	乳头状癌及滤泡癌		髓样癌	未分化癌
	<45岁	≥45岁		
Ⅰ	$T_{0\sim4}N_{0\sim1}M_0$	$T_1N_0M_0$	$T_1N_0M_0$	
Ⅱ	$T_{0\sim4}N_{0\sim1}M_1$	$T_2N_0M_0$	$T_2N_0M_0$	
Ⅲ	无	$T_3N_0M_0$	$T_3N_0M_0$	
		$T_{1\sim3}N_{1a}M_0$	$T_{1\sim3}N_{1a}M_0$	均属于Ⅳ期
ⅣA	无	$T_{1\sim3}N_{1b}M_0$	$T_{1\sim3}N_{1b}M_0$	
		$T_{4a}N_{0\sim1}M_0$	$T_{4a}N_{0\sim1}M_0$	
ⅣB	无	$T_{4b}N_{0\sim1}M_0$	$T_{4b}N_{0\sim1}M_0$	
ⅣC	无	$T_{1\sim4}N_{0\sim1}M_1$	$T_{1\sim4}N_{0\sim1}M_1$	

【治疗】

1. *手术治疗*　手术治疗是甲状腺癌的主要治疗方法，具体手术方式应根据患者甲状腺癌病理类型、年龄、临床分期、有无并存病等方面综合考虑。

(1) 分化型甲状腺癌：分化型甲状腺癌包括乳头状癌、滤泡癌和乳头-滤泡混合癌，是甲状腺癌中最常见的，占甲状腺癌的81%～87%。42.4%～92.0%的分化型甲状腺癌为多灶性，而甲状腺癌切除不完全是影响预后的主要原因，小于一侧甲状腺叶切除术的术式的癌残留率可高达24.0%～71.4%，且远处转移率高，长期生存率低。国外观点认为：确诊为分化型甲状腺癌的患者应行甲状腺全切除术或近全切除术及同侧颈中央区淋巴结清扫术。理由为：① 癌常为多灶性。② 手术易行，并发症少。③ 无论何种术式，术后均需终身服用左甲状腺素片。④ 便于复发或转移后行^{131}I治疗。对于有丰富经验的手术医师来说，其实施甲状腺全切除术或近全切除术的并发症发生率，特别是永久性甲状旁腺功能低下和喉返神经损伤的发生率与甲状腺其他手术相近。国内的观点为：对于一侧甲状腺分化型甲状腺癌的患者应行患侧甲状腺及峡部全切加对侧甲状腺次全切除术；有颈部淋巴结肿大或转移者应行患侧改良式颈部淋巴结清扫术；双侧甲状腺分化型甲状腺癌则应行甲状腺全切除术。

国外有人推荐按死亡与复发的危险性将患者分为极低危险性、低度至中度危险性和高危险性3类，各种类型的分化型甲状腺癌患者的治疗方法不同。① 极低危险性：患者肿瘤为孤立性，瘤体直径<1～1.5 cm，无侵犯，无转移。此类患者只需行一侧甲状腺叶切除加或不加峡部切除，术后常规服用左甲状腺素片控制TSH值在0.5～2 mU/L，而不需要行^{131}I治疗。② 高危险性：患者肿瘤侵犯甲状腺外组织、血

管侵犯、远处转移和某些未发生侵犯或转移的分期高的老年人。此类患者，无论年龄大小，均应采用甲状腺全切除或近全切除术，术后行^{131}I 治疗，并常规服用左甲状腺素片，控制 TSH 值<0.01 mU/L。③ 低度至中度危险性：包括除极低危险性和高危险性以外的所有分化型甲状腺癌患者。年龄≥40 岁的患者，应行甲状腺全切除术或近全切除术，术后行^{131}I 治疗，并常规服用左甲状腺素片，控制 TSH 值在 0.1～0.5 mU/L；年龄<40 岁的患者，肿瘤较小(<3 cm)，无淋巴结转移，可行甲状腺全切除术或次全切除术，术后无需^{131}I 治疗，常规服用左旋甲状腺素片，控制 TSH 值在 0.1～0.5 mU/L；年龄<40 岁的患者，肿瘤较大(>3 cm)，多灶性肿瘤，有颈部淋巴结转移，应行甲状腺全切除术或近全切除术，术后可考虑行^{131}I 治疗，并常规服用左旋甲状腺素片，控制 TSH 值在 0.1～0.5 mU/L。

颈部淋巴结转移的处理：大多数甲状腺乳头状癌患者在就诊时已有隐匿性淋巴结转移。目前的观点认为，对于原发病灶应尽量做到广泛切除，而对于淋巴结则偏保守，仅对临床出现能扪及和(或)影像学检查的明显淋巴结转移者才予以手术清扫。对于明显淋巴结转移者行清扫术可控制局部病变，并增加术后^{131}I 治疗的效果。

(2) 甲状腺髓样癌：甲状腺髓样癌在相对早期时，手术是唯一可能达到治愈的方法。对于双侧甲状腺癌、家族性髓样癌的患者应行甲状腺全切除术，对于散发性单侧甲状腺髓样癌应至少行患侧腺叶切除加峡部切除术，最好行甲状腺全切除术。对于单侧颈部淋巴结者，应行患者颈部淋巴结清扫术，双侧颈部淋巴结转移者，应行双侧颈部淋巴结清扫术。术后对于降钙素高而无明确病灶的髓样癌患者，宜观察保守治疗。

(3) 甲状腺未分化癌：甲状腺未分化癌多发生于老年人，进展快，就诊时肿瘤常常已经很大，广泛侵犯喉、气管、食管、喉返神经、颈前肌群等周围组织器官并常有颈部淋巴结转移或远处转移，预后极差。一般不主张手术治疗，手术仅适用于气管严重受侵犯而出现呼吸道阻塞的患者，目的在于解除阻塞症状。

2. *放射治疗*

(1) ^{131}I 内放射治疗：甲状腺乳头状癌和滤泡状癌具有良好的摄碘能力。手术后采用^{131}I 治疗的目的在于销毁残留的少量甲状腺组织，治疗残存的甲状腺癌组织，治疗局部复发或远处转移的病灶。在发现局部复发，或发生颈部淋巴结转移时，应首选再次手术治疗。对已无手术条件，或伴肝、肺、骨、脑等远处转移者，以及不能手术的原发病灶，只要局部能摄碘均可采用^{131}I 治疗。通常先用 30～75 mCi 的^{131}I 治疗，然后再用较大剂量的核素治疗，剂量依临床表现而定，常用量为 150～250 mCi，最大剂量为 800～1 000 mCi，但副作用极大。^{131}I 治疗对复发、残留及转移灶的疗效明显，尤其是对约 70%的甲状腺滤泡状癌有效。特别是能延长伴有骨、肺转移者的生存期，对儿童、青年患者的疗效更好。未分化癌和髓样癌摄碘能力极低或无，故不采用^{131}I 治疗。^{131}I 治疗的主要副作用为急性唾液腺炎、颈部水肿、骨髓抑制、放射性肺炎等。

(2) 外放射治疗：用于原发灶或转移灶不摄碘的甲状腺癌，主要是未分化癌和髓样癌。对于分化型甲状腺癌最合理的应用指征是肿瘤局限，而且已经失去聚碘能力，或者已不能切除，局部广泛浸润，或者有疼痛的骨转移灶的患者。照射剂量应视具体情况而定，常用剂量为 50～60 Gy，治疗 5～6 周，大多可以收到一定的疗效，有助于减低肿瘤复发和转移率。

3. *甲状腺素治疗*　甲状腺素可抑制垂体前叶 TSH 的分泌，可阻断 TSH 对 TRH 的反应，从而对甲状腺组织的增生及癌组织的生长起到抑制作用。分化型甲状腺癌术后正确应用甲状腺素可使多数患者获得良好的疗效，局部复发率及远处转移率明显下降，30 年生存率也明显提高。

4. *化疗*　对于甲状腺癌，化疗主要作为综合治疗的一部分，用于治疗未分化癌，某些进展迅速或远处转移的髓样癌，以及^{131}I 治疗无效的分化型甲状腺癌。常用的化疗药物是阿霉素、顺铂、紫杉醇等。化疗能否有效控制远处转移、延长生存期尚无明确结论，但作为综合治疗的一个组成部分，对于某些患者还是可供选择的治疗方案。

(彭　林)

第 7 节　原发性甲状旁腺功能亢进

原发性甲状旁腺功能亢进(primary hyperparathyroidism，PHPT)是甲状旁腺本身病变(肿瘤或增生)引起的甲状旁腺素(parathyroid hormone，PTH)合成与分泌过多，通过其对骨和肾的作用，导致高钙血症和低磷血症，而高钙血症又不能正常地反馈抑制PTH分泌的内分泌疾病。PHPT在西方国家较为常见,其发病率在普通人群为0.1%~0.5%,而在亚洲地区较为少见。女性多于男性,为2∶1～4∶1。本病可发生于任何年龄,但以30~60岁者居多,50岁以后的发病率显著增高。女性更年期后的发病率更高,为男性的2~4倍。颈部有放射治疗史者,其发病率可增至4%~11%。

【病因及病理】 引起PHPT的原因包括甲状旁腺腺瘤、甲状旁腺增生和甲状旁腺癌。甲状旁腺肿瘤的产生可能与基因突变有关,颈部放射线照射可能增加甲状旁腺肿瘤的发生机会。

1. *甲状旁腺腺瘤* 是引起PHPT的最主要原因,占85%~90%。腺瘤绝大多数为单发,少数可多发。60%~80%发生于下甲状旁腺,20%~30%发生于上甲状旁腺,8%~10%发生于异位甲状旁腺。肿瘤呈卵圆形,直径大多为2~3 cm,有完整包膜,表面光滑,切面多呈均质性,红棕色或棕色。肿瘤较大时,可见囊性变出血、坏死、纤维化或钙化。有时肿瘤也可嵌入甲状腺组织内。甲状旁腺腺瘤可为主细胞、透明细胞或嗜酸细胞腺瘤,以主细胞腺瘤为常见,其次为主细胞、嗜酸细胞混合腺瘤。

2. *甲状旁腺增生* 约占PHPT患者的10%。增生往往表现为4个腺体均有均匀或不均匀的增大,通常下甲状旁腺增生较大。增生的腺体呈红色或黄棕色,表面光滑,也可呈结节状。原发性甲状旁腺增生有主细胞增生和透明细胞增生,以主细胞增生为常见。

3. *甲状旁腺癌* 占PHPT的1%~4%。发病年龄多在40~50岁,男性稍多于女性,常伴有严重的甲状旁腺功能亢进表现。甲状旁腺癌质地硬,形状多不规则,与周围组织粘连紧密,包膜较厚,切面多呈棕黄色或灰红色。甲状旁腺癌可侵犯同侧甲状腺、喉返神经、气管、食管及颈前肌群,有1/6~1/3的患者有淋巴结转移,1/4的患者可发生骨、肺、肝等远处转移。

【临床表现】 临床上根据PHPT患者主要的临床症状可分为3个类型。Ⅰ型:骨型,以骨病为主。Ⅱ型:肾型,以尿路结石为主。Ⅲ型:混合型,兼有上述两型的特点。也有患者无典型的临床表现,仅有血钙和血清甲状旁腺素升高的表现。PHPT临床表现与甲状旁腺素的分泌增加、血钙升高所引起的一系列病理生理改变有关,主要有以下方面的表现。

1. *骨骼系统病变* 患者常主诉骨痛、关节痛、腰背痛,还可有脊柱变形、身高缩短、病理性骨折等表现。骨膜下骨质吸收、囊性纤维性骨炎是本病的特征,囊样改变的骨骼常呈局限性膨隆并有压痛,好发于颌骨、肋骨、锁骨外1/3端及长骨。

2. *泌尿系统病变* 80%~90%的PHPT患者有不同程度的肾功能异常。长期高钙血症可影响肾小管的浓缩功能,同时,尿钙和磷排量增多,因此,患者常有烦渴、多饮和多尿。可反复发生肾脏或输尿管结石,表现为肾绞痛或输尿管痉挛的症状,血尿或砂石尿等,5%~10%的患者有肾钙盐沉积症。结石反复发生或大结石形成可引起尿路梗阻和感染。28%~70%的患者可发生高血压,与肾脏损害有关。

3. *其他系统病变* PHPT所致的血钙升高可影响多个系统。中枢神经系统有淡漠、烦躁、焦虑、性格改变、反应迟钝、记忆力减退、失眠、情绪不稳定甚至昏迷。高血钙可导致神经肌肉接头兴奋性降低,引起肌肉软弱无力、易疲劳。胃肠道平滑肌张力降低,蠕动缓慢,引起食欲不振、腹胀、便秘、恶心呕吐、泛酸、上腹痛。高血钙可刺激胃泌素分泌,使胃酸增多,导致消化性溃疡。5%~10%的PHPT患者有急性或慢性胰腺炎。25%~35%的PHPT患者合并有胆石症,可能与胆汁内含钙高、易于形成胆红素钙性结石有关。高血钙还可引起心血管症状,如心悸、气促、心律失常、心力衰竭以及眼部病变等。

4. *局部病变* 甲状旁腺腺瘤或甲状旁腺癌初期均很小,不会引起局部症状,仅少数病例可出现局部症状,如肿瘤发生包膜内出血时,局部有刺激、疼痛感。甲状旁腺癌发生颈部淋巴结转移者,可扪及颈部淋巴结肿大,如有侵犯喉返神经者可出现声音嘶哑。

【实验室和辅助检查】

1. *血钙测定* 血中总钙的正常值为2.25~2.75 mmol/L(9~11 mg/dl),几乎所有甲状旁腺功能亢进患者均有血钙增高。部分PHPT患者血钙是呈间歇性增高的,应反复多次测定,有人提出血钙测定应重复3次以上。PHPT若伴有维生素D缺乏、软骨病、肾功能不全、胰腺炎以及罕见的甲状旁腺腺瘤坏死出血时,可无高钙血症。血钙分为离子钙与蛋白结合钙,血清白蛋白的含量可影响患者血钙的测定,低蛋白血症时血钙值偏低,应予以校正,白蛋白以4 g/dl为基准,每增减1 g/dl,血中总钙应相应减增0.2 mmol/L(0.8mg/dl)。

2. *甲状旁腺素(PTH)测定* PTH测定是诊断甲状旁腺功能亢进最可靠、最直接的依据。甲状旁腺腺瘤和甲状旁腺癌患者血清PTH是正常人的数倍,甚至10倍以上。PHPT时血中的PTH与血钙值平行升高,而继发性甲状旁腺功能亢进时血中的PTH

与血钙呈负相关。

3. *血磷测定* 血钙高而同时伴有血磷低者，应怀疑PHPT可能。国外约有半数PHPT患者出现血磷低，我国约有79.06%的甲状旁腺功能亢进患者血磷<0.97 mmol/L，特别是当血磷<0.81 mmol/L时，应考虑甲状旁腺功能亢进。

4. *血氯测定* 约40%甲状旁腺功能亢进患者有血氯升高及高氯型碱中毒，其他原因导致的高血钙不会发生血氯增高。改良法计算血氯/血磷比值：血氯/血磷=(血氯－84)×(血清蛋白－15)/血磷，血氯、血磷按mmol/dl计算，血清蛋白按g/L计算，血氯/血磷比值>500则表示甲状旁腺功能亢进。

5. *X线片表现* 随病期长短及病情轻重有很大差异，可由轻度脱钙至骨质完全消失，骨纤维组织增加。以下X线征象是具有诊断意义的特征：① 长骨骨膜下吸收，以指(趾)端丛簇状骨吸收及桡侧面骨膜下骨吸收最具特征性，次之为锁骨远端呈网状脱钙或条纹状骨吸收。② 牙槽骨板骨吸收，但特异性较差，也可由牙周病引起。③ 颅骨骨吸收呈毛玻璃样或“黑白斑点相混”的虫蚀样图像，若内外骨板边缘模糊则更具诊断价值。④ 纤维性骨炎及囊性变，骨质呈毛玻璃状，骨皮质下出现小囊肿，较大的囊肿可使骨皮质膨胀呈球形或卵圆形，类似破骨细胞瘤样结构，此种骨损害常侵犯下颌骨。⑤ 脊椎椎体变扁或呈鱼骨状，椎间隙增宽。⑥ 明显的骨脱钙、软化及纤维增生，可引起畸形及病理性骨折。除了骨骼改变以外，X线片下肾结石有20%～40%，多为双侧性。肾实质内钙盐沉着约占10%，多为弥漫性。

6. *甲状旁腺的影像学定位* 超声检查定位诊断甲状旁腺腺瘤的阳性率为76.4%～88.9%，但不易发现直径小于1 cm及异位甲状旁腺的腺瘤。CT定位诊断甲状旁腺腺瘤的阳性率为63.3%～92.8%，可检查出直径大于1 cm的纵隔腺瘤及恶性肿瘤引起的异位PHPT综合征。放射性核素^{99m}Tc扫描定位甲状旁腺腺瘤的阳性率为81.6%～100%。

【诊断和鉴别诊断】 本病起病缓慢，早期往往无症状或仅有非特异的症状，如神情萎靡、无力、食欲不振、恶心、体重减轻、四肢麻木等，大多于血钙测定时始被发现。随病情发展，由于过多的PTH使骨、肾和肠的钙吸收增加，转运入血液循环，才会出现骨骼、肾和其他各个系统的表现，如患者出现骨痛、病理性骨折、发现有泌尿系结石，应考虑本病的可能。血钙升高和PTH升高是PHPT的定性诊断指标。

患者可出现反应迟钝、近期记忆力减退、性格改变、易激动、猜疑、抑郁、嗅觉失灵、听觉障碍、触觉异常、震颤、嗜睡，易误诊为老年性精神病。下颌骨因骨吸收可有齿槽骨疏松及下颌骨痛，也是本病常见的早期病征，易误诊为牙科疾病。颌骨“棕色瘤”(由破骨细胞、成骨细胞及纤维组织形成，并常有陈旧性出血而呈棕黄色)能引起面部畸形，可误诊为骨囊肿或牙龈瘤。软骨下骨折可导致侵蚀性损伤而引起关节痛，以及指关节的广泛性疼痛，易误诊为类风湿关节炎。恶性肿瘤导致高钙血症很常见，其中较多见的肿瘤为乳腺癌、淋巴瘤、白血病、骨髓瘤、肺癌、肾癌等，但除分泌PTH或PTH样肽外，这些患者的血清PTH降低或不可测得。

【治疗】 手术治疗是唯一能够治愈PHPT的方法，对于有症状的PHPT实施手术已达成共识，除非患者有极度衰弱不能耐受手术或有其他危及生命的疾病而不能接受手术。无症状或仅有轻度高血钙者应严密随访。PHPT的手术指征为：① 血清钙>2.75 mmol/L(11 mg/dl)。② X线检查有代谢性骨病。③ 有代谢活跃的肾结石者，或出现肾功能减退者。④ 有一种或多种并发症，如严重精神病、难治性消化性溃疡、胰腺炎及严重高血压。

术前应行影像学检查以定位甲状旁腺腺瘤，采用B超及核素扫描相结合的方法，一般可以确定甲状旁腺腺瘤的位置。术前血钙明显升高者，应将血钙降至正常范围内，因高血钙症可致室性心律失常，血钙>3.75 mmol/L时可出现致死性心律失常。术前明确定位的腺瘤可直接切除，但应行术中冰冻切片予以证实。若无明确定位者探查时，必须详细寻找4枚腺体，以免手术失败。如属腺瘤，应予以切除，但需保留一枚正常腺体。如属增生，则应切除3枚，第4枚腺体切除50%左右。也可将全部增生的甲状旁腺切下，将其中一个做小薄片行自体移植。

成功的甲状旁腺切除术后患者通常于术后16～24 h出现低血钙症，表现为口唇、手指或前臂发麻，重者可出现抽搐。一般给予口服钙剂10～15 g/日。低血钙严重者要每日静脉滴注葡萄糖酸钙，直到口服钙剂可以维持血钙水平。约2/3的患者在术后2个月内血钙可以恢复到正常，因低血钙可刺激有足够残留的萎缩的甲状旁腺逐渐增加分泌，从而从根本上解决低血钙问题。有明显骨质疏松者，由于骨质脱钙修复需要的时间较长，故应持续口服补充钙剂半年左右。

术后症状无缓解，血钙于1周后仍未能纠正，提示手术失败。导致手术失败常见原因有：① 腺瘤为多发性，探查中遗漏了能自主分泌PTH的腺瘤，被遗漏的腺瘤可能在甲状腺、食管旁、颈动脉附近甚至纵隔。② 甲状旁腺有5枚以上，腺体切除相对不足。③ 甲状旁腺腺癌复发或已有远处转移。④ 非甲状旁腺来源的异位 PTH 综合征。如患者血钙＞2.75 mmol/L(11 mg/dl)或有高血钙的并发症，如尿路结石和骨质疏松，则需再次手术治疗。再次手术前应尽可能行病灶定位，一般来说，只要术前定位准确，手术成功应无问题。再次手术往往瘢痕粘连多，解剖层次不清，容易误伤喉返神经，也可能损伤萎缩的甲状旁腺血供或切除萎缩的甲状旁腺，术后会发生难以控制的低钙血症。因此再次手术时，切除的所有甲状旁腺组织必须予以冷藏保存，以备必要时可行自体移植。

对 PHPT 迄今尚无满意的内科治疗方法，内科保守治疗仅适用于暂不宜手术、拒绝手术及术后血钙依然增高者。下述药物可能有助于降低血钙和(或)血中 PTH 的水平。① 磷酸盐：口服磷酸盐可提高血磷的水平，有助于骨矿盐的沉积，降低血钙，减少尿钙排泄，阻抑肾结石的发展，降低 1,25－$(OH)_2D_3$ 的浓度。最初2～3日宜给相当于2 g元素磷的磷酸盐，分次口服，继后减至1.0～1.5 g/日，疗程1年以上。常用 Na_2HPO_4/NaH_2PO_4(3.66∶1)的溶液口服，10 ml，3次/日。② 西咪替丁：可能有阻抑 PTH 合成和(或)分泌的作用，但停药后可反跳，用量为0.6～0.8 g/日，分次口服。③ 普萘洛尔：可能有抑制 PTH 分泌的作用，但甲状旁腺细胞肾上腺素能β受体对它的反应不一，故疗效并不确切。

(吴泽宇　彭　林)

第8节　颈部肿块

颈部肿块可以是颈部原发性肿块，也可以是全身疾病的颈部局部表现。在颈部肿块疾病中，恶性肿瘤、甲状腺疾病以及炎症、先天性疾病和良性肿瘤各占颈部肿块的1/3。由此可见，恶性肿瘤在颈部肿块中占有相当的比例，因此，颈部肿块的鉴别诊断具有重要的意义。

【病因】

1. *肿瘤*

(1) 原发性肿瘤：良性肿瘤包括甲状腺良性肿瘤(腺瘤、结节性甲状腺肿、慢性淋巴细胞性甲状腺炎等)、舌下囊肿、颈部血管瘤等。恶性肿瘤包括甲状腺癌、恶性淋巴瘤、涎腺癌等。

(2) 转移性肿瘤：全身各处的恶性肿瘤都有可能发生转移，表现为孤立性或多发性颈部肿块。

2. *炎症*　临床上最常见的颈部炎性肿块有急慢性淋巴结炎、淋巴结结核、涎腺炎、颈部软组织的化脓性感染等。

3. *先天性畸形*　包括甲状舌管囊肿或瘘、胸腺咽管囊肿或瘘、囊状淋巴管瘤等。

【临床表现】

1. *淋巴结炎*　颈部慢性淋巴结炎常为头、面、颈部炎症的继发疾病，通常称为反应性淋巴结炎。急性发作时可有疼痛不适，严重时可有发热症状，甚至发生淋巴结化脓性炎。慢性淋巴结炎通常表现为颈部单一或多个淋巴结肿大，可伴有颈部酸胀不适感，通常无剧烈疼痛、发热等表现。淋巴结炎通常需要和恶性肿瘤的颈部淋巴转移相鉴别，必要时可行颈部淋巴结穿刺活检病理检查或切除病理检查。

2. *转移性肿瘤*　转移性肿瘤占所有颈部恶性肿瘤的3/4，原发灶绝大部分为头颈部恶性肿瘤(85%)，较常见的是鼻咽癌和甲状腺癌。锁骨上窝转移性淋巴结的原发灶多发生于胸腹部，尤其左侧锁骨上淋巴结肿大，要考虑到胃肠道或胰腺肿瘤癌转移的可能性。

3. *恶性淋巴瘤*　包括霍奇金病和非霍奇金病，是淋巴组织的原发性恶性肿瘤，多见于青年男性，肿大的淋巴结可发生于单侧颈部，也可发生于双侧颈部，肿块生长迅速，相互融合成团，淋巴结病理检查可以确立诊断。

4. *甲状舌管囊肿*　甲状舌管囊肿是一种与甲状腺发育有关的先天性畸形。胚胎时期，甲状腺是由口底向颈部延伸的甲状舌管下端发育而成的。甲状舌管通常在胚胎6周左右自行闭合，若甲状舌管退化不全，形成先天性囊肿，即为甲状舌管囊肿。若囊肿发生感染、溃破，则形成甲状舌管瘘。本病多见于15岁以下儿童，男性为女性的2倍。临床上表现为舌骨下方颈正中线位置的囊性肿块，边界清楚、表面光滑、随伸缩舌动作而上下移动，部分甲状舌管囊肿可随吞咽上下移动。手术治疗为首选治疗方法，为彻底切除囊壁或窦道以减少术后复发，往往需要切除部分舌骨。

5. *腮腺混合瘤*　是一种含有腮腺组织、黏液和软骨样组织的腮腺肿瘤，又称“混合瘤”。外层是一层很薄的包膜，是由腮腺组织受压后变形形成，并非瘤体的真包膜。本病有潜在恶性的生物学行为，因此临床上将其视为交界性瘤。本病多见于青壮年，肿瘤位于耳垂下方，较大时可延伸至颈部。早期手术切除是主要治疗方法，以防止癌变发生；手术的关键是将肿瘤连同包膜和肿瘤周围的腮腺组织一并切除，否则易复发，复发者易癌变。

（刘黎明）

参考文献

[1] 王刚，张晓春，潘柏年，等. 原发性甲状旁腺机能亢进合并尿路结石的诊断与治疗[J]. 中华医学杂志，2005，85(9)：618－620.

[2] 王深明，李晓曦，常光其，等. 原发性甲状旁腺功能亢进症的外科治疗[J]. 中华外科杂志，2004，42(9)：532－535.

[3] 中国抗癌协会头颈肿瘤专业委员会. 分化型甲状腺癌诊治指南[J]. 中国实用外科杂志，2011，31(10)：908－914.

[4] 邓志刚，王志明，吕新生，等. 结节性甲状腺肿的外科治疗[J]. 中国普通外科杂志，2004，3：343－345.

[5] 白耀. 甲状腺病学——基础与临床[M]. 北京：科学技术文献出版社，2004：308－317.

[6] David C. Sabiston, Jr. Sabiston Textbook of Surgery[M]. 15th ed(影印版). 北京：科学出版社，1999：599－664.

[7] Kebebew E, Greenspan FS, Clark OH, et al. Anaplastic thyroid carcinoma. Treatment outcome and prognostic factors [J]. Cancer，2005，103：1330－1335.

[8] Mirallie E, Rigaud J, Mathonnet M, et al. Management and prognosis of metastases to the thyroid gland[J]. Am Coll Surg, 2005，200(2)：203－207.

[9] Pearce EV, Farwell AP, Braverman LE. Thyroiditis[J]. N Engl J Med，2003，348：2646－2655.

[10] Punthakee X, Palme CE, Franklin JH, et al. Fine-needle aspiration biopsy findings suspicious for papillary thyroid carcinoma: a review of cytopathological criteria [J]. Laryngoscope, 2005，115(3)：433－436.

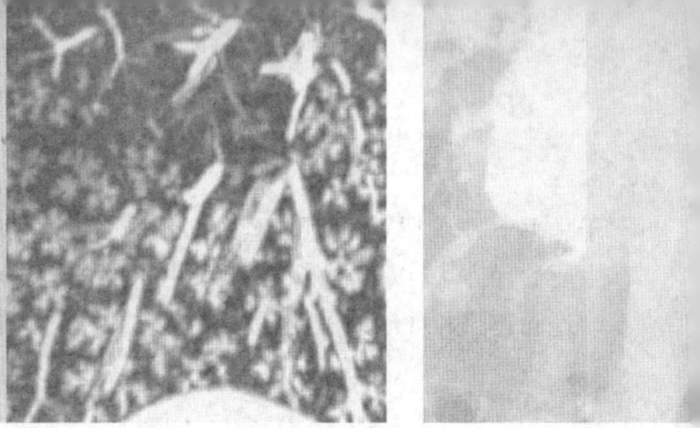

第13章

乳房疾病

第1节　乳房解剖生理

乳房的发育形成，特别是女性乳房是独具特点的，受许多因素的影响：胚胎发育的过程、内分泌平衡、脂肪的代谢、分布、皮肤质量、长时间重力效应。从女性乳房的发育形成和发展的全过程看，可以分为如下几个阶段：胚胎期、幼儿期、青春期、月经期、妊娠期、哺乳期、成年期和老年期。在各个阶段中，乳房的形态有着不同的变化，但这种变化是延续的、有规律的，主要是受机体内部内分泌激素的调节影响。乳腺的胚胎发育起始于妊娠的第4周末，但第6周起明显。乳腺小叶芽在出生后及青春期时逐渐演变成末端输乳管和腺泡。女性乳房进入成年期后，其腺体内脂肪渐增多，而乳腺小叶和乳管等腺结构逐渐减少或萎缩，管周围的纤维组织亦增加且比较致密，这种变化的程度与分娩的次数多少有关，分娩次数少或未分娩者程度轻，而且变化发生晚。由于脂肪的沉积，加上乳房表面皮肤的松弛，乳房逐渐下垂，这种现象，随着年龄的增加而越发明显。

一、乳房解剖

（一）乳腺的大体解剖范围

成年女性的乳腺位于胸前外侧壁，附着于两侧胸壁肌肉和胸大肌筋膜上，内侧达到同侧的胸骨缘，外侧为同侧的腋中线，基底部上缘达到第2肋骨水平，下缘到第6或第7肋骨水平，大部分的乳腺位于胸大肌的表面，小部分乳腺位于前锯肌、腹外斜肌及腹直肌前鞘的表面（图13-1）。有时乳腺可向外上方延伸至腋窝，成为乳腺的尾部，又称Spence氏腋尾（Spence axillary tail），应与腋窝的副乳腺相鉴别，当其内有小叶增生或纤维腺瘤时，应与腋窝的肿大淋巴结相鉴别。乳房的外象限比较致密，也是乳腺肿瘤的高发区。

乳房的中心为乳头，略向外突起。成年女性的乳头位于第4肋间隙或第5肋与锁骨中线交点处，周围环绕乳晕。乳房的外观呈半球形，凸出于胸前两侧，与全身线条相连，构成人体的曲线美。乳房的形态通

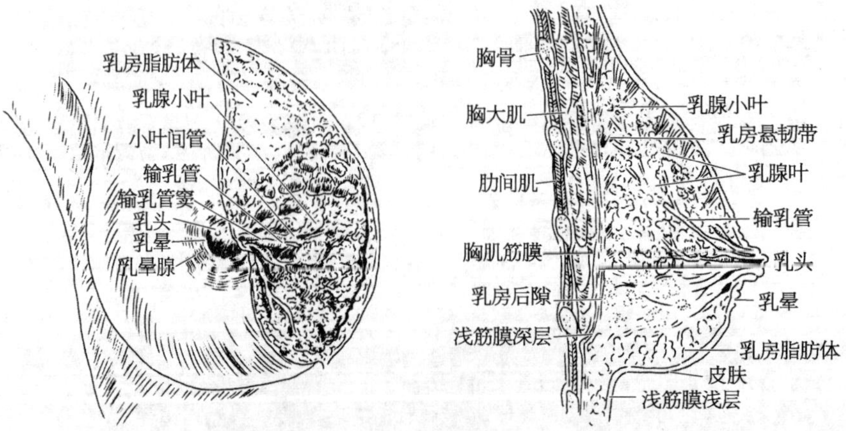

图13-1　乳房的前面观和矢状面观

常分为扁平形、圆盘形、半球形、圆锥形和下垂形等 5 种(图 13-2)。

(二) 乳腺的动脉血供应及静脉血回流

1. *乳腺的动脉血供应* 乳腺的动脉血供应主要来源于胸肩峰动脉、胸外侧动脉、胸廓内动脉、肋间动脉穿支等。

胸肩峰动脉多在胸小肌后方起自腋动脉,少部分人起自胸小肌上缘,穿锁胸筋膜或胸小肌后即分出数支肌支行于胸大、小肌之间,支配胸大、小肌外,有乳腺支支配乳腺深面。

胸外侧动脉在胸小肌深面胸肩峰动脉起点的下方起自腋动脉的下壁,向外下紧贴胸壁前锯肌表面,沿胸小肌下缘向下,止于胸小肌的胸壁起点附近后侧,供应胸小肌、前锯肌等胸壁肌肉和皮肤以及乳腺外侧部分血液供应。Hester 发现在乳房外侧动脉下行过程中另有分支进入乳房后间隙,与胸肩峰动脉的胸肌支、肋间穿支和乳房内动脉的分支形成吻合,构成腺体后血管网。

在多数患者中,在相当于肩胛下动脉起点上方、胸外侧动脉起点的下方,由腋动脉发一支动脉,称"乳腺动脉",向内下前方进入乳腺的外上方,支配该区域的乳腺。

乳腺内侧的血液供应来源于胸廓内动脉和肋间动脉穿支。胸廓内动脉多起源于锁骨下动脉的第 1 段,偶发于第 2 段,极少发自第 3 段。自锁骨下动脉发出后,垂直向下,于胸骨外侧 1～2 cm 处向下走行到达第 6 肋骨水平分为终末支、腹部上动脉和膈动脉。胸廓内动脉在走行过程中,分别于第 1、第 2、第 3、第 4、第 5 肋间自胸骨外侧缘穿过胸大肌到达乳腺内缘,发出内外侧分支支配乳腺内侧乳腺组织、肋间肌及肋骨。

肋间动脉的穿支在第 2～4 肋间较明显,其穿出点位于胸廓内动脉穿出点的外侧 2～3 cm,支配乳腺胸肌及乳腺,由于其分支细小,对乳腺的血液供应意义不大,在乳腺癌根治术时应注意结扎之,以免术后出血。

2. *乳腺的静脉回流* 乳腺的静脉回流是乳腺癌血道转移的最重要途径,由深、浅两层血管系统组成。浅静脉系统是存在于乳腺皮下浅筋膜浅层的丰富的乳腺静脉网,分为横向和纵向两个方向引流。这些浅静脉系统可越过中线与对侧静脉形成吻合。

深静脉回流系统的最大血管是胸廓内静脉穿支,后者流入无名静脉。腋静脉及其属支引流胸壁、胸肌及乳腺深部组织的血液。最主要的深部引流静脉走行于胸壁内自肋间静脉向后引流至椎静脉、奇静脉和上腔静脉。乳腺癌细胞可通过这些静脉系统转移至肺、椎骨、颅骨以及盆骨等部位。

(三) 乳腺的淋巴回流

1. *乳腺内部的淋巴回流* 乳腺表面皮肤的淋巴引流与其他部位的皮肤相似,由浅层和深层淋巴管网组成。浅层的毛细淋巴管网位于真皮乳头下层,无瓣膜;在浅层的深处为深层淋巴管网,含瓣膜,网状结构相对于浅层较疏松,而管径较粗,其在乳头乳晕下方形成相对致密的网状结构,称"乳晕下淋巴管丛"。乳腺内的淋巴管起源于小叶周围,与各级导管相伴行,与乳腺的各级导管结构不同的是淋巴管之间相互吻合成网状,汇集成集合淋巴管,乳腺实质内的淋巴管网与乳晕下淋巴管丛相交通,而乳腺内的集合淋巴管可能伴随深静脉汇入相应的淋巴结。

2. *乳腺外部的淋巴回流* 乳腺外的淋巴引流区在生理状态下主要包括两大部分,即腋淋巴结区和乳内淋巴结区,一般认为约 75% 的乳腺淋巴液流向腋

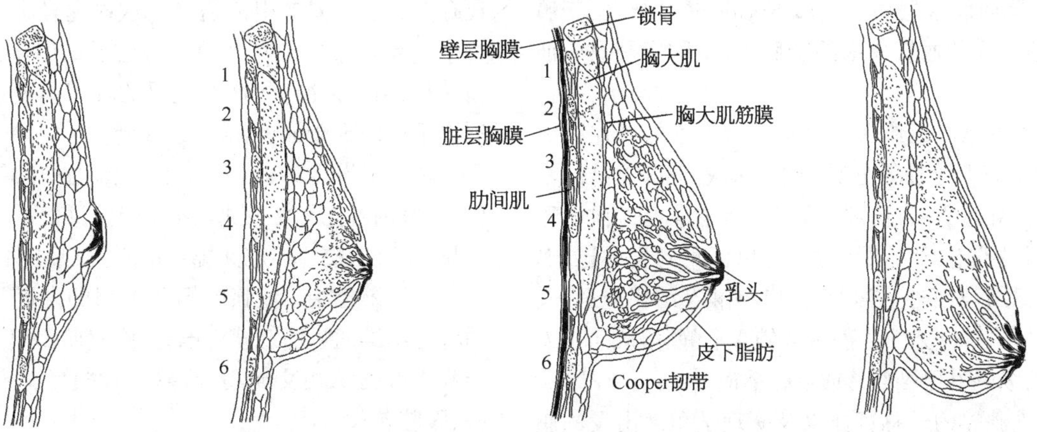

图 13-2 乳房的形态

淋巴结区，而约25％的乳腺淋巴液流向乳内淋巴结区。

(1) 腋淋巴结区

1) 外侧淋巴结：又称腋静脉淋巴结，是沿腋静脉的内侧排列的腋淋巴结，收纳上肢大部分淋巴管。手和前臂感染首先侵及此群淋巴结。在乳腺癌各式手术清扫该组淋巴结时不需清扫腋下，这样可有效地避免术后的同侧上肢水肿。

2) 胸肌淋巴结：位于前锯肌表面、胸小肌下缘，沿胸外侧动、静脉分布。收纳乳房、胸前外侧壁、脐平面以上腹前壁的淋巴管。乳腺癌时首先侵及此群淋巴结。

3) 肩胛下淋巴结：位于肩胛下动、静脉及胸背神经周围，收纳背上部、颈后部、肩关节及胸后壁的淋巴。在清扫该群淋巴结时注意避免损伤胸背神经及肩胛下动、静脉，结扎切断肩胛下血管的乳腺支，以避免术后出血。

4) 中央淋巴结：位于腋窝中央的脂肪组织内，是临床体检最易发现的淋巴结群，当上肢内收放松时，可以触及该群淋巴结，本群是腋淋巴结各群中淋巴结最大、数目最多的淋巴结群。收纳上述3群淋巴结的输出管。

5) 尖淋巴结：位于锁骨下肌下内方、胸小肌上缘及内侧、锁胸筋膜深面、Haslted韧带外侧、沿腋静脉排列，其所处的位置是腋窝的顶端，因其位于锁骨下，故又称锁骨下淋巴结，收纳乳房上部以及中央群的淋巴。本群的输出管汇成锁骨下干，左侧者注入胸导管，右侧者注入右淋巴导管。是乳腺癌根治术时必须清除的淋巴结群，其与锁骨上淋巴结相交通。当行乳腺癌根治手术清扫淋巴结时，需注意保护前群附近的胸长神经和与后群相邻的胸背神经。

6) 胸肌间淋巴结：又称Rotter淋巴结，位于胸大、小肌之间的血管周围的脂肪内，沿胸肩峰血管肌支分布。

上述的腋淋巴结分群是按照解剖学的规律划分的(图13-3)，这样划分对于手术时各群淋巴结的清扫具有指导意义，各群淋巴结之间有着丰富的淋巴干相连接，各群淋巴结累计时均可以汇集到尖淋巴结，而尖淋巴结与锁骨上淋巴结、纵隔淋巴结相交通，其淋巴干可直接注入颈内静脉或锁骨下静脉，从而引发锁骨上、纵隔淋巴结转移或血行播散。

从乳腺癌的转移特征以及病理学角度出发的腋窝淋巴结分群目前已广泛应用于国内外的乳腺癌临床，其是以胸小肌为标志三分腋淋巴结，胸小肌下缘

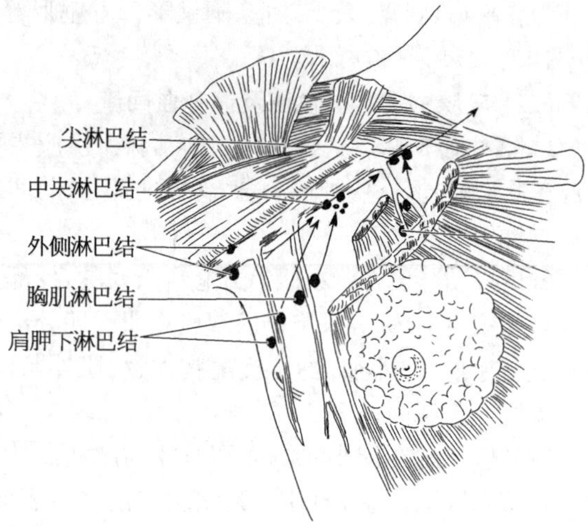

图13-3 乳腺腋窝淋巴结群

的所有腋淋巴结属于Ⅰ组或称下群；胸小肌上缘的腋淋巴结属于Ⅲ组或称为上群；胸小肌下缘之间的淋巴结属于Ⅱ组或称中群，包括胸小肌深面和胸大、小肌之间的淋巴结。

(2) 乳内淋巴结区：乳内淋巴结区与腋淋巴结区一样，是乳腺癌引流的第1站淋巴结，乳腺的任何一部分均可引流至此，但以中央和内侧为明显，乳内淋巴结沿胸廓内动、静脉排列，其向上通过淋巴干与锁骨上淋巴结相交通，分别注入胸导管(左侧)或右淋巴干(右侧)，最终注入颈内静脉和锁骨下静脉，乳内淋巴结可下与肝前上部、膈肌前半部及腹直肌上部等淋巴管网相交通。乳腺的淋巴管伴随着胸廓内动、静脉的穿支进入胸内的乳内淋巴结，乳内淋巴结在第1～3肋间较为恒定，其所处的层次同胸廓内动、静脉。

(3) 其他淋巴引流途径：除腋淋巴结区和乳内淋巴结区的这两大乳腺的主要淋巴液引流途径外，其他还存在一些次要的引流途径。这些途径在肿瘤的转移中不起太大的作用，但在上述主要的引流途径因肿瘤转移、阻塞情况下，这些次要的乳腺引流途径会表现出不同的临床征象，应予以注意。

锁骨上淋巴结：由于锁骨上淋巴结与锁骨下淋巴结、乳内淋巴结相交通，故临床上淋巴结转移较为常见，是乳腺癌术后临床随访的必查部位，不应遗漏。

膈下淋巴结：乳腺内侧及下部的淋巴管以及乳内淋巴结链通过深筋膜淋巴管、腹直肌筋膜淋巴管均与膈下淋巴结相交通，乳腺癌可通过该途径引发肝脏、腹腔转移。

肋间后淋巴结：该淋巴结位于脊柱旁、肋骨颈附近，当肿瘤侵犯胸壁或乳腺其他淋巴引流途径丧失

时，乳腺或胸壁的淋巴液可沿伴随肋间血管穿支的淋巴管注入该组淋巴结，最后通过淋巴导管或胸导管与锁骨上淋巴结相交通或注入血道。

皮下淋巴管网：如前所述，乳腺皮肤的淋巴管网与身体其他部位的淋巴管网一样，其与周围的皮肤淋巴管网可以看作是一个整体，乳腺皮肤的浅、深淋巴管网与乳腺实质内的淋巴管网相交通，当乳腺癌细胞进入乳腺皮肤的淋巴管后，可向周围任何部位引流，在皮内播散，常见的有同侧乳房表面皮肤内、对侧乳房皮肤，甚至上腹壁、背部、颈部、面部皮肤或皮下转移。当癌细胞在皮下淋巴管网引起阻塞诱发淋巴水肿时，乳腺的皮肤呈现出橘皮样变，而当皮内或皮下淋巴管内癌细胞引发皮肤的红、肿、热等炎症表现时，成为炎性乳腺癌（图 13－4）。

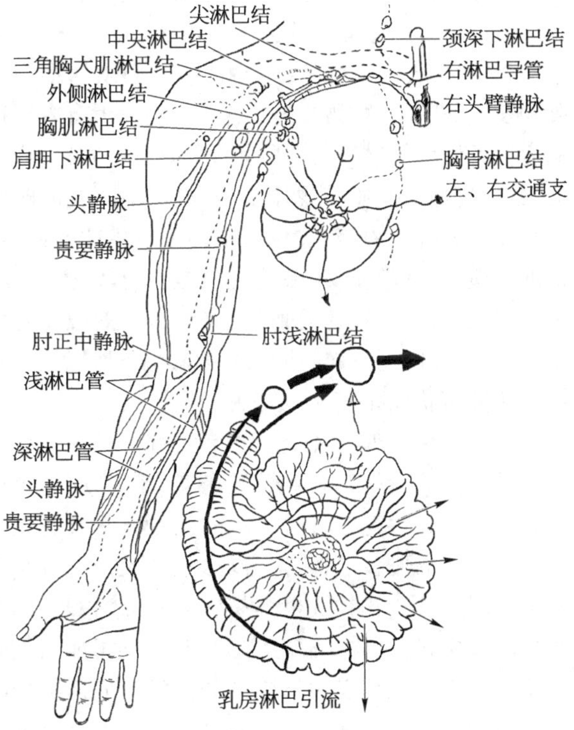

图 13－4　乳腺的淋巴回流

（四）乳腺的感觉神经支配

肋间神经起源于脊神经的腹侧支，于椎间孔穿出。每对肋间神经均走行于肋间肌和胸横肌之间的神经血管丛中，位于动脉、静脉下方，被肋下缘的肋突所掩盖。沿途发出一些侧支供应肋间肌、胸膜及骨膜。其外侧皮支于腋前线穿出肋间肌、前锯肌后分前后两支，其主干继续沿肋间走行，以前皮支结束，约于胸骨旁 1 cm 随同乳房内动脉的穿支一起穿出肋间肌分为内侧支和外侧支，内侧支供应胸前区的皮肤，但不超过中线达对侧胸壁。肋间神经是乳腺皮肤感觉的主要支配神经。

乳腺的外侧皮肤感觉由肋间神经的后侧支支配，内侧的皮肤感觉由肋间神经的内侧支支配，下部的皮肤感觉，也由肋间神经支配，上部感觉由 C_3、C_4 神经的前皮支支配。

第 2 肋间神经的外侧支较为粗大，在穿出前锯肌后与臂内侧皮神经相融合形成肋间臂神经，沿腋静脉的下缘行走，支配上臂内侧皮肤的感觉，在乳腺癌手术时可保留该神经，从而避免术后上臂内侧麻木、提高患者的术后生活质量，必要时也可切除。

二、乳腺生理

乳房是多种内分泌激素的靶器官，因此，乳房的生长发育及其各种生理功能的发挥均有赖于各种相关内分泌激素的共同作用。如果其中的某一项或几项激素分泌紊乱，或各种激素之间的平衡失调，必然会直接或间接地影响着乳腺生理的状况及其生理功能。

（一）对乳腺生理发生直接作用的激素

1. *雌激素*（estrogen，E）　主要由卵巢的卵泡分泌，肾上腺和睾丸亦可分泌少量雌激素，妊娠中后期的雌激素则主要来源于胎盘的绒毛膜上皮。雌激素中生理活性最强的是雌二醇（E_2）。在青春发育期，卵巢的卵泡成熟，开始分泌大量的雌激素，雌激素可促进乳腺导管的上皮增生，乳管及小叶周围结缔组织发育，使乳管延长并分支。雌激素对乳腺小叶的形成及乳腺成熟，不能单独发挥作用，必须有完整的垂体功能系统的控制。雌激素可刺激垂体前叶合成与释放催乳素，从而促进乳腺的发育；而大剂量的雌激素又可竞争催乳素受体，从而抑制催乳素的泌乳作用。在妊娠期，雌激素在其他激素如黄体素等的协同作用下，还可促进腺泡的发育及乳汁的生成。外源性的雌激素可使去卵巢动物的乳腺组织增生，其细胞增殖指数明显高于正常乳腺组织。雌激素还可使乳腺血管扩张、通透性增加。

2. *孕激素*（progesterone，P）　又称黄体素，主要由卵巢黄体分泌，妊娠期由胎盘分泌。孕激素中最具生理活性的是孕酮，其主要作用为促进乳腺小叶及腺泡的发育，在雌激素刺激乳腺导管发育的基础上，使乳腺生理得到充分发育。大剂量的孕激素抑制催乳素的泌乳作用。孕激素对乳腺发育的影响，不仅要有雌激素的协同作用，而且也必须有完整的垂体功能系统。实验表明，在切除垂体的去势大鼠，乳腺完全缺乏对孕酮的反应。孕激素可能是通过刺激垂体分泌催乳素，也可能是通过提高乳腺上皮细胞对催乳素的反应性而与其共同完成对乳腺的发育作用。

3. *催乳素*(prolactin，PRL) 是由垂体前叶嗜酸细胞分泌的一种蛋白质激素。其主要作用为促进乳腺发育生长，发动和维持泌乳。催乳素与乳腺上皮细胞的PRL受体结合，产生一系列反应，包括刺激α-乳白蛋白的合成、尿嘧啶核苷酸转换、乳腺细胞Na^+的转换及脂肪酸的合成，刺激乳腺腺泡发育和促进乳汁的生成与分泌。在青春发育期，催乳素在雌激素、孕激素及其他激素的共同作用下，能促使乳腺发育；在妊娠期可使乳腺生理得到充分发育，使乳腺生理小叶终末导管发展成为小腺泡，为哺乳做好准备。妊娠期大量的雌、孕激素抑制了催乳素的泌乳作用；分娩后，雌、孕激素水平迅速下降，解除了对催乳素的抑制作用，同时，催乳素的分泌也大量增加，乳腺开始泌乳。此后，随着规律哺乳的建立，婴儿不断地吸吮乳头而产生反射，刺激垂体前叶分泌催乳素，从而使泌乳可维持数月至数年。催乳素的分泌，受到下丘脑催乳素抑制因子与催乳素释放因子及其他激素的调节。左旋多巴及溴隐亭等药物可抑制催乳素的分泌；促甲状腺释放激素、5-羟色胺及某些药物(如利血平、氯丙嗪)等可促进催乳素的分泌；小剂量的雌激素、孕激素可促进垂体分泌催乳素，而大剂量的雌激素、孕激素则可抑制催乳素的分泌。

(二) 对乳腺起间接作用的激素

1. *促卵泡素*(follicle-stimulating hormone，FSH) 由垂体前叶分泌。主要作用为刺激卵巢分泌雌激素，从而对乳腺的发育及生理功能的调节起间接作用。

2. *促黄体生成素*(luteinizing hormone，LH) 由垂体前叶分泌。主要作用为刺激产生黄体素，从而对乳腺生理的发育及生理功能的调节起间接作用。

3. *催产素*(oxytocin) 由垂体后叶分泌。在哺乳期有促进乳汁排出的作用。

4. *雄激素*(androgen) 在女性由肾上腺皮质分泌而来。小量时可促进乳腺生理的发育，而大量时则可起抑制作用。

5. *其他激素* 如生长激素(growth hormone，GN)、肾上腺皮质激素(adrenocortico-hormone)、甲状腺素(thyroxine)及胰岛素(insulin)等，这些激素对乳腺的发育及各种功能活动起间接作用。

女性35～40岁雌激素急剧减少，60岁降到最低水平，65岁以后稳定于低水平。老年期：女性绝经后，由于机体内分泌的变化，乳腺结构也相应发生变化，乳管周围的纤维增多，有的还出现钙化，小乳管和血管逐渐硬化而闭塞，乳房内仅仅充满了纤维和脂肪组织。肥胖者以脂肪居多，瘦者以纤维组织居多，乳房瘦小而干瘪。

(孙学民)

第2节 乳房检查

一、病史采集和体格检查

(一) 病史采集

乳腺疾病的病史对乳腺疾病做出正确的诊断是非常必要的，由于乳腺一生中均处在内分泌因素的影响之下，所以乳腺疾病患者的现病史、既往史、月经和婚育史以及家族史之间的关系甚为密切。

1. *现病史* 以乳腺肿物就诊者，必须详细询问肿物发生的时间，肿物的生长速度如何。诉有乳腺疼痛者应详细询问疼痛的性质和规律，以及与月经周期的关系，疼痛的性质与规律是否有改变，改变的时间长短。诉有乳头溢液者，应详细询问发生的时间，溢液的性质，溢液的量，溢液的性质是否有改变；突发、偶发或频发；浆液性还是血性；有无自知的腋窝淋巴结肿大。另外，还应详细询问有无其他不适以及患者的一般健康状况如何等。

2. *既往史* 应详细询问患者乳腺的先天发育是否正常，包括青春期、成年期、妊娠期、哺乳期、绝经期等各期的乳腺状况。有时乳腺的发育异常与后天的病变有一定的关系，如乳头先天发育不良形成乳头内陷者，成年后影响哺乳，也容易引起乳汁淤积并继发急性乳腺炎，先天性乳头内陷在临床上还可能与乳腺癌所致的乳头退缩发生诊断上的混淆。应详细询问患者既往乳腺是否有外伤史，是否有手术史。乳腺外伤后在伤处的皮肤有凹陷现象者，患外伤性脂肪坏死的可能性大；曾经因乳腺纤维腺瘤反复做过肿瘤摘除术而目前又有复发者，不仅应考虑乳腺纤维腺瘤的复发，而且还应考虑有恶变为纤维肉瘤的可能；曾患导管内乳头状瘤的患者，术后一旦又有乳头溢液现象者，也应考虑乳头状瘤再发或恶变为乳头状癌的可能；乳腺囊性增生病一旦肿物硬度明显增加，或有腋窝淋巴结肿大现象者，也应考虑它是否已恶变为乳腺癌。

另外，还应询问患者乳腺有无炎症病史，是否有盆腔部手术史，是否患过甲状腺疾病，如甲状腺功能亢进或减退，有报道患乳腺癌的患者大多伴有甲状腺功能减退。

3. *月经与婚育史* 应详细询问患者初潮年龄，月经的情况如何，如月经量的多少、持续时间、有无痛经等，月经是否规律，何时闭经，有无闭经症状等。月经初潮早于 12 岁，或闭经迟于 50 岁，患乳腺癌的相对危险性增加。绝经晚，行经年限长，月经周期紊乱都反映了性激素功能状况，这些都与乳腺癌的关系密切。

应仔细询问患者结婚年龄，有无妊娠及妊娠次数，有无生产及产次，包括早产和流产的次数，产后是母乳喂养，还是人工喂养，哺乳期中奶量是否充足，两乳的泌乳量是否相等，哺乳的时间长短，哺乳期中有何疾病发生，如乳腺的炎症和脓肿、积乳囊肿等，大于 40 岁未育的患者患乳腺癌的相对危险性增加。

另外，还应详细询问患者月经周期中有何变化，乳腺肿物是否与妊娠、哺乳有关，长期应用大量性激素，进行卵巢切除或其他妇科手术等，对乳腺的变化也有一定的影响。详细了解这些有关病史，对正确认识乳腺的变化也是必要的。

4. *家族史* 乳腺癌一般认为有一定的遗传性，即局部组织有癌瘤易感性，这种易感性往往有一定的家族性倾向，时常在某一家族中可以发现有几个人或几代人都有乳腺癌病史。特别是受检查者的母亲和姊妹曾患本病，更应提高警惕。研究统计表明，乳腺癌家族史者其乳腺癌的发生率较普通人约高 3 倍，且其第 2 代生癌的平均年龄较一般人可提前 10 年。

(二) 体格检查

1. *乳腺的自我检查法* 乳腺的自我检查是早期发现肿瘤的最好方法，如能定期自我检查，很可能发现乳腺内肿块或疑有乳腺癌的表现，然后再请医师做进一步的检查，从而减少晚期乳腺癌对广大妇女的危害。

(1) 检查对象：原则上所有育龄期及育龄期以后的妇女，特别伴有危险因素且大于 35 岁的患者，应 1～3 个月自我检查 1 次。

(2) 检查时间：最好在月经后 7～10 日，这时乳腺最松软，乳腺组织较薄，病变也容易被检出；而经前期乳腺处于充血状态，常使乳腺组织变厚，以致难以辨认。在初次检查时，详细观察自己两侧乳腺的正常情况，以后再检查时可按此标准找出有无不正常表现。

(3) 检查方法：最好站或坐在镜子前面。对着镜子对比观察两侧乳腺：① 大小形状有无不对称或轮廓有无改变，如肿胀、萎缩、膨出。② 注意外形有无细微变化，包括皮肤皱褶、凹陷、乳头凹缩等情况。③ 注意乳头有无血性分泌物，或检查内衬衣上是否有血性或浆液性分泌物的污渍。④ 双手举过头，稍微侧过身，再从不同角度观察乳腺轮廓是否变形以及皮肤是否有凹陷。

自我触摸乳腺的方法：平卧于床上，被检查的一侧上臂应该高举过头，背部垫以小枕头或折叠好的被单或毛巾，这样就可使乳腺移到胸壁前面并平铺于胸壁上，如果背部不垫高，乳腺将垂到胸壁外侧，组织重叠将使触诊不满意，先用右手检查左侧乳腺，应用各指的掌面触摸，手指并拢平放，动作轻柔，切忌重按或抓摸，一般先由乳腺内侧开始，自下而上，随后把左手放下，再以右手触摸它的外上方、外下方以及乳晕、腋窝部。

触摸两侧乳腺的感觉应该是一样的，倘若发现一侧乳腺异常，可同时与对侧相同部位进行反复的对比触摸，特别注意仔细触摸乳腺的外上象限，了解有无肿块、腺体增厚或其他异常改变，因外上象限发生肿瘤的机会较多。如果发现肿块，应及时就诊，以便早期诊断和治疗。国外资料报道 500 例乳腺癌患者，实行自我检查的一组中，腋窝淋巴结未受累者占 58.5%，而未实行自我检查的一组中，其腋窝淋巴结未受累者仅占 48.8%。两组淋巴结转移大于 3 个淋巴结的分别为 20.0%和 27.3%，因此可以推断，凡未实行自我检查者，不仅推迟诊断，而且延误治疗时机。实行自我检查对乳腺癌患者的生存具有重要意义，在报道的 1 004 例浸润性乳腺癌患者中确定了自我检查与乳腺癌患者生存之间的关系，其结果：① 从首发症状至组织学诊断的延误者较少。② 临床分别更早。③ 肿瘤直径更小。④ 更少的腋窝淋巴结转移。自我检查者和未自我检查者，死于乳腺癌的分别为 14%和 26%；两者的 5 年生存率分别为 75%和 57%。所以，乳腺自我检查法是简便、安全又不需费用的一种发现早期乳腺癌的方法(图 13－5)。

2. *乳腺的正规检查法* 乳腺的正规检查法应由详尽的全身检查开始，最后检查乳腺。乳腺检查主要为视诊和触诊。检查室应光线明亮。患者端坐，两侧乳房充分暴露，以利对比。

(1) 乳腺视诊

1) 受检者姿势：患者坐位，面对光线。

2) 乳腺位置：成年女性乳房位于第 2 肋骨至第 6 肋骨之间，内侧至胸骨线旁，外侧可达腋中线。乳房的外上部向腋窝呈角状延伸。乳头在乳房前中央突起，平第 4 肋间隙或第 5 肋骨水平。

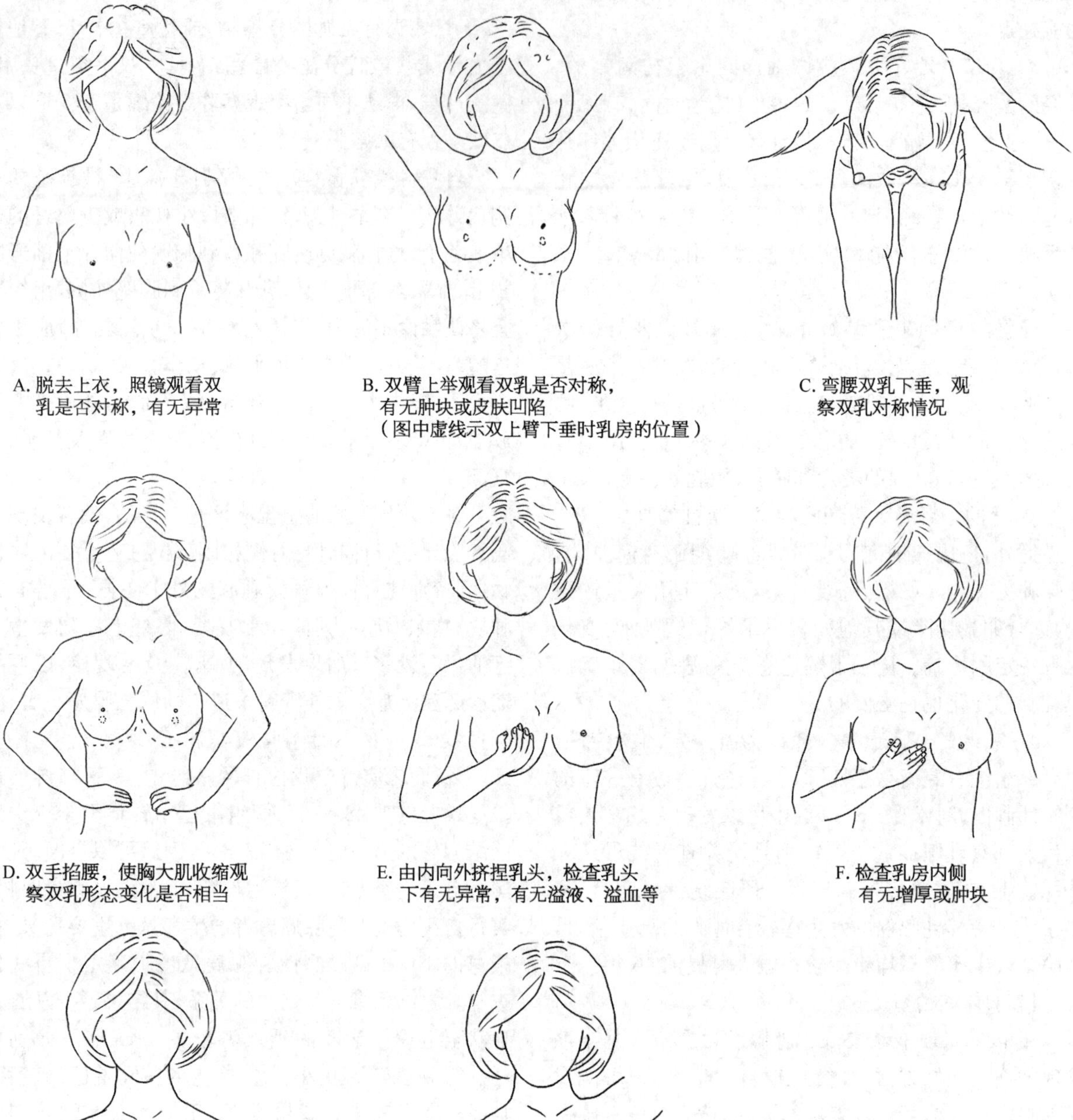

A. 脱去上衣，照镜观看双乳是否对称，有无异常

B. 双臂上举观看双乳是否对称，有无肿块或皮肤凹陷（图中虚线示双上臂下垂时乳房的位置）

C. 弯腰双乳下垂，观察双乳对称情况

D. 双手掐腰，使胸大肌收缩观察双乳形态变化是否相当

E. 由内向外挤捏乳头，检查乳头下有无异常，有无溢液、溢血等

F. 检查乳房内侧有无增厚或肿块

G. 检查乳房上方

H. 检查乳房下方后，检查乳房外侧及同侧腋下

图 13-5 乳房自我检查示意图

3）乳房外形：坐位和前俯位，嘱患者缓慢升降上肢，观察乳房是否对称，发育情况如何（青春型、肥大型、发育不良型、功能型、老年萎缩型等），乳房各处有何异常表现（如隆起、凹陷、乳腺轮廓的异常等）。正常女性坐位时两侧乳房基本对称，但亦有轻度不对称者，此系两侧乳房发育程度不同的结果。一侧乳房明显增大见于先天畸形、囊肿形成、炎症或肿瘤等。一侧乳房明显缩小则多为发育不全。

4）乳房皮肤情况：主要观察乳房皮肤是否正常，色泽如何，有无皮肤粘连、水肿、发红或破溃等；有无橘皮样外观或酒窝征；胸部脉管有无怒张，其分布情况如何。局部皮肤发红应考虑乳房炎症或乳腺癌。单纯炎症常伴局部肿胀、疼痛和发热。肿瘤所致者皮肤常显暗红色，不伴热痛。乳房皮肤水肿多见于炎症刺激使毛细血管通透性增加，血浆渗出至血管外，并进入细胞间隙所致。或由于癌肿机械阻塞皮肤淋巴管引起淋巴水肿，多伴有毛囊和毛囊孔下陷，皮肤变厚，局部皮肤呈“橘皮”样。乳房皮肤局部下陷（酒窝征）可能是乳腺癌早期体征，在双臂高举或双手叉腰时更为明显。

5）乳头和乳晕：主要观察乳头的部位、大小、有无回缩、裂口、糜烂、溃破等，有无溢液或其他病变，乳晕的大小，颜色深浅，有无发红、水肿、糜烂等。正常乳头呈圆柱形，两侧大小相等，颜色相似，表面有皱褶。乳头回缩若自幼发生，为发育异常；若近期发生，则可能为癌变或炎症。乳头表面有皱皮、裂口要注意乳腺癌的可能。血性乳头溢液常见于乳腺癌。清亮的黄色或黄色分泌物常见于慢性乳管炎。乳头、乳晕部位的经久不愈的糜烂或溃疡应考虑湿疹样乳腺癌的可能。

6）乳房肿块：主要观察乳房肿块的部位、形态，是否破溃等，最好绘图说明。肿块的部位可分为全乳腺、乳腺中央部（乳晕区）、乳腺象限，乳腺象限可分为外上、外下、内上、内下四区。肿块深位者，视诊不易察见，表浅者容易看到，可观察到肿块是否隆起，外观呈结节状或比较均匀等。

7）腋窝、锁骨上下：注意观察有无红肿、包块、溃疡、瘘管和瘢痕，有无副乳腺。

（2）乳房触诊

1）体位和检查手法：触诊乳房时，被检查者通常取坐位或仰卧位。仰卧位时，应置一小枕头于受检侧的肩胛骨下，并嘱受检者将手臂置于枕后，有助于乳房平均分布于胸前。检查者应将示指、中指和环指并拢，用指腹进行触诊。受检者若取坐位，应双臂下垂，必要时双手高举或双手叉腰。乳房较小者，检查者可用一手托住乳房，另一手将乳房组织向胸壁挤压进行触诊，乳房下垂时检查者可用双手进行触诊，即检查者用一手自下面托住乳房，另一手由上面向下加压进行触诊。

2）顺序：先自健侧开始，而后检查患侧。一般遵循外上→外下→内下→内上的顺序，由浅入深进行触诊，直至4个象限检查完毕。然后触诊乳头乳晕处，注意有无肿块及分泌物。最后检查有压痛或肿块处，先轻触诊，然后触诊检查。此外还应触诊腋下或锁骨上有无肿大淋巴结。

3）乳房的检查：正常乳房呈模糊的颗粒感和柔韧感，青年人的乳房柔软，质地均匀一致，而老年人则多呈纤维和结节感。乳房是由腺体组织的小叶所组成，当触及小叶时，切勿误诊为肿块。触诊乳房时必须注意下列物理征象。

硬度和弹性：乳房硬度增加和弹性消失提示皮下组织被炎症或新生物所浸润。此外，还应注意乳头的硬度和弹性。当乳晕下有癌肿在时，该区皮肤弹性常消失。

压痛：乳房局部压痛提示炎症。月经周期乳房亦较敏感，而乳癌甚少出现压痛。

肿块：如触及乳房肿块应注意以下特征。① 部位：注意肿块在何象限，并指出与乳头的距离。② 大小：可用手指标定其边界，而后测量，以厘米记录肿块的长度、横径和厚度。圆形肿块可仅记录直径及厚度，椭圆形或不规则形则需标定并记录其最长、最短或更多的量径，应绘图说明。③ 数目：乳腺癌多为单个肿块，乳腺囊性增生或乳腺纤维腺瘤可有多个肿块。④ 外形：肿块的外形是否规则，边缘是否光滑，与周围组织有无粘连固定。良性肿瘤表面大多光滑规整，而恶性肿瘤则凹凸不平，边缘多固定。圆形或椭圆形肿块可能为囊肿、纤维腺瘤、增生的乳腺腺体。不规则的肿块，可见于癌肿、肉瘤和导管内乳头状瘤。⑤ 硬度：肿块的质地可描写为柔软的、囊性的、中等硬度或极硬等。良性肿瘤多呈柔软或囊性感觉。中等硬度一般为纤维腺瘤。坚硬者多提示恶性病变，也可由炎症后硬结引起。⑥ 压痛：炎性病变常表现为中度至重度压痛，而恶性病变压痛大多不明显。⑦ 活动度：检查者应明确病变是否可自由移动，如仅能向某一方向活动或固定不动，则应明确肿块系固定于皮肤、乳腺周围组织抑或固定于深部结构如胸大肌等。大多数良性肿瘤活动度较大，炎性病变则较固定，恶性肿块早期虽可活动，但发展至晚期，癌肿侵犯周围组织，则固定度明显增加。

乳头溢液的检查：由乳房周围向乳头轻轻按压，而后挤压乳晕和乳头，注意有无液体排出，并注明是哪个口。

4）锁骨上窝和颈部的检查：注意胸锁乳突肌起点深位有无肿大的淋巴结，此处是锁骨上窝转移的前哨站，因其部位颇深，除较大的淋巴结外，一般不能触及。锁骨上窝外侧触及转移淋巴结时已属晚期，颈下部淋巴结受累时，更为晚期表现。

5）腋窝的检查：胸大肌必须松弛，触诊始能满意，可让患侧臂高举，用手指按在腋窝深处再将上臂放下，以另一手轻轻托住肘部，此时的腋窝检查极为方便。需记录腋部有无肿大淋巴结及其大小、硬度、外形如何、能否推动、是否与深位组织或腋窝皮肤粘连，是否彼此融合成团，有无压痛并详细记录其部位（图13-6）。

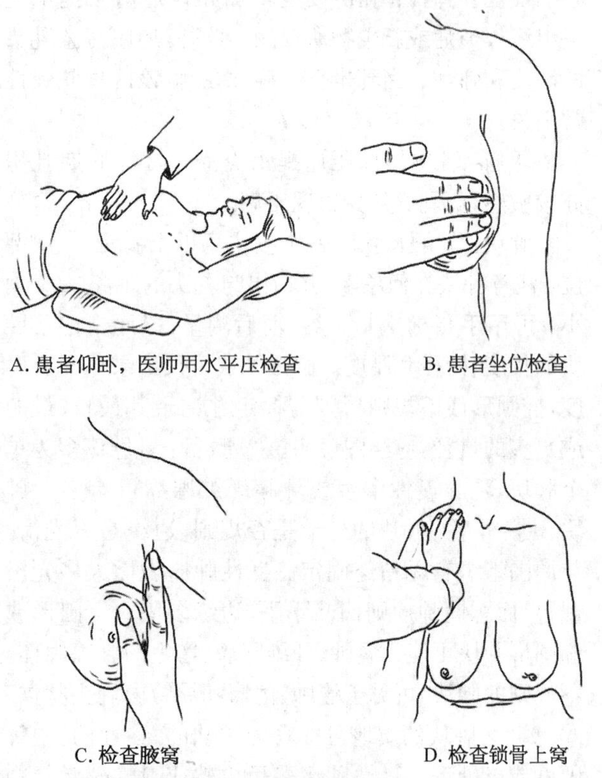

A. 患者仰卧，医师用水平压检查　B. 患者坐位检查

C. 检查腋窝　D. 检查锁骨上窝

图13-6　乳房正规检查示意图

二、特殊检查及选择

（一）影像学检查

1. *超声检查*　1951年Willd和Reid第一次报道了用超声辨别乳房的良、恶性疾病。之后日本的Wagai（1972年）和Kobayashi（1973年），美国的Baum（1977年）、Kelly-Fry和Harper（1979年），欧洲的Kratochwil（1975年）等先后发表了有关超声诊断乳房疾病的文章。

乳腺超声检查一般采用频率为5～10 MHz的高分辨换能器，其中7.5 MHz的探头最常用，波长大约为0.2 mm。超声下乳腺图像清晰，层次分明，超声检查能对乳腺囊性和实性病变进行鉴别。对致密型乳腺，超声常能确定病变是否真正存在。对邻近胸壁的肿瘤和腋窝深部淋巴结的检查，乳腺超声检查也优于X线摄影。彩色多普勒超声能显示血流信号，可显示血管的数目、排列分布以及血流与病灶解剖关系，现已用于常规检查。由于彩色多普勒血流显像对乳腺结节内的血流有较高的敏感性，结合二维图像对鉴别乳腺病变的性质有很高价值。

乳腺良性病变的超声图像表现为：边缘和轮廓整齐，光滑多有侧方影，周有包膜，内部为无回声或均质低回声，后壁回声整齐、增强、清晰，肿物后回声增强或正常，无皮肤及组织浸润。超声多普勒下见肿块周边及内部可见少许彩色血流信号。恶性肿物表现为：肿块多为不规则形状或分页型，边缘及轮廓不整、粗糙，呈毛刺状、锯齿状或蟹足状，深/宽径比值>1，侧方声影罕见，周围无包膜，内部回声分布不匀，呈实性衰减，后壁回声不整、不清晰、减弱或消失，肿物后回声多有衰减，有皮肤及组织浸润；部分患者可在同侧腋窝探及肿大的淋巴结；超声多普勒下见大多数乳腺癌的病灶为多血流，病变内和周边有粗细不等、扭曲的血管，血流丰富，色彩明亮，呈点状、棒状或分支状，以高速低阻动脉血流信号为主。

尽管超声对乳腺癌的诊断价值已肯定，但仍存在以下的不足之处。① 查明<5 mm的肿瘤尚有困难。其中包括非触及的，但在乳腺X线片上能显示小钙化灶。② 脂肪含量多的正常乳腺其超声显像近似多数乳腺癌的低回声声像，因此两者难以鉴别。③ 查明脂肪性坏死较困难。④ 难以评价乳腺导管的扩张。⑤ 良性乳腺发育不良较难诊断。⑥ 有些肿瘤，如髓样癌和纤维腺瘤具有相似的声学特征，难以诊断其良、恶性质。⑦ 广泛性炎症变化与晚期癌鉴别较困难。⑧ 难以查明与瘢痕组织相邻的病灶。⑨ 检查结果依赖操作者的技术水平。

尽管如此，但超声检查仍具有方便易行、费用低、无痛苦、无放射损伤，可准确地区别囊性和实性病变，引导病变的穿刺活检和定位等特点，所以B超仍然是诊断乳腺癌的主要方法之一。近年来报道用超声自动水浴静态和实时扫查仪可使超声诊断乳腺癌的准确率提高。

2. *乳腺钼靶X线摄影*

（1）检查方法

1）常规摄影检查：乳腺钼靶X线摄影的投照位置很多，其目的就在于使乳腺的正常结构和病变的细节能够充分地显示，为乳腺疾病的诊断和鉴别诊断提供更多更准确的信息。常规检查包括轴位（头足位）和斜位。

乳腺轴位片：X线自上向下射入乳房。患者取站立位或坐位，下垂肩部，使胸部肌肉放松，将乳房从

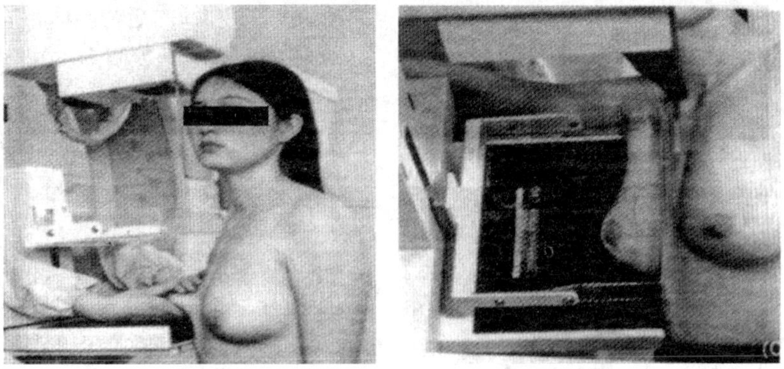

图 13－7 乳腺摄片轴位投照及斜位投照示意图

下方托起，放在摄片台上，前胸紧贴摄片台，压迫器自上而下压迫乳房，逐渐加压至皮肤紧张，患者有紧迫压痛感，但尚可承受。乳头居中，指向前方。

乳腺斜位片：斜位是相对于胸廓而言，X 线球管旋转 45°～60°，乳腺斜放在摄影台上，暗盒位于乳房的外下方，与患者胸大肌相平行，压迫器自内上向外下，压迫乳房，乳头指向前下方，X 线自内上向外下发射。由于乳腺外形大体呈半球形，外上象限的腺体比较丰富，并有向乳腺腋窝突出的乳腺尾部。斜位摄影是一个非常有价值的体位，它能显示较多的乳腺组织，包括乳腺尾部组织、部分胸大肌以及腋部淋巴结（图 13－7）。靠近胸壁的肿瘤，斜位片的检出率高于轴位片。

2）特殊摄影检查：胸廓的曲度和乳房半圆外形的存在，总有一些组织不能被投射到胶片上，因此，就需要在常规摄影的基础上加拍一些特殊位置，来满足乳腺疾病的诊断要求。主要包括乳腺内旋轴位片、外旋轴位片、内象限轴位片、外象限轴位片等。

3）乳腺导管造影术：适用于乳头溢液的患者，对可触及肿块而无溢液的患者，可选择相应的乳管开口造影，最好多检查几支乳管，以便提高阳性率。

正常乳腺导管造影可见乳腺导管自乳头向里逐渐分支变细，呈树枝状分布。导管管腔均匀，管壁光滑完整，行走自然，通畅无阻，可有交通支。造影剂进入腺泡，可呈花蕾状或细斑点状。乳管内乳头状瘤常表现为圆形或类圆形，边缘光整的充盈缺损，占据较大的导管腔内。乳腺癌患者导管造影片上可见乳管轻度扩张并扭曲，行至肿块附近，突然中断，断端不整齐，或表现为导管断续显影，缺乏正常的分支。有时造影剂可进入到肿块内或间质内，有些病理表现为导管分支排列紊乱，管腔不规则狭窄，或有不规则充盈缺损，管壁僵硬。癌块周围的纤维增生反应也可造成病变区附近的中、小导管扭曲、狭窄和变形（图 13－8）。

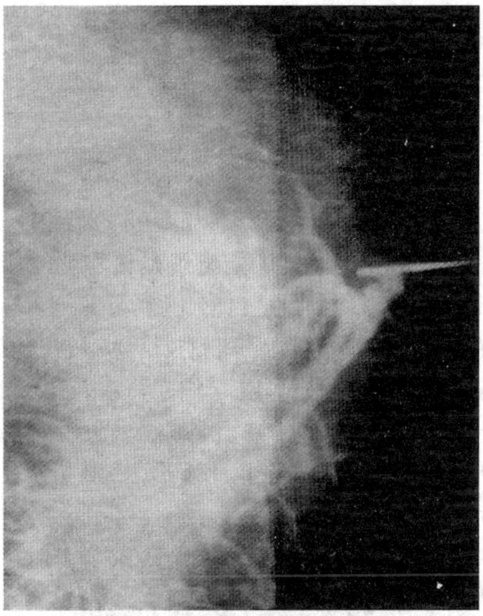

图 13－8 正常乳腺导管造影片

4）乳腺血管造影术：可采用肱动脉和内乳动脉插管法。向内注入造影剂，连续摄片。血管造影对鉴别乳腺癌与其他良性病变有很大价值，恶性征象有血管扭曲、移位、中断或轮廓不规则；局部血运增加，血管数增加，管径增粗；出现肿瘤性病理血管，血管排列紊乱；出现造影剂涂染或造影剂池；局部循环加速，出现动、静脉短路等。良性病变时血管造影正常或血管单纯被肿块推挤移位。

5）乳腺淋巴管造影术：乳腺内含有丰富的淋巴管，但目前尚无理想的方法使它在 X 线片上充分显影。

有两种方法可使乳腺内部分淋巴管显影，即乳腺实质内注射法和乳晕下注射法，造影为50%水溶性碘制剂，由于使用水浴性碘制剂，约10 min造影剂即在淋巴管中弥散消失。腋下、乳内区、锁骨上的淋巴结无法显示，故难以判断这些区域淋巴结是否有转移，需要进一步研究、完善检查方法，才能达到临床使用价值。

6) 囊肿充气造影术：任何临床或X线片上怀疑为囊性病变时，或考虑为囊腺瘤或囊腺癌时，均可行囊肿充气造影术。

方法：消毒皮肤后，尽量抽出囊内液体，再注入等量过滤空气，立即摄片，亦可在抽出液体后，注入1 ml水浴性碘制剂，转动体位，使制剂均匀涂抹于囊肿壁上，再注入等量过滤空气，形成双重对比，效果更佳。

本法对确诊囊肿、囊腺瘤或癌有特殊价值，单纯囊肿充气后显示囊壁光滑整齐；囊腺瘤时可见内壁有乳头状物突出，边缘光滑。若为囊腺癌时，则内壁有较大的肿物突起，且边缘不整，有时呈分叶状。

(2) 正常乳腺X线表现

1) 正常乳腺X线解剖表现：乳腺是柔软的腺体组织，在X线片上可分为10层(图13-9)。① 皮肤：呈光滑整齐，密度稍高的软组织条状阴影。厚度为1～2 mm，粗细均匀曲度自然。② 乳头：形态多不同，密度高于皮肤。③ 皮下脂肪层：为一密度较低的透亮带，年轻妇女较薄，老年妇女可以较厚，在1～5 mm之间，光滑匀称。④ 乳晕：在乳头后方呈较致密的软组织阴影，略呈半月弧形，内侧边缘光滑。

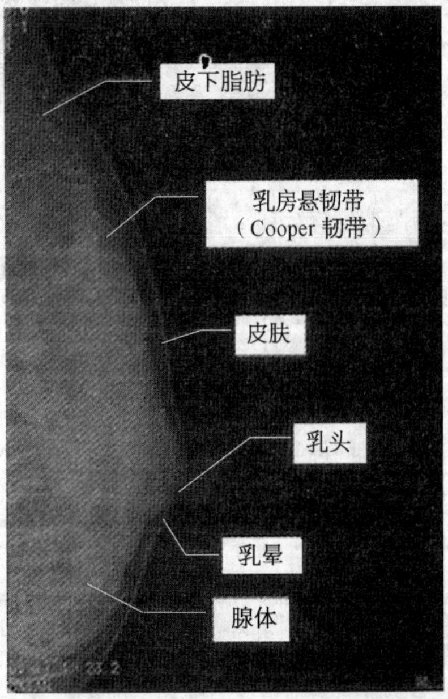

图13-9 正常乳腺X线片解剖

⑤ 悬韧带：在皮下脂肪中近似半环形条索状阴影，向前延伸至皮肤，向后与腺体相连。在良好照片中可以清晰显示。⑥ 导管阴影：在乳晕后有横行、密度减低条形影，宽1～2 mm，长3～5 mm，前端较宽边缘不甚清楚，为大乳导管及其壶腹部，中小乳导管显示不清。⑦ 乳腺实质：呈密度高而均匀的致密影，腺小叶不易区分，但随年龄变化，腺体可呈云絮状或棉朵状。⑧ 间质阴影：系指腺小叶间隔以及结缔组织阴影，X线片呈粗细不等条索状致密影，尖端多指向乳头。⑨ 血管：在腺体较少或脂肪多的乳腺中容易显示，呈密度略高、曲度自然的条纹影，边缘清楚。老年人有时可见到血管钙化，呈双轨状。⑩ 胸壁脂肪层：乳腺底部的脂肪组织与胸廓形成的透明带，随胸廓曲度自然存在，宽1～2 mm，光滑整齐。次带消失往往说明病灶与胸肌有粘连和浸润。

2) 不同年龄的正常乳腺变化与分型：乳腺的X线表现是经常变化的，同年龄可有不同表现，不同年龄差异就更大。常分为以下4型(图13-10)：① 致密型：年轻女性或中年未育者，腺体及结缔组织较丰富，乳腺组织非常致密，腺体成分占75%以上。② 脂肪型：乳腺以脂肪组织为主，腺体组织占全乳的25%以下。③ 少量腺体型：多见于中年女性，乳腺内散在纤维腺体，大约占25%～50%。④ 多量腺体型：乳腺组织分布不均匀，密度呈不均匀改变，腺体成分约51%～75%。

3. CT检查　CT检查不是早期乳腺癌应选择的影像学检查方法，但对显示晚期乳腺癌的病变范围以及检出复发病变有临床意义。CT检查可以发现乳腺内较小的病变，对囊肿、出血、钙化等病变的敏感性高。胸壁软组织和腋窝淋巴结的显示也优于钼靶X线摄影，在乳腺癌的转移和乳腺癌术后随访观察等方面，都具有优越性。另外，CT检查更适合腺体量丰富的致密型乳房。但由于CT检查的X线辐射剂量大，检查费用较高，所以一般不作为首选的检查方法。

当然，CT有它的独到之处：它的二维成像可清晰显示乳房各层的解剖结构，对囊肿、出血和钙化的敏感性高，尤其是CT增强后扫描，能显示癌肿血供分布特征，提供增强峰值、灌注量、组织动脉增强比，更能提高腺体丰富的致密型乳腺中恶性病变的检出率，据报道可达94%。CT扫描一般不会漏诊，乳房后区、靠近胸壁或者乳腺腋尾远侧部位的肿块，其他影像学检查往往不能完全包括在检查野之内，如钼靶摄影对于贴近胸肌的深部肿块就易漏诊，而CT能够提供完整、全面、正确的解剖结构图像。此外，CT可

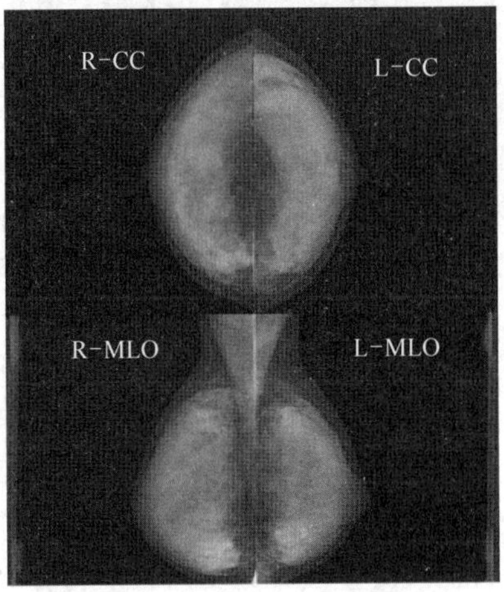

A. 致密型：年轻女性或中年未育者，腺体及结缔组织较丰富，乳腺组织非常致密，腺体成分占 75%以上

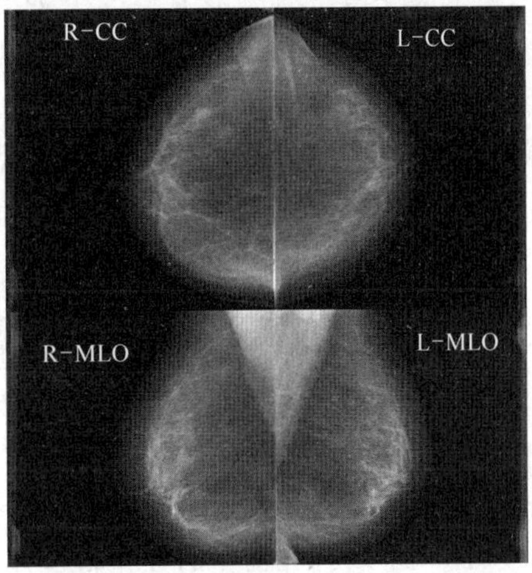

B. 脂肪型：乳腺以脂肪组织为主，腺体组织占全乳的 25%以下

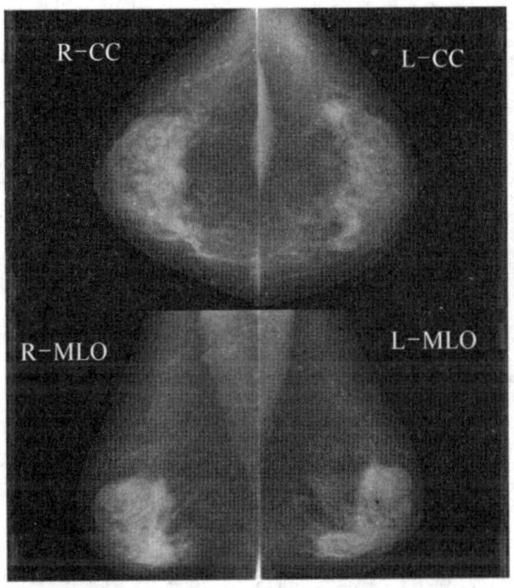

C. 少量腺体型：多见于中年女性，乳腺内散在纤维腺体，大约占 25%～50%

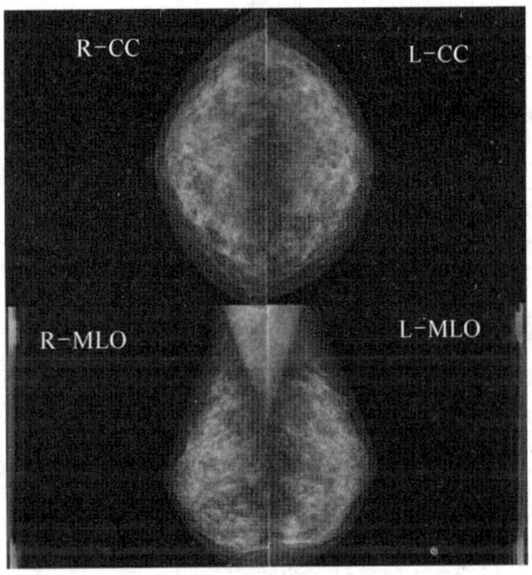

D. 多量腺体型：乳腺组织分布不均匀，密度呈不均匀改变，腺体成分约 51%～75%

图 13 - 10　正常乳腺 X 线分型

以准确指出病灶的深度和部位，用于不能扪及的乳腺病变的活检或手术前定位及已确诊乳腺癌的临床分期。当急性乳腺炎、炎性乳腺癌或乳腺局部切除术后 1 个月内的患者来就诊，此时乳腺不能加压检查，CT 检查就成了诊断的有效手段。

乳腺癌 CT 征象包括以下 3 点。① 直接征象：局限性肿物为主要表现。CT 显示肿物的表现与 X 线片相仿（如肿块、毛刺），但显示靠近胸壁的肿物较 X 线片优越，显示微小钙化的能力不如 X 线片。② 间接征象：CT 显示皮肤增厚，皮下组织或胸大肌前脂肪组织网状改变，胸肌受侵蚀，乳头、乳晕改变及大导管增厚较 X 线片优越。③ 淋巴结转移：CT 可显示各个水平的腋窝淋巴结及内乳淋巴结转移，优于 X 线片及 B 超扫描。

4. MRI 检查

（1）MRI 原则

1）乳腺 MRI 检查是其他乳腺影像检查的辅助，不能替代标准的乳腺钼靶 X 线摄片和乳腺及相应引流区域超声检查。

2）对于活检证实为腋窝淋巴结腺癌、临床乳腺体格检查正常并且乳腺钼靶 X 线摄片阴性的患者，应进行 MRI 检查以发现乳腺癌原发病灶。

3）活检证实为乳腺癌的患者，如果乳腺组织致密以致无法评估疾病范围时，可考虑进行 MRI 检查。

4）乳腺 MRI 检查对以下情形有用：确定乳腺癌的范围；乳腺钼靶 X 线摄片示乳腺组织致密时，需要明确是否存在多中心病灶；了解局部晚期乳腺癌患者的疾病范围；仅凭MRI结果不能确定手术范围（如决定是采取保乳手术还是全乳切除），这时可能需要对乳腺MRI所发现的可疑部位取样活检。

（2）乳腺MRI检查相对于钼靶X线摄影具有以下优势：① 对乳腺病变有较高的敏感性，特别是致密型乳腺、乳腺癌术后局部复发以及观察乳房成形术后假体位置、有无遗漏或并发症等。② 双侧乳腺同时成像。③ 断层及任意三维成像，可使病灶定位更准确直观。④ 对特殊部位如位于乳腺高位、深位病灶的显示要优于X线片。⑤ 对多中心、多灶性病变的检出，对胸壁侵犯的观察以及对淋巴结转移的显示要优于其他检查方法，对需要保乳治疗的乳腺癌患者，有利于发现隐匿性子灶。⑥ 行MRI动态增强扫描、弥散加权，有助于良、恶性病变的鉴别。

（3）平扫和脂肪抑制序列：因乳腺富含脂肪组织，严重干扰对病灶的观察，乳腺MR多采用脂肪抑制技术。T_1WI有利于观察乳腺脂肪和腺体的解剖分布，T_2WI图像在诊断囊肿或纤维腺瘤方面很有价值。STIR序列可区分不同肿块的信号特征。尤其浸润性导管癌（infiltrating ductal carcinoma，IDC）、纤维腺瘤（fibroadenoma，FA）和乳腺囊肿间信号均匀度有显著性差异。

（4）动态增强（dynamic contrast-enhanced）：时间密度曲线是对病灶进行连续动态变化观察分析极具价值的参数，它反映了强化前后信号强度的变化。

时间密度曲线分类：① 渐增型：信号强度迅速上升达到峰值后呈平缓上升状态，多为良性病灶表现。② 平台型：强化初期迅速上升，在强化中后期呈平台状，为可疑病灶。③ 流出型：信号强度在中后期呈下降趋势，为恶性病灶。

时间密度曲线敏感性为91%，特异性为83%，乳腺癌在3型曲线上的可能性分别为6%、64%和78%。另外，根据时间密度曲线测算的多种定量参数（如早期增强率、峰值强化率、达峰时间、强化峰值）对于鉴别诊断有价值。其中对早期增强率的诊断价值研究较多，其可以反映病灶血液灌注状况，一般认为早期强化率≥80%对于乳腺癌有一定特异性。

（5）扩散加权成像（diffusion-weighted imaging，DWI）：恶性病变在DWI上表现为明显高信号，良性病变高于或略高于腺体信号。乳腺肿瘤表观扩散系数（apparent diffusion coefficient，ADC）与细胞密度的相关性很好，恶性肿瘤生长活跃、细胞密度高、ADC小，良性肿瘤细胞密度低、ADC大。

一般认为，ADC值的大小为：恶性病变＜良性病变＜正常组织。良、恶性病变ADC值有重叠：良性病变如乳腺囊性增生、乳头状瘤，其细胞排列紧密，周围伴炎性反应，会导致ADC值降低；黏液腺癌肿瘤细胞分泌黏液形成黏液湖，水分子弥散无明显受限，ADC值未见降低反而升高；癌灶内出现囊变、坏死或纤维间质水肿时，致ADC值升高出现假阴性。所以测量ADC时应该避开囊变、坏死的区域。

（6）磁共振波谱分析（MRS）：磁共振波谱分析是一种能够定量检测病变内化学物质的无创检查方法，能从分子水平上反映组织的病理生理变化。MRI波谱中横坐标代表化学位移的大小，以磁共振频率的百万分之一（ppm）表示，纵坐标代表代谢产物的信号强度，其中^{1}H－MRS、^{31}P－MRS临床应用广泛。乳腺^{1}H－MRS主要测量组织内胆碱的含量，其峰值位置在3.2 ppm。胆碱及其代谢物的含量反映了乳腺上皮细胞的代谢水平，其主要参与细胞膜运输及扩散功能。作为活性代谢物的游离胆碱在正常组织中浓度较低，胆碱水平升高反映细胞膜合成增加或细胞增殖加快。据研究^{1}H－MRS 3.2 ppm处复合胆碱峰诊断乳腺病变的灵敏度为80%，特异度为86%。胆碱峰并非乳腺恶性肿瘤特异表现，部分无症状志愿者及哺乳期女性也可出现胆碱峰。

（7）乳腺异常MRI

1）异常强化：增强后信号强度高于正常乳腺组织。异常强化按照形态学表现分为3类：局灶性病变、肿块、非肿块样病变。

局灶性病变：为小斑点状强化灶，难以形容其形态和边缘特征，通常小于5 mm。灶性强化也可为多发，呈斑点状散布于乳腺正常腺体和脂肪内。多为偶然发现的强化病灶。可为腺体组织灶性增生性改变，如两侧对称表现可提示为良性或与激素相关。

肿块：具有三维立体结构的占位性病变。描述包括：形态、边缘、内部强化特征。形态包括：圆形、类圆形、分叶形和不规则形。边缘：光滑、不规则或毛刺。肿块内部强化特征均匀强化，常提示良性。不均匀强化，恶性多见。边缘强化：出现边缘强化除囊肿合并感染或脂肪坏死外，应高度提示恶性。分隔强化：也多是恶性病变的特征。内部低信号分隔：提示纤维腺瘤。

2）动态观察：恶性病变的强化方式多由边缘强化向中间渗透，呈向心样强化。良性病变的强化方式多由中心向外围扩散呈离心样强化。此种强化可为小片状或大片状，其内部强化特征，与邻近乳腺实质不同。对其描述包括分布、内部强化特征和两侧是否对称。局限性强化：强化区域小于一个象限的1/4，异常强化病变之间有脂肪和腺体组织。线样强化：强化表现为线样，在三维或其他方位图像上可表现为片状。导管样强化：指向乳头方向的线样强化，可有分支。段性强化：呈三角或锥形强化，尖端指向乳头，沿导管或其分支走形。区域性强化：大范围非导管走行区的强化。多发区域性强化：两个或两个以上的区域性强化。弥漫性强化：遍布整个乳腺广泛散在的均匀强化线样或段性强化，提示恶性病变，特别是导管内癌。区域性、多发区域性或弥漫性的强化多出现在绝经前妇女（表现随月经周期不同而不同）和绝经后用激素替代治疗的女性，多提示为良性增生性改变。

5. 放射性核素显像

(1) ^{32}P体外探测：在20世纪60年代曾有报道，该原理是利用癌细胞磷代谢比正常组织旺盛的特点。口服磷（$Na_2H^{32}PO_4$）300～500$_{\mu}C_i$于2 h、4 h、6 h、24 h分别测肿瘤部位和对侧相应对照部位的放射强度。发现乳腺癌组织中磷含量较正常乳腺组织为高。天津市人民医院用此法诊断的正确率为80%左右。其假阴性结果见于：① 肿瘤深在。② 癌细胞数目少（如硬癌、黏液癌）。③ 肿瘤体积过小等。假阳性结果见于皮下炎症和充血，主要系血中的磷含量所造成。为提高诊断率，他们还采用了切开皮肤探测法，确诊率上升到87.5%。但此法对发现早期乳腺癌意义不大。目前此种方法已很少见报道。

(2) 放射性核素骨显像：自从Treadwell（1942年）应用放射性核素研究乳腺癌骨转移以来，确知骨扫描对骨转移癌有早期的定位诊断价值（Rubin等，1969年）。近年来，以^{99m}Tc（锝）标记的二磷酸盐为示踪剂，借γ照相机做全身骨显像，已成为早期发现骨转移的一种有效方法。

骨转移的发现常以骨痛为先导，这时X线检查不一定能够查出病灶。因X线片是靠观察骨质破坏或增生引起的透光度改变进行诊断的。骨扫描通常能早于骨痛和X线检查而发现骨转移病灶。Furnival等（1980年）报道75例Ⅰ、Ⅱ期乳腺癌，做全乳腺切除术加放射治疗。术后每6个月用^{99m}Tc做骨扫描一次，观察3～5年不等。首次发现骨扫描阳性者15例，后来10例证实有骨转移。继后，在随诊中又发现骨扫描阳性15例，后来全部证实有骨转移。值得注意的是骨扫描始终为阴性的49例中，后来也有11例发生了骨转移，骨扫描的灵敏度虽高，但仍不免有假阴性。假阴性率为3%～8%（O'mara，1976年）。值得注意的是在伴有骨痛的良性病变如骨关节炎、骨质疏松和髂骨凝缩性骨炎时，可发生假阳性。

6. 热图检查

(1) 液晶热图像检查：用液晶测量皮温自Ferguson（1964年）开始，Seawry（1966年）把它试用于乳腺癌的检查上，Tricoire（1970年）发明液晶薄膜，简化了操作，并在临床上用于300例妇女乳腺疾病，取得了很好的效果。

胆甾型液晶（脂肪族酸和芳香酸的胆固醇酯）受温度作用时，其颜色发生变化，即液晶的彩色温度效应，乳腺癌病灶处产生的代谢热较高，血运丰富，这种异常代谢热或直接穿透皮下组织反映到局部皮肤上，或借邻近通过的血管，由血液的热对流作用，将异常代谢热引流到皮下浅层静脉。从贴敷在乳腺皮肤的液晶膜上呈现不同颜色的图形加以识别，根据图形鉴别病变的性质。张克勤等对531例健康妇女乳腺普查，从液晶热图表现与乳腺外形关系进行分析，将乳腺外形归纳为小乳腺、中等乳腺、大乳腺和萎缩型乳腺。并按呈现的血管热图形分布和形状分为异常、正常对称和不对称3类。又以血管的多少分为少血管、中等血管和多血管3型。小乳腺的中等血管、大乳腺多血管和萎缩型乳腺少血管都要占半数以上。他们又将1 751例乳腺疾病的图形归纳为12种病理图形。

液晶热图探查乳腺肿瘤主要是依据热的变化，因此，检查室的室温、气流以及乳腺的外形及所处的生理状态、激素类药物、触诊、穿刺活检、外伤等均可影响诊断的结果。有些癌在热图上未显示任何异常，可能与癌的组织学类型有关。该类常为细胞分化好、产热低或因脂肪厚、有似包膜形成影响热传导等原因造成。造成假阳性的多见于纤维腺瘤，其次还有小叶增生、囊性增生、乳头状瘤、乳管扩张、新鲜的脂肪坏死和慢性炎症等。也有液晶热图阳性而其他检查皆未证实、过一两年后才被证实为癌，以及液晶热图为阳性而手术切除为良性病变、而复发证实为癌的报道。

液晶热图的力学检查就是观察热的动态变化来诊断疾病。具体操作：用吹风机使乳腺皮肤制冷，在制冷的前后做液晶热图进行对比，观察热耐力及返热速度等动态变化。要在数秒钟内观察热图形出现的起始点、热图形的扩散方向、热流速度，并以此来诊断早期癌。

液晶热图是一种无损伤、简便、易行、经济、符合率较高的诊断方法。配合其他的诊断方法，能起到一定辅助诊断的作用。

(2) 红外热图像检查：是根据正常人体内存在红外辐射和乳腺癌组织增殖快、代谢旺盛、血运较正常丰富，因而比周围正常组织能产生更强的红外辐射的特点，用红外热成像技术把乳腺表面的温差变成肉眼可见的图像。郑树分析了110例乳腺肿块患者发现：① 90%乳腺癌(包含肉瘤)两乳热象不对称，患侧有异常热区及血管形态改变($P<0.005$)。② 乳腺癌肿块局部温度明显增高。③ 乳腺癌患者患侧乳头冷点消失。④ 乳晕热环温度较对侧变大，温度增高。

(3) 计算机近红外扫描检查：利用乳腺软组织密度和血红蛋白含量对红外线十分敏感的特性，用红外线对乳腺软组织进行扫描，并经过图像处理后，在荧光屏上获取清晰的图像。方志沂等用此扫描仪检查110例患者，乳腺癌的阳性符合率达90%，明显高于X线诊断。在乳腺以致密型为主时，X线片的病变影像常被遮盖。而近红外线则可较容易地穿过致密型腺体，清晰地显现其中结构，此为优于X线片的特点之一。对早期乳腺癌的诊断价值如何，目前此类文献报道甚少，尚需进一步积累经验。

7. 冷光透照检查　近年来，国外有关冷光透照诊断乳腺疾病屡见报道，褒贬不一。国内张克勤(1984年)首先将该技术应用于临床，并加以肯定。自此，冷光透照在国内逐渐展开。冷光透照图形的生物学基础：由于乳腺组织对红光和近外部分波长光的吸收程度的不同，所以透光检查时可见黄、橙、红、棕和黑的不同颜色。Ohlsson认为正常活体细胞的细胞质要比胞核更透光，癌细胞的大部分为核所占据，癌细胞密集的癌灶透光要低于正常组织。同时癌细胞含氮量增高对红外线的吸收与结缔组织或良性增生的正常细胞有所不同。Watmough将手术切下的各种乳腺疾病组织薄片放在塑料的比色杯中，检测其吸收曲线，结果表明，癌与良性病变之间无明显区别，而光吸收的多少可能与组织中含有的氧化血红蛋白的量有关。张克勤的试验结果与Watmough相同，病灶附近血管增生，血运丰富，对光的吸收增强，透光成棕黑色。炎症积乳、血肿等光吸收更为明显，所以呈棕黑色。

(二) 病理学检查

1. 组织学检查　在各种诊断方法中，组织学的诊断最准确可靠。活体组织检查(简称活检)对发现早期乳腺癌，是非常重要的手段。乳腺的活检有以下4种方法。

(1) 切除活检：是指沿肿瘤边缘外一定的距离，将肿瘤及其周围部分乳腺组织一并切除，一般适用于肿瘤直径<2 cm的病例，在做好根治性切除术一切准备的情况下进行，取下肿瘤标本后，快速做冷冻切片，证实为恶性者，立即做根治性手术。目前对于诊断尚未肯定的病例，多数医院采用此种方法。准备做放射治疗的病例，偶尔适用此种方法检查。国内文献报道，除临床分期Ⅱ期以上者，术前切除活检间距手术时间8周以内者较8周以上者，其5～10年生存率有显著差异外，其余未见明显差别，从而认为乳腺癌切除活检，一般不影响预后，以切除活检后8周内行根治术为宜。国外Scheel报道300例乳腺癌，其中112例做了切除活检，188例未做活检。随诊结果，两组相比，不论Ⅰ期或Ⅱ期，其5年生存率都很接近，作者认为活检的时间与手术的时间越短越好。乳腺的冷冻切片不像甲状腺的冷冻切片那样容易出现假阳性或假阴性，所以冷冻切片后手术是可取的。Sparkman收集美国文献报道的7组乳腺癌，总数3 536例冷冻切片检查，其准确率为97.7%，而阴性和当时不能做肯定诊断的病例分别占0.6%和1.7%，全部7组均没有假阳性出现。上海市肿瘤医院涂莲英报道359例乳腺癌冷冻切片检查，346例(96.4%)即时确诊，5例(1.4%)不能肯定诊断，假阴性较多，占8例(2.2%)，假阴性中，除1例为叶状囊肉瘤外，其余全是早期乳腺癌。中国人民解放军第三军医大学附属第二医院报道乳腺恶性肿瘤101例，仅1例不能做肯定诊断。AcKerman则提出，此法诊断对具有乳头状结构的肿瘤及导管内新生物常难辨别其良恶性。Farrow报道270例小叶原位癌，有176例冷冻切片检查认为是良性病变。遇到诸如此类的病例，如没有充分而可靠的组织学改变依据，则不宜贸然下诊断，应等待石蜡切片诊断。

切除活检不仅能达到活检的目的，又能达到治疗的目的，所以应尽可能地将肿块切除干净，一般认为至少距肿瘤边缘1 cm左右。

切除活检的指征：① 可触及的肿物，有痛性的肿物并不能排除恶性。② 非可及性肿物或X线片上显示微小的钙化。③ 乳头的异常，乳头周围溃烂或近来的自发性乳头回缩。④ 乳房皮肤的改变，如酒窝征、橘皮样改变或无任何感染的炎性征象存在。⑤ 腋窝淋巴结肿大。⑥ 针吸细胞学阳性。

(2) 切取部分活检：适用于较大或已与皮肤粘连的肿瘤，在肿瘤表面切开皮肤和皮下组织，暴露肿瘤后切取小块肿瘤组织，即刻做冷冻切片。切取时，需用锋利的手术刀，不用剪刀，切忌挤压瘤体。切一小块肿瘤组织下来，进行快速冷冻切片，并不违反肿瘤治疗原则。否则，若对大的肿瘤做切除活检，可以想见，引起肿瘤播散的机会可能要比切取活检更大。此外，切取活检还适用于肿瘤破溃者，在靠近肿瘤边缘部位切取小块肿瘤组织，必须够深，以免仅仅切取到肿瘤表面的坏死组织。

(3) 乳管内活检：用扩张器将乳管扩开，插入刮匙到乳管内的可疑部位，获得小块组织然后行病理检查，但此种方法因难以操作，需要特殊的设备，而获取的组织量太少以致病理诊断难以肯定，故难以推广。Hardy、Griffin 和 Rodriguez(1959 年)指出了这种检查方法的缺点和危险性：① 阴性的报告不能排除肿瘤的存在，因肿瘤小而易漏诊。② 早期癌依赖于组织学检查，针吸活检可以达到这个目的。③ 肿瘤为良性时，切除活检可达到治疗目的。他们认为确定肿物性质最可靠的方法即切除活检或切取活检。

(4) 影像学引导空芯针活检：空芯针活检能够提供准确的组织学诊断结果，标本量充足，还可以区分浸润性癌和原位癌，切除的标本能够进行免疫组化检查，尤其在影像学的引导下能够准确对乳腺肿块，尤其是不可触及的肿块，进行活检，因此，目前很多人都选择了有大切割针的空芯针活检。

2. 细胞学检查

(1) 针吸细胞学检查(aspiration biopsy cytology, ABC)：又称细针针吸细胞学检查，它是在穿刺活检的基础上发展起来的。其主要原理是利用癌细胞黏着力低易脱落和被吸出的特征，从肿瘤组织中吸取少量细胞而达到诊断目的。Zajick(1995 年)对所有可触及的乳腺肿物多进行针吸，并认为如果术前细胞学确诊乳腺肿瘤为恶性，则术中不必再做冷冻检查，而后发展成为现在的细针针吸细胞学，此方法已在欧美国家得到成功运用。国内不少医院也将其列为乳腺常规的检查方法，对乳腺癌患者的诊断获得良好效果。

针吸细胞学指征：① 孤立病变，临床上考虑为囊肿、良性肿瘤或恶性肿瘤。② 临床上明显的囊肿性病变，可做诊断性穿刺。③ 乳腺癌切除后瘢痕上孤立或多发的小结节。④ 可疑的远处转移病灶，包括皮肤结节和肿大的淋巴结等。

针吸细胞学注意事项：① 针吸穿刺部位要准确。② 必须获得足够的标本。③ 正确制作涂片，涂片不应太厚，以免影响观察。④ 全面细致地分析细胞，做出正确诊断。

(2) 乳头溢液的细胞学检查：女性乳头溢液有时是最早甚至是唯一的症状，乳头溢液多见于大导管内乳头状瘤、囊性增生病、乳腺癌等患者，占全部乳头溢液的 75%。

采取标本的方法：绝经前比绝经后的妇女较易获得分泌物，因为在正常月经周期第 4 周由于卵巢黄体的作用，分泌物较多，易于检查，所以采取标本的时候应选择适当的日期。采取乳头分泌物时，必须用手轻轻查看乳房有无可触及的肿块，然后洗净乳头，用示指指腹由患处寻乳腺导管方向，向乳头轻轻按摩乳腺，将所获得的分泌物直接放置在预先涂有甘油血清蛋白的玻璃片上，涂片立即固定。如果分泌物多而又含有血液则收集在盐水中，按液体标本处理，集中细胞后再涂片。倘若用按摩得不到标本，可用吸乳器轻轻吸取，但应小心操作以免损伤乳腺。

此方法简便易行，对患者无损伤、无痛苦，不论临床上诊断为良性或恶性病变，均应行溢液的涂片检查。

(3) 乳头的脱落细胞学检查：乳头或乳晕湿疹样病变可行涂片或刮片检查，由于癌细胞之间黏着力低、易脱落的特点，本病脱落细胞学的阳性率可达 72.7%，为早期诊断的依据。本病一般均合并腺管癌。

3. 乳管内镜检查　乳管内镜检查主要针对乳头溢液患者，通过直接观察溢液乳管内的改变从而诊断乳头溢液的原因，指导临床进一步治疗。以往对于乳头溢液的患者，多采取的是选择性乳管造影或者溢液涂片细胞学检查等手段来进行诊断，因为准确性不高造成误诊或漏诊，从而导致未能及时治疗或过度治疗。而乳管镜下不同的乳管内疾病往往有其特征性改变，而且与直视下能更方便发现管内微小病变，再加上穿刺活检和诊断性治疗等手段的联合应用，大大地提高了临床诊断的准确率，从而能更加有效地指导临床治疗。

乳腺疾病病史的采集对乳腺疾病做出正确的诊断是非常必要的，正确、系统而全面的体格检查同样是必不可少的，对乳腺疾病的诊断绝不能仅依靠现代化的检查手段，而忽略了最基本的诊断方法。

乳腺疾病的影像学检查手段目前首选的依然是

超声检查，超声检查+钼靶摄影依然是目前诊断乳腺癌最有利的武器。但必须切记，任何影像学的检查只能对乳腺病变尤其是肿瘤性病变提供诊断的参考，确诊必须依靠病理学检查。

乳管内镜的出现使我们准确地判断乳头溢液病因成为可能，因此凡是遇到乳头溢液尤其是血性溢液的患者，乳管内镜检查应成为首选，这样才可以帮助我们有的放矢地进行下一步的诊断和治疗。

（孙学民）

第3节 乳腺肿瘤

随着人口老龄化的进展，我国比欧美国家更迅速地进入了老龄社会。目前在北京、上海等大城市，人口平均寿命已经接近甚至超过80岁，65岁以上的老年人比例逐年增加，老年乳腺肿瘤患者的数量也是越来越高。老年乳腺肿瘤不仅具有独特的临床病理特点，而且往往合并多种疾病。如何治疗老年乳腺肿瘤患者这一特殊群体已成为临床医务人员面临的现实问题。鉴于老年患者中乳腺纤维腺瘤、乳管内乳头状瘤等疾病已较少见，本节将重点介绍乳腺癌、乳腺分叶状肿瘤和乳腺肉瘤。

一、乳腺癌

乳腺癌是严重威胁女性身心健康的常见恶性肿瘤，每年约120万女性罹患乳腺癌。随着人口的老龄化，老年乳腺癌的发病率正在逐年增加。据统计，欧美国家新诊断的乳腺癌患者中65岁及以上者约占50%。我国老年乳腺癌所占比例虽低于欧美国家，但由于人口基数大，老年乳腺癌患者仍是一个很大的群体，需要引起临床重视。老年乳腺癌具有独特的临床和生物学特征，对该类患者采用合适的治疗措施，有助于延长生存时间，改善生活质量。

【流行病学】 由于疾病预防、诊断和治疗的进步，人类的平均寿命不断延长，预计到2050年可达85岁，这也大大增加了老年乳腺癌患者的数量。国际抗癌联盟的资料显示，女性最常见的恶性肿瘤是乳腺癌、结直肠癌、肺癌和胃癌。乳腺癌发病的最大危险因素是年龄。在小于39岁的妇女中，每230人中有1人发生乳腺癌的风险，而在60～79岁的妇女这种风险增加到13倍。我国乳腺癌的发病率呈迅速上升的趋势，已居女性恶性肿瘤第1位。随着我国人口老龄化和工业化进程的加快以及环境污染、吸烟等不良生活习惯和不良生活方式的普遍存在，老年人乳腺癌的死亡率急剧上升。根据恶性肿瘤死亡登记资料，2000年我国新发恶性肿瘤病例180万～200万，死亡140万～150万，死亡人数每5人中即有1人死于恶性肿瘤，在城镇居民中恶性肿瘤已居死因的首位（占死因构成的24.38%）。2008年中国肿瘤登记地区数据统计显示乳腺癌发病率居女性恶性肿瘤的第1位，死亡率居女性恶性肿瘤的第5位，乳腺癌死亡患者中大于65岁者占57%。

【病因】 乳腺癌的病因尚不清楚。流行病学研究发现遗传、内分泌和环境因素等均可能影响乳腺癌发病。另外，营养过剩、肥胖、高脂肪饮食可加强或延长雌激素对乳腺上皮细胞的刺激，从而增加发病机会。临床上常见的高危发病因素主要有以下几个方面。

1. *遗传因素* 有乳腺癌家族史的人，特别是母亲、姐妹曾患乳腺癌，其发病危险性为正常人群的2～3倍；如其亲属双侧乳腺患病，其患乳腺癌的危险性更高。流行病学研究发现乳腺癌发病部分呈家族聚集倾向，一些易感基因如*BRCA1*、*BRCA2*、*ATM*、*TP53*等也与乳腺癌的发病有关。

2. *月经、生育、哺乳* 绝经前乳腺癌发病主要与卵巢功能有关。初潮年龄早于13岁、绝经年龄在55岁以上被认为是乳腺癌高危发病因素，初潮早、绝经晚亦标志着有效的行经时间长。流行病学研究发现，行经40年的妇女发病率较行经30年者增加1倍。初次足月产在20岁以前者较未生育者降低40%，而初产年龄在35岁以上者危险性较未生育者为高。未发现流产对乳腺癌发病有影响，但哺乳能降低乳腺癌发病的危险性，且哺乳总时间越长，乳腺癌发生的危险性越低。

3. *激素水平* 乳腺癌发生受多种激素的影响，如雌激素（包括雌酮、雌二醇等）对乳腺癌发生有直接关系，而其代谢产物雌三醇则有保护作用。孕激素被认为有一定保护作用，但其主要在一次生产、正常哺乳后发挥作用。动物实验证实催乳素可增加二甲基苯蒽对小鼠肿瘤的诱发率。

4. *营养、肥胖* 绝经前女性乳腺癌与卵巢功能有关，绝经后则与肥胖及肾上腺分泌的雄烯二酮有关，因而绝经后妇女降低体重可降低乳腺癌的发病危险性。儿童期营养的增加可以提早月经的初潮时间，亦使绝经前的发病率增加。

5. *环境因素* 北美、北欧地区乳腺癌发病率约为亚、非、拉美地区的4倍，而低发地区居民移居至高发地区后，第二、三代移民的乳腺癌发病率逐渐升高，提示环境因素及生活方式与乳腺癌的发病有一定关系。

6. 乳腺良性病变　与乳腺癌的关系尚存争议，多数观点认为乳腺小叶有上皮高度增生或不典型增生者可能与乳腺癌的发病有关。

【筛查及预防】 乳腺癌筛查的目的是早期发现、早期诊断、早期治疗。乳腺癌筛查包括乳腺自查、临床检查及影像学检查等。研究发现年龄较大的绝经后女性可以在乳腺癌筛查中获益，因为她们患乳腺癌的风险比绝经后不久的女性高。影像学检查对乳腺癌的诊断有重要价值。近年来各种新技术包括MRI、CT、彩色多普勒超声的应用，使乳腺影像学检查有了更广泛的选择。大规模随机试验发现在50～70 岁女性进行 1 年或 2 年 1 次的乳腺 X 线摄影检查可降低新发乳腺癌致死率的 29%，而对于 40～50 岁的女性乳腺癌筛查最终可降低死亡率的 24%。Wilson 等分析了 62 例年龄大于 75 岁的女性，发现乳腺 X 线摄影有利于发现早期患者，选择合适的治疗策略，降低死亡风险。美国老年医学社会实践委员会制定的老年女性乳腺癌筛查指南中建议 75 岁以下女性应每 1 年或 2 年接受 1 次乳腺 X 线摄影检查，75 岁以上者应每 2 年或 3 年 1 次，同时结合每月 1 次的乳腺自查。

尽管目前尚不能完全预防乳腺癌，但是通过改变某些不良生活方式及对高危人群的主动干预，可以降低乳腺癌的发生风险。① 加强锻炼：体育锻炼与乳腺癌的发病危险有关，成年人体育锻炼对乳腺癌发病的影响可能与减少肥胖，尤其是绝经后女性肥胖有关。每周锻炼 3～4 次的女性与不锻炼者相比乳腺癌发病率低。② 改变不良生活习惯：包括饮食（脂肪总量及饱和脂肪酸的摄入）、酗酒、抽烟、肥胖等因素。这些因素轻至中度影响乳腺癌的发病危险性，然而改变这些因素能否降低乳腺癌发病风险尚不清楚。③ 哺乳：研究提示哺乳对乳腺癌的发生具有保护作用，哺乳总时间越长，乳腺癌发生的危险性越低。④ 化学预防：采用化学药物预防肿瘤发生或者诱导肿瘤细胞分化逆转。美国国立肿瘤研究所在乳腺癌发病高危人群中选择 13 388 位女性，进行三苯氧胺与安慰剂对照的随机双盲研究，5 年后三苯氧胺使乳腺癌的发病率下降近一半。但是化学预防究竟有多大的作用及适应人群目前尚无统一意见。

【老年乳腺癌生物学特点】 与青年人乳腺癌相比，老年人乳腺癌细胞的侵袭性较低，疾病发展较慢。虽然老年乳腺癌患者初诊时晚期患者比例较高，但是临床和病例数据显示，高龄患者乳腺癌具有较好的生物学表型、肿瘤细胞增殖率较低、人表皮生长因子受体 2（human epidermal growth factor receptor 2，Her－2）表达较低、雌激素受体（estrogen receptor，ER）或孕激素受体（progesterone receptor，PR）含量较高、2 倍体频率较高、*p53* 突变率较低。临床研究发现 70 岁以上老年乳腺癌与青年女性乳腺癌病理组织学类型相似，但在老年组一些低恶性程度特殊类型癌更为多见，黏液腺癌、乳头状癌的比例相对较高。老年人乳腺癌发展较年轻人缓慢，区域淋巴结转移也较晚。有资料统计显示老年人乳腺癌局部肿瘤 T_3、T_4期较年轻患者多，但腋淋巴结转移情况两者相仿。这些都反映了老年人乳腺癌的生物学特性，恶性程度较青年人乳腺癌低。概括而言，从 TNM 分期看，老年人乳腺癌属于局部性或局部晚期的多；从生物学角度看，肿瘤恶性程度较低。

【病理类型】 乳腺癌有多种分型方法，目前国内多采用以下病理分型。

1. 非浸润性癌

（1）小叶原位癌：其形态特征是乳腺小叶结构保存，小叶增大，小叶内导管和末梢导管内充满癌细胞，癌细胞未突破末梢乳管或腺泡基底膜，管泡增多。癌细胞体积大，胞质丰富、核大而圆、染色质细，可见核分裂，但分裂象不多见。

（2）导管内癌：癌细胞通常局限于导管内，未突破导管壁基底膜，癌细胞排列成实型、筛型或乳头型，呈多中心生长。

2. 早期浸润性癌　包括早期浸润性导管癌（癌细胞突破管壁基底膜，开始向间质浸润）、早期浸润性小叶癌（癌细胞突破末梢乳管或腺泡基底膜，开始向间质浸润，但仍局限于小叶内）。

3. 浸润性非特殊癌　包括浸润性小叶癌、浸润性导管癌、硬癌、髓样癌（无大量淋巴细胞浸润）、单纯癌、腺癌等。此型一般分化低，预后较上述类型差，且是乳腺癌中最常见的类型，占 80%，但判断预后尚需结合疾病分期等因素。

（1）浸润性导管癌：癌细胞突破管壁基底膜，浸润周围间质。

（2）浸润性小叶癌：癌细胞突破小叶内导管基底膜及小叶范围，围绕导管浸润纤维间质内，细胞卵圆形或梭形，呈同心圆环绕小叶导管。

（3）单纯癌：乳腺癌细胞穿过导管基底膜向周围间质浸润，呈团块状或索条状，纤维间质大量增生，形成条索状或片块状。

(4) 硬癌：浸润性导管癌广泛向周围纤维间质浸润，癌细胞排列成条索状或散在分布，极少形成管状，细胞异形性显著，肿块体积小，质地硬。

(5) 髓样癌：癌细胞多而纤维间质少，排列成片块状或相互连接吻合，有时呈弥漫分布。细胞较大，圆形，胞质丰富，核大分裂象多见，且呈空泡状。

(6) 腺癌：癌细胞异形性明显，排列成腺管状，形状不规则。

4. *浸润性特殊癌*　包括乳头状癌、髓样癌(伴大量淋巴细胞浸润)、小管癌(高分化腺癌)、腺样囊性癌、黏液腺癌、大汗腺样癌、鳞状细胞癌等。此型分化一般较高，预后尚好。

(1) 乳头状癌：癌细胞排列成乳头状，细胞大小不一，核深染，分裂象多见。

(2) 黏液腺癌：癌细胞周围有丰富的黏液，被分隔成团状或巢状，胞质内有小的空泡，核小而圆，核分裂象少。

(3) 小管癌：为高分化浸润性腺癌，癌细胞呈立方形或柱状，无明显异形性，核分裂象极少见。

(4) 腺样囊性癌：癌细胞呈基底细胞样，形成大小不一、形态各异的片块状结构，内有大小不一的圆形腔隙，癌细胞周边可见肌上皮细胞。

(5) 鳞状细胞癌：癌细胞呈多角形，可见角化或细胞间桥。

5. *其他罕见癌*　如乳腺癌肉瘤等。

【转移与播散】

1. *局部扩散*　癌细胞沿乳腺导管或筋膜间隙蔓延，继而侵及Cooper韧带和皮肤。

2. *淋巴转移*　主要途径有：① 癌细胞经胸大肌外侧缘淋巴管侵入同侧腋窝淋巴结，然后侵入锁骨下淋巴结以至锁骨上淋巴结，进而可经胸导管(左)或右淋巴管侵入静脉血流而向远处转移。② 癌细胞向内侧淋巴管，沿乳内血管的肋间穿支引流到胸骨旁淋巴结，继而达到锁骨上淋巴结，并可通过同样途径侵入血流。一般以前者为多数，根据我国相关病理检查结果，腋窝淋巴结转移率约为60%，胸骨旁淋巴结转移率为20%～30%。后者原发灶大多数在乳房内侧或中央区。癌细胞也可通过逆行途径转移到对侧腋窝或腹股沟淋巴结。

3. *血行转移*　以往观点认为血行转移多发生在晚期，这一概念已被否定。目前观点认为乳腺癌是一种全身性疾病，有些早期乳腺癌已有血行转移。癌细胞不仅可经淋巴途径进入循环系统，也可以直接侵入血液循环而致远处转移。

【临床表现】　早期乳腺癌不具备典型症状和体征，不易引起患者重视，常通过体检或乳腺癌筛查发现。以下为乳腺癌的典型体征，多在癌症中期和晚期出现。

1. *乳腺肿块*　80%的乳腺癌患者以乳腺肿块首诊。患者常无意中发现肿块，多为单发，质硬，边缘不规则，表面欠光滑。大多数乳腺癌为无痛性肿块，仅少数伴有不同程度的隐痛或刺痛。

2. *乳头溢液*　非妊娠期从乳头流出血液、浆液、乳汁、脓液，或停止哺乳半年以上仍有乳汁流出者，称为乳头溢液。引起乳头溢液的原因很多，常见的疾病有导管内乳头状瘤、乳腺增生、乳腺导管扩张症和乳腺癌。单侧单孔的血性溢液应进一步检查，若伴有乳腺肿块更应重视。

3. *皮肤改变*　乳腺癌引起皮肤改变可出现多种体征，最常见的是肿瘤侵犯Cooper韧带后与皮肤粘连，出现"酒窝征"。若癌细胞阻塞了淋巴管，则会出现"橘皮样改变"。乳腺癌晚期，癌细胞沿淋巴管、腺管或纤维组织浸润到皮内并生长，形成"皮肤卫星结节"。

4. *乳头、乳晕异常*　肿瘤位于或接近乳头深部，可引起乳头回缩。肿瘤距乳头较远，乳腺内的大导管受到侵犯而短缩时，也可引起乳头回缩或抬高。

5. *腋窝淋巴结肿大*　医院收治的乳腺癌患者1/3以上有腋窝淋巴结转移。初期可出现同侧腋窝淋巴结肿大，肿大的淋巴结质硬、散在、可推动。随着病情发展，淋巴结逐渐融合，并与皮肤和周围组织粘连、固定。晚期可在锁骨上和对侧腋窝摸到转移的淋巴结。另外隐匿性乳腺癌乳腺体检摸不到肿块，常以腋窝淋巴结肿大为首发症状。

此外，有些特殊类型的乳腺癌在临床上与一般乳腺癌临床表现不同，比较少见。值得提出的是炎性乳腺癌(inflammatory breast carcinoma)和乳头湿疹样乳腺癌(Paget's carcinoma of the breast)。炎性乳腺癌的特点是发展迅速，预后差。局部皮肤可呈炎症样表现，皮肤发红、水肿、增厚、粗糙、表面温度升高，开始比较局限，很快即扩散到乳房大部分皮肤。乳头湿疹样乳腺癌恶性程度较低，发展慢，较晚发生腋窝淋巴结转移。乳头有瘙痒、烧灼感，继而出现秃头和乳晕皮肤变粗糙，糜烂如湿疹样，继续形成溃疡，有时覆盖黄褐色鳞屑样痂皮。有些病例于乳晕区可触及肿块。

【诊断】 详细询问病史及临床检查后，大多数患者已可得到明确诊断，但乳腺组织在不同的年龄及月经周期中可有不同的变化，因而在体检时要掌握正确的方法及与月经的关系，必要时采用一些辅助的诊断方法，有助于鉴别各种乳腺疾病。

1. *病史* 多数老年女性患者以发现乳房内肿块为主诉，肿块常无疼痛，少数患者主诉为乳头溢液或疼痛。初诊时应仔细询问年龄、月经初潮、生育哺乳史、职业及生活习惯；注意药物治疗史、激素及避孕药物使用情况，有无乳腺肿瘤家族史及乳腺接受放射线照射情况；曾经是否患有妇科疾病。对有乳腺癌高危因素的患者，应仔细进行查体及必要的辅助检查。

2. *查体* 注意观察乳房的发育情况，两侧乳房是否对称，乳头形态是否有回缩凹陷，有无糜烂，皮肤有无水肿、橘皮样改变，有无局部隆起或凹陷。触诊乳房时若扪及肿块，应注意肿块部位、大小、形态、质地、边界、活动度、与周围组织有无粘连等。必要时让患者两手叉腰，使胸肌处于收缩状态，检查肿块是否侵及胸肌或胸肌筋膜。如有乳头溢液，应仔细记录溢液导管部位及数量。腋窝淋巴结是乳腺癌最易转移的部位，应全面检查腋窝有无肿大淋巴结，并注意其大小、数目、质地、活动度、有无融合粘连等情况。

3. *辅助检查* 除了临床体格检查以外，还可以采用一些辅助检查帮助明确诊断。常用的辅助诊断方法有乳腺 X 线摄影、超声检查、乳腺 MRI、CT 检查、乳腺导管内镜检查、脱落细胞学检查及空芯针穿刺活检等，对早期发现乳腺病变有较大帮助。

(1) 乳腺 X 线检查：常用的为钼靶 X 线摄影，常规体位包括双侧内外侧斜位及头足位。对常规体位显示不佳或未包全乳腺实质者，可根据病灶位置选择补充体位。为使病灶显示效果更佳，必要时可开展一些特殊摄影技术，如局部加压摄影、放大摄影或局部加压放大摄影等。临床 X 线摄影适应证：① 乳腺肿块、硬化，乳头溢液，乳腺皮肤异常，局部疼痛或肿胀。② 筛查发现的异常改变。③ 良性病变的短期随诊。④ 乳房修复重建术后。⑤ 乳腺肿瘤治疗时。⑥ 其他需要进行放射检查或放射科医师会诊的情况。

乳腺癌 X 线摄影常见征象有：① 肿块或结节影，密度常高于周围乳腺实质，边缘呈毛刺状。② 有细小成簇的钙化点，常为恶性的征象。良性病变的钙化点较粗大、分散分布。③ 其他征象如不对称的导管影、乳腺结构扭曲、皮肤增厚、乳头凹陷呈漏斗征及静脉影的增粗、增厚等。

(2) 乳腺超声检查是简便、安全、无痛、无损伤、可反复操作的检查方法，可鉴别良恶性、囊性或实质性病变。用于所有疑诊乳腺病变的人群，可同时进行乳腺和腋窝淋巴结的检查。乳腺超声扫描体位常规取仰卧位，扫描范围自腋窝顶部至双乳下界，包括全乳及腋窝。乳腺超声检查适应证：① 年轻、妊娠、哺乳期妇女乳腺病变首选的影像学检查。② 对临床触及的肿块及可疑异常进行确认，进一步评估临床及影像所见。③ 评估植入假体后的乳腺病变。④ 引导介入操作。检查时应根据临床情况，结合肿块是单发还是多发、回声是否规则、包膜是否完整、肿瘤内部回声是否均匀、边界是否清楚等综合考虑。

(3) 乳腺 MRI 检查：MRI 不作为乳腺癌诊断的常规检查项目。可用于乳腺癌分期评估，确定同侧乳腺肿瘤范围，判断是否存在多灶或多中心性肿瘤。初诊时可用于筛查对侧乳腺肿瘤。同时，有助于评估新辅助治疗前后肿瘤范围、治疗缓解状况及是否可以进行保乳治疗。

(4) 乳管内镜检查：对乳头有溢液的患者可应用乳管内镜检查，可以检查病变部位，明确溢液性质，并在体表做标志，便于手术时明确切除部位。

(5) 活组织检查：是明确诊断的必要方法，一般应用切除活检。手术时将肿瘤连同周围少许正常组织一并切除，并送冰冻切片检查，以明确诊断；同时做雌、孕激素受体测定。近年来对怀疑肿瘤的患者采用空芯针或立体定位后行切除活检，明确诊断后再进一步决定治疗方案。

【鉴别诊断】 典型的乳腺癌确诊并不困难，但对于某些早期乳腺癌或特殊类型乳腺癌，临床上可有多种表现，诊断时应与下列疾病鉴别。

1. *乳腺增生* 多由于内分泌平衡失调，使乳腺生理发生改变，导致乳腺小叶增生。多见于青、中年女性，常为一侧或者双侧乳房有颗粒，结节状或团块状，可有压痛或者疼痛，月经前常感胀痛。乳腺增生中上皮不典型增生与乳腺癌发病有关，但绝大多数乳腺增生不是癌前病变。

2. *乳管内乳头状瘤* 是乳腺乳管上皮性肿瘤。大导管乳头状瘤是发生在乳管壶腹部的乳头状瘤，常见于经产妇，以 40～50 岁多见。临床症状表现为乳头溢液，溢液常为血性，少数可于乳晕部触及小结节。多发性乳头状瘤常发生于中小乳管，乳腺周围区域可触及实性、不均质的肿块，乳头溢液少见，其癌变率高于大导管乳头状瘤。

3. *纤维腺瘤* 是最常见的乳腺良性肿瘤，好发于青年女性。肿瘤大多为圆形或椭圆形，边界清楚，有时表面呈小结节状或分叶状，质地较硬，活动度大。此病的发生与雌激素有关，较少见于月经来潮前及停经后女性，故老年患者不要轻易诊断为纤维腺瘤，必须排除恶性肿瘤的可能。

4. *乳腺肉瘤* 是起源于乳腺间叶组织的恶性肿瘤，多见于中年妇女，体积较大，肿瘤生长缓慢，一般不侵犯皮肤，皮下静脉往往有明显扩张，肿瘤质硬如橡皮球，部分区域呈囊性感凹凸不平。该肿瘤主要以血性转移为主，淋巴结转移少见。

5. *浆细胞性乳腺炎* 是乳腺组织无菌性炎症。炎症细胞以浆细胞为主。临床上60%呈急性炎症表现，肿块大时皮肤可呈橘皮样改变。40%患者开始即为慢性炎症，表现为乳晕旁肿块，边界不清，可有皮肤粘连和乳头凹陷。急性期应予抗感染治疗，炎症消退后若肿块仍存在，则需手术治疗。

6. *乳腺结核* 是结核杆菌所致乳腺组织的慢性炎症。好发于中、青年女性患者，多数有结核病史。病程较长，发展较缓慢。局部表现为乳房内肿块，质韧偏硬，部分区域可有囊性感。肿块境界有时不清楚，活动度可受限，可有疼痛，但无周期性。针吸为干酪样坏死组织、脓液或炎症细胞，脓液培养少数可有结核杆菌生长。

7. *乳腺恶性淋巴瘤* 本病较罕见。病理多为弥漫性大裂细胞型、弥漫大无裂细胞型及弥漫性小裂细胞型，其他类型少见。临床表现为迅速增大的肿块，呈巨块或结节状，边界清楚，质地硬，与皮肤及乳头无粘连。肿块巨大时表面皮肤菲薄，血管扩张，并可引起溃破。腋淋巴结也可同时受累。原发乳腺恶性淋巴瘤可能是全身性恶性淋巴瘤在乳房的首发表现，常有早期血道转移，预后差。

【临床分期】 恶性肿瘤局部发展累及的范围与区域性及远处转移的程度对治愈率、生存率有直接的影响。治疗前进行准确及合理的临床分期对制订治疗计划及治疗效果都可做出正确的评价，因此需要统一的分期方法。分期方法很多，目前多数采用国际抗癌联盟（International Union Against Cancer, UICC）和美国癌症联合会（American Joint Committee on Cancer, AJCC）建议的 T（原发肿瘤）、N（区域淋巴结）、M（远处转移）分期法（表13-1）。

表13-1 UICC和AJCC推荐的乳腺肿瘤TNM分期

T_x：原发肿瘤无法评估

T_0：原发肿瘤未查出

Tis：原位癌（包括未查到肿块的乳头湿疹样乳腺癌）

T_1：肿瘤长径≤2 cm

T_2：肿瘤长径>2 cm，≤5 cm

T_3：肿瘤长径>5 cm

T_4：不论肿瘤大小，侵及皮肤或胸壁（肋骨、肋间肌、前锯肌）及炎性乳腺癌

N_x：区域淋巴结无法评估（已切除）

N_0：同侧腋窝无肿大淋巴结

N_1：同侧腋窝有肿大淋巴结，可以推动

N_2：同侧腋窝肿大淋巴结彼此融合，或与周围组织粘连

N_3：有同侧内乳淋巴结转移，有同侧锁骨上淋巴结转移

M_x：远处转移无法评估

M_0：无远处转移

M_1：有远处转移

根据以上情况进行组合，可将乳腺癌分为以下各期：

0期：$TisN_0M_0$

Ⅰ期：$T_1N_0M_0$

Ⅱ期：$T_{0\sim1}N_1M_0$，$T_2N_{0\sim1}M_0$，$T_3N_0M_0$

Ⅲ期：$T_{0\sim2}N_2M_0$，$T_3N_{1\sim2}M_0$，$T_4N_{0\sim2}M_0$，任何TN_3M_0

Ⅳ期：包括M_1的任何TN

以上分期以临床检查为依据，也称为临床分期（cTNM），是选择、评估治疗方案的基础，此外还需结合术后病理检查所得病理分期（pTNM）进行校正以得到最精确的预后信息。

【治疗】 老年乳腺癌与中、青年乳腺癌相比，恶性程度相对较低。临床以局部性或局部晚期癌较多。因老年患者生理变化且常同时伴有其他疾病，其治疗方法除基于疾病的分期外，还应根据患者的身体状况、肿瘤的生物学特性及对拟定疗法的耐受能力综合考虑，努力选择对患者创伤及不良反应最小而能获得最大疗效的综合治疗措施。

1. *综合评估* 目前对老年乳腺癌尚无规范的治疗模式，其原因是老年患者的体质、健康状况差异颇大。有的患者年近70岁，体力和各器官的功能良好，可耐受如同年轻患者一样的各项治疗措施。但一般而言，随年龄的增长，生理状况逐渐发生退行性变，一些老年常见病如心脑血管疾病、糖尿病、高血压、呼吸系统疾病等随之而来。对同时患有诸如上述疾病的老年人来说，乳腺癌的治疗会遇到诸多困难。这些疾病不但会直接威胁患者的生命，而且由于对患者健康状况的影响常常使通常采用的乳腺癌治疗方法难以实施。故老年乳腺癌治疗方案的设计不仅要依

据疾病的分期，尤应注重综合了解、分析、评估老年乳腺癌生物学特征，患者的体力情况，重要脏器、器官功能、对拟定疗法的耐受能力以及患有其他疾病对患者生活质量的影响和对生存威胁的程度。对并存的重要疾病，治疗前充分准备至关重要，要确保这些疾病控制在安全范围。要清醒地意识到一些老年人常见病对患者生存、生活的影响程度与乳腺癌同等重要。倘若估计不足、准备不够，或明知手术有风险却铤而走险，都可能给患者带来严重不良后果。总之，对于老年乳腺癌患者而言，依据肿瘤的生物学特征，综合评估机体功能状态，尤其是心、脑、肾、肺等重要脏器功能，采取多学科协作的模式，选择最优的治疗方案，在提高患者生活质量的同时延长生存时间。

2. *手术治疗* 手术治疗是乳腺癌的主要治疗方法。病灶局限于局部或区域淋巴结时，在身体条件允许的前提下首选手术治疗。年龄不是手术考虑的首要因素，一般状况和合并疾病较年龄更为重要。自1894年Halsted提出乳腺癌根治术以来，该术式一直是治疗乳腺癌的标准选择。其根据是乳腺癌转移的解剖学模式，即由原发肿瘤转移至区域淋巴结后，再侵入循环系统发生血行转移。该术式在20世纪50年代发展为扩大根治术。但在随后的观察中发现，随着手术范围的逐渐扩大，术后生存率并未有明显改善。Fisher在20世纪70年代对乳腺癌的生物学行为进行了大量研究后，提出了对乳腺癌研究意义重大的理论，即乳腺癌自发病开始即是一个全身性疾病，单纯扩大手术范围并不能降低其转移风险和死亡率。基于该理论，随着研究的不断深入，缩小手术范围，加强术后综合辅助治疗已成为目前乳腺癌治疗领域的共识。常用手术方式如下。

(1) 乳腺癌根治术及扩大根治术：是传统的手术方式，损伤较大，目前临床上已较少采用。前者包括整个乳房、胸大肌、胸小肌、腋窝及锁骨下淋巴结的整块切除；后者在根治术的基础上，同时切除部分胸壁组织，胸廓内动、静脉及其周围的淋巴结(即胸骨旁淋巴结)。

(2) 乳腺癌改良根治术：有两种术式，一是保留胸大肌，切除胸小肌；二是保留胸大、小肌。前者淋巴结清除范围与根治术相仿，后者不能清除腋上组淋巴结。根据大量临床观察，认为Ⅰ、Ⅱ期乳腺癌应用根治术及改良根治术的生存率无明显差异，且该术式保留了胸肌，术后外观效果良好。目前，保留胸大、小肌的乳腺癌改良根治术已成为临床上最常用的手术方式。

1) 手术适应证：符合TNM分期0、Ⅰ、Ⅱ期以及部分Ⅲ期而无手术禁忌证的患者。局部晚期患者经新辅助治疗降期后也可实施手术治疗。

2) 手术禁忌证：肿瘤已有远处转移；一般情况差，有恶病质者；重要脏器有严重疾病，不能耐受手术者；年老体弱，不适合手术者。局部病灶的手术禁忌证包括以下情况之一者：① 皮肤橘皮样水肿，超出乳房面积一半以上。② 皮肤有卫星结节。③ 肿瘤直接侵犯胸壁。④ 胸骨旁淋巴结肿大证实为转移者。⑤ 锁骨上淋巴结肿大证实为转移者。⑥ 患侧上肢水肿。⑦ 炎性乳腺癌。或有以下5种情况中任何2项以上者：① 肿瘤溃破。② 皮肤橘皮样水肿占全乳面积1/3以上。③ 肿瘤与胸大肌固定。④ 腋窝淋巴结最大直径超过2.5 cm。⑤ 淋巴结彼此粘连或与皮肤、深部组织粘连。随着医疗技术的进步及手术方式的改进，上述手术禁忌证已成为相对禁忌证。

(3) 全乳房切除术：手术范围切除乳腺组织、乳头、部分皮肤及胸大肌筋膜。该术式适宜于原位癌、微小癌及年迈体弱不适宜行根治术者。

(4) 保留乳房的乳腺癌切除术：手术包括完整切除肿块及周围组织，同时清除腋窝淋巴结。原发灶切除范围应包括肿瘤、肿瘤周围1～2 cm的组织及胸大肌筋膜。保乳手术的患者术后必须行放疗、化疗等辅助治疗。

1) 手术适应证：适合于临床Ⅰ期、Ⅱ期的乳腺癌患者，且乳腺有适当体积，术后能够保持外观效果者。

2) 手术禁忌证：① 既往接受过患侧乳腺或胸壁放疗者。② 妊娠期患者(妊娠期患者在妊娠期内禁行乳腺放疗)。③ 乳腺X线片显示弥散的恶性或疑为恶性的微小钙化灶者。④ 病变广泛，不可能通过单一切口的局部切除就达到切缘阴性且不影响美观的目的。⑤ 肿瘤经局部广泛切除后切缘阳性，再次切除后仍不能保证病理切缘阴性者。相对禁忌证为活动性结缔组织病，尤其注意有硬皮病和系统性红斑狼疮风险的患者。存在复发的高危因素包括：① 肿瘤直径＞5 cm者。② 灶状阳性切缘。③ 已知存在BRCA 1/2突变的绝经前妇女，保留乳房手术后同侧乳腺癌复发或者发生对侧乳腺癌的风险增加，可以考虑预防性双侧乳腺切除以降低风险。④ 年龄≤35岁，已有研究结果显示≤35岁的年轻患者有相对高的复发和再发乳腺癌风险，因此在选择保留乳房手术时，医师应向患者充分介绍可能存在的风险。

(5) 前哨淋巴结活检：前哨淋巴结指接受乳腺癌引流的第一枚淋巴结，可采用示踪剂显示定位后切除活检。根据前哨淋巴结的病理结果预测是否存在腋窝淋巴结转移,前哨淋巴结阴性的乳腺癌患者可不选择行腋窝淋巴结清扫。该项工作是20世纪90年代以来乳腺外科的重要进展之一。前哨淋巴结活检适用于术前临床检查腋窝淋巴结阴性的患者,对于临床Ⅰ期的病例准确性尤高。

(6) 对于有外形要求的乳腺癌患者也可选择乳房重建术,常用的术式主要有即刻乳房重建术和延期乳房重建术,两者手术方法基本相同,延期乳房重建术一般在乳腺癌术后3~5年进行。塑造乳腺外形的方法主要包括人造材料(乳房假体或扩张器)、人造材料与自体组织相结合、自体组织(背阔肌皮瓣、腹直肌皮瓣、臀大肌皮瓣)等。

乳腺癌的手术方式很多,但没有一个固定的手术方式能够适合所有情况的乳腺癌。手术方式的选择应根据患者的身体条件、病理分型、疾病分期及辅助治疗的条件而定,同时考虑到手术医师的习惯、肿瘤的部位以及患者对外形的要求等。无论是选择改良根治术或保留乳房的乳腺癌切除术,对于可切除的乳腺癌患者,手术都应以达到最大程度的清除局部及区域淋巴结、提高生存率为目的,然后再考虑外观和功能。

3. *化学药物治疗* 老年乳腺癌的辅助化疗,因迄今缺乏专题临床实验研究的结果,如何实施,既无统一标准,也未达成共识。临床研究结果发现手术前后应用全身性化学药物辅助治疗,能够有效杀灭局部区域淋巴结转移及远处脏器的微小转移,从而降低局部复发及减少远处转移,提高生存率及延长生存时间。目前辅助性的化疗包括术前化疗及术后辅助性化疗。

(1) 术前新辅助化疗:主要适用于局部晚期乳腺癌患者,若干疗程术前化疗能够使肿瘤降期,一些原先不适合手术的病灶化疗后能手术根治,从而有效提高了切除率,减少远处转移,提高了后续放射治疗的疗效。对一些有保乳要求的患者也可通过新辅助化疗使肿瘤降期后实施保乳手术,提高保乳手术成功率。新辅助化疗前后必须进行系统的、细致的评估,通过体格检查及各项辅助检查对比评估化疗前后原发肿瘤及区域淋巴结的变化,从而判断化疗方案的疗效。无效的患者可更改化疗方案或改变总体治疗计划,一旦新辅助化疗能够有效使患者肿瘤降期并有手术指征,在身体条件许可的前提下,应尽早行手术治疗。

(2) 术后辅助化疗的指征:主要包括肿瘤直径>2.0 cm、腋窝淋巴结阳性、激素受体阴性、Her-2表达阳性等。禁忌证主要有妊娠早期女性患者及年老体弱并伴有严重内脏器质性病变患者。对于腋窝淋巴结阴性患者是否应用辅助化疗尚有不同意见,多数观点认为除原位癌及原发肿瘤微浸润(直径≤0.1 cm)外均可考虑应用辅助化疗。一般认为辅助化疗应于术后早期应用,联合化疗的效果优于单药化疗,辅助化疗应达到一定剂量,治疗期不宜过长,以6个月左右为宜,能达到杀灭亚临床转移灶的目的。

常用的化疗方案有:① 以蒽环类为主的方案,如CA(E)F、A(E)C、FEC方案(C,环磷酰胺;A,多柔比星;E,表柔比星;F,氟尿嘧啶)。② 蒽环类与紫杉类联合方案,如TAC(T,多西他赛)。③ 蒽环类与紫杉类序贯方案,如AC→T/P(P,紫杉醇)或FEC→T。④ 不含蒽环类的联合化疗方案,适用于老年、低风险、蒽环类禁忌或不能耐受的患者,常用的有CMF方案(C,环磷酰胺;M,甲氨蝶呤;F,氟尿嘧啶)。化疗前患者应无明显骨髓抑制表现,化疗期间应定期检查肝、肾功能,每次化疗前要复查白细胞计数,如白细胞$<3.0\times10^9/L$,应延长用药间隔时间并给予升白细胞治疗。

辅助化疗需计算药物的每平方米体表面积的剂量强度,首次给药剂量一般不低于推荐剂量的85%,后续给药剂量应根据患者的具体情况和初始治疗后的不良反应进行调整。化疗时应注意化疗药物的给药顺序,输注时间和剂量强度,严格按照药品说明和配伍禁忌使用。若无特殊情况,一般不应减少化疗的周期数。

4. *内分泌治疗* 乳腺癌内分泌治疗的历史已长达一个世纪之久。自雌激素受体检测用于临床后,选择性内分泌治疗效果有显著提高。因此,对手术切除标本测定雌激素受体和孕激素受体,既可以帮助选择辅助治疗方案,也对判断预后有一定作用。

三苯氧胺因可显著降低肿瘤复发率、患者死亡率及对侧乳腺癌发生率成为老年人乳腺癌的主要治疗方法。三苯氧胺系非甾体激素的抗雌激素药物,其结构式与雌激素相似,能够与雌激素竞争肿瘤细胞内的雌激素受体,从而抑制肿瘤细胞的生长。临床应用表明,三苯氧胺可降低乳腺癌术后的复发和转移,对ER、PR阳性的绝经前后妇女效果都很显著。同时可减少对侧乳腺癌的发生率。三苯氧胺的用量为每日20 mg,至少服用3年,一般服用5年。服药超过5年或每日剂量大于20 mg,并未证明更有效。20世纪80年代,对于不能耐受手术治疗、临床检查病变限于局部的老年乳腺癌曾进行过单用三苯氧胺治疗的研究，发现 75 岁以上局部性乳腺癌单用三苯氧胺，临床有效率为 73%，5 年生存率为 49.4%。其他的研究也显示，单以三苯氧胺为一线治疗，63%的肿瘤退缩，出现疗效平均时间 13.5 周，有 1/3 的肿瘤退缩保持 5 年，显示了三苯氧胺作为老年人乳腺癌治疗有相当好的疗效，但由于此单一疗法有较高的复发率，在随访期间常需辅加局部治疗。

第三代芳香化酶抑制剂的问世使乳腺癌的内分泌治疗进入了一个崭新的时代。在晚期病例的二线、一线治疗的随机试验结果均显示其疗效优于三苯氧胺。此类药物能抑制绝经后妇女体内雌激素的合成，从而降低雌二醇，达到治疗乳腺癌的目的。一项关于绝经后早期乳腺癌辅助芳香化酶抑制剂与三苯氧胺的大样本随机对照试验，随访结果显示芳香化酶抑制剂组无病生存时间较三苯氧胺组明显延长。新近的资料进一步显示其改善患者的无病生存，尤其对 ER 阳性乳腺癌，能明显延缓肿瘤的复发时间。绝经后 ER 阳性乳腺癌辅助内分泌治疗的随机对照试验 BIG 1～98 结果显示芳香化酶抑制剂能显著提高患者 5 年无病生存率，与三苯氧胺相比，HR 为 0.81，尤其是淋巴结阳性（HR = 0.71）和曾接受过化疗患者（HR = 0.70），同时能大大降低远处转移风险（27%）。P0～24 是一项第三代芳香化酶抑制剂新辅助内分泌双盲对照试验。入组病例为绝经后 ER 阳性乳腺癌 337 例，治疗前均不适合保乳，其中 14%为不可手术。治疗后，来曲唑组原发肿瘤的临床总有效率为 55%，明显高于三苯氧胺组（36%）。影像（超声和 X 线片）评估的结果亦然。新辅助内分泌治疗后，两组分别有 45%和 35%患者施行保乳术。新辅助内分泌治疗初步尝试的结果令人鼓舞，为绝经后、体弱，ER 阳性，尤其是局部晚期乳腺癌需要全身治疗而不能耐受化疗的老年患者带来了新的希望，目前第三代芳香化酶抑制剂逐渐取代三苯氧胺成为绝经后激素受体阳性乳腺癌首选治疗方案。长期应用芳香化酶抑制剂的患者尤其是老年患者，容易出现骨密度下降或骨质疏松，因此在使用这些药物时需常规检测骨密度并补充钙剂。

5. *放射治疗*　是乳腺癌局部治疗手段之一。常用于根治术后有腋窝淋巴结转移的患者，也可用于肿瘤位于乳房中央或内侧而无淋巴结转移的病例。保留乳房的乳腺癌手术术后必须行常规术区放疗，可有效降低局部复发率。对于手术野内复发癌结节或锁骨上淋巴结转移，放疗常可取得较好的效果。少数病灶较大，出现局部皮肤水肿者，放疗可使局部肿瘤缩小，水肿减轻，提高手术切除率。

虽然老年人乳腺癌和年轻患者一样能够耐受放疗，但老年人要完成预定的放疗计划往往会遇到诸多困难。而放疗后的近、远期并发症，如胸壁疼痛、肋骨骨折、放射性肺炎及保乳放疗后纤维化等在老年患者尤为突出。对老年乳腺癌辅助放疗的适应证应严格掌握。对已行腋窝清扫病例再加腋窝及锁骨区照射，势必会明显增加上肢肿胀的并发症，应当避免。老年人早期乳腺癌保乳手术后的乳房照射问题尚有争议。研究认为老年人（平均年龄 70 岁）乳腺癌行区段性乳房切除并腋淋巴结清除（level Ⅰ/Ⅱ）或不清除（主要因年迈、体弱）加乳房照射，中位随访 7.3 年，获得了满意的局部肿瘤控制和无病生存。在 NSABP B－21 实验中，将 ER 阳性、肿瘤直径＜1 cm 乳腺癌，保乳手术后的患者分 3 组：单用三苯氧胺组，三苯氧胺 + 放疗组和放疗 + 安慰剂组。结果显示同侧乳房内累积复发率分别为 16.5%、9.3%和 2.8%。但分析 70 岁以上患者，无论 ER 情况，单用三苯氧胺的年复发率仅为 1.3%。Hughes 等报道 70 岁以上乳腺癌采用局部扩大切除加三苯氧胺，随访 28 个月，复发率 1.3%。上述资料提示对老年人（尤其 70 岁以上）早期乳腺癌患者，采用损伤较小的治疗，往往可获得满意的治疗效果。

6. *生物治疗*　目前应用于临床上的最重要的生物治疗是应用曲妥珠单抗注射液治疗 Her－2 高表达的乳腺癌患者。相关研究结果显示其用于辅助治疗可以降低乳腺癌的复发率，特别是对于部分化疗及内分泌治疗无效的患者也能取得一定疗效。尽管其他靶向治疗药物如抗血管生成药物已应用于临床，但是针对老年患者的研究甚少，具体效果和作用尚需进一步评价。分子靶向药物的毒副作用相对较小，且强调个体化治疗，可以推断今后在老年乳腺癌治疗中大有发展前景。随着对乳腺癌生物学行为的分子和基因水平了解的加深，乳腺癌的生物治疗策略的地位将不断提高，预计未来将有可能成为与手术治疗、化学药物治疗、放射治疗并列的重要治疗模式。

【晚期老年乳腺癌患者的解救治疗】　晚期乳腺癌包括复发和转移性乳腺癌，是不可治愈的疾病。治疗的主要目的是缓解症状、提高生活质量和延长患者生存期。应尽可能在决定治疗方案前对复发或转移部位进行活检，尤其是孤立性病灶，以明确诊断和重新评估肿瘤的 ER、PR 和 Her－2 状态。

1. *内分泌治疗及化疗* 对于激素受体阳性、进展缓慢且不存在进展迅速危及生命的转移时，应首选内分泌治疗；对于进展缓慢、激素受体阴性的患者，也可尝试一次内分泌药物治疗。三苯氧胺治疗失败的患者，可以换用芳香化酶抑制剂，芳香化酶抑制剂失败可以考虑应用孕激素或氟维司群等药物。对于激素受体阴性、内分泌治疗耐药或危及生命的转移时首选化疗。化疗方案的选择主要取决于患者的个体特征及药物的有效性，蒽环类和紫杉类为目前最有效的乳腺癌化疗药物，多数患者在辅助化疗期间就已应用，因此对于复发转移患者再次应用机会不多，更适用于未用过蒽环类和紫杉类的复发转移患者。老年乳腺癌患者应尽量选择毒性低的化疗方案，有研究证实单药序贯化疗与联合化疗相比，联合化疗的客观缓解率较高，疾病进展时间延长，但是毒性较大，且目前尚无强有力证据证实其具有生存获益性。对老年患者而言，相对温和的化疗方案可能更为适合，如紫杉类周方案、长春新碱、吉西他滨、口服环磷酰胺等在老年晚期乳腺癌患者中已显示良好的疗效和耐受性。

2. *生物治疗* 对于Her-2高表达患者，可试行曲妥珠单抗治疗。大量证据支持Her-2阳性乳腺癌患者早期辅助应用曲妥珠单抗可获益，但有关晚期老年乳腺癌的研究较少，期待大样本临床研究以证实。近年来抗血管生成药物如贝伐单抗等已应用于临床，小样本研究发现与65岁以下患者相比，65岁以上患者总反应率和中位肿瘤进展时间无差别，毒性反应和治疗效果相似。尽管目前老年乳腺癌患者接受靶向治疗的临床研究较少，临床医师可以借鉴的直接信息很少，相信随着靶向药物的开发和临床应用，个体化的治疗将是老年晚期乳腺癌发展的方向。

【预后】 乳腺癌预后受多种因素的影响，与肿瘤的病理分型、分化程度、病灶范围大小、淋巴结转移情况及年龄有关。非浸润性癌预后最佳，其次为早期浸润癌，浸润性特殊癌预后差，浸润性非特殊癌预后最差。分化好的肿瘤预后比分化差的好。肿瘤有血管淋巴管转移者预后较差，肿瘤生长迅速者较生长慢的预后差。雌激素受体和孕激素受体均是阳性者预后好，乳腺癌ER阳性者比阴性者无瘤生存期长、复发率低。Her-2过表达者预后较差。由于乳腺癌治疗和复发具有不可预测性，因此必须定期随诊。根据乳腺癌复发的特点，一般建议乳腺癌治疗后2年内每3～6个月体检1次，第3年后每半年检查1次，5年后每年检查1次。

二、乳腺分叶状肿瘤

乳腺分叶状肿瘤是乳腺纤维上皮性肿瘤，由良性的上皮成分和富于细胞的间叶成分组成，以往因其切面具有囊状、分叶状特殊外观而得名叶状囊肉瘤，现已弃用。根据病理组织学特性可分为良性、交界性、恶性。

【流行病学及病因】 分叶状肿瘤占乳腺肿瘤的0.3%～0.9%，占乳腺纤维上皮性肿瘤的2.5%。多发生于中年妇女，平均年龄40～50岁，老年人中发病亦不少见，男性极为罕见。乳腺分叶状肿瘤病因不明，多数学者认为其与纤维腺瘤具有相似的发病因素，主要与雌激素分泌和代谢紊乱相关。在老年患者中，ER-β高表达可能作为一个独立的发病因素作用于该类肿瘤的发生及生长。

【临床表现】 本病主要表现为无痛性乳房实性肿块，通常单侧发病，左、右发病概率相等，病程一般较长，肿瘤生长缓慢，但常有近期增长史，肿块直径变化较大。查体可见乳腺内孤立结节，呈分叶状或不规则状，边界清楚，质韧，有弹性，有时可有囊性感，肿块一般不侵犯皮肤胸肌，乳头无内陷，活动度好，但可表现为皮肤受压变薄，静脉怒张，偶有巨大肿瘤侵及周围组织以致溃烂。

【辅助检查和诊断】 乳腺分叶状肿瘤依靠乳腺X线摄片、超声检查、细针细胞学检查、超声引导下穿刺活检及术中冰冻切片诊断均较困难，无特异性，最可靠的诊断方式是术后病理组织学检查。

1. *乳腺超声检查* 无论术后病理显示良性、交界性、恶性的分叶状肿瘤几乎均表现为弱回声肿块，体积较大，形态大多不规则，呈分叶状，边界清晰，大多可见包膜（由邻近受压的乳腺间质组成，并非真包膜），周围皮肤、脂肪层结构多无异常改变。内部回声多不均匀，可见条索状高回声分隔，恶性者易发现液性暗区（出血、坏死及囊性变），后方回声无明显衰减。CDFI显示良性血流分级多为0～Ⅰ级，恶性多为Ⅱ～Ⅲ级，阻力指数较高。

2. *乳腺X线片* 分叶状肿瘤在X线片上多表现为圆形、椭圆形或分叶状实质性肿块影，内密度均匀，边界清晰，部分可见因肿块挤压周围正常腺体而形成的“透明晕”（肿块周围的低密度影）环绕，少数肿块边界欠清，可见“毛刺征”，有学者认为，肿块边缘是否光滑，有助于鉴别分叶状肿瘤的组织学分型，其内钙化少见，偶见钙化也为粗糙、散在的钙化。一般少见腋窝淋巴结肿大。

3. 病理表现 大体标本：肿瘤膨胀性生长，结节状，易剥离，边界多较清，但无真性包膜，质韧，切面外翻，色灰白、灰黄，常见大小不等的裂隙和囊腔，内含清亮液体、血性液体或胶冻样物，实性部分呈编织状，或呈息肉样突出囊腔，可见坏死、出血和黏液变性改变，有时还可见骨和软骨组织；体积小的肿瘤多为实性，裂隙及分叶状结构不明显。镜下：由上皮及间质两种成分组成。上皮组织为良性，由腺上皮及肌上皮细胞组成，有时出现大汗腺化生或鳞状上皮化生，常形成腺管或被覆于囊腔、裂隙的表面。良性分叶状肿瘤间质细胞密度比纤维腺瘤大，梭形细胞细胞核形态单一、核分裂象少见，大多边界清楚，但有时可见少量肿瘤组织侵入周围组织，可以是术后局部复发的来源。恶性分叶状肿瘤边界呈浸润性，间质呈明显的肉瘤样改变，多为纤维肉瘤样，少数呈脂肪肉瘤、骨肉瘤、横纹肌肉瘤样，由于肉瘤成分的过分生长，上皮成分有时需要多切面才能找到。交界性分叶状肿瘤的特征介于良性和恶性之间。

【鉴别诊断】

1. 青年型纤维腺瘤 乳腺分叶状肿瘤的发病年龄一般高于青年型纤维腺瘤，且大多数是中老年，儿童少见，20岁以下的恶性乳腺分叶状肿瘤患者更为罕见。肿瘤体积较大，质地较软，生长较快，常有短期内迅速增大的病史。而青年型纤维腺瘤多发生于年轻妇女，肿瘤体积相对偏小，具有包膜，质地坚实，生长较慢。乳腺分叶状肿瘤多具有管内型纤维腺瘤的基本结构，间质细胞极为丰富，是其最重要的识别特点。过度增生的间质常将囊状扩张的腺管压迫变形，成为狭长分支状裂隙，间质成分异型性明显，可显示纤维肉瘤样形象。间质中的化生性改变比纤维腺瘤多见，上皮成分的鳞化也比在纤维腺瘤中常见，但大汗腺化生较少见。青年型纤维腺瘤大都具有管周型生长方式，而且上皮增生是一较为突出的形态特征。间质细胞不甚丰富，无导管周围聚集的现象，无细胞异型性，极少核分裂象。虽然可能有某种程度的间质生长过度，伴腺体成分分散，但其程度仍不如良性乳腺分叶状肿瘤。虽说如此，对某些病例来说，在富余细胞的纤维腺瘤和良性乳腺分叶状肿瘤之间做出鉴别很是困难，到目前为止，还没有一种组织学特征可为这两者提供一个稳定的、绝对的和被普遍接受的鉴别根据，这些病变的细胞丰富程度在一些情况下也互有重合。但这两者之间的鉴别很是重要，因为青年型纤维腺瘤的单纯切除术应尽量保留周围的正常组织，但在良性乳腺分叶状肿瘤中，其周围的一层正常组织应一并切除。

2. 乳腺间质肉瘤 它们主要的不同点是分叶状肿瘤除一种以上间叶性成分外，尚有上皮性成分，有时需要多处切片，仔细寻找，方能发现。间质肉瘤只有间叶性成分，没有上皮性成分。

3. 乳腺癌 乳腺分叶状肿瘤病程长，生长缓慢，而乳腺癌病程较短；乳腺分叶状肿瘤多数体积较大，凹凸不平，呈结节分叶状，部分实质如橡皮样有弹性，部分呈囊性。乳腺癌体积较小，无分叶，质地较硬，无囊性，无弹性；乳腺分叶状肿瘤周界清楚，仅少数向周围间质胸肌浸润，而乳腺癌边界不清，可向周围组织浸润；乳腺分叶状肿瘤呈膨胀性生长，与皮肤不粘连，由于瘤体大影响静脉回流，大多数表面有静脉曲张，随着肿瘤增大，皮肤张力大而菲薄，光滑呈水状，有时可引起压迫性坏死，而乳腺癌为浸润性生长，可与皮肤粘连，出现"橘皮样变"，表面静脉曲张不多见；乳腺分叶状肿瘤乳头正常，但可有推压移位，乳头溢液少见。乳腺癌位于乳晕下的多数与乳头粘连，乳头抬高或内陷；乳腺分叶状肿瘤腋窝淋巴结转移较少见，而乳腺癌腋窝淋巴结转移较常见。

【治疗和预后】 手术是本病最重要的治疗手段，因其具有较高的局部复发率，复发肿瘤具有更高的再复发率及恶变率，因此，有学者认为，如在保证1～2 cm无瘤切缘的前提下不显著破坏乳房外形，应首选扩大局部切除术。对于肿瘤>5 cm者，认为主要应根据乳房的大小，病理组织学恶性度分级来制订合理的手术方案，乳房体积大，肿瘤为中、低恶性，只要不显著破坏乳房外形，扩大局部切除术仍然是可行的。反之，乳房体积小，肿瘤为高度恶性时，宜行全乳腺切除术，如果术中发现肿瘤与胸肌粘连，应将肿瘤基底部一并切除，对于第2次以上的复发，则建议患者接受乳房切除术。由于分叶状肿瘤主要通过血行转移，多数文献报道腋窝淋巴结阳性率仅为1%～2%，所以，除非发现有明确的腋窝淋巴结受累，一般不用行淋巴清扫。以往认为放射疗法对乳腺分叶状肿瘤无效，但目前观点是，当肿瘤大于5 cm，基质过度增生，核分裂象大于10个/HPF可在术后采用局部放疗预防复发。20%～40%的分叶状肿瘤雌激素受体阳性，这表明内分泌疗法可能对患者有益，但因为病例稀少，大样本临床观察难以进行。一般认为本病对化疗不敏感，但也有散在成功经验的报道。可在出现血行转移、病理证实高度恶性或有远处转移灶无法手术切除时试用化疗。使用的药物有多柔比星、异环磷酰胺、表柔比星和顺铂等单一或联合化疗可使转移灶缩小或消退。Burton等认为异环磷酰胺和多柔比星是有效的化疗方案。因此对于无法手术切除的复发转移灶，试用化疗、放疗、内分泌治疗可能会起到延长生存期的作用。

三、乳腺肉瘤

乳腺肉瘤是由单一的恶性间质成分组成的肿瘤，缺乏上皮特征，包括脂肪肉瘤、血管肉瘤、恶性纤维组织细胞瘤、纤维肉瘤、间质肉瘤等。发病率较低，在所有乳腺恶性肿瘤中所占比例低于1%，在全身软组织肉瘤中占不到5%，多发生于女性，男性罕见，好发年龄为40～60岁，但在60岁以上老年人并不少见。

【病因】 乳腺原发肉瘤的病因尚未明确。但是，仍有一些遗传和环境的危险因素与其发生相关，和非乳腺肉瘤一样，易感基因状态如Li-Fraumeni综合征、Ⅰ型神经纤维瘤病等均有报道，但很少见。可能的环境危险因素包括暴露于砷化合物、氯乙烯甚至免疫抑制剂的使用。另外，感染HIV病毒或人类疱疹病毒后，也可发生乳房的卡波西肉瘤。乳腺肿瘤或胸壁其他肿瘤接受体外放射治疗也是已知的乳腺肉瘤的危险因素，其潜伏期为5～11年；乳腺癌术后慢性上肢水肿也是继发性淋巴瘤和淋巴血管瘤的危险因素。

【生物学行为】 乳腺肉瘤的生长方式为浸润性生长，但由于其生长速度较快，压迫周围组织而形成"假包膜"，因此，肿瘤多成圆形或椭圆形，边界较清，同时，由于生长速度快，肿瘤中央细胞相对缺氧，中心常见坏死、液化及出血。肉瘤的包膜是由于肿瘤快速生长挤压肿瘤边缘瘤细胞及周围正常组织，使正常组织萎缩，同时，周围间叶组织呈肉芽样增生，形成包膜样区域，但在假包膜外，仍有肿瘤成分浸润生长，因此，肉瘤的假包膜不能作为肿瘤切除范围的标志，否则不仅容易造成瘤细胞残留和早期复发，还会增加转移的机会。肉瘤的血运丰富，瘤细胞内的血窦实质上仅由一层瘤细胞形成，因此，瘤细胞极易浸入血管而进入血液循环，故血行转移是肉瘤最主要的转移途径，常见的转移部位为肺、骨、脑和肝等。乳腺肉瘤血行转移的概率主要与瘤细胞的分化程度有关，分化越差，血行转移的可能性越大。另外，也与病期早晚、挤压、不适当的诊治措施有关。

乳腺肉瘤的淋巴结转移较少见，仅10%以下的晚期病例可发生区域淋巴结转移，但乳腺恶性淋巴瘤腋窝淋巴结转移率较高，达20%～40%。

【病理】 由于假包膜的存在，大多数乳腺肉瘤与周围组织分界清楚，大小不等，直径从0.5～40 cm不等，平均为5～6 cm，肉眼大多呈鱼肉状或脑回状，灰白色，中等硬度，常伴出血、坏死、囊性变，乳腺肉瘤除做组织学分类外，应根据富于细胞的程度、细胞的多形性、核分裂象的多少、有无坏死、肿瘤边缘的生长方式进行分级。

1. *低度恶性肉瘤* 边缘呈膨胀性生长，中等度富于细胞，无或有轻度细胞不典型性，核分裂象＜5个/10HPF，无坏死。

2. *中度恶性肉瘤* 低度恶性的肉瘤，伴有灶性坏死或灶性浸润性边缘。

3. *高度恶性肉瘤* 肿瘤边缘不规则或呈浸润性生长，肿瘤细胞密集，中度至重度细胞不典型性，核分裂象≥5个/10HPF，可有坏死。

【临床表现】 患者的首发临床表现多为无痛性肿块而来医院就诊，多单侧发病，双侧极少，左侧略多于右侧。患者一般有肿块快速增大的疾病病史，或曾有手术治疗史。肿瘤生长较快，就诊时肿瘤体积一般较大，直径常大于5 cm。无乳头溢液，常无疼痛或其他不适。查体时可见肿瘤体积较大，呈圆形或不规则形，多呈分叶状，质地韧，有弹性，有时可有囊性感。边界多较清楚，与皮肤胸肌多无粘连，活动较好，一般局部皮肤正常，肿瘤较大时，可见皮肤菲薄、略呈紫红色，皮温较高，皮肤下可见扩张的静脉。肿瘤巨大时，菲薄的皮肤局部可有破溃，有脓性分泌物或恶臭。无乳头内陷或皮肤橘皮样变。部分患者可触及腋窝淋巴结肿大，质地较软，多活动。

【实验室和辅助检查】

1. *乳腺X线摄片* 是诊断乳腺肉瘤的重要辅助手段，可判断肿瘤边界和形状。乳腺肉瘤多表现为边界清楚、分叶状的密度均匀的较大肿块影，肿块内可有粗大条索状钙化影，肿块周围血管影增多增粗，局部皮肤无粘连增厚。若肿块较小，分叶可不明显，容易误诊纤维腺瘤。如果肿块边界不清、边缘毛糙且患者年龄较大，容易误诊为乳腺癌；对于X线片上叶状囊肉瘤显示为圆形、卵圆形或多环形致密影，病灶可大小不一，一般边缘光滑，可有分叶。病灶多密度均匀，有时可见钙化，钙化往往是病灶坏死或组织化生所致。较大体积的叶状囊肉瘤，患侧乳房可出现粗大的静脉阴影。小的叶状囊肉瘤难以与纤维腺瘤或其他良性肿瘤鉴别，其表现与组织分型之间亦无明显联系。

2. *超声检查* 对患者进行彩色多普勒超声检查有重要的诊断价值，此检查方法可以对患者的肿块进行分析，可对其内部进行清楚的探查。彩色多普勒超声检查结果显示边界清楚的以实质为主的混合性回声光团，肿块内可见粗大纤维分隔及液性暗区，病灶多呈圆形、椭圆形，轮廓多有分叶，无包膜回声，但病灶与周围组织界限清晰。对于小的叶状囊肉瘤往往难以与纤维腺瘤或其他良性肿瘤相鉴别，其影像表现与组织分型之间亦无明显联系；乳腺纤维肉瘤的彩色多普勒检查表现为不均质低回声团块，呈分叶状，边界尚清，内见多个囊状及管状液性暗区，并可见线条状高回声分隔，内见较多粗大钙化回声，CDFI 示内部血流信号较丰富。

3. 组织学检查　因为肿瘤不同部位间质细胞增生和异型性不同，乳腺肿物穿刺细胞学很难得出正确的结论，乳腺肉瘤最主要的诊断依据为组织学检查，但有细胞异型性也不一定为恶性，而且肿瘤不同部位的组织学表现变异很大，在某一区域可能为肉瘤的图像，而在有些区域则可能完全为良性肿瘤的图像，唯多处取材、综合分析，才能得出合理的病理诊断。

【鉴别诊断】

1. 乳腺癌　① 相对而言，乳腺肉瘤病程较长，乳腺癌病史较短。② 乳腺肉瘤体积较大，质地韧，分叶状，部分有囊性感，边界清楚，一般不侵及皮肤，但多有较典型的皮肤变化（菲薄、血管充盈等），无乳头内陷；乳腺癌质地硬，边界不清，可侵及皮肤，常有乳头内陷及皮肤橘皮样变。③ 乳腺肉瘤很少有腋窝淋巴结转移，如有肿大淋巴结，常质地软；乳腺癌常有腋窝淋巴结转移，质地硬，甚至融合。

2. 乳腺纤维腺瘤　① 乳腺纤维腺瘤以青年女性多见，乳腺肉瘤的平均年病年龄较大。② 乳腺肉瘤常有肿瘤迅速增长病史。③ 乳腺肉瘤一般体积较大，而乳腺纤维腺瘤一般体积较小。④ 乳腺瘤体质地多较韧，乳腺纤维腺瘤较乳腺肉瘤的质地略硬。⑤ 乳腺肉瘤多为单侧单发，而乳腺纤维腺瘤多发或双侧发病者较多。

【治疗】　治疗是以手术为主的综合治疗。因为乳腺肉瘤类型较多，生物学行为各异，因此主张个性化治疗，根据肉瘤不同组织学类型及边缘情况来选择相应的治疗方案。手术多采用全乳腺切除，除癌、肉瘤外不主张常规行腋窝淋巴结清除；若有腋窝淋巴结肿大且疑为转移时，可考虑行乳腺切除加腋窝淋巴结清除术。如有条件，可行前哨淋巴结活检快速冰冻切片检查，确定有转移后再行腋窝淋巴结清除术。另一种常用的术式为局部广泛切除，要求手术切除范围要包括肿瘤以外 2～3 cm 的正常组织。临床上多选择肿瘤直径＜5 cm，肿瘤分级为Ⅰ级的患者。局部广泛切除术后复发的患者再行补救性的全乳腺切除仍可有效。

如腋窝淋巴结转移较广泛，或肿瘤侵及范围广泛，切除范围不满意时，可试行术后放疗。研究表明，乳腺肉瘤对放射线有一定的敏感性。研究显示，乳腺肉瘤行肿瘤切除后放疗，取得了不亚于乳房切除术的效果，使局部复发率大幅度降低。乳腺肉瘤的预后与肿瘤的大小、分级、病理类型和手术切缘的情况有关。肿瘤病灶越大、组织学分级越高，预后越差。手术切缘阳性，易复发，预后不良。

因乳腺肉瘤术后化疗及放疗尚无成熟的经验，不主张常规辅加放疗及化疗。当病理证实为高度恶性肿瘤或有远处转移时，可酌情应用化疗。常用的化疗药有阿霉素（ADM）、顺铂（DDP）、环磷酰胺（CTX）、甲氨蝶呤（MTX）、达卡巴嗪（DTIC，氮烯咪胺）、长春新碱（VCR）、更新霉素（KSM）等。对于乳腺肉瘤的新辅助化疗的有效性，仍然缺乏有力的科学依据，既没有前瞻性研究，也没有回顾性研究证据。

（王海波）

第 4 节　男子乳腺发育

男子乳腺发育（gynecomastia），又称男性乳房增大症、男性乳腺增生症或男子女性型乳房，是指男性乳腺组织异常增生、发育，通常表现为乳腺无痛性进行性增大或乳晕下区域出现乳腺触痛性肿块，一般是由于雄性激素与雌激素作用比例失调、睾酮分泌减少或作用不足和（或）雌激素产生过多所致。

【流行病学】　男子乳腺发育较常见，国外的数据显示可扪及乳腺组织的健康青年男性所占的比例为 36%，健康老年男性为 57%，住院老年男性为 70%。男子乳腺发育有以下 3 个高发年龄段：① 新生儿期，由于雌激素母婴间胎盘转运，60%～90%的婴儿存在短暂的乳腺发育，通常在 1 周岁前完全消退。② 青春期，48%～64%的青春期男性存在男子乳腺发育。该时期的男子乳腺发育最早出现在 10 岁，13～14 岁达高峰，15 岁之后逐渐减少。③ 老年期，50～80 岁男性发病率最高。

【病因和发病机制】　临床上通常将男子乳腺发育分为生理性和病理性两种。其中病理性男子乳腺发育常见原因为雄激素分泌过少或雄激素受体不敏感、雌雄激素平衡失调、雌激素产生增加、基因突变或常染色体遗传性疾病、肥胖症、药物摄入、环境因素等。另外约有一半的患者找不到明确的原因，通常将这种情况诊断为特发性男子乳腺发育。

雌激素促进乳腺组织生长，而雄激素抑制生长。多数男子乳腺发育是由于雌、雄激素的失衡。乳腺组织局部因素也很重要。这些因素包括由于芳香化酶活性增高导致的过量的雌激素的产生、雌激素降解的减少及雌雄激素受体的改变。

1. 雌激素绝对过剩

（1）外源性雌激素：男性乳房发育最简单的机制是绝对雌激素过剩，比如在治疗前列腺肿瘤中己烯雌酚的应用。非目的性接触外源性雌激素，比如阴道乳膏及洗发露也可导致男性乳房发育的发生。

（2）睾丸间质细胞肿瘤是少见的睾丸肿瘤，约90%为良性，该肿瘤分泌雌二醇。多数见于青年及中年人，较少见于老年男性。血雌二醇水平的升高抑制了黄体生成素（luteinizing hormone，LH）的产生，导致血睾酮的降低。血雌二醇水平的升高同时促进了性激素结合球蛋白的产生，它优先结合睾酮，导致游离睾酮的减低伴正常或升高的血雌二醇水平。

（3）分泌雌激素的肾上腺肿瘤：较少见，但多为恶性，肿瘤通常分泌大量雌激素前体，如雄烯二酮、硫酸脱氢表雄酮，有些肿瘤直接产生雌二醇及雌激素。2/3的患者存在尿17-类固醇的升高，部分患者存在硫酸脱氢表雄酮升高，两者皆为有用的肿瘤标记物。

（4）分泌绒毛膜促性腺激素（human chorionic gonadotropin，hCG）的肿瘤：包括睾丸生殖细胞肿瘤，支气管、肝脏及胃肿瘤等。hCG不论在结构还是对睾丸的作用上都与LH相似。血hCG的升高刺激睾丸正常的间质细胞分泌过量的雌二醇。另外，许多分泌hCG的肿瘤可以从血循环中摄取雌激素前体经芳香化为有活性的雌激素。

2. 雌激素相对过剩

（1）衰老：可能与睾丸功能进行性障碍、血清睾酮水平低相关；在某些情况下，与升高的LH浓度有关。血清雌二醇总浓度和游离雌二醇浓度保持正常。睾丸衰竭的确切机制仍然未知。衰老也与脂肪组织的积累有关，脂肪组织能维持正常的血清雌激素水平，因为它是雄激素向雌激素芳香化的一个重要站点。

（2）原发性性腺功能减退：任何原因引发的原发性性腺功能减退都与老年男性乳房发育有关，例如流行性腮腺炎性睾丸炎、创伤、化疗的细胞毒性。总睾酮水平和游离睾酮水平下降。血清LH增加刺激睾丸间质细胞内的芳香化酶，产生更多的雌激素。

（3）克氏综合征：可能是由于原发性性腺功能减退，克氏病例80%左右伴有男子乳腺发育。这是唯一使男子乳房发育演变为乳腺癌的危险因素，其风险比正常增加10～20倍。克氏患者通常携带一个额外的X染色体。尽管有研究支持，但额外的X染色体在乳腺癌的发展中是否起到重要作用还不确定。有一种解释可能具有说服力：额外的X染色体上未被灭活部分的基因表达，促进乳腺癌发展。从XXY基因型的患者体内获取的成纤维细胞经猿猴病毒40转染后转化率增加也证明了这一点。

（4）继发性性腺功能低下：部分垂体功能低下引起继发性性腺功能低下，导致雄激素缺乏，从而导致男子乳腺发育。因外周雄激素向雌激素转化不受影响，血清雌激素水平正常。

（5）营养性男子乳腺发育：第二次世界大战首次报道该病，从战俘营中解放出来并在几周内恢复适当的饮食后，男性乳房开始发育，持续1～2年，然后自行消退。其机制尚不清楚，但可能与青春期男性乳房发育类似。由于促性腺激素分泌减少，严重消瘦和营养不良常伴有性腺功能低下。随着体重增加，促性腺激素分泌和性腺功能恢复正常，引发"第二青春期"。最近有报道营养过剩（如长期摄入人参）也可导致男子乳腺发育。

（6）肾衰竭和透析：老年男性慢性肾衰竭伴随多种激素异常，包括血清睾酮水平低，雌激素和LH水平提高，血清泌乳素轻度增加。肾移植往往能逆转激素分泌异常，但透析达不到这种效果。透析相关性老年男子乳腺发育与营养性发病机制类似。

（7）肝硬化尤其是酒精性肝硬化，其机制可能为：酒精抑制下丘脑-垂体-睾丸轴，导致血清睾酮水平低；肝脏疾病时雄激素在外周经芳香化向雌激素转化增加；性激素结合球蛋白水平往往升高，使游离睾酮水平进一步减少；一些酒精饮料含有植物雌激素，可能使体内雌激素相对过剩。

（8）甲状腺功能亢进：10%～40%男性乳房发育患者同时患有甲状腺功能亢进症。甲状腺功能亢进时性激素结合球蛋白往往是增高的，导致血清总睾酮在正常高限或升高，而游离睾酮水平下降。甲状腺功能亢进症也可以增强芳香化酶的活性，使外周雄激素转化为雌激素增多。甲状腺功能恢复正常后，肿大的乳房也会恢复正常。

（9）应激：国外报道5例应激性生活事件导致短

暂的男子乳腺发育。研究人员发现，在应激时血清皮质醇和雌二醇增加，血清睾酮水平降低。有学者提出，应激时肾上腺可能会增加雌激素前体的分泌。

3. *药物* 药物引起的男子乳腺发育比较常见，占 20%～25%。引起男子乳腺发育的药物有很多种，老年男性常用的包括心血管系统药物如钙离子通道阻断剂、血管紧张素转换酶抑制剂、地高辛、β受体阻断剂、胺碘酮、甲基多巴、硝酸盐、螺内酯，神经精神系统药物如神经安定药、苯二氮䓬类、苯丙胺、苯妥英、三环类抗抑郁药，消化系统药物如西咪替丁、奥美拉唑、多潘立酮，抗肿瘤药物如甲氨蝶呤、烷化剂等，抗生素如酮康唑、灰黄霉素、甲硝唑、抗结核药物，呼吸系统药物如茶碱，抗凝药肝素，睾酮、抗雄激素药物、外源性雌激素等。发病机制主要涉及雌激素或雌激素样物质的直接作用，睾丸产生的雌激素增多，睾酮的合成或活性下降。

治疗剂量的睾酮可以在外周被芳香化而变成雌激素，可能会导致老年男子乳腺发育，但可能涉及其他机制，因为非芳香族雄激素，如甲基睾酮或二氢睾酮，也会导致老年男子乳腺发育。有些药物可通过多种机制引起老年男子乳腺发育。例如，螺内酯，除了雄激素受体拮抗剂，也可以干扰睾酮生物合成。然而，许多药物引起老年男子乳腺发育的机制仍未阐明。

【组织病理学】 研究发现，老年男子乳腺发育主要是结缔组织中导管的增生，无分泌乳汁的腺小叶，仅有乳管的增生和囊状扩张；同时伴有纤维脂肪组织增生。在老年男子乳腺发育的早期，腺管系统增生，腺管变长，出现新的管泡和分支，基质的成纤维细胞增生，而间质水肿较疏松。通常情况下，在后续的 12 个月乳腺组织生长进入静止期，上皮增殖退化，渐进性纤维化和透明变性，腺管数目减少，并有单核细胞浸润。在这期间，间质和纤维组织增生而导管变少。对于诊断来说，这些区别并不重要，因为不论男子乳腺发育的病因如何，镜下区别并不显著。

【临床表现】 老年男子乳腺发育主要表现为乳晕区出现扁圆形肿块，多为单侧，也有双侧者。肿块通常无疼痛，多数在偶然间或查体时发现；部分患者可有疼痛或压痛，尤其在疾病初期，表现为单侧或双侧乳腺增大，局部伴有胀痛、隐痛等不适。查体时可触及乳腺组织，呈圆盘状结节或弥漫性增大，轻触痛，质地稍硬，有时可伴有乳头和乳晕增大。少数患者在挤压乳头时可见少量白色分泌物溢出。器质性疾病引起的病理性老年男子乳腺发育还有原发病的临床表现。

【诊断】 发现男性患者乳房肿块时，应仔细查体，注意排除乳腺癌的可能。超声检查或乳房 X 线检查对高危人群（如克氏综合征）的评估有一定作用。若短期内出现乳房肿大或出现乳房疼痛和压痛，需要详细检查，必要时应做细针穿刺或切除活检。

诊断时应注意以下几点：① 确定增大的组织是否为乳腺组织。老年男子乳腺发育应是可触及的乳晕下坚实的乳腺组织，底端游离，直径大于 2 cm。乳房脂肪沉积常见于肥胖老年男性，外观像乳腺发育，但并无腺体组织。如果仔细触诊仍不能做出判断，可行乳腺 X 线或超声波检查。② 详细了解患者的服药史有助于药物引起的老年男子乳腺发育的诊断。③ 仔细的体检，包括第二性征、睾丸、体型，加上性激素和促性腺激素测定，有助于诊断原发性或继发性睾丸功能减退症。肝和肾功能检查有助于诊断肝和肾衰竭。促肾上腺皮质激素、皮质醇、17-羟皮质类固醇、17-酮类固醇和 17-生酮类固醇测定可协助先天性肾上腺皮质增生症的诊断。④ 注意排除乳腺癌。如果乳腺组织表面不光滑、生长不规则及质地坚硬，往往提示癌变，局部出现溃疡或邻近淋巴结肿大则是晚期乳腺癌表现。

【治疗】 老年男子乳腺发育应根据其病因、病史、有无伴随症状、乳腺大小等选择合理的治疗方案。由于大多数老年男子乳腺发育可自行消退，多数患者并不需要治疗。对伴有乳腺疼痛或触痛，较大的乳腺发育持续存在且影响患者的形体美观和心理者，则需要给予临床干预。常用的治疗方法包括以下几方面。

1. *病因治疗* 药物引起的老年男子乳腺发育可在停止药物摄入后逐渐缓解。化疗药物的细胞毒性作用引起者也可因治疗停止自行缓解。切除睾丸、肾上腺或其他导致乳房发育的肿瘤均可使发育的乳房回缩。对性腺功能低下的患者，增加雄激素摄入和抑制 LH 刺激的雌激素分泌有一定的效果。营养性、透析相关的老年男子乳腺发育通常会自行缓解。

2. *药物治疗* 若患者出现乳房疼痛，发育的乳房带来人际交往上的尴尬，甚至产生心理疾患时，可试用药物治疗。目前可供选择的药物主要包括抗雌激素类药物（氯米芬、他莫昔芬）、雄激素（达那唑）、芳香化酶抑制剂等。一些非对照的研究显示氯米芬有一定疗效，但各研究显示的疗效并不相同。一项非对照的研究显示他莫昔芬使 70%的患者完全缓解。达那唑是一种弱的雄激素，能抑制垂体分泌 LH 和

FSH。在一项随机双盲研究中，达那唑与安慰剂相比，显著减少乳房胀痛和乳房大小。在一项头对头研究中，接受他莫昔芬 20 mg/日的患者 78%完全缓解，接受达那唑 400 mg/日的患者 40%完全缓解。新的芳香化酶抑制剂如来曲唑、阿那曲唑等在治疗男子乳腺发育中的作用尚缺乏实验研究。

3. *放射治疗*　一些研究表明，对于必须接受雌激素或抗雄激素类药物治疗的患者（如前列腺癌患者），预防性乳房照射可有效防止乳房发育。

4. *手术治疗*　手术切除乳房腺体及基质组织已成为主要的干预治疗方法。由于经验有限以及未知的长期副作用，药物治疗应限于 6 个月以内。如果乳腺发育已经存在 2 年以上，则手术治疗可能是唯一有效的方法。手术大体可以分为 3 种，即脂肪抽吸术、开放式切除术以及脂肪抽吸联合开放式切除术。手术主要指征：① 乳腺直径>4 cm，持续 24 个月不消退者。② 有症状者。③ 可疑恶性变者。④ 药物治疗无效者。⑤ 影响美观或患者恐惧癌症要求手术者。

（王海波）

参考文献

[1] 储大同. 老年肿瘤学[M]. 北京：人民卫生出版社，2009.

[2] 李树玲. 乳腺癌研究进展[M]. 济南：济南出版社，1996.

[3] 刘里侯，韩承柱. 简明局部解剖图解[M]. 长沙：湖南技术出版社，2004.

[4] 亓发芝. 乳房整形再造外科[M]. 北京：人民军医出版社，2001.

[5] 沈镇宙，邵志敏. 乳腺肿瘤学[M]. 上海：上海科学技术出版社，2005.

[6] 唐中华，李允山. 现代乳腺甲状腺外科学[M]. 长沙：湖南科学技术出版社，2011.

[7] 吴在德，吴肇汉. 外科学[M]. 第 7 版. 北京：人民卫生出版社，2008.

[8] 徐兵河. 乳腺癌[M]. 北京：北京大学医学出版社，2005.

[9] 郑荣寿，张思维，吴良有，等. 中国肿瘤登记地区 2008 年恶性肿瘤发病和死亡分析[J]. 中国肿瘤，2012，21(1)：1-9.

[10] 朱锡琪，李玉珠. 乳房外科学[M]. 上海：上海医科大学出版社，1995.

[11] 左文述. 现代乳腺肿瘤学[M]. 济南：山东科学技术出版社，1995.

[12] Barros AC，Sampaio Mde C. Gynecomastia：physiopathology，evaluation and treatment[J]. Sao Paulo Med J，2012，130(3)：187-197.

[13] Dialla PO，Dabakuyo TS，Marilier S，et al. Population-based study of breast cancer in older women：prognostic factors of relative survival and predictors of treatment [J]. BMC Cancer，2012，12(1)：472.

[14] Braunstein GD. Aromatase and gynecomastia[J]. Endocrine-Related Cancer，1999，6：315-324.

[15] Olsson H，Bladstrom A，Alm P. Male gynecomastia and risk for malignant tumours-a cohort study [J]. BMC Cancer，2002，2：26.

[16] Kakisaka Y，Ohara T. Panax ginseng：a newly identified cause of gynecomastia[J]. Tohoku J Exp Med，2012，228(2)：143-145.

[17] Laura M. Isley，Rebecca J. Leddy. Asymptomatic Incidental Ductal Carcinoma in situ in a Male Breast Presenting with Contralateral Gynecomastia[J]. J Clin Imaging Sci，2012，2：9.

[18] Ramakant Dixit，Jacob George. Ethionamide-induced gynecomastia [J]. J Pharmacol Pharmacother，2012，3(2)：196-199.

[19] Ramakant Dixit，Jacob George，et al. Ethionamide-induced gynecomastia[J]. J Pharmacol Pharmacother，2012，3(2)：196-199.

[20] Regan MM，Neven P，Giobbie-Hurder A，et al. Assessment of letrozole and tamoxifen alone and in sequence for postmenopausal women with steroid hormone receptor-positive breast cancer：the BIG 1-98 randomised clinical trial at 8. 1 years median follow-up[J]. Lancet Oncol，2011，12(12)：1101-1108.

[21] Toesca A，Spitaleri G，De Pas T，et al. Sarcoma of the breast：outcome and reconstructive options[J]. Clin Breast Cancer，2012，12(6)：438-444.

[22] Sánchez RC. Breast cancer in older women [J]. Rev Med Chil，2012，140(5)：649-658.

[23] Schonberg MA，Marcantonio ER，Li D，et al. Breast cancer among the oldest old：tumor characteristics，treatment choices，and survival [J]. J Clin Oncol，2010，28(12)：2038-2045.

[24] Sennerstam RB，Wiksell H，Schässburger KU，et al. Breast cancer and clinical outcome among women over 60 years of age：a plead for more screening and alternative treatments [J]. Anal Quant Cytol Histol，2012，34(4)：189-194.

[25] Shirley A. Bembo，Harold E. Carlson. Gynecomastia：Its features，and when and how to treat it[J]. Cleveland Clinic Journal of Medcine，2004，71(6)：511-517.

[26] Valero V 3rd，Kong AL，Hunt KK，et al. Sentinel lymph node dissection is technically feasible in older breast cancer patients[J]. Clin Breast Cancer，2010，10(6)：477-482.

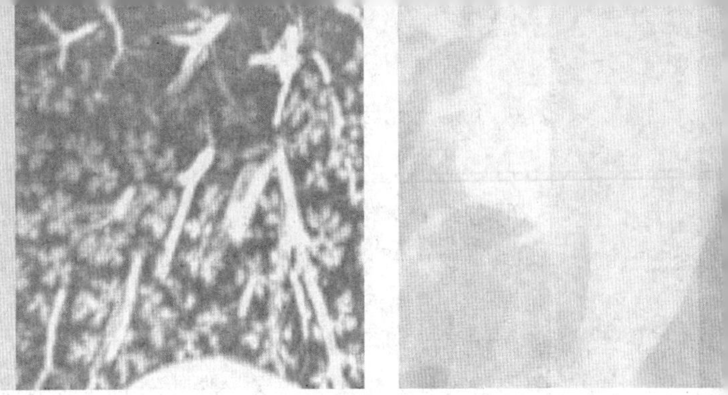

第14章

腹外疝

第1节 概　述

体内某脏器或组织因机体先天性或后天形成的薄弱点、缺损、孔隙进入非正常解剖结构部位，临床上即称为疝(hernia)。“hernia”为拉丁词语，原意是一部分结构的破损，因此在疝的发病机制中，人体正常结构的破坏、薄弱、缺损是重要的发病原因。

一、病理解剖

腹外疝一般由3部分组成：疝囊、疝内容物和疝外被盖。疝囊是壁腹膜经腹壁缺损或薄弱点形成的憩室样突出物，其中比较狭窄的部分称为疝囊颈，其余部分称为疝囊体。疝囊通过腹壁缺损或薄弱的部位称为疝环。疝环通常是各种腹外疝命名的重要结构，根据疝环所在的部位，可以分为腹股沟疝、股疝、切口疝、白线疝等。疝囊内所容纳的器官或组织成为疝内容物，临床上以小肠最为多见，其他组织器官如大网膜、结肠、阑尾、膀胱等均可以进入疝囊，成为疝内容物。疝囊以外的各层组织成为疝外被盖，正确辨认、解剖疝外被盖是腹外疝手术中重要的步骤。

二、腹外疝的临床分型

根据疝内容物是否可以顺利回纳到其正常的解剖位置，腹外疝可以分为易复性疝、难复性疝、嵌顿性疝和绞窄性疝等类型。

1. *易复性疝*　疝内容物非常容易回纳进入腹腔。

2. *难复性疝*　疝内容物不能回纳或不能完全回纳进入腹腔，但临床上无严重症状。滑疝是难复性疝的一种特殊类型，是指盲肠、阑尾、乙状结肠、膀胱成为疝囊的一部分，因此疝不能完全回纳。

3. *嵌顿性疝*　是指疝内容物经疝环突出后，不能回纳进入腹腔的一种类型的疝。通常是由于疝环较小，在腹腔压力突然升高的情况下，大量疝内容物突入疝囊所致。当嵌顿性疝的内容物是部分肠壁，肠系膜及系膜侧肠壁并未进入疝囊时，这种嵌顿性疝临床上称为肠管壁疝(Richter疝)；当小肠憩室成为疝内容物并发生嵌顿时，称为Littre疝。

4. *绞窄性疝*　绞窄性疝是嵌顿性疝病情延续所导致的一种类型的腹外疝。但疝内容物发生嵌顿后，其血供减少甚至完全中断，导致疝内容物缺血、坏死，发生严重的并发症。

(刘黎明)

第2节 腹股沟疝

腹股沟疝是腹外疝的主要类型，是临床上最常见的腹外疝。

【相关解剖】　腹股沟区的腹壁由浅及深分为7层：皮肤、浅筋膜(Camper筋膜)、深筋膜(Scarpa筋膜)、肌层(腹外斜肌、腹内斜肌、腹横肌以及它们的腱膜)、腹横筋膜、腹膜外脂肪和腹膜(壁层)。在层次结构上，腹股沟区虽然与腹前壁其他部分一样，但在某些局部较薄弱。

1. *腹外斜肌及腹外斜肌腱膜*　腹外斜肌在髂前上棘与脐连线水平以下，已无肌肉，进入腹股沟区移行为腱膜。此腱膜在髂前上棘到耻骨结节之间，向后向上反折，增厚成为腹股沟韧带。该韧带内侧部有一小部分纤维，继续向后向下向外反折成陷窝韧带（Gimbernat 韧带），附着于耻骨梳上，边缘呈弧形。此韧带的游离内缘组成了股环的内界。陷窝韧带继续向外延续，附于耻骨梳韧带（Cooper 韧带）。腹外斜肌腱膜分为浅层和深层。腹外斜肌和腹横肌两层腱膜重叠形成腹直肌鞘并最终通过线性交叉形成白线。腹外斜肌腱膜向后方反折形成腹股沟韧带，腹股沟韧带从髂棘的前上方延续至刺骨结节。腹外斜肌腱膜的纤维自外上方向下方行走，在耻骨结节的外上方分为上、下二脚，二脚之间形成一个三角形裂隙，即为腹股沟管的外环。正常人的外环口可容一示指尖。在腹外斜肌腱膜深面，有两条呈平行的髂腹下神经和髂腹股沟神经于腹内斜肌表面行走，两条神经纤维可相互交叉相连，在手术中应加以保护，谨防误伤。

2. 腹内斜肌与腹横肌　在腹股沟区，腹内斜肌与腹横肌分别起自腹股沟韧带的外侧 1/2 与 1/3，两者的肌纤维都向内下行走，下缘构成弓状，越过精索前上方，在其内侧都折向后方，止于耻骨结节。在手术和尸体解剖中，发现腹内斜肌下缘弓多为肌肉，甚少形成腱膜；而位于深面的腹横肌下缘多为腱膜结构，称腹横腱膜弓。此腹横腱膜弓在各类疝修补术中是修补的基本用物，有极重要的临床意义。约 5％的病例腹横腱膜弓与腹内斜肌下缘腱膜结构在精索内后侧互相融合，形成联合肌腱，止于耻骨结节。

3. 腹横筋膜　在腹股沟区，腹横筋膜外侧与腹股沟韧带，内侧与耻骨梳韧带相连。在腹股沟韧带中点上方约 2 cm 处，腹横筋膜有一卵圆状裂隙，即为腹股沟内环。精索由此通过，腹横筋膜向下将其包绕，成为精索内筋膜，腹横筋膜在内环内侧增厚致密，形成凹间韧带；而在腹股沟韧带内侧半，则覆盖股动、静脉，并随伴至股部，形成股鞘前层。

4. Bogros 间隙和 Retzius 间隙　Bogros 间隙为腹壁腹膜间隙的一部分，外侧为髂筋膜，前方是腹横筋膜，深层为壁腹膜。进入这一间隙的途径一般是从脐下腹直肌后方，向外下分离。Bogros 间隙的意义在于它是后进路修补（Stoppa，Nyhus 修补）和腹腔镜修补［完全腹膜外腹腔镜疝修补术（totally extraperitoneal laparoscopic herniorrhaphy，TEP）及经腹腔腹膜前网片疝修补术（transabdominal preperitoneal prosthetic laparoscopic inguinal herniorrhaphy，TAPP）］经过的通道或要分离的空间，也是放置补片的空间。Retzius 间隙又称为耻骨后间隙或膀胱前间隙，这一间隙在腹直肌后方向下很容易到达，此间隙内由脂肪和结缔组织填充，以耻骨前列腺韧带（女性为耻骨膀胱韧带）为界。腹腔镜疝修补（TEP）利用这一间隙建立操作空间。

5. 耻骨肌孔　又称为 Fruchaud 孔，目前认为所有来自腹股沟的疝均发生在一片薄弱区域内。耻骨肌孔为一个独立的孔隙，近似四边形，有上、下、内、外 4 个边界。下界为骨盆的骨性边缘，此处骨盆为髂骨的前界，由耻骨梳韧带（Cooper 韧带）和耻骨肌覆盖，耻骨梳韧带为非常坚实的复合结构，是在耻骨结节与髂耻隆突间加强耻骨梳的骨膜。在内侧与腹股沟韧带相连，形成 Gimbernat 韧带即陷窝韧带。上界是腹前外侧壁的肌肉，分为两层，浅层由腹外斜肌组成，深层由腹内斜肌和腹横肌组成，深层肌肉在此形成腹股沟镰或联合腱。耻骨肌孔的外侧，由髂腰肌、其增厚的腱膜和覆盖股神经的髂筋膜构成，覆盖髂肌的髂筋膜离开盆腔后，其内侧增厚，形成髂耻弓。该弓外侧连于髂前上棘，内侧达髂耻隆突。髂耻弓对外科操作无实际意义，但作为下列腹股沟外侧结构的总结合点，该弓有非常重要解剖意义，即腹外斜肌腱膜纤维（腹股沟韧带的纤维）的附着点，腹内斜肌的一些纤维的起点，腹横肌、髂耻束的外侧附着点。髂耻弓还是股鞘外侧壁的组成部分。耻骨肌孔的内侧界由腹直肌和 Henle 韧带一起组成。腹直肌的边缘下方有时向侧方延伸到达耻骨结节，称为 Henle 韧带（30％～50％的人存在此韧带，且与腹横筋膜融合）。耻骨肌孔的内容：在浅面，耻骨肌孔被腹股沟韧带结构分为上、下两部分。在上方腹股沟水平处为精索（或子宫圆韧带）的通道，而下方部分有股神经、股动脉、股静脉和股管的通道。在深部，耻骨肌孔由腹横筋膜封闭，腹横筋膜外翻包绕在穿过此区域的精索或神经血管鞘结构周围。

6. 腹股沟管　腹股沟管是腹股沟疝解剖中极其重要的结构，正确认识腹股沟管结构是进行腹股沟疝修补术的关键所在。腹股沟管是一种立体结构，其走形是从外到里、从深到浅、从头侧到尾侧。腹股沟管前面以腹外斜肌腱膜为界，头侧壁由腹内斜肌、腹横肌以及上述肌肉的腱膜组成，下壁由腹股沟韧带和陷窝韧带组成，后壁由腹横筋膜和腹横肌的腱膜组成。在腹股沟疝手术中，腹股沟后壁是腹股沟管最重要的结构。

7. 髂耻束　位于腹股沟韧带的后方，是腹股沟血管上面的结构，组成了股鞘的一部分。腹横筋膜至腹股沟韧带向后的游离缘处增厚，形成髂耻束。在股疝修补和腹股沟疝的腹膜前修补中髂耻束是重要的结构。

直疝三角（Hesselbach 三角）：外侧边是腹壁下动脉，内侧边是腹直肌外侧缘，底边是腹股沟韧带。当疝环位于直疝三角之中时称为直疝，但疝环位于直疝三角外侧时称为斜疝，因此直疝三角在区分直疝和斜疝中具有重要的意义。

【发病机制】 导致腹股沟疝的发病因素一般分为先天性因素和后天性因素，先天性因素是腹股沟疝的主要原因。

1. *先天性因素* 鞘状突闭合缺失是导致腹股沟疝产生的主要因素。鞘状突是在人体胚胎发育过程中睾丸下降所形成的结构。在胚胎早期，睾丸位于腹膜后 L_2、L_3 旁，随着胚胎发育，睾丸逐渐下降，最终进入阴囊。在睾丸下降过程中，随睾丸下移的腹膜即形成鞘状突。婴儿出生不久，鞘状突自行闭锁，但如果闭锁不全或完全不闭锁，就形成先天性斜疝的疝囊。临床上右侧腹股沟疝较左侧多见，主要原因在于右侧睾丸下降比左侧晚，因而鞘状突闭锁也较左侧迟。

先天性缺陷：盆腔缺损或膀胱外翻，可引起腹股沟管异常，导致腹股沟斜疝的形成。

2. *后天性因素* 伤口愈合的多种因素对腹股沟疝的病因学提供了许多线索。年龄增大和慢性疾病是疝产生的相关危险因素。吸烟和腹股沟疝发生存在直接正相关，已经证明在吸烟者中，腹股沟疝的发生比率比非吸烟者高，尤其在女性中，这种正相关更为明显。

【临床分型】 腹股沟疝的临床分型种类较多，国内一般采用 Nyhus 分类。

Ⅰ型：腹股沟斜疝——腹股沟内环口正常。

Ⅱ型：腹股沟斜疝——腹股沟内环口扩张，但腹股沟管的后壁完整，腹壁下血管无移位。

Ⅲ型：① 腹股沟直疝。② 腹股沟斜疝——腹股沟内环口扩张，内侧侵犯到或者损害 Hesselbach 三角腹横筋膜。③ 股疝。

Ⅳ型：复发疝。分为：复发性直疝、复发性斜疝、复发性股疝、复发性复合疝。

【临床表现】

1. *腹股沟区可复性肿块* 这是腹股沟疝的首要临床表现，开始时肿块较小，但随着病程进展，腹股沟区肿块逐渐增大，尤其当用力屏气时肿块更加明显，但平卧或手法按压时，肿块可缩小或完全消失。回纳疝内容物后，手指探查外环，部分患者可感觉外环口扩大，此时嘱患者咳嗽，指尖可感觉到冲击感。压迫内环口后，嘱患者站立并咳嗽，若肿块不再出现，则为斜疝，否则为直疝。疝内容物为肠管时，肿块柔软、光滑，当肠襻通过疝环回纳进入腹腔时，常发出“咕噜”声。若疝内容物为大网膜，则肿块较坚韧，回纳较困难，且回纳时无“咕噜”声出现。

2. *胀痛不适* 部分患者可出现腹股沟区胀痛不适症状，尤其当疝较大时，胀痛不适症状可较明显。一方面，当疝较大时，较多肠管下降进入疝囊，产生牵拉症状，导致腹部胀痛不适；另一方面，大量疝内容物积聚于腹股沟区甚至进入阴囊，产生局部症状。当腹股沟疝发生嵌顿时，疝内容物发生缺血，甚至坏死，可导致较为严重的疼痛症状，此时，腹股沟区肿块站立较高，触痛明显，患者有“拒按”症状，这种情况一般发生于疝内容物为肠管时，当疝内容物为大网膜时，虽然发生嵌顿，但一般疼痛症状较为轻微。

3. *胃肠道症状* 由于多数腹股沟疝的疝内容物为小肠，肠管脱离正常的解剖结构导致部分患者出现胃肠道症状，如“消化不良”和便秘，这种症状尤其多发生于滑疝中。当腹股沟疝一旦发生嵌顿，随着嵌顿时间的延长，消化道症状逐渐加重，可发生剧烈腹痛、腹胀、恶心、呕吐等肠梗阻症状。

4. *全身感染症状* 当腹股沟疝发生绞窄，疝内容物缺血、坏死，大量毒素物质吸收，产生寒战、高热、意识改变等严重感染症状。值得注意的是，肠襻缺血坏死穿孔时，疝囊内压力降低，部分患者可出现疼痛症状“明显缓解”，这并非症状好转。当腹股沟疝未能回纳，患者出现上述症状时，应考虑到肠襻坏死穿孔的可能性，防止延误病情，导致严重后果。

【鉴别诊断】 腹股沟疝的诊断并不困难，根据腹股沟区可复性肿块的病史绝大多数患者可以得到确诊，在术前诊断过程中，并不强求明确区分腹股沟疝是斜疝还是直疝，因为两者可通过相同的手术入路得到修补。腹股沟疝应同以下疾病进行鉴别。

1. *睾丸鞘膜积液* 鞘膜积液临床表现的肿块可有清楚的上界，肿块完全局限于阴囊内，不与腹腔相通，透光试验多为阳性。因睾丸在积液中间，故不能在肿块周围触及实质感的睾丸。腹股沟疝的肿块上界不清，在肿块后方可触及睾丸。

2. *交通性鞘膜积液* 交通性鞘膜积液的肿块容易与腹股沟疝肿块混淆，可表现为晨起肿块消失，随着站立或走动，肿块逐渐出现并缓慢增大。因交通性鞘膜积液肿块内容物仍为液体，故透光试验为阳性。

3. *精索鞘膜积液* 肿块局限于精索内，故体积一般较小，牵拉睾丸时可见肿块移动。

4. *异位睾丸* 胚胎发育过程中，睾丸下降异常，可导致异位睾丸，当异位睾丸位于腹股沟管区时，可与腹股沟疝发生混淆。异位睾丸一般体积较小，位置固定，不能回纳进入腹腔，且患者阴囊内睾丸缺如，据此可以明确异位睾丸的诊断。

5. *腹股沟区肿大淋巴结* 当腹股沟区淋巴结因为炎症或发生肿瘤转移而肿大时，表现为腹股沟区肿块，但肿块一般位于腹股沟韧带下方，位置固定，活动度欠佳，不能回纳消失。

6. *股动脉瘤或假性动脉瘤* 腹股沟区肿块伴有搏动感，搏动频率与心率相同，据此可以明确肿块性质。

7. *其他少见疾病* 如腰大肌脓肿、腹股沟腺炎、股腺炎等。

【治疗】 腹股沟疝除少数特殊情况外，一般均需要尽早手术治疗。

1. *非手术治疗* 1岁以下的婴幼儿可以暂时不手术治疗，因为随着生长发育，婴幼儿的腹壁肌肉强度逐渐增强，部分患者的疝可自行消失并痊愈。可采用持续压迫腹股沟深环的办法阻止疝内容物突出，给发育中的腹肌以加强腹壁的机会，可采用束带或局部棉垫、绷带等压迫。

存在绝对手术禁忌证时，可考虑非手术治疗。主要指患者高龄，全身状况差，手术耐受力极差，不能耐受手术或麻醉。可采用疝气托保守治疗，通过疝气托压迫腹股沟深环，阻止疝内容物突出。但长期使用疝气托，疝囊颈部因长时间受到摩擦，可增生、肥厚，有增加疝发生嵌顿的概率。

2. *手术治疗* 手术治疗是腹股沟疝首选的治疗方案，但术前应纠正或改善患者既往存在的导致腹内压增高及基础疾病，如前列腺增生肥大导致的排尿困难、尿潴留；慢性支气管炎等肺部疾病导致的慢性咳嗽；长期便秘；门脉高压等疾病导致的腹水。若基础疾病得不到改善或纠正，腹内压增高持续存在，术后腹股沟疝复发的可能性增加，导致手术修补失败。

腹股沟疝的手术治疗可分为传统疝修补术、疝无张力修补术。无张力修补术分为开放式(前入路)无张力修补术和(后入路)腹腔镜下疝无张力修补术。

(1) 传统疝修补术：基本原则是疝囊高位结扎、修补、加强腹股沟管管壁。

(2) 单纯疝囊高位结扎术：这类手术主要适用于婴幼儿的腹股沟疝手术，因为随着身体发育，婴幼儿腹壁肌肉强度逐渐增强，单纯的疝囊高位结扎通常可以达到满意疗效。另外，对于一些嵌顿性疝，由于疝内容物嵌顿时间较长，组织缺血，甚至坏死，导致腹股沟管区炎症反应及污染严重，若行修补术，这很可能导致修补失败，因此主张先行单纯疝囊高位结扎术，待局部炎症反应消失后，二期手术行修补治疗。

(3) 疝囊高位结扎＋修补术：这种术式是传统手术中的经典术式，一方面高位结扎突出的疝囊，消除潜在的“突出通道”；另一方面，通过修补术加强薄弱的腹股沟管区域，达到腹股沟区强度重建的目的，因而能有效地治疗腹股沟疝。根据加强腹股沟管区域的不同，传统的手术方式可分为加强腹股沟前壁术式和加强腹股沟管后壁术式，其中，加强后壁的术式应用广泛。

1) Ferguson法：是传统腹股沟疝修补术中加强腹股沟管前壁的经典术式。手术要点在于将腹内斜肌下缘和联合腱缝合经精索前方间断缝合于腹股沟韧带上，通过加强腹股沟管前壁强度达到修补目的。但Ferguson法有一定的局限性，采用该术式，要求腹横筋膜的完整性没有破坏，腹股沟后壁强度降低不明显，若腹横筋膜缺损较大，腹股沟管后壁强度降低明显，Ferguson法修补腹股沟疝术后存在较高的复发率。在现代腹股沟疝的修补术中，该术式应用逐渐减少，渐渐被其他手术方式取代。

2) Bassini法：是传统腹股沟疝修补术中加强腹股沟管后壁的经典术式之一，目前仍被广泛应用于腹股沟疝修补术中。其手术要点在于把腹内斜肌下缘和联合腱经精索后间断缝合于腹股沟韧带上，因此，完成修补后，精索位于腹内斜肌和腹外斜肌腱膜之间。通过Bassini修补，薄弱、缺损的腹股沟管后壁得到加强，从而达到治疗腹股沟疝的目的。但对于一些腹股沟后壁缺损严重、腹股沟管区域较大的患者，Bassini修补后，腹内斜肌下缘、联合腱和腹股沟韧带缝合有张力，容易造成手术区域的疼痛不适，甚至因为较高的缝合张力引起缝线撕脱，导致修补失败。但术中发现缝合张力较高时，可及时改用无张力修补，或纵行切开部分腹直肌前鞘，减少缝合张力，达到修补满意的结果。

3) McVay法：也是一种加强腹股沟管后壁的经典术式之一。其手术要点在于将腹内斜肌下缘和联合腱经精索后方间断缝合于耻骨梳韧带上。术中清楚暴露耻骨梳韧带是手术成功的关键所在。因此术中要求沿腹股沟韧带下缘切开腹横筋膜才能清楚显露耻骨梳韧带。McVay法修补腹股沟疝时，应更加注意股血管的保护，若损伤股血管，出血部位暴露不佳，止血相对较困难。通过McVay法修补，股管入口被封闭，因此，不仅仅腹股沟斜疝、直疝可通过McVay法得到有效的修补，股疝也可应用该术式进行修补。

4) Halsted法：和Bassini法、McVay法一样，也是加强腹股沟后壁的术式之一，其手术要点在于将腹外斜肌腱膜、腹内斜肌下缘以及联合腱经精索后方间断缝合于腹股沟韧带上，术后精索移位至皮下。该术式要求腹外斜肌腱膜完整性良好，对于一些巨大腹股沟疝患者，腹外斜肌腱膜退化、撕裂明显，强度降低，应用 Halsted 法修补意义不大。

5) Shouldice 法：该手术由加拿大医师 Shouldice 首先应用，其理论依据在于任何腹股沟疝的发病都与腹横筋膜强度降低有一定的关系，因此重建腹横筋膜强度是该术式的核心所在。Shouldice 法在中国进一步发展，目前国内该术式严格意义上应称为 Shouldice - Bassini 法，是两种术式的联合。其手术要点在于如何重建腹横筋膜强度，一般将腹横筋膜至耻骨结节到内环口纵行切开，充分游离后，两叶"交叉重叠"缝合，先将外下叶缝合于内上叶深面，再将内上叶边缘缝合于髂耻束之上，然后按 Bassini 法完成修补。

(4) 开放式(前入路)无张力疝修补术：无张力疝修补术是目前临床上广泛应用的一种手术方式。1974 年 Lichtenstein 和他的同事第一次应用人工材料修补为一名复发疝患者进行了无张力修补术，开创了疝修补手术的新时代，因此，Lichtenstein 也被称为无张力修补的创始人。无张力疝修补术强调在加强腹股沟管区时不改变原有的解剖结构，通过人工补片修补薄弱的腹股沟管区域，其周围正常的组织结构维持原有的解剖位置不变，达到无张力修补的目的。常用的修补材料为人工合成的纤维网，目前临床上使用的纤维网有涤纶网、聚四氟乙烯网、尼龙网、Mersilene 网和 Marlex 网等。理论上理想的修补材料应该具有以下特性：① 植入身体后其本身物理性能不能改变。② 化学上是惰性材料。③ 不能诱发局部炎症反应及异物反应。④ 有足够强度保证修补的可靠性。⑤ 不引起变态反应。⑥ 能够耐受消毒环境。⑦ 无致癌性。⑧ 可根据患者的不同情况进行修剪而不影响其修补效果。但目前临床上应用的疝修补材料中，虽然各具优点，但尚无一种材料能完全满足以上条件。

目前临床上常用的开放式无张力修补术包括以下几种。

1) Lichtenstein 单纯网片无张力疝修补术。其基本原理是应用网片修补薄弱的腹股沟管后壁，替代传统的张力性修补。手术中要求剪开腹横筋膜，暴露腹股沟管区腹膜前间隙，将修剪后的网片应用不吸收的缝线缝合于耻骨结节上方的腹直肌前鞘以及腹股沟韧带上。如果是股疝，则要缝合于腹股沟韧带下方的 Cooper 韧带上，以关闭股环。

2) 预成形网塞(Perfix)加补片修补术。该术式是在 Lichtenstein 单纯网片无张力疝修补术式的基础上发展起来的一种手术方式，其最大的优点在于应用预成形网塞，简化了手术不需要的过多缝合和固定。预成形网塞是聚丙烯网片经热处理成形的椎状网塞，由褶皱的外壳和内部 8 个三角形的网瓣组成。褶皱的外壳能够伸缩自如，从而可以适应不同大小的内环口缺损，网瓣能够加强椎体的强度，保持其形态。预成形网塞加补片修补术的手术原理是将预成形网塞填充于腹壁缺损处，如内环口、直疝三角，修补腹壁缺损，同时通过另外一个网片再次加强腹股沟管后壁，达到减少疝复发的目的。

3) 双层修补装置的无张力疝修补术，又称为 Gilbert 手术。该修补材料由美国医生 Gilbert 医师于 20 世纪 80 年代设计。双层修补装置的无张力疝修补术的修补理念是针对耻骨肌孔的缺陷进行设计的。修补材料被称为"三合一疝装置"，由两层平片和一柱形网塞相连。通过内环口作为进入腹膜前间隙的途径，通过两层补片的延伸加强整个耻骨肌孔区域。手术的关键在于要分离一足够大的腹膜前间隙，将双层补片的下层平整地置于该间隙中，上层平片则间断缝合于腹股沟韧带以及耻骨结节上方腹直肌前鞘上。

4) Kugel Robert D 在 20 世纪 90 年代发明了一种腹股沟疝修补的新术式，即 Kugel 补片和修补方法，该术式具有操作简单、创伤小、低复发率、术后疼痛轻、并发症较少的特点，逐渐成为腹股沟疝无张力修补术的主要术式之一。该术式与后进路的腹膜前修补的理念近似，对于直疝、斜疝和股疝三种腹外疝均有良好的修补效果。Kugel 腹股沟疝无张力修补技术要点是将补片放置在腹股沟区的腹膜前间隙以达到加强此区域强度，防止直疝、斜疝和股疝的复发。Kugel 腹股沟疝无张力修补术的关键在于术中腹膜间隙的充分解离，该术式要求术者对于腹股沟区的解剖非常熟悉，充分解离腹股沟管区腹膜前间隙是手术成功的关键所在，充分解离该间隙，可以将补片牢固、平坦地放置，达到加强腹股沟管后壁的效果。根据术者手术习惯的不同，可采用手指钝性分离、纱布填塞分离、钝性分离结合锐性分离等多种方法充分游离该区腹膜前间隙。游离区域过小，导致补片不能平坦放置，分离区域过大，可导致补片放置后移位，上述原因都是导致腹股沟疝修补术后复发的原因。

5) (后入路)腹腔镜下腹股沟疝无张力修补术是近年来逐渐开展的一种利用腹腔镜设备完成疝修补的手术方式，已经逐渐发展成为成熟的手术方式。20

世纪60年代末期，Nyhus、Stoppa等一批学者通过常规手术方法已将后入路腹股沟疝修补技术发展成熟，只不过他们是通过常规手术方法，没有引入微创的观念。至20世纪80年代，随着电视腹腔镜技术的发展和提高，人们期望能像腹腔镜做胆囊切除一样，进行腹股沟疝的修补，使患者尽快恢复并减轻其痛苦，后入路腹腔镜下腹股沟疝无张力修补术逐渐发展成熟。

1979年，Ger施行了第一例腹腔镜下疝修补术(laparoscopic hernia repair，LHR)，在当时情况下，由于操作技术、腹腔镜设备等各方面原因，Ger仅利用腹腔镜实现疝缺损的关闭，并未处理疝囊和修补疝缺损。因该术式存在高复发率、高并发症等原因，未能被广泛接受。20世纪90年代初，随着腹腔镜胆囊切除术的飞速发展，推动了腹腔镜疝修补技术的发展。1990年，Sehultg施行腹腔镜下网塞加补片(plug and patch)的疝修补术，一年随访，发现该术式有较高的复发率。此后学者们继续总结经验教训，1990年底，Maurice Arreyui首先报道了TAPP。Fitzgibbons首先在猪身上成功施行腹腔内网片植入腹腔镜疝修补术(intraperitoneal onlay mesh laparoscopic herniorrhaphy，IPOM)，随后于1991年将该技术应用于临床。1992年，McKernan和Law报道的TEP，这一方法与Stoppa术式的后进路大张补片原理基本一致，又加入了微创的理念，通过在腹膜前间隙的分离，放置大张补片，不缝合固定，减少了手术步骤，又避免了与TAPP、IPOM手术可能发生的相关腹腔并发症。因此，TEP更为临床所接受，越来越多的外科医师在基本掌握了TAPP技术后，转为采用TEP技术。目前，腹腔镜疝修补技术因其创伤小、术后疼痛轻、恢复快及复发率低等特点而逐渐得到认可，并在疝外科中占有一席之地。

附14-1 腹腔镜疝修补技术主要术式

目前临床上常用的腹腔镜疝修补的术式有经腹腔腹膜前网片疝修补术(transabdominal preperitoneal prosthetic laparoscopic inguinal herniorrhaphy，TAPP)、完全腹膜外腹腔镜疝修补术(totally extraperitoneal laparoscopic herniorrhaphy，TEP)、腹腔内网片植入腹腔镜疝修补术(intraperitoneal onlay mesh laparoscopic herniorrhaphy，IPOM)和经腹腹腔镜单纯内环口关闭术(ring closure technique，RCT)。

1. 经腹腔腹膜前网片疝修补术(TAPP) 该法是目前应用较多的一种腹腔镜疝修补技术术式，尤其适合于腹腔镜疝修补术的初学者。主要步骤是经腹腔在腹股沟缺损上方约2 cm处横行切开腹膜，游离疝囊，潜行分离内环周围、直疝三角等，将人造网片置于腹膜前方平铺覆盖腹股沟缺损处，包括直疝三角及股管开口，将其边缘以缝线或金属钉固定，然后缝合腹膜。前腹膜的剥离于腹内进行，遗留腹膜的粗糙面，加上有时未能充分遮盖的假体，因此，仍有可能引起腹内粘连。TAPP安全可行，特别适用于难复性、复发性、滑动性疝和双侧疝及肥胖患者。

2. 完全腹膜外腹腔镜疝修补术(TEP) 该法被认为是一种最合理且值得推广的方法，其修补原理与TAPP相同，与TAPP区别在于手术过程中不进入腹腔，而是在腹膜前间隙内潜行分离。因整个TEP过程均在腹膜外进行，减少了对腹腔的干扰，避免了损伤腹腔内脏器的风险，且假体网片不会与肠管粘连，具有较显著的优点，从发展趋势来看，TEP的应用有超过TAPP之势，由于是人为的间隙，操作空间相对狭小，解剖层次不易辨别清楚，技术要求较高，操作时的难度较大，故通常在熟练掌握TAPP的基础上采用。成人较小的腹股沟直疝、斜疝、股疝和复发疝等，在双侧疝如疝囊不是太大者，可以考虑行TEP。

3. 腹腔内网片植入腹腔镜疝修补术(IPOM) Fitzgibbons于1991年首先报道了这一术式，主要方法是将人造网片放入腹腔，直接贴补腹膜内表面，覆盖斜疝或者直疝的缺损，用缝线或金属针缝合固定补片，假体置于腹膜内面加强腹股沟管后壁。此方法操作过程相对简单，损伤较少，起初得到很多的响应，但是人们很快发现它的不足，主要是由于假体材料与腹内组织直接接触，有引起肠粘连及肠瘘等严重并发症可能，目前该术式不再是腹腔镜疝修补技术的主要术式，在所用材料方面还需改进。

4. 经腹腹腔镜单纯内环口关闭术(RCT) 为腹腔镜疝修补术最初术式，由Ger于1982年完成。此法其实是疝囊高位结扎，不修补腹股沟管后壁，现已很少有人采用，只适用于小儿的腹股沟疝及成人在其他腹腔镜手术中发现的没有后壁缺损的隐性疝。

(刘黎明)

第3节 股 疝

股疝(femoral hernia)是指脏器或组织经股环突入股管，再经股管突出卵圆窝的疝，即疝囊通过股环、经股管向卵圆窝突出的疝。股疝占腹外疝的3%～

5%。女性患股疝者比男性多，比数约为 5∶1，由于股疝具有相当高的嵌顿、绞窄和肠切除的发生率，延误治疗将增加死亡率，老年患者尤其明显，故手术治疗是股疝唯一有效的方法。

【发病因素】 股环是股疝的入口，又称股管上口，有腹横筋膜形成的股环隔膜覆盖，股环的前缘为腹股沟韧带，后缘为耻骨梳韧带，内界为陷窝韧带外缘，外界为股静脉内侧壁，股管是股静脉内侧一上宽下窄而带有漏斗形的管状空隙，卵圆窝是股疝的出口，又称股管下口，位于腹股沟韧带下方耻骨结节外侧 2 cm 处，它是大腿阔筋膜上的一个卵圆形缺损。

女性骨盆较宽阔，联合肌腱及陷窝韧带常发育不全或变薄，导致股环宽大松弛，加上腹内压增高的诱因，使下坠的腹腔内脏经股环进入股管，自卵圆窝突出，故女性多见，股环的狭小、坚韧是股疝容易发生嵌顿、绞窄的重要原因，在腹外疝中，股疝嵌顿者最多，高达 60%，股疝一旦嵌顿，可迅速发展为绞窄性疝。

【临床表现和诊断】 股疝主要表现为腹股沟韧带下方（即大腿根部）半球形隆起，通常如鸡蛋大小，质地柔软，平卧后疝块多不能完全消失，当咳嗽增加腹压时，局部冲击感不明显，部分患者可在久站后感到患处胀痛、下坠不适。由于本病缺乏典型的临床表现，容易误诊和漏诊也是本病的临床特点之一。无症状者，尤其是肥胖的患者，易被忽略，每于发生嵌顿或绞窄等并发症时才会就诊，疝嵌顿时临床表现多样，且与疝内容物类型有关。当大网膜嵌顿时，仅表现为股部痛性肿块，而无腹痛等其他症状，易误诊为腹股沟淋巴结炎。肠管壁嵌顿以腹痛腹胀、恶心呕吐为主要表现，易误诊为腹腔脏器疾患。若嵌顿肠壁坏死，多数患者肠内容物仅进入疝囊，表现为股部脓肿溃破后形成瘘，少数患者流入腹腔则表现为腹膜炎。整个肠管嵌顿时，则表现为典型肠梗阻。详细询问病史以及包括腹股沟区和外阴区的全面检查是防止漏诊或误诊的根本措施。

【鉴别诊断】

1. *腹股沟疝* 腹股沟直疝位于腹股沟内侧上方，可查及腹股沟三角区腹壁软弱无力，它与股疝不难区别，腹股沟斜疝位于腹股沟韧带的上内方，股疝则位于腹股沟韧带的下外方，一般不难鉴别诊断。应注意的是，较大的股疝除疝块的一部分位于腹股沟韧带下方以外，一部分有可能在皮下伸展至腹股沟韧带上方。用手指探查外环是否扩大，有助于两者的鉴别。

2. *脂肪瘤* 股疝疝囊外常有一增厚的脂肪组织层，在疝内容物回纳后，局部肿块不一定完全消失。这种脂肪组织有被误诊为脂肪瘤的可能。两者的不同在于脂肪瘤的基底并不固定，活动度较大，股疝基底是固定而不能被推动的。

3. *肿大淋巴结* 急性淋巴结炎可与嵌顿性或绞窄性股疝混淆，慢性淋巴结炎有可能被误认为难复性股疝，淋巴结炎症多可在同侧下肢、腹壁、会阴、臀部找到原发感染灶，嵌顿或绞窄性股疝则多有急性肠梗阻表现。

4. *大隐静脉曲张结节膨大* 卵圆窝处结节膨大的大隐静脉在站立或咳嗽时增大，平卧时消失，可能被误诊为易复性股疝。压迫股静脉近心端可使结节样增大；此外，下肢其他部分同时有静脉曲张对鉴别诊断有重要意义。

5. *冷脓肿* 在腹股沟中点摸到股动脉的搏动，冷脓肿在其外侧，而股疝则在其内侧。

【治疗】 股疝容易嵌顿，一旦发现，无论疝块大小、有无症状，均需及早手术，而且手术是唯一可考虑的治疗方法。嵌顿或绞窄的股疝需急诊手术，手术的目的是封闭股管以阻断内脏向股管坠落的通道。

1. *传统修补* 传统手术方式为经腹股沟的 McVay 修补法和经股部的修补法，前者的手术是将腹股沟韧带、耻骨梳韧带以及联合腱一并缝合，既加强了腹股沟管后壁，又同时缝闭了股环；后者则是将疝囊高位结扎后直接缝闭股环。无论是经腹股沟还是经股部的修补法都是有张力的修补，均存在缝合张力大、组织愈合差、术后疼痛、易复发等缺点。

2. *腹膜前(preperitoneal)耻骨肌孔覆盖方法* 在腹壁下动脉内侧切开腹横筋膜，显露出腹膜前间隙，将疝囊从股管前拉回，使其成为直疝，将疝囊完全还纳后，用 PHS 或 MK 补片植入腹膜前间隙，上层补片植入腹外斜肌腱膜下方。本手术能够覆盖"耻骨肌孔"，可以修补斜疝、直疝与股疝。

（李　涛）

第 4 节　其他腹外疝

一、腹壁切口疝

腹壁切口疝(incisional hernia)是指发生于腹部手术切口部位之疝，多见于腹部纵行切口区，尤其是正中切口或腹直肌旁切口。发病率约占腹外疝总数的 1.5%，很少发生在一期愈合切口。在切口发生感染后，切口疝的发生率明显增高，可达 10%～30%。

【发病因素】

1. 切口感染　切口感染是切口疝发生的主要原因之一。感染后切口二期愈合，瘢痕组织多，腹壁可有不同程度的缺损，切口部位腹壁强度明显降低。据统计，一般情况下腹部手术后切口疝的发病率在1%以下，但如发生切口感染，其发病率高达10%；此外，在不同原因引起的切口疝中，由感染引起者占总数的50%。因此，预防切口感染是降低切口疝发生率的重要措施。

2. 引流物留置　留置引流物的腹部手术，多数已有感染的因素存在，如引流物选择或留置不当，可使引流不畅而加重组织损害程度或延长引流物留置时间，另有一些引流物未及时拔除，这些都将影响引流孔的良好愈合，为切口疝提供发病机会。

3. 切口选择　切口疝多见于采用纵行切口的腹部手术之后。这是因为支配腹壁肌肉的肋间神经常在做纵行切口时被切断(中线切口和旁正中切口可避免)，往往可导致切口内侧腹肌萎缩无力而诱发切口疝。此外，腹壁各肌肉(除腹直肌)、腱膜、筋膜和腹直肌鞘的纤维都基本是横向走行的(张力线也是横向的)，被纵行切口切断的这些组织在缝合时很容易顺纤维方向被缝割线割裂而出现裂口。即使当时已缝妥，在尚未完全愈合之前，可受腹肌收缩时横向牵引力的牵扯而发生哆裂，导致腹壁局部抗力的下降。

4. 手术基本操作　粗糙而不规范的操作常是引起切口疝的原因。诸如大块结扎引起的组织坏死，止血不完善形成的血肿，缝合切口时未依次分层缝合、错将不同组织对合、强力拉拢创缘进行缝合致使创缘撕裂或血供受损、间断缝合各缝合点间距过大、连续缝合的缝线未抽紧、缝合的创缘之间夹有其他组织等错误操作。

5. 麻醉配合和手术后护理　缝合腹部切口时要求有满意的腹肌松弛。麻醉过浅将使创缘难以拉拢，内脏不能静置腹内而干扰手术的进行，由此导致的被动和慌乱容易引发各种操作失误。切口缝合中不合适的和手术结束时粗暴的气管内吸痰可引起强烈的咳嗽反应，将促使缝合困难或已缝合切口的内层发生哆裂。手术后肠麻痹引起腹胀、呼吸道感染所致咳嗽和恶心呕吐时，腹肌的牵扯也都是导致切口疝的可能诱因。

6. 腹压因素　肠梗阻大量腹水、排尿排便困难以及术后肺部感染或慢性阻塞性肺疾病导致的咳嗽，均可使腹内压力增高、腹壁切口张力增大，致切口内层撕裂而发生切口疝。

总之，严格的无菌技术、恰当的切口选择、细致和规范的技术操作、良好的麻醉配合与合理的术后处理是预防手术后切口疝发病的重要措施。

【临床表现和诊断】　腹壁切口疝的主要症状是站立或用力时手术瘢痕区有肿块或腹壁膨隆出现。咳嗽或用力时更明显。通常疝环较大，平卧后疝块即自行回纳消失。如疝块较大有较多脏器和组织突出，可有腹部隐痛、牵扯下坠等不适。嘱患者平卧，用手指伸入腹壁缺损部位，再令患者屏气，可清楚地扪及疝环边缘，了解缺损的大小和边缘组织强度。腹壁缺损处仅有皮肤覆盖时，可见到肠蠕动。

【治疗】　切口疝修补方法包括：直接缝合、合成材料修补、腹腔镜修补。

1. 直接缝合　疝环直径≤5 cm的较小或筋膜结实的切口疝可直接缝合，首先解剖缺损边缘，清除瘢痕组织，筋膜对筋膜逐层缝合；腹壁结构不清者，也可用10号丝线腹壁一层间断缝合。

2. 合成材料修补　临床上常用的合成材料有3种：聚酯类、聚丙烯类和膨化聚四氟乙烯(e-PTFE)。

聚酯类补片可应用成品(Mersilene)，也可用于心脏手术的普通涤纶片，由于更为优良的聚丙烯类补片的普及，聚酯类补片应用已减少。

聚丙烯补片为单层网状结构，是目前最常用的腹壁缺损修补材料。与其他不吸收材料相比，聚丙烯补片具有以下优点：① 刺激纤维组织增生作用明显。② 其网眼结构易被纤维组织生长穿过，能够早期嵌于组织之中。③ 植入后能保持较高的抗张强度。但是，聚丙烯补片由于表面较粗糙，与腹腔脏器直接接触时，可能引起腹腔粘连，甚至侵蚀肠壁导致肠瘘发生；后期的瘢痕收缩可能会造成网片扭曲，其不规则的表面可刺激并损伤周围组织，引起感染或皮肤窦道形成。

e-PTFE柔韧光滑顺应性好，机械性能较聚丙烯网更优越，当补片与腹腔脏器直接接触时只引起轻度粘连，一般不会导致肠瘘的发生。与聚丙烯补片相比，e-PTFE刺激纤维组织增生作用小，且纤维组织很难在短期内生长进入补片的微孔结构，易造成补片与周围组织嵌顿和不良。

3. 腹腔镜修补　多数术者认为，腹腔镜下切口疝修补术主要适用于>5 cm的切口疝和复发的切口疝。<5 cm的切口疝不宜采用该手术方法。腹腔镜下，术者能清楚地观察腹腔内粘连情况，可避免盲目开腹手术所导致的脏器损伤；腹腔开放少，降低了切

口感染率；腹腔镜下修补术，切口小、患者痛苦少、恢复快、腹壁美观。有条件者，可选择该手术方法。但腹腔镜切口疝修补术也有一些早期并发症，常见的是腹壁与网片之间积液。积液的原因可能系疝囊未切除或切除过少所致，积液一般不需处理，多能逐步自行吸收，少数病例需要半年时间。

二、脐疝

脐疝是指腹腔内容物由脐部薄弱缺损突出的腹外疝，脐位于腹壁正中部，在胚胎发育过程中，这是腹壁最晚闭合的部位。同时，脐部缺少脂肪组织，使腹壁最外层的皮肤、筋膜与腹膜直接连在一起，成为全部腹壁最薄弱的部位，腹腔内容物容易于此部位突出形成脐疝。临床上分为婴儿脐疝和成人脐疝两种。

【发病因素】 婴儿脐疝的发病因素以腹壁强度薄弱和(或)腹内压力增高为主。婴儿腹壁强度薄弱多是由于出生时脐环未闭所致。正常婴儿脐环通常在出生后数月内闭合，最迟不超过两年。婴儿腹内压力增高以小儿啼哭为最常见。

成人脐疝的发病因素以腹壁强度降低和(或)腹内压力增高为主。成人脐疝的发病率远低于婴儿。腹壁强度降低的原因多是由于脐环上缘或下缘的白线上形成裂隙所致，多发生于脐上部。腹内压力增高的原因多见于肥胖、妊娠、大量腹水，故中年妇女常见。此外，老年人常因慢性咳嗽、排尿困难、便秘等使腹内压力增高。

【临床表现和诊断】 婴儿脐疝多为易复性，极少发生嵌顿。通常在脐部出现一半球状肿块，啼哭时有膨胀冲击感。疝环大小多在 1 cm 左右，很少超过 2 cm。

成人脐疝多为难复性，容易嵌顿；一旦嵌顿，易转为绞窄性脐疝。嵌顿、绞窄者可发生腹部绞痛和其他急性肠梗阻表现。疝内容物多为横结肠、小肠或大网膜。

【治疗】

1. *婴儿脐疝的治疗方法* 婴儿脐环在出生后将持续缩小，最迟在 1～2 年内会完全闭合而使脐疝有可能自行消失。故婴儿脐疝原则上不需要手术修补，除非发生嵌顿或迟至 2 岁脐环尚不闭合。为了避免疝块逐渐增大、有利于脐环闭合，可用胶布贴敷疗法，用宽条胶布将腹壁两侧向腹中线拉拢贴敷固定，以防疝块突出，并使脐部处于无张力状态，而脐孔得以逐渐愈合闭锁。

2. *成人脐疝的治疗方法* 成人脐疝无自愈可能，且易转为难复性或发生嵌顿，更有因疝囊外覆盖的组织较薄而自行穿破的可能，故应在消除腹压增高因素的前提下，尽早进行手术治疗。

脐疝手术修补较为简单，在游离疝囊，回纳疝内容物，结扎疝囊颈之后，适当游离疝门周围组织，进行横向或纵向缝合疝门及邻近各层组织，多能获得满意的效果。对于疝门较大的脐疝，可用假体网片植入以加强缺损区。

三、白线疝

白线疝是发生于腹壁中线(即白线)的腹外疝，绝大多数发生于脐与剑突之间。腹白线是由两侧腹直肌前、后鞘合并后融合而成的，融合处两侧肌鞘纤维交错成网状，较大的网眼即成白线上的薄弱点而容易导致疝的发生。

【发病因素】 腹白线从剑突延伸至耻骨联合，白线在脐上薄而宽，而脐下窄而厚，甚至脐下两侧腹直肌融合，难以分清白线。腹上部白线深面是镰状韧带，故首先从白线缺损处(疝门)突出的是该韧带中的脂肪组织，后者突出时又把覆盖镰状韧带的腹膜牵出而形成疝囊，给内脏(主要是大网膜)创造了突出的条件。长期从事体力劳动、创伤、妊娠、肥胖、大量腹水等均可成为白线疝发生的诱因。

【临床表现和诊断】 早期白线疝疝块小、无症状，此时的疝块实际上是疝囊前的腹膜外脂肪，并非真正疝囊内容物。以后因腹膜突出时的牵扯，可能出现较明显的上腹痛，并常伴有嗳气、恶心、呕吐等现象。有以上症状，同时腹白线某部分有肿块，尤其是可复位者，诊断应无困难，但实际上白线疝被漏诊或误诊为消化道疾病者并不少见。这是因为发病率低、疝块小，以致常被经验不足的医师所遗漏，所以，凡遇到有上述症状的患者，应以一个手指顺白线自剑突至脐进行仔细按摸，才有可能触及其微小有压痛的肿块或白线上缺损。对于肥胖的患者更需要仔细检查。

【治疗】 较小又无症状的白线疝不需手术，症状明显者则需手术修补。修补时一般只需切除突出的脂肪组织，并缝合白线缺损和腹壁其他层次即可。如有疝囊可见，则结扎囊颈、切除囊体或将其推入疝门内，然后缝合缺损。

四、腰疝

经腰三角间隙突出的疝称腰疝，腰疝有上、下之分。上腰疝突出于由第 12 肋骨和后下锯肌下缘，腹内斜肌后缘，骶棘肌前缘所形成的上腰三角(Grynfeltt - Lesshaft 三角)；下腰疝则突出于由外斜肌后缘，背阔肌前缘，髂嵴所形成的下腰三角(Petit 三角)。

【发病因素】 腰疝一般发生于瘦弱、年迈或其他原因引起的腰肌薄弱或萎缩者。有时为先天性肌肉发育不佳，也有因腰部外伤所致。

【临床表现和诊断】 患者的主要表现是腰部有位置相当于上述三角区范围、具有咳嗽冲击的可复性肿块或膨隆。其他主观症状一般较轻微，包括腰背痛或腰部坠胀感，偶有恶心或腹痛。腰疝的基底多较宽，嵌顿绞窄者不多，约10%。

【治疗】 腰疝需手术修补。疝门小者，把所属腰三角周边的肌肉拉拢缝合即可；疝门大者，不宜勉强拉拢，可行假体网片植入。对于症状轻微或年老、体弱有手术禁忌者，可用弹性绷带捆束腰部。

五、闭孔疝

腹腔脏器经髋骨闭孔向股三角区(由腹股沟韧带、内收长肌内缘和缝匠肌内缘组成)突出的腹外疝称为闭孔疝。

【发病因素】

1. *局部薄弱*　闭孔管为闭孔疝的发生提供了潜在的通道，但并非一定发生疝，只有局部组织薄弱如闭孔外肌破裂向尾侧移位或闭孔膜异常薄弱等在腹内压的作用下，才有可能形成疝，其疝囊可直接通过破裂闭孔外肌突出或在闭孔外肌上方，同闭孔神经和闭孔血管一同穿出闭孔内口，亦可在闭孔外肌下方突出。

2. *盆底组织退变*　组织退变导致生理性盆筋膜松弛，与盆底肌肉萎缩等有关。

3. *闭孔管宽大*　多见于女性患者，这与女性闭孔管较男性宽大平直有关。生理上，由于多次妊娠腹内压增加，亦可造成女性会阴过于松弛且宽大。

4. *腹内压增高*　导致腹内压增高的疾病，有慢性支气管炎、长期咳嗽、习惯性便秘等。

【临床表现和诊断】 闭孔疝的疝块位置深，体表肿块往往不明显，故容易漏诊或误诊。患者的主要症状是闭孔神经受压引起腹股沟区、股内侧并放射到膝部的疼痛、麻木感或感觉异常(Howship - Romberg 征)，屈曲、内收髋部时疼痛可减轻，疝嵌顿时则疼痛加剧如刀割样。此征是闭孔疝的特征性表现。

除 Howship - Romberg 征外，患者可因腹膜受牵扯而出现嗳气、恶心等症状。如进行阴道或肛内检查，可在阴道或直肠侧方扪到具有压痛的肿块，压迫肿块可出现或加重 Howship - Romberg 征。

闭孔疝疝门缺乏弹性，容易发生嵌顿，因易复性者多未被诊断，因此以急性肠梗阻就医者比例较高，其中还有不少以不明原因的肠梗阻而进行手术探查，至术中才确定诊断。肠管壁疝在嵌顿性闭孔疝中发生率比其他腹外疝为多，因此有些患者并无肠梗阻表现。

【治疗】 闭孔疝一经发现，应尽快手术。经腹手术是较为理想的进路。进腹后经疝囊颈夹住疝囊体底部，将疝囊翻至腹内并切开，当可显露闭孔管上口。缝合其旁闭孔内肌和闭孔筋膜即可封闭此口。如缝合时张力偏高，则宜用假体网片贴补。最后即可结扎疝囊颈并切除囊体。回纳嵌顿肠管有困难时，需切开股三角区，自下而上地将疝内容物推向腹腔。

六、半月线疝

腹直肌鞘的前、后层在腹直肌外侧缘处愈合，形成半月状、凸向外侧的弧形腱性结构，即半月线。腹膜或腹腔内脏器经腹直肌外侧缘半月线突出，称为半月线疝(spigelian hernia)，也称侧腹壁疝。

【发病因素】 半月线是相当于腹直肌鞘外缘的、伸展于第9肋骨和耻骨结节之间的一条弧线，也就是腹内斜肌腱膜分裂为两层分别融入腹直肌前、后鞘之处。经半月线突出的腹外疝即为半月线疝(spigelian hernia)。理论上它虽然可发生于此弧线的任何部分，但发生于脐水平以下者占多数，尤其是在脐与耻骨联合之间的中点水平，因腹直肌后鞘终止于此水平而形成一薄弱区。

【临床表现和诊断】 患者的主要症状是患处疼痛和(或)有肿块出现，但因此疝常以腹壁间疝形式出现，疝囊越过横筋膜后在腹外斜肌深面伸展，因此肿块不易被察觉。此外，半月线疝疝囊前如同白线疝，突出时也常有腹膜外脂肪为其前导，扪到的肿块(通常见于较瘦弱的患者)可被误诊为脂肪瘤。鉴于以上各情况，其诊断一般较困难。由于此疝易嵌顿，往往是在嵌顿后因肠梗阻进行手术时才被发现和确诊。

【治疗】 半月线疝发生嵌顿和绞窄的概率较高，故本病一旦确诊，只要患者无手术禁忌证，就应予以手术治疗，一般行横切口，按腹外斜肌腱膜纤维方向分开，识别疝囊后予以分离、切开、结扎，腹横筋膜的缺损通常用丝线横行重叠褥式缝合。

(李　涛)

参考文献

[1] Halverson K, McVay C. Inguinal and femoral hernioplasty [J]. Arch Surg, 1970, 101: 127 - 135.

[2] Lichtenstein IL. Herniorrhaphy[J]. Am J Surg, 1987, 153: 553 - 559.

[3] Read R. The development of inguinal herniorrhaphy [J]. Surg Clin North Am, 1984, 64: 185 - 196.

[4] 陈双. 腹股沟疝外科学[M]. 中山大学出版社.

[5] Gilbert AI. An anatomic and functional classification for the diagnosis and treatment of inguinal hernia[J]. Am J Surg, 1989, 157: 331 - 333.

[6] Castrini G, Pappalardo G, Trentino P, et al. The original Bassini technique in the surgical treatment of inguinal hernia [J]. Int Surg, 1986, 71: 141 - 143.

[7] Rutledge RH. The Cooper ligament repair [J]. Surg Clin North Am, 1993, 73(3): 471 - 485.

[8] Nyhus LM. The preperitoneal approach and iliopubic tract repair of inguinal hernia. In: Nyhus LM, Condon RE(eds): Hernia[M]. 4th ed. Philadelphia: J. B. Lippincott, 1995.

[9] Patino JF, Garcia-Herreros LG, Zundel N. Inguinal hernia repair. The Nyhus posterior preperitoneal operation [J]. Surg Clin North Am, 1998, 78(6): 1063 - 1074.

[10] Guarnieri A, Guarnieri F, Moscatelli F. The functional repair of inguinal hernia[J]. Hernia, 1997, 1: 117 - 121.

[11] Stoppa RE. Errors, difficulties and complications in hernia repairs using the GPVS[J]. Probl Gen Surg, 1995, 12: 139.

[12] Beets GL, Van Geldere D, Baeten CGMI, et al. Long-term results of giant prosthetic reinforcement of the visceral sac for complex recurrent inguinal hernia[J]. Bri J Surg, 1996, 83: 203 - 206.

[13] Schroder DM, Lloyd LR, Boccaccio JE, et al. Inguinal hernia recurrence following preperitoneal Kugel patch repair [J]. Am Surg, 2004, 70(2): 132 - 136.

[14] Champault GG, Rizk N, Catheline JM, et al. Totally preperitoneal laparoscopic approach versus Stoppa operation: randomized trial of 100 cases[J]. Surg Laparosc Emdosc , 1997, 7: 445.

[15] Filipi CJ, Caston-Johnson F, Mcbride PJ, et al. An assessment of pain and return to normal activity. Laparoscopic herniorrhaphy vs open tension-free Lichtenstein repair[J]. Surg Endosc, 1996, 10: 983.

[16] Liem MSL, Van Der Graaf Y, Van Steensel CJ, et al. Comparison of conventional anterior surgery and laparoscopic surgery for inguinal hernia repair[J]. N Engl J Med , 1997, 336: 1541.

[17] Lichtenstein IL, Shulman AG, Amid PK, et al. The tension free hernioplasty[J]. Am J Surg, 1989, 157: 188 - 193.

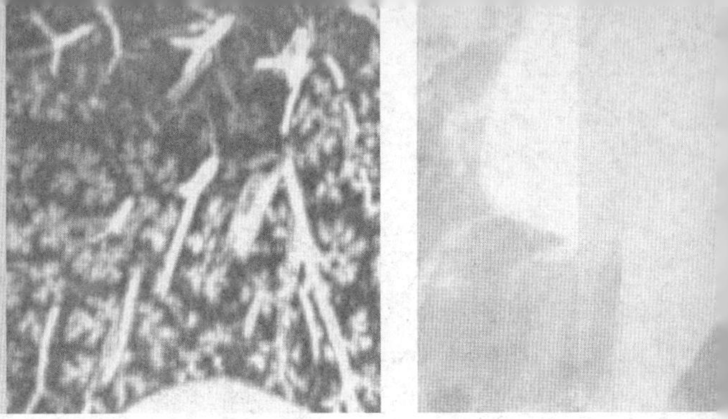

第15章

腹部损伤

第1节　概　述

老年人自身反应迟钝，容易发生摔倒、碰撞等意外，因此腹部损伤（abdominal injury）在平时较多见，临床特点具有明显高危性和复杂性，临床上必须全面综合诊断治疗。

一、腹部损伤的分类

腹部损伤可分为开放性和闭合性两类。开放性损伤分为穿透伤和非穿透伤：腹膜破损者为穿透伤（多伴内脏器官损伤），无腹膜破损者为非穿透伤（偶伴内脏器官损伤）；其中投射物有入口、出口者为贯通伤，有入口无出口者为非贯通伤。闭合性损伤可能仅局限于腹壁，也可同时兼有内脏器官损伤。此外，各种穿刺、内镜、灌肠、刮宫、腹部手术等诊治措施可导致一些医源性损伤。老年人具有易摔倒、坠落等特点，因此，闭合性损伤更为常见，由于闭合性损伤体表无伤口，要确定有无内脏器官损伤，有时是很困难的。

二、腹部损伤的病因

开放性损伤常由刀刺、枪弹、弹片所引起，闭合性损伤常系坠落、碰撞、冲击、挤压、拳打脚踢等钝性暴力所致。常见受损内脏器官在开放性损伤中依次是肝、小肠、胃、结肠、大血管等，在闭合性损伤中依次是脾、肾、小肠、肝、肠系膜等。胰、十二指肠、膈、直肠等由于解剖位置较深，损伤发生率较低。

腹部损伤的严重程度、是否涉及内脏器官、涉及什么内脏器官等情况在很大程度上取决于暴力的强度、速度、着力部位和作用方向等因素。它们还受到解剖特点、内脏器官原有病理情况和功能状态等内在因素的影响。例如：肝、脾组织结构脆弱、血供丰富、位置比较固定，在受到暴力打击之后，比其他器官更容易破裂，尤其原来已有病理情况存在者；上腹受挤压时，胃窦、十二指肠水平部或胰腺可被压在脊柱上而断裂；肠道的固定部分（上段空肠、末段回肠、粘连的肠管等）比活动部分更易受损；充盈的空腔器官（饱餐后的胃、未排空的膀胱等）比排空者更易破裂。

三、腹部损伤的临床表现

由于损伤原因及伤情严重程度的不同，腹部损伤后的临床表现可有很大差异，从无明显症状体征到出现重度休克，甚至处于濒死状态。一般单纯的腹部损伤症状较轻，合并有内脏损伤主要病理变化是腹腔内出血和腹膜炎。

实质器官，如肝、脾、胰、肾等，或大血管损伤主要临床表现为腹腔内（或腹膜后）出血，包括面色苍白、脉率加快，严重时脉搏微弱，血压不稳，甚至休克。腹痛一般呈持续性，疼痛程度并不剧烈，腹膜刺激征也不重，但如为肝破裂伴有较大肝内胆管损伤、断裂时，因有胆漏，胆汁刺激腹膜可出现明显的腹痛和腹膜刺激征。胰腺损伤若伴有胰管断裂，胰液可对腹膜产生强烈刺激。体征最明显处一般即是损伤所在。肩部放射痛提示肝或脾的损伤。肝、脾包膜下破裂或系膜、网膜内出血可表现为腹部肿块。移动性浊音虽然是内出血的有力证据，却是晚期体征，对早期诊断帮助不大。肾损伤时可出现血尿。

空腔器官，如胃肠道、胆管、膀胱等破裂的主要临床表现是弥漫性腹膜炎，除胃肠道症状（恶心、呕吐、便血、呕血等）及稍后出现的全身性感染的表现外，最为突出的是有腹膜刺激征，其程度因空腔器官内容物不同而异。通常胃液、胆汁、胰液对腹膜刺激最强，肠液次之，血液最轻；伤者有时可有气腹征，后可因肠麻痹而出现腹胀；严重时可发生感染性休克。腹膜后十二指肠破裂的患者有时可出现睾丸疼痛、阴囊血肿和阴茎异常勃起等。空腔器官破裂处也可有某种程度的出血，但出血量一般不大，除非邻近大血管有合并损伤。

老年人腹部损伤临床表现有其相对独特性，主要表现在：

(1) 临床表现不典型：老年人感觉功能减退，对腹痛敏感性差和反应迟钝，因此，老年人腹部损伤发生后临床表现不典型，症状及体征与病程进展、病理变化不一致，不能真实反映疾病的严重程度。

(2) 全身病情变化快：老年患者体质虚弱，各脏器发生退行性变，机体代偿能力下降，易使疾病在短时间内发生急剧恶化，全身感染中毒症状较重，病情进展迅速，如得不到及时救治，患者易短时间内发生休克、多器官功能衰竭等。

(3) 合并疾病多：老年人常存在呼吸系统疾病、心血管疾病和糖尿病等。此类老年患者腹部损伤后长时间卧床易诱发肺部感染、心力衰竭等疾病。由于伴随疾病多，常造成症状重叠，掩盖腹部体征，而且又降低了老年患者的抗病力和手术耐受力，同时这也是术后并发症的重要诱因。

(4) 易发生水、电解质紊乱和酸碱平衡失调：老年患者体液总量较少，细胞外液增加，细胞内液减少，腹部损伤后大量液体渗出以及由胃肠道损失，早期即可发生脱水、电解质紊乱以及酸碱平衡失调。

四、腹部损伤的诊断

了解受伤过程和体检是诊断腹部损伤的主要依据，但有时因伤情紧急，了解受伤史和体检常需和一些必要的治疗措施(如止血、输液、抗休克、维护呼吸道通畅等)同时进行。应特别注意是否同时合并腹部以外损伤(如颅脑损伤、胸部损伤、脊柱或四肢骨折等)。腹部损伤首先确定有无内脏损伤，内脏损伤的性质、部位和严重程度，明确有无剖腹探查指征。

开放性损伤的诊断要慎重考虑是否为穿透伤。有腹膜刺激征或腹内组织、内脏器官自腹壁伤口突出者显然腹膜已穿透，且绝大多数都有内脏器官损伤。穿透伤诊断还应注意：① 穿透伤的入口或出口可能不在腹部。② 有些腹壁切线伤虽未穿透腹膜，但冲击效应也可导致内脏器官损伤的可能。③ 穿透伤的入、出口与伤道不一定呈直线，因受伤瞬间的姿势与检查时可能不同，低速或已减速投射物可能遇到阻力大的组织而转向。④ 伤口大小与伤情严重程度不一定成正比。在无法肯定是否为穿透伤时，应按穿透伤处理。

闭合性损伤诊断中需要认真考虑是否有内脏器官损伤，内脏器官损伤者的伤情显然远比无内脏器官损伤者严重，且绝大部分内脏器官损伤者需早期手术治疗；如不能及时诊断，可能贻误手术时机而导致严重后果。为此，腹部闭合性损伤的诊断应包括以下各点。

1. *有无内脏器官损伤*　多数伤者根据临床表现可确定内脏器官是否受损，但仍有不少伤者的诊断并不容易。这种情况常见于老年人、早期就诊而腹内器官损伤体征尚不明显者，或单纯腹壁损伤伴明显软组织挫伤者。因此，进行短时间的严密观察十分必要。有些伤者在腹部以外另有较严重的合并损伤掩盖了腹部内脏器官损伤的表现，或因伤者、陪伴者，甚至医务人员的注意力被引至合并损伤的表现而忽略腹部情况。例如，合并颅脑损伤时，伤者可因意识障碍而不提供腹部损伤的自觉症状；合并胸部损伤时，因明显的呼吸困难使人们的注意力被引至胸部；合并长骨骨折时，骨折部的剧痛和运动障碍使人们忽略了腹部情况。为了防止漏诊，必须做到以下几点。

(1) 详细了解受伤史：包括受伤时间、受伤地点、致伤条件、伤情、受伤至就诊之间的伤情变化和就诊前的急救处理。伤者有意识障碍或因其他情况不能回答问话时，应向现场目击者和护送人询问。

(2) 重视全身情况及基本生命体征的观察：包括脉率、呼吸、体温和血压的测定，注意有无休克征象。

(3) 全面而有重点的体格检查：包括腹部压痛、肌紧张和反跳痛的程度及范围，是否有肝浊音界改变或移动性浊音，肠蠕动是否受抑制，直肠指检是否有阳性发现等。还应注意腹部以外部位有无损伤，尤其是有些火器伤或利器伤的入口虽不在腹部，但伤道却通向腹腔而导致腹部内脏损伤。

(4) 进行必要的化验：红细胞、血红蛋白与血细胞比容下降，表示有大量失血。白细胞总数及中性粒细胞升高是机体对创伤的一种应激反应，对确定诊断意义不大。血淀粉酶或尿淀粉酶升高提示胰腺损伤或胃肠道穿孔，或是腹膜后十二指肠破裂，但胰腺或胃肠道损伤未必均伴有淀粉酶升高。血尿是泌尿系损伤的重要标志，但其程度与伤情可能不成正比。

通过以上检查，如发现下列情况之一者，应考虑有腹内器官损伤：① 早期出现休克征象者(尤其是出血性休克)。② 有持续性甚至进行性腹部剧痛伴恶心、呕吐等消化道症状者。③ 有明显腹膜刺激征者。④ 有气腹表现者。⑤ 腹部出现移动性浊音者。⑥ 有便血、呕血或尿血者。⑦ 直肠指检发现前壁有压痛或波动感,或指套染血者。另外,在多发性损伤时,即使患者没有提供明确的腹痛症状,凡全身情况不好而难以用腹部以外部位创伤来解释者,都应想到腹内器官损伤的可能。腹部损伤患者如发生顽固性休克,尽管可有多发性损伤,其原因一般均为腹腔内脏损伤所致。

2. *判断什么脏器受到损伤*　应先确定是哪一类脏器受损,然后考虑具体脏器。单纯实质性器官损伤时,腹痛一般不重,压痛和肌紧张也不明显。出血量多时常有腹胀和移动性浊音。但肝、脾破裂后,因局部积血形成血凝块,在测试移动性浊音时可出现固定性浊音。空腔器官破裂所致腹膜炎,不一定在伤后很快出现,尤其是下消化道破裂或裂口较小时,腹膜炎体征通常出现得较迟。有时肠壁的破口很小,可能因黏膜外翻或肠内容物堵塞暂时闭合而不发展为弥漫性腹膜炎。结肠破裂所造成的腹膜炎由于细菌浓厚,感染性休克往往较重。

以下各项表现对于确定哪一类器官破裂有一定价值:① 有恶心、呕吐、便血、气腹者多为胃肠道损伤,再结合暴力打击部位、腹膜刺激征最明显的部位和程度,确定损伤在胃、上段小肠、下段小肠或结肠。② 有排尿困难、血尿、外阴或会阴部牵涉痛者,提示泌尿系器官损伤。③ 有膈面腹膜刺激表现者,提示上腹器官损伤,其中尤以肝和脾的破裂为多见。④ 有下位肋骨骨折者,有肝或脾破裂的可能。⑤ 有骨盆骨折者,提示有直肠、膀胱、尿道损伤的可能。

3. *是否有多发性损伤*　各种多发损伤可能有以下几种情况:① 腹内某一器官有多处破裂。② 腹内有一个以上器官受到损伤。③ 除腹部损伤外,尚有腹部以外的合并损伤。④ 腹部以外损伤累及腹内器官。不论是哪一种情况,在诊断和治疗中,都应注意避免漏诊,否则必将导致严重后果。追问病史、详细体检、严密观察和诊治中的全局观点是避免这种错误的关键。

4. *诊断遇有困难怎么办*　以上检查和分析未能明确诊断时,可采取以下措施。

(1) 进行其他辅助检查

1) 诊断性腹腔穿刺术和腹腔灌洗术:阳性率可达90%以上,对于判断腹腔内脏器官有无损伤和哪一类器官损伤有很大帮助。腹腔穿刺术的穿刺点多选于脐和髂前上棘连线的中、外1/3交界处或经脐水平与腋前线交界处,但应避开手术瘢痕、肿大的肝和脾、充盈的膀胱及腹直肌。有骨盆骨折者,应在脐平面以上穿刺,以免刺入腹膜后血肿而误诊为腹腔内出血。操作方法是:让患者向穿刺侧侧卧5 min,然后在局部麻醉下,选用能穿过细塑料管而针尖角度较钝的穿刺套管针,缓缓刺向腹腔;在针尖刺穿腹膜时,推送针头的手可有落空感。拔出针芯,把有多个侧孔的细塑料管经针管送入腹腔深处,进行抽吸。如抽不到液体,可变换针头方向、塑料管深度或改变体位再抽吸。抽到液体后,应观察其性状(血液、胃肠道内容物、混浊腹水、胆汁或尿液),借以推断哪类器官受损。肉眼观察不能肯定所得液体的性质时,还应在显微镜下进行观察,必要时可做涂片检查。疑有胰腺损伤时,可测定其淀粉酶含量。如果抽到不凝血,提示系实质性器官破裂所致内出血,因腹膜的去纤维作用而使血液不凝。如抽出的血液迅速凝固,多系穿刺针误刺血管或血肿所致。少数情况可因穿刺针管被大网膜堵塞或腹内液体并未流至穿刺区而抽不到液体。所以,抽不到液体并不完全排除内脏损伤的可能,应继续严密观察,必要时可重复穿刺,或改行腹腔灌洗术。

腹腔穿刺术和腹腔灌洗术不仅阳性率高,且有在床旁进行而不必搬动伤者的优点,对伤情较重者尤为适用。严重腹内胀气,大月份妊娠,因既往手术或炎症造成的腹腔内广泛粘连以及躁动不能合作者,不宜做腹腔穿刺。诊断性腹腔灌洗是一项很敏感的检查,但仍有少数阳性者经剖腹证实其实并不需要手术。因此不宜把灌洗阳性作为剖腹探查的绝对指征,而应全面检查,慎重考虑再做出决定。

2) X线检查:凡腹内器官损伤诊断已确定,尤其是伴有休克者,应抓紧时间处理,不必再行X线检查以免加重病情,延误治疗。但如伤情允许,有选择的X线检查对明确诊断还是有帮助的,最常用的是胸片及腹部平片,必要时可拍骨盆片。腹腔游离气体为胃或肠管破裂的确证,立位腹部平片时可表现为膈下新月形阴影。腹膜后积气(可有典型的花斑状阴影)提示腹膜后十二指肠或结直肠穿孔。腹腔内有大量积血时,小肠多浮动到腹部中央(仰卧位),肠间隙增大,充气的左、右结肠可与腹膜脂肪线分离。腹膜后血肿时,腰大肌影消失。胃右移、横结肠下移,胃大弯有锯齿形压迹(脾胃韧带内血肿)是脾破裂的征象。右膈升高,肝正常外形消失及右下胸肋骨骨折,提示有肝破裂的可能。静脉或逆行肾盂造影可诊断泌尿系损伤。

3) 超声检查：主要用于诊断肝、脾、胰、肾的损伤，能根据器官的形状和大小提示损伤的有无、部位和程度，以及周围积血、积液情况。

4) CT 检查：需要搬动患者，因此只适用于病情稳定而又需明确诊断者。CT 检查对实质器官损伤及其范围程度有重要的诊断价值。假阳性率低，假阴性率为 7%～14%。CT 对十二指肠破裂的诊断很有帮助。血管造影剂增强的 CT 能鉴别有无活动出血，并显示出血部位。

5) 其他检查：可疑肝、脾、胰、肾、十二指肠等脏器损伤，但上述方法未能证实者，可做选择性血管造影。实质性器官破裂时，可见动脉像的造影剂外漏、实质像的血管缺如及静脉像的早期充盈。MRI 对血管损伤和某些特殊部位的血肿，如十二指肠壁间血肿有较高的诊断价值，MRCP 尤其实用于胆道损伤的诊断。诊断性腹腔镜检查主要用于一般情况良好而不能确定有无或者何种腹内脏器损伤的患者，特别是确认损伤的器官有无活动性出血，使部分出血已停止者避免不必要的剖腹术。但应注意气腹可能因抬高膈肌而影响呼吸，大静脉损伤时更有发生气体栓塞的危险。

(2) 进行严密观察：对于一时不能明确有无腹部内脏损伤的病例，严密观察是诊断中极为重要的一个步骤。观察期间要反复检查伤情的演变，并根据这些变化，不断综合分析，以便尽早做出结论而不致贻误手术治疗的时机。观察的内容应包括：① 每 15～30 min测定一次脉率、呼吸和血压。② 每 30 min 检查一次腹部体征，注意腹膜刺激征程度和范围的改变。③ 每 30～60 min 测定一次红细胞数、血红蛋白和血细胞比容，了解是否有所下降，并复查白细胞数是否上升。④ 必要时可重复进行诊断性腹腔穿刺术或灌洗术。

除了随时掌握伤情变化外，观察期间应做到：① 不随便搬动伤者，以免加重伤情。② 慎用止痛剂，以免掩盖伤情。③ 暂禁食和禁水，以免万一有胃肠道穿孔而加重腹腔污染。为了给可能需要进行的手术治疗创造条件，观察期间还应进行以下处理：① 积极补充血容量，并防治休克。② 注射广谱抗生素以预防或治疗可能存在的腹腔感染。③ 疑有空腔器官破裂或有明显腹胀时，应进行胃肠减压。

(3) 剖腹探查：以上方法未能排除腹内器官损伤或在观察期间出现以下情况时，应中止观察，及时进行手术探查。① 腹痛和腹膜刺激征有进行性加重或范围扩大。② 肠蠕动音逐渐减弱、消失或出现明显腹胀。③ 全身情况有恶化趋势，出现口渴、烦躁、脉率增快或体温及白细胞计数上升或红细胞计数进行性下降。④ 膈下有游离气体表现。⑤ 腹腔穿刺吸出气体、不凝血液、胆汁或胃肠内容物。⑥ 消化道出血。⑦ 积极救治休克而情况不见好转或继续恶化。⑧ 直肠指诊有明显触痛。尽管可能会有少数伤者的探查结果为阴性，但腹内脏器损伤被漏诊，有导致死亡的可能。所以，只要严格掌握指征，剖腹探查术所付出的代价是值得的。

五、腹部损伤的处理

腹壁闭合性损伤和非贯通伤的处理原则与其他软组织的相应损伤是一致的。穿透性开放损伤和闭合性腹内损伤多需手术。穿透性损伤如伴腹内脏器或组织自腹壁伤口突出，可用消毒碗覆盖保护，切勿在毫无准备的情况下强行回纳。这样不仅达不到回纳的目的，反而加重腹腔污染。回纳应在手术室经麻醉后进行。

如腹部以外另有伴发损伤，应全面权衡轻重缓急，首先处理对生命威胁最大的损伤。在最危急的病例，首先要积极地进行心肺复苏，其中解除气道梗阻是其重要的一环。其次要迅速控制明显的外出血，处理开放性气胸或张力性气胸等。

老年人内脏损伤者很容易发生休克，故尽快恢复循环血容量、控制休克是治疗中的重要环节。诊断明确者，可给予镇静剂或止痛药。已发生休克的内出血患者要积极抢救，力争收缩压至 90 mmHg 以上后手术。空腔脏器穿破者，多属于失液引起的低血容量性休克，一般应在纠正休克的前提下手术，少数感染性休克不易纠正者，也可在抗休克的同时进行手术，并使用足量抗生素。

麻醉选择，气管插管全身麻醉比较理想，既能保证麻醉效果，又能根据需要供氧，并防止手术中发生误吸。胸部有穿透伤者，无论是否有血胸或气胸，麻醉前均应先做患侧胸腔闭式引流，否则在正压呼吸时可发生危险的张力性气胸。

切口选择不仅要保证满足彻底探查腹腔内所有部位的需要，还应能快速切开和缝合，且创伤较小。常用正中切口，进腹迅速，出血少，可根据需要向上下延长，或向侧方添加切口，甚至进入胸腔。腹部有开放伤时，不可通过扩大伤口去探查腹腔，以免伤口感染和愈合不良。

有腹腔内出血时，开腹后应立即吸出积血，清除凝血块，迅速查明来源，加以控制。肝、脾、肠系膜和腹膜后的胰、肾是常见的出血来源。决定探查顺序时可以参考这两点：① 术前根据受伤史和体征最怀疑哪个器官受伤，就先探查哪个器官。② 凝血块集中处一般即是出血部位。若有猛烈出血，一时无法判明其来源而失血危及生命时，可用手指压迫主动脉穿过膈肌处，暂时控制出血，争得时间补充血容量后，再查明原因止血。

如果没有腹腔内大出血，则应对腹腔脏器进行系统、有序的探查。做到既不遗漏伤情，也不做多余、重复的翻动。探查次序原则上应先探查肝、脾等实质性器官，同时探查膈肌有无破损。接着从胃开始，逐段探查十二指肠球部、空肠、回肠、大肠以及它们的系膜。然后探查盆腔器官，再后则切开胃结肠韧带显露网膜囊，检查胃后壁和胰腺。如属必要，最后还应切开后腹膜探查十二指肠。在探查过程中发现的出血性损伤或器官破裂，应随时进行止血或夹住破口。也可根据切开腹膜时所见决定探查顺序，如见到食物残渣应先探查上消化道，见到粪便先探查下消化道，见到胆汁先探查肝外胆道及十二指肠等。纤维蛋白沉积最多或网膜包裹处往往是穿孔部位所在。待探查结果，对探查所得伤情做一全面估计，然后按轻重缓急逐一处理。原则上是先处理出血性损伤，后处理穿破性损伤；对于穿破性损伤，应先处理污染重的损伤，后处理污染轻的损伤。

关腹前应彻底清除腹内残留的液体和异物，恢复腹内器官的正常解剖关系。用生理盐水冲洗腹腔。是否留置引流物，需视具体情况而定。下列情况应放置引流：肝、胆、胰、十二指肠及结肠损伤者；空腔脏器修补缝合后有可能发生溢漏者；有较大裸露创面继续渗出者；局部已形成脓肿者。术后根据需要可选用烟卷引流、乳胶管引流；若估计引流量很多(如肠瘘、胆瘘、胰瘘)，需放置双套管进行负压吸引。腹壁切口污染不重者，可以分层缝合，污染较重者，皮下可放置乳胶片引流，或暂不缝合皮肤和皮下组织，留作延期处理。

第 2 节　常见腹部损伤的诊断及处理原则

一、脾脏损伤

脾是腹部内脏最容易受损的器官之一，在腹部闭合性损伤中，脾脏损伤(splenic injury)占 20%～40%，在腹部开放性损伤中，脾破裂约占 10%。有基础病变(如血吸虫病、疟疾、淋巴瘤等)的脾更易破裂。按病理解剖，脾损伤可分为中央型破裂(破裂在脾实质深部)、被膜下破裂(破裂在脾实质周边部分)和真性破裂(破损累及被膜)三种。前两种因被膜完整，出血量受到限制，故临床上并无明显内出血征象而不易被发现。如未被发现，可形成血肿而最终被吸收。但有些血肿(特别是被膜下血肿)在某些微弱外力的影响下，可以突然转为真性破裂，导致急性大出血。

【临床表现】　临床所见脾破裂，约 85%是真性破裂。破裂部位较多见于脾上极及膈面，有时在裂口对应部位有下位肋骨骨折存在。破裂如发生在脏面，尤其是邻近脾门者，有撕裂脾蒂的可能，若出现此情况，出血量往往很大，患者可迅速发生休克甚至死亡。

【处理原则】　脾破裂的处理原则是“抢救生命第一，保脾第二”。但随着对脾功能认识的深化，以及现代脾脏外科观念的建立和选择非手术治疗的出现，在不影响抢救生命、条件允许的情况下，应尽可能地保留脾脏或脾组织。

(1) 无休克或容易纠正的一过性休克，影像学检查(B 超、CT)证实脾裂伤比较局限、表浅，无其他腹腔脏器合并伤者，可行非手术治疗。严密观察血压、脉搏、腹部体征、血细胞比容及影像学等变化。主要措施为绝对卧床休息至少 1 周，禁食、水，胃肠减压，输血补液，用止血药和抗生素等。但上述非手术治疗小儿的成功率较高，在老年患者应慎重选择。

(2) 观察中如发现继续出血(48 h 内需输血＞1 200 ml)或有其他器官损伤，应立即手术。不符合非手术治疗条件的患者，应尽快剖腹探查，以防延误。

(3) 彻底查明伤情，尽可能保留脾。方法有生物胶黏合止血、物理凝固止血、单纯缝合修补、脾破裂捆扎、脾动脉结扎及部分脾切除等。

(4) 脾中心部碎裂，脾门撕裂或有大量失活组织，高龄及多发伤情况严重者需迅速结束手术，行全脾切除术。

(5) 以往已呈病理性肿大的脾发生破裂，应予切除。

(6) 脾被膜下破裂形成的血肿和少数脾真性破裂后被网膜等周围组织包裹形成的局限性血肿，可因微小外力影响冲破被膜或血凝块而出现典型的出血和腹膜刺激症状，称为延迟性脾破裂。再次破裂一般发生在 2 周以内，但也有迟至数月以后的，此种情况下脾应予以切除。

二、肝脏损伤

肝脏损伤(liver injury)在各种腹部损伤中占20%～30%,右肝破裂较左肝为多。除左、右位置的差别外,肝脏损伤在致伤因素、病理类型和临床表现方面都和脾破裂极为相似,主要危险是失血性休克、胆汁性腹膜炎和继发感染;因肝破裂后可能有胆汁溢入腹腔,故腹痛和腹膜刺激征常较脾破裂患者更为明显。单纯性肝破裂死亡率约为 9%,合并多个脏器损伤和复杂性肝破裂的死亡率可高达 50%。肝破裂后,血液有时可通过胆管进入十二指肠而出现黑便或呕血,诊断中应予注意。肝被膜下破裂也有转为真性破裂的可能,而中央型肝破裂则更易发展为继发性肝脓肿。

【临床分级】 肝损伤的分级方法,目前尚无统一标准。1994 年美国创伤外科协会提出如下分级法: Ⅰ级——血肿:位于被膜下,不继续扩大,小于 10%的肝表面积。裂伤:被膜撕裂,肝实质破裂,深度小于1 cm。Ⅱ级——血肿:位于被膜下,不继续扩大,占肝表面积的 10%～50%。肝实质内血肿直径小于10 cm。裂伤:肝实质裂伤深度 1～3 cm,长度小于10 cm。Ⅲ级——血肿:位于被膜下,大于 50%肝表面积或继续扩大;被膜下或实质内血肿破裂;实质内血肿大于10 cm或仍在继续扩大。裂伤:肝实质裂伤深度大于 3 cm。Ⅳ级——裂伤:肝实质破裂累及25%～75%的肝叶,或在单一肝叶内有 1～3 个Couinaud 肝段受累。Ⅴ级——裂伤:实质破裂超过75%肝叶,或在单一肝叶超过 3 个 Couinaud 肝段受累。血管损伤:近肝静脉损伤,即肝后下腔静脉/肝静脉主支。Ⅵ级——血管损伤:肝撕脱。以上分级如为多发性肝损伤,其损伤程度则增加 1 级。

国内黄志强提出如下简洁、实用的肝外伤分级: Ⅰ级,裂伤深度不超过 3 cm;Ⅱ级,伤及肝动脉、门静脉、肝胆管的 2～3 级分支;Ⅲ级或中央区伤,伤及肝动脉、门静脉、肝总管或其一级分支合并伤。

【处理原则】 肝外伤手术治疗的基本要求是确切止血、彻底清创、消除胆汁溢漏、处理其他脏器损伤和建立通畅引流。

(1) 肝火器伤和累及空腔器官的非火器伤都应手术治疗。其他的刺伤和钝性伤则主要根据患者全身情况决定治疗方案。轻度肝实质裂伤,或血流动力学稳定,或经补充血容量后保持稳定的患者,可在严密观察下进行非手术治疗。

(2) 开腹后发现肝破裂并有凶猛出血时,可用纱布压迫创面暂时止血,同时用手指或橡皮管阻断肝十二指肠韧带以控制出血,以利探查和处理。常温下每次阻断肝血流的时间不宜超过 20 min,有肝硬化等病理情况下,每次不宜超过 15 min。若需控制更长时间,应分次进行。如阻断入肝血流后,肝裂口仍有大量出血,说明肝静脉和腔静脉损伤,即应用纱布填塞止血,并迅速剪开伤侧肝的三角韧带和冠状韧带,以判明伤情,决定手术方式。

(3) 清创缝合术:在探明肝破裂伤情之后,应进行清创。其具体方法是清除裂口内的血凝块、异物以及离断粉碎或失去活力的肝组织。清创后应对出血点和断裂的胆管逐一结扎。对于裂口不深、出血不多、创缘比较整齐的病例,在清创后可将裂口直接予以缝合。如在缝合前将大网膜、吸收性明胶海绵或氧化纤维填入裂口,可提高止血效果并加强缝合线的稳固性。

(4) 肝动脉结扎术:如果裂口内有不易控制的动脉性出血,可考虑行肝动脉结扎。最好是解剖出肝固有动脉及左、右肝动脉,根据外伤部位进行左或右肝动脉结扎,尽量避免结扎肝固有动脉和肝总动脉。

(5) 肝切除术:对于有大块肝组织破损,特别是粉碎性肝破裂,可在充分考虑肝解剖特点的基础上做清创式肝切除术,即将损伤的肝组织整块切除,尽量多保留健康肝组织。

(6) 填塞法:对于裂口较深或肝组织已有大块缺损而止血不满意又无条件进行较大手术的患者,有时可在用大网膜、吸收性明胶海绵、氧化纤维或止血粉填入裂口之后,用长而宽的纱条按顺序填入裂口以达到压迫止血的目的,以挽救患者生命。纱条尾端自腹壁切口或另做腹壁戳孔引出作为引流。手术后第3～5 日起,每日抽出纱条一段,7～10 日取完。此法有并发感染或在抽出纱条的最后部分时引起再次出血的可能,故非不得已,应避免采用。

(7) 肝损伤如属被膜下破裂,小的血肿可不处理,张力高的大血肿应切开被膜,进行清创,彻底止血和结扎断裂的胆管。

(8) 肝损伤如累及肝静脉主干或下腔静脉,出血多、较汹涌,且有并发空气栓塞的可能,死亡率高达80%。直接修补静脉破裂口因术野出血多且显露不佳而十分困难。通常需将切口延至胸部以改善显露,采用带蒂大网膜填塞后,用粗针线将肝破裂伤缝合、靠拢。若仍不能止血,则需施行全肝血流阻断后(包括腹主动脉、肝门和肝上、下端的下腔静脉),缝补静脉破裂口。

不论采用以上何种手术方式，外伤性肝破裂术后，均应在创面或肝周放置引流管以引流出渗出的血液和胆汁。

三、胰腺损伤

胰腺损伤（pancreatic injury）占腹部损伤的1%～2%，但其位置深而隐蔽，早期不易发现，甚至在手术探查时也有漏诊可能。胰腺损伤后常并发胰液漏或胰瘘。因胰液侵蚀性强，又影响消化功能，故胰腺损伤的死亡率达20%左右。

【临床表现】　胰腺闭合性损伤常系上腹部强力挤压所致。如暴力直接作用于脊柱时，损伤常在胰的颈、体部；如暴力作用于脊柱左侧，多损伤胰尾；如暴力偏向脊柱右侧，则常损伤胰头。胰腺破损或断裂后，胰液可积聚于网膜囊内而表现为上腹明显压痛和肌紧张，还可因膈肌受刺激而出现肩部疼痛。外渗的胰液经网膜孔或破裂的小网膜进入腹腔后，可出现弥漫性腹膜炎伴剧烈腹痛。部分病例渗液被局限在网膜囊内未及时处理，日久即形成一具有纤维壁的胰腺假性囊肿。

胰腺损伤所引起的内出血量一般不大，所致腹膜炎体征也无特异性。血淀粉酶可升高，但血清淀粉酶和腹腔液淀粉酶升高并非胰腺创伤所特有，上消化道穿孔时也可有类似表现，而且部分胰腺损伤并无淀粉酶升高。因此，凡上腹部创伤，都应考虑到胰腺损伤的可能。B超可发现胰腺回声不均和周围积血、积液。CT能显示胰腺轮廓是否整齐及周围有无积血、积液。

【处理原则】

（1）高度怀疑或诊断为胰腺损伤，凡有明显腹膜刺激征者，应立即手术治疗。胰腺严重挫裂伤或断裂者，手术时较易确诊，但损伤范围不大者可能漏诊。凡在手术探查时发现胰腺附近后腹膜有血肿、积气、积液、胆汁者，应将此处切开，包括切断胃十二指肠韧带或按Kocher方法掀起十二指肠等探查胰腺的腹侧和背侧，以查清胰腺损伤。此外，胰腺损伤可能合并邻近大血管损伤，不能因发现血管损伤而忽视对胰腺的探查。

（2）手术的目的是止血、清创、合理切除胰腺、控制胰腺外分泌及处理合并伤及充分引流。

（3）被膜完整的胰腺挫伤，仅做局部引流便可。

（4）胰体部分破裂而主胰管未断者，可用丝线做褥式缝合修补。

（5）胰颈、体、尾部的严重挫裂伤或横断伤，宜做胰腺近端缝合、远端切除术。

（6）胰腺头部严重挫裂或断裂，为了保全胰腺功能，此时宜结扎头端主胰管、缝闭头端腺体断端处，并行远端与空肠Roux-en-Y吻合术。胰头损伤合并十二指肠破裂者，必要时可将十二指肠旷置。只有在胰头严重毁损确实无法修复时才施行胰头十二指肠切除。

（7）各类胰腺手术之后，腹内均应留置充分而有效的腹腔及胰周引流，因为胰腺手术后有并发胰瘘、腹腔积液、继发出血、感染的可能。引流物不仅要做到引流通畅，而且不能过早取出，最好是同时使用烟卷引流和双套管负压吸引。

（8）如发现胰瘘，应保证引流通畅，一般多在4～6周内自愈，少数流量大的瘘可能需引流数月之久，但很少需要再次手术。生长抑素对胰腺和整个消化道外分泌有很强的抑制作用，可用于预防和治疗外伤性胰瘘。胰瘘宜禁食并给予全胃肠外静脉营养治疗。

四、胃损伤

【临床表现】　由于有肋弓保护且活动度较大，柔韧性较好，壁厚，腹部闭合性损伤时胃很少受累，只在饱腹时偶可发生。上腹或下胸部的穿透伤则常导致胃损伤（gastric injury），且多伴有肝、脾、横膈及胰等损伤。胃镜检查及吞入锐利异物也可引起穿孔，但很少见。若损伤未波及胃壁全层（如浆膜或浆肌层裂伤、黏膜裂伤），可无明显症状。若全层破裂，由于胃酸有很强的化学刺激性，立即出现剧痛及腹膜刺激征。但单纯后壁破裂时症状体征不典型，诊断有时不易。肝浊音界消失，膈下有游离气体，胃管引流出血性物，均提示胃破裂的可能。

【处理原则】　手术探查必须彻底，包括切开胃结肠韧带、探查后壁。部分病例，特别是穿透伤，胃前、后壁都有穿孔，特别应注意检查大、小网膜附着处以防遗漏小的破损。边缘整齐的裂口，止血后直接缝合；边缘有挫伤或失活组织者，需修整后缝合。广泛损伤者，宜行部分切除术，必要时全胃切除、Roux-en-Y吻合。

五、十二指肠损伤

【临床表现】　十二指肠的大部分位于腹膜后，损伤的发病率很低，约占整个腹部创伤的1.16%；该损伤较多见于十二指肠降部、水平部（50%以上）。伤后早期死亡原因主要是严重合并伤，尤其是腹部大血管伤；后期死亡则多因诊断不及时和处理不当引起十二指肠瘘致感染、出血和脏器衰竭。

十二指肠损伤(duodenal injury)如发生在腹腔内部分，破裂后可有胰液和胆汁流入腹腔而早期引起腹膜炎；术前临床诊断虽不易明确损伤所在部位，但因症状明显，一般不致耽误手术时机。及时识别闭合伤所致的腹膜后十二指肠破裂较困难，下述情况可为诊断提供线索：右上腹或腰部持续性疼痛且进行性加重，可向右肩及右睾丸放射；右上腹及右腰部有明显的固定压痛；腹部体征相对轻微而全身情况不断恶化；有时可有血性呕吐物出现；血清淀粉酶升高；X线片可见腰大肌轮廓模糊，有时可见腹膜后呈花斑状改变(积气)并逐渐扩展；胃管内注入水溶性碘剂可见外溢；CT显示右肾前间隙气泡更加清晰；直肠指检有时可在骶前触及捻发音，提示气体已达到盆腔腹膜后间隙。

【处理原则】 全身抗休克和及时得当的手术处理是治疗的两大关键。手术探查时如发现十二指肠附近腹膜后有血肿，组织被胆汁染黄或在横结肠系膜根部有捻发音，应高度怀疑十二指肠腹膜后破裂的可能。此时应切开十二指肠外侧后腹膜或横结肠系膜根部后腹膜，以便探查十二指肠降部与横部。根据损伤部位，手术方法很多，归纳起来主要有下列几种：① 单纯修补术：适用于裂口不大、边缘整齐、血运良好且无张力者。② 带蒂肠片修补术：裂口较大，不能直接缝合者，可游离一小段带蒂空肠管，将其剖开修剪后镶嵌缝合于缺损处。③ 十二指肠空肠 Roux-en-Y 吻合术：十二指肠水平部、升部严重损伤不宜缝合修补时，可切除该肠段，近端与空肠行端侧吻合；或缝闭两个断端，做十二指肠空肠侧侧吻合。④ 十二指肠憩室化：适用于十二指肠球部、降部严重损伤或同时伴胰腺损伤者。手术包括胃窦切除、迷走神经切断、胃空肠吻合、十二指肠残端和胆总管造瘘。⑤ 胰十二指肠切除术：只宜用于十二指肠降部严重碎裂殃及胰头，无法修复者。⑥ 浆膜切开血肿清除术：十二指肠损伤的一个特殊类型是十二指肠壁内血肿，除上腹不适、隐痛外，主要表现为高位肠梗阻，若非手术治疗2周梗阻仍不解除，可手术切开血肿清除血凝块，修补肠壁，或行胃空肠吻合术。

六、小肠破裂

【临床表现】 小肠破裂(rupture of small intestine)后可在早期即产生明显的腹膜炎，故诊断一般并不困难。小肠穿孔患者早期表现可以不明显，随着时间推移，可出现腹痛、腹胀等。小肠破裂后，只有少数患者有气腹；如无气腹表现，并不能否定小肠穿孔的诊断。一部分患者的小肠裂口不大，或穿破后被食物渣、纤维蛋白甚至突出的黏膜所堵塞，可能无弥漫性腹膜炎的表现。

【处理原则】 小肠破裂的诊断一旦确定，应立即进行手术治疗。手术时要对整个小肠和系膜进行系统细致的探查，系膜血肿即使不大也应切开检查以免遗漏小的穿孔。手术方式以简单修补为主。一般采用间断横向缝合以防修补后肠腔发生狭窄。有以下情况时，则应做部分小肠切除吻合术：① 裂口较大或裂口边缘部肠壁组织挫伤严重。② 小段肠管有多处破裂。③ 肠管大部分或完全断裂。④ 肠管严重挫伤、血运障碍。⑤ 肠壁内或系膜缘有大血肿。⑥ 肠系膜损伤影响肠壁血液循环。

七、结肠损伤

【临床表现】 结肠损伤发病率仅次于小肠。结肠内容物液体成分少而细菌含量多，故腹膜炎出现得较晚，但较严重。一部分结肠位于腹膜后，受伤后容易漏诊，常常导致严重的腹膜后感染。

【处理原则】 由于结肠壁薄、血液供应差、含菌量大，故结肠损伤(colon injury)的治疗不同于小肠破裂。既往除少数裂口小、腹腔污染轻、全身情况良好的患者可以考虑一期修补或一期切除吻合(限于右半结肠)外，大部分患者(特别是老年患者)应先采用肠造口术或肠外置术处理，待3～4个月后患者情况好转时，再行关闭瘘口。对比较严重的损伤一期修复后，可加做近端结肠转流性造口，确保肠内容物不再进入远端。一期修复手术的主要禁忌为：① 腹腔严重污染。② 全身严重多发伤或腹腔内其他脏器合并伤，必须尽快结束手术。③ 伴有其他严重疾病如肝硬化、糖尿病等。④ 失血性休克需大量输血(>2 000 ml)、高龄患者、手术时间已延误者。

八、直肠损伤

【临床表现】 直肠上段在盆底腹膜反折之上，下段在反折之下。它们损伤后的表现有所不同：如损伤在腹膜反折之上，其临床表现与结肠破裂基本相同；如发生在反折之下，则将引起严重的直肠周围感染，并不表现为腹膜炎，容易延误诊断。腹膜外直肠损伤可临床表现为：① 血液从肛门排出。② 会阴部、骶尾部、臀部、大腿部的开放伤口有粪便溢出。③ 尿液中有粪便残渣，或有尿液从肛门排出。直肠损伤(rectal injury)后，直肠指诊可发现直肠内有出血，有时还可摸到直肠破裂口。

【处理原则】 直肠损伤的处理原则是早期彻底清创，修补直肠破损，行转流性结肠造瘘和直肠周围间隙彻底引流。直肠上段破裂，应剖腹进行修补，如属毁损性严重损伤，可切除后端端吻合，同时行乙状结肠双腔造瘘术，2～3个月后闭合造口。直肠下段破裂时，应充分引流直肠周围间隙以防感染扩散，对于此类患者，也应施行乙状结肠造口术，使粪便改道直至伤口愈合。

九、腹膜后血肿

【临床表现】 外伤性腹膜后血肿（retroperitoneal hematoma）多系高处坠落、挤压、车祸等所致胰、肾、十二指肠损伤，骨盆或下段脊柱骨折和腹膜后血管损伤引起。出血后，血液可在腹膜后间隙广泛扩散形成巨大血肿，还可渗入肠系膜间。

腹膜后血肿因出血程度与范围各异，临床表现并不恒定，并常因有合并损伤而被掩盖。一般说来，除部分伤者可有腰胁部瘀斑（Grey Turner征）外，突出的表现是内出血征象、腰背痛和肠麻痹；伴尿路损伤者常有血尿。血肿进入盆腔者可有里急后重感，并可借直肠指诊触及骶前区伴有波动感的隆起。有时因后腹膜破损而使血液流至腹腔内，故腹腔穿刺或灌洗具有一定诊断价值。超声和CT检查可帮助诊断。

【处理原则】 除积极防治休克和感染外，多数需行剖腹探查，因腹膜后血肿常伴大血管或内脏损伤。手术中如见后腹膜并未破损，可先估计血肿范围和大小，在全面探查腹内脏器并对其损伤做相应处理后，再对血肿的范围和大小进行一次估计。如血肿有所扩展，则应切开后腹膜，寻找破损血管，予以结扎或修补；如无扩展，可不予切开，因完整的后腹膜对血肿可起压迫作用，使出血得以自控，特别是盆腔内腹膜后血肿，出血多来自压力较低的盆腔静脉丛，出血自控的可能性较大。如血肿位置主要在两侧腰大肌外缘、膈脚和骶岬之间，血肿可来自腹主动脉、腹腔动脉、下腔静脉、肝静脉以及肝的裸区部分、胰腺或腹膜后十二指肠损伤，此范围内的腹膜后血肿，不论是否扩展，原则上均应切开后腹膜予以探查，以便对受损血管或器官做必要的处理。剖腹探查时如见后腹膜已破损，则应探查血肿。探查时，应尽力找到并控制出血点；无法控制时，可用纱条填塞，静脉出血常可因此停止。填塞的纱条应在术后4～7日内逐渐取出，以免引起感染。

（李崇健　杨　镇）

参考文献

[1] 吴阶平，裘法祖．黄家驷外科学[M]．第6版．北京：人民卫生出版社，1999：418－429．

[2] 李小鹰．哈兹德老年医学[M]．第1版．北京：人民军医出版社，2015：463－475．

[3] 汪耀．实用老年病学[M]．第1版．北京：人民卫生出版社，2014：345－353．

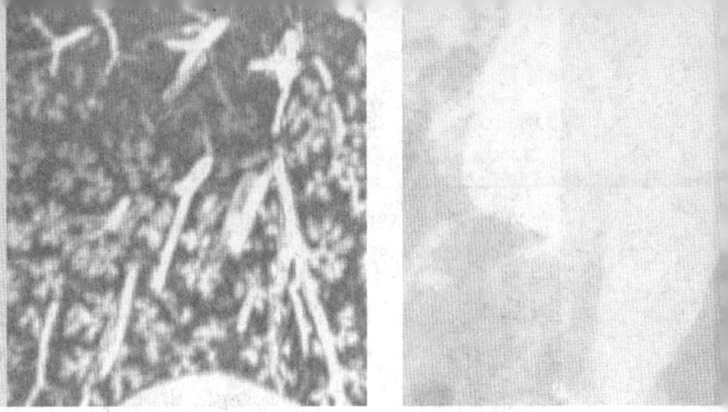

第16章

急性化脓性腹膜炎

腹膜分为相互连续的壁腹膜和脏腹膜两部分。壁腹膜贴附于腹壁、横膈脏面和盆壁的内面；脏腹膜覆盖于内脏表面，成为腹腔内脏器的浆膜层。脏腹膜将内脏器官悬垂或固定于膈肌、腹后壁或盆腔壁，并形成网膜、肠系膜及几个韧带。

腹膜腔是壁腹膜和脏腹膜之间的潜在间隙，在男性是封闭的，女性的腹膜腔则经输卵管、子宫、阴道与体外相通。腹膜腔是人体最大的体腔。在正常情况下，腹腔内有 75～100 ml 黄色澄清液体，起润滑作用。在病变时，腹膜腔可容纳数升液体或气体。腹膜腔分为大、小腹腔两部分，即腹腔和网膜囊，经由网膜孔（epiploic foramen，又称 Winslow 孔）相通（图 16－1）。

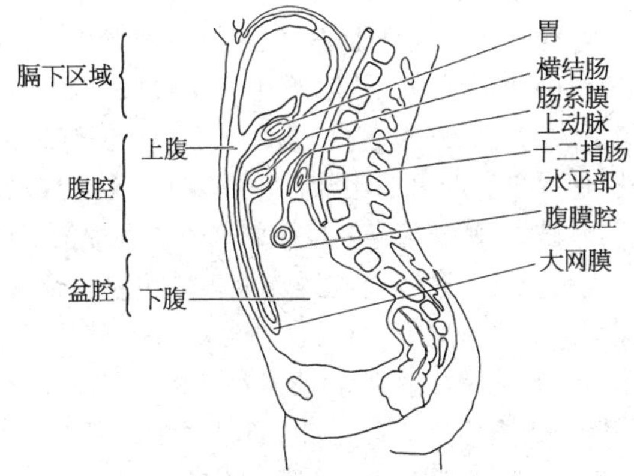

图 16－1 腹膜腔解剖学构造

大网膜自横结肠下垂遮盖其下的脏器。大网膜有丰富的血液供应和大量的脂肪组织，其活动度大，能够移动到所及的病灶处将其包裹，使炎症局限，有修复病变和损伤的作用。壁腹膜主要受体神经（肋间神经和腰神经的分支）的支配，对各种刺激敏感，痛觉定位准确。腹前壁腹膜在炎症时，可引起局部疼痛、压痛和反射性的腹肌紧张，是诊断腹膜炎的主要临床依据。膈肌中心部分的腹膜受到刺激时，通过膈神经的反射可引起肩部放射性痛或呃逆。脏腹膜受自主神经（来自交感神经和迷走神经末梢）支配，对牵拉、胃肠腔内压力增加或炎症、压迫等刺激较为敏感，其性质常为钝痛而定位较差，多感觉局限于脐周和腹中部；重刺激时常引起心率变慢、血压下降和肠麻痹。

腹膜的表面是一层排列规则的扁平间皮细胞。深面依次为基底膜、浆膜下层，含有血管丰富的结缔组织、脂肪细胞、巨噬细胞、胶原和弹力纤维。腹膜有很多皱襞，其面积几乎与全身的皮肤面积相等，为 1.7～2.0 m^2。腹膜是双向的半透性膜，水、电解质、尿素及一些小分子物质能透过腹膜。腹膜能向腹腔内渗出少量液体，内含淋巴细胞、巨噬细胞和脱落的上皮细胞。在急性炎症时，腹膜分泌出大量的渗出液，以稀释毒素和减少刺激。渗出液中的巨噬细胞能吞噬细菌、异物和破碎组织。渗出液中的纤维蛋白沉积在病变周围，发生粘连，以防止感染的扩散并修复受损的组织，因此造成腹腔内的广泛纤维性粘连，如导致肠管成角、扭曲或成团块，则可引起肠梗阻。腹膜有很强的吸收能力，能吸收腹腔内的积液、血液、空气和毒素等。在严重的腹膜炎时，可因腹膜吸收大量的毒性物质，而引起感染性休克。

第 1 节　急性弥漫性腹膜炎

急性腹膜炎是由细菌感染、化学刺激或物理性损伤所引起的，腹腔内壁腹膜和脏腹膜的炎症反应，是外科常见的一种严重疾病。按病因可将其分为细菌性和非细菌性两类；按临床经过可将其分为急性、亚急性和慢性三类；按发病机制可分为原发性和继发性两类；按累及的范围可分为弥漫性和局限性两类。临床腹膜炎多系继发性腹膜炎，源于腹腔的脏器感染、坏死、穿孔、外伤等。其主要临床表现为腹痛、腹部压痛、腹肌紧张，以及恶心、呕吐、发热、白细胞升高，严重时可致血压下降和全身中毒性反应，如未能及时治疗，可死于中毒性休克。部分患者可并发盆腔脓肿、肠间脓肿、膈下脓肿、髂窝脓肿及粘连性肠梗阻等。年龄≥65岁的高龄患者弥漫性腹膜炎及其导致的死亡率风险均呈显著增加趋势。而我国在接下来的50年，年龄超过65岁的人口比例会显著增加，严重的腹腔感染很可能成为老龄患者一个重要的公共健康问题，且必然增加健康消费。

【病因】 腹膜炎可以通过多种途径确定，原发性腹膜炎是原有腹腔积液感染导致腹膜腔感染，与腹腔内疾病和腹膜后脏器无关。继发性腹膜炎，是腹膜炎最常见的形式，常继发于胃肠道自发性穿孔、小肠缺血或手术后并发症。第三类腹膜炎为原发性或继发性腹膜炎复发性感染。腹膜炎也可分为弥漫性和局限性，随着时间延长，腹膜炎还可局限形成腹腔内脓肿，三者合称为腹腔内感染。

最近研究显示很多因素影响导致腹膜炎死亡率降低，如安全的麻醉技术、围手术期液体治疗的提高、血库的出现、重症监护的进步、快速而精确的诊断技术、更有效的抗生素治疗。另一方面也新生了一些挑战抵偿了这些进步，如腹腔感染患者年龄更大、更加普遍的合并症、慢性疾病相关的免疫抑制或慢性疾病的处理、更常见的亚临床或明确的器官衰竭导致的生理储备降低。尽管胃肠道细菌群落维持相当一致，医院内感染和社区获得性感染广泛出现的抗生素耐药是面临的另一种挑战，在那些事先接受抗生素处理、不恰当治疗或发生第三类腹膜炎的患者中，对一线抗生素普遍耐药。

临床前瞻性随机对照试验研究腹膜炎的处理方式，这些研究引出大量概念。我们认识到源自阑尾炎的腹膜炎较非阑尾炎源性患者有更低的死亡率和更好的预后；胰腺坏死激发起的独一无二的全身性炎症反应，通常伴发严重的呼吸功能衰竭和其他器官衰竭。胰腺炎曾经普遍采用手术治疗，而无菌性坏死采用长时间预防性抗生素预防感染成为治疗准则，并且认识到无感染的坏死随着时间延长总归能好转。

腹腔内感染的反应是多种因素复杂的相互作用，其中微生物感染类型、感染原发部位、感染系局限性或弥漫性三者最为重要。既往的手术或腹腔内病变有助于帮助感染的局限，感染的全身反应依赖于患者的免疫状态和针对感染的先天性免疫反应。

另外，尽管因为其潜在并发症导致的高发病率和死亡率，老年患者长期腹膜透析以治疗终末期肾病一直存在争议，年龄＞65岁患者采用这种透析方式低于7%，但腹膜透析相关的急性弥漫性腹膜炎仍然是接受这一治疗的老年患者导致主要并发症、导致透析技术失败、导致死亡的主要原因。

1. 原发性腹膜炎(primary peritonitis) 又称为自发性腹膜炎。腹腔内无原发性病灶。致病菌多为溶血性链球菌、肺炎双球菌或大肠埃希菌。细菌进入腹腔的途径一般为：① 血行播散，致病菌如肺炎双球菌和链球菌从呼吸道或泌尿系的感染灶，通过血行播散至腹膜。婴儿和儿童的原发性腹膜炎大多属于这一类。② 上行性感染，来自女性生殖道的细菌，通过输卵管直接向上扩散至腹腔，如淋菌性腹膜炎。③ 直接扩散，如泌尿系感染时，细菌可通过腹膜层直接扩散至腹膜腔。④ 透壁性感染，正常情况下，肠腔内细菌是不能通过肠壁的。但在某些情况下，如肝硬化并发腹水、肾病、猩红热或营养不良等机体抵抗力低下时，肠腔内细菌则有可能通过肠壁进入腹膜腔，引起腹膜炎。原发性腹膜炎感染范围很大，与脓液的性质及细菌种类有关。常见的溶血性链球菌的脓液稀薄，无臭味。

2. 继发性腹膜炎(secondary peritonitis) 继发性化脓性腹膜炎是最常见的腹膜炎，多继发于腹腔内空腔脏器穿孔、外伤引起的腹壁或内脏破裂(图16-2)。如胃十二指肠溃疡急性穿孔，胃肠内容流入腹腔首先引起化学性刺激，产生化学性腹膜炎，继发感染后成为化脓性腹膜炎；急性胆囊炎，胆囊壁坏死穿孔，造成极为严重的胆汁性腹膜炎；外伤造成的肠管、膀胱破裂，腹腔污染及经腹壁伤口进入细菌，可很快形成腹膜炎。腹腔内脏器炎症扩散也是急性继发性腹膜炎的常见原因，如急性阑尾炎、急性胰腺炎、女性生殖器官化脓性感染等，含有细菌的渗出液在腹腔内扩散引起腹膜炎。其他如腹部手术中的腹腔污染，胃肠道、胆管、胰腺吻合口渗漏，腹前、后壁的严重感染也可引起腹膜炎。引起继发性腹膜炎的细菌主要是胃肠道内的常驻菌群，微生物病原学方面革兰阴性细菌感染增加。其中，以大肠埃希菌最为多见，其次为厌氧拟杆菌、链球菌、变形杆菌等。一般都是混合性感染，故毒性较强。

(1) 胃十二指肠穿孔：消化性溃疡是胃十二指肠穿孔的主要基础病变，穿孔多位于十二指肠第一部前

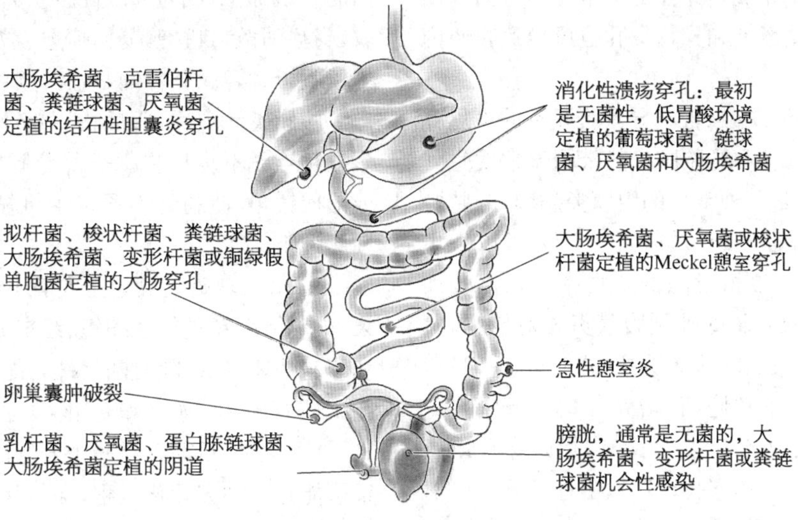

图 16－2 继发性腹膜炎常见病原菌及发生部位

壁和胃小弯。随着药物治疗的进展，消化性溃疡需要外科治疗的患者显著减少，然而，消化性溃疡的并发症，如穿孔需要外科干预的病例数并没有减少，甚至增加。这些患者表现出典型的腹膜炎症状，需要及早外科治疗以期获得良好预后。高龄患者、存在合并症、术前休克、穿孔较大、临床表现延迟或手术延迟患者死亡率更高。

（2）小肠穿孔：小肠穿孔是第二常见的腹膜炎病因，小肠穿孔通常有肠伤寒背景，当回肠末端溃疡性淋巴集结发生时即可发生腹膜炎，这种回肠伤寒穿孔具有非常高的死亡率，高达 60%。侵入性复苏，抗生素使用和及早手术可以降低死亡率和小肠穿孔并发症，可低至 10%。非特异性病因的小肠穿孔，当小肠穿孔不能根据临床症状、大体检查、血清学培养和组织病理学检测分类进入任何一类病变时，如肠热病伤寒、结核和恶性肿瘤，这种溃疡总是单一且多发生在回肠末端，可能是黏膜下血管栓塞、硬化性血管病或动脉炎导致的慢性缺血，或药物如肠溶性钾片的结果。小肠结核相应的非特异性回肠穿孔发生率极高，大多数（50%～80%）发生在回肠，通常导致近端狭窄，结核相关的穿孔死亡率相当高，为 70%。结核性肠炎穿孔诊断通常在手术前难以诊断，因为缺乏特异性症状和体征，也没有胸部放射学证据，即使胸片出现结核病变，在组织学或活检组织培养阳性前也难以明确诊断，结核原发灶切除术后推荐的治疗为多药抗结核治疗。与这些常见的小肠穿孔的病因相反，在发展中东方国家中，小肠穿孔少见。除却肠伤寒和非特异性溃疡外，这些国家常见其他小肠穿孔报道的病因包括克罗恩病（Crohn's disease）、白塞病（Behcet's disease）、缺血性肠炎、肠粘连和放射性肠炎、系统性红斑狼疮（systemic lupus erythematosus，SLE）和非常少见的小肠结核。克罗恩病单纯穿孔少见，据报道日本发生率最高，为 3%～10%，这些穿孔通常是孤立地发生在回肠，然而穿孔也可以是多发性的，可以发生在小肠和大肠的任何部位。同样的，白塞病发生率最高的也发生在日本，小肠穿孔发生率高达 56%。这些溃疡多发生在回肠末端和盲肠，手术需要切除很长的一段回肠，以防止术后复发。

（3）阑尾和结直肠穿孔：胃十二指肠和小肠是穿孔主要的发生部位，少数报道显示穿孔部位发生在阑尾也很常见。阑尾穿孔患者的发病可能反应患者年轻时发生阑尾炎和相应并发症。结直肠癌穿孔并不常见，偶有报道，通常继发于结直肠癌的恶性肿瘤，发生率低，但死亡率高达 17%。其他结直肠穿孔病因如结肠憩室、结肠炎、肠系膜缺血、外伤、医源性并发症、特发性和粪汁性穿孔。亚洲憩室疾病在年轻人中发病率更高，常发生在右半结肠，约占大肠穿孔的 1/3，伴发粪汁性腹膜炎，需要外科手术干预。热带国家还有另一种常见的病因——阿米巴结肠炎，穿孔率发生率大约为 2%，但是无论处理与否，死亡率均高达 50%。

急性阑尾炎是西方国家最常见的腹腔内感染的病因，与其他病因腹膜炎相比较，死亡率较低、住院时间较短、发病率也较低。微创手术的出现极大影响了急性阑尾炎的处理策略，特别是当患者出现严重阑尾炎、早期穿孔伴有局限性腹膜炎和腹腔脓肿或弥漫性腹膜炎出现之前，腹腔镜阑尾切除可以降低开腹手术的转换率，并获得更满意的结果。

（4）结肠穿孔：结肠穿孔是西方国家第二常见的

腹膜炎病因，结肠憩室炎是穿孔的最常见的病因。结肠癌穿孔、缺血性结肠炎和异物穿孔也可导致腹腔内感染。

（5）少见的穿孔：文献报道导致腹膜炎的少见穿孔，如胆管树、膀胱、脾和肝脓肿。热带国家常发生阿米巴肝脓肿破裂也是一种常见的腹膜炎病因，肝脓肿占小肠阿米巴病例的3%～7%，其中22%可以发生破裂导致腹膜炎，产生相当高的死亡率。相比较而言，细菌感染导致的肝脓肿破裂腹膜炎相对较少，腹膜积液细菌培养以大肠埃希菌为主，占25%～71%，其次为克雷伯杆菌、假单胞菌，培养占8%～59.1%。穿孔部位的细菌大致分布为：胃十二指肠穿孔以革兰氏阳性球菌为主、小肠穿孔以革兰阴性杆菌及厌氧菌为主、阑尾和结肠穿孔以大肠埃希菌为主。然而，胃十二指肠穿孔也有真菌感染发生率。

【病理生理】

1. *一般理论* 胃肠内容物和细菌进入腹腔后，机体立即发生反应，腹膜充血、水肿并失去光泽。接着产生大量清晰的浆液性渗出液，以稀释腹腔内的毒素，并出现大量的巨噬细胞、中性粒细胞，加以坏死组织、细菌和凝固的纤维蛋白，使渗出液变混浊而成为脓液。以大肠埃希菌为主的脓液呈黄绿色，常与其他致病菌混合感染而变得稠厚，并有粪便的特殊臭味。

腹膜炎的结局取决于两方面，一方面是患者全身的和腹膜局部的防御能力，另一方面是污染细菌的性质、数量和时间。细菌及其产物(内毒素)刺激患者的细胞防御机制，激活许多炎症介质，其中肿瘤坏死因子(TNF-α)、白介素-1(IL-1)、白介素-6(IL-6)和弹性蛋白酶等可升高。这些细胞因子多来自巨噬细胞，另一些是直接通过肠屏障逸入腹腔，或由于损伤的腹膜组织所生成。腹膜渗出液中细胞因子的浓度更能反映腹膜炎的严重程度。在病程后期，腹腔内细胞因子具有损害器官的作用。除了细菌因素以外，这些毒性介质不被清除，其终末介质NO将阻断三羧酸循环而导致细胞缺氧窒息，造成多器官衰竭和死亡。此外，腹内脏器浸泡在脓性液体中，腹膜严重充血、水肿并渗出大量液体，引起脱水和电解质紊乱、血浆蛋白降低和贫血，加之发热、呕吐、肠管麻痹、肠腔内大量积液，使血容量明显减少。肠管因麻痹而扩张、胀气，可使膈肌抬高而影响心肺功能，使血液循环和气体交换受到影响，加重休克导致死亡。

年轻体壮、抗病能力强者，可使病菌毒力下降。病变损害轻的能与邻近的肠管和其他脏器及移过来的大网膜发生粘连，将病灶包围，使病变局限于腹腔内的一个部位，成为局限性腹膜炎。渗出物逐渐被吸收，炎症消散，自行修复而痊愈。如局限部位化脓，积聚于膈下、髂窝、肠襻间、盆腔，则可形成局限性脓肿。

腹膜炎治愈后，腹腔内多有不同程度的粘连，大多数粘连无不良后果。一部分肠管粘连可造成扭曲或形成锐角，使肠管不通发生机械性肠梗阻，即粘连性肠梗阻。

2. *衰老理论* 衰老是人类不可避免的生物学后果，染色体端粒进行性缩短、终末分化细胞增加、复制和修复功能降低、随时间生殖功能丧失等。大量的研究试图探讨生物学和进化学原理，莫衷一是(表16-1)。但是，目前存在一个普遍的共识，人类的衰老很可能是一种多元化过程，参与其中的各种因素比例是高度变异的，且依赖环境的影响。衰老的步伐受大量外源性事件和一生中感染性损伤的影响。

表16-1 哺乳动物衰老理论

理论	机制	原理
遗传程序化	有害突变累积	端粒缩短和突变从遗传学上决定寿命
生存比例假说	氧化应激、活性氧簇	温血动物高代谢率产生活性氧簇，损害组织诱导突变
一次性体细胞假说	终生繁殖选择	哺乳动物自然选择倾向于能量利用产热和繁殖，而不是修复
基因多效性拮抗假说	慢性炎症启动组织损伤	生命中反复感染诱导慢性炎症损害组织

作为有智慧的人类，我们实际预期寿命远远超过哺乳动物，这势必对老龄化导致的生命科学后果和中年女性丧失生殖能力导致的人口构成比产生严重影响。老龄化，至少部分的，因为遗传决定和相对终生伴随的体细胞突变。早衰的患者往往与DNA解链酶变异有关，后者诱导过量突变率。突变累积导致逐步的修复和再生功能丧失，从而导致衰老进展。这些基因突变影响多种生命进程，如细胞信号、DNA修复、氧化应激、细胞信号调节元件，而这些元件很可能是特定的、终生固定的、程序化的遗传决定。像其他哺乳动物一样，我们人类仅有一套恒牙，肢体和软骨缺乏再生能力，具有固定数量、用于繁殖下代的卵母细胞。

3. *免疫反应衰老和感染易感性* 免疫衰老或年龄相关的人类免疫系统缺陷主要影响获得性免疫反应，如年龄相关的细胞介导的免疫反应缺陷和显著的体液免疫损害(表 16-2)。相反的,现在达成的共识,即先天性免疫反应很大程度不受年龄的摧残,即使在极老的患者中,其先天性免疫反应也能得到显著的保存。

表 16-2 老龄化相关的免疫缺陷

免疫成分	年龄相关的免疫缺陷
CD4 细胞	T 细胞库中初始化 T 细胞消亡,Th1 细胞因子向 Th2 细胞因子转化,针对 B 细胞的辅助 T 细胞降低
CD8 细胞	细胞毒记忆 CD8 细胞增加,T 细胞增殖能力降低,初始化 CD8 细胞消亡
B 细胞和浆细胞	IL-6 诱导的 B1 细胞增加,自身抗体亲和力过度降低,B 细胞功能降低,CD4 细胞的共刺激信号降低;针对新抗原体液免疫降低,既往免疫应答完整
中性粒细胞	功能和数量正常,但是超氧化合物产生降低、凋亡增加、钙流降低
单核/巨噬细胞	NO 和 H_2O_2 降低,共刺激分子受损,针对 IFN-γ 的灭菌效应降低、前列腺素 E_2 产量增加
自然杀伤细胞	自然杀伤细胞数量增加但实际上溶解活性降低,IFN-γ 产量减低,针对 IL-2、IL-12 反应降低
自然杀伤细胞和 γδ T 细胞	这些淋巴细胞株针对非肽类抗原,很明显不受老龄化进程改变

(1) T 细胞年龄相关的反应:人类随年龄增长发生的免疫防御缺陷不同程度依赖于个人的遗传学背景,及其生命经历中炎症状态、微生物病原体、营养因素和可能存在的其他大量环境因素。健康的、营养良好的和完全功能的老年患者也被证明细胞介导的免疫反应减退。老年人获得性免疫缺陷主要是细胞内病原体感染的发生率和(或)严重性增加(如分枝杆菌感染、李斯特菌感染、严重的急性呼吸综合征、西尼罗河病毒和其他病原体)。这些老龄人免疫缺陷最值得注意的缺陷是 T 细胞库中从初始化 CD8 T 细胞逐步丧失,到 CD4 T 细胞针对新抗原的识别和反应丧失。胸腺对 T 细胞成熟,胸腺细胞分离成为 CD4、CD8 细胞,T 细胞特定受体最后再分布并克隆定殖是至关重要的。

免疫学和遗传学证据表明,尽管与婴幼儿时期相比数量比例显著降低,但是成年人持续发生初始化 CD4、CD8 细胞成熟分化为胸腺 T 细胞。胸腺退化的结果使新生 CD4、CD8 产量减低,针对外来抗原反应的 T 细胞库逐渐丧失。这种免疫衰老损伤老年人对抗微生物病原体的克隆性、获得性免疫系统。新生 T 细胞丧失可以部分地被 CD45RO+ 记忆 CD8 细胞扩增代偿。细胞毒 CD8 细胞扩增为老年患者提供完整的细胞介导的免疫反应,对抗既往识别的微生物病原体。这些 CD8 细胞并不完全正常,因其受到增殖能力局限,并表达较少量的共刺激分子,如 CD40 配体和 CD28。一些老年人 IL-2 的合成也可能受损,进一步限制了抗原刺激后相应的 T 细胞增殖。老年患者通过活化 T 细胞通路核因子损害细胞内 T 细胞信号,降低 T 细胞与抗原递呈细胞相互作用激活的促分裂原活化的蛋白激酶(mitogen-activated protein kinase, MAPK)。老年人常发生一种梯度转变,自Ⅰ型细胞因子反应(IL-2、TFN-γ 和 TNF)向Ⅱ型细胞因子反应(IL-4、IL-6、IL-10 和 IL-15),并进一步产生细胞介导的免疫反应。

(2) B 细胞和浆细胞年龄相关效应:细胞介导的免疫反应往往伴随多种外源性抗原相关的体液免疫反应紊乱。B 细胞和浆细胞数群随年龄逐步降低,而免疫球蛋白水平随年龄进行性增加。遗憾的是,这种抗体数量的增加最初衍生自年龄增大相关的过量 IL-6 水平驱动的 B1 淋巴细胞。这些 B1 细胞最初产生是一种不依赖 T 细胞、低亲和力、多抗体特异性的自身抗体反应。众所周知,老年人群中针对自身抗原的抗体普遍增加,如抗核抗体、类风湿因子和红细胞抗原等。

B2 细胞基本反应是 T 细胞依赖的、高亲和力抗体,但随年龄增加,这类细胞的数群显著损害。B2 细胞年龄相关的部分功能受损使 T 辅助细胞功能贬低,而 T 辅助细胞老年患者特征性免疫效应细胞增加。共刺激分子,如 CD40 配体(刺激 B 细胞)和 CD28(诱导 T 细胞活化和扩增的共刺激分子),均损害老年人 T 辅助细胞。此外,OX40 配体,T 辅助细胞的共刺激分子,促进 B 细胞转化为功能性浆细胞、表达抗体,也在老年患者中受损。体液免疫缺陷的功能性后果是针对外源性抗原反应速度和程度受损,而针对 B 细胞既往识别的记忆抗原很大程度仍然能维持相对完整。

这些老年患者获得性免疫反应的缺陷累积是针对外来新抗原的宿主特异性、有效性快速反应能力受损。针对细胞外有机体的调理吞噬抗体快速生长和针对侵入细胞内抗原至关重要的细胞介导保护作用在老年人群中严重缺陷。所以,老年患者进行性产生针对广谱微生物抗原感染的敏感性增加,诱导产生全身感染和感染性休克,反应在老年人群病原微生物清除功能损害。

(3) 年龄相关的先天性免疫成分影响：尽管老年人群中有一些先天性免疫反应功能损害，但是，即使为很大年龄的人群，这种种族原始的、非克隆性的、快速反应的防御机制也保存得相当完整。中性粒细胞的数量和功能保存良好，单核细胞/巨噬细胞数群、自然杀伤细胞、树突状细胞和补体甘露糖结合的凝聚素可溶性成分以及先天性免疫抗微生物肽(补体旁路途径、甘露糖结合凝聚素和抗微生物肽)的活性也保存良好。明显的，Toll样受体(Fc受体)和补体受体在老年人免疫细胞表面也有良好的表达。

已经证实，抗原刺激后，老年患者中性粒细胞超氧化物产生的多种缺陷和过度发生的凋亡率，活化的中性粒细胞内钙流和细胞内蛋白质糖基化程度降低。单核/巨噬细胞数群也发现轻度的NO和 H_2O_2 表达水平降低，并且诊断IFN-γ刺激的抗菌反应受损。抗原递呈细胞共刺激分子表达和Ⅱ型主要组织相容性抗原复合物表达水平降低，单核细胞产生前列腺素 E_2 水平增加。后者促进Th2型细胞因子表达而限制Th1型细胞因子表达，并进一步促进Th1向Th2型转化。自然杀伤细胞随着年龄逐步增加，而且自然杀伤细胞的功能也得到良好的保存，然而，有证据表明，单个自然杀伤细胞的溶解功能有可能随年龄增加受损，受IL-2或IL-12刺激后IFN-γ反应降低。老年患者如出现自然杀伤细胞数群减少，则提示长期预后不良。

(4) 老年人的细胞因子反应：老年患者细胞因子生物学效应复杂且难以解释，大量文献研究常常出现矛盾的阐述，可能跟合并症、营养状态、细胞活化类型和检测系统差异有关。尽管存在这些困难，日益增加的共识仍显示，随着年龄增加，IL-6表达增加，CD4细胞表达的IL-4随年龄增加而减弱，但受细胞毒CD8细胞、自然杀伤细胞过度表达IL-4代偿。与年轻人相比，在一些情况下，IL-1、IL-3、TNF、IFN-γ、IL-8和IL-12表达基本保持完整。IL-1受体类似物和可溶性TNF受体、IL-1和TNF细胞因子抑制剂则随着年龄增长而增加。

老年患者促炎症反应更多、持续时间更长，这可能反应受抗调节细胞因子如IL-10信号削弱导致的微生物病原体清除进行性困难或功能障碍。

(5) 年龄相关的凝血系统反应及其对感染性休克的影响：严重感染患者中普遍出现凝血机制活化，并且是败血症至关重要的病理生理学基础。先天性免疫反应中，凝血和炎症反应网络复杂且共同调节。蛋白酶抑制剂快速缩短纤维蛋白溶解活性，增加败血症患者血管内大量纤维素沉积。

全身炎症反应诱导促凝血机制活化，反之凝血机制也活化全身炎症反应。凝血酶、Ⅹa因子、组织因子Ⅶa复合体，与所有白细胞、血小板和内皮细胞表达的特异性蛋白酶活化的受体相互作用，这些G蛋白偶联的转膜受体介导细胞内信号，诱导表达IL-6、IL-8和血小板活化因子。这些细胞因子和磷脂调节剂在微环境促进炎症反应，在中性粒细胞、血小板和纤维蛋白原本身发现纤维蛋白和纤维蛋白原受体，新近研究的是Toll样受体4的配体。活化的血小板表达CD40配体可以直接与内皮细胞表达的CD40相互作用，促进内皮细胞表达黏附分子、促进中性粒细胞和内皮细胞相互作用。研究还显示血小板自身也能产生IL-1和其他的促炎症因子，进一步促进血凝块形成和炎症之间相互作用。众所周知，年龄相关增加的栓塞和血栓形成的风险，血浆纤维蛋白原水平、Ⅶ因子、Ⅷ因子、Ⅸ因子和其他凝血因子水平增加。年龄相关的Ⅰ型纤溶蛋白酶原活化子抑制剂过度表达，可能导致循环中纤维蛋白清除水平下降。D-二聚体是一种血栓形成和活化的纤维蛋白溶解的标志物，其在老龄患者中的表达增加与不良预后显著相关。

新近临床试验证实，使用充足人活化的蛋白C，这种内源性的抗凝血分子能改善败血症患者的预后，蛋白C在老年患者中的作用大于年轻患者。

(6) 衰老相关的内毒素和其他微生物介质易感性：老年患者耐受内毒素极差，老年患者往往伴有更严重的高血压(尤其是收缩压)，且高血压难以控制、发热时间延长、TNF-α释放、C反应蛋白活化、Ⅰ型可溶性TNF受体表达。非内毒素微生物刺激临床研究也提示年龄相关的延长的、过量细胞因子反应，且严重的社区获得性感染发热的≥65岁的患者，如果过度表达IL-10/TNF比例，则提示更高的死亡率。

总之，明显的证据表明，老年患者经历显著增加的严重感染和败血症的发生率，老龄化的程度实质上增加了败血症相关死亡率并不奇怪，也容易用合并症、潜在的病变过程和其他并发因素解释。普遍认同，年龄相关的获得性免疫反应改变，使老年患者增加了感染风险，因为随着年龄增加，易出现细胞免疫和体液免疫同时进行性缺陷(表16-3)。

表 16-3 老年患者发生严重感染、感染性休克的因素

增加感染风险	增加感染性休克的风险
痴呆、协调障碍、过度损伤和摔倒	伴发的疾病，老年患者败血症早期诊断困难
呕吐和咳嗽反射降低、多药耐药病原体定殖	心肺反射和生理储备降低
免疫衰老导致针对新病原体和疫苗的反应不良	营养不良、微量元素和微量营养不足
卧床、皮肤破损、压疮，使用导管或异体植入物	内分泌缺陷（肾上腺、性腺和甲状腺功能）
膀胱排空障碍、前列腺增生、神经源性膀胱	老龄导致的慢性炎症感染和栓塞促进因素增加
阻塞-感染（尿石症、胆石症、肿瘤）	全身感染导致的细胞因子反应延长

凝血机制活化和纤维蛋白溶解损害，同时增加的微生物易感性，增加了老年患者严重败血症和感染性休克的发病率。提供微营养以维持和促进免疫功能是目前研究的热门课题，能量限制能延长对照试验中大量微生物的生存寿命，采用免疫辅助治疗可能代偿年龄相关的针对新抗原的免疫反应，改善体液免疫，使用细菌 DNA 中未甲基化的磷酸胞苷-鸟苷作为免疫辅助剂可能提供老年患者外源性抗原诱导下的抗体释放反应。雄烯二醇是一种随年龄增加而显著降低的肾上腺皮质类固醇，限制 IL-6 产生、促进 B 细胞反应，是否能用于激素替代治疗尚有待进一步临床研究，使用抗氧化剂治疗、促进 DNA 修复可能在预防肿瘤和延长生命中都有良好期待。致力于老龄人群免疫反应维护、预防免疫衰老将是 21 世纪重要的研究领域。早期认识和适当支持性干预仍然是成功处理老年患者严重败血症和感染性休克中至关重要的元素。

【临床表现】 临床表现根据病因不同，腹膜炎的症状可以是突然发生，也可能是逐渐出现的。如空腔脏器损伤破裂或穿孔引起的腹膜炎发病较突然。而阑尾炎、胆囊炎等引起的腹膜炎多先有原发病症状，以后才逐渐出现腹膜炎表现。老年人感染临床表现不典型，即使是明显的全身炎症反应出现时也导致诊断困难增加，疾病初始阶段炎症反应常常较迟钝，而突然又发生严重的快速进展的感染性休克。早期全身炎症反应，如发热，可能不明显甚至不出现。快速发生的感染、发热、全身状态改变和临床出现感染源可能是显著的、独立性的参数。其他医学非特异性临床表现如谵妄、虚弱、厌食、乏力、摔倒、尿失禁在老年患者中则较普遍。病变向严重进展时，老年患者更加普遍地出现更严重的低血压，可能是由于高龄患者心肌缺血、心功能衰竭或老龄化相关的心脏舒张功能障碍导致的在严重感染时心脏功能不能保障足够的心排血量所致。针对内毒素的不同反应可能是老年人因为免疫衰老表现出更加严重的血流动力学和呼吸功能受损，组织因为线粒体功能严重受损导致氧供下降，增加了凋亡发生。

1. *腹痛* 是最主要的临床表现。疼痛的程度与发病的原因、炎症的轻重、年龄、身体素质等有关。疼痛一般都很剧烈，难以忍受，呈持续性。深呼吸、咳嗽、转动身体时疼痛加剧。患者多不愿改变体位。疼痛先从原发病变部位开始，随炎症扩散而延及全腹。

2. *恶心、呕吐* 腹膜受到刺激，可引起反射性恶心、呕吐，吐出物多是胃内容物。发生麻痹性肠梗阻时可吐出黄绿色胆汁，甚至棕褐色粪水样内容物。

3. *体温、脉搏* 其变化与炎症的轻重有关。开始时正常，以后体温逐渐升高、脉搏逐渐加快。原有病变如为炎症性，如阑尾炎，发生腹膜炎之前则体温已升高，发生腹膜炎后更加增高。年老体弱的患者体温可不升高。脉搏多加快，如脉搏快体温反而下降，这是病情恶化的征象之一。

4. *感染中毒症状* 患者可出现高热、脉速、呼吸浅快、大汗、口干。病情进一步发展，可出现面色苍白、虚弱、眼窝凹陷、皮肤干燥、四肢发凉、呼吸急促、口唇发绀、舌干苔厚、脉细微弱、体温骤升或下降、血压下降、神志恍惚或不清，表示已有重度缺水、代谢性酸中毒及休克。

5. *腹部体征* 腹胀、腹式呼吸减弱或消失。腹部压痛（tenderness）、腹肌紧张（rigidity）和反跳痛（rebound tenderness）是腹膜炎的标志性体征，尤以原发病灶所在部位最为明显。腹肌紧张的程度随病因和患者的全身状况不同而不同。腹胀加重是病情恶化的一项重要标志。胃肠或胆囊穿孔可引起强烈的腹肌紧张，甚至呈“木板样”强直。幼儿、老人或极度衰弱的患者腹肌紧张不明显，易被忽视。腹部叩诊因胃肠胀气而呈鼓音。胃十二指肠穿孔时，肝浊音界缩小或消失。腹腔内积液较多时可叩出移动性浊音。听诊时肠鸣音减弱，肠麻痹时肠鸣音可能完全消失。

【诊断】

1. *直肠指检* 直肠前窝饱满及触痛，这表示盆腔已有感染或形成盆腔脓肿。

2. *辅助检查* 白细胞计数及中性粒细胞比例增高。病情险恶或机体反应能力低下的患者，白细胞计

数不增高，仅中性粒细胞比例增高，甚至有中毒颗粒出现。

3. *腹部立位平片*　小肠普遍胀气并有多个小液平面是肠麻痹征象。胃肠穿孔时多可见膈下游离气体。超声检查显出腹腔内有不等量的液体，但不能鉴别液体的性质。B超引导下腹腔穿刺抽液或腹腔灌洗可帮助诊断。

4. *腹腔穿刺*　根据叩诊或B超检查进行定位，一般在两侧下腹部髂前上嵴内下方进行诊断性腹腔穿刺抽液，根据抽出液的性质来判断病因。抽出液可为透明、浑浊、脓性、血性、含食物残渣或粪便等几种情况。结核性腹膜炎为草绿色透明腹水。胃十二指肠急性穿孔时抽出液呈黄色、浑浊、含胆汁、无臭味。饱食后穿孔时抽出液可含食物残渣。急性重症胰腺炎时抽出液为血性、胰淀粉酶含量高。急性阑尾炎穿孔时抽出液为稀薄脓性略有臭味。绞窄性肠梗阻时抽出液为血性、臭味重。如抽出液为不凝血，应想到有腹腔内出血；如抽出物为全血且放置后凝固，需排除是否刺入血管。抽出液还可做涂片镜检及细菌培养。腹腔内液体少于100 ml时，腹腔穿刺往往抽不出液体，可注入一定量生理盐水后再进行抽液检查。

5. *CT检查*　对腹腔内实质性脏器病变(如急性胰腺炎)的诊断帮助较大，对评估腹腔内液体量也有一定帮助。

如直肠指检发现直肠前壁饱满、触痛，提示盆腔已有感染或形成盆腔脓肿，也可经肛门直肠前穿刺抽液有助诊断。已婚女性患者可做经阴道(超声)检查或经后穹窿穿刺检查。

根据病史及典型体征，白细胞计数及分类，腹部X线检查，超声或CT检查结果等，综合分析，腹膜炎的诊断一般是比较容易的。腹腔感染的诊断依赖于病史和体格检查，很多患者需要行腹部CT检查以明确诊断，CT检查还有助于明确局限性脓肿，确定经皮穿刺引流或开腹手术。腹腔镜的诊断准确率高达89%～100%，可以明显缩短观察时间、避免过度昂贵的实验室检查和影像学检查。而放射诊断准确率约为75%，超声准确率约为60%～89%，CT稍高为84%～98%。

【治疗】　腹腔内感染的处理系以维护正常血流动力学为基础，处理原则包括：① 纠正体液和电解质失衡。② 采用适当的经验性抗生素治疗。③ 控制感染源。④ 器官系统的生理学支持。不能明确感染定位将增加死亡率、增加器官衰竭的发生率、延长住院时间。临床医师治疗严重的感染和感染性休克应参考国际上推荐的指南并牢记老年患者特殊的病理生理学改变。治疗不仅仅是指药物治疗，还要考虑其他策略，诸如感染源控制，支持治疗如液体治疗、机械通气和人工营养等。如果感染局限可以通过外科手术或介入治疗，感染源控制是其他治疗的前提和基础。感染源控制的方法包括切除感染器官、异物，脓腔引流，腹腔积液收集等。

严重感染或感染性休克的患者还应考虑到特殊治疗，诸如目标引导治疗：最近随机研究证实严重感染一经诊断即刻早期复苏，使得中心静脉压达到8～12 mmHg、平均动脉压＞65 mmHg、尿量＞0.5 ml/(kg・h)、中央静脉血氧饱和度＞70%，可以显著降低死亡率。而这些目标的达到需要大量补液、多巴酚丁胺、输血等治疗。老年患者的这些治疗目标应该极大可能是相同的，而需要的是通过多种考量方法以达到这些目标，如增加左心前负荷以增加老年患者心排血量等。尽管过量补液应该避免，但是灌注量不足也不可取，因此，大量的静脉补液应该在中央静脉压监控的情况下及早开始循环复苏以维持器官灌注，值得注意的是，老年患者常常是脱水状态。另一方面，胺类如多巴酚丁胺的应用应该谨慎，以防止患者存在静息性冠状动脉疾病风险，而这些胺类药物在老年患者中应用的益处往往没有年轻患者明显，因为，老年人心脏往往存在β刺激抵抗。输血的作用存在争议，目标血红蛋白水平在没有组织灌注不良、活动性出血和冠状动脉疾病时应该维持在7～9 g/dl，存在心肌缺血时血红蛋白水平应该维持在10～11 g/dl，将有助于改善生存率，如果循环低灌注正在发生，目标血红蛋白水平应维持在10 g/dl左右。老年患者具有较高的冠状动脉疾病的流行病学趋势，而且往往是静息状态，此时合适的血红蛋白水平往往需要因人而异。

1. *非手术治疗*　对病情较轻，或病程较长超过24 h，且腹部体征已减轻或有减轻趋势者，或伴有严重心肺等脏器疾患不能耐受手术者，可行非手术治疗。非手术治疗也可作为手术前的准备工作。

(1) 体位：一般取半卧位，以促使腹腔内渗出液流向盆腔，减少吸收和减轻中毒症状，有利于局限和引流；且可促使腹内脏器下移，腹肌松弛，减轻因腹胀挤压膈肌而影响呼吸和循环。鼓励患者经常活动双腿，以防发生下肢静脉血栓形成。休克患者取平卧位或头、躯干和下肢各抬高约20°的体位。

(2) 禁食、胃肠减压：胃肠道穿孔的患者必须禁食，并留置胃管持续胃肠减压，抽出胃肠道内容物和气体，以减少消化道内容物继续流入腹腔，减轻胃肠内积气，改善胃壁的血运，有利于炎症的局限和吸收，促进胃肠道恢复蠕动。

（3）纠正水、电解质紊乱：由于禁食、胃肠减压及腹腔内大量渗液，因而易造成体内水和电解质紊乱。根据患者的出入量及应补充的水量计算需补充的液体总量（晶体、胶体），以纠正缺水和酸碱失衡。病情严重的应多输血浆、白蛋白或全血，以补充因腹腔内渗出大量血浆引起的低蛋白血症和贫血。注意监测脉搏、血压、尿量、中心静脉压、心电图、血细胞比容及血气分析等，以调整输液的成分和速度，维持尿量每小时 30～50 ml。急性腹膜炎中毒症状重并有休克时，如输液、输血仍未能改善患者状况，可以用一定剂量的激素，对减轻中毒症状、缓解病情有一定帮助。也可以根据患者的脉搏、血压、中心静脉压等情况给予血管收缩剂或扩张剂，其中以多巴胺较为安全有效。

（4）抗生素：继发性腹膜炎大多为混合感染，致病菌主要为大肠埃希菌、肠球菌和厌氧菌（拟杆菌为主）。在选择抗生素时，应考虑致病菌的种类。第三代头孢菌素足以杀死大肠埃希菌而无耐药性。经大组病例观察发现，大剂量的第三代头孢菌素在腹腔内的浓度足以对抗所测试的 10 478 株大肠埃希菌。过去较为常用的氨苄西林、氨基糖苷类和甲硝唑（或克林霉素）三联用药方案，现在已很少应用。因为氨基糖苷类药有肾毒性，在腹腔感染的低 pH 环境中效果不大。过去多主张大剂量联合应用抗生素，现在认为单一广谱抗生素治疗大肠埃希菌的效果可能更好。严格来说，根据细菌培养出的菌种及药敏结果选用抗生素是比较合理的。

一旦诊断出现，应在应用抗生素之前采用适当的培养。因为老年患者症状不典型，常常难以明确感染来源，经验性治疗应该在明确诊断、获取培养样本后 1 h 内开始应用，采取覆盖所有病原菌的广谱抗生素（表 16-4）。然而，老年患者的腹膜炎往往存在多药耐药菌株感染，由于其他合并症、免疫缺陷状态、老人疗养院居住、反复住院和植入性设备反复使用抗生素，经验治疗倾向于由最初经验治疗向联合用药方案转化。即使患者已经发现多药耐药革兰阳性细菌菌株存在，老年患者也有相当高的革兰阴性细菌感染的发生率，因此，开始的经验治疗革兰阳性和革兰阴性菌株，包括多药耐药菌株都应覆盖。一旦病原微生物明确，推荐使用降阶梯单药治疗，并考虑患者体重、肝血流，有条件时应尽可能监控抗生素药物浓度。时间依赖性抗生素浓度至少在两次用药期间谷浓度需超出最低抑菌浓度（minimum inhibitory concentration，MIC）2～5 倍，必要时持续性静脉滴注；而浓度依赖性抗生素则至少需要超出 MIC 10 倍以上，以获得每次用药的有效药物浓度，特别是氨基糖苷类，最好每日仅一次给药，以降低肾功能衰竭和耳蜗功能损害。

表 16-4 腹腔内感染处理的抗生素应用指导方案

推荐级别	抗生素种类
1 级：没有治疗经验显示某种药物优于其他药物	
	头孢西丁（cefoxitin）
	头孢替坦（cefotetan）
	替卡西林-克拉维酸（ticarcillin-clavulanate）
	哌拉西林-他唑巴坦（piperacillin-tazobactam）
	厄他培南（ertapenem）
	美罗培南（meropenem）
	亚胺培南-西司他丁（imipenem-cilastatin）
	氨基糖苷类联合抗厌氧菌药物（克林霉素或甲硝唑）（clindamycin or metronidazole）
	头孢呋辛（cefuroxime）联合抗厌氧菌药物
	3～4 代头孢菌素联合抗厌氧菌药物
	氨曲南联合克林霉素（aztreonam with clindamycin）
	环丙沙星联合甲硝唑（ciprofloxacin with metronidazole）
2 级：更加严重感染的患者	
	哌拉西林-他唑巴坦（piperacillin-tazobactam）
	亚胺培南-西司他丁（imipenem-cilastatin）
	美罗培南（meropenem）
	氨基糖苷类联合抗厌氧菌药物

重要的是，所有这些推荐的治疗方案能够有效地控制革兰阴性需氧菌和厌氧菌，新近综述前瞻性随机研究提示胃肠道来源的继发性腹膜炎具有同样临床效果，任何一种抗生素方案的死亡率没有显著性差异。多种临床实践均提示恰当的经验抗生素治疗能有效改善成活率，明确的克隆定植位置、年龄≥75 岁、Charlson 积分为 1 或更高者均与治疗成功与否

有关。

多药耐药菌株的腹腔感染明显增加经验性抗生素的治疗失败。腹腔积液念珠菌培养阳性的影响存在争议,因为真菌处理并不包括在经验治疗的范围内,是医院内感染腹膜炎患者独立的死亡风险因素,相反的社区获得性念珠菌感染则并不增加死亡风险。当感染源头得到很好的控制,临床反应稳定(如无发热状态下抗生素持续应用 48 h,白细胞计数正常,无明显腹部症状,肠蠕动恢复),抗生素可以在开始应用后 5 日内撤除。高风险的患者(包括老年患者),推荐扩大抗生素谱以覆盖肠球菌,并且认真对高风险患者根据经验选择抗真菌药物。

需要强调的是,抗生素治疗不能替代手术治疗,有些病例单独通过手术就可以获得治愈。

(5) 补充热量和营养支持:急性腹膜炎患者每日需要的热量达 12 550~16 740 kJ (3 000~4 000 kcal)。当热量补充不足时,体内大量蛋白质首先被消耗,使患者的抵抗力及愈合能力下降。在输入葡萄糖供给一部分热量的同时应补充白蛋白、氨基酸等。静脉输入脂肪乳可获较高热量。长期不能进食的患者应尽早给予肠外营养;手术时已做空肠造口者,肠管功能恢复后可给予肠内营养。

(6) 镇静、止痛、吸氧:老年患者严重感染时往往会出现焦虑、疼痛和谵妄,需要镇静或镇痛药物,可减轻患者的痛苦与恐惧心理。已经确诊、治疗方案已定的及手术后的患者,可用哌替啶类止痛剂。而诊断不明或需进行观察的患者,暂不用止痛剂,以免掩盖病情,不恰当地使用这类药物可能会延迟机械通气拆除时间,必须在严密监控下方可使用。伴有严重的呼吸功能障碍是采用机械通气的适应证,以低流量吸氧为基础的人工通气规范可以降低死亡率、缩短机械通气时间和降低 ARDS 患者 IL-6 水平。

(7) 其他治疗:如活性蛋白 C,随机对照试验证实活性蛋白 C 能够显著降低感染相关的死亡率,尤其是老年患者,能帮助改善凝血功能紊乱。活性蛋白 C 的药效学包括抗凝、促进纤溶、抗炎症和抗凋亡效应。低剂量的氢化可的松有助于改善死亡率,然而老年患者存在年龄相关的免疫改变的时候,激素应慎用。大剂量的糖皮质激素可以导致免疫抑制、难以控制的高血糖和肌神经病变,所以在老年患者中是禁忌的。国际指南推荐在持续输注胰岛素和葡萄糖时,患者血糖浓度应<8.3 mmol/L。以前的研究显示如果血糖维持在 4.4~6.1 mmol/L 之间可以显著降低死亡率。高血糖可以促进免疫反应、增强感染相关的凝血倾向。然而,血糖控制时应注意避免发生低血糖,特别是在老年患者、应用胰岛素的时候,因此,血糖控制的目标值定为 8.3 mmol/L,似乎更为妥当。

2. *手术治疗* 绝大多数的继发性腹膜炎需要及时手术治疗。采用适当的手术治疗是处理腹腔内感染的成功措施。前瞻性临床研究提示“感染源控制”概念的重要性。感染源控制的概念包括所有根除感染病灶的措施、预防持续性污染、修复功能性解剖关系。通常包括:① 脓肿或感染性积液的引流。② 坏死和感染组织清创。③ 确切措施控制污染源并修复解剖和功能。

(1) 手术适应证:① 经上述非手术治疗 6~8 h 后(一般不超过 12 h),腹膜炎症状及体征不缓解反而加重者。② 腹腔内原发病严重,如胃肠道穿孔或胆囊坏疽、绞窄性肠梗阻、腹腔内脏器损伤破裂、胃肠道手术后短期内吻合口瘘所致的腹膜炎。③ 腹腔内炎症较重,有大量积液,出现严重的肠麻痹或中毒症状,尤其是有休克表现者。④ 腹膜炎病因不明确,且无局限趋势者。

(2) 麻醉方法:多选用全身麻醉或硬膜外麻醉,个别休克危重患者也可用局部麻醉。

(3) 原发病的处理:手术切口应根据原发病变的脏器所在的部位而定。如不能确定原发病病变位于哪个脏器,则以右旁正中切口为好,开腹后可向上下延长。如曾做过腹部手术,可经原切口或在其附近做切口。开腹时要小心肠管,剥离粘连时要尽量避免分破肠管。探查时要细致轻柔,查清楚腹膜炎的病因后,决定处理方法。胃十二指肠溃疡穿孔时间不超过 12 h,可做胃大部切除术。如穿孔时间较长,腹腔污染严重或患者全身状况不好,只能行穿孔修补术。坏疽的阑尾及胆囊应切除。如胆囊炎症重,解剖层次不清,全身情况不能耐受手术,只宜行胆囊造口术和腹腔引流。坏死的肠管应切除,坏死的结肠如不能切除吻合,应行坏死肠段外置或结肠造口术。

1) 胃十二指肠穿孔:胃十二指肠穿孔患者表现出典型的腹膜炎症状,需要及早外科治疗以期获得良好预后。尽管外科选择很多,从简单的穿孔缝合到确切的抑酸治疗,即使超过 3 cm 的穿孔使用带蒂的网膜简单缝合也能获得良好的预后。外科方法首选这种简单缝合,因为这种方式从技术上操作简单、技术简洁,效果同确切的外科胃切除术相当,死亡率在 4%~11%,高龄患者、存在合并症、术前休克、穿孔较大、临床表现延迟或手术延迟患者死亡率更高。其他部位的溃疡或胃癌穿孔的报道少见,急诊胃切除手术是首选。消化性溃疡药物治疗的广泛应用和重症患者采用应激性溃疡的预防措施后，胃十二指肠穿孔的发生率显著降低。良性穿孔（即使直径达到 3 cm 穿孔）的处理方案已经移行为增加采用一期缝合和非手术切除，术后对合并幽门螺杆菌感染的患者使用抗生素治疗、配合使用质子泵抑制剂以增加手术的成功率。切除手术通常用于胃癌穿孔的患者。

2）小肠穿孔：尽管早期外科手术往往导致较好的后果，然而，手术操作程序并没有统一的选择方式，包括简单缝合，楔形切除或肠段切除、吻合，回肠造口、侧侧回肠吻合。然而，我们的经验显示这些肠道水肿，排斥任何种类的缝线，回肠襻造口术是最安全、最快速的处理方式，6～8 周后择期缝合回肠襻造口术也是安全的。基础吻合（简单缝合）仅在患者出现症状早期和小肠健康的时候采用，非特异性病因的小肠穿孔，当小肠穿孔不能根据临床症状、大体检查和血清学培养以及组织病理学检测分类进入任何一类病变时，如肠热病伤寒、结核和恶性肿瘤，这种溃疡总是单一且多发生在回肠末端，可能是黏膜下血管栓塞、硬化性血管病或动脉炎导致的慢性缺血，或使用药物如肠溶性钾片的结果。

3）阑尾和结直肠穿孔：微创手术的出现极大影响了急性阑尾炎的处理策略，腹腔镜阑尾切除术显著增加阑尾炎的处理疗效，特别是当患者出现严重阑尾炎、早期穿孔伴有局限性腹膜炎和腹腔脓肿或弥漫性腹膜炎出现之前，腹腔镜阑尾切除可以降低开腹手术的转换率并获得更满意的结果。弥漫性腹膜炎患者并不推荐采用腹腔镜阑尾切除，因为常常在清除腹腔内参与感染灶和腹腔内感染积液的清除更加困难。通常，复杂阑尾炎的病例经过腹腔镜阑尾切除术和抗生素治疗，约超过 90%能得到妥善处理，死亡率不足 1%。新近观察证明早期、未穿孔的阑尾炎患者单独应用抗生素也能得到很好的疗效。然而，非手术治疗导致阑尾炎的复发率超过 15%。穿孔性阑尾炎伴有右下腹局限性脓肿的患者，可以经皮脓肿穿刺引流和抗生素治疗能成功处理，推荐后期行阑尾切除术，因为其复发率高达 10%～15%。

4）结肠穿孔：结肠憩室炎是穿孔的最常见的病因，结肠癌穿孔、缺血性结肠炎和异物穿孔也可导致腹腔内感染。结肠癌穿孔的处理，尤其是对穿孔性憩室炎患者的处理取得了较大的发展。三级手术方案包括结肠造口术脓肿引流、受累结肠切除吻合和保护性结肠造口术缝合，事实证明效果不如二级方案。第二级手术方案（Hartmann 手术），脓肿引流、受累结肠切除、第一次手术即行末端结肠造口，随后再行结肠造口关闭，并予直肠残端确切吻合。更近的大量报道提示，一期切除并吻合，容易出现弥漫性腹膜炎。切除后一期吻合通常在相对不太严重的患者中使用，早期的并发症及预后都较好。结肠梗阻是切除后一期吻合手术后常见并发症的风险因素。急性憩室脓肿的另一种处理方法是经皮穿刺引流，继之以受累肠段切除，一旦感染控制即施行一期吻合。

（4）彻底清洁腹腔：开腹后立即用吸引器吸净腹腔内的脓液及渗出液，清除食物残渣、粪便和异物等。脓液多积聚在原发病灶附近、膈下、两侧结肠旁沟及盆腔内。可用甲硝唑及生理盐水冲洗腹腔至清洁。腹腔内有脓苔、假膜和纤维蛋白分隔时，应予清除以利引流。关腹前一般不在腹腔内应用抗生素，以免造成严重粘连。

（5）充分引流：要把腹腔内的残留液和继续产生的渗液通过引流物排出体外，以减轻腹腔感染和防止术后发生腹腔脓肿。常用的引流物有硅管、乳胶管或双腔引流管等；烟卷引流不够充分，最好不用。引流管的腹腔内段应剪多个侧孔，其大小应与引流管内径接近。将引流管放在病灶附近及最低位，要注意防止引流管折曲，保证引流顺畅。严重的感染，要放两根以上引流管，术后可做腹腔灌洗。放腹腔引流管的指征：① 坏死病灶未能彻底清除或有大量坏死组织无法清除。② 为预防胃肠道穿孔修补等术后发生渗漏。③ 手术部位有较多的渗液或渗血。④ 已形成局限性脓肿。

（6）术后处理：继续禁食、胃肠减压、补液、应用抗生素和营养支持治疗，保证引流管通畅。根据手术时脓液的细菌培养和药物敏感试验结果，选用有效的抗生素。待患者全身情况改善，临床感染消失后，可停用抗生素。一般待引流量小于每日 10 ml、非脓性、也无发热、无腹胀等，表示腹膜炎已控制后，可拔除腹腔引流管。密切观察病情变化，注意心、肺、肝、肾、脑等重要脏器的功能及弥散性血管内凝血（DIC）的发生，并进行及时有效的处理。

第 2 节　腹腔脓肿

一、概述

（一）腹腔脓肿的病理生理学

脓液在腹腔内积聚，由肠管、内脏、网膜或肠系膜等粘连包围，与游离腹腔隔离，形成腹腔脓肿。腹腔脓肿可分为膈下脓肿、盆腔脓肿和肠间脓肿。一般均继发于急性腹膜炎或腹腔内手术，原发性感染少见。年龄达到或超过65岁老年人占总人口相当大的比重，占全世界人口总数的6.2%，并且到2050年将预期可达到20%，达到我国人口总数的24%，临床上老年患者占有医院处方量的25%，是主要的医疗干预的接收者。这类老年患者腹腔内感染的处理是临床的一种挑战，因为其病因学、临床表现、严重性和结果都与普通人群有很大区别，而腹腔内疾病的病因更加复杂。因为已经发生了一系列生理学改变，老龄人群有不同部位的感染，可能表现出各种模糊、模棱两可的症状和更长的病史，但病情往往更加严重且有更加恶劣的预后。

尽管腹腔脓肿可以发生在所有年龄段人群，但是在老年患者中则要付出更大的代价。因为年龄的增长、生理学的改变可能对很多重要的生命功能产生影响，如创伤修复、氧气的组织运输、免疫监视和感染根除等。由于生理储备功能亏损，加之伴发的全身性疾病，导致腹腔脓肿具有更加恶化的后果。缺乏足够的疾病耐受力和相关的免疫缺陷影响老年患者感染的发生方式和时间。因为牙齿脱落咀嚼功能降低、味蕾的数量较少食欲降低等方面的原因使得老年患者的营养状况也有缺陷，胃黏膜变薄，胃酸和消化酶分泌降低导致消化、吸收功能效率降低。年龄增加导致皮肤弹性丧失、血流供应减退，致使脆性增加，更易发生损伤和感染。同样的，肺组织丧失弹性，导致顺应性和膨胀能力降低，浅呼吸和换气不足。终生呼吸环境中的污染空气也可导致间质纤维化、肺纤毛活动受抑制，而黏液分泌量增加。这些因素导致动脉血氧含量降低、随之导致外周组织氧气转运降低。腹膜炎或手术后腹腔疼痛进一步限制了肺脏的扩张，慢性肺部疾病预示着经受腹部手术的老年患者医院相关或机械通气相关的肺炎概率明显增加。老年患者动脉系统粥样硬化性改变并增加胶原和结缔组织连接导致外周动脉阻力增加。加之其他心血管合并症，老年患者将很少能够经得住和自行缓解吸收腹腔内脓肿。此外，影响到冠脉循环，随之的全身血流动脉硬化进程加速，并且内源性或血管加压素诱导的血管收缩导致全身血流供应受损，包括大脑血流、肾脏血流、内脏血流。在其他明显的临床表现中，这些变化导致肾单位丢失，致使过滤血液和浓缩尿能力减弱。同时，机体瘦体重丢失导致肌肉崩溃并增加组织内脂肪沉积。

上述变化可以发生在老年患者的每一个器官、系统内，耗尽生理储备，因此，他们局限、拮抗和根治感染的能力受到抑制。老年患者的这些因素组合在一起使得他们更应该在感染后住院寻求医疗支持，但是由于行动和离家困难、住院的恐惧、症状变化，以及领会和表达症状能力下降，老年患者腹腔内感染预后明显比年轻人更加恶劣。此外，老年人腹腔脓肿的发病率和死亡率较高。前面提到的所有生理学改变影响到药物动力学，尤其是抗生素药品动力学，这种改变导致治疗陷入一种尴尬境地。因为，组织器官没有足够的血供，就需要高浓度的抗生素，但是药物的清除和代谢能力削弱。不出意外的话，抗生素的毒副作用给老年患者带来的危害远大于年轻人。

老年腹腔脓肿的患者临床表现缺少急性表现，而出现一种延迟症状，其明显恶心、呕吐和发热的症状仅有年轻患者的一半，但其症状持续时间则是普通人群的2倍，增加大约50%的发热持续时间和住院时间。研究显示，65岁以上的腹腔脓肿的患者体温低于36℃达到14%，而年轻人群中仅3%，且老年患者平均体温明显较低。此外，老年腹腔脓肿的患者中多形核白细胞低于2×10^9/L的患者较年轻人更多。

（二）腹腔脓肿的病因学

老年患者发生腹腔内脓肿的致病谱与年轻人也存在很大差异，而且因为年龄相关的生理学和解剖学改变，使得腹腔脓肿的致病谱也发生改变。根据Cooper等的研究现实，急性阑尾炎和憩室炎分别导致28%的腹腔脓肿，而胆囊炎、胆管炎则分别导致14%腹腔感染，另有9%的腹腔脓肿导致腹腔内感染。其他导致老年人腹腔内感染的原因如肠扭转，肠系膜血管缺血，结肠癌梗阻导致结肠穿孔，而这种原因在普通人群很少发生。

1. *急性阑尾炎*　急性阑尾炎作为老年患者腹腔脓肿的一个原因，可能表现出不典型的临床表现。这些变化导致这些人群中阑尾炎的诊断困难，对发病率和死亡率产生负面影响。延迟诊断最可能导致穿孔、产生腹膜炎和患者死亡。有报道假设当我们年老的时候阑尾炎发生很大变化，包括肠腔内淋巴组织萎缩、阑尾管壁变薄，导致阑尾更容易发生炎症。动脉粥样硬化削弱了阑尾的血液供应，管腔变窄、肌层纤维化、脂肪沉积。因此，管腔内压力小的变化可以产生快速缺血、坏死和穿孔，而且在老年患者中的发生率明显高于年轻患者。穿孔的阑尾可能出现在老年患者末端小肠或右半结肠梗阻，并且在外科手术中可能必须与盲肠癌症区别。X线平片能够显示大约20%的急性阑尾炎，当诊断还存在问题的时候，超声和CT很有帮助。超声对急性阑尾炎的诊断敏感性达到 80%，特异性达到 95%。CT 主要用于老年患者精神萎靡、肥胖、免疫抑制或缺少局部症状时。老年患者的阑尾炎发病率为 40%左右，而死亡率高达 2%～14%。

2. *憩室炎*　憩室炎在老年患者中很常见，北美的调查显示，60 多岁的患者发病率约为 25%、70 多岁的患者发病率约为 40%。利用水溶性试剂灌肠对比 CT 很容易得到诊断。老年患者较年轻人更容易发生憩室炎穿孔，从而导致广泛、弥漫性而非局限性腹膜炎。这些患者更易产生短暂、快速发展的病程进展。研究发现超过 65 岁穿孔患者死亡率高达 17%，而年轻穿孔患者死亡率仅 6%。临床上降低住院日的趋势导致左半结肠病变采取一期切除吻合成为普遍接受的手术方式。这种手术的发生并发症的概率大约为 30%，而没有围手术期死亡。调查中发现最普遍的并发症是伤口感染(9.1%)、尿潴留(6.1%)、尿路感染(6.1%)。偶发并发症，如吻合口瘘、血流动力学不稳定、营养不良、严重贫血、免疫抑制、弥漫性腹膜炎和肠壁存在隐患的时候是一期吻合的禁忌证。下列患者应该采取二期手术：未能实行理想的肠道准备、技术并发症、慢性脓肿的脓腔存在、轻度贫血、免疫抑制或营养不良等相关一期吻合禁忌证。一些不常见的病例中完全性乙状结肠梗阻，导致严重的急性憩室炎，一期近端结肠造口是较好的选择，但是这种方式并不是确定的处理方式。一种更加先进的方式处理憩室炎产生的结肠周围脓肿是经皮穿刺引流，脓肿清楚后再配合切除吻合。一期吻合大约可以在 70%的状态稳定患者中实施。

3. *胆囊炎和胆管炎*　70 岁以上的老年人群中有超过一半的患者患有胆囊结石。尽管大多数是没有症状的，20%老年患者会出现严重的并发症，超过40～50 岁人群中明显。大肠克雷伯杆菌、脆弱拟杆菌是老年患者常见的胆囊和胆管树的定殖菌，也是继发性并发症的致病菌来源。胆道手术已经成为老年人群最普遍的腹部外科操作(表 16－5)。与阑尾炎和憩室炎相似，老年人胆囊炎在住院、诊断和治疗等方面都被延误。有研究显示自出现症状到诊断和处理，大约增加了 33%的时间。老年患者可能表现出疾病的良性进程，但并不代表其疾病严重程度。尽管对疾病严重的感知程度下降，40%的患者检查中都能发现胆囊积脓，胆囊坏疽，或没有穿孔；而 15%有肝脏脓肿或膈下脓肿存在。也有很严重的疾病甚至坏疽的病例仅表现为轻度粒细胞增多，而缺乏腹膜炎的征象。年轻人群中，胆囊炎需要急诊手术者往往具有更加恶劣的结果。老年男性患者大约有 2 倍可能性超过老年女性。与此相关的大约增加了 5 倍的坏死、积脓和出血性胆囊炎的可能；增加 50%需要急诊手术的并发症的发生率。感染类并发症包括积脓、坏疽、穿孔、脓肿形成和瘘管形成。各自相应的死亡率为 15%～20%。

表 16－5　胆囊炎患者急诊手术和择期手术相关并发症比较

并发症	患者比例(%)	
	择期手术	急诊手术
总计	21	37
心血管并发症	50	34
肺部并发症	10	19
尿路并发症	13	13
脓肿/败血症	0	9
伤口感染	13	6
肾衰竭	7	4
胰腺炎	3	2
上消化道出血	3	8
瘘管形成	0	2
肠梗阻	0	2
肝衰竭	0	2

所有年龄患者行胆囊切除术的总体死亡率为 0.5%～1.8%，而老年患者增加至 0.8%～4.4%，如果手术过程系急诊完成，死亡率则增加到 10%～19%。近年来被广泛接受的腹腔镜胆囊切除术，随着设备和技术的完善，胆囊切除术相关的发病率和死亡率都明显降低。事实上，腹腔镜胆囊切除术的并发症明显低于开腹手术。

急性胆管炎是胆总管结石、医源性胆管狭窄、肿瘤形成和硬化性胆管炎的最主要成因。经典的临床表现是黄疸、腹痛和寒战、高热(Charcot 三联征)仅在 55%～70%的患者中发现。老年患者中则普遍表现为低血压和心智紊乱，加之 Charcot 三联征，组成为 Reynold 五联征。处理措施以充分静脉补液、严密监测、胃肠减压和鼻饲营养，减少胰腺刺激。3/4 的患者经过上述治疗后会在 24～48 h 出现反应。如果患者对上述治疗没有明显反应则会出现肝外胆管扩张，需要经历内镜逆行胰胆管造影，如仅有肝内胆管扩张者则需要接受经皮肝穿刺胆管造影。如上述处理均告失败，胆总管探查胆道系统减压势在必行。胆管炎患者的总体死亡率在 10%左右。

4. *结肠癌穿孔*　据美国统计，60 岁以上人群中每年大约有 140 000 例新增结肠癌。进展期肿瘤可能导致结肠穿孔，产生腹膜炎或脓肿，发生率为2.6%～14%。亚洲报道中，老年人群中总体发生率约15%，肿瘤所在部位发生的穿孔约为19%，而病变邻近部位发生率为33%，后者更可能是继发于结肠梗阻。结肠穿孔前的常见临床表现和预示症状是腹痛、体重下降、贫血和黑便。结肠穿孔是结肠癌最严重的并发症，手术死亡率高达33%。乙状结肠穿孔后的死亡率会有所增加，为16%～38%。老年患者穿孔后导致的腹膜炎无论是手术后恢复或癌症生存率方面都预示着更加恶劣的后果，可能的原因是，肿瘤导致的更差的营养状态，穿孔相关的肿瘤腹膜腔快速扩散，局部疾病的进展加速，缺乏足够的准备情况下急诊干预手术。除了有更高发病率和死亡率外，这些患者的5年生存率更差。

5. *肠系膜缺血* 肠系膜缺血在老年患者中发病率相当低，而其死亡率则相当高，为45%～90%。而导致死亡率如此之高的原因研究可能是病变初期的数小时内肠道缺血不可逆转和启动治疗之前的诊断延误的后果。肠系膜上动脉的栓子占病例中的一半左右，可能是左心房或心室附壁血栓在心肌梗死和(或)心率异常时脱落形成。肠系膜上动脉血栓栓塞发生率大约小于25%，而且当栓塞发生时，通常导致肠系膜上动脉起始部动脉粥样硬化。最少见的肠系膜缺血系由于静脉血栓栓塞，这种情况主要是由于患者高凝状态、腹部创伤、门静脉高压、胰腺炎、内脏穿孔、腹腔内感染和肿瘤发生。

老年肠系膜缺血出现与体检结果不相符的轻微腹痛，而伴有喷射样水泻。该病变的风险因素包括年龄>50岁、冠状动脉病变、外周血管病、内脏绞痛病史、多个合并症存在。实验室检查可能表现出白细胞增多、血液浓缩、碱性磷酸酶升高、代谢性酸中毒、碱剩余升高、血乳酸盐水平升高、血淀粉酶升高并伴有高磷血症。X线平片早期并无明显的腹部体征，后期则表现出肠管扩张并出现气液平面，肠壁出现指压痕，肠壁内或门静脉气体，腹腔内出现游离气体。

初治方法包括静脉补液、Swan-Ganz导管监测、急诊肠系膜动脉血流描记或探查。停止应用洋地黄或血管加压药物，因为其可能导致缺血进一步加重。防止细菌通过缺血肠道转位是广谱抗生素的较好适应证。当腹部出现体征时，则具有开腹探查的适应证，没有活力的肠管必须切除并恢复肠管血流。

6. *乙状结肠扭转* 老年患者乙状结肠扭转的发生率大约是普通人群的20倍，因为长期大量乙状结肠内容物储留过多和肠动力不足导致的乙状结肠冗余是扭转发生的最可能病理生理学基础。乙状结肠扭转可以出现腹部疝绞痛、腹胀和顽固性便秘。一旦肠管绞窄，老年患者可能表现出全腹痛、发热、白细胞增多和低血压。腹部平片表现出阻塞部位出现"鸟嘴征"。如果没有出现腹膜症状，可以采用内镜减压，留置肛管。这种治疗可以在超过70%的患者中获得收效。然而，即使收到成效，乙状结肠扭转的发生率仍然高达55%～90%，所以，需评估患者并适当时机选择乙状结肠切除。而一旦出现腹部症状，急诊开腹探查则是必须的，一旦出现肠道坏疽，死亡率高达70%。

总之，老年人群腹腔内感染和腹腔脓肿的发病率和死亡率均高于普通人群，由于疾病的临床表现多样化，临床工作者必须高度警惕。缺乏急性症状和临床表现延迟可能导致诊断困难。早期CT或至少超声检查是两种无创伤的、快速、精确的诊断手段。此外，提供及时有效的经皮脓腔引流或安全可靠的一期手术是必须的。恢复并保障适当水平的对肾脏没有毒性的抗生素是术前准备的重要组成部分。外科医师越来越愿意在患者匹配的风险影响下选择确切的一期手术。这些治疗手段，只要是明智而审慎的，都可以明显降低老年人群腹腔内感染的发病率和死亡率。

(三) 腹腔脓肿的治疗

局限性腹腔感染通常适合经皮穿刺引流，这种处理通常在CT或超声引导下进行。经皮穿刺引流对于孤立腹腔局限性感染是最安全有效的治疗手段，腹腔多发性局限性脓肿、复杂性或多房性脓肿、坏死组织或肿瘤需要切除患者往往最好行开腹手术治疗。腹腔穿刺引流和开腹引流具有相同的成功概率。毫无疑问，经皮穿刺引流具有较低的发病率和更短的住院时间，而两者手术操作死亡率相当。初始手术在90%或更多的患者能够成功控制感染源，该组人群中需要再手术的发生率不足10%，当初始手术治疗不能有效控制感染源的患者，再次手术发生率达到30%或更高。与按需要进行二次手术的患者比较，除小肠缺血、严重的第三类腹膜炎、感染性腹水或需要再次手术重建小肠完整性的患者外，那些再次手术切除腹腔脓肿的患者往往死亡率更高、长期生存率更差。

胃肠道内部分内源性致病菌成为腹腔内感染的主要治病病原菌。大肠埃希菌、克雷伯杆菌、肠球菌、肠杆菌和假单胞杆菌是拟杆菌属中主要的肠杆菌科的厌氧菌，并且链球菌也相当常见。尽管每一个临床医师都有自己习惯的抗生素制剂，大量临床研究致力于确定最理想的腹腔内感染的抗生素及其剂量，外科感染学会进行了一项腹腔内感染的调查，列举了很多经过反复研究的有效的单一或联合用药的指导方案。指导方案根据这些推荐进行调整(表 16-6),这些指导方案推荐当腹腔存在污染的时候进行(包括胃穿孔的胆囊炎、早期单纯性阑尾炎或肠道梗阻未发生穿孔之前),即抗生素应用应在 24 h 内开始。当患者出现经证实的感染时,需要确定临床持续存在以便确定抗生素应用的疗程,而不是武断地应用 10 日或 2 周。

表 16-6 腹腔内感染推荐的抗生素治疗方案

单独用药
氨苄西林-舒巴坦
头孢替坦
头孢西丁
厄他培南
亚胺培南-西司他丁
美洛培南
莫西沙星
哌拉西林-他唑巴坦
替卡西林-克拉维酸
联合用药
氨基糖苷类+一种抗厌氧菌制剂(克林霉素或甲硝唑)
氨曲南+克林霉素
头孢呋辛+甲硝唑
环丙沙星+甲硝唑
3～4 代头孢霉素(头孢吡肟、头孢噻肟、头孢他啶、头孢唑肟、头孢曲松)+抗厌氧菌治疗

第三类型腹膜炎(tertiary peritonitis)被定义为是适当治疗后腹腔内复发性或持续性腹膜炎,在经历适当治疗(药物和手术)老年患者中已经成为一个非常严重的问题。第三类型腹膜炎经常发生在腹膜炎、胰腺炎和肠管坏死术后,然而,也可发生在阑尾炎、憩室炎和溃疡穿孔的术后。研究中发现第三类型腹膜炎死亡率高达 63.6%。与之比较,继发性腹膜炎常见的病原菌是继发于大肠埃希菌、肠杆菌、脆弱拟杆菌的表皮葡萄球菌、肠球菌和念珠菌。

二、常见的腹腔脓肿

(一) 膈下脓肿

【解剖概要】 横结肠及其系膜将大腹腔分成结肠上区和结肠下区。结肠上区亦称膈下区,肝将其分隔为肝上间隙和肝下间隙。肝上间隙又被肝镰状韧带分成左、右间隙,肝下间隙被肝圆韧带分成右下和左下间隙。左肝下间隙又被肝胃韧带和胃分为左前下间隙和左后下间隙。肝左后下间隙即为网膜囊。由于肝左叶很小,左肝下前间隙与左肝上间隙实际上相连而成为一个左膈下间隙。此外,在冠状韧带两层之间,存在着一个腹膜外间隙。脓液积聚在一侧或两侧的膈肌下与横结肠及其系膜的间隙内者,通称为膈下脓肿(subphrenic abscess),膈下脓肿可发生在一个或两个以上的间隙。

【病理】 患者平卧时膈下部位最低,急性腹膜炎时腹腔内的脓液易积聚此处。细菌亦可由门静脉和淋巴系统到达膈下。约 70%的急性腹膜炎患者经手术或药物治疗后腹腔内的脓液可被完全吸收;约 30%的患者发生局限性脓肿。脓肿的位置与原发病有关。十二指肠溃疡穿孔、胆囊及胆管化脓性感染、阑尾炎穿孔,其脓液常积聚在右膈下;胃穿孔、脾切除术后感染,脓肿常发生在左膈下。

小的膈下脓肿经非手术治疗可被吸收。较大的脓肿,因长期感染使身体消耗以致衰竭,死亡率甚高。膈下感染可引起反应性胸腔积液,或经淋巴途径蔓延到胸腔引起胸膜炎,也可穿入胸腔引起脓胸。个别的可穿透结肠形成内瘘而"自家"引流。也有因脓肿腐蚀消化道管壁而引起消化道反复出血、肠瘘或胃瘘者。如患者的机体抵抗力低下可发生脓毒症。

【临床表现】 膈下脓肿一旦形成,可出现明显的全身及局部症状。

1. *全身症状* 发热,初为弛张热,脓肿形成以后呈持续高热,也可为中等程度的持续发热。脉率增快,舌苔厚腻。逐渐出现乏力、衰弱、盗汗、厌食、消瘦、白细胞计数升高、中性粒细胞比例增高。

2. *局部症状* 脓肿部位可有持续的钝痛,深呼吸时加重。疼痛常位于近中线的肋缘下或剑突下。脓肿刺激膈肌可引起呃逆。膈下感染可引起胸膜、肺反应,出现胸水或盘状肺不张,患者咳嗽、胸痛。有季肋区叩痛,严重时出现局部皮肤凹陷性水肿,皮温升高。右膈下脓肿可使肝浊音界扩大。患侧胸部下方呼吸音减弱或消失。近年来,由于大量应用抗生素,局部症状和体征多不典型。

【诊断和鉴别诊断】 急性腹膜炎或腹腔内脏器的炎性病变治疗过程中,或腹部手术数日后出现发热、腹痛者,均应想到本病,并做进一步检查。X 线透视可见患侧膈肌升高,呼吸活动受限或消失,肋膈角模糊、积液。X 线片显示胸膜反应、胸腔积液、肺下叶部分不张等,膈下可见占位阴影。左膈下脓肿,胃底可受压移位。有 10%～25%的脓肿腔内含有气体,可有液气平面。超声或 CT 检查对膈下脓肿的诊断及鉴别诊断帮助较大。特别是在超声指引下穿刺,不仅可帮助诊断,还可同时抽脓、冲洗脓腔,并注入有效的抗生素进行治疗。需要提出的是，穿刺阴性者不能排除存在脓肿的可能。

【治疗】 主要采用手术治疗。近年来，采用经皮穿刺置管引流术，取得了较好的治疗效果。同时要加强支持治疗，包括补液、输血、营养支持和抗生素的应用。

1. *经皮穿刺置管引流术* 优点是创伤小，可在局部麻醉下施行，一般不污染游离腹腔，引流效果较好。适应证：与体壁较靠近的、局限性单房脓肿。穿刺置管必须由外科医师和超声医师或放射科医师合作进行，一旦穿刺失败或发生并发症，便于及时中转手术。

操作方法：根据超声检查或CT所显示的脓肿位置，确定穿刺的部位、方向和深度。选择距脓肿最近处，其间无内脏。选定穿刺部位后，常规消毒、铺巾。局部麻醉并超声引导下，先用套管针向脓肿刺入，进入脓腔，拔出针芯，抽取脓液5～10 ml，送细菌培养和药物敏感试验。再从套管插入导丝，退出套管针，用尖刀将皮肤刺口扩大，再用血管扩张器循导丝将针道扩张，然后循导丝置入一根较粗的多孔导管，拔出导丝，吸尽脓液，固定导管。导管接引流袋或减压器。几日后可用无菌盐水或抗生素溶液定期冲洗。待临床症状消失，超声检查显示脓腔明显缩小甚至消失，脓液减少至每日10 ml以内，即可拔管。也可穿刺吸尽脓液后，用抗生素溶液多次冲洗，不留置导管。有的患者经一次抽脓后，临床症状即可消失，残留的少量脓液可慢慢被吸收，脓腔也随之消失。如穿刺抽脓后残留脓肿，可再次穿刺抽脓处理。经此种方法治疗，约有80%的膈下脓肿可以治愈。此方法已成为膈下脓肿治疗的主要方法。

2. *切开引流术* 目前已很少应用。术前应常规行超声和CT检查确定脓肿的部位。根据脓肿所在的部位来选择适当的切口。膈下脓肿切开引流可以通过多种切口和途径进行，常用的有两种。

(1) 经前腹壁肋缘下切口：适用于肝右叶上、肝右叶下位置靠前及膈左下靠前的脓肿。此途径较为安全而最常用。在局部麻醉或硬膜外麻醉下沿前肋缘下切口，切开腹壁各层至腹膜外，沿腹膜外层向上分离，接近脓肿，用注射器试穿，抽取脓液留作细菌培养和药敏试验。沿穿刺方向和途径进入脓腔，用手指探查脓腔分开间隔，吸净脓液，置入多孔引流管或双套管引流管，并用负压吸引。脓肿周围一般都有粘连，只要不分破粘连，脓液不会流入腹腔或扩散。引流管周围用凡士林纱布条填充，防止术后脓液外溢。切口皮肤缝合。术后用负压引流脓腔，也可用低压灌洗。

(2) 经后腰部切口：适用于肝右叶下、膈左下靠后的脓肿。肝右叶上间隙靠后的脓肿也可采用此途径。在第12肋下缘做切口。骨膜下切除第12肋，平L_1横行切开肋骨床，然后进入腹膜后间隙。检查肝下、肝后，左侧切口检查脾下及脾后有无脓肿。用注射器试穿抽出脓液后再切开脓腔，放置多孔引流管或双套管引流管。需注意避免误入胸腔。

(二) 盆腔脓肿

盆腔处于腹腔的最低位，腹腔内的炎性渗出物或脓液易积聚于此而形成脓肿。盆腔腹膜面积小，吸收毒素能力较低。盆腔脓肿(pelvic abscess)时全身中毒症状亦较轻。

【临床表现和诊断】 急性腹膜炎治疗过程中，如阑尾穿孔或结直肠手术后，出现体温升高、典型的直肠或膀胱刺激症状，里急后重、大便频而量少、有黏液便、尿频、排尿困难等，应想到可能有本病。腹部检查多无阳性发现。直肠指检可发现肛管括约肌松弛，在直肠前壁可触及向直肠腔内膨起、有触痛、有时有波动感的肿物。已婚女患者可进行阴道检查，以协助诊断。如是盆腔炎性包块或脓肿，还可经后穹窿穿刺抽脓，有助于诊断和治疗。下腹部超声及经直肠或阴道超声检查均有助于明确诊断。必要时可做CT检查，进一步帮助明确诊断。

【治疗】 盆腔脓肿较小或尚未形成时，可以采用非手术治疗。应用抗生素，辅以热水坐浴、温热盐水灌肠及物理透热等疗法。有些患者经过上述治疗，脓液可自行完全吸收。脓肿较大者需手术治疗。在骶管或硬膜外麻醉下，取截石位，用肛门镜显露直肠前壁，清洁消毒后，在波动处用长针穿刺，抽出脓液后循穿刺针做一小切口，再用血管钳插入扩大切口，排出脓液，然后放橡皮管引流3～4日。已婚女患者可经后穹窿穿刺后切开引流。

(三) 肠间脓肿

肠间脓肿(interloop abscess)是指脓液被包围在肠管、肠系膜与网膜之间的脓肿。脓肿可能是单发的，也可能是多个大小不等的脓肿。如脓肿周围广泛粘连，可发生不同程度的粘连性肠梗阻。

【临床表现和诊断】 患者出现化脓感染的症状，并有腹胀、腹痛、腹部压痛或触及包块。腹部立位X线片可见肠壁间距增宽及局部肠管积气，也可见小肠液气平面。

【治疗】 应用抗生素、物理透热及全身支持治疗。如脓肿自行穿破入肠腔或膀胱则形成内瘘，脓液随大小便排出。如非手术治疗无效或发生肠梗阻时，应考虑剖腹探查解除梗阻，清除脓液并行引流术。此病进行手术时，容易分破肠管造成肠瘘，故手术必须小心、仔细。如超声或 CT 检查提示脓肿较局限且为单房，并与腹壁贴靠，也可采用 B 超引导下经皮穿刺置管引流术。

（邹卫龙　杨　镇）

参考文献

[1] 吴在德. 外科学[M]. 第 7 版. 北京：人民卫生出版社，2008.

[2] Agresta F, Ciardo LF, Mazzarolo G, et al. Peritonitis: laparoscopic approach[J]. World J Emerg Surg, 2006;1(9): 1-5.

[3] De Gaudio AR, Rinaldi S, Chelazzi C, et al. Pathophysiology of Sepsis in the Elderly: Clinical Impact and Therapeutic Considerations[J]. Current Drug Targets, 2009, 10(1): 60-70.

[4] Dellinger RP, Levy MM, Rhodes A, et al. Surviving Sepsis Campaign: International Guidelines for Management of Severe Sepsis and Septic Shock: 2012[J]. Crit Care Med, 2013, 41(2): 580-637.

[5] Gupta S, Kaushik R. Peritonitis-the Eastern experience[J]. World J Emerg Surg, 2006, 1(13): 1-6.

[6] Kadambi P, Troidle L, Gorban-Brennan N, et al. APD in the Elderly [J]. Seminars in Dialysis, 2002, 15(6): 430-433.

[7] Koulaouzidis A, Bhat S, Saeed AA. Spontaneous bacterial peritonitis[J]. World J Gastroenterol, 2009, 15(9): 1042-1049.

[8] Malangoni MA, Inui T. Peritonitis-the Western experience [J]. World Journal of Emergency Surgery, 2006, 1(25): 1-5.

[9] Opal SM, Girard TD, Ely EY. The Immunopathogenesis of Sepsis in Elderly Patients[J]. Clinical Infectious Diseases, 2005, 41(suppl7): S504-S512.

[10] Podnos YD, Jimenez JC, Wilson SE. Intra-abdominal Sepsis in Elderly Persons[J]. Clinical Infectious Diseases, 2002, 35(1): 62-68.

[11] Townsend CM. Sabiston Textbook of Surgery[M]. 19th ed. 2012.

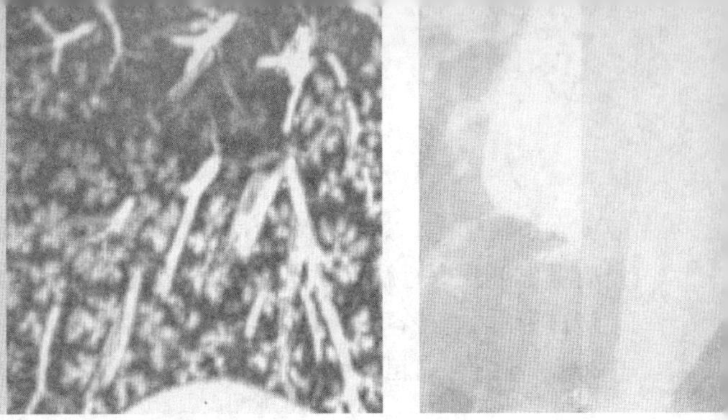

第17章

胃十二指肠疾病

第1节　胃十二指肠溃疡性疾病

一、胃十二指肠溃疡

胃十二指肠黏膜的局限性圆形或椭圆形的全层黏膜缺损，称之为胃十二指肠溃疡，是常见的消化道疾病，其在美国的发病率占人口10%，“无酸无溃疡”一直被视为治疗溃疡的理论依据。20世纪80年代幽门螺旋杆菌的发现，加深了对溃疡的认识。有效地清除幽门螺杆菌的感染和联合应用抑酸药可以加速溃疡的愈合和减少溃疡的复发。随着H_2受体拮抗剂和质子泵抑制剂在临床上的广泛应用，内科治疗效果明显提高，多数胃十二指肠溃疡可经药物治疗痊愈，使因胃十二指肠溃疡而接受手术的患者明显减少，但对非手术治疗无效的顽固性溃疡及穿孔、出血、瘢痕性幽门梗阻以及癌变等合并症仍然需要外科手术治疗。近年来，随着生活水平提高，社会老龄化严重，临床上遇到的高龄患者越来越多，胃十二指肠溃疡患者中，老年人比率呈上升趋势，老年胃十二指肠临床表现许多方面与青壮年溃疡不同，老年患者中无症状者或症状不典型者居多，疼痛多无规律性，食欲不振、恶心、呕吐、体重减轻、贫血等症状较为突出，因此对于老年患者的胃十二指肠溃疡的治疗是一个值得十分重视的问题。

【病因和发病机制】　胃十二指肠黏膜除了接触高浓度胃酸，还受到胃蛋白酶、微生物、胆盐、乙醇、药物和其他有害物质的侵袭，正常情况下，胃十二指肠黏膜具有一系列防御和修复机制，能够抵御这些侵袭因素的损害，维持黏膜的完整性。胃十二指肠溃疡的发生是由于胃十二指肠黏膜的侵袭因素与黏膜的自身防御、修复因素之间失去平衡所致。这种失衡可能是由于侵袭因素增强，也可能是防御、修复因素减弱，或兼而有之，胃溃疡和十二指肠溃疡的发病机制有所不同，前者主要是防御修复因素减弱，后者主要是侵袭因素增强。

1. *幽门螺杆菌感染*　目前认为幽门螺杆菌感染是消化性溃疡的首要原因，甚至有人提出“无幽门螺杆菌无溃疡”的观点。幽门螺杆菌凭借其毒力因子的作用，在胃型上皮定植，诱发局部炎症和免疫反应，损害局部黏膜的防御修复功能，并增加促胃液素的释放和胃酸分泌，增强了侵袭因素，从而促进了胃十二指肠黏膜的损害和溃疡形成。资料显示，幽门螺杆菌感染率随年龄增长而增高，90%以上的十二指肠溃疡、75%以上的胃溃疡存在幽门螺杆菌，与消化性溃疡的发生、发展有密切关系，并增加胃癌的风险。

2. *非甾体消炎药*　一些药物对胃十二指肠黏膜有损伤作用，其中以阿司匹林及其他非甾体消炎药最为显著，此类药物多系弱酸脂溶性药物，能直接穿过胃黏膜屏障，导致H^+逆向扩散，造成黏膜损伤；另一方面该类药物可抑制环氧化酶活性，从而抑制内源性前列腺素的合成与分泌，削弱了黏膜的保护机制。长期服用非甾体消炎药可诱发消化性溃疡，妨碍溃疡愈合，增加溃疡的复发率和出血、穿孔等并发症的发生率。老年人由于合并心脑血管病、风湿性关节炎、类风湿关节炎、骨质增生等多种疾病，经常服用非甾体消炎药，导致胃十二指肠溃疡的发病率明显增高。

3. *胃酸和胃蛋白酶*　胃十二指肠溃疡的最终形成是由胃酸和胃蛋白酶的自身消化所致，胃酸的分泌异常和胃十二指肠溃疡的发病密切相关，十二指肠溃疡患者的基础和餐后胃酸分泌均高于正常人，胃酸浓度过高、激活胃蛋白酶原、黏膜产生消化是十二指肠溃疡的主要发病机制。胃酸分泌主要受迷走神经和促胃液素的调控，胃十二指肠溃疡患者的迷走神经兴奋性明显高于正常人，迷走神经兴奋时通过释放乙酰胆碱直接刺激胃壁细胞，或作用于胃窦部黏膜促其释放促胃液素刺激胃酸分泌。进食后胃窦部黏膜受刺激产生促胃液素，促胃液素作用于胃壁细胞促其分泌胃酸，促胃液素的分泌和释放与胃液酸度有关，溃疡患者在高胃酸的刺激下，促胃液素分泌增加。另外，胃十二指肠溃疡患者胃壁细胞的明显增加及对迷走神经、促胃液素等刺激敏感性增高也是溃疡发病原因之一。

老年患者胃十二指肠溃疡发病率随年龄增长而更加普遍和严重。老年人各脏器功能衰退，消化道生理及功能持续退化，胃动脉硬化，血流减少，胃黏膜萎缩变薄，黏膜重碳酸盐分泌减少，胃黏膜上皮更新率降低，胃蠕动功能减退，使食物易于淤积致胃肠激素分泌相对亢进。另外，各种慢性病随年龄增高而增加或加重，进一步促进消化道功能的减退，伴随着慢性病治疗的多种药物如抗凝药、双磷酸盐类、选择性 5 - 羟色胺摄取抑制剂(SS - RIs)等药物也增加了消化性溃疡发生的风险。此外，慢性生活应激事件及恐惧程度亦与溃疡的发生明显相关，对溃疡的复发和愈合也有影响。老年人群特有的人格特征对心理健康具有直接的影响作用，长期持续的心理压力易造成自主神经功能紊乱，导致胃肠平滑肌和血管痉挛，局部组织营养障碍、胃肠黏膜抵抗力下降，是形成溃疡病的基础；而自主神经功能紊乱还可引起胃肠道分泌亢进，胃酸和胃蛋白酶分泌增多，长期作用于保护机制下降的胃、十二指肠黏膜而形成溃疡。

【临床表现】

1. 胃溃疡　胃溃疡是外科的常见病，发病年龄较十二指肠溃疡高，以老年男性多见，胃溃疡可发生于胃的任何部位，但以胃窦部最为多见，约占 90%，大多数溃疡位于胃体部与胃窦部交界处、胃窦部一侧的小弯侧和近幽门前方，少见的有高位溃疡、后壁溃疡和复合性溃疡。

临床特点是胃溃疡腹痛没有十二指肠溃疡那样有规律，腹痛多发生在餐后，进食不能缓解腹痛，甚至有加剧可能，压痛点多在剑突与脐之间，由于老年患者反应能力较差，其症状和体征可能更加不典型。另外，胃溃疡常易引起出血、穿孔等合并症，约有 5%的胃溃疡可能发生癌变，老年患者溃疡病史多数较长，更要警惕癌变的可能，对于症状不典型的腹痛或腹痛日益加重，伴体重减轻、消瘦乏力、贫血等表现的患者，应该进一步行纤维胃镜或 X 线钡餐检查，排除癌变可能。

2. 十二指肠溃疡　它的发病年龄较胃溃疡年轻，仍以男性多见。临床表现为上腹部或剑突下烧灼样痛或钝性痛，疼痛多在进食后 3～4 h 发作，饥饿痛和夜间痛与基础胃酸分泌量过高有关，服用抑酸药物或进食能使疼痛缓解或停止，十二指肠溃疡腹痛有周期性发作的特点，好发于秋冬季或冬春季季节变换之时，可反复发作并逐渐加重，体检可有右上腹部压痛，对于老年患者，由于患者机体反应和感觉迟钝，其症状和体征可能不典型。和胃溃疡不同，十二指肠溃疡几乎不发生癌变。

【治疗】

1. 胃溃疡　由于老年患者机体代偿能力和愈合较差、合并症多，因此，胃溃疡的治疗首选内科保守治疗，即使对于经内科保守治疗效果欠佳，或治愈后短期又复发者，手术治疗也应持审慎态度，充分评估患者对手术的耐受性和风险后再决定是否手术。而并发急性穿孔、大出血、瘢痕性幽门梗阻或怀疑有恶变者，应该积极考虑手术治疗。胃溃疡的手术治疗首选术式是胃大部切除术，胃的切除范围不必过大，50%左右即可，减少对患者的手术打击和创伤，胃肠道重建以 Billroth Ⅰ式为好。近年来腹腔镜下胃肠道手术开展成熟，其创伤小，术后恢复快，只要老年患者心肺功能能够耐受，应该优先选择腹腔镜下胃大部切除术。

2. 十二指肠溃疡　以保守和药物治疗为主，手术治疗主要局限于十二指肠溃疡合并有各种严重并发症的情况，如合并有十二指肠溃疡穿孔、大出血或瘢痕性幽门梗阻的情况。经内科治疗无效的溃疡，即顽固性溃疡，也可以考虑手术治疗，顽固性溃疡多数是指直径大于 2 cm 或穿透肠壁并和胰腺、胆管等周围组织广泛粘连的溃疡、形成较多瘢痕的胼胝性溃疡和十二指肠球后溃疡。对于这类患者，手术时应综合评估，谨慎选择。

二、胃十二指肠溃疡的并发症及处理

(一) 胃十二指肠溃疡急性穿孔

胃十二指肠溃疡急性穿孔是溃疡病的严重并发症之一，由于溃疡病变向深度进展使得胃十二指肠壁变薄，若再遇到胃内压突然增加的情况，溃疡可向腹腔内穿破，食物、胃酸、十二指肠液、胰液胆汁等具有化学刺激的胃内容物流入腹腔，引起化学性腹膜炎，穿孔 6～8 h 后细菌开始生长，逐渐转变为细菌性腹膜炎,如果不及时处理,腹膜炎会弥漫至全腹,进而给患者带来严重后果。急性十二指肠溃疡穿孔多见于十二指肠球部前壁小弯侧,急性胃溃疡穿孔多发生在近幽门的胃前壁,也多偏小弯侧,穿孔直径一般0.5 cm左右,其中胃溃疡穿孔一般较十二指肠溃疡穿孔直径略大,位于胃和十二指肠后壁的溃疡在向深部发展时,多逐渐与周围组织形成粘连,表现为慢性穿透性溃疡,一般不易发生急性穿孔。近年来,由于采用了强力有效的抗酸性药物,尤其是组织胺 H_2受体拮抗剂和质子泵抑制剂,胃溃疡行选择性手术治疗的病例明显减少,但据文献统计,胃十二指肠溃疡合并急性穿孔等并发症的数量及需要急诊手术的病例数和以往相比并没有明显的变化。

【临床特点】 患者多有长期溃疡病史和近期溃疡加重病史,另外由于老年人多合并心脑血管病、风湿性关节炎、类风湿关节炎、骨质增生等多种疾病,有经常服用非甾体消炎药病史,约10%的患者无明确溃疡病史,饮食不当、情绪和天气变化等可诱其发生,典型的急性溃疡穿孔表现为突发上腹部剧烈腹痛,如刀割样,持续性或阵发性加剧,疼痛可以很快波及全腹,但仍以上腹部最明显,有时疼痛可向肩背部放射,由于消化液可以沿结肠旁沟流入右下腹,可以引起右下腹痛,患者可出现恶心、呕吐、面色苍白、四肢冰凉、冷汗、脉搏快、呼吸浅等症状,病情进一步发展可以出现发热、心跳加快、血压下降、白细胞增高等全身感染中毒等症状,老年患者由于肌体反应较差,可能不出现上述典型症状。

查体可见患者呈急性痛苦病容,仰卧拒按,腹式呼吸减弱,全腹有压痛、反跳痛、腹肌紧张可呈板样,腹痛仍以上腹部最明显,肠鸣音减弱或消失,立位腹部X线检查80%的患者可见膈下游离气体。

【诊断和鉴别诊断】 根据患者既往溃疡病史、近期活动病史和服用非甾体消炎药病史,穿孔后剧烈腹痛和急性弥漫性腹膜炎的表现,结合X线片检查腹腔内发现游离气体,一般不难做出正确诊断,但老年患者全身机体反应比较差,症状和体征可能不典型,诊断时应注意鉴别。

1. *急性胆囊炎* 表现为右上腹部绞痛或持续性腹痛阵发性加剧,常有进食油腻食物病史,休征主要为右上腹压痛和反跳痛,有时可触及肿大胆囊,Murphy征阳性,B超可发现胆囊结石、胆囊炎症。

2. *急性阑尾炎* 胃十二指肠溃疡穿孔后消化液可沿右侧结肠旁沟流到右下腹,引起右下腹疼痛和腹膜炎体征,和急性阑尾炎的转移性右下腹痛容易混淆,尤其对于老年患者,这两种疾病的症状和体征可能都不典型,更加不易鉴别,但阑尾炎一般的症状和体征较轻,发作时无上腹部突发的剧烈疼痛,腹部体征也以右下腹为主,X线检查一般无膈下游离气体。

3. *急性胰腺炎* 急性胰腺炎常伴有胆道疾病病史,腹痛位于上腹部偏左,并向腰背部放射,虽然胃十二指肠溃疡穿孔可有血尿淀粉酶升高,但一般不像胰腺炎那样明显升高,X线检查无膈下游离气体,CT等影像学检查可发现胰腺肿胀、胰周渗液等。

4. *胃癌穿孔* 对于老年患者,如果既往无溃疡病史和服用非甾体消炎药病史,近期又出现上腹部不适、消瘦等症状,应想到胃癌穿孔的可能。

【治疗】 老年人胃十二指肠溃疡合并穿孔的处理不单单是外科问题,还要涉及机体代谢、功能改变、全身情况等诸多方面,常常有需要加以综合考虑的内科问题,这就要求医师重视,采取积极果断的有效措施,提高生存率,降低病死率。

1. *非手术治疗* 首先完善的术前检查将有助于了解老年患者重要脏器功能,尤其是心肺功能,能否承受手术。部分患者溃疡穿孔经保守治疗可以自行愈合,但对老年患者应该慎重采取,具体适应证如下:① 患者全身情况较差,存在严重的心、肝、肺等脏器功能障碍,难以耐受手术和麻醉者。② 空腹穿孔,临床表现轻,腹膜炎体征趋于局限者。③ 不合并有出血、幽门梗阻和可疑癌变等情况。非手术治疗的方法包括:① 持续胃肠减压,减少胃内容物外漏,有利于穿孔的闭合和腹膜炎的减轻。② 维持水、电解质和酸碱平衡,存在休克和有休克前期表现者应抗休克和抗感染同时进行,快速补充血容量,同时注意防止输液过快而诱发心力衰竭和肺水肿,加强营养支持,改善低蛋白血症等营养不良表现,争取在短时间内初步纠正水、电解质紊乱及酸碱失调。③ 静脉应用奥美拉唑等抑酸制剂。④ 全身应用广谱抗生素等。对于老年患者,在保守治疗期间要密切观察患者病情变化,如果治疗6~8 h后病情无好转甚至加重,应该及时行手术治疗。

2. *手术治疗* 老年人胃十二指肠溃疡通常病程长,溃疡瘢痕大,溃疡穿孔直径多超过0.5 cm,穿孔大,流入腹腔内容物多,腹腔污染严重,加之老年人多有动脉硬化,穿孔若并发出血,则止血很难,穿孔也不易自行愈合,因此老年人溃疡穿孔一经确诊,只要患者全身情况允许,应积极采取手术治疗,一旦延误手术时间,容易导致中毒性休克,甚至死亡。

胃十二指肠溃疡穿孔的手术方式主要包括穿孔

修补术和根治性切除术，穿孔修补术简便易行，耗时短，创伤轻，安全性高，穿孔修补后，胃内容物不再外漏，加上彻底清除了腹腔内污染物，辅以抑酸药物，穿孔将很快愈合，因此，对于老年患者更加适合。穿孔修补术有两种手术方式，常规开腹手术和经腹腔镜胃十二指肠溃疡穿孔修补术，常规开腹穿孔修补取上腹部正中切口，横向间断丝线缝合穿孔，再用大网膜覆盖，若穿孔较大，缝合难以直接关闭，可先予大网膜填塞后再予以丝线缝合。腹腔镜下穿孔修补可以采用单纯缝合或生物胶粘堵修补术，和开腹手术相比，对患者损伤少、痛苦小、住院时间短、伤口感染率低、病死率低。由于创伤小，术后能早期活动和深呼吸，不易产生呼吸系统感染，更不会出现切口裂开。而且手术视野开阔，可吸出膈下、盆腔的积液，并进行彻底冲洗，有利于肠功能恢复，减少膈下脓肿和腹腔、盆腔残余感染，显示了微创手术的优越性。对于伴有其他脏器功能不全、腹腔污染严重、并发症多的患者，治疗中应以救命为原则，手术方法力求简单，以单纯修补为主，重点放在术后的抗感染治疗、营养支持、保护重要脏器、纠正水和电解质平衡紊乱等方面。具体做法是，穿孔时间在 8 h 以内，腹腔内污染较轻，或穿孔超过8 h，但腹腔内污染不严重，一般情况良好，常规行胃大部切除术；对腹腔内污染较重，全身中毒症状明显，一般情况较差者，无论穿孔时间长短都采取穿孔修补术，腹腔冲洗，置管引流；对危重患者可在病房内局部麻醉下行下腹部切口置管引流及综合治疗，待情况改善后尽早手术探查。有条件的情况下，行腹腔镜手术对老年患者来说也是理想的选择。根治性手术的优点在于同时解决了穿孔和溃疡两个问题，手术方式主要包括胃大部切除术、穿孔修补＋高选择性迷走神经切断术，根治性手术的手术时间较长，适用于全身情况较好、腹腔内污染较轻的患者，对于大多数老年患者，由于全身情况较差，常合并多种疾病，应该谨慎选择。

（二）胃十二指肠溃疡出血

胃十二指肠溃疡出血是指患者大量呕血、黑便，出现休克或休克前期表现并伴有血红蛋白明显下降。常系溃疡基底部血管受侵蚀破裂所致，大多数为动脉性出血。溃疡一般位于胃小弯或十二指肠后壁，前者出血多源自胃右动脉、胃左动脉的分支；后者多来源于胰十二指肠上动脉或胃十二指肠动脉及其分支。老年患者胃十二指肠溃疡容易并发出血，据统计，65 岁以上老年患者出血的发生率明显升高，75 岁以上则进一步增高。高龄、女性、基础疾病、非甾体抗炎药、非阿司匹林类抗凝血药、幽门螺杆菌感染、复合性溃疡是胃十二指肠溃疡并发出血的高危因素，其中高龄、复合性溃疡是其独立危险因素。大出血后血容量减少、血压下降、血流变缓、破口周围血凝块形成等可使出血自行停止，但由于溃疡病灶与胃十二指肠内容物的接触以及胃肠的不断蠕动，出血有可能再次发生；老年人由于常患有高血压、动脉硬化及非甾体抗炎药、非阿司匹林类抗凝血药的应用，一旦并发出血往往出血多，且出血后不易停止。

【临床表现】 胃十二指肠溃疡并发出血的临床症状主要为呕血和黑便，出血量达 50～80 ml 即可出现黑便，当出血量较少时，只有黑便而无呕血，便血前常突感有便意，排便前后可有乏力、头晕、心慌甚至晕厥。若出血量大且较迅速，则会出现呕血症状，当短期内出血达 400 ml 以上时，患者可出现循环系统代偿的表现，达 800 ml 以上时，则可出现明显的休克表现：烦躁或淡漠、手足湿冷、脉搏细速、血压下降、呼吸急促等。腹部查体上腹部可有压痛、肠鸣音亢进等。

【诊断和鉴别诊断】 患者出现呕血、黑便，结合典型溃疡病史，诊断较易，但 10%～15%的胃十二指肠溃疡大出血患者并没有典型的溃疡病史，此外，门静脉高压、胃癌、胆道出血、急性应激性溃疡等也可以表现为呕血、黑便，故诊断时需排除上述疾病，可以进一步行纤维胃镜、DSA 检查明确诊断，上述检查不仅可以确定病因和出血部位、指导手术方式的选择，还可以进行止血处理。

【治疗】

1. *非手术治疗* 主要是止血和处理失血性休克，老年患者由于机体代偿能力较差，容易出现失血性休克和多脏器功能衰竭，因此，监护至关重要，床旁应放置心电监护，并放置胃肠减压管，这不但能够及时观察出血的量和速度，尽早发现有无活动性出血，而且还能够通过胃管内注入药物进行止血治疗，如经胃管内可注入冰生理盐水去甲肾上腺素（生理盐水 200 ml＋去甲肾上腺素 8 mg）和止血药物，全身可以静脉给予 H_2受体拮抗剂（如法莫替丁）和质子泵抑制剂（如奥美拉唑、兰索拉唑等）、生长抑素和止血药物等。针对失血性休克积极进行抗休克治疗，主要措施有以下几点：补充血容量，迅速建立可靠的静脉输液通道保证补液通畅，包括进行深静脉穿刺置管和开放多路浅静脉通路，根据患者的临床表现判断失血量，可先经静脉快速滴注生理盐水或平衡盐溶液 1 000～2 000 ml，若患者血压可恢复正常并维持，表明失血量较小，且已经不再继续出血，可不必输血；如果上述治疗不能够维持循环容量、血压仍然很低时，表明失血量较大或继续有失血，则应输入血浆代用品（羟乙基淀粉等）以快速补充循环容量；如果失血量＞总血容量15%，血红蛋白＜70 g/L，则应输注浓缩红细胞、全血等，以保证携氧功能，防止组织缺氧。对于老年患者，往往心肺功能较差，补液过快、过多往往导致心功能衰竭，输液过慢、过少不利于休克的纠正，因此，血容量的补充应根据患者的血压、脉搏、尿量、周围循环情况、中心静脉压等进行仔细调整。在进行止血、抗休克治疗的同时，应积极创造条件尽早进行纤维胃镜的检查，它不仅可以明确诊断，为进一步的手术治疗指明方向、打下基础，还可以通过电凝、激光、局部注射止血药物等措施进行止血治疗，避免进一步的手术处理。

2. *手术治疗* 老年患者由于多伴有高血压、动脉硬化，出血往往不易停止，若经过保守治疗和内镜治疗无效，更应该积极考虑急诊手术治疗。对于老年患者，若出现以下几种情况，亦应考虑手术治疗：①出血后短期内出现休克，或在6～8 h内输入600～800 ml血液后，血压脉搏及全身情况不见好转或一度好转又迅速恶化者，说明出血迅速且量较大。②近期曾发生过大出血或在内科治疗期间发生大出血。③出血同时合并幽门梗阻或急性穿孔的患者。

手术方法：①包括溃疡在内的胃大部切除术，十二指肠溃疡切除溃疡困难时，应在溃疡底部贯穿缝扎止血后行旷置术。②单纯溃疡底部贯穿缝扎止血，适用于全身情况较差或重症老年患者而又难以耐受较大手术时。③溃疡底部贯穿缝扎附加高选择性迷走神经切断术。

（三）胃十二指肠溃疡并发瘢痕性幽门梗阻

胃十二指肠溃疡并发瘢痕性幽门梗阻是由于幽门附近的溃疡瘢痕愈合后造成胃内容物不能通过并因此引发呕吐、营养障碍，以及水、电解质紊乱和酸碱失衡等一系列改变。溃疡引起幽门梗阻的原因有3种：痉挛性、炎症水肿性和瘢痕性，前两种情况经保守治疗可好转，而瘢痕性幽门梗阻则需手术治疗。老年患者由于溃疡时间较长，往往更容易并发瘢痕性幽门梗阻。

【临床表现】 主要为大量呕吐，一次可达1 000～2 000 ml，呕吐物多为隔夜食物，有酸臭味但不含有胆汁，呕吐后患者自感腹胀明显缓解。体检时可见患者营养状态不良，上腹部隆起，偶可见左肋下向右腹的蠕动波，振水音阳性。

【诊断和鉴别诊断】 根据长期溃疡病史、典型胃潴留表现、胃肠减压引出大量食物残渣以及X线检查发现胃排空障碍等多可明确诊断。

瘢痕性幽门梗阻需与下列疾病相鉴别：①痉挛性和水肿性幽门梗阻：多由溃疡活动引起，幽门梗阻为间歇性，呕吐剧烈但无胃扩张，少有隔夜食物，经保守治疗后梗阻可缓解。②胃癌所致幽门梗阻：胃癌性幽门梗阻往往病史较短，胃扩张程度轻，胃镜检查及活检可明确诊断。③十二指肠以下的梗阻性病变：如十二指肠肿瘤、胰腺肿瘤压迫所引起的梗阻等，也表现为呕吐和胃潴留，但呕吐物多含有胆汁，X线钡餐和胃镜可明确诊断。

【治疗】 瘢痕性幽门梗阻必须经手术治疗才能解除梗阻。对于老年患者由于进食较少及恶心呕吐，往往伴有营养障碍及水、电解质紊乱和酸碱失衡，因此，术前应注意改善患者营养状况以及纠正脱水和低氯低钾性碱中毒，持续胃肠减压和温盐水洗胃减轻胃壁水肿有助于术后愈合。手术方式：①胃大部切除术或迷走神经切断附加胃窦部切除术，对于全身情况较好的老年患者可供选择。②胃空肠吻合术，适用于全身情况较差的老年患者。

（陈泉宁 彭承宏）

第2节 胃肿瘤

一、胃癌

胃癌是常见的恶性肿瘤，在各种恶性肿瘤死亡率中常居首位，又占消化道系统癌肿的半数以上。老年胃癌约占胃癌总数的2/3，由于老年胃癌有其本身的特点：男性发病较多，男女之比4∶1～6∶1。临床症状隐匿，不典型，癌肿以溃疡型（Borrmann Ⅱ型）为主，约占50%。发病部位60%在胃窦及小弯侧。加之老年人反应差，就诊延迟，因此，很多患者在出血、穿孔、梗阻时就诊，待确诊时绝大多数为中晚期癌。老年人又常合并有心、肺、肝、肾等重要器官疾病，营养状况和组织修复能力差，免疫功能低下，这就增加了手术治疗和术后管理的难度，较一般胃癌手术有更多的并发症和危险性。所以，要高度重视老年胃癌的诊断和治疗，以提高老年胃癌的治愈率、生存率。

【病因】 胃癌的病因迄今未明，与多数恶性肿瘤一样是环境因素与体内因素相互作用的结果。

1. *遗传因素* 遗传因素在胃癌病因中的作用是肯定的。此早为学者们所重视，虽然目前尚缺乏直接的证据。但从回顾性调查的材料来看，比较胃癌患者一级近亲和健康人近亲的胃癌发病率(这两组的年龄与性别分布均近似),结果表明,胃癌患者近亲中的胃癌发病率比对照组家族中明显高 4 倍。至于 ABO 血型与胃癌的关系,有些学者认为胃癌在 A 型血者稍多见。这些资料提示在胃癌的发病机制中有遗传成分的参与。

2. 环境因素　胃癌的发病率与环境因素有一定的关系。在不同的国家和种族间有较大的差异。近 10 多年来,胃癌发生率呈全球性下降。日本是胃癌高发国家,美国胃癌的发病率很低,在美国的第二、三代日本移民,由于生活环境的改变,胃癌的发病率也逐渐下降。我国胃癌病死率最高的青海与病死率最低的广西之间可相差 7.9 倍。国内研究发现,黄河上游、河西走廊及长江、闽江口等高发区均为大山岩地带,并含有高泥炭。也有人发现高纬度地区胃癌发病率高。生活在煤矿或石棉矿区的居民,其胃癌的发病率也高。有报道认为土壤中锌与铜含量的比例与胃癌的发病率高低有关。流行病学调查发现:胃癌高发区水土中的硒、镍含量及 SO_4 含量高于低发区,钴等元素在高发区也偏高。

3. 饮食因素　由于食物直接接触胃,并在胃内停留消化,胃要经常受到食物的机械和化学的刺激。因此,饮食因素在胃癌发病中受到普遍的重视,多数学者认为饮食与胃癌发病关系密切。近 20 年来胃癌在欧美等发达国家的发病率有明显下降趋势,即使胃癌高发区的日本,其移民中胃癌的发病率也呈下降趋势,这与饮食情况的改善有关,认为与饮食中肉类和牛乳成分的增加关系密切。但在我国从事牧业的哈萨克族多以肉、乳为食,其胃癌死亡率较同地区以谷物为食的维吾尔族高 2 倍多。在以动物蛋白类消费量较多的城市,胃癌死亡率却高于农村。在冰岛,胃癌发病率之所以高,有人分析与当地居民喜食熏制食品(鲑鱼和鳟鱼)有关。此种熏制品中含有大量的多环芳烃,曾以之喂大鼠,结果可诱发恶性肿瘤。有人认为,在胃癌高发区的日本,可能与日本人进食大量盐腌较甚的食物或进食滑石粉处理的大米有关,滑石粉中含有大量的能致癌的石棉纤维。在我国沿海地区,多吃盐或多吃盐腌鱼肉者,胃癌发病率较内陆地区吃少量者为高。另外,许多研究资料表明,蔬菜、水果具有保护胃黏膜的作用,由于新鲜的水果和蔬菜中含有丰富的维生素 A、维生素 C。维生素 C 具有阻断亚硝酸盐和二级胺合成强致癌物亚硝胺的作用,从而使致胃癌的发病率下降。至于多食碳水化合类食物是否易得胃癌的看法,并未得到证实。

4. 亚硝胺等化学物质　早在 19 世纪末,就有涂抹煤焦油于动物皮肤引起癌肿的报道。有关亚硝胺类化合物的致癌问题,已受到普遍的重视。目前已知有数十种不同结构的亚硝胺类化合物,可以引起多种动物的胃癌。自应用 N-甲基-N′-硝基-N′-亚硝基胍成功地诱发胃癌之后,提出人类胃癌可能与食物中的亚硝胺有关。虽然自然界存在的亚硝胺化合物并不多,但其前身的亚硝酸盐及二级胺在自然界分布很广,同时两者可在适宜的酸度或细菌的作用下合成致癌的亚硝胺类化合物。食物中含有硝酸盐(有时为着色或防腐而加入),经细菌还原后成亚硝酸盐,可在胃内与食物中的胺类结合成亚硝胺,这可能有致癌作用。吸烟与胃癌发病是否有关争论不一,近年来多数学者认为吸烟与慢性胃炎和胃癌发病有关。

5. 幽门螺杆菌感染　自 1983 年 Warren 和 Marshall 首次从胃黏膜活检组织中分离出幽门螺杆菌以来,国内外学者对该菌的生物学特性、致病原理、流行病学、诊断和治疗等方面进行了大量研究。十几年来的研究发现,幽门螺杆菌与慢性胃炎、十二指肠溃疡及胃溃疡有密切关系,起着十分重要的作用。现已有足够的证据表明幽门螺杆菌感染与胃癌的发病也有密切关系,胃癌高发区人群中,幽门螺杆菌感染的年龄早,且感染率高。如哥伦比亚等发展中国家和地区,幽门螺杆菌呈高流行,且感染年龄早,萎缩性胃炎和肠化生也重,并且胃病的发病率也高。而发达的国家幽门螺杆菌感染率低,胃癌的发病率也低。研究发现,幽门螺杆菌阳性者发生胃癌的危险是幽门螺杆菌阴性者的 2.77～6 倍;随着抗体滴度的增加,胃癌的危险也相应增加(推测幽门螺杆菌抗体滴度可能与胃炎的程度有关,慢性胃炎可导致突变继而癌变),抗体滴度的升高与胃癌危险性的上升相一致,反映了剂量效应的关系。根据幽门螺杆菌感染是慢性胃窦炎的主要病因,以及伴肠上皮化生、不典型增生和萎缩性胃炎等最终都可导致癌变的研究结果,许多学者已接受了这一幽门螺杆菌感染假说,即幽门螺杆菌相关性胃炎→萎缩性胃炎→肠上皮化生→不典型增生→胃癌。

6. 慢性萎缩性胃炎　胃癌与萎缩性胃炎有密切的关系。胃癌往往同时伴随有萎缩性胃炎,其发生率在 50%～90%。有人对慢性萎缩性胃炎进行追踪观察 10 年以上,发现萎缩性胃炎发生胃癌的情况约占 10%,而浅表性胃炎或正常胃黏膜的对照组却无一例发生胃癌。比较两组生前均没有胃部疾病的日本和美国的尸检资料,萎缩性胃炎和肠腺化生在高危险的日本人中发生率要比在低危险的美国人高得多，这可能是日本胃癌发病远较美国为高的原因之一。我国胃癌高、低发区的调查材料也证明，萎缩性胃炎发病率有非常显著的差异，高发区远高于低发区。必须指出，正常老年人而无胃癌者萎缩性胃炎也相当常见，且有些胃癌患者也无胃炎的表现。

7. 胃溃疡　胃溃疡能否癌变，是长期以来有争论的问题，多数人认为胃溃疡可转变为癌，但问题是癌变率有多高？是否高于一船人群？由于纤维胃镜的广泛应用，发现癌变一般发生于溃疡的周围黏膜，这些部位的黏膜在溃疡活动时发生糜烂，在反复破坏和再生慢性刺激下发生癌变。一般认为，胃溃疡发生胃癌的发生率为6%。甚至也有报道胃溃疡患者发生胃癌的发生率并不比一般人群的预期发生率高。认为所谓胃溃疡癌变只是在早期胃黏膜癌的基础上继发了溃疡或糜烂，这些溃疡或糜烂可以修复，可以反复出现，其病变很像已变为恶性的良性溃疡。因此，造成了以往对胃溃疡癌变估计过高。

8. 肠上皮化生　是指正常的胃黏膜上皮被肠型上皮所替代，其特点是有柱状上皮细胞和杯形细胞，还能见到潘氏细胞及嗜银细胞。此种肠上皮化生，不但在结构上而且在功能上均与胃上皮不同。很多学者认为胃癌和肠化生发病的地区分布具有一致性。在美国、挪威等近数十年胃癌发病率明显下降，其人群中肠上皮化生病例也明显下降。肠上皮化生的发病有随年龄增长而增加的趋势。肠化生的分布和程度有自幽门至贲门和自胃小弯到胃大弯逐渐减少变轻的趋势，这种分布方式和病变程度与胃癌的分布相吻合。1965年，Lauren根据1 344例手术标本的组织学特点，提出胃癌可就其发生的组织来源分为“弥漫型”和“肠型”两大类。后者多见于老年人，男性居多，预后也较好，认为高发区的胃癌，以肠型胃癌为多(此型和幽门螺杆菌感染关系密切)。多数学者支持这种分类，并认为肠上皮化生是肠型胃癌的癌前病变的看法。但也有人认为，胃黏膜的肠上皮化生是胃黏膜的再生缺陷，与胃癌并非因果关系。同时提出：假如胃黏膜发生肠上皮化生后易发生癌变，为什么人群中小肠癌反而少见？目前认为肠上皮化生萎缩性胃炎与胃癌之间存在一定的联系。临床上对肠上皮化生患者必须定期进行随访及密切观察。

9. 胃息肉　一般认为胃的息肉可分为增生息肉或息肉样腺瘤两大类，前者与胃癌的关系不大，后者有较高的癌变率。曾有报道显示，59%的息肉样腺瘤伴有癌变。但根据活检标本区分胃息肉的类型实际上是不可能的，息肉样腺瘤也常有增生性息肉的表面结构。虽然迄今尚未明确息肉的大小与恶变的关系。总的说来，多数学者认为息肉是一种癌前期病变，特别是直径大于2 cm的息肉、多发性息肉、广基的息肉有较高的恶变率，应予手术切除，甚至有人主张做根治手术。

10. 残胃　近年来国内外报道残胃发生癌变较多。残胃癌系指因良性疾病做胃部分切除术后在残胃发生癌变，也偶见于迷走神经切除术加幽门成形术后的胃。残胃癌一般发生在吻合口的胃侧，不向小肠扩展，这可能与小肠比较有效的解毒屏障机制有关。胃残端癌的发生率，各家报道不一，低者不到1%，高者超过10%。从胃手术后到胃癌发现的时间，短者为4年，长者可达40年，一般在10～20年之间。有人认为，Billroth Ⅱ式吻合后容易发生残胃癌，但Billroth Ⅰ式者很少见。至于胃次全切除后发生残胃癌的原因，一般认为与十二指肠液反流，引起“术后碱反流性胃炎”有关。吻合口是经常受肠液反流作用的部位，因十二指肠液尤其是胆汁、肠道内细菌反流入胃，可引起吻合口炎症。胃黏膜受胆汁的作用，可发生萎缩性胃炎和酸分泌能力的下降，使胃的黏膜屏障遭到破坏，有利于致癌物质直接与胃黏膜接触而促使癌的发生。

【病理类型】　胃癌可以发生在胃内任何一部分，老年胃癌以胃窦和胃小弯为多见。有资料报道，幽门区50%、胃体区15%、贲门区25%及广泛区10%。

1. 大体类型

(1) 早期胃癌：是指病变局限于黏膜或黏膜下层的胃癌，无论其有否淋巴转移。其肉眼可分3型。

1) Ⅰ型为隆起型，癌块突出约5 mm以上，约占早期胃癌的10%。

2) Ⅱ型为浅表型，癌块微隆与低陷在5 mm以内，此型最常见。有3个亚型：Ⅱa表面隆起型，Ⅱb平坦型，Ⅱc表面凹陷型。

3) Ⅲ型为凹陷型，深度超过5 mm，约占早期胃癌的25%。

(2) 进展期胃癌：是指病变深度已超越黏膜下层的胃癌。

1) 肿块型：肿瘤生长缓慢，病变较局限转移较晚。大的呈蕈状，小的如息肉，多突入胃腔，表面常有溃疡和继发感染。此型也称Borrmann Ⅰ型，老年人占进展期胃癌10%左右。

2) 溃疡型：是进展期胃癌中最常见的，其特征癌肿中央凹陷坏死，呈溃疡，溃疡底部不平，边缘呈不规则隆起、质硬，有时隆起呈围堤状而无周围浸润又称为 BorrmannⅡ型。Borrmann Ⅲ型指溃疡边界不清，并向四周浸润。老年人此型胃癌最常见(约占 50%)，并常以出血、穿孔、梗阻为其临床表现。

3) 浸润型(弥漫型)：此类胃癌细胞分化较差，恶性度最高，淋巴转移早。因癌细胞弥漫浸润于胃壁各层，遍及胃的大部或全部，使胃腔缩窄、胃壁僵硬，呈“皮革状”也称 Borrmann Ⅳ型。本型占老年胃癌的 15%左右。

2. 组织学类型　按世界卫生组织(World Health Organization, WHO)提出的分类(2000 年)，胃癌又分为：① 腺癌(肠型和弥漫型)。② 乳头状腺癌。③ 管状腺癌。④ 黏液腺癌。⑤ 印戒细胞癌。⑥ 腺鳞癌。⑦ 鳞状细胞癌。⑧ 小细胞癌。⑨ 未分化癌。⑩ 其他。胃癌大部分是腺癌。

3. 胃癌的转移途径

(1) 直接蔓延：是胃癌扩散的主要方式之一，癌细胞侵入胃壁四周，可直接蔓延至胰、肝、大网膜、横结肠系膜、腹膜等。也可沿黏膜下淋巴网扩散，向上侵犯食管下端，向下扩展到十二指肠。

(2) 淋巴转移：是胃癌最主要的转移途径。早期胃癌(黏膜内)可达 5%。一般来讲，胃癌的淋巴转移按淋巴引流的顺序进行，少数情况下可跳跃式转移。较常见的两处：一是通过胸导管转移至左锁骨上窝；二是通过肝圆韧带淋巴管转移至脐周。由于淋巴管之间有丰富的淋巴网，一处癌肿可波及所有各区淋巴结，临床上常将胃的淋巴结分为 16 组：① 贲门右。② 贲门左。③ 胃小弯。④ 胃大弯。⑤ 幽门上。⑥ 幽门下。⑦ 胃左动脉旁。⑧ 肝总动脉旁。⑨ 腹腔动脉周围。⑩ 脾门。⑪ 脾动脉旁。⑫ 肝十二指肠韧带内。⑬ 胰头后。⑭ 肠系膜根部。⑮ 结肠中动脉周围。⑯ 腹主动脉旁。

(3) 血行转移：癌细胞通过血行可转移至肝、肺、骨、肾、脑等脏器，一般多见于胃癌晚期。

(4) 种植转移：癌细胞穿透胃浆膜外后，可脱落种植于腹膜及其他脏器表面，形成多数转移性结节。

(5) 卵巢转移：胃癌转移至卵巢并不少见，转移瘤又名 Krukenberg 瘤，其原因不明。

【临床症状】 胃癌早期常无特异症状，有些仅表现为捉摸不定的上腹不适、隐痛、反酸、恶心、纳差、贫血和类似消化性溃疡症状或慢性胃炎症状。随着肿瘤的发展，影响胃的功能时才出现较明显的症状。

1. 胃部疼痛　是胃癌最常见的症状，也是最无特异而易被忽视的症状。特别是老年人反应迟钝，甚至毫无症状。初起时仅感上腹部不适、心窝部隐痛或有膨胀、沉重感，常被认为是胃炎，而有的胃癌(胃窦部)则可出现节律性痛酷似消化性溃疡。尤其是有的患者按胃炎或消化性溃疡治疗，症状可得到暂时的缓解，因而放松警惕，贻误诊治。

2. 食欲减退、消瘦、乏力　是胃癌常见而又不特异的症状。这些症状可能为胃癌首发症状。30%左右老年胃癌(早期胃癌)仅有此症状。很多患者常因食后出现饱胀、嗳气等胃部不适而自动限制饮食，以后出现厌食，进而出现体重下降、消瘦、乏力。

3. 恶心、呕吐　老年胃癌发生在胃窦及胃小弯侧约 50%，易产生梗阻而出现恶心、呕吐，呕吐常有腐败臭味的隔宿饮食。此症状出现常为肿瘤较大，病程较晚。位于贲门部肿瘤开始可出现进食不畅，以后则出现吞咽困难及食物反流。

4. 出血、穿孔、梗阻　由于老年胃癌多以溃疡型为常见(50%)，因而出血、黑便可能在早期即出现。小量出血仅有大便隐血阳性，当出血量多时可表现为呕血、黑便。有的老年人可能以往无胃部症状，仅表现为急性穿孔或上消化道大出血(癌肿破溃侵袭到血管)症状，也有的以肠梗阻症状就诊，均为晚期胃癌的首发症状。

5. 其他　有少数的患者以转移灶的出现为首发症状。如脐部肿块，颈部淋巴结肿大和卵巢肿物，也有的表现为腹泻、便秘及发热等，甚至有的出现肝大、腹水、重度贫血等恶病质症状。

早期胃癌无明显体征，上腹部深压痛或轻度肌张力增强感常是唯一值得注意的体征。放射背部的顽固痛、严重贫血、肝大、黄疸、腹水、上腹部肿块、脐周结节、左锁骨上淋巴结肿大，直肠壁周围结节或凹陷等是胃癌晚期的体征。

【诊断】 胃癌的早期诊断仍属困难问题，因其早期无特征性表现。一旦出现症状，特别是在老年人中，绝大多数已是中晚期胃癌。其 5 年存活率仅 10%左右。因此，提高早期胃癌的诊断率关键性手段是 X 线钡餐检查、纤维胃镜检查和胃液细胞学检查等。

1. X 线钡餐检查　是诊断胃癌的常用方法，可以准确地显示病变的部位、大小、形态、胃壁受累状况，以及胃癌对胃功能的影响等。对典型的进展期胃癌的诊断率较高。近年来开展的气钡双重对比造影、多角度拍片、黏膜纹显示等方法，可使早期胃癌的确诊率达 90%左右。但必须具备两个条件：一是钡剂要匀细富有黏着力和 X 线片要清晰，能观察胃黏膜的细微结构；二是要有丰富经验的放射线医师操作和观察。

(1) 进展期胃癌的 X 线片表现

1) 肿块型：突向胃腔的不规则充盈缺损，黏膜纹中断破坏。

2) 溃疡型：位于胃轮廓内的龛影，常大于2.5 cm，边缘不整或呈半月形，周围黏膜常有中断和局部蠕动消失现象。

3) 浸润型：胃腔缩窄而不光滑，胃壁僵硬、黏膜皱襞和蠕动(广泛)消失呈"革袋状"。

(2) 早期胃癌的X线片表现

1) 隆起型：可显示小的充盈缺损和穿凿性影。必须注意：要在适量钡剂充盈下加压，在中等量充气的双重对比下观察病变。由于病变早期未侵及肌层，可有蠕动波通过。

2) 浅表型：呈小片状钡剂积聚，在充盈相呈微小突出。也可出现大小、形状、轮廓与分布不规则的斑点。

3) 凹陷型：病灶形态不规则，凹陷的边缘有很浅的黏膜破坏区，有时呈杆状中断，有时易和良性溃疡相混淆。

2. *纤维胃镜检查*　是诊断胃癌最主要的手段。特别是目前应用的电子内镜，使早期胃癌的确诊率达95%以上，尤其是对小于0.5 cm微小癌的诊断明显提高。内镜对食管和胃的系统观察以及活检，对发现早期胃癌、提高胃癌治愈率有巨大意义。自从胃镜应用于临床诊断以来，早期胃癌的发现由初期占全部胃癌病例的5%，已提高到目前在有些单位的20%。

内镜检查还可根据Borrmann分类对胃癌进行初步的分型和分期。

(1) 早期胃癌的胃镜下所见：黏膜微隆或呈息肉状，表面有糜烂、发红且凹凸不平，与正常黏膜界限不清，属隆起型。病灶部位可略低或高于周围黏膜，呈红、白或褪色，表面似颗粒状、结节状或有糜烂和溃疡，属表浅型。凹陷型常可见：凹陷病灶区与周围有较明显的界线，黏膜中断或变细、变粗，表面有出血点或"脓"性渗出物。

(2) 进展期胃癌胃镜下所见：病灶凸于胃腔表面呈结节或菜花样，可有溃烂、出血；也可见锯齿状边缘不整的溃疡，溃疡底部苍白、出血、糜烂，癌肿周围黏膜中断。

3. *细胞学检查*　内镜下活检和细胞学检查对胃癌进行组织学诊断对临床工作意义更大。单纯活检对胃癌诊断的准确率为79%～85%。内镜检查对突起生长的Borrmann Ⅰ型的病例容易做出诊断，对溃疡型病变或浸润型病变诊断困难些。若内镜活检加上细胞学诊断，其准确率可提高到95%以上。内镜活检诊断的准确率与活检的数量有明显关系。一次活检诊断正确率为70%。若做4块活检，诊断准确率提高到95%。7块活检诊断准确率可达100%。还有人报道8块活检的诊断准确率为99%。因此，在进行内镜检查诊断胃癌时，应在病变的不同部位取7～8块组织，特别是在病变边缘的对应部位活检，对提高诊断的正确性有莫大帮助。

若胃镜活检诊断胃癌阴性时，对大体所见可疑的病例不应轻易放松对胃癌的警惕。应重复活检，也可配合做细胞学检查，这对不易活检的病例尤为重要。进行细胞学标本采取最好的办法是通过胃镜用小刷子擦拭病变部位，也可用细针吸引活检进行细胞学检查。在每次活检的间隙吸引收集细胞学标本是对诊断的补救措施。

4. *其他*　虽然纤维胃镜、X线钡餐和细胞学检查是诊断胃癌的主要手段，三者联合应用可使胃癌诊断率达98%。由于各种原因不适于作为普查筛选病例用。生物化学及免疫方法用于诊断具有操作简单、取材方便、患者痛苦少等优点，但其假阳性率高，诸如四环素试验、癌胚抗原(CEA)、糖类抗原(CA50、CA125、CA19－9等)、组织多肽抗原(TPA)、胃蛋白酶原Ⅰ、血型抗原和甲胎蛋白(AFP)等检测，在胃癌的诊断和鉴别上有一定价值，但不能作为定性诊断。近年来，随着重组DNA、分子杂交、聚合酶链反应和核苷酸序列分析等技术的建立和应用。已使胃癌的基础研究进入分子和基因水平阶段。现已发现了*C－Ha－Ras*基因点突变，*C－erbB－1*和*C－erbB－2*基因扩增，基因产物*RasP21*和*P53*蛋白等都和胃癌发生有关，对于胃癌的诊断是有肯定作用尚有待于进一步探讨。

尽管在早期胃癌的诊断上采用了上述的检查可使胃癌确诊率明显提高，但仍有30%左右的早期胃癌漏诊。因此，对早期老年胃癌的危险信号也要充分重视。

(1) 以往无胃病史而近期出现的上消化道症状；上腹饱胀、隐痛不适、填塞和胸闷感、反酸或呃逆、恶心等。

(2) 长期的溃疡患者近来出现了疼痛规律性的改变或用原药物治疗症状不缓解。良性胃手术后又出现了消化道症状。在原有胃病的基础上出现了食欲减退、消瘦等。

(3) 各种不明原因的贫血或经常出现的上消化道症状，如呕血、黑便等。

(4) 对于家族中有胃癌病史者出现的消化道症状和胃癌前期病变者：胃酸减少或缺乏、胃溃疡、萎缩性胃炎、肠上皮化生、胃息肉等要定期做系统的检查。

对于以上4点要充分警惕，确实做到早发现、早诊断、早治疗，以提高胃癌的治愈率。

在胃癌的鉴别诊断上，由于内镜的广泛应用，多数胃癌都能得到明确的组织学诊断，但在临床上也应注意和以下疾病相鉴别，如胃溃疡、胃良性肿瘤、胃肉瘤、慢性胃炎、胰腺癌、横结肠癌等。

【临床分期】 目前常用的胃癌分期方法主要有两种(表 17-1、表 17-2)。日本分期方法最为精细，该方法根据肿瘤侵犯的精确解剖学范围尤其是淋巴结分站情况而制定。另一种胃癌分期方法由国际抗癌联盟(UICC)和美国癌症联合委员会(AJCC)联合制定。随着东西方交流的日益深入，目前两种分期方法有逐渐融合的趋势。

表 17-1 新的胃癌 TNM 分期法及定义范畴

原发肿瘤(T)	
T_X	原发肿瘤无法评估
T_0	无原发肿瘤的证据
Tis	原位癌：上皮内肿瘤，未侵及固有层
T_1	肿瘤侵犯固有层、黏膜肌层或黏膜下层
T_{1a}	肿瘤侵犯固有层或黏膜肌层
T_{1b}	肿瘤侵犯黏膜下层
T_2	肿瘤侵犯固有肌层
T_3	肿瘤穿透浆膜下结缔组织，而尚未侵犯脏腹膜或邻近结构
T_4	肿瘤侵犯浆膜(脏腹膜)或邻近结构
T_{4a}	肿瘤侵犯浆膜(脏腹膜)
T_{4b}	肿瘤侵犯邻近结构
区域淋巴结(N)	
N_X	区域淋巴结无法评估
N_0	区域淋巴结无转移
N_1	1～2 个区域淋巴结有转移
N_2	3～6 个区域淋巴结有转移
N_3	7 个或 7 个以上区域淋巴结有转移
N_{3a}	7～15 个区域淋巴结有转移
N_{3b}	16 个或 16 个以上区域淋巴结有转移
远处转移(M)	
M_0	无远处转移
M_1	有远处转移

表 17-2 胃癌 TNM 分期法

	N_0	N_1	N_2	N_3
T_1	ⅠA	ⅠB	ⅡA	ⅡB
T_2	ⅠB	ⅡA	ⅡB	ⅢA
T_3	ⅡA	ⅡB	ⅢA	ⅢB
T_{4a}	ⅡB	ⅢA	ⅢB	ⅢC
T_{4b}	ⅢB	ⅢB	ⅢC	ⅢC
M_1	Ⅳ			

治疗前分期能够为初始治疗方案的制定提供有价值的信息。大约 50%的患者在确诊时已经处于晚期，预后较差。能够预测临床结局较差的其他因素包括体力状态较差、存在转移以及碱性磷酸酶水平≥100 U/L。对于局部可切除的胃癌患者，其临床结局取决于疾病的手术分期。70%～80%的患者伴有区域淋巴结受累。阳性淋巴结数目对生存有显著影响。

超声内镜(EUS)、CT、CT 联合正电子发射断层扫描(PET-CT)、MRI 及腹腔镜等诊断性检查手段使临床分期有了很大的改进。

CT 扫描已常规应用于胃癌患者的临床分期，对于肿瘤的 T 分期的准确度已达到 43%～82%。CT 还有助于判明有无肝转移，对胃以外的组织器官受累如胰腺、肝脏、脾脏及淋巴结转移等也有一定的作用，对决定选择治疗方案有重要的参考价值。PET-CT 将 PET 与 CT 完美融为一体，由 PET 提供病灶详尽的功能与代谢等分子信息，而 CT 提供病灶的精确解剖定位，一次显像可获得全身各方位的断层图像，具有灵敏、准确、特异及定位精确等特点，可一目了然地了解全身整体状况，达到早期发现病灶和诊断疾病的目的，对于胃癌的术前分期能够提供充分的诊断信息。

超声检查对于胃癌患者行超声检查的主要目的在于判断肿瘤侵犯深度，有无淋巴结转移和远处转移。当胃内用水适度充盈的情况下，超声可将正常胃壁显示为由内向外的 5 层高-低回声相间的带状结构，它们是高回声的黏膜浅层、低回声的黏膜肌板、高回声的黏膜下层、低回声的固有肌层和高回声的浆膜面。体表超声和内镜超声在临床分期中各有优劣：① 体表超声：因受分辨力的影响，体表超声对早期胃癌的诊断不准确，同时在检出胃底和胃大弯病变方面也存在较大困难。但方便易行，对发现有无淋巴结转移和远处转移有很大价值。② 内镜超声检查：分辨力高，内镜超声对于肿瘤侵犯深度的判断较为准确，诊断早期胃癌的准确率可达 90%以上。由于其换能器透力较低，在发现远处淋巴结转移和远处脏器转移方面远不及体表超声。另外，其检查操作较复杂，患者不适感明显以及设备较贵等原因，使其在临床上尚未广泛应用。

早期胃癌表现为不规则低回声病变，使黏膜层或黏膜下层(前 3 层)增厚、中断或缺损。进展期胃癌主要表现为胃壁增厚或不规则肿块，呈低回声，低回声病变与正常胃壁分界清楚或不清楚，肿物如伴溃疡则于溃疡处可见气体声影或充填的液体回声，肿瘤向胃腔内突出或向腔外生长，胃壁蠕动减弱或消失。经腹超声可多方位扫查，对判断胃癌有无侵犯周围其他脏器如胰、肝和周围重要血管有很大帮助。同时,高分辨力超声对腹腔、腹膜后肿大淋巴结和肝转移等检出、诊断的准确性较高。特别是术中超声对检出肝内微小转移灶的优势已被广泛接受和应用,明显提高了临床分期的准确性。

腹腔镜能够发现其他影像学检查无法发现的转移灶。Sloan-Kettering 纪念癌症中心的一项临床研究对 657 例可切除的胃腺癌患者进行了为期 10 年的腹腔镜探查随访,发现有 31%的患者出现远处转移(M_1)。腹腔镜探查的局限性在于仅能进行二维评估,并且对肝转移及胃周淋巴结转移的评估有限。

腹水的细胞遗传学分析能够鉴别隐匿性转移癌,从而提高分期的准确性。腹膜细胞学检查阳性是判断根治术后高复发风险的独立预测因素。

【治疗】 老年胃癌患者由于可能合并基础疾病、伴随用药及脏器功能衰退,为胃癌治疗的特殊人群,应根据其身体状况、伴随疾病、耐受性等决定其综合治疗的安排,无论根治性手术、围手术期治疗及姑息放化疗,给予单药、联合方案化疗或联合应用靶向药物均需格外慎重地平衡风险及受益。

1. *手术治疗*　是治疗胃癌的最主要方法,也是唯一有可能治愈胃癌的手段。针对老年胃癌全身状况差,多伴有心、肺、肝、肾主要器官疾病,就诊时多为进展期(中晚期)胃癌,原则上只要患者一般状况许可,就应根据病情的轻重采用不同的手术方式,按照淋巴结清除范围的不同,可将胃癌手术方式分为 D1、D2 和 D3 三类。D 是指对胃本身癌灶的彻底切除。1、2、3 是指对淋巴结清除的范围,即清除第 1 站、第 2 站或第 3 站淋巴结。根据原发癌灶所处部位的不同(胃窦部、胃体部和胃底部),应清除相应的第 1 站、第 2 站或第 3 站淋巴结(表 17-3)。

表 17-3　各部胃癌淋巴结分级

胃癌部位	第 1 站	第 2 站	第 3 站
全胃	(1)(2)(3)(4)(5)(6)	(7)(8)(9)(10)(11)	(12)(13)(14)(15)(16)
远侧部	(3)(4)(5)(6)	(1)(7)(8)(9)	(2)(10)(11)(12)(13)(14)(15)(16)
胃体	(1)(3)(4)(5)(6)	(2)(7)(8)(9)(10)(11)	(12)(13)(14)(15)(16)
近侧部	(1)(2)(3)(4)	(5)(6)(7)(8)(9)(10)(11)	(12)(13)(14)(15)(16)

过去胃癌的标准根治切除术至少是胃大部切除、D2 式淋巴清除术。近 30 年来这种认识已发生了改变,逐渐趋于合理化。目前,胃癌手术治疗原则是,早期胃癌手术范围更趋缩小,进展期胃癌仍宜扩大切除。

(1) 内镜下黏膜切除或胃壁楔形切除术：近年来,对于早期胃癌国内外均开展了胃癌内镜黏膜切除术(endoscopic mucosal resection,EMR)。此手术要求癌灶局限于黏膜内,无淋巴转移,并能将癌组织完全消灭,切除后局部无癌残留。EMR 的适应证：① 黏膜癌。② 分化型。③ 隆起型(Ⅰ、Ⅱa)大小应小于 20 mm,Ⅱc型应小于 10 mm,对未分化型也有主张行 EMR 治疗者,但应小于 5 mm。④ 无溃疡形成。也有人持审慎态度,对于上述适应证和其他早期胃癌行胃局部切除或 D1 手术,如疑有淋巴结转移应行 D2 手术。

(2) D2、D3 手术：是多数老年胃癌的首选术式。应根据患者术前的各项指标和术中所见、病灶的浸润深度、大体类型、淋巴结转移程度等生物学行为而选择合理的术式。虽然胃癌根治术的要求是彻底切除原发癌与周围淋巴结,但多年来的实践证明,对于有些胃癌(浸润型、浆膜受侵者),即使做了扩大或超扩大手术,并不能提高手术后 5 年生存率,因此合理选择术式非常关键。多数学者认为,病灶侵及黏膜下层的早期癌及浅表型早期癌,或限局型癌未侵及浆膜、胃周淋巴结无明显转移者,行 D2 式手术。限局型癌已侵及浆膜或浆膜属于突出结节型,可行 D2 或 D3 式手术。术中应注意无瘤操作原则,因进展期胃癌穿透浆膜者可有 90%以上淋巴转移,多伴癌细胞脱落。所以,关腹前以温热蒸馏水灌洗腹腔后撒入氟尿嘧啶或卡铂,争取完全杀灭脱落的癌细胞。对于弥漫型胃癌,癌细胞很可能早已脱落至腹腔,无论其病灶大小,均可有广泛转移,且转移淋巴结多呈散在、质硬、小结节样,常易误认为无转移,行根治术时应慎重对待。如决定行根治术时,要遵循所清除的淋巴结组数应大于已转移的淋巴结组数。病灶的切除要广泛彻底。值得注意的是对于有些限局型癌,尽管癌灶巨大,淋巴结也呈大结节融合型转移(大的可达鸽蛋或鸡蛋大小),不应放弃,应积极争取扩大根治,有可能获长期生存。

(3) 姑息性切除术或胃空肠吻合术：严格地说,姑息性切除是指有肝转移、腹膜转移或淋巴结转移及侵犯周围脏器超出手术范围或残端有癌细胞残留时进行的治疗。对于胃癌姑息性切除争论不一,有人认为姑息性切除不能延长生命，只能解决幽门梗阻、出血和疼痛等并发症，如无上述症状，应放弃手术。多数学者认为，姑息切除术与捷径手术及单纯探查术比较，其 5 年生存率明显为高，而且在手术时对癌肿范围的估计往往大于实际。因此，只要患者条件许可，癌肿局部有可能切除时，应力争积极进行姑息切除。有远处转移的原则上行姑息切除，其中包括：直肠指诊触及直肠脂肪窝有肿物、锁骨上淋巴结转移、脐周肿物；胸部 X 线片、B 超、CT 证实有肺、肝、卵巢有转移者；术中见腹壁有弥漫性种植转移、肝脏转移、癌肿已侵犯胰腺实质或已累及肠系膜上动脉，盆腔已有肿物种植，或腹主动脉旁已有淋巴结转移。姑息切除不可能时如患者有幽门梗阻，可行胃空肠吻合术。

(4) 腹腔镜切除术是新近出现的一种外科手术方法，对于胃癌患者，它比其他开腹手术有更多重要的优势(术中出血少，术后疼痛轻，恢复快，肠道功能恢复早以及患者住院时间缩短)。一项前瞻性随机研究比较 59 例远端胃癌患者进行腹腔镜切除术或胃次全切除术的早期和 5 年临床结果显示，两种方式的手术死亡率分别为 3.3% 和 6.7%，5 年总生存率分别为 58.9% 和 55.7%，无病生存率分别为 57.3% 和 54.8%。以上结果显示腹腔镜切除术优于开腹手术，尽管未达显著性差异。

2. *化学治疗* 手术是胃癌的首选治疗，即使是根治性切除术，也难以彻底消灭其亚临床病灶及癌细胞，均有 60% 以上的患者发生复发转移，而导致治疗失败。因此，辅助性、合理的化学治疗非常重要。胃癌的化学治疗可分 3 种情况：① 术前化疗。② 术后辅助化疗。③ 对不能手术或手术不能切除的胃癌化疗。

(1) 术前化疗：鉴于手术可能促进微小的转移癌进展，致使胃癌术后复发率极高，而且术后辅助化疗的作用因此而无效，术前化疗对这种情况有一定的作用。术前化疗还可使已证实不能切除的胃癌有切除的机会。这方面最好的报道是 33 例极晚期的胃癌，经术前化疗后，竟然有 18 例施行了胃癌切除术。临床实践证明，术前化疗能明显提高胃癌根治术的 5 年生存率，并且不增加胃癌术后的并发症和死亡率。

围手术期 ECF 化疗方案及其改良方案：表柔比星 50 mg/m^2，静脉注射，第 1 日；顺铂 60 mg/m^2，静脉注射，第 1 日(或奥沙利铂 130 mg/m^2，静脉注射，第 1 日)；氟尿嘧啶每日 200 mg/m^2，静脉注射，24 h，第 1～21 日(或卡培他滨 625 mg/m^2，口服，每日 2 次，第 1～21 日)。每 21 日重复，术前 3 个疗程，术后 3 个疗程。

其他化疗方案如紫杉醇 + 卡铂，氟尿嘧啶 + 顺铂，多西他赛 + 顺铂，多西他赛 + 氟尿嘧啶，伊立替康 + 顺铂，多西他赛 + 奥沙利铂 + 卡培他滨等应根据病变性质及老年人身体状况等合理选用。

(2) 术后化疗：老年胃癌患者全身状况差，尤其术后更易出现重要器官的并发症。要根据根治的范围，癌肿的类型、病期，结合患者的一般状况进行有效合理的化疗。如术前进行了 ECF 方案(或其改良方案)，术后仍按原方案进行化疗，术前未进行 ECF 方案新辅助化疗的Ⅱ/Ⅲ期患者，可采用 ECF 方案、改良 ECF 方案、氟尿嘧啶类 ± 铂类。如 FOLFOX 方案：奥沙利铂 85 mg/m^2，静脉注射，第 1 日；亚叶酸钙 400 mg/m^2，静脉注射，第 1 日；氟尿嘧啶 400 mg/m^2，静脉注射，第 1 日；氟尿嘧啶每日 1 200 mg/m^2，静脉注射，24 h，第 1～2 日；每 14 日重复。

(3) 晚期或转移性胃癌的化疗：晚期或转移性胃癌患者进行化疗，能够缓解症状并获得生存益处。有几种单药对晚期胃癌有肯定的疗效，这些药物包括氟尿嘧啶、丝裂霉素、依托泊苷和顺铂，总有效率为 10%～20%。其他药物包括伊立替康、紫杉醇、多西他赛、口服依托泊苷、奥沙利铂、替加氟/尿嘧啶(优福啶)作为单药或联合治疗在晚期胃癌中也显示出了疗效。伊立替康联合氟尿嘧啶/亚叶酸钙治疗晚期胃癌的无进展生存期不劣于顺铂联合氟尿嘧啶/亚叶酸钙，并且前者耐受性更好，因此当不能采用含铂化疗方案时，可将含伊立替康方案作为替代。但伊立替康仍推荐在一线治疗失败后使用。相对于 FAM、FAMTX(氟尿嘧啶、多柔比星、甲氨蝶呤)、ELF(依托泊苷、亚叶酸钙、氟尿嘧啶)、MCF(丝裂霉素、顺铂、氟尿嘧啶)等，ECF 方案的中位生存期和生活质量均有改善，因此 ELF、FAMTX、MCF 方案基本不再用于胃癌的化疗。一项临床试验显示，与氟尿嘧啶、亚叶酸钙和顺铂(FLP)，氟尿嘧啶、亚叶酸钙和奥沙利铂的联合方案存在中位无进展生存期改善的趋势，FLO 的不良反应发生率显著低于 FLP，在老年患者(65 岁以上)中与 FLP 相比，FLO 的缓解率、至治疗失败时间和无进展生存期均显著改善，并且伴随总生存期延长(13.9 个月和 7.2 个月)。替吉奥和卡培他滨都是氟尿嘧啶的口服衍生物。韩国的 Kang 在 65 岁以上晚期胃癌患者中比较了两者作为一线治疗的疗效和不良反应，发现部分缓解率、肿瘤进展时间和总的生存期基本一致，而不良反应谱虽略有差异，但发生率都很低，提示两者都可作为老年胃癌患者的一线治疗选择。

3. *靶向治疗* 表皮生长因子受体(EGFR)、血管内皮生长因子受体(VEGFR)和人表皮生长因子受体-2(HER-2)的过表达与胃癌和食管癌患者较差的预后存在相关性。多项临床试验都证实了曲妥珠单抗(抗HER-2阳性)、贝伐珠单抗(抗VEGFR抗体)和西妥昔单抗(抗EGFR抗体)联合化疗治疗晚期胃癌和胃食管结合部腺癌的疗效和安全性。

4. *免疫治疗* 目前国内外在胃癌免疫研究方面虽然已建立了多个相对特异性的胃癌单克隆抗体,但尚未能发现一种能用于胃癌免疫诊断的新的标记。在治疗上现有的各种免疫疗法,只能清除直径1 mm以下的肿瘤,因此,免疫疗法的最好适应证是早期胃癌根治性切除术后。进展期胃癌根治性切除术后单纯免疫疗法并不合适,应给予足够的化学治疗,并同时用免疫法治疗。

同时应用的免疫制剂有以下几种:① 非特异性免疫调节剂如卡介苗、香菇多糖等。② 细胞因子如干扰素(IFN)、白介素及其诱导的淋巴因子活化的杀伤细胞(lymphokine activated killer cell, LAK)、集落刺激因子(colony stimulating factor, CSF)、肿瘤坏死因子(TNF-α)等。③ 单克隆抗体:将单克隆抗体与抗癌药如多柔比星、丝裂毒素、蓖麻毒素等交联,利用单抗导向对胃癌起到治疗作用。但此项研究尚未用于临床。

5. *放射治疗* 胃癌根治术后局部和周围淋巴结复发率高,术后放化疗可以降低局部/区域复发率,提高生存率,特别对于$T_{3\sim4}N_0M_0$,或任何T分期,$N+M_0$患者、手术为D0或D1,术后同步放化疗,与单纯手术相比,显著提高了局部区域控制率和长期生存率;对于接受了淋巴结D2手术的患者,术后同步放化疗仍有可能提高局部区域控制率和长期生存率。对于$T_{3\sim4}N_0M_0$,或任何T分期,$N+M_0$患者,术前放化疗是目前的研究趋势;而对于局部肿瘤较大,有可能不能切除者,术前放化疗可以缩小肿瘤,提高切除率。

胃癌放疗适应证:① 局部晚期胃癌根治术后进行氟尿嘧啶同步放化疗($T_{3\sim4}N_0M_0$,或任何T分期,$N+M_0$)。② 局部晚期胃癌的术前氟尿嘧啶同步放化疗(同上)。③ 姑息术后(切缘阳性、原发肿瘤残存或淋巴结残存)局部复发后的放疗。④ 肿瘤转移灶的放疗:如远处淋巴结转移、孤立肝转移的姑息放疗、肺转移姑息治疗、脑或骨转移。

胃癌放疗技术和剂量:① 采用高能量X线,多野照射技术,避免周围重要器官的过量照射(脊髓、肾脏、肝脏和小肠等)。② 原发瘤床和区域淋巴结照射剂量:DT50 Gy,1.8~2.0 Gy/次,5周左右完成。

6. *围手术期的处理* 一般来说,老年人身体重要器官及组织开始退化,无论其应激、代偿、组织修复愈合、消化能力和机体抵抗力均较差,特别是老年患者往往同时伴不同程度慢性疾病,如高血压、肺气肿、糖尿病等,手术后并发症与死亡率远较一般年轻患者为高。手术前要进行细致准备,详细了解重要器官功能,合理选择麻醉与手术方式,围手术期要及时预防处理伴发病和并发症,降低死亡率。

(1) 手术前处理:心血管疾病是老年常见的伴发病。对于高血压患者要适当选择降压药,要求血压在(160~170)/(90~100) mmHg,直到手术前。对冠心病者,选用合适的抗心律失常、抗心绞痛等药物治疗,改善冠状动脉供血情况。有心力衰竭病史或近期有心力衰竭者手术死亡率和心肌梗死再发率可高达30%,应控制心力衰竭后方可手术。呼吸系统疾病在老年人常表现为:慢性支气管炎、哮喘、肺气肿等阻塞性肺通气障碍,对伴发急性呼吸道和肺部感染患者要在感染控制1个月后手术为宜。如患者经常伴有慢性感染,术前应适当应用抗生素,促进排痰,减少痰液,改善肺气体交换功能。对糖尿病患者血糖应控制到9 mmol/L,尿糖<2+。前列腺肥大者要酌情处理,养成卧床排尿习惯,以免术后发生尿潴留及泌尿系统感染。肾功能不全者要避免用肾毒性药物,注意水、电解质和酸碱平衡,保证尿量。慢性肝病转氨酶无明显异常,应避免用肝毒性大的药物,可在保肝治疗下手术;如肝功能明显异常或急性肝炎应在肝功能明显好转或正常后进行手术。低蛋白血症或因食物摄入不足造成营养不良者,适当应用肠内营养(EN)或完全肠内营养(TEN);全肠外营养(TPN)可纠正低蛋白和营养不良。

(2) 术中、术后处理:麻醉一般选用全身麻醉,有利于呼吸循环的管理,能保证气体交换量,对血流动力学影响小。术中要行心电、血压、中心静脉压、尿量的监测,必要时行血气分析。有呼吸系统疾病者,适当应用抗生素。术后应在ICU进行全面监测,维持血压平稳和呼吸通畅。经常翻身、深呼吸及活动下肢以防肺部感染、压疮及下肢静脉血栓。注意水、电解质和酸碱度的平衡,防止水盐过多;继续行营养支持抗生素至少应用3~5日;切口拆线可适当延迟。

【预后】 由于胃癌是常见病,对人类健康和生命威胁又大,因而对胃癌的预后判断引起广泛的关注。有许多因素影响着胃癌的预后,如病理分期、部位、组织类型、生物学行为以及治疗措施等,其中最重要的是肿瘤进展的程度,包括对胃壁的侵犯深度、淋巴结有无转移及有无腹腔与远隔转移等。据统计，早期胃癌病变局限于黏膜层，可能有 7%的淋巴结转移，5 年生存率为 91%。若早期胃癌侵犯到黏膜下者，可能有 14%的病例出现淋巴结受累，5 年生存率为 81%。进展期胃癌侵犯到肌层者，45%的病例有淋巴结转移，5 年生存率可能是 36%，而浆膜受累的胃癌 66%有淋巴结转移，5 年生存率仅为 4%。

年龄和性别与胃癌预后的关系，青年和老年患者的预后比中年人差。男性患者一般比女性患者的预后差。

影响胃癌预后的另一个最关键的因素是治疗的情况。确诊为胃癌的患者，若未进行任何治疗，平均生存期大约是 11 个月。若在诊断时确定不能手术者，预后更差，84%患者于 6 个月内死亡，96%病例 1 年内死亡。仅做剖腹探查的患者，由于肯定病情为晚期胃癌，加上手术死亡率，其平均生存期低于未进行任何治疗者，为 4～5 个月。姑息性短路手术的预后亦不好，平均生存期 4～5 个月。做姑息性切除手术者，平均生存期稍长，为 9～14 个月，治愈性切除术的平均生存期是 28 个月，5 年生存期可达 40%。

遗憾的是，到目前为止，胃癌总的 5 年生存率不超过 20%，原因是多种多样的：① 手术切除率是最重要的因素。一般患者到医院诊断时，在最发达的地区手术率为 56%～94%。其中治愈性胃切除率更低，为 20%～50%。② 手术死亡率也影响 5 年生存率，大宗病例的报道，治愈性手术死亡率平均为 8%(0～16%)，姑息性手术的死亡率更高些。如何改善这一困境，对高危人群进行普查，发现早期胃癌越多，术后长期生存的比例也越大，扩大手术范围对提高 5 年生存率也有一定意义，但对老年患者应酌情采用。

二、胃肉瘤

(一) 恶性淋巴瘤

胃原发性恶性淋巴瘤占胃恶性肿瘤的 2%～7%，占胃肉瘤的 70%～80%，占全身恶性淋巴瘤的 2.4%，胃原发性恶性淋巴瘤分为霍奇金病和非霍奇金淋巴瘤两种类型，后者占绝大多数，多以 B 淋巴细胞为主。该病可见于任何年龄，但以 45 岁左右多发，男性较女性偏多。病因不清，可能与幽门螺杆菌感染有关。

【病理】 恶性淋巴瘤多见于胃体中部小弯侧和后壁，始于胃黏膜相关淋巴样组织，逐渐向四周蔓延并侵犯全层。瘤体两面的黏膜或浆膜可隆起但外观完整，随着病情进展黏膜表面可形成溃疡或浸透胃壁全层致穿孔。恶性淋巴瘤以淋巴转移为主。

【临床表现】 无特异性，常被误诊为胃溃疡或胃癌等疾病，误诊率高达 90%以上。临床上以上腹痛最为常见，其次为恶心、呕吐、食欲减退、呕血、黑便及体重下降等。体征主要有贫血、腹部肿块、肝脾肿大、恶病质等。

【诊断】 确定诊断需满足以下条件：① 无浅表淋巴结肿大。② 血白细胞总数和分类正常。③ 胸片无纵隔淋巴结肿大。④ 肝、脾正常。⑤ 手术时除胃周有淋巴结肿大外，无肠系膜淋巴结等其他组织受累。

1. *X 线钡餐检查*　确诊率在 15%上下。可分为肿块、溃疡和浸润三种类型，其中以肿块型最为常见。表现为多数大小不等的充盈缺损，从数毫米到数厘米、彼此可相连，也可分散存在，其间黏膜显示多发浅溃疡或深糜烂。病变多累及两个分区以上，但胃壁的柔软性改变不大，透视下观察胃腔可随着胃内气量增加而充分扩开。

2. *内镜检查*　可见肿块、溃疡、黏膜皱襞粗大以及类似早期胃癌外观等改变。因胃恶性淋巴瘤源于黏膜下层，故取活检时如取材太浅、太小，常难以做出正确诊断，诊断正确率仅为 29%。对可疑患者若首次检查未能确诊，应反复多次检查。采用大口径内镜钳对肉眼可疑部位进行多点活检或行黏膜下切除活检也能提高诊断率。

3. *超声内镜(EUS)*　EUS 法诊断胃恶性淋巴瘤的准确率为 77%～93%，在判断浸润深度方面其准确率可达 92%，在判断淋巴结转移方面准确率为 77%。EUS 对一些黏膜下小病灶诊断准确性不够。

4. CT　表现为胃壁局部或弥漫性增厚，可达 4 cm。黏膜纹粗大，仅有轻度的对比增强，此点与浸润型胃癌呈明显对比增强有所不同。此外胃淋巴瘤常可见肾蒂上下及腹主动脉旁淋巴结肿大。

5. *分子生物学诊断技术*　包括 Southern 印迹杂交基因重组和聚合酶链反应(polymerase chain reaction, PCR)。这些方法敏感性较高，对少数内镜活检仍难以确诊的患者及治疗后复发的患者均有较高诊断价值。

【治疗】

1. *手术治疗*　手术治疗的理由如下：① 有根治的机会。② 能准确进行临床分期。③ 生存率较高。④ 可防止放、化疗期间可能出现的胃出血与胃穿孔。⑤ 姑息性切除也可因减瘤作用而增强后续放、化疗的效果。术式可据病情选择胃大部切除术或全胃切除术。

2. 化疗 术后化疗可明显提高5年生存率。常用的化疗方案为CHOP和CHOP-BLEO方案。根治术后应在半年内行6个疗程的化疗。

3. 放疗 术后放疗仅用于瘤灶已穿透浆膜、区域淋巴结有转移、胃内有多中心瘤灶、切缘有瘤残留、周围脏器受累及术后局部复发等情况。放疗的主要副作用为消化道出血和穿孔。

4. 抗幽门螺杆菌治疗 治疗后60%～70%的患者瘤灶消退，无效者仅占15%～30%。消灭幽门螺杆菌后再行放、化疗可明显提高肿瘤完全消退率。

(二) 胃平滑肌肉瘤

胃平滑肌肉瘤占胃恶性肿瘤的1%～3%，胃肉瘤的20%，可见于胃的任何部位。但以近侧胃为多见。

【病理】 病变位于平滑肌组织内，境界清楚，呈球形或半球形，质地坚韧，表面呈结节或分叶状。可单发也可多发，大小从直径1 cm以下到20 cm以上不等。如肿瘤增长速度较快、瘤体生长较大可造成瘤体内出血、坏死及囊性变，并在黏膜表面形成溃疡。按其生长方式，胃平滑肌肉瘤可分为3种类型：① 胃内型，肿瘤位于黏膜下。② 胃外型，肿瘤位于浆膜下。③ 壁间型，肿瘤位于平滑肌间。胃平滑肌肉瘤主要的转移途径为血行转移，常见的器官为肝，其次为肺。淋巴结转移不多见。

【临床表现】 较为多见的症状是：① 消化系统症状，无特征性，主要包括上腹部疼痛或不适以及恶心与呕吐。② 上消化道出血，很多患者以上消化道出血为第一症状就诊，有时出血量较大，需急诊手术止血。③ 上腹部肿块。

【诊断】

1. X线钡餐检查 多表现为凸向胃腔的透光影，肿瘤形态一般比较规则，为类圆形，很少显示分叶状。瘤体表面光滑、基底胃壁较柔软。有以下3个特征性现象：① 桥状皱襞，肿瘤附近的胃黏膜纹部分爬上肿瘤表面，但未到其顶端时即展平消失。而胃癌的黏膜纹均在肿瘤外围断裂。② 脐样溃疡，在肿瘤的顶端可见边缘整齐的圆形充盈缺损，有时在充盈缺损的中心可见典型的脐样溃疡龛影。直径多在0.5～1.0 cm。③ 吻触现象，较大的肿瘤有时与对侧胃壁发生部分接触，在造影片上显示不规则图样环行钡影。

2. 胃镜检查 直径多大于5 cm，边界不甚清晰，呈结节状或不规则隆起，表面糜烂，溃疡多见且较大，常伴有出血。周边黏膜可呈结节状或颗粒状浸润表现。桥状皱襞常不明显。用活检钳触之较固定，质韧且硬。

3. 影像学检查 超声检查若见直径大于5 cm，内部回声出现点片状强回声反射，常提示为平滑肌肉瘤。CT横断面图像可显示胃壁的厚度，可判断较大的肿瘤有无中心坏死、向腔外发展的肿瘤有无与周围组织浸润转移等。平滑肌肉瘤因其坏死较多，故中央低密度现象较平滑肌瘤更为常见。可见肿瘤周围组织器官受挤压移位的表现。

【鉴别诊断】

1. 胃平滑肌肉瘤 胃癌特别是中晚期隆起型胃癌常需与胃平滑肌肉瘤相鉴别，胃癌一般范围较大，形态不规则，呈菜花样，黏膜表面明显粗糙，凹凸不平，常有溃疡出血。胃镜活检多能确诊。

2. 胃外肿物或脏器压迫 胃外肿物压迫其隆起形态与大小多不恒定，边界不清晰。向胃内充气后，可见隆起明显；抽出气体后，隆起则缩小或消失。表面黏膜完整，外观正常，用钳触之无黏膜下滚动感。超声内镜可清晰地显示肿物位于胃壁第5层以外。

【治疗】 手术是主要的治疗手段。包括远端或近端胃大部切除术及全胃切除术，切缘应距肿瘤2～3 cm或以上。一般不主张区域淋巴结清扫。术后5年生存率可达50%左右。胃平滑肌肉瘤对化疗不敏感，根治性术后患者无需辅助化疗。

除上述两种相对比较常见的胃肉瘤外，更为少见的还有胃神经纤维肉瘤、黏液肉瘤、纤维肉瘤、血管肉瘤、恶性神经鞘瘤等。

(三) 胃的良性肿瘤

胃的良性肿瘤占全部胃肿瘤的2%，按其组织发生分为两类：① 黏膜上皮良性肿瘤，如腺瘤或腺瘤样息肉，占胃的良性肿瘤的3/4。组织上源于黏膜或腺体上皮，多见于胃窦部，外观呈息肉状，单发或多发，大小从数毫米到数厘米不等，有恶变倾向，尤其是直径2 cm以上广基腺瘤。经胃镜检查和活检可获正确诊断。② 间叶组织良性肿瘤，主要有平滑肌瘤、脂肪瘤、血管瘤、纤维瘤、神经纤维瘤等。最常见的为平滑肌瘤，多见于胃窦和胃体部，圆形或椭圆形，一般直径小于2 cm，较大的肿瘤黏膜表面可形成溃疡。肿瘤可以位于胃壁内，也可向胃腔内和(或)外生长。较多见的为胃平滑肌瘤，因其常含有上皮样细胞，故称之为上皮样平滑肌瘤。胃的良性肿瘤常见的临床表现有：① 上腹部不适或腹痛。② 上消化道出血。③ 贲门或幽门梗阻及腹部肿块等。X线造影、胃镜、超声及CT检查等有助于诊断。

因为临床上难以完全除外胃恶性肿瘤，且部分良性胃肿瘤还有可能恶变以及出现各种严重的并发症，故主张确诊后积极进行手术治疗。根据肿瘤的大小、部位以及有无恶变倾向选择内镜下切除术(腺瘤或腺瘤样息肉)、胃局部切除术、胃大部切除术或全胃切除术。术中应做冰冻病理检查，以及时发现恶变者。

(葛步军　黄　琦)

第 3 节　十二指肠憩室

十二指肠憩室是肠壁上向外的袋状突出，相当常见，60%～70%憩室发生在十二指肠内侧壁，大多数在降部，约 20%在水平部，10%在上升部，发生在十二指肠球部者少见。憩室多为单个，少数患者可以有多个。

【病因和病理】 憩室的形成与先天因素有关，其基本原因是十二指肠壁局限肌层缺陷，在胆管、胰管、血管穿过处的肠壁较易有缺陷，憩室也多发生在这些部位。一般认为，长期肠腔内压增高是促成憩室出现的直接诱因。

十二指肠憩室多为单个，在 10%～15%的患者中同时有两个以上憩室或胃肠道其他部位(胃、空肠、结肠)也有憩室存在。憩室多为圆形或呈分叶状，颈部较窄，憩室壁主要有黏膜、黏膜下层及浆膜，肌纤维较少。由于多数憩室位于十二指肠降部内侧，因此，在解剖上与胰腺关系密切，多数在胰腺后方，甚至可伸入胰腺组织内。

大的憩室可以继发一些病理变化。由于憩室颈部狭小，肠内容物进入憩室后，可能因排空不畅而滞留在腔内，使憩室发生急性或慢性炎症、溃疡、结石形成，甚至出血和穿孔。憩室膨胀时可以压迫十二指肠引起部分梗阻。

【临床表现】 绝大多数十二指肠憩室没有任何症状，仅是在 X 线钡餐检查时、手术时或尸检时偶然发现。十二指肠憩室引起症状者不超过 5%，症状的出现有两种原因，一种是食物进入憩室内，由于颈部狭小不易排出，使憩室膨胀而引起间歇性症状。最常见的症状为上腹胀感不适，疼痛，并可有恶心、嗳气，在饱食后加重，空腹时较轻，服抗痉挛药物或改变体位时常可缓解。另一种原因是憩室并发炎症、溃疡或结石，症状较重且为持续，憩室部位可有压痛。憩室内滞留食物的腐败和感染也可引起腹泻。憩室也可能出血或穿孔，出血可以是经常小量出血引起贫血，或大量出血引起呕血或便血。

【诊断】 十二指肠憩室的存在只有在 X 线钡餐检查才能证实，X 线所见为与十二指肠腔相连的圆形或分叶状充钡阴影，轮廓整齐，外形可能随时改变，阴影内可能有气液面影。十二指肠钡剂排空后，憩室内可仍有钡剂存留。在有并发症时，憩室部位常有局限性压痛。

在 X 线检查时，先天性憩室需与后天原因所形成的憩室相鉴别，后者多为十二指肠溃疡愈合过程中瘢痕收缩或十二指肠外炎性粘连牵扯肠壁所形成，因而最常见于十二指肠第一部，外形狭长，憩室颈部宽，周围肠壁有不规则变形。

【治疗】 老年人的十二指肠憩室应采取保守治疗为主。如有临床症状而未发现其他病变，症状可能为憩室所致，可先采用内科疗法，调节饮食，给予抗痉挛药物，利用体位姿势引流，避免憩室内淤积，症状可因之减轻或得到控制，即不需要手术治疗。

如有症状，且发现憩室和其他腹腔内病变同时存在，应先按其他病变进行治疗，如症状缓解，即不需要对憩室进行手术，如非手术疗法无效，可考虑手术治疗。

如发现憩室出血、穿孔或十二指肠梗阻，则必须手术治疗。

手术原则是切除术，小的憩室可翻入肠腔，缝合颈部。手术困难是在于寻找憩室。手术前服少量钡剂，手术中注射空气入十二指肠，有助于定位。手术时要避免损伤胆总管和胰管。术后并发症有十二指肠瘘和胰腺炎等。

(徐鋆耀)

参考文献

[1] 吴阶平，裘法祖. 黄家驷外科学[M]. 第 6 版. 北京：人民卫生出版社，1999：418－429.

[2] 李小鹰. 哈兹德老年医学[M]. 第 1 版. 北京：人民军医出版社，2015：463－475.

[3] 汪耀. 实用老年病学[M]. 第 1 版. 北京：人民卫生出版社，2014：345－353.

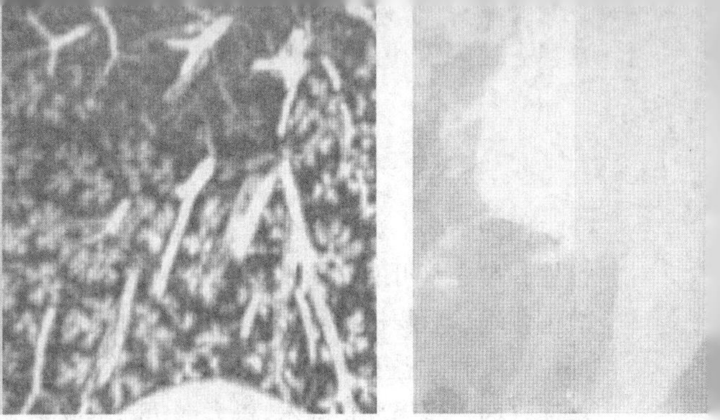

第18章

小肠疾病

第1节 小肠炎性疾病

老年人小肠炎性疾病主要指克罗恩病，偶见肠结核、伤寒肠穿孔和急性出血性肠炎等疾病。

一、克罗恩病

克罗恩病(Crohn's disease，CD)是一种慢性炎性肉芽肿性疾病，病因至今尚不十分明确。该病在全球分布不均，以北欧及北美常见，中南欧、大洋洲次之，亚非各国少见。国内近十多年来文献报道的患者数有增加，预计今后患病率还将不断上升。老年人发病率较年轻人低，但60岁以上是克罗恩病发病的第二个高峰，5%～10%的克罗恩病发生在60岁以上，女性患者较男性多。老年克罗恩病患者容易复发，与非老年人相比，并发症发生早，死亡率高，应引起高度重视。

【病因和发病机制】 目前认为克罗恩病可能与遗传因素、细菌因素和免疫异常有关。

1. *遗传因素* 传统流行病学研究显示克罗恩病具有遗传易感性，其主要证据来源于不同人种的发病率、家族聚集现象、双生子的研究等。*NOD2/CARD15* 是首个被发现与克罗恩病发病相关的基因。*NOD2/CARD15* 基因位于 *16q12*，其编码的蛋白仅在外周血单核细胞中表达，可诱导核因子 κB(nuclear factor-κB，NF-κB)激活、介导细胞凋亡以及影响肠道先天性防御因子如小肠潘氏细胞防御素的表达。当该基因发生突变时，NF-κB活性减弱，宿主特异性免疫过度激活，导致克罗恩病发生。上述现象在德国、澳大利亚及英国等人群中均得到验证，但在日本、中国香港及浙江人群中未能发现。可能与种族差异或实验方法的不同有关。其他易感基因也陆续被发现并证实。

2. *细菌因素* 某些细菌、毒素破坏肠上皮细胞完整性，使肠道内源性菌群产生的某些产物，如脂多糖、多糖甘肽复合物、甲基蛋氨酰寡肽等，作为炎症刺激物激活肠黏膜巨噬细胞、淋巴细胞，释放各种炎症因子，产生一系列炎症反应和组织损伤，甚至逐步放大使炎症慢性化。

3. *免疫异常* 已有证据表明，克罗恩病的发生与Th1或Th2介导的免疫反应异常有关。其中，肿瘤坏死因子(TNF-α)是关键性的细胞因子。TNF-α使内皮细胞表达黏附分子，从而使各种细胞如单核巨噬细胞、淋巴细胞、中性粒细胞等更容易聚集在炎症局部，刺激各种炎症介质产生，导致组织水肿并激活凝血系统，诱导肉芽肿生长，产生一系列组织黏膜的损伤、坏死。

【病理】 克罗恩病可侵犯全消化道任何部位，多见于回肠末端，可累及大肠，偶见于口腔、食管、胃、十二指肠等部位，局限于大肠者少见。其特征性的病变为非干酪样肉芽肿，由类上皮细胞和多核巨细胞组成，可发生于肠壁全层和局部淋巴结；溃疡开始时较浅小，后融合成裂隙状，可深达黏膜下层甚至肌层，将黏膜分割成鹅卵石样外观。病变呈节段性分布。肠壁各层发生炎症，固有膜底部和黏膜下层淋巴细胞聚集，黏膜下层增宽，淋巴管扩张及神经节炎等，炎症也可波及肠系膜和肠淋巴结。

此外，由于肠壁病变引起肠壁增厚、变硬以及肉芽肿形成，可使肠腔变窄，导致肠梗阻；深裂隙溃疡可导致肠穿孔而形成局限性脓肿或内外瘘；肠壁炎症累及浆膜导致的浆膜纤维素性渗出以及慢性溃疡穿孔均可引起肠粘连。

【临床表现】 本病临床症状复杂多变，与起病缓急、病变部位和范围及有无并发症有关。

腹痛、腹泻和体重下降为克罗恩病基本症状，老年人与年轻人无明显区别。腹痛以脐周和右下腹多见，多为轻度痉挛性疼痛。腹泻多为糊样便，病变侵及左侧结肠和肛门直肠时可有黏液血便。除体重下降外，患者还可有贫血、低蛋白血症等营养障碍的表现。

患者可有发热，多为间歇性低热或中度热，少数以发热为主要症状。

10%～20%的患者可扪及腹部肿块，可由肠粘连、肠壁增厚变硬、肠淋巴结肿大、内外瘘和腹腔脓肿所致，固定的腹部肿块多提示有内瘘形成。如发生肠膀胱瘘，可有排尿困难、血尿、尿痛等表现。

肠外瘘多见于手术瘢痕处，尤其是阑尾切除术后，可于术后数周或数年自发发生，高排出量瘘(每日大于 500 ml)常合并远端肠管梗阻。

当并发腹腔脓肿时可有高热、腹痛加重、腹肌紧张和压痛较明显的腹部包块以及外周血白细胞升高。但不少老年人临床表现不明显或症状减轻而误以为克罗恩病急性发作。

部分患者可有肠外表现如口腔溃疡、皮肤结节性红斑、关节结节和眼病等；肛门周围病变如肛周脓肿、瘘管和肛裂等多见于结肠受累的患者。

克罗恩病的并发症以肠梗阻最常见，其次为腹腔脓肿，偶可发生急性穿孔和消化道大出血。结直肠黏膜受累者可发生癌变。

【诊断】 诊断的基本要求：① 是否克罗恩病。② 病变的数量、部位和范围。③ 病变的程度、活动性及有无并发症。

根据上述临床表现配合必要的辅助检查可以帮助确诊：X线钡餐或钡剂灌肠可显示肠壁僵硬、肠腔狭窄、黏膜皱襞粗乱或消失，裂隙样溃疡、假息肉和鹅卵石样改变。纤维结肠镜直视肠管内典型病变可以帮助诊断，钳取样本做病理检查有确诊意义，但纤维结肠镜只能到达回肠末端，如遇到狭窄，检查范围更局限。近年来胶囊内镜和双气囊小肠镜的应用有利于小肠病变的观察。另外，B超、CT、MRI 均可显示肠壁增厚、腹腔或盆腔脓肿等情况。世界卫生组织(WHO)提出以下要点作为诊断参考(表 18-1)。

表 18-1 世界卫生组织(WHO)提出的诊断标准

	临床	X线	内镜	活检	切除标本
① 非连续性或节段性病变		+	+		+
② 铺路石样表现或纵行溃疡		+	+		+
③ 全壁炎性病变	+(腹块)	+(狭窄)	+(狭窄)		+
④ 非干酪性肉芽肿				+	+
⑤ 裂沟、瘘管	+	+			+
⑥ 肛门病变	+			+	+

注：具有上述①②③者为疑诊，同时具有④⑤⑥其中一项者即可确诊；有上述第④项者，加上①②③中任何两项者亦可确诊。

克罗恩病慢性反复发作时应与肠结核和肠淋巴瘤鉴别，病变单纯局限于结肠者需与溃疡性结肠炎鉴别。

少数患者发病较急或急性阶段易误诊为急性阑尾炎，但急性阑尾炎一般无既往腹泻、低热史，腹部压痛较固定、局限，血白细胞数上升较显著。这类患者多数拟诊为急性阑尾炎但于手术中发现阑尾正常，而回肠末端浆膜充血水肿，肠系膜增厚伴淋巴结肿大而确诊。

【治疗】

1. *非手术治疗* 克罗恩病一般采用内科治疗，包括支持疗法、抗炎药物治疗和生物制剂。

(1) 支持疗法：给予高营养低渣饮食，适量添加维生素和微量元素有助于改善患者营养状况，促进病变愈合。对于腹痛、腹泻者酌情使用抗胆碱能药或止泻药。全肠外营养(TPN)特别适合于肠瘘时使用，此外还可用于严重营养不良和短肠综合征者，但长期使用可导致肝功能损害等并发症，所以宜短期使用。合并感染时适当使用广谱抗生素。

(2) 抗炎药物治疗：包括糖皮质激素和氨基水杨酸制剂。

糖皮质激素是治疗克罗恩病的有效药物，但只用于本病的诱导缓解，不能用于缓解期的维持治疗。糖皮质激素能减少免疫细胞凋亡数量，降低肠黏膜免疫系统的耐受能力，促进克罗恩病复发，而且长期使用往往导致一系列副作用，对于老年人，激素副作用更为明显，可致低钾血症、水钠潴留、骨质疏松、动脉硬化、糖尿病和高血压加重。因此,国内有学者认为,对于老年人,最好避免使用糖皮质激素治疗克罗恩病。

氨基水杨酸制剂用于本病缓解期的维持治疗,包括柳氮磺吡啶和5-氨基水杨酸(5-ASA)。5-氨基水杨酸是柳氮磺吡啶的分解产物和有效成分,美沙拉秦(mesalazine)、奥沙拉秦(olsalazine)和巴柳氮(balsalazide)是5-氨基水杨酸的特殊制剂,能到达远端回肠和结肠靶向释放而发挥作用,其疗效与SASP相当,但副作用明显减少。但是,2006年欧洲克罗恩病和结肠炎组织公布的克罗恩病诊断和治疗循证共识指出:5-氨基水杨酸并不能有效维持药物治疗诱导的缓解,柳氮磺吡啶或奥沙拉嗪钠的疗效不肯定。

(3) 生物制剂:现已证明对克罗恩病治疗有效的生物学制剂有针对TNF的英夫利昔(infliximab,INF)与CDP571,以及针对白细胞黏附分子-4整合素的那他珠单克隆抗体。其中,英夫利昔是通过基因工程合成的抗TNF单克隆抗体,目前英夫利昔应用于有瘘管形成的中重度、有激素依赖且传统药物治疗无效的活动性克罗恩病患者。许多大样本临床对照研究均证实,生物制剂不但在诱导缓解方面疗效明显优于传统药物,而且在维持治疗中也有巨大的优势,已有学者提出,与其把时间花费在传统药物上,不如直接使用生物制剂,迅速控制病情,最大限度地降低克罗恩病并发症的发生率。

2. *手术治疗*　老年人克罗恩病并发症发生早且严重,死亡率较高,且老年人对于择期手术的耐受能力与非老年人相当,因此,当出现手术适应证时应争取早期手术治疗。对于内科治疗效果不明显者手术亦应积极。

克罗恩病手术适应证为瘢痕狭窄引起的肠梗阻,慢性肠穿孔后形成腹腔脓肿,肠内瘘或肠外瘘经积极内科治疗无效或伴腹腔脓肿者,长期持续出血,以及诊断上难以排除癌肿、结核者。以回肠末段克罗恩病为例,手术应切除病变部位和距病变部位3 cm肉眼观正常的肠管,做端端肠吻合。如因粘连严重或局部脓肿形成,不能切除,可在病变近侧3 cm处切断正常肠管,内翻缝合远侧断端,近侧断端与横结肠行端侧吻合。肠造口术可作为防止吻合口瘘而采取的暂时性措施,对病情重者,为了解除梗阻,亦可行暂时性肠造口术。有人主张做回肠末端双口造瘘,近端排便,远端灌注激素,经治疗1~2年后有1/3~1/2的患者可以治愈,再重新接通肠管。即使未能治愈,由于病变稳定,手术切除范围亦可以缩小。如有脓肿应切开引流,根据情况再决定以后是否做二期手术切除病变。一般不宜做单纯的病变近远侧肠侧侧吻合的短路手术,因不能使病变痊愈且有发生持续性内瘘、盲襻综合征及癌变的可能。若与周围器官形成内瘘,切除克罗恩病变肠襻后,周围器官只需做瘘管修补缝合,除非同时患有克罗恩病病变。

狭窄形成术适用于小肠切除术后复发,狭窄肠管较长(30 cm)或有多处狭窄,以及已有短肠综合征的肠狭窄患者。但首次手术多不采用,仍行保守性肠切除术。

因误诊为阑尾炎等而在手术中发现为此病时,如单纯切除阑尾而不处理附近的克罗恩病变,术后容易发生阑尾残端瘘,对于这些病例,如无上述手术适应证,则应结束手术,术后按内科治疗。

【预后】 尽管对克罗恩病的研究已有不少进展,但术后复发的原因却至今尚未完全明了,本病手术治疗后复发率可达50%以上,复发部位多在肠吻合口附近。目前认为复发的影响因素如下。① 吸烟:是比较肯定的复发因素,其确切机制不明,可能与免疫调节、肠血供变化、肠黏液成分改变、肠通透性改变和前列腺素产物干扰等有关。② 阑尾切除:尽管对于克罗恩病手术同时是否切除阑尾尚有不同意见。有人认为切除阑尾会增加肠瘘的发生。但局限于阑尾的克罗恩病,将其切除后预后极佳,很少复发。即使阑尾正常,在手术处理克罗恩病病变的同时将其一并切除,亦可提高疗效,减少复发。其机制可能是,阑尾亦为一免疫器官,切除后可使机体免疫异常得到改善,克罗恩病症状消失,病灶痊愈。③ 术后用药:有文献指出,回肠病变切除术后2周起,每日口服5-氨基水杨酸2.4 g,可大大降低术后复发率。甲硝唑对预防术后早期复发亦有一定作用,甲硝唑可抑制肠内厌氧菌,尚有免疫抑制、影响白细胞趋化等作用,对顽固克罗恩病伴瘘管、肛裂及脓肿等并发症以及手术后患者尤为有效,对结肠型克罗恩病效果优于小肠型克罗恩病。

二、肠结核

肠结核是结核分枝杆菌引起的肠道的慢性感染性疾病。多发于青壮年,老年人较少见。据研究发现,在1990年以后,全球结核病的发病率又迅速回升,每年约有880万例新发病例;随着人口老龄化和结核病的流行趋势改变,老年人肠结核发病率上升。有文献指出,与非老年人不同,老年人肠结核多见于男性,可能与老年男性户外活动增多、吸烟和合并症多等有关。

【病因和病理】 肠结核感染途径主要分为3种：① 经口吞入含菌痰液或食物。② 经血液传播，见于血行播散型肺结核。③ 邻近器官直接蔓延，如盆腔结核、肾结核等。其中以肺结核经消化道继发肠结核者最多见。肠结核可发生于自十二指肠至直肠各段，但以回盲部结核多见。其原因可能为：① 肠内容物在此停留时间长。② 回盲部的淋巴组织丰富，结核杆菌对其有亲和性。

根据个体免疫力和细菌毒力的不同，肠结核可分为溃疡型、增生型和溃疡增生型。老年人肠结核以增生型多见。

增生型肠结核主要病理改变为局部肠壁增厚变硬和肠内假息肉样肿块，为结核分枝杆菌侵犯导致肉芽组织和纤维组织增生的结果，这是增生型肠结核导致肠梗阻的主要原因。增生型肠结核肠黏膜也可有多个浅小溃疡。

溃疡型肠结核可见肠黏膜多个溃疡，其大小、深浅不一，边缘不齐，可聚集一处，也可散在分布于各段肠管，溃疡底部是干酪样坏死物质，其下是肉芽组织，结核分枝杆菌可沿黏膜下淋巴管侵犯浆膜和肠外淋巴结，引起肠管浆膜纤维素渗出和腹腔淋巴结结核，也可累及腹膜。肠壁粘连、肿大淋巴结的压迫以及溃疡愈合后形成的环形瘢痕狭窄，均可导致肠梗阻。由于病变多为慢性发展过程，以及纤维素渗出导致的腹腔粘连，急性溃疡穿孔较少见，即使穿孔也多发展为局限性脓肿或瘘。

上述溃疡与增生两型的病变不是绝对的，溃疡型表示坏死为主，增生型表示结核肉芽肿及纤维组织增生为主，两者常在同一患者不同时期存在，在一定的条件下互相转化。

【临床表现】 溃疡型肠结核临床表现较明显，可有结核中毒症状如消瘦、体弱、食欲下降、午后潮热和盗汗等，也可有腹痛，腹痛呈慢性隐痛或痉挛性绞痛，以右下腹和脐周为著，常于进食后加重，排便后减轻。腹泻是溃疡型肠结核的主要临床表现之一。而增生型肠结核则多以便秘为主要表现。有时也可腹泻与便秘交替。当结核侵犯结肠时可有便血。腹部检查右下腹轻压痛和肠鸣音活跃。增生型肠结核患者可扪及腹部肿块，系极度增生的结核性肉芽肿使肠壁呈瘤样肿块。腹部肿块常位于右下腹，一般比较固定，中等质地，伴有轻重不等的压痛。并发肠梗阻时可有腹痛加重以及腹胀、恶心、呕吐和肛门停止排气排便等相应表现。慢性溃疡穿孔多形成腹腔脓肿，表现为发热、腹痛加重和腹部出现明显压痛的肿块。肠结核早期临床表现多不明显，加上老年人肠结核以增生型多见，此型多无结核中毒症状，而且老年人机体反应较差，临床表现不典型。

【实验室和辅助检查】

1. *胸部X线和CT检查* 可以发现肺部结核，为肠结核的诊断提供重要佐证；X线钡餐或钡剂灌肠可有回盲部跳跃征、溃疡、黏膜皱襞粗乱，肠壁边缘不规则或呈锯齿状，肠管缩短变形，肠腔变窄或回肠盲肠正常角度消失等征象；腹部B超检查可见腹壁连接肠壁间相互交织的条索，此为纤维素渗出形成的粘连，是结核性腹膜炎特点之一，另外，其对发现腹部包块及腹水等有一定的参考价值；腹部X线片和CT可用于诊断肠结核并发的肠穿孔和肠梗阻，CT还可提示淋巴结钙化和肠壁增厚。

2. *肠镜检查* 可见病变肠壁黏膜充血水肿，溃疡形成，大小和形态各异的炎性息肉，肠腔变窄等。镜下钳取组织做病理检查有确诊意义，但增生型肠结核病变位于黏膜下，主张多点取样和同一位置深凿取样，以防漏诊。目前，肠镜直视下检查及活检仍被认为是最有效的诊断手段，在诊断和鉴别诊断肠结核时使用肠镜检查具有不可估量的价值，而且在评估治疗效果及随访中也有重要的作用。

3. *红细胞沉降率* 红细胞沉降率增快是活动性结核的表现。当合并腹膜结核出现腹水时可抽取腹水送检，腹水腺苷脱氨酶（adenosine deaminase，ADA）大于30 U/L有诊断意义。查痰结核分枝杆菌阴性，但粪便检查结核菌阳性也有诊断价值。结核菌素试验（Purified Protein Derivative，PPD）对肠结核特异性低，诊断意义不大。

4. *其他* 近年来使用聚合酶链反应（PCR）技术和γ干扰素释放试验分析技术（interferon gamma release assay，IGRA）来诊断结核菌的感染，诊断敏感性和特异性均有显著提高。

【诊断】 有以下表现者可考虑肠结核的诊断：① 出现消化道症状（如腹痛、腹泻、便秘、腹部包块或肠梗阻等），同时伴有结核中毒症状如低热、盗汗、消瘦、乏力等。② 肠道X线钡剂造影检查显示：肠激惹征，肠管狭窄、梗阻及充盈缺损征象，黏膜上有大小不等的息肉样增生。③ 合并有活动性肺结核。④ 结肠镜检查提示存在肠道溃疡和增生性病变。⑤ 腹腔穿刺腹水化验检查为渗出液，腹水腺苷脱氨酶活性增高（>30 U/L），腹水结核杆菌聚合酶链反应检测阳性。⑥ 红细胞沉降率增快，纯化结核菌素呈强阳性，血清结核抗体阳性。肠结核的确诊依据为：① 术中或纤维结肠镜活检组织显示为典型干酪样坏死组织。② 抗酸杆菌在活检组织或脓腔中被找到。③ 诊断性抗结核治疗2～3周后，症状有所好转。

【治疗】 肠结核一般主张内科治疗，即常规抗结核治疗，强调抗结核药物规律、及时、联合、足量。常用药物有异烟肼、利福平、乙胺丁醇、吡嗪酰胺和链霉素，强化期至少四联抗结核，配合营养支持及保肝药物应用，定期监测肝肾功能。在加强抗结核的同时辅助适时禁食、补液、解痉对症治疗。内科治疗疗程为1.0～1.5年，大多数患者能治愈。然而，由于老年患者药物耐受性差，病变又以增生型为主，药物往往难以达到将病灶完全杀灭的程度，一定条件下可复发、播散，因此，老年人肠结核患者中需要外科治疗者较非老年人多见。

外科手术治疗的适应证为：① 急性肠穿孔合并弥漫性腹膜炎或者急性大出血经过保守治疗无效患者。② 局限性的脓肿形成或者肠瘘。③ 急性肠梗阻经保守治疗无好转，不能排除肠绞窄。④ 反复慢性肠梗阻，严重影响了患者的日常工作、生活，有重度营养障碍。⑤ 腹部肿块治疗后消失不明显或反而增大，症状改善不显著者。⑥ 不能排除恶性病变患者。

手术方式应根据术中情况决定，原则上应彻底切除病变肠段后行肠吻合术。肠结核穿孔应避免仅行肠穿孔修补术，因单纯修补术后肠瘘发生率甚高。肠粘连致肠梗阻者施以粘连松解术，若粘连广泛，对于不是直接导致梗阻的粘连，尽量不要剥离。当病变浸润广泛而固定时，可先行一期手术缓解症状，二期切除病变肠段。短路手术术后可有严重并发症，只适用于肠管粘连极其严重，病变肠段广泛浸润，分离困难，如勉强分离则容易损伤肠壁造成更严重的粘连、梗阻甚至肠瘘以及患者在术中出现休克，体质虚弱，难以承受大手术创伤的患者。

对于肠结核形成的肠瘘应积极输液，维持患者水和电解质平衡，改善其营养状况，一般需切除病变肠段才能治愈；术后合并肠外瘘者，除一般支持治疗外，应拆开部分缝线，于皮下放置硅胶管负压吸引，硅胶管应远离肠管，避免引起肠管穿孔导致新的瘘口。

术前合并活动性肺结核的肠结核患者不宜外科手术治疗，因为手术可以减弱患者对结核病的抵抗力，导致肺结核的播散；还有，如痰涂片结核分枝杆菌阳性，即开放性肺结核患者，无疑需要彻底治愈肺结核才能避免消化道反复感染结核杆菌。除非急诊手术，术前应常规抗结核和支持治疗，待患者情况稳定且结核病灶得到有效控制后再进行手术。术后也应规律抗结核治疗。

目前肠结核治愈尚无统一标准，根据不同的手术原因，临床上以患者结核中毒症状减轻或消失，梗阻解除，结核性腹膜炎得以治愈，结核性腹腔脓肿明显缩小或消失，出血停止视为肠结核临床治愈。

三、急性出血性肠炎

急性出血性肠炎是一种好发于小肠的局限性急性出血坏死性炎症，主要发生于儿童。虽然老年人急性出血性肠炎占普外科急腹症的少数，但由于老年人免疫功能差，身体功能处于衰退状态，对疾病的耐受能力低，器官相对性供血不足，一旦发生急性出血性肠炎，病情进展迅速，且本病临床表现不典型，误诊率高，老年人急性出血性肠炎延误治疗后果严重，更应予以重视。

【病因和病理】 现已证实，产毒素的C型魏氏杆菌是引起急性出血性肠炎的主要致病菌，该细菌产生的β毒素可选择性地作用于小肠血管，使之痉挛、凝血，造成小肠黏膜下层水肿、出血、坏死及炎症细胞浸润等，进而发生急性出血性坏死性小肠炎。近年研究发现，急性出血性肠炎也可能与免疫功能异常有关。

其病理变化为肠壁充血水肿，伴广泛性出血，大量绿色假膜覆盖，肠壁增厚、变硬，大量炎症细胞浸润。肠平滑肌可见肿胀、断裂、玻璃样变性及坏死，肠壁可形成溃疡及穿孔。病变主要在空肠或回肠，但老年人血管硬化，组织营养状况差，往往使病变范围扩大，不局限于小肠，可达大肠、胃等稍远器官。肠管扩张，肠腔内充满暗红的血性液和坏死物质。腹腔内可有混浊的或血性渗液。

【临床表现】 常发病于夏秋季，可能与细菌在夏秋季容易滋生繁殖有关，大多数患者有不洁饮食史。起病急骤，表现为急性腹痛，多由脐周或上中腹开始，疼痛性质为阵发性绞痛，或者呈持续性疼痛伴有阵发性加剧。患者有发热、恶心、呕吐、腹泻和血便，其粪便有腥臭味。腹部检查有不同程度的腹胀、腹肌紧张、压痛，肠鸣音一般减弱，偶尔可闻及正常肠鸣音，可能与少数略有活力的肠管运动有关。肠管明显坏死时，全身中毒症状、腹膜炎和肠梗阻症状加重，严重的患者往往出现休克。根据各症状的突出程度，本病临床分型可分为胃肠炎型、出血型、肠梗阻型、腹膜炎型、中毒休克型。单纯的胃肠炎型、少量出血型、轻度肠梗阻型，如无中毒症状，无强烈腹膜炎体征，经过积极治疗可以获得良好预后。

【实验室和辅助检查】 患者大便隐血试验阳性。血常规可提示外周血象白细胞总数增加。腹部X线平片或 CT 可见肠管扩张，肠腔积气出现液平，尚可发现肠间隔增宽、肠管僵硬、肠管变尖呈棱角征、肠管内缘呈粗齿状等征象。肠穿孔时立位平片可有膈下游离气体影。

【诊断】 该病发展迅速，来势凶险，故应尽早诊断。但本病目前无特异性诊断方法，主要依据临床表现诊断，需与肠套叠、克罗恩病、中毒性菌痢和急性肠梗阻等疾病相鉴别，肠梗阻型急性出血性肠炎与一般机械性肠梗阻演变到绞窄性阶段有所不同的是，前者无剧烈的绞痛，发病前期多有腹泻、发热、血便等症状。对极不典型的病例应首先考虑该病，并结合实验室检查与病史诊断，防止其漏诊。

【治疗】 一般采用非手术治疗。主要包括禁食、胃肠减压、营养支持、纠正水和电解质紊乱、抗休克、抗感染等治疗。由于本病可能与细菌感染有关，抗感染治疗为必不可少的措施，可联合应用 2 种以上的抗生素，针对肠道致病菌群，第三代头孢类抗生素较为适宜。可给予糖皮质激素、止血药及舒缩血管药物治疗患者高热、中毒或炎症反应等，但糖皮质激素的使用需权衡利弊，特别是老年人对糖皮质激素耐受性较差。

有报道指出主张保守治疗可能会错过最佳手术时机而导致患者死亡。在禁食、胃肠减压和抗感染的同时，密切观察病情，不失时机地采用手术治疗，是降低死亡率的关键。严格掌握手术时机至关重要：① 患者腹膜刺激征明显，腹腔穿刺抽出脓性或血性渗液，怀疑有肠管坏死或穿孔。② 患者有多次大量血便，无法控制，有低血容量性休克的可能。③ X线片提示膈下有游离气体。④ 经保守治疗不缓解的肠梗阻。⑤ 患者有全身中毒症状或有休克趋势及其他需要手术的急腹症。以上 5 项均应视为手术指征。

对于已有肠坏死、穿孔或伴大量出血时，如病变较局限，应做病变肠段切除，端端吻合。由于本病肠坏死都先从黏膜开始，肠黏膜的坏死范围往往超过浆膜坏死范围，当肠段切除后需仔细检查保留肠管黏膜有无异常，若有异常应扩大切除范围，直至肠壁各层在肉眼观察下无异常为止，同时认真检查整个小肠，以防有节段性病灶存在。病变肠管切除不完全会导致肠瘘的发生，但不必要的过度切除则可能导致短肠综合征。如患者全身情况严重或病变过于广泛，无法全部切除，则可将病变严重部分肠段切除并做肠造口术，以后做二期吻合。术后应积极使用药物治疗及支持疗法。

四、伤寒肠穿孔

伤寒病是由伤寒杆菌引起的急性肠道传染病，多于夏秋季流行，老年人相对少见，伤寒肠穿孔是其严重并发症之一，也是普外科急危重症的一种，在过去有着较高的病死率，虽然近年来随着卫生事业的发展，有效的抗生素应用，伤寒肠穿孔病死率有所下降，但仍需引起足够重视。

【病理】 伤寒病变主要位于回肠末段，由于此段肠壁上有丰富的淋巴滤泡和淋巴集结，伤寒杆菌可穿过小肠黏膜而侵入肠壁淋巴组织，使致敏的淋巴组织产生严重的炎症反应，初起肠壁集合淋巴结充血、肿胀、增生，2 周后部分集合淋巴结可发生坏死，所以，伤寒病并发肠穿孔多位于回肠末段，且大多数发生在病程的第 2～3 周。80％伤寒肠穿孔发生在距回盲瓣 50 cm 以内，偶尔发生于盲肠、阑尾或结肠。多为单发，多发穿孔仅占 10％～20％。

【临床表现】 肠伤寒穿孔主要有两个方面临床表现，一种是伤寒病本身症状，另一种是肠穿孔引起的急腹症。典型的伤寒有持续性高热、玫瑰疹、肝脾肿大、神经系统症状等表现，伤寒肠穿孔表现为突然发生右下腹痛，短时间内扩散至全腹，并伴有明显腹部压痛、肠鸣音消失等腹膜炎征象，当伤寒患者出现体温初降后升和脉率增快，白细胞计数在原来的基础上有升高，应考虑并发症的可能。由于伤寒患者常有体弱、腹胀，所以腹肌紧张往往不明显，对腹部叩诊肝浊音界缩小和消失也不易正确评价。部分患者在穿孔发生前可先有腹泻、腹胀、肠出血等表现，或有饮食不调和误用泻剂等诱因。

【诊断】 为提高肠伤寒术前确诊率，应注意以下几点：① 注意伤寒病流行病史采集，夏秋季为伤寒病流行季节。② 注意询问病史，全面体格检查。如半月内有无发热、腹泻表现或自述感冒史，对于有腹膜炎者常规行腹部穿刺，若穿刺液为淡黄色脓性液体，无臭味，提示肠伤寒穿孔。③ 注意完善辅助检查：如行肥达试验、嗜酸性粒细胞计数、B 超检查肝脾是否肿大，腹部平片多数都有膈下游离气体。剖腹探查术中若发现回肠末端充血、水肿，肠壁和肠系膜淋巴结肿大，并有肠穿孔，结合术后肥达反应阳性及腹液、血液培养，找到伤寒杆菌就可以确诊为伤寒。

肠伤寒穿孔需和阑尾炎穿孔、肠结核穿孔、胃肠溃疡穿孔、出血坏死性肠炎穿孔等疾病相鉴别，如逍遥型伤寒病有轻微发热，全身不适，食欲减退，但症状轻微，患者往往不重视，仍正常参加生产劳动，正常饮食，部分患者以肠穿孔为首发症状，常误诊为阑尾穿孔。伤寒肠穿孔与其他疾病继发肠穿孔的主要鉴别点为伤寒病史，此外，伤寒肠穿孔的穿孔部位和腹膜炎渗出液也有其特征性，同时应结合辅助检查以明确诊断。

【治疗】 伤寒肠穿孔均应手术治疗。早期手术可以减少术后切口感染、腹腔脓肿和肠瘘等并发症。对于伤寒肠穿孔手术方式仍有争论，但对于单个穿孔多数主张行单纯的穿孔修补术，这是因为伤寒属于慢性消耗性疾病，患者一般都很虚弱，难以耐受大手术打击；对于多发穿孔并发不易控制的大量肠出血患者，考虑患者能耐受的情况下可行肠切除术。穿孔较大伴周边肠壁水肿、充血明显者可近端回肠造口以保证切口愈合。另外，术中探察要全面仔细，对于发现肠壁很薄、接近穿孔的病变部位，应行浆肌层缝合，以防术后发生新的穿孔。术中要彻底清洗腹腔，放置有效的引流。对于肠间多发脓肿、腹腔污染重或患者中毒症状较重者，应果断切除病变肠管，近端行肠外置术，待患者病情稳定后行二期手术。这样可立即排出大量的毒素，避免了毒素的吸收，从而改善中毒症状，挽救患者生命。

术后处理应密切观察病情，监测血常规和电解质酸碱变化，做相应处理。积极应用合适抗生素，合理使用抗生素可防止早期败血症的发生，预防术后腹腔脓肿的形成。氯霉素应该是首选抗生素，但对严重外周血细胞下降者，应慎重。因为氯霉素可抑制骨髓造血。建议所有病例均应做细菌培养及药敏试验，在此之前，联合使用第三代头孢类药物以及氟喹诺酮类药物。针对同时有厌氧菌感染存在，宜联合使用甲硝唑。如患者出现高热、精神异常等中毒症状严重时，可适当加用皮质醇类激素。同时少量多次输新鲜血、血浆、人体白蛋白等，术后伤寒患者长时间发热、机体消耗很大，加之肠穿孔长期不能饮食，单靠常规的低热量静脉输液，难以达到热量和氮平衡的要求。有条件应争取早期全肠外营养，肛门排气后可改为要素饮食。患者术后可能出现再穿孔，需再行手术治疗。同时注意术后并发吻合口瘘、切口感染裂开、肠粘连、肠梗阻等，要鼓励患者早期下床活动。对于确诊的病例应隔离治疗，当伤寒症状消失后，每周进行1次大便培养，连续2次无伤寒杆菌，可判定临床治愈。同时对于密切接触者要医学观察23日。

（冯家豪　孙　政）

第2节　肠梗阻

一、概述

肠内容物不能顺利通过肠管称为肠梗阻（intestinal obstruction），是外科常见的急腹症。老年肠梗阻占老年外科急诊病例的25%，男性多于女性，随着年龄的增长，50岁和70岁为肠梗阻发病的两个高峰。随着人口老龄化，老年人肠梗阻发病率逐渐上升。老年人肠梗阻以肿瘤和肠粘连引起者居多，其次为腹外疝和肠扭转。由于动脉粥样硬化与年龄相关，老年人肠系膜血管疾病引起的肠梗阻较年轻人多见。老年人肠梗阻常因临床表现不典型而造成诊断延误，而且老年患者由于生理上各器官功能的衰退、免疫功能的下降以及合并各种内科疾病等，容易发生术后并发症，死亡率较高。

【分类】 按发生原因可分为机械性肠梗阻、功能性肠梗阻和血运性肠梗阻三种。

1. *机械性肠梗阻*　为肠腔堵塞、肠外病变压迫肠管或肠管粘连牵拉肠管形成锐角导致肠内容物通过受阻。老年人常见的肠腔堵塞的因素有肠道恶性肿瘤、粪块、胆囊胆管结石掉入肠腔、蛔虫团和异物等。肠外压迫因素包括嵌顿性疝和肠粘连时的束带卡压。此外，肠扭转和肠套叠也是常见的机械性肠梗阻。

2. *功能性肠梗阻*　为肠壁神经肌肉性麻痹和痉挛导致肠蠕动消失，分别称为麻痹性肠梗阻和痉挛性肠梗阻。前者多见于开腹手术后和急性腹膜炎；后者致病机制复杂，可为肠腔内寄生虫、异物或肠黏膜溃疡等刺激，也可为肠管手术、腹部外伤或腹部其他病变如肠套叠等引起的神经反射，也可见于神经毒素的作用和食物中毒等。

3. *血运性肠梗阻*　由于肠系膜血管栓塞或血栓形成导致肠管供血障碍所致。有心血管病变的老年人更易发生此类肠梗阻。

另外，还有其他肠梗阻的概念。如单纯肠内容物通过受阻无血运障碍者称为单纯性肠梗阻，合并肠管血运障碍者称为绞窄性肠梗阻；发生于空肠上段或以上者称为高位肠梗阻，位置较低者称为低位肠梗阻；按梗阻程度可分为完全性肠梗阻和不完全性肠梗阻；按发病缓急可分为急性和慢性肠梗阻；肠管两端均受阻的称为闭襻性肠梗阻，如肠扭转和发生于结直肠的肠梗阻，后者是因为回盲瓣的作用导致肠管两端受阻。

【病理生理】 肠梗阻发生后，将出现一系列的病理生理变化。

1. *肠管血液循环的改变* 肠扭转、嵌顿性疝和血运性肠梗阻发病时肠管血液循环已有障碍，由单纯性机械性肠梗阻演变的绞窄性肠梗阻主要的病理生理改变为肠腔压力的升高，由于肠内容物通过受阻，气体和液体持续积聚，加上梗阻近端肠管反射性蠕动增加，分泌增强，使小肠腔内压力由正常时的2～4 mmHg增加至10～14 mmHg，强烈蠕动时压力更高。肠壁静脉、淋巴回流受阻，肠壁充血水肿，颜色变暗，毛细血管壁通透性增加，血液渗出肠壁组织间隙、腹腔和肠腔。随着压力的升高，肠管血运障碍将进一步加重，肠壁缺氧、肠绒毛脱落、变性坏死。又因患者处于禁食状态，肠黏膜绒毛不能及时从食物中获得作为主要燃料的谷胺酰胺，进一步加重绒毛的损害。肠壁缺氧和肠绒毛的改变增加了肠腔内渗液和出血，这是绞窄性肠梗阻呕吐发作频繁、呕吐物为血性或肛门排出血性液体的缘故。此外大量血性液体渗入腹腔，在X线腹部平片上表现为肠间隙增宽。

2. *内环境紊乱* 正常情况下，肠道分泌液只有少部分随粪便排出，其余均由小肠和结肠重吸收加以利用，随着肠梗阻的病情发展，肠道分泌和吸收功能失衡，肠道持续分泌，但重吸收功能却逐渐减弱甚至消失，加上肠管血运障碍，血液和组织液持续渗出，机体将出现水、电解质和酸碱平衡紊乱。大量体液丢失将迅速导致脱水；如梗阻部位在十二指肠第一部，则由于丢失大量酸性胃液而出现代谢性碱中毒，而位置较低的梗阻则因丢失大量碱性肠液出现代谢性酸中毒；大量电解质如钠、氯、钾离子等随消化液分泌而丢失，将会导致机体多种生理功能的障碍；肠管严重扩张可导致腹式呼吸减弱，也可抬高膈肌，抑制肺部扩张，可出现呼吸性酸中毒；严重扩张的肠管还可以压迫上腔静脉，使血液回流障碍，加上严重脱水，可发生低血容量性休克；绞窄性肠梗阻丢失大量血液，也可直接导致低血容量休克。

3. *全身感染和中毒* 正常情况下，小肠蠕动将肠内容物不断向前推移，且有清除肠内致病菌的能力。肠梗阻时肠内容物滞留，并使调节肠内细菌的机制遭到破坏，肠道细菌快速繁殖；由于肠壁缺血坏死，肠道内细菌移位，穿过肠壁进入腹腔大量繁殖，产生大量毒素再经腹腔吸收，也可通过血管直接进入血液繁殖，最终引起全身感染、中毒、休克和多器官功能衰竭。

【临床表现】 腹痛、呕吐、腹胀及停止自肛门排气排便为各型肠梗阻的共同临床表现。

1. *腹痛* 机械性肠梗阻发生时，由于梗阻部位以上强烈肠蠕动，表现为阵发性绞痛。腹痛发作时可伴有肠鸣，自觉有“气块”在腹中窜动，并受阻于某一部位。

2. *呕吐* 在肠梗阻早期，呕吐呈反射性，吐出物为食物或胃液。此外，呕吐随梗阻部位高低而有所不同，一般是梗阻部位愈高，呕吐出现愈早、愈频繁。高位肠梗阻时呕吐频繁，吐出物主要为胃及十二指肠内容；低位肠梗阻时，呕吐出现迟而少，吐出物可呈粪样。绞窄性肠梗阻呕吐物呈棕褐色或血性。麻痹性肠梗阻时，呕吐多呈溢出性。

3. *腹胀* 一般在梗阻发生一段时间后出现，其程度与梗阻部位有关。高位肠梗阻腹胀不明显，但有时可见胃型。低位肠梗阻及麻痹性肠梗阻腹胀显著，可遍及全腹。闭襻性肠梗阻病变局限于某段肠管，因此腹胀左右不对称。

4. *停止自肛门排气排便* 完全性肠梗阻发生后，患者多不再排气排便；但梗阻早期，尤其是高位肠梗阻，可因梗阻以下肠内尚残存的粪便和气体，仍可自行或在灌肠后排出，不能因此而否定肠梗阻的存在。绞窄性肠梗阻和结直肠恶性肿瘤引起的梗阻可有血性粪便排出。

由于老年人对痛觉不敏感，肠梗阻发生后常常不能及时就诊，且在老年肠梗阻患者中，大约20%有重型心血管病、慢性阻塞性肺疾病和慢性肾盂肾炎以及6%有糖尿病，因此，在就诊时肠梗阻体征不典型，症状多种多样，病情也较为危重。

【体格检查】 单纯性肠梗阻早期，患者全身情况多无明显改变。梗阻晚期和绞窄性肠梗阻患者，可表现唇干舌燥、眼窝内陷、皮肤弹性消失、尿少或无尿等明显脱水体征或脉搏细速、血压下降、面色苍白、四肢发凉等中毒和休克征象。

机械性肠梗阻常可见肠型和蠕动波。闭襻性肠梗阻时腹胀多不对称。麻痹性肠梗阻则腹胀均匀且遍及全腹。单纯性肠梗阻因肠管膨胀，可有轻度压痛，但无腹膜刺激征。绞窄性肠梗阻时，可有固定压痛和腹膜刺激征。压痛的包块，常为受绞窄的肠襻。肿瘤或蛔虫所导致的肠梗阻，有时可在腹部触及包块或条索状团块。绞窄性肠梗阻时，腹腔有渗液，移动性浊音可呈阳性。听诊闻及肠鸣音亢进，有气过水声或金属音，为机械性肠梗阻表现。麻痹性肠梗阻时，则肠鸣音减弱或消失。直肠指检如触及肿块，可能为直肠肿瘤、极度发展的肠套叠的套头或低位肠腔外肿瘤。另外，需注意是否有腹外疝的存在。

【实验室和辅助检查】

1. 血液生化检查　单纯性肠梗阻的早期，变化不明显。随着病情发展，可因脱水而尿比重升高，血液浓缩时外周血白细胞升高，但当白细胞计数和中性粒细胞明显增加时，则可能为绞窄性肠梗阻。查血气分析、血清电解质、尿素氮和肌酐的变化，可了解酸碱失衡、电解质紊乱和肾功能的状况。呕吐物和粪便检查，有大量红细胞或隐血阳性，应考虑肠管有血运障碍。另外，绞窄性肠梗阻时，血浆D-二聚体、血清肌酸磷酸激酶(CK)及其同工酶、C反应蛋白、血清无机磷酸盐磷脂酶A2、D-乳酸、肠脂肪酸结合蛋白均可升高，但其敏感性和特异性仍受争议，临床实用性有待进一步研究。

2. 腹部X线平片　由于价格低廉，肠梗阻检出率高，在病变早期即可做出诊断，一直以来作为肠梗阻的首要检查项目。低位肠梗阻时立位或侧卧位可显示积气肠襻和多个阶梯状分布的液气平面。

3. B超检查　B超诊断肠梗阻与X线检查比较，有一定的优越性。当肠管积气较少时可以显示扩张肠管的形态；在肿瘤的诊断上，超声能清晰地显示肿瘤大小、形态，尤其对肿瘤向浆膜层侵犯时，超声能准确判断，而X线片在此种情况下仅能观察到肠管腔狭窄有受压，较难判断是否为肿瘤；对肠梗阻引起的腹水现象，超声能准确判断，尤其是肠襻间较少的腹水征象，超声能清晰显示。但当梗阻肠管积气较多时，诊断困难。

4. 螺旋CT检查　可以较精确地诊断梗阻部位，而且对于梗阻原因的诊断也有明显优势。粘连性肠梗阻可显示粘连的索条、部位及周围肠管和腹壁的关系；肿瘤性肠梗阻表现为梗阻部位见软组织肿块或肠壁不规则增厚，或伴有邻近肠系膜处的淋巴结肿大；胆石性肠梗阻可见胆道少量积气、肠襻扩张积液积气以及肠管内钙化的胆石；腹股沟疝导致肠梗阻表现为腹股沟皮下疝囊形成，移行段位于疝口处，肠壁增厚，边缘不清，增强后强化程度较轻；肠套叠表现为腹腔内分层状软组织肿块，套叠肠管呈靶环改变。因此，CT可以为确定手术指征，决定手术时机、手术方式等方面提供帮助。

此外，肠系膜动脉造影可用于诊断绞窄性肠梗阻和血运性肠梗阻；低位肠梗阻可考虑钡剂灌肠。

【诊断】　老年人往往有便秘的习惯，对排便、排气停止这一症状较易忽略，而且老年人对痛觉反应迟钝，腹膜炎体征可能不明显，使肠梗阻临床症状和体征不典型，疾病的诊断和病情的判断比较困难。肠梗阻是外科急腹症，绞窄性肠梗阻死亡率高，而且老年人对疾病打击的耐受性较差，延误诊治无疑会带来严重后果。因为肠梗阻的类型和病因决定着治疗方案和预后，所以必须辨明下列问题。

1. 肠梗阻与其他疾病的鉴别　根据腹痛、呕吐、腹胀、停止自肛门排气排便四大症状和X线检查表现，一般可做出诊断。对于症状不典型者，应提高警惕，需与输尿管结石、卵巢囊肿蒂扭转、急性坏死性胰腺炎等鉴别，必要时结合腹部CT以明确诊断。

2. 辨明梗阻原因　对于老年患者，肠梗阻的首要病因是腹腔肿瘤。且大部分患者为恶性肿瘤中晚期。究其原因，癌性梗阻是慢性渐进性过程，病程从隐匿起病到出现典型的梗阻症状是逐渐发展而来的。很多患者出现明显的症状及体征时，大都以为胃肠功能减退而不去就医，部分就诊的患者不接受进一步检查(如CT或纤维结肠镜)，最终导致病情不断发展，反复出现不完全性梗阻，病情发展到晚期出现急性完全性梗阻时已失去了最佳治疗时机。因此，对无手术史的老年肠梗阻患者，一旦出现不明原因的贫血、体重下降、低热、黏液脓血便及结肠区域触及肿块等情况时，应高度警惕腹腔肿瘤的可能，并及时进行相应检查。其次为粘连性肠梗阻，多发生在以往有过腹部手术、损伤或炎症史的患者。嵌顿性或绞窄性腹外疝也是老年人常见的肠梗阻原因，所以机械性肠梗阻的患者应仔细检查各可能发生腹外疝的部位。另外，老年人粪块堵塞也较常见。

3. 是单纯性还是绞窄性梗阻　这点极为重要，因为绞窄性肠梗阻预后严重，并必须及早进行手术治疗。有下列表现者，应考虑绞窄性肠梗阻的可能：① 腹痛发作急骤，起始即为持续性剧烈疼痛，或在阵发性加重之间仍有持续性疼痛。肠鸣音可不亢进。有时出现腰背部痛，呕吐出现早、剧烈而频繁。② 病情发展迅速，早期出现休克，抗休克治疗后改善不显著。③ 有明显腹膜刺激征，体温上升、脉率增快、白细胞计数增高。④ 腹胀不对称，腹部有局部隆起或触及有压痛的肿块。⑤ 呕吐物、胃肠减压抽出液、肛门排出物为血性，或腹腔穿刺抽出血性液体。⑥ 经积极非手术治疗而症状体征无明显改善。⑦ 腹部X线检查见孤立、突出胀大的肠襻，不因时间而改变位置，或有假肿瘤状阴影，或肠间隙增宽，提示有腹腔积液。⑧ 如前所述，绞窄性肠梗阻血浆D-二聚体、血清肌酸磷酸激酶(CK)及其同工酶、C反应蛋白、血清无机磷酸盐磷脂酶 A2 均可升高。但根据临床表现、腹部 X 线检查及简单的实验室检查结果来掌握手术时机，对老年肠梗阻患者往往偏晚，此时腹部 CT 在明确梗阻原因、部位和梗阻绞窄等方面有诸多优势，对于观察病情变化和指导治疗有重要意义。

4. *其他类型肠梗阻的鉴别* ① 机械性肠梗阻临床表现典型，而麻痹性肠梗阻则因肠蠕动减弱而无阵发绞痛，听诊肠鸣音减弱或消失，但腹胀显著，X 线片可显示全部肠管均充气扩张，而机械性肠梗阻 X 线片显示梗阻部位以下肠管正常。② 高位肠梗阻呕吐出现早而频繁，多为胃液和未消化的食物，低位肠梗阻呕吐出现迟而少，可呕吐粪样物，且腹胀较显著，也可根据腹部 X 线平片显示液气平面的多少和结肠有无充气来判别。③ 完全性肠梗阻临床症状较显著，X 线片显示梗阻部位以下肠管无气体，不完全性肠梗阻临床症状多不明显，X 线片显示梗阻部位以下肠管有气体。

【治疗】 肠梗阻的治疗原则是矫正因肠梗阻所引起的全身生理紊乱和解除梗阻。具体治疗方法要根据肠梗阻的类型、部位和患者的全身情况而定。

1. *基础疗法* 即不论采用非手术或手术治疗，均需应用的基本处理。① 胃肠减压：负压吸出梗阻近端肠腔内容物，降低肠腔内压力，可以缓解腹胀和疼痛，改善肠壁血液循环，减少细菌繁殖和毒素吸收，有利于改善局部病变和全身情况。② 矫正内环境紊乱：输液所需容量和种类需根据呕吐情况、缺水体征、血液浓缩程度、尿排出量和比重，并结合血清钾、钠、氯和血气分析监测结果而定。单纯性肠梗阻，特别是早期，单纯补液即可解决上述生理紊乱。而当发展为绞窄性肠梗阻时，尚需输给血浆、全血或血浆代用品，以补偿丧失至肠腔或腹腔内的血液。③ 防治感染和中毒：应用抗肠道细菌，包括抗厌氧菌的抗生素。一般单纯性肠梗阻可不应用，但对单纯性肠梗阻晚期、绞窄性肠梗阻以及手术治疗的患者，应该使用。

此外，还可应用镇静剂、解痉剂等一般对症治疗，止痛剂的应用则应遵循急腹症治疗的原则。

2. *非手术治疗* 主要适用于单纯性粘连性（特别是不完全性）肠梗阻，麻痹性或痉挛性肠梗阻，粪块堵塞引起的肠梗阻，肠结核等炎症引起的不完全性肠梗阻。非手术治疗除前述基础疗法外，还包括中医中药治疗、口服或胃肠道灌注生植物油、针刺疗法，以及根据不同病因采用低压空气或钡灌肠，经乙状结肠镜插管，腹部按摩等各种复位法。由于奥曲肽可全面抑制胃、肠、胰腺及胆汁分泌，增加肠管吸收，减少肠腔内液体潴留，减轻肠管的扩张、炎症及坏死，促进肠管再通，在目前小肠梗阻的非手术治疗中占据重要的地位。文献报道至少有 1/3 的绞窄性肠梗阻在术前被忽视，老年患者肠绞窄征象往往更不明显，易耽误手术治疗。因此，在非手术治疗过程中应密切观察病情，一旦出现肠绞窄的征象或短期治疗无好转者应立即准备手术。但是术后早期炎症性（麻痹性）肠梗阻，严密观察，在无明确绞窄性肠梗阻表现的前提下，尽量避免早期手术治疗，非手术治疗可延长至 2～4 周，甚至更长。

3. *手术治疗* 以下情况为手术指征：① 有持续腹痛，呕吐排泄物血性，高热休克，不对称腹胀，腹膜炎体征，X 线片示孤立胀大肠襻，腹穿血性液体，均提示肠梗阻绞窄，坏死可能。② 经 24～72 h 保守治疗未见缓解，虽病情无进展但仍需手术。③ 明确是腹股沟嵌顿疝或少见的腹内疝、闭孔疝引起的肠梗阻，更易绞窄，故一旦明确诊断应当立即手术。④ 剧烈腹痛患者需警惕肠系膜血管栓塞，或血管血栓形成闭塞，一旦确诊应紧急手术，否则极易肠坏死，并发中毒性休克，死亡率极高。⑤ 考虑肿瘤性肠梗阻患者，如一般情况尚稳定，可先保守治疗及对合并症治疗，充分做好术前准备，择期手术。约有 35% 的老年人绞窄性肠梗阻在临床上没有确切的依据，早期手术与延误手术相比，术后并发症和死亡率明显较低，因此，在手术治疗上应采取积极态度，手术时机的选择对预后至关重要。

手术目的是解除梗阻，去除病因。原则是力求安全、有效、简单、创伤小。

具体手术方法要根据梗阻的病因、性质、部位及患者全身情况而定。① 绞窄性肠梗阻肠坏死时必须切除坏死肠管，尽可能行一期切除吻合，以减少二次手术的风险和医疗费用，但如果患者全身营养情况差，合并症多且重，梗阻时间长，腹腔污染重，肠管水肿重，估计术后吻合口瘘机会大时，应一期切除吻合加近端结肠预防性造口。如患者全身情况差，不能耐受长时间手术打击，可考虑坏死肠管切除，切口外置，尽量缩短手术时间，待患者情况好转后再行二期吻合。② 恶性肿瘤引起的肠梗阻，如患者全身情况好，应力争根治，行一期吻合，但如果患者全身情况差，长时间手术后难以恢复甚至有死亡危险者，则不要过于强调肿瘤的根治，而应以利于患者术后恢复为原则，尽量简化手术。③ 当引起梗阻的原因既不能简单解除，又不能切除时，如晚期肿瘤已浸润固定，或肠粘连成团与周围组织愈着，则可做梗阻近端与远端肠襻的短路吻合术。④ 粘连性肠梗阻、嵌顿性疝、肠扭转和肠套叠等可行相应的粘连松解术、疝块回纳或肠复位术，如无肠坏死者，则无需切除肠管。

术中观察肠管有无坏死是决定手术方法的重要因素，解除梗阻后，可用以下方法予以判断：① 观察肠管外观，如肠壁已呈黑色并塌陷者，或肠壁已失去张力和蠕动能力，肠管麻痹、扩大、对刺激无收缩反应者，均说明肠管已坏死。② 探查相应的肠系膜终末小动脉有无搏动。③ 如有可疑，可用等渗盐水纱布热敷，或用0.5%普鲁卡因溶液做肠系膜根部封闭等，观察10～30 min，如上述表现仍无好转，说明肠已坏死。④ 若肠管生机一时实难肯定，特别是病变肠管过长，切除后会导致短肠综合征的危险，则可将其回纳入腹腔，缝合腹壁，于18～24 h后再次行剖腹探查术，但在此期间内必须严密观察，一旦病情恶化，即应随时行再次剖腹探查，加以处理。

术中对明显扩张的肠管一般予以减压处理，以免梗阻解除后肠管内毒素被快速吸收。老年肺顺应性差，咳痰乏力，且本身可能合并慢性肺部疾病，术后长时间卧床后，极易并发肺部感染，或者因为肠道功能恢复缓慢，腹胀，导致切口裂开，因此，关腹缝合切口的同时，还应加以减张缝合。

老年人肠梗阻围手术期处理：① 首先要处理好合并症中常见的心肺疾病。术前争取时间全面检查，及时治疗。心血管方面注意血压变化，改善冠状动脉供血，防止心力衰竭和心肌梗死的发生。注意排痰，控制呼吸道感染，麻醉方面要不增加呼吸、循环抑制，保证供氧充足，有利于管理和满足手术需要。同时要注意术前水和电解质紊乱、酸碱失衡的纠正；短期静脉内使用抗生素。② 老年患者机体代谢缓慢，术后容易发生低蛋白血症、低血钾、贫血，导致肺部感染、切口感染、切口愈合延迟或不愈合、肠麻痹。因此术后需及时复查血常规及生化检查，掌握营养状况，及时纠正贫血及低蛋白。老年人深静脉血栓发生率高，特别是肿瘤患者，深静脉血栓引起肺栓塞的比例可达25%，对此应提高警惕。术后短期全肠外营养（TPN）的应用可以提供高热量、高营养，对吻合口愈合、减少并发症和促进健康恢复都十分重要。

老年患者常合并基础病，各种慢性疾病如高血压、慢性支气管炎、肺心病、糖尿病、冠心病、心肌梗死等，构成了老年人肠梗阻病因的复杂性，加重肠梗阻的危害，影响其转归。因而这类疾病成为影响老年人粘连性肠梗阻治疗的主要因素。应采取主副病兼顾、兼治的原则，力求在治疗肠梗阻的同时控制好血压、血糖，预防慢性支气管炎急性发作，对心功能不全者，术中谨防血容量剧烈波动引起心功能衰竭，从而使老年性肠梗阻的治疗效果提高到理想程度。

二、引起肠梗阻常见疾病

(一) 粘连性肠梗阻

粘连性肠梗阻是由纤维素渗出形成粘连牵拉肠管或纤维素组成的粘连带压迫肠管导致的肠梗阻。老年人粘连性肠梗阻多由于腹腔内手术、炎症、创伤、出血、异物等导致肠粘连和腹腔内粘连带形成而引起的。临床上以手术后所致的粘连性肠梗阻最多见。随着年龄的增长，腹部手术和创伤的概率升高，因此，老年人粘连性肠梗阻发病率较非老年人高。

【病理】 腹膜纤维素渗出形成的粘连是机体对外来刺激的一种保护机制，它一方面可以使腹腔炎症局限化，对缺血器官或组织提供侧支循环，有利于组织器官修复；另一方面，由于肠粘连的黏着、牵拉、收缩和压迫等作用，轻则引起消化功能紊乱，重则造成腹部不适或剧痛，在一定条件下，肠粘连即可以发展成为粘连性肠梗阻。

常见的粘连性肠梗阻机制有：因肠襻间紧密粘连成团或固定于腹壁，使肠腔变窄或影响了肠管的蠕动和扩张；肠管因粘连牵扯扭折成锐角；粘连带压迫肠管；肠襻套入粘连带构成的环孔；或因肠襻以粘连处为支点发生扭转等。

肠粘连必须在一定条件下才会引起肠梗阻。在上述病变基础上，肠道功能紊乱、暴饮暴食、突然改变体位等，往往是引起梗阻的诱因。

【临床表现和诊断】 主要是小肠机械性肠梗阻的表现，即腹痛、腹胀、肛门停止排气和排便、恶心、呕吐等。但老年患者机体反应性差，临床表现多不典型。

诊断可根据机械性肠梗阻的临床表现以及腹腔手术、创伤或感染的病史，如以往有慢性肠梗阻症状和多次急性发作者多为广泛粘连引起的梗阻。除此之外，应结合腹部X线平片、B超和CT等辅助检查明确梗阻的严重程度，制订治疗方案。

腹部手术后近期发生的粘连性肠梗阻应与手术后肠麻痹恢复期的肠蠕动功能失调相鉴别，后者多发生在手术后3～4日，当自肛门排气排便后，症状便自行消失。

【治疗】 治疗粘连性肠梗阻要区别是单纯性还是绞窄性，是完全性还是不完全性。因为手术治疗并不能消除粘连；相反的，术后还可能形成新的粘连，所以对单纯性肠梗阻或不完全性梗阻，特别是广泛性粘连者，一般首先选用非手术治疗。

老年人粘连性肠梗阻临床表现不典型，更有多种慢性疾病的蓄积，而且肠绞窄坏死率比其他年龄段更高。国外报道 75 岁以上粘连性肠梗阻坏死率较 50 岁以下者增加 6 倍。因此，老年患者粘连性肠梗阻的手术时机的掌握是治疗的重要环节。一般主张：① 接诊时一旦发现患者具有肠绞窄证据或腹膜炎体征，应当立即手术治疗。② 如果患者确无肠绞窄证据时，可在严密观察的情况下积极保守治疗。一旦出现肠绞窄证据或者在接诊后正规保守治疗 12～24 h，症状无缓解，应立即转手术治疗。③ 粘连性肠梗阻由不完全性转为完全性者，虽无绞窄证据，也应在肠梗阻症状发生 48 h 内手术，以尽快减轻肠梗阻对全身的影响与局部肠管的损害，降低手术后并发症的发生率。④ 国外报道，对于反复发作、间隔时间缩短的粘连性肠梗阻患者，手术治疗可以大幅延长发作间歇时间，比非手术治疗效果好。可见对于老年粘连性肠梗阻反复发作患者，采取适当手术解除梗阻，可明显减少患者的痛苦，提高生活质量。

同其他年龄段一样，老年患者的粘连性肠梗阻手术原则亦为：分离粘连，解除梗阻，切除毁损肠段，保护正常肠管，恢复肠道生理连续性。鉴于老年粘连肠梗阻患者有生理、病理的特殊性，主张在安全、简单、有效地解除梗阻的指导思想下，更为积极、灵活地处理各类粘连性肠梗阻。① 对于粘连带压迫肠管及肠管成角行粘连松解；合并扭转行手法复位；合并肠绞窄者，在松解粘连基础上血运不能恢复行肠切除。② 75岁以下体质尚可的老年患者，如为局灶反复发作的粘连，行肠切除；如为广泛肠粘连反复发作可行近远端肠短路手术，以改善生活质量。③ 对于 75 岁以上，一般情况较差，预后不佳，反复发作的片状、广泛粘连患者，可能难以耐受肠切除及较长时间肠管分离，行Ⅰ期回结肠造瘘术，Ⅱ期侧侧或端侧吻合术。④ 合并中毒性休克、严重电解质紊乱、多器官功能衰竭(MOSF)患者，一边积极抗休克，纠正电解质紊乱，改善脏器功能，一边剖腹行肠管减压，去除坏死肠段或肠管旷置，可能是成功救治患者的唯一治疗途径。值得提醒的是，粘连性肠梗阻可多处发生，手术中应仔细探查。

积极主动进行围手术期处理。老年患者粘连性肠梗阻在禁食、胃肠减压、静脉补液、营养支持、解痉、抗感染等正规治疗期间，需动态监测血压、脉搏、呼吸、神态、腹围的变化，常规检查，复查肝肾功能、电解质、血常规，需积极控制和治疗并发症。

【预防】 粘连性肠梗阻发病率高，为了减少术后肠粘连的发生，在进行腹部手术时应注意做到以下几点：① 用刃器切开、分离组织和粘连，尽量不用钝性分离的方式。② 彻底止血。③ 尽量减少粗糙的创面。④ 尽量减少不必要的损伤。⑤ 尽量用器械操作，少用或不用手直接接触肠管。⑥ 清除腹腔内脓液及各种污染物。⑦ 避免过多粗糙的缝合。⑧ 保护大网膜和后腹膜的完整。⑨ 用大网膜覆盖缝合的器官并与腹壁切口隔离。如患者情况允许，术后应尽早下床活动。此外，有报道指出，关腹前腹腔内注入右旋糖酐或透明质酸钠对预防粘连有一定作用。

（二）小肠扭转

肠扭转是肠襻沿系膜长轴旋转，扭转肠襻两端及系膜血管受压、肠管闭塞而形成的闭襻性和绞窄性肠梗阻。可按扭转部位分为小肠扭转和大肠扭转，本节主要讨论小肠扭转。小肠扭转发病急骤，病程进展快，而且老年人多有心、肺、脑、肾等各器官系统合并症的存在，容易出现中毒性休克、多器官功能衰竭等严重并发症，病情危重，病死率较非老年人高。

【病因】 老年人小肠扭转多由肠粘连、肿瘤等引起的解剖结构异常导致，在下列诱因下，可发生小肠扭转：食用大量纤维素使肠管蠕动增强和重量增加；嵌顿性疝可使近端肠管反射性蠕动亢进；老年人饱餐后因饱胀不适，辗转反侧，难以入眠，频繁变换体位，若用力过猛，也可因肠重力作用致肠扭转。

【临床表现和体征】 小肠扭转除具有一般肠梗阻的临床表现外，还有以下特征性表现：腹痛发生突然，为持续性绞痛阵发性加重，以脐周为主，特别应注意饱餐后睡眠中发生的腹部绞痛；可因肠系膜根部牵拉而出现腰背部疼痛，此时患者不能平卧，喜蜷缩侧卧或抱膝坐位；呕吐发生早而频繁，多为胃内容物和胆汁；病情发展急骤，休克出现早。

早期腹部膨隆多不明显，全小肠扭转可见胃型。早期即可有压痛，但无肌紧张。肠鸣音多减弱，偶可闻及气过水声。当肠管发生绞窄坏死时可有腹肌紧张、反跳痛和移动性浊音的体征。

【实验室和辅助检查】

1. 腹部 X 线平片　一般可显示扩张肠管和液气平面，但此结果无特异性，如由于闭襻内肠管充气扩张，黏膜皱襞显示较清晰时，环形皱襞分布密的是空肠，较少的为回肠，卧位腹部平片，空肠位于右下腹，而回肠位于左上腹，并且换位后肠管位置固定，这是小肠扭转腹部 X 线平片的特征性表现。应该警惕，小肠扭转早期腹部 X 线平片出现特征性表现阳性率低,特别是全小肠扭转,可因肠管反射性痉挛或肠腔内充满液体而致平片无异常。因此,当临床高度怀疑小肠扭转时,不能盲目相信腹部X线平片检查阴性结果。

2. CT检查 小肠扭转时腹部CT可显示肠管漩涡征和血管漩涡征,此为小肠扭转的特征性征象。肠管同心圆征、肠管强化减弱、腹水的出现则高度提示绞窄性肠梗阻可能。多层螺旋CT肠系膜血管造影(MSCTA)操作简单,并不明显增加检查时间,对临床疑诊小肠扭转患者,既能通过显示空、回肠动脉走行及分布异常等做出快速、准确的诊断,又能根据具体旋转异位的空、回肠动脉而对小肠扭转的部位、范围及程度做出判断。

3. 腹腔镜检查 有文献报道,腹腔镜探查比开腹有更广泛的手术视野,可以探查整个腹腔,是目前适宜于推广的诊断肠扭转的方法。但是腹腔镜探查诊断肠扭转存在一定的缺陷,它是一种有创的诊断方法,并有一定的并发症发生率,并且由于腹腔镜手术的局限性,在肠扭转诊断明确后还需开腹行手术治疗。虽然存在一定的不足,但肠扭转病情发展迅速,相对于延误诊断所导致的严重后果,腹腔镜探查所付出的代价是值得的。

【治疗】 当小肠扭转的诊断明确后,虽尚无腹膜刺激症状时,也应积极准备手术治疗。早期手术可降低死亡率,更可减少小肠扭转坏死大量切除所造成的短肠综合征,后者将给患者带来终身的健康障碍。手术方式可根据肠管是否坏死有以下两种选择。① 肠减压复位术:适用于无小肠坏死病例。先采取小肠减压再进行小肠复位,一方面可以减少体内毒性物质的吸收,另一方面可以避免扩张肠管在复位过程中肠破裂的发生。② 坏死小肠切除术:对肠管坏死需要切除者,先行肠减压复位后,明确坏死肠管部位后进行肠切除,坏死肠段切除后将近侧肠管断端拉至切口旁开放减压,使肠内容物流入无菌盆内。由于小肠具有重要的吸收功能,小肠切除应谨慎处理,尽量保留一定长度的小肠,防止短肠综合征的发生。

围手术期问题:老年人合并症多,往往是增加手术危险性的主要因素,围手术期需适当处理好呼吸、心血管、泌尿系统并存疾病,术前应积极纠正水、电解质及酸碱失衡,补充血容量,纠正贫血、低蛋白血症,胃肠减压,合理使用抗生素。术后加强支持治疗,使用有效抗生素,适当延长用药时间,腹带包扎腹部,延迟拆线时间,及时发现并处理感染伤口。

(三) 肠堵塞

【病因】 导致老年人肠梗阻的堵塞物多种多样,如钡餐、食物、干粪团、胆石等,加之老年人一般牙齿脱落较多,咀嚼和肠道功能减退,并多有习惯性便秘,这些均有可能成为堵塞的重要原因。

【临床表现】 患者一般有机械性肠梗阻的表现,如腹痛、腹胀、恶心、呕吐等。症状与梗阻部位和程度有关。但由于老年人体质较弱,对疼痛不敏感,症状可能与病情严重程度不符。多数患者在梗阻早期体温并不升高。随时间延长,部分病例体温升高。大量毒素吸收入血也可使体温上升。

【实验室和辅助检查】 X线检查示肠腔胀气,扩张明显,梯状气液面,或见膨胀的结肠襻位于腹部周围。因钡餐后堵塞者均可见残钡团存留。

【治疗】 尽量采用保守治疗。提倡先行肛诊,发现堵塞物位置较低时,用温肥皂水或蓖麻油灌肠,配合手指掏出堵塞物解除梗阻。但经保守治疗无效,则应立即手术。手术时应首先探明梗阻部位。方法:先探查右下腹,找到回盲部。如盲肠膨胀,梗阻部位必在结肠,则逐段检查结肠;如盲肠不膨胀,则梗阻部位在小肠。探查时,切忌用力拉扯膨胀肠管,以免造成浆肌层的撕裂。在把肠管拖出切口外检查时,要用温生理盐水纱布保护,以免加重术后肠麻痹。判断生机可疑的肠管时,可用1%普鲁卡因行肠系膜根部封闭或温生理盐水外敷局部15~30 min。对堵塞物的处理,应尽量捏碎后送至远端正常肠腔。若不能捏碎,则把它移至健康肠段,在做好肠减压处理的同时,切开取物。在围手术期,因肠堵塞后的呕吐,肠腔积液,大量水、电解质丢失,加之梗阻解除后大量毒素吸收入血等,都可以引起严重的代谢紊乱或休克。老年人心肺功能较差,补液量难以掌握,建议临时留置尿管,监测中心静脉压的同时根据24 h尿量适当补液。术后应鼓励患者早期下床活动,以促进机体和胃肠道功能尽快恢复。

(四) 肠套叠

一段肠管套入与其相连的肠管腔内称为肠套叠(intussusception),按照发生的部位可分为回盲部套叠(回肠套入结肠)、小肠套叠(小肠套入小肠)与结肠套叠(结肠套入结肠)等类型。

【病因和发病机制】 老年人肠套叠以结肠套叠居多,大多由恶性肿瘤引起,也可由息肉、炎症及憩室等导致。其发生机制有:① 恶性肿瘤浸润肠壁或炎症使肠蠕动紊乱。② 部分肿瘤有蒂与肠壁相连,瘤体随肠内容物推进使蒂部肠壁内翻,导致肠套叠。③ 肿瘤存在使肠内容物通过受阻,肠蠕动活跃。④ 肠系膜过长，肠管活动性大以及手术改变正常解剖生理关系。⑤ 其他如饮食习惯改变、服用刺激性药物等。

【临床表现】 肠套叠80%发生于2岁以下的儿童，老年人发病率较低。老年人肠套叠病程发展缓慢，表现为慢性、间歇性、不完全性梗阻，症状出现数日或数月以上，最后可逐渐发展成急性完全性肠梗阻。临床上可出现腹痛、腹胀、压痛及腹部包块等，多无便血症状。但由于老年人反应较差，因而腹肌紧张程度和压痛、反跳痛可能不明显；有时受腹胀影响，腹部触诊难以触及腹部包块；此外，多数患者肠鸣音并不表现为典型的亢进，而表现为肠鸣音减弱甚至消失。典型的"三联征"即痉挛性腹痛、腹部肿块和黏液血便也不如非老年人常见，加之年龄大，病史叙述不清，临床表现多样化，常不典型，可误诊为肠痉挛、阑尾炎包块及肠道功能紊乱等。

【诊断】 临床诊断应以病史、体征、X线和某些特殊检查来判断，但老年人临床症状和体征不典型，常给诊断带来困难，凡病史和临床表现怀疑肠套叠者应做下列检查：常规做肛门指检，可以发现指套血染或直肠肿块等情况；立位腹部X线平片可显示沿结肠走向的胀气肠襻；B超可见"套筒征"和"靶环征"；另外，彩色多普勒血流成像可以帮助判断肠壁血循环有无障碍，且肠癌和肠道恶性淋巴瘤内彩色血流比较丰富，也可帮助鉴别诊断。X线钡剂灌肠对回肠-结肠型及结肠-结肠型的肠套叠有诊断意义，可显示"杯口征"和呈"弹簧"状的扩张肠管，但应谨慎操作。CT对肠套叠有诊断价值的征象是靶征和彗星尾征。其中B超、CT检查阳性检出率高。

【治疗】 空气灌肠复位无法获得病理诊断，容易导致肠穿孔，且有可能延误手术时机。老年人多有动脉粥样硬化，肠套叠时更易发生坏死，故主张一旦疑诊肠套叠，均应在短时间术前准备后行急症手术，但应尽可能查清重要脏器功能状态，维持内环境稳定及抗感染等，使手术安全得到一定保证。

术式选择：肠壁坏死者，无疑应行肠切除。除此之外，一般认为，恶性肿瘤、肉眼疑诊或术中冰冻切片确诊者，慢性套叠复位困难、肠襻呈紫黑色有腥臭味、肠襻生机可疑者，肠壁穿孔者，均应快速阻断系膜血运并切除。良性肿瘤或其他原因导致的肠套叠，无上述病理改变者，应尽力耐心复位后再决定切除与否。穿孔后粪污染腹腔及休克状态时，以二期手术较为安全。

（冯家豪　孙　政）

第3节　短肠综合征

短肠综合征（short bowel syndrome，SBS）是指由各种原因引起广泛小肠切除，造成剩余的功能性小肠过短，吸收和消化功能不良，导致水、电解质代谢紊乱以及营养不良的综合征。一般认为，要获得机体所需要的营养，保留小肠肠管至少要100 cm并有完整结肠，结肠切除者残存小肠必须更长。剩余小肠越短，症状就越重。切除小肠的常见病因有：小肠扭转、肠系膜血管性疾病（栓塞或血栓形成）、内外疝绞窄、急性出血性肠炎、小肠肿瘤、克罗恩病和创伤等。老年人由于动脉粥样硬化，肠系膜血管疾病导致的短肠综合征较年轻人多。有研究指出，过度切除肠段而导致短肠综合征的老年人，大约有一半死于术后住院期间，急诊手术死亡率尤其高，导致死亡的因素有：① 原发疾病较严重。② 老年人合并的心血管系统疾病。③ 术后发生多器官功能衰竭、严重感染等。随着肠外营养技术的进步以及对短肠综合征病理生理过程和肠道代偿机制认识的深入，肠切除术后出院的病例有相当高的远期存活率。

【病理生理】 食物的消化、吸收过程几乎均在小肠内进行，其中某些营养成分的吸收有其特定部位，例如铁、钙主要在空肠吸收，而胆盐、胆固醇、维生素B_1等则是在回肠吸收，当该段小肠被切除，相应成分的营养物质的吸收即会受到明显影响，切除回肠后引起的营养障碍比切除空肠更明显。回盲瓣在消化、吸收过程中具有很重要的作用，既可延缓食糜进入结肠的速度，使其在小肠内的消化、吸收更完全，又能阻止结肠内细菌的反流，保持小肠内的正常内环境，当短肠综合征患者的剩余小肠长度相当时，相对于保留回盲瓣者，切除回盲瓣有更加严重的小肠功能不良。正常人的小肠长度长短不一，个体差异较大，但任何个体的肠吸收能力均远超过正常的生理需要，一般需切除70%～75%的小肠才会出现短肠综合征。

小肠广泛切除后数日，残存肠管即开始逐步代偿。其结构上表现为小肠黏膜高度增生，绒毛变长、肥大，肠腺陷凹加深，肠管增粗、延长，使吸收面积增加。功能上表现为肠蠕动减慢、肠黏膜吸收能力增强。食物的直接刺激可使小肠代偿性增生。代偿期需1～2年，半数患者可望完全得到代偿，恢复饮食并维持正常营养状态，但两年之后肠代偿能力一般很难再提升。

【临床表现】 肠切除术后1～2周，患者残余小肠未能适应代偿，消化和吸收功能严重障碍，表现为严重的腹泻，每日腹泻量可达5～10 L，丢失大量的体液而水、电解质和营养则无法吸收，如无补液措施和营养支持，患者会出现严重的脱水、酸碱平衡紊乱和营养不良，最终发展为低血容量性休克和多器官功能衰竭。老年人体质较虚弱而且常合并多种内科疾病，对于术后早期的病理生理变化更难耐受，病情一般较非老年重。

随着肠道的适应代偿以及各种治疗措施的干预，患者腹泻逐渐减少，但一般仍需较长期的营养支持治疗。另外，由于小肠切除过多，将有可能出现一系列的并发症。小肠促胰液素、促胆囊收缩素及肠抑胃肽的分泌均减少，而幽门部促胃液素细胞有增生现象，以致40%～50%患者有胃酸分泌亢进。这不仅可使腹泻加重，消化功能进一步恶化，并可能并发吻合口溃疡。由于胆盐吸收障碍，影响肠肝循环，胆汁中胆盐浓度下降，胆固醇比例升高，加之上述肠激素分泌减少使胆囊收缩变弱，胆汁停留时间延长，易发生胆囊结石(比正常人高3～4倍)。钙、镁缺乏可使神经、肌肉兴奋性增强和手足搐搦。由于草酸盐在肠道吸收增加，尿中草酸盐过多而易形成泌尿系结石。长期缺钙还可引起骨质疏松。长期营养不良，可恶化导致多器官功能衰竭。

【治疗】 主要治疗目的是促进残存肠管的代偿，使患者能够摆脱肠外营养，耐受肠内营养，甚至恢复正常饮食。SBS的治疗主要包括术后早期的补液、营养支持、肠康复治疗、并发症的防治和手术治疗。

1. *矫正内环境紊乱* 在术后最初几日，首先需治疗的是由于严重腹泻而导致的脱水、低血容量、电解质紊乱及酸碱失调。根据生命体征(血压、脉率、呼吸率)、动脉血血气分析及血电解质(钾、钠、氯、钙、镁及磷)测定结果，确定静脉补充晶、胶体溶液量及电解质量。若有代谢性酸中毒，应补充5%碳酸氢钠溶液以纠正之。也有报道指出，在术后早期开始全肠外营养(见下述)，对于调节水、电解质平衡，减轻腹泻及内环境紊乱有重要意义。酌情使用地芬诺酯和洛哌丁胺等止泻药。应用生长抑素可减少消化液的分泌。口服考来烯胺可消除胆盐对结肠的刺激，也能减轻腹泻。为控制高胃酸分泌，可使用质子泵抑制剂等抗酸药。

2. *营养支持* 肠道手术后患者消化和吸收功能下降，加上过分切除肠段导致的短肠综合征以及老年人体质较虚弱，对营养不良耐受能力较差，营养支持更为重要。可分为肠外营养和肠内营养。

(1) 肠外营养(parenteral nutrition, PN)：由于患者术后早期的严重腹泻，无法经口摄食，即使给予肠内营养，也只会加重腹泻和营养不良，此时营养全部由肠外营养供给，即全肠外营养(total parenteral nutrition, TPN)。肠外营养制剂含有葡萄糖、脂肪乳剂、复方氨基酸溶液、各种电解质溶液、维生素制剂及微量元素等成分，不同产品其浓度及含氮量也不相同，可根据供氮每日0.15～0.2 g/kg计算其用量。热量物质应兼含葡萄糖及脂肪乳剂。其中葡萄糖浓度常需达到20%～50%，脂肪乳剂可任选10%或20%浓度。脂肪乳剂有长链(LCT)及中长链(MC/LCT)两种。后者适用于肝功能不良者。糖脂比例以(1～2)∶1为宜，总供热量以体重计为每日20～30 kcal/kg，根据患者体力活动程度来增减。肠外营养价格昂贵，而且长期全肠外营养会有多种严重并发症，应适时向肠内营养过渡。

(2) 肠内营养(enteral nutrition, EN)：当腹泻控制后，应及早使用肠内营养，不足部分由肠外营养补充。但肠内营养确切的使用时机，各家说法不一，有学者认为，当腹泻量为2.5 L/日时即可使用。肠外营养不仅价格低廉、并发症少而轻，还能防止肠黏膜萎缩、促进肠道代偿。初期肠外营养目的不是营养，而是促代偿。必须要认识到肠外营养愈早，摆脱肠外营养的可能性愈大。肠内营养的给予，可从少量、等渗、易吸收的肠内营养制剂开始，再随患者适应、吸收的情况逐渐增加，从鼻肠管持续滴入，同时减少肠外营养的使用。鼻肠管滴入较口服或鼻胃管滴入为优，减少了胃内潴留和胃液的分泌。除了上述止泻药的应用，为增加患者对肠内营养的耐受，应24 h持续给予或采用输液泵控制速度。如患者难以耐受长期放置鼻肠管的不适，可进行经皮内镜下胃置管造口术(PEG)或经皮内镜下空肠置管造口术(PEJ)。

3. *肠康复治疗* 治疗过程中需要评价患者小肠吸收和代偿能力。研究发现，在短肠综合征患者中，血浆瓜氨酸(citrulline)水平与残存肠道面积及小肠对营养底物的吸收显著相关，且血清瓜氨酸水平可作为区分永久性肠衰竭和暂时性肠衰竭的较为敏感和特异的指标。肠康复治疗后，患者的血清瓜氨酸水平会有不同程度的升高，且其程度与肠功能恢复程度相关。除了上述提及的肠内营养，目前还联合使用生长激素、谷氨酰胺、膳食纤维和合理膳食来促进肠黏膜功能的代偿。生长激素(重组人生长激素r-hGH)能促进肠黏膜细胞的增生、加强肠道对水及电解质的吸收、促进蛋白质合成、改善患者术后负氮平衡。谷氨酰胺(glutamine)是肠黏膜细胞等生长迅速细胞的主要能量物质,称之为组织特需营养(tissue specific nutrient),可促进肠黏膜细胞增生,增强小肠及结肠细胞活性,减少肠内细菌及内毒素易位。膳食纤维经肠内细菌酵解后,能产生乙酸、丙酸和丁酸等短链脂肪酸,丁酸不仅可提供能量,也能促进结肠黏膜细胞生长。高糖低脂是针对 SBS 患者设计的康复膳食,其能量组成:复合碳水化合物占 60%,蛋白质占 20%,其余由脂肪提供。这种膳食与高脂、低碳水化合物膳食相比更加有利于能量的吸收,因为碳水化合物在结肠内可以再吸收利用,而脂肪酸不能;另外,限制脂肪可以增加矿物质吸收利用,并减少草酸盐的吸收。最近研究发现肠高血糖素 2(glucagon-like peptide-2, GLP-2)除了能通过刺激上皮增生而促进小肠吸收外,还具有减慢胃排空、增加肠蠕动时间、抑制胃酸分泌、增加骨质密度等作用。

短肠综合征患者的恢复程度主要与剩余小肠的长度、结肠的完整性以及是否保留回盲瓣有关。最近研究发现,除了残留小肠少于 30 cm 的超短肠综合征(ultra short bowel syndrome, USBS),只要把握好治疗时机,选择合理的治疗方法,大多数患者能够摆脱肠外营养,并长期存活。年龄是否作为短肠综合征恢复的影响因素,目前还未明确。根据 Messing 等的研究,当保留肠段长度相当的时候,老年人并不比非老年人更加需要肠外营养。Carbonnel 等也报道年龄不是短肠综合征患者采用何种营养摄取方式的预示性指标。可是,Howard 等报道大于 65 岁的患者转为全口服营养和完全恢复的可能性比非老年人小,国内有研究也得出相同结论。

长期肠外营养支持常可在患者家中实施,称为家庭肠外营养治疗(home PN),患者及其家属需先接受培训,掌握无菌术及营养液配制技术。在家庭肠外营养治疗过程中,与年轻患者相比,老年短肠综合征患者有更高的死亡率,且 1 年存活率也明显低于非老年人。

老年人是否更容易发生肠外营养相关并发症(PN-related complication)仍不清楚。但 Messing 等报道老年短肠综合征有 1/4 的死亡病例与肠外营养相关。全身感染是肠外营养最常见的并发症,中心静脉插管不规范、留置管护理不当、肠外营养液污染以及长期全肠外营养肠黏膜萎缩所导致的肠内细菌移位等均可导致全身细菌感染,患者会出现寒战和高热,严重感染可发生感染性休克和多器官功能衰竭。肝脏损害也是短肠综合征患者长期使用肠外营养的常见并发症。其原因与长期过高的能量供给、各营养成分比例不合理和胆汁淤积有关。过多的热量,无论是以糖还是以脂肪供能的超量输入,特别是过量葡萄糖,进入体内后不能被完全利用,而转化为脂肪沉积于肝内,引起脂肪肝。早期这种肝损害往往是可逆的,主要表现为血清谷丙转氨酶、谷草转氨酶及碱性磷酸酶等肝酶谱不同程度的升高,部分患者同时出现总胆红素和直接胆红素增高,停用肠外营养或减少用量后肝功能大都可恢复正常。但是,长时间不适当的肠外营养可造成严重的肝损害,导致肝硬化,重者可引起肝衰竭及死亡。另一值得关注的不良反应是高血糖症。血糖升高与免疫抑制、感染、败血症等并发症有关。当血糖浓度超过 12 mmol/L(220 mg/dl)时,将出现免疫球蛋白糖基化,导致调理素活性降低,影响伤口愈合和削弱免疫力。而强化胰岛素治疗,有效控制血糖有助于减少感染并发症的发生。

4. *手术治疗* 可分为小肠移植和非移植性手术措施。由于老年人通常合并多种疾病,一般不适宜器官移植,因此非移植性的手术措施对于老年短肠综合征患者更为重要。

(1) 小肠移植:小肠移植应是治疗短肠综合征终末期的合理方式。小肠移植术本身操作不复杂,但其难点在于:小肠及其系膜含有大量的淋巴组织,移植后出现严重的免疫排斥与移植物抗宿主病(GVHD);由于肠腔内含有大量细菌导致移植后出现肠道菌群易位和难以控制的全身感染,严重威胁着移植受体的生存。小肠移植排斥率高,感染多而且重,肠功能差而且恢复缓慢,所以其成功率远不及其他实质器官移植高。短肠综合征患者长期依赖肠外营养,肝脏有不可逆转的损害,行小肠移植时,常需同时移植肝脏。但随着免疫抑制剂、抗生素的进步以及移植技术和术后管理水平的提高,都将会大大促进这一治疗手段的发展。

(2) 小肠倒置术和连续横向肠成形术:只有在残存小肠已得到最大程度代偿后,才可考虑采用手术治疗。术前一般需观察 6~12 个月,以明确有无手术指征,同时应该严格控制适应证,谨慎选择术式,任何不适宜的手术不但不能起到治疗作用,反可加重病情甚至带来新的并发症。① 小肠倒置术系将一段肠管倒置后再吻合,利用逆向蠕动减慢肠排空,增加食糜与肠黏膜接触时间而达到增加营养吸收的目的,然而,这一方法显然不符合生理,是人工造成的慢性肠梗阻,时间稍长则上段肠段扩张,肠壁增厚,且有慢性炎症，食糜潴留的时间过长易诱发细菌繁殖，食糜腐败、发酵，从而产生毒素，导致一系列临床症状。② 连续横向肠成形术（serial transverse enteroplasty，STEP）作为一种新型术式在2002年应用于临床并推广，手术是将肠壁横向切开一系列平行的小口，然后将小切口纵向缝合，使原来扩张的肠管变成“Z”字形。不仅恢复了肠管口径，也显著延长了肠管的长度，简单易行且避免了以往延长术的缺点。但目前国内外仍没有临床研究对STEP术后小肠吸收能力进行客观评估，其长期效果仍有待进一步观察。

（冯家豪　孙　政）

第4节　小肠肿瘤

小肠肿瘤的平均发病年龄在59岁左右（良性平均62岁，恶性平均57岁），男性较女性略多。小肠的长度约占胃肠道总长的75%，其表面积约占胃肠道的90%以上，而小肠肿瘤发生率仅占所有胃肠肿瘤的5%～25%，其中恶性肿瘤占1%～2%。小肠肿瘤发病率低于胃肠道其他部位的可能有以下原因：① 小肠内容物呈流体，不仅刺激小而且稀释了内含的潜在致癌物质；因小肠蠕动快，也减少了致癌物质与黏膜的接触时间。② 小肠液为碱性且含较高浓度的苯芘羟化酶，可使某些致癌物质失去活性，不利于肿瘤的形成。③ 小肠菌群少，减少了由厌氧菌参与胆酸的代谢而使之转化为潜在的致癌物质。④ 小肠淋巴组织是产生IgA的主要场所，高浓度的IgA可中和病毒和致癌物质。⑤ 小肠集合淋巴结多，以T淋巴细胞为主，免疫力强，具有高度的抗肿瘤生长特性和能力。

【生长部位和临床分型】 小肠肿瘤可发生于小肠各种组织，种类繁多，据报道有多达40种不同的病理组织学类型。在良性肿瘤中，最常见的为腺瘤（29%），其次是平滑肌瘤（26%，此数据包括间质瘤，下同），余则依次为脂肪瘤、血管瘤、淋巴血管瘤、纤维瘤、神经纤维瘤和神经鞘瘤等。恶性肿瘤中，腺癌最常见（40%），余则依次为类癌、平滑肌肉瘤、淋巴瘤、脂肪肉瘤、纤维肉瘤、血管肉瘤和恶性神经鞘瘤等。有些小肠肿瘤可发生于遗传性疾病，如家族性腺瘤性息肉病（familial adenomatous polyposis，FAP）、黑斑息肉病（Peutz - Jeghers syndrome，PJS）、神经纤维瘤病（von Recklinghausen disease）和Gardner综合征的多发性硬纤维瘤等。不论小肠肿瘤为良性或恶性，其分布部位多由近侧向远侧渐次增多。有些小肠肿瘤的发生和分布有一定的规律，如十二指肠黏膜表面积最小，但腺癌的发生率却最高，占小肠癌总数的40%，且多位于壶腹部。而黏膜表面积最大的回肠，腺癌发生率最低为22%，空肠居中为38%；间质瘤常见于空肠，其次为回肠和十二指肠；淋巴瘤或类癌则多见于回肠。小肠肿瘤多为恶性，良、恶性之比为1∶3.7。

【临床表现】 小肠内容物呈液体状态，健康小肠可以扩张，因此小肠肿瘤在早期并无症状，当肿瘤发展到一定程度可出现不全肠梗阻、便血，有的并发肠套叠、肠穿孔。小肠良性肿瘤约1/2生前无症状，只是尸解时才发现肿瘤。而恶性肿瘤患者约75%有明显的临床症状。良性肿瘤多数生在远端回肠，且多为平滑肌瘤、腺瘤；恶性肿瘤则多为腺癌、类癌，腺癌发生在近端小肠多见，类癌位于远端小肠常见。十二指肠或空肠固定部位肿瘤可有上腹部不适，有的出现黄疸。有资料显示，克罗恩病与家族性多发腺瘤病患者的小肠肿瘤发病率多于一般人群。

【实验室和辅助检查】

1. *全胃肠道钡餐检查*　十二指肠肿瘤通过张力钡餐检查可确诊。钡盐在空肠、回肠流动时如观察到肠黏膜异常、肠襻移位或呈锐角或肠腔被肿块压迫受阻时，一般系小肠肿瘤。回肠远段肿瘤，用较高压力钡盐灌肠可出现肠腔受压、变狭窄等影像。

2. *B超检查*　B超检查是诊断小肠肿瘤最简便、无创伤诊断方法，但容易漏诊。

3. *内镜检查*　十二指肠肿瘤，特别是壶腹部位肿瘤，内镜检查阳性率高。结肠纤维镜检查，可观察回肠末段肿瘤。

4. *经皮经肝胆管穿刺造影*　有助于诊断十二指肠乳头部位肿瘤。

5. *选择性腹腔动脉造影*　小肠肿瘤并消化道出血做选择性腹腔动脉造影有助于诊断。腹腔动脉造影对小肠血管平滑肌瘤可获得定位诊断。

6. *胶囊内镜检查*　对老年患者是一种安全的检查手段。但检查过程中患者需背负电池和记录仪，对严重心肺功能不全的老年人来说是一种负担，这些患者检查时应适当控制活动或卧床休息，加强监护，必要时提前终止检查。另外，胶囊滞留体内是最主要的并发症，发生率为5%，胶囊可掉入大的消化道憩室或滞留在消化道器质性狭窄处，严重者诱发急性肠梗阻，并有1%需手术治疗。因此，疑有消化道憩室及消化道器质性狭窄，且无手术条件或拒绝接受手术，均属本检查的禁忌证。胶囊内镜主要应用于各种不明原因的消化道出血和小肠疾病诊断，尤其是经传统方法检查未能确诊的消化道出血。国内外报道胶囊内镜对不明原因消化道出血的部位及病因诊断率为55%～82%。不明原因的消化道出血的常见病因有血管畸形、肿瘤和炎症。老年人群血管畸形和肿瘤发病率较高，与传统检查方法相比，诊断该病变胶囊内镜有明显的优越性。其原因与结肠镜时肠腔充气可能掩盖血管病变有关。尽管胶囊内镜不可替代胃肠镜对食管、胃、结肠病变的诊断和治疗作用，但胶囊内镜对食管、胃、结肠(尤其是近端结肠)疾病的诊断有一定价值。特别对不能耐受胃肠镜检查的老年患者来说，胶囊内镜诊断的价值将更大。

7. CT 检查　传统观点认为 CT 和 MRI 无助于小肠肿瘤的早期诊断，只用于了解肿瘤侵犯的范围和有无远处转移灶，作为术前估计病期的一种补充检查方法。但是多层螺旋 CT 对原发性小肠肿瘤的定位诊断比较准确，能全方位显示肿瘤向腔内、外生长，对周围血管结构脏器的压迫侵犯、淋巴结及肝脏等是否有转移及判断肿瘤的良、恶性有很大帮助。三维重建技术能多角度、更直观地显示病变形态范围、周围结构及脏器的情况，已经成为诊断小肠肿瘤的可靠方法之一。不同的小肠肿瘤在 CT 的图像上表现为局限性肿块或局限性肠壁增厚(一侧肠壁或环状肠壁)，伴不同程度的强化，但各自亦有一定的特点。胃肠道间质瘤(gastrointestinal stromal tumor, GIST)倾向于形成肿块，并向腔外生长方式为主，增强后呈不均匀强化，内有不同程度的坏死或囊变，其强化程度高于淋巴瘤和腺癌。但 GIST 可表现为肠壁增厚伴肠腔呈动脉瘤样扩张的特点。淋巴瘤的特点主要以肠壁增厚为主，亦可以肿块形式，周围肠系膜常伴有不同程度的淋巴结肿大；并且肠壁增厚累及的范围相对较广，甚至可以是弥漫型的，但是不管以肠壁增厚还是肿块形成，病灶的强化程度低(低于 GIST 和腺癌)，且强化均匀，一般没有明显的坏死和囊变。腺癌的特点则是以局限性肠壁增厚，多见环状不规则增厚，有强化，但常常伴肠腔狭窄为主要特点，据此与 GIST 鉴别。对于类癌的特点，表现为黏膜下肿块，伴明显均匀强化，还可表现为境界不清的肿块侵犯肠系膜，伴明显的反应性的纤维组织增生，从强化的程度、强化是否均匀以及周围是否有肿大淋巴结方面有助于鉴别。

【治疗】　小肠肿瘤治疗首选手术切除，手术方式一般依据肿瘤性质及部位来决定，即：① 良性肿瘤行肿瘤局部切除、局部肠段切除术或合并受累脏器切除。② 恶性肿瘤则应力争行根治性切除及区域淋巴结清扫术，并将肿瘤及其两端各 10～20 cm 的肠段、所属的系膜及区域淋巴结一并整块切除，在肠系膜上动脉发出处切断、结扎供应血管。③ 十二指肠恶性肿瘤行胰十二指肠切除术。④ 回肠末段恶性肿瘤行根治性右半结肠切除术。⑤ 肉瘤具有膨胀性生长特点，有些虽瘤体较大，但仔细游离后仍可切除。⑥ 恶性肿瘤已不能根治性切除者，仍应争取姑息性切除以缓解症状。⑦ 对于有肠梗阻现象而肿块又无法切除者，应行旁路手术以解除梗阻。⑧ 恶性淋巴瘤和腺癌患者除手术外，尚需综合化疗、放疗及中医中药治疗。

1. 良性小肠肿瘤　临床上最常见的是平滑肌瘤、腺瘤和脂肪瘤，其他良性肿瘤有血管瘤、Peutz - Jeghers 综合征肠道病变、淋巴管瘤及神经纤维瘤等。在尸检中腺瘤多见，而引起临床症状的良性小肠肿瘤以平滑肌瘤多见。其临床症状以厌食、恶心和腹部钝痛等非特异性症状多见，患者常表现为腹痛时合并有肠梗阻(往往由于肠套叠所致)，出血为仅次于腹痛的常见特异性症状，但危及生命的大出血情况较少见。患者可能出现的合并症主要是肠梗阻与消化道出血。合并临床症状的患者需要手术治疗，行肿瘤所在部位的肠切除或部分肠壁切除就可以达到根治目的。在手术治疗中需要注意的问题是：应当对全部小肠进行探查，因为这类疾病的病灶往往是多发的。

2. 恶性小肠肿瘤　常见的包括：腺癌(约占50%，多发生在 70 岁以上的老人，部位于十二指肠和近端空肠多见；在合并克罗恩病的患者发病年龄较早，并且约 70%发生在回肠)、类癌、肉瘤和淋巴瘤。腹痛与体重下降是最常见的临床症状。其中 15%～35%患者表现为肠梗阻，不同于良性小肠肿瘤导致肠套叠所发生的肠梗阻，发生这种情况的原因多为肿瘤浸润和与周围组织粘连所致。部分患者可表现为混有肠黏膜的腹泻，消化道出血在平滑肌肉瘤患者中(男女比例约为 3∶1)多见，患者表现为黑便、贫血及大便潜血性。10%～20%患者可表现为腹部包块。10%左右的患者可出现消化道穿孔(常继发于淋巴瘤和肉瘤)。当肿瘤位于十二指肠时，患者可出现黄疸并有慢性失血的表现。平滑肌肉瘤常表现为出血、梗阻及穿孔(肿瘤出血、坏死所致)，多为直接扩散或经血流转移至肝脏。小肠淋巴瘤多位于回肠(起源于肠道黏膜相关淋巴组织)，直径多大于 5 cm，沿肠壁广泛浸润性生长，25%患者可发生穿孔；发热少见，合并发热时常提示全身受累。包括区域淋巴结在内的扩大切除是治疗小肠恶性肿瘤的关键。当肿瘤位于十二指肠时，需要行胰十二指肠切除术（Whipple 手术）。当肿瘤不能根治性切除时，进行姑息性手术可以预防出血、梗阻和穿孔等并发症。如果姑息性切除手术不能进行时，仅能行短路（by-pass）手术以缓解症状。放射治疗和化疗对于小肠腺癌患者帮助不大。对于肉瘤患者，放射治疗可以提高生存率。而在淋巴瘤患者，外科手术切除联合放射治疗和化疗可明显提高治疗效果。仅一半左右的小肠恶性肿瘤患者可进行根治性切除手术。约1/3的患者在就诊时就发生了远处转移，进行手术治疗后5年生存率仅为25%。小肠腺癌患者的预后最差，治愈率仅15.2%。平滑肌肉瘤与淋巴瘤的5年生存率在25%～35%。鉴于间质瘤的良、恶性较难鉴别，其病理诊断标准主要根据细胞丰富程度、核的异型性和分裂象的多少，尤以后者为鉴别恶性间质瘤的一项重要指标，但冰冻切片很难观察核分裂象及其数量。因此，对位于空、回肠的实质性肿瘤，若难以鉴别其良、恶性，原则上应按恶性肿瘤行根治性切除，若位于十二指肠或回肠末端，则必须待肿瘤活组织石蜡切片检查确诊为恶性肿瘤后方可行根治性胰十二指肠切除或右半结肠切除术。

3. *小肠类癌*　小肠类癌起源于 Kulchitsky 细胞，是具潜在恶性的肿瘤。绝大多数小肠类癌患者发病年龄在50岁左右。在小肠的发生率仅低于阑尾（阑尾45%、回肠28%、直肠16%等）。患者的临床表现、是否有远处转移与肿瘤的部位、体积、浸润深度和生存方式等因素相关，有资料表明：发生在阑尾的类癌患者3%发生转移，而回肠部位的类癌患者中接近35%合并有转移；直径＜1 cm转移率为2%左右，直径在1～2 cm转移率为50%，而当直径＞2 cm时转移率为80.90%。肿瘤生长缓慢，但当肿瘤侵犯至浆膜时，患者常出现由于系膜纤维化导致的不全性肠梗阻。20.3%患者属多中心肿瘤。部分患者（10.2%）可合并有其他组织来源的第二原发恶性肿瘤（腺癌常见），约10%患者合并多发性内分泌腺瘤综合征（multiple endocrine neoplasia syndrome，MENS）肿瘤。在不表现为类癌综合征的患者中，最常见的临床症状为梗阻所导致的不同程度的腹痛、腹泻和体重下降。10%左右的病例表现为恶性类癌综合征，在肠道类癌患者中综合征出现概率多于其他部位（支气管、胰腺、卵巢和睾丸等）的患者。常见的症状与体征包括：皮肤潮红（80%）、腹泻（76%）、肝大（71%）、右心瓣膜病变（41%～70%）和支气管哮喘（25%）。对于类癌及类癌综合征患者，其所分泌的各种激素水平检测是确诊的方法。但小肠类癌患者术前确诊率较低。血管造影和高频超声检查可以明确是否合并有肠系膜和肝脏的转移，血管造影可显示肿瘤区域异常的动脉分布和狭窄的静脉回流影像。CT检查可以明确肝、淋巴结转移情况和肠壁、肠系膜受累范围。针对小肠类癌的治疗方式选择基于其肿瘤体积、部位和有无转移病灶。当肿瘤直径＜1 cm且区域淋巴结转移时，行部分肠切除术；肿瘤直径＞1 cm、多灶性肿瘤并且有区域淋巴结转移的患者，需行扩大的肠、肠系膜切除术。肿瘤位于末端回肠的，最好行右半结肠切除术。位于十二指肠的体积小的肿瘤，可行部分肠壁切除术；而体积较大时，则行 Whipple 手术。在手术中，需探察有无多病灶存在。对于已经发生广泛转移的患者，仍然可进行手术治疗，以减轻症状，可行肝部分切除术，而对于肝内多发转移的患者可行肝动脉结扎或经皮栓塞术治疗，也可取得较好临床效果。也有临床报告用肝动脉化疗栓塞进行治疗。近期有多中心研究的报告指出：肝移植治疗类癌肝脏多发转移患者的5年存活率为69%。在手术麻醉中要警惕类癌综合征危象情况，其表现为低血压、支气管痉挛及心动过速等。对于恶性类癌综合征的患者可以用药物来治疗由于各种激素水平过高所导致的症状。例如应用奥曲肽可以使绝大多数患者的腹泻、皮肤潮红等症状得以缓解，同时有文献报道，该药物同时可以使17%患者的肿瘤发展受到控制。此外，联合应用链佐星（链脲霉素）、氟尿嘧啶或环孢霉素可以使约1/3患者的肿瘤生长受到抑制。而临床上应用达卡巴秦（dacarbazine，DTIC）的结果也令人鼓舞。总之，对于小肠类癌患者应用综合的方法进行治疗，可以取得较好的效果。小肠类癌为小肠恶性肿瘤中预后最好的，无论该疾患是局限的还是已经发生转移的。当肿瘤局限于发生部位时，手术切除几乎可以100%治愈；当肿瘤侵犯局部淋巴结时，手术治疗的5年生存率为65%；合并有远处转移时，包括手术在内的综合治疗可以使5年生存率达到25%～35%。有临床文献表明，当患者嗜铬粒蛋白A（chromogranin A）水平明显增高时，提示预后不佳。

4. *小肠转移瘤*　在临床上，小肠转移肿瘤的发生率要多于原发小肠恶性肿瘤。小肠转移肿瘤多为腹腔内如胃、结肠、胰腺及卵巢等其他脏器发生的恶性肿瘤直接扩散或种植转移而来。腹腔外肿瘤转移至小肠的较少见，其中乳腺癌、肺癌患者可发生这种情况，而最常见的腹腔外肿瘤转移至小肠的是皮肤黑色素瘤。这类患者常见的临床症状包括恶心、体重下降、贫血、消化道出血和部分肠梗阻。治疗仅为针对缓解症状的姑息性切除或短路(by-pass)手术。

【治疗特点与趋势】 高龄患者腹部外科疾患的术前诊断有其独特特点,高龄患者感觉迟钝,反应不敏感,起病往往“隐匿”,常不易引起患者及家属重视。又因高龄患者机体应急能力显著减弱,一旦发病,却进展迅速,易致并发症,故临床上往往表现为“外轻内重”的特点,稍不留意,易造成误诊。小肠肿瘤的早期临床诊断困难,尤其是恶性肿瘤,发现时往往已是晚期。所以,重视小肠肿瘤的早期诊断,提高诊治水平,对于改善小肠肿瘤的预后有着重要意义。

高龄患者往往存在多种合并症:心血管系统疾病(包括高血压、冠心病、各种心律失常等)、呼吸系统疾病(包括慢性支气管炎、肺气肿、支气管哮喘等)、糖尿病和其他疾病(包括卒中后遗症、慢性肾功能不全等),因此,术前要与相关科室合作对合并症加以治疗并评估,提高患者对手术的耐受性,术后要加强对合并症的监测,多科协作,避免合并症的加重。正确估计手术的必要性、可耐受性和危险性,虽然高龄患者的手术危险性较大,但随着国人寿命的延长、体质的改善,不少高龄者对手术仍有较好的耐受性。单纯年龄因素并非手术的绝对禁忌,判断手术危险性关键在于看心、肝、肾等重要脏器的功能及全身状况,如主要脏器功能尚好,对一些高龄急性患者在经综合分析后,一方面要慎重,另一方面有时仍要大胆果断采取手术治疗方案,防止迟疑而延误治疗。虽然腹腔镜技术不断发展,基本上所有的胃肠外科手术方式均可以在腹腔镜下完成,但是老年患者在选择腹腔镜手术时应特别注意心肺功能的检测。

(张　黎)

第5节　肠外瘘

肠外瘘(intestinal fistula)是指肠与腹腔、腹壁外有不正常的通道,外瘘虽随各个瘘有其特性,但共性较多,也是腹部外科手术后严重并发症之一。由于老年人其身体条件、心肺功能、生理代谢不完全同一般中青年患者,早期发现并及时处理老年患者的肠外瘘对手术成败和术后恢复具有重要影响。

【病因】 肠外瘘多继发于手术、损伤、炎症、感染等,仅有少数是属于先天性畸形(医疗目的行肠道外置减压,或旷置远端,近端肠外置在腹腔外除外)。肠外瘘的原因如下。

1. *手术*　是平时造成肠瘘的主要原因,虽也属损伤所致,但有其特点,故单列为一病因。多见于胃肠与胆道手术,肾、输尿管手术与妇科手术也可并发肠外瘘,多为误伤所致。

2. *肠损伤*　经初步处理后,因感染或组织缺血,破损处经修补或吻合后仍破裂成瘘,或是处理时有遗漏,放射治疗后,肠道损伤致瘘,可以在放射后早期或后期发生。

3. *肿瘤、炎症肿瘤穿破成瘘*　多发生在结肠,炎性病变如小肠克罗恩病(Crohn's disease)、白塞病(Behcet's disease)、溃疡性结肠炎也可溃破成瘘(1.2%)。肠结核以及腹腔内一般化脓性感染也有引起肠壁坏死穿孔成瘘的可能。

4. *先天性畸形*　由于脐肠瘘(卵黄管未闭)可在脐部发生一肠外瘘,卵黄管肠端未闭而腹壁端已闭者则成为梅克尔憩室(Meckel's diverticulum),先天性肠瘘为数极少。

【病理生理】 肠外瘘的病理生理改变主要是因肠液溢出肠腔外而引起,肠液除含有电解质、水分外,还含有细菌、消化酶等。这些导致了机体一系列的病理生理改变。同时,应当注意的是老年患者心、肺、肝、肾、胃肠道等功能衰退是普遍现象,发病往往具有多病性和不典型性。多病性:同一老人常同时存在2种以上疾病,常常合并心肺功能的疾病及营养不良,或同一脏器发生多种病变。老年人的多病性使症状、体征相互影响,临床表现变得更为复杂和不典型。不典型性:老年人敏感性降低,自觉症状轻;体温调节能力低,发热不明显;对冷对疼痛反应较差;病初不易察觉,症状出现后又呈多样化。对老年患者本身特点及病理生理认识可有助于肠外瘘得到及时有效的诊治。

1. *水、电解质、酸碱紊乱*　大量液体与电解质的丧失,患者虽有口渴的感觉,但饮水后即漏出,在早期甚至可刺激胃肠道分泌与丧失更多的液体与电解质,也有酸碱紊乱的现象。肠外瘘患者最常见的有代谢性酸中毒、严重低钾血症、不同程度的低渗性脱水和高渗性脱水。

2. *循环障碍*　随着大量肠液的丧失,如又得不到及时的肠外补充,患者将出现有效循环量不足,继而有肾功能损害,甚至肾衰竭。内稳态紊乱与周围循环衰竭是20世纪70年代以前肠外瘘的重要死亡原因。

3. *感染* 是当前肠瘘患者死亡的主要原因，肠液内含有消化酶及细菌，高位肠瘘液含有较多的消化酶，而低位肠瘘液含有较多的细菌。因此，在瘘后的早期，高位肠瘘的肠液具有很强的腐蚀性，侵蚀瘘周围组织。在此基础上，细菌侵入形成感染。低位肠瘘的感染出现较早。如漏出的肠液未能得到有效的引流，它将污染整个腹腔形成弥漫性腹膜炎，进而有全身性感染与多器官功能不全甚至衰竭。腹腔内的肠液虽经引流但不充分或是流出量不大而自行局限，其后将出现局限性腹膜炎或脓肿，仍可导致全身性感染、多器官功能不全或衰竭。在高位肠瘘，由于肠液的积聚，细菌感染还可能腐蚀腹膜腔组织、血管而造成腹壁瘘口及附近组织的出血。

4. *营养不良* 肠瘘发生后，如无良好的营养支持，患者将在瘘发生2～3周内出现营养不良，其程度视肠瘘的位置与肠瘘的流出量而定，尤其是老年人，其生理代谢处于负氮平衡阶段，营养不良更为显著。感染与营养不良两者相互影响形成恶性循环，既影响组织的愈合与器官的功能，又不利于感染的控制。

5. *原有疾病的改变* 大多数肠瘘患者在发生瘘时原有的疾病已得到治疗。但有部分患者，原有疾病未得到有效的治疗或有并存病，如肝胆管结石患者行胆肠吻合后发生了瘘，但原发病并未得到妥善处理，还可能因瘘激发或加重原有的疾病，致肝胆管内感染加重，出现黄疸、肝功能损害等。

【临床症状】 肠外瘘的临床症状可分为两个阶段。第一阶段是创伤，手术后短期内，或是炎性肠病发生穿孔的早期，肠内容物尚未溢出至腹腔外，但肠液已外溢至腹腔，表现为弥漫性或局限性腹膜炎的症状，高热、腹胀，腹部有压痛、肌紧张，肠鸣音减弱或消失，甚至腹腔内出现积液的现象。经过剖腹探查引流或腹部切口感染、破裂后，或是从原置放的腹腔引流管中出现肠液，患者将出现第二阶段的症状。第二阶段的症状将随肠液的流出量、腹腔内感染的程度与处理是否适当而有明显的差异。轻者仅有少量肠液从瘘管流出，重者则可导致严重的内稳态失衡、重度营养不良、腹腔内感染、脓肿以及多系统器官功能不全。概括起来可以有下列5个方面的症状。

1. *瘘口局部的症状* 腹壁瘘口可分为两类，一类是肠壁瘘口与腹壁破口之间有一段距离，或已有周围组织包裹形成管状，或是存在着一脓腔。另一类是肠壁瘘口与腹壁瘘口紧贴在一起，肠道外翻的黏膜与腹壁组织愈合形成唇状。前一类有自行愈合的可能，但肠液先流至腹腔而后溢出腹壁外，易有腹腔内感染。唇状瘘的肠液直接流至腹腔外，腹腔内感染较轻，但肠液流出量大，自愈的可能性很小。肠液内含有消化酶，可腐蚀肠外的组织。因此，十二指肠、高位空肠等高位瘘流出的肠液有较强的腐蚀性，腹壁瘘口周围的皮肤被肠液侵蚀造成糜烂导致剧烈的疼痛、红肿。

2. *内稳态失衡* 由于大量的肠液丢失，可以导致失水与电解质丧失，最多见的是低钾、低钠，在高位、高流量瘘尤为明显。在失水与电解质丧失的同时，易有酸碱失衡，代谢性酸中毒多于代谢性碱中毒。再由于不能进食，机体脂肪分解、酮体增加，更加重了代谢性酸中毒。但当瘘口的位置甚高、胃液的丢失量大，则可有代谢性碱中毒，或是感染较重而有脓毒血症时，患者呼吸加快，出现呼吸性碱中毒。因之，在肠外瘘患者中，水、电解质与酸碱的紊乱是明显的。

3. *营养不良* 在肠外瘘的初期，营养不良的现象不一定明显。但是，在腹腔感染较重、不能进食的时间较长后便可迅速出现营养不良。营养不良的主要表现为内脏蛋白质降低，也可有体重减轻，皮下脂肪与肢体肌肉明显减少，如不能得到及时的补充，营养不良的情况将逐渐加重。

4. *感染* 肠外瘘发生后如未能得到及时引流，将溢出的肠液引流至腹腔外时，将发生弥漫性或局限性腹膜炎，有明显的腹部症状。有时，腹腔虽经引流，但如不够彻底则可反复出现腹腔内残留脓肿。腹腔感染严重时，可继发全身性感染——脓毒症，或是多器官功能障碍综合征(MODS)。

5. *多器官功能障碍综合征* 肠瘘最严重的结果是多器官功能障碍综合征。多器官功能障碍综合征的主要原因是腹腔感染，也可因重度营养不良、免疫功能下降合并的全身性感染、肺炎而引起。肠外瘘易有ARDS、黄疸等器官功能衰竭的症状，应激性溃疡、胃肠道黏膜糜烂出血者亦不少见。在最终死亡的患者中，表现有多器官功能障碍综合征者占80%。

【诊断】 当有肠液从引流物或创口中流出时，肠瘘的诊断很容易成立。但是，当瘘口较小时，尤其是腹膜后结肠瘘，有时单从临床观察很难诊断有瘘。临床表现为创口持久不愈，或是愈后又破溃，或是出现腹膜后软组织感染与全身毒性症状，而创口部仅有肉芽组织不健康与脓性分泌物增多的现象，为此，可做一些检查。

直接经腹壁瘘口造影与消化道造影是常用的有效诊断肠外瘘的客观诊断方法，可根据瘘的情况首选一种方法。

当疑有肠瘘发生，但未形成瘘管时，宜首选消化道造影，即经消化道或全消化道的口服造影剂检查，通过这一检查常可明确是否存在肠瘘、肠瘘的部位与数量、瘘口的大小、瘘口与皮肤的距离、瘘口是否伴有脓腔及瘘口的引流情况，还可明确瘘口远近段肠管是否通畅。如是唇状瘘，在明确瘘口近段肠管的情况后，还可经瘘口注入造影剂进行检查。了解远段肠管是否通畅非常重要，它是决定肠外瘘能否自愈的必要条件，也是决定手术方式必须考虑的情况之一。

实施这一检查应注意造影剂的选择。不宜选择钡剂，因为钡剂不能吸收亦难以溶解，如使用它来明确肠瘘的诊断，会造成钡剂存留在腹腔和瘘管内，形成异物，影响肠瘘的自愈。钡剂漏入腹腔或胸腔后引起的炎性反应也较剧烈。由于肠外瘘往往伴有炎性肠梗阻或肠粘连所致的不全梗阻，使用钡剂进行消化道造影常会导致这类患者发展为完全性肠梗阻。临床上遇到这种情况常很尴尬，患者因口服钡剂导致肠梗阻加重，腹痛腹胀且有严重呕吐，但因腹腔粘连较重，无法决定手术，仅能行梗阻近端造口，致使病程迁延，增加患者痛苦。

对于使用何种造影剂国内外文献存有争论。如无钡剂漏出污染腹腔之虑，也可使用钡剂进行消化道造影。使用钡剂的最大好处在于其可揭示肠道黏膜情况，帮助诊断瘘前疾病，如克罗恩病和白塞病等。

对早期肠外瘘患者使用血管造影应用 60%泛影葡胺，60%的泛影葡胺 60～100 ml 直接口服或经胃管注入，多能清楚显示肠瘘情况。无论是肠腔内还是漏入腹腔的泛影葡胺均可很快吸收。不宜再将 60%的泛影葡胺进一步稀释，否则难以显示肠瘘及伴随情况。造影时应动态观察胃肠蠕动与造影剂分布情况，注意造影剂漏出的部位、漏出的量与速度，有无分支岔道和脓腔。由于 60%的泛影葡胺亦属高渗液体，个别肠道功能好的患者检查后会有短暂的腹胀与大便次数增多。肠道无运动功能的患者也可很快将造影剂吸收，腹胀症状很快缓解。

当瘘管已经形成，可先行瘘管造影。有时如消化道造影不能满足诊断要求，需补充经瘘口或引流管口的造影检查，仍选 60%的泛影葡胺做造影剂，直接经皮肤瘘口注入，而不宜用导管深插入瘘管后再造影，以免造影剂直接进入肠腔而不能显示瘘管及其周围的情况，如岔道、脓腔等。瘘管直接造影较消化道造影更能了解瘘管及其所在肠段的情况。若不需了解其他肠管的情况，如有无梗阻和器质性病变，则不再需要做全消化道造影。十二指肠瘘、结肠瘘等一次瘘管造影即能明确诊断，据此制订治疗方案。

腹部 X 线平片检查有助于肠外瘘的诊断，X 线平片如显示有腹腔大量积气或液平多提示有肠瘘存在。通过腹部 X 线平片还可提示有无合并肠梗阻，但此检查无法明确诊断。

目前 CT 已是临床诊断肠瘘尤其是肠瘘合并腹腔和盆腔脓肿的理想方法，应尽可能在患者口服造影剂后或经直肠灌注造影剂后再进行 CT 检查。在胃肠道充盈造影剂后，有助于与腹腔外积聚的液体区别，偶可发现脓腔与胃肠瘘口交通的瘘管。无腹壁外开口的腹腔内瘘往往不易通过传统的胃肠造影和瘘管造影确诊，通过 CT 的连续扫描多可发现此类型的肠外瘘。

B 超虽可帮助诊断腹腔内有无积液或脓肿，但因有肠胀气而欠准确，更无助于诊断肠瘘是否存在或明确肠瘘所在部位。

因肠外瘘常伴有内稳态失衡、营养不良及器官功能损害，因此，除明确有无瘘以外，还应对老年患者内稳态、营养情况及肝、肾、心、肺等重要器官进行检查，明确有无改变或功能损害，避免因未察觉这些方面的病理生理改变而治疗失败。

【治疗】 肠瘘的治疗依据其病理生理分为以下 6 个方面。

1. *纠正内稳态失衡* 发生瘘以后尤其是高流量的瘘(空腹时，24 h 肠液流出量>1 000 ml)，可迅速发生内稳态失衡，应根据肠液的流失量及时从静脉补给适量的液体与电解质。流量大者每日的液体需要量可以在 7 000～8 000 ml 或更多，单是肠液的流失量就可达 5 000～6 000 ml。这时，要注意患者的内环境平衡，有必要采用腔静脉置管输液，这既能保证液体的输入，又可以输入大量的电解质，如氯化钾等。

2. *建立腹腔双套管冲洗引流* 肠瘘患者漏出的肠液存在于腹腔内，首先可引起化学性腹膜炎，之后转变为细菌性腹膜炎，可合并多种细菌感染。仅行单纯腹腔橡胶管引流，因漏出肠液难以经胶管彻底引出，致肠液积存，腹腔感染严重，对于此类患者，于引流管内放置较细的输液器导管入腹腔，用生理盐水经输液器管道行腹腔 24 h 持续冲洗；如腹腔引流管已脱出，肠液无法引流，则需行开腹探查，清除腹腔脓液，于肠瘘处放置双套管，并加强引流管的日常护理。每日冲洗后记录冲洗量及引流量，借此判断肠瘘量的多少，漏出量 = 引流袋总量 - 冲洗液量。冲洗过程中，如有堵塞，可用注射器加压冲管或调整引流管内套管的位置，一般可解决堵塞问题。不建议行负压吸引,因在负压的情况下,引流管易被网膜或肠管壁堵塞,失去效用。

3. 营养支持(肠外营养或肠内营养)　一旦确诊为肠瘘,就应考虑停止进食,并准备行营养支持。营养支持前应对患者进行系统的营养状态分析。由于肠瘘多发生在创伤、大手术后、重症胰腺炎及炎性肠病术后,患者多已存在营养不良,或已有某些营养素的缺乏如缺磷、锌等。应对体重、三头肌皮褶厚度及内脏蛋白等指标进行监测,也应尽可能监测微量元素和能量代谢等特殊指标。

营养支持方式应由肠外瘘的类型及肠外瘘各阶段的治疗要求来决定,在肠瘘发生的早期及合并严重腹腔感染的肠外瘘患者多只能采取全肠外营养。在感染得到有效的引流和肠道功能恢复时可适时开展肠内营养支持。由于肠外瘘患者的病程长、耗费大,应尽可能地选择肠内营养支持。需要决定行手术的肠外瘘患者,在术前一段时间应尽可能地采用肠内营养支持。重症胰腺炎合并十二指肠瘘或高位空肠瘘的患者可通过在瘘口远端行空肠造口实施肠内营养。对于合并结肠瘘的重症胰腺炎患者则可在行近端结肠造口后实施肠内营养。

事实上在肠外瘘患者中要想开展长期、有效的肠外营养支持是很困难的,而且花费也很大,而开展完全的肠内营养支持也并非易事。在外科患者尤其是肠瘘患者中开展肠内营养支持还是有一定困难的,分别受到运动功能、消化和吸收功能的限制。可根据病情选择合适的肠内营养制品,进行肠内营养支持。在肠内营养支持不能满足患者的能量和蛋白质需要时,可通过外周途径提供所差的非蛋白质热能和蛋白质。这样既可满足患者的营养需要,也克服了肠外与肠内营养支持各自的不足。这种肠内加肠外的营养支持模式,可能是今后一段时间肠外瘘患者营养支持的主要模式。

4. 生长抑素及生长激素的应用　肠瘘患者初期应用生长抑素能进一步降低胃肠液分泌量,有利于肠外瘘的愈合。当患者营养状态较差,无法承受手术或肠瘘有自愈可能时,可序贯应用生长抑素和生长激素,有利于肠外瘘愈合,但费用昂贵。在感染严重、高应激状态时不宜使用生长抑素,以免加重糖代谢紊乱。生长抑素用于高位瘘和高流量瘘作用明显,对于结直肠瘘和低流量瘘作用有限,应用生长抑素一般不超过 21 日。序贯应用生长抑素和生长激素,先用生长抑素和肠外营养,肠液少于 100 ml/日而引流通畅时,可以停用生长抑素,感染消除后再应用生长激素。生长激素与生长抑素也可以有 3 日的重叠期,生长激素应用不超过 10 日。需要注意的是不可长期使用生长抑素,生长抑素应用大于 7 日后,抑制消化道分泌的作用日渐消失,应用 1～2 周后每 24 h 瘘流量仍大于 100 ml 的患者需要行确定性手术。

5. 抗生素的应用　肠外瘘合并腹腔感染的主要致病菌是革兰阴性杆菌(常为大肠埃希杆菌),其次是厌氧菌(常见的是类杆菌属)。可联合应用第三代头孢菌素和甲硝唑,第三代头孢菌素可覆盖腹腔感染灶中最重要的致病菌——大肠埃希杆菌,甲硝唑则可有效地作用于兼性厌氧菌如脆弱类杆菌。腹腔严重感染及抗生素应用过久时要注意真菌感染及耐药菌的出现。在抗感染过程中,可不断进行脓液的细菌培养,以指导抗生素的选择,为肠瘘确定性手术做准备。

6. 手术治疗　肠外瘘患者的手术可分为辅助性手术与确定性手术。剖腹探查、引流、肠造口等辅助性治疗手术,可按需要随时进行。而那些为消除肠瘘施行的修补、切除等确定性手术(definitive operation)的手术时机选择则决定于腹腔感染的控制与患者营养情况的改善。一般在肠瘘发生后 3～6 个月进行。常用的手术有:肠瘘局部肠襻切除吻合术、肠管部分切除吻合术、肠襻浆膜覆盖修补术、带蒂肠浆肌层覆盖修补术、肠瘘部外置造口术、肠旷置术。目前肠部分切除、对端吻合术与带蒂肠浆肌层片覆盖是应用较多、效果较满意的手术。

值得注意的是,近年来也有成功的治疗病例表明,在有效的营养支持条件下,通过适时使用生长抑素和生长激素,早期施行肠瘘确定性手术为肠瘘的早期治愈提供了希望,尤其是术后早期(术后 1～2 周)腹腔感染及肠粘连较轻的肠瘘患者。肠瘘的早期手术治疗,其本质是通过积极地手术干预将肠瘘予以转变或加强其可控制性。慎重而积极的实施可明显减轻长期非手术治疗为患者带来的巨大心理及经济负担,但手术时机和手术方法的选择目前尚缺乏统一的模式与路径。我们认为肠瘘发生后,经短期治疗(1～2 周)后,如流量没有减少,需综合分析肠瘘的类型,如无自愈的可能,应及早行肠瘘确定性手术,但不求一期消灭肠瘘,若腹腔感染较重,可行近端肠管造瘘,再行二期肠管吻合等措施,力求简单有效。确切的术前风险评估和有效的围手术期辅助治疗是早期确定性手术成功实施的前提条件。

（张　黎）

参考文献

[1] 安显鸿,梁国欣,单立军. 老年人肠套叠的彩色多普勒超声诊断价值[M]. 中国临床研究,2010,23(3):224-225.
[2] 蔡志高,邹伟波,吴伟江. 肠伤寒穿孔 25 例诊治体会[J]. 实用医学杂志,2004,20(1):68-69.
[3] 曾育杰,吕永添. 成人短肠综合征的治疗现状[J]. 岭南现代临床外科,2008,8(2):105-107.
[4] 陈正琪,曾思务. 老年性肠套叠的诊治[J]. 山西医药杂志,1992,21(1):34.
[5] 程洁,张晓微,周瑛,等. 94 例肠结核诊断和治疗分析[J]. 临床肺科杂志,2012,17(3):463-464.
[6] 迟强谷,金宇,张日平. 短肠综合征患者的肠康复治疗[J]. 临床外科杂志,2008,16(12):803-804.
[7] 丛林. 58 例肠结核临床分析[J]. Guide of China Medicine,2011,9(14):228.
[8] 董静波. 肠伤寒穿孔 30 例临床分析[J]. 临床医学,2005,25(10):72.
[9] 龚红生,胡庠,赵新潮,等. 老年肠梗阻临床诊治分析[J]. Chinese Journal of Medicinal Guide,2012,14(4):612-613.
[10] 顾月清,廖关林,周允中. 80 岁以上肺癌患者手术适应证的探讨[J]. 中华老年医学杂志,1998,17(6):380.
[11] 何博华,肖兰凤,杨建新,等. 老年人结直肠癌导致的肠套叠的诊治[J]. 中华老年医学杂志,2006,25(3):198-199.
[12] 黎介寿. 成人短肠综合征的治疗进展[J]. 肠外与肠内营养,2005,12(5):257-258.
[13] 李先锋. 肠结核手术治疗临床效果分析[J]. 当代医学,2012,18(16):85.
[14] 李阳,李亮. 老年肠梗阻 160 例诊治分析[J]. 中国煤炭工业医学杂志,2012,15(3):319-320.
[15] 李贞,程留芳. 克罗恩病的发病机制和治疗进展[J]. 传染病信息,2009,22(3):178-180.
[16] 林琳,徐庆文. 实验室检查在绞窄性肠梗阻早期诊断中的意义[J]. 中国医药科学,2012,2(1):47-48.
[17] 刘葆金, 朱圣权. 小肠恶性肿瘤 16 例临床分析[J]. 中国普通外科杂志, 2003, 12(7):552-553.
[18] 刘晖,高卫峰. 肠结核合并肠梗阻 72 例外科治疗分析[J]. 医学综述,2010,16(9):1431-1433.
[19] 刘进全,李春娥,付丽. 手术治疗急性出血性肠炎 58 例临床分析[J]. 航空航天医学杂志,2012,23(2):215-216.
[20] 刘胜春, 姚榛祥. 原发性小肠恶性肿瘤的临床误诊分析[J]. 中国普通外科杂志, 2003, 12(4):245-247.
[21] 刘业星,鲁刚,谭诗成. 短肠综合征治疗进展[J]. 医学综述,2011,17(3):417-419.
[22] 刘英民. 104 例老年人粘连性肠梗阻的治疗体会[J]. 河南职工医学院学报,2008,20(4):367-368.
[23] 吕德成. 小肠炎性疾病[M]//吕德成. 用老年外科学. 北京:华龄出版社,2010:114-119.
[24] 米洪元. 急性出血性肠炎 38 例手术治疗分析[J]. 检验医学与临床,2009,6(15):62-63.
[25] 米振生,李学华. 90 例老年肠梗阻的病因分析[J]. 山东医药,2011,51(30):79.
[26] 沈琦,于海文,王宝昌. 克罗恩病的外科诊治[J]. 检验医学与临床,2008,5(23):1419-1420.
[27] 沈兴华. 老年人急性小肠扭转 43 例[J]. 世界华人消化杂志,2005,13(1):135-136.
[28] 石天山,刘现立. 老年人肠堵塞 22 例诊治体会[J]. 医学文选,1999,18(2):215-216.
[29] 司徒小新,雷红,徐林梧. 老年肠梗阻的临床特点及治疗[J]. 临床医学,2009,29(3):41-43.
[30] 苏公典. 15 例急性出血性肠炎误诊分析[J]. 北方药学,2011,8(10):68.
[31] 苏琼川,张惠明,梁欣. 粘连性肠梗阻 256 例临床分析[J]. 齐齐哈尔医学院学报,2012,33(4):488-489.
[32] 孙毅. 老年急性小肠扭转治疗 36 例[J]. 中国实用医刊,2011,38(17):102-103.
[33] 王高雄,李子奈,刘祖民. 老年肠结核 21 例临床分析[J]. 实用老年医学,1997,11(1):36-37.
[34] 王国平,余国庆,赫永金,等. 老年人急性肠梗阻 87 例临床诊治分析[J]. 全科医学临床与教育,2010,8(3):314-316.
[35] 王军海,李浓. 肠伤寒穿孔临床诊治体会[J]. 吉林医学,2008,29(8):654.
[36] 王黔,黄进堂,王海斌. 肠结核临床诊断和治疗[J]. 贵阳医学院学报,2010,6(35):614-615.
[37] 王伟涛,贾彦超,王广成. 老年人肠扭转坏死 11 例诊治分析[J]. 河南外科学杂志,2011,17(6):38-39.
[38] 吴国,吴肇汉,吴肇光. 短肠综合征患者的营养支持及肠道代偿治疗[J]. 中国实用外科杂志,2005,25(11):661-662.
[39] 吴在德. 肠结核[M]//吴在德,吴肇汉. 外科学. 北京:人民卫生出版社,2007:458-459.
[40] 吴在德. 急性出血性肠炎[M]//吴在德,吴肇汉. 外科学. 北京:人民卫生出版社,2007:450-451.
[41] 吴在德. 克罗恩病[M]//吴在德,吴肇汉. 外科学. 北京:人民卫生出版社,2007:450.
[42] 吴在德. 伤寒肠穿孔[M]//吴在德,吴肇汉. 外科学. 北京:人民卫生出版社,2007:449-450.
[43] 吴肇汉. 短肠综合征[M]//吴在德,吴肇汉. 外科学. 北京:人民卫生出版社,2007:461-462.
[44] 谢忠士,汲崇德,赵航,等. 老年肠梗阻 103 例的临床特点分析[J]. 中国老年学杂志,2008,28(4):393-394.
[45] 熊军宁,张毅. 肠结核 28 例外科治疗分析[J]. 山西医药杂志,2012,41(1):51-52.
[46] 徐崇松,张沼,丁丽娟. 老年人小肠扭转的诊断和治疗[J]. 中国实用医刊,2011,38(10):74-75.
[47] 徐子平. 老年人急性出血性坏死性小肠 3 例分析[J]. 中国临床医学,2005,12(3):548-549.
[48] 杨立新,吕红,徐俊琢,等. 老年克罗恩病的临床特点[J]. 胃肠病学,2006,1(1):653-656.

[49] 张国华. 老年小肠炎性疾病[M]//顾倬云. 老年外科学. 北京：人民卫生出版社，1998：199，206－210.

[50] 张晖. 老年肠梗阻69例诊断和治疗[J]. 基层医学论坛，2008，12：966－968.

[51] 张圣祝. 45例老年患者粘连性肠梗阻的手术治疗与分析[J]. 现代医药卫生，2005，21(21)：2909－2910.

[52] 张伟，朱维铭. 短肠综合征的治疗[J]. 临床外科杂志，2011，19(10)：662－663.

[53] 赵夏夏，胡桂芳，侯晓斌，等. 肠梗阻二维超声图像特征与X线、手术病理对比分析[J]. 中国临床医学影像杂志，2003，14(1)：65－66.

[54] 郑泽霖，方学. 绞窄性肠梗阻的病理生理和临床[J]. 临床外科杂志，2000，8(2)：71－72.

[55] Aziz. Outcome of surgical treatment of intestinal perforation in typhoid fever[J]. World J Gastroenterol，2010，16(33)：4164－4168.

[56] GE ZZ，HU YB，XIAO SD. An evaluation of obscure gastrointestinal bleeding diagnosed by capsule and/or push endoscopies [J]. Chin J Dig Endoose，2003，20 (4)：223－226.

[57] Gore RM，Mehta UK，Berlin JW，et al. Diagnosis and staging of small bowel tumours[J]. Cancer Imaging，2006，6：209－212.

[58] Horton KM，Fishman EK. Volume-rendered 3D CT of the mesenteric vasculature：normal anatomy，anatomic variants，and pathologic conditions [J]. Radiographics，2002，22：161－172.

[59] Jon S. Thompson. Short Bowel Syndrome in the Elderly[J]. Clinical Research，2002，17(2)：110－112.

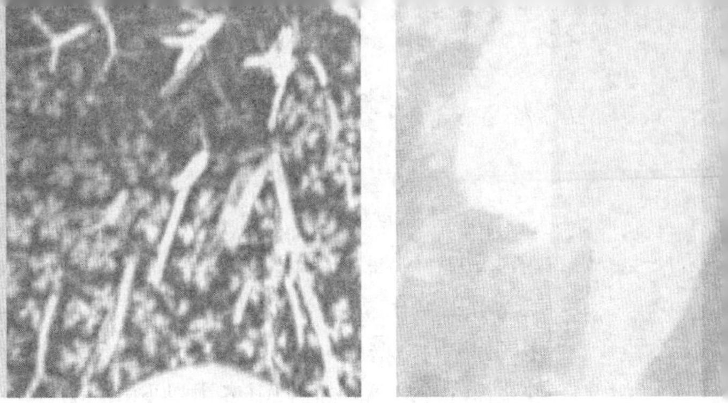

第19章

阑尾疾病

第1节 阑尾的解剖生理特点

出生时婴儿阑尾位于盲肠顶端，盲肠的两侧是对称的。出生后盲肠继续发育，盲肠壁右前侧生长成很大的袋状突出，盲肠的左侧和后侧壁发育很少，这种偏心性生长，使得成人阑尾常在盲肠内侧且多居后，而不在盲肠顶端，其外形由漏斗状变成蚯蚓状盲管。此特点对于因急性阑尾炎行阑尾切除术时最可能找到阑尾的位置，以及对于诊断阑尾占位病变有意义。

阑尾的长短、大小不一，一般长6～8 cm，外径0.6～0.8 cm，内径0.2～0.3 cm，在老年人中一般较短小，管腔也更窄。阑尾系膜由两层腹膜组成，它是后腹膜向前反折包绕阑尾形成的一个三角形皱襞，其内含有血管、淋巴管和神经。阑尾系膜短于阑尾本身，这使阑尾卷曲成襻状或半圆弧形。阑尾动脉是回结肠动脉的终末分支，走行于阑尾系膜的游离缘，分支后达阑尾后壁，因其无交通支，故当其痉挛、受压或栓塞时，易引起阑尾缺血，老年人血管、淋巴管常有退行性变，加之伴有动脉硬化，在阑尾炎的基础上，进一步影响阑尾的血液供应，更易导致血管闭塞而发生阑尾坏疽、穿孔。阑尾神经和静脉、淋巴管沿动脉分布。静脉血经回结肠静脉、肠系膜上静脉、门静脉，进入肝内。当阑尾炎时，细菌脓栓脱落可引起门静脉炎，也可进入肝脏形成肝脓肿。

阑尾位置一般位于右下腹麦氏点（McBurney's point）处（右髂前上棘至脐连线的中、外1/3处），但因盲肠发育与盲肠位置关系可有所差异。大组解剖资料统计，盲肠后位指向下方，占大多数，约为66%，达盆腔入口的约31%，盲肠下位约2%，回肠前或后方指向脐仅约1%。此外，尚有各种异位阑尾，如腹膜外位阑尾、左位阑尾、壁内阑尾等。了解阑尾位置的变异对阑尾炎的诊断和手术治疗有很大帮助。

阑尾的组织结构与胃肠相似，有黏膜层、黏膜下层、环肌层、纵肌层、浆膜下层和浆膜层，黏膜和黏膜下层中含有丰富的淋巴组织，这是阑尾炎感染常沿黏膜下层扩散的原因。老年人因阑尾黏膜萎缩变薄，其肌层纤维化及脂肪浸润，这些组织结构上的改变，也是老年人阑尾炎易于穿孔的一个重要原因。

目前认为阑尾是人类在生长发育过程中形成机体免疫功能的一个组成部分，并把它作为免疫器官，参与淋巴细胞和抗体的产生。阑尾的淋巴组织在出生后就开始出现，12～20岁时达高峰，以后逐渐减少，60岁后渐消失，故切除老年人的阑尾，对机体的免疫功能无损。此外，阑尾有吸收水分和电解质的作用，并具有蠕动的功能，能将进入阑尾腔的异物排出。

（刘中砚）

第2节 急性阑尾炎

急性阑尾炎是普外科最常见的急腹症，据文献报道，60岁以上的老年急性阑尾炎占急性阑尾炎的1%左右，近年来随着我国人口老龄化的发展，其发病率有增加趋势。由于老年人对疼痛反应差，自觉症状较轻，临床症状不典型，故往往漏诊，导致穿孔和急性腹膜炎，并常伴随其他多种疾病，因此，对老年急性阑尾炎患者应给予足够的重视。

【病因】 老年人阑尾炎病因与年轻人阑尾炎病因基本相同，但亦有其自身特点。

1. 阑尾腔阻塞　阑尾的解剖特点是管腔细窄，开口狭小，阑尾系膜短使阑尾弯曲呈弧形等均致使阑尾管腔易于阻塞。阑尾管腔阻塞后，黏膜分泌黏液增多，胶内压力增高，血运发生障碍，易使阑尾远端无效腔炎症加重。阑尾腔梗阻多由以下几种原因造成。

(1) 阑尾腔内异物：正常阑尾有蠕动功能，能将进入盲肠的内容物通过蠕动将其排出。阑尾黏膜亦有吸收水分的功能，粪便在阑尾腔内可形成硬块，当其体积较大，不能被排出时，常形成粪石性梗阻，并发感染，还可压迫局部阑尾管腔壁以致穿孔。寄生虫、果核及其他异物均少见。

(2) 管腔壁的改变：由于老年机体的退变，老年人阑尾腔均较正常狭小，蠕动功能明显减弱，易发生梗阻。另外，若以前曾发生阑尾急性炎症，阑尾管腔壁可以出现纤维化，腔变小，排出异物能力差，亦可发生梗阻。阑尾肿瘤亦可使阑尾发生梗阻。阑尾黏膜下层富含淋巴组织，任何原因使黏膜下层淋巴组织肿大时即可使阑尾管腔明显狭窄，发生梗阻。

(3) 阑尾系膜过短或阑尾先天畸形，造成阑尾扭曲引起不全梗阻。

2. 致病菌的存在　阑尾炎由细菌感染引起，通常在正常阑尾腔内能找到大肠埃希菌和肠球菌等。当阑尾腔阻塞，阑尾蠕动障碍，血管神经失调(血管痉挛及老年人血管硬化)时，阑尾黏膜在此基础上发生损害，细菌侵入肠道及阑尾腔黏膜而引起阑尾炎。致病菌大多为革兰阴性杆菌和各种厌氧菌。

3. 腹腔内胃肠道疾病的关联影响　老年人的胃肠道疾病较年轻人明显增加，如急性肠炎、肠道肿瘤、血吸虫病等，都可直接蔓延至阑尾，或引起阑尾腔管壁痉挛，出现血运障碍引起炎症。

【病理】 在急性阑尾炎的发病过程中，根据其病理解剖学变化和临床表现，可分为4种临床类型。

1. 急性单纯性阑尾炎　阑尾轻度肿胀，浆膜面充血并可失去正常光泽，表面附有少量纤维样渗出物，阑尾壁各层均有水肿和中性粒细胞浸润，以黏膜和黏膜下层为主，阑尾腔内可有少量渗出，镜下可见黏膜上皮有一个或多个缺损。在早期病变未累及浆膜，只有因管腔阻塞、管壁痉挛而引起腔内压增高的刺激症状，故临床上只有定位不明确的上腹部和脐周疼痛。但当炎症开始累及阑尾浆膜时，则有定位明确的右下腹疼痛，可出现轻度压痛、反跳痛和肌紧张。

2. 急性化脓性阑尾炎　常由单纯性阑尾炎发展而来，阑尾肿胀更为显著，浆膜面高度充血，阑尾周围和腹腔内有稀薄脓液，细菌培养常为阴性。镜检病变早期即呈扇形，由表浅层向深层扩延，直达肌层和浆膜层。同时，炎症向周围扩展，浸润阑尾全周。阑尾壁各层皆为大量中性白细胞浸润，并有炎性水肿和纤维素渗出。此时，由于炎症明显累及阑尾浆膜甚至壁腹膜，所以右下腹部疼痛剧烈，压痛、反跳痛和肌紧张较明显。老年阑尾炎患者由于其反应能力较差，此期的临床症状常与病理改变不一致，易误诊。

3. 坏疽性及穿孔性阑尾炎　阑尾因腔内阻塞、积脓、腔内压力增高及阑尾系膜内的静脉受炎症波及而发生血栓性静脉炎等，均可引起阑尾壁血液循环障碍，以致阑尾壁发生坏死。此时，阑尾呈现紫色或黑色，可发生穿孔。穿孔后炎症继续扩散，则可引起弥漫性腹膜炎。临床上腹痛范围扩大，腹膜刺激症状更明显，全身中毒症状加重。老年人阑尾黏膜已明显变薄，有脂肪浸润和阑尾组织纤维化，大多数均有不同程度的血管硬化，组织供血相对减少，明显加快阑尾炎症的迅速发展，容易穿孔，这就是老年性阑尾炎穿孔率高的病理基础。

4. 阑尾周围脓肿　当急性化脓性或坏疽性阑尾炎以及阑尾穿孔时，网膜与附近小肠会形成包裹。如阑尾坏死、穿孔后炎症局限，包裹成功，形成脓肿。由于老年人免疫防御功能减弱，穿孔后炎症很难局限，易致弥漫性腹膜炎。阑尾周围脓肿表现为右下腹痛性肿块固定，亦有全身感染症状。脓肿形成后除非脓量很少，一般需手术引流。脓肿处理不当可形成进一步并发症，如脓肿破溃造成弥漫性腹膜炎；或破溃至邻近脏器(肠道、阴道、膀胱等)形成内瘘；或向腹壁外破溃形成窦道；脓肿壁纤维化加重形成局限性炎性包块，可被误诊为肿瘤。

急性阑尾炎结局及并发症：一般急性阑尾炎经合理治疗后多数预后良好。但老年患者常因机体抵抗力低，免疫功能减退及机体反应能力减弱而延误诊治，可出现一些并发症，如急性弥漫性腹膜炎、阑尾周围脓肿、门静脉炎，以及细菌或脱落的含菌血栓可经门静脉而流入肝脏，形成肝脓肿。

【临床表现】

1. 症状　老年阑尾炎发病症状与病理改变常不一致，故老年阑尾炎与其他年龄组阑尾炎既有许多相同的症状表现，又有一些差异。

(1) 腹痛：大多数阑尾炎继发于阑尾腔梗阻，阑尾发生扩张，过度收缩及克服梗阻的强蠕动引起疼痛，常呈阵发性。反映在体表痛的部位大约在脐上或脐周。数小时后炎症侵袭浆膜，壁腹膜受到刺激出现右下腹阑尾区固定疼痛，即转移性右下腹痛。腹痛的转移需要一定时间，快的 2～3 h，慢者要经过 1 日或更长时间。很多老年患者主诉的腹痛常不甚剧烈，腹部症状不典型，只有轻微腹痛，或仅有腹胀，与正常的急性阑尾炎的转移性右下腹痛有较大差别。阑尾不同解剖位置发生炎症时，腹痛部位也有不同，如盲肠后位阑尾炎痛在侧腰部，盆腔位阑尾炎痛在耻骨上区，肝下阑尾炎痛在右上腹部，极少数左侧阑尾炎痛在左下腹部。

不同病理类型阑尾炎腹痛亦不同，单纯性阑尾炎常为轻度隐痛；化脓性阑尾炎呈阵发性胀痛；坏疽性阑尾炎则表现为持续剧烈腹痛。阑尾穿孔后腹痛可暂时减轻，出现腹膜炎后，腹痛则持续加剧。但应注意，多数老年人的各种病理类型阑尾炎的腹痛症状差别不十分明显。

(2) 胃肠道症状：老年急性阑尾炎患者，早期阑尾蠕动增强时常出现恶心、呕吐。呕吐物多为胃内容物，少数也可有腹泻及便秘。盆腔阑尾炎时，渗出液刺激直肠、膀胱，常持续有便意，并出现尿频、尿急、尿痛。弥漫性腹膜炎时可致麻痹性肠梗阻症状。

(3) 全身症状：老年患者早期常有乏力、食欲不振、厌食、头痛、头晕等，炎症加重时出现口渴、脉率加速等全身症状，但一般早期很少发热；腹膜炎时可出现寒战、高热；如伴发门静脉炎时可出现高热和黄疸。

2. *体征* 一般阑尾炎根据其病理分型不同，常有以下典型的体征。

(1) 右下腹压痛：这是急性阑尾炎常见的重要体征，不管阑尾位置如何变异，压痛始终在一个固定的位置上。特别是在炎症早期，压痛固定于右下腹部。当炎症扩散至阑尾以外时，压痛范围扩大，但仍以阑尾部位压痛最为明显。老年患者有时压痛点难以确定，但活动可使腹痛加重，可帮助确定压痛点。

(2) 腹膜刺激征：当阑尾炎症较重，发展到有浆膜渗出，壁腹膜受到刺激时，常有肌紧张、反跳痛和肠鸣音减弱或消失等。此为腹膜一种防御性反应，常提示病情已发展为化脓性和坏疽性阑尾炎或阑尾穿孔。应注意老年人腹壁松弛，腹壁肌肉紧张不明显，故应反复检查，认真比较左右相应的部位，手法非常轻才能发现很轻微的体征。

(3) 阑尾炎产生的压痛和肌紧张随阑尾在腹腔的部位不同而异。如在盆腔，腹部检查可无压痛或肌紧张，但做直肠指检时，如已有渗出，在直肠深部前侧可有压痛；盆底部的腹膜炎推动子宫时可有压痛。阑尾和盲肠在腹膜后时亦可无转移痛，但检查时可发现腰部压痛；如检查及时，有时压痛出现在腰痛症状前。

(4) 协助诊断的 3 种试验

1) 结肠充气试验：用一只手压住左下腹降结肠部，再用另一只手反复压迫近侧结肠部，结肠内积气即可传至盲肠和阑尾部位，引起右下腹疼痛，即为阳性。

2) 腰大肌试验：患者左侧卧位，右下肢向后过伸，引起右下腹疼痛为阳性，说明阑尾位置较深或后位，靠近腰大肌。

3) 闭孔内肌试验：患者仰卧，右髋和右膝均屈曲 90°，将右股向内旋转，如引起右下腹痛则为阳性。提示阑尾位置较低，靠近闭孔内肌。

【实验室和辅助检查】

1. *常规化验* 白细胞在感染局限于阑尾壁内时常达 10×10^9/L，嗜中性粒细胞数 80%；感染加重，炎症侵及腹腔时，白细胞计数可升至 20×10^9/L 以上。

2. *B 超检查* B 超作为阑尾炎的特异性检查手段，适用于临床可疑阑尾炎或诊断有困难的患者，特别是老年患者，超声波检查可能发现肿胀的阑尾，对诊断提供有价值的参考。

3. *CT 及 MRI 检查* CT 可显示阑尾周围软组织影及其与邻近脏器关系，敏感性很高，但因价格相对高，使用较少。螺旋 CT 及 MRI 的诊断价值高于 CT，但因价格昂贵，使用也较少。

【诊断】 多数患者根据其腹痛的特点、典型的临床表现及化验检查不难明确诊断，但老年急性阑尾炎患者，其反应能力较差，症状常与病理改变不一致，故极易延误诊断。为避免老年人阑尾炎误诊，减少穿孔发生率，首先应详细询问病史，注意腹痛确切发生时间、部位、性质、转移时间、腹痛伴发全腹的症状。其次，体检应全面、认真细致，反复核查腹部体征，并在双侧认真比较。最后结合血常规检查、B 超及 CT 等检查，加以综合分析，快速地做出正确的诊断。

【鉴别诊断】 老年急性阑尾炎常与其他一些急腹症相混淆，几乎所有引起急性腹痛的疾病均需加以鉴别。

1. *妇科疾病* 卵巢囊肿蒂扭转有明显的腹痛和腹部包块，B 超检查较易鉴别。急性盆腔炎或继发腹膜炎患者可有脓性白带和盆腔内压痛，后穹窿穿刺或腹腔诊断性穿刺可抽出脓性液。

2. *胃十二指肠溃疡穿孔* 既往有消化性溃疡病史，查体时除有右下腹压痛以外，上腹部仍具有疼痛和压痛。由于老年人腹壁肌肉松弛，腹肌紧张和腹壁板状强直不明显，故常与老年阑尾穿孔难以鉴别，如确实诊断困难，可行诊断性穿刺。

3. *右侧输尿管结石* 大多呈阵发性绞痛。尿常规常见较多红细胞。X线片可发现在输尿管走行部位呈现结石阴影,必要时可行肾脏排泄造影检查。

4. *回盲部肿瘤* 近年来发病率渐增高,常可于右下腹部触及质硬肿物,结合CT、钡剂灌肠或结肠镜和肿瘤标记物等实验室检查,可明确诊断。

【治疗】 老年人反应差,临床表现不典型,体征与疾病的程度不一致,并发症多,死亡率高,伴随疾病多,所以选择适当的治疗方案就显得特别重要。尤其是围手术期的处理,在围手术期处理中更应特别注意处理老年患者所伴有的心血管系统疾病等。

老年急性阑尾炎的治疗,可根据阑尾炎的不同病理类型以及患者自身的实际情况采用不同的治疗方法,一般包括非手术疗法和手术疗法。

1. *非手术治疗*

(1) 适应证

1) 患者发病时间较短,自觉症状和体征均较轻的阑尾炎,未继发腹膜炎,患者及家属不同意手术治疗,可暂时先行保守治疗,如病情在10~12 h不能得到有效控制,并有逐渐加重趋势时,还应手术治疗。

2) 患者就诊时无明显全身中毒症状,右下腹可触及一界限不清的肿块,压痛不明显,无腹膜炎体征,说明炎症已完全局限于右下腹或已形成阑尾周围脓肿,此时阑尾与周围组织广泛粘连、包裹,多数不能在手术同时切除阑尾,应以保守治疗为主。

3) 患者一般状态欠佳,全身中毒症状十分严重,同时伴有严重的心、脑血管疾病及肺功能不全而不能耐受手术,必须先行支持治疗,待患者条件改善后再行手术治疗。

(2) 治疗方法

1) 卧床休息:患者常应取半卧位,使腹腔内渗出液积聚于盆腔内,预防感染扩散,以便处理。

2) 暂禁食:入院初24~48 h内应禁食,以减少肠蠕动从而减少炎症扩散,促进炎症局限化。24~48 h后患者症状减轻,可酌情给予流食或半流食。

3) 补液,纠正电解质紊乱以及酸碱失衡:对于长时间不能进食或需要禁食患者,必须静脉补液,老年患者特别要注意低钾、低钠血症以及营养、热量的供给。

4) 抗生素的选择:现多方面资料已证明,腹腔感染大多为需氧菌和厌氧菌的混合感染,厌氧菌是腹腔感染中常见而重要的致病菌。有资料统计,阑尾炎患者厌氧菌检出率在75%~90%或以上。因此老年性阑尾炎的抗感染必须兼顾需氧菌及厌氧菌的治疗。对难以控制的病例,可依据细菌培养和药敏试验结果来调整抗生素治疗。一般抗感染治疗应持续到阑尾炎的症状和体征基本消失,方可停药。

5) 穿刺引流:在某些老年阑尾周围脓肿患者,经抗感染治疗效果不明显,可在B超引导下行脓肿穿刺,并插入导管引流。

6) 局部理疗:对于某些阑尾包块形成患者,可在右下腹进行红外线照射以及芒硝外敷等治疗,对促进水肿及炎症消退有一定疗效。

7) 治疗伴随疾病:老年阑尾炎患者常伴随某些疾病,包括心脏病、高血压、肺肾功能不全、糖尿病等,在治疗阑尾炎的同时也必须同时治疗相关疾病。

2. *手术治疗* 急性阑尾炎有的经非手术治疗,炎症可以消退,但消退后约3/4的患者将会复发。尤其是老年急性阑尾炎患者,随着年龄的增长以及伴随疾病的增多和加重,手术的机会将越来越小,预后越来越差。另外,阑尾切除手术在现时已公认是一个比较简单、安全的手术。所以,老年急性阑尾炎是采取手术治疗或非手术治疗,要权衡利弊。一旦确诊,而又没有明显禁忌证时,应在积极治疗并发症及减少并发症的前提下,及时、果断地采取手术治疗。

鉴于老年人大多有高血压、冠心病、糖尿病以及肺、肾功能不全等疾病,均可影响预后,甚至成为死亡的原因,故必须做好手术前的充分准备和处理。

(1) 适应证:手术治疗适用于大多数急性单纯性阑尾炎、化脓性或坏疽性阑尾炎伴局限性腹膜炎、复发性阑尾炎、阑尾穿孔伴发弥漫性腹膜炎、大多数阑尾脓肿。

(2) 术前准备和处理:由于老年急性阑尾炎手术是急诊手术,这就要求根据具体情况在短时间内纠正机体失调,根据病情充分地估计术中和术后可能发生的情况并做好准备。术前准备包括常规准备和纠正水、电解质、酸碱平衡紊乱以及对伴随疾病的处理等。

(3) 麻醉的选择:一般情况下,老年急性阑尾炎患者以硬脊膜外麻醉为佳;但症状轻、体征反应不明显的急性单纯性阑尾炎患者,考虑术中处理可能比较简单,可用局部浸润麻醉;如患者较危重,伴随疾病亦较多,可根据麻醉师意见给予相应的麻醉(如全身麻醉)。

(4) 手术方式:阑尾切除术现有两种,一种是传统的剖腹阑尾切除术,一种是近几年开展的经腹腔镜行阑尾切除术。

传统的剖腹阑尾切除术是最普通、简单安全的手术,但是对老年急性阑尾炎患者,在手术中一定要仔细操作,避免医源性疾患和减少术后并发症的发生。

近几年来,腹腔境外科替代传统剖腹手术已引起普遍关注。经腹腔镜阑尾切除术较剖腹阑尾切除术简单、安全,且视野大,可广泛观察腹腔,排除其他病变。对于阑尾炎诊断不能肯定者,选用腹腔镜不仅可用于治疗,还可用于诊断,尤其对于女性患者。但由于它受医院条件限制,在我国尚未普及开展。腹腔镜阑尾切除术不能完全代替常规开腹手术,应根据各种条件严格掌握其手术适应证。

(刘中砚)

第3节 慢性阑尾炎

【病因】 慢性阑尾炎相对少见,临床上大致可分为反复发作性阑尾炎和原发性慢性阑尾炎两大类。前者多由于急性阑尾炎发作时病灶未能彻底除去、残留感染,病情迁延不愈而致。多有明确急性阑尾炎病史,此后反复发作,但临床表现较急性阑尾炎为轻,由于病史明确,诊断容易,是慢性阑尾炎中较易肯定的一种。后者没有急性阑尾炎发作史,症状隐晦,体征也多不确切,有时出现阑尾点压痛,可能与阑尾慢性梗阻有关。难诊断,易误诊。

【病理】 慢性阑尾炎的阑尾壁一般有纤维化增生肥厚,阑尾粗短坚韧,表面灰白色,可以自行蜷曲,四周可有大量纤维粘连,在黏膜和浆肌层可见到以淋巴细胞和嗜伊红细胞为主的慢性炎症细胞浸润,还可见到阑尾管腔中有异物巨细胞。管腔内存有粪石或其他异物;阑尾系膜也可增厚、缩短和变硬;有时由于阑尾壁纤维化而致管腔狭窄,甚至闭塞,压迫阑尾壁内神经末梢而产生疼痛等症状。狭窄和闭塞起自阑尾尖端,并向根部蔓延,如仅根部闭塞,远端管腔内可充盈黏液,形成黏液囊肿。

【临床表现】 反复发作性阑尾炎有较明确的急性阑尾炎发作史,之后间歇性反复发作,但均为亚急性。平素可无明显不适,发作时常有反射性胃部不适、腹胀、便秘等症状。比较肯定的为右下腹疼痛和局部压痛,但并不严重。多次发作后,右下腹偶可扪及索状的阑尾,质硬伴压痛。无急性阑尾炎发作史者,往往有经常性右下腹绞痛发作,程度不一,多数为隐痛,消化系统症状也比较常见,如食欲不振、腹胀、食后胃部不适、便秘或轻度腹泻等,但均无特异性。不过,多数患者还是有右下腹疼痛和压痛,虽然涉及范围较广,但仍以阑尾点为中心。

【诊断和鉴别诊断】 曾有急性阑尾炎发作史,以后症状、体征也比较明显的慢性阑尾炎诊断并不困难。无急性阑尾炎发作史的原发性慢性阑尾炎,不易确诊。胃肠钡餐X线检查对诊断有较大帮助。最典型的发现是阑尾狭窄变细、不规则,或扭曲、间断充盈,甚至固定,显影的阑尾处可有明显压痛。有时阑尾不充盈或仅部分充盈,局部有压痛,也可考虑为慢性阑尾炎的表现。

临床诊断为慢性阑尾炎而行手术的患者中,约35%术后症状未见改善,均系其他疾病误诊为慢性阑尾炎。可见其误诊率高和鉴别诊断的重要性。胃肠钡餐X线检查还可排除一些易与慢性阑尾炎相混淆的其他疾病,如溃疡病、憩室、慢性结肠炎、盲肠结核或癌肿等。B超检查可排除慢性胆囊炎、慢性附件炎及慢性泌尿系感染等。

【治疗】 慢性阑尾炎诊断明确者,仍以手术切除阑尾为宜。手术既作为治疗手段,也可作为最后明确诊断的措施。如手术发现阑尾增生变厚、系膜缩短变硬,阑尾扭曲,四周严重粘连,则可证实术前慢性阑尾炎的诊断。如发现阑尾基本正常,炎症程度与临床表现不符,则应怀疑慢性阑尾炎的诊断。此时,应首先详细探查邻近有关器官,如盲肠、回肠末端、右侧输卵管,甚至胃十二指肠或胆囊等,如系这些脏器病变,应做相应处理。因此,对术前诊断不明确者,以腹腔镜探查为佳,以便发现异常时做进一步处理。

(刘中砚)

第4节 阑尾肿瘤

阑尾肿瘤比较罕见,近年报道逐渐增多,约占阑尾切除标本的5%,其中大多数为良性,仅有17%属恶性。良性者主要有阑尾黏液囊肿等,恶性者主要有阑尾黏液假瘤、阑尾类癌和阑尾腺癌等。阑尾肿瘤诊断困难,多为偶然或意外发现,故治疗上时有延误。

一、黏液囊肿

阑尾的黏液囊肿罕见,占阑尾切除术的0.1%～0.4%。该病可以合并肠梗阻,破裂后可以表现为腹膜假黏液瘤。

【病因】 所谓阑尾黏液囊肿,为阑尾腔末端因慢性炎症逐渐阻塞,致其黏膜分泌的黏液逐渐在腔内淤积而成。故其发生实际上有赖于3个因素:① 阑尾腔部分阻塞。② 阻塞部远端的黏膜仍能分泌黏液。③ 腔内并无细菌存在，不致并发感染。

【病理】 阑尾腔梗阻初期，阑尾壁往往增厚，日久以后其肌壁逐渐消失，代之以单纯的纤维组织，或者呈玻璃样变。其内容物多为一种假黏液，大概是黏膜的一种变性分泌，也可能是在分泌以于在细胞外逐渐转变而成。有时候黏液也可变得很稠厚，如胶冻状物。黏液囊肿大小不一，小的直径不过 1 mm，大的有达 15 cm×39 cm 者。

囊肿一旦形成，有时可引起其他并发症。最重要的是囊肿穿破，致内容物溢出至腹腔，造成腹膜假黏液瘤，情况正像卵巢的假黏液囊肿。腹膜假黏液瘤之所以能形成，不仅单纯由假黏液自破裂的囊肿中溢出所致，溢出黏液中还含具有分泌功能的细胞，此种细胞一旦黏附在腹膜表面仍能不断分泌，遂形成腹膜假黏液瘤。虽然在黏液内一般很难找到黏液细胞，但鉴于囊肿一旦破裂就形成腹膜假黏液瘤，即使将阑尾和腹腔内的假黏液瘤一并彻底切除，假黏液瘤也常有复发，患者可因一再手术而衰竭死亡，上述是可信的。此外，黏液囊肿尚可与小肠粘连引起肠梗阻，或者引起肠套叠或肠扭转。有时黏液囊肿可因继发感染而产生急性炎症，或者在囊内有继发出血而表现为亚急性阑尾炎的现象。

【症状】 阑尾黏液囊肿如较小而又无并发症，一般并无症状，多数是为其他情况手术时偶然发现。偶尔囊肿较大者可在右下腹表现为一肿块，需要手术探查以明真相。已经产生各种并发症的阑尾黏液囊肿，术前也大多诊断不明，至手术时方能明确其病理性质。

【治疗】 唯一的治疗是将阑尾及其囊肿一并切除。手术时必须尽最大努力防止囊肿破裂和黏液溢出，以免术后有并发腹膜假黏液瘤的危险，如囊肿已与其他小肠襻粘连，或已引起套叠、扭转等并发症，往往需将受累的肠襻一并切除。

二、阑尾黏液假瘤

阑尾黏液假瘤为阑尾的真性肿瘤，也有称之为恶性黏液囊肿或Ⅰ度腺癌，发病率低，约为阑尾黏液囊肿的 1/10。本病具有恶性肿瘤的特点，即使其囊肿不破裂也可有广泛腹膜种植，但不转移至肝或淋巴结。种植于腹膜时可形成腹膜黏液假瘤而扩散至全腹，还可引起粘连性肠梗阻，常因处理肠梗阻时而意外发现本病。

【诊断】 阑尾黏液假瘤术前诊断较为困难，多数因腹部包块或出现肠梗阻时才被引起注意。本病与阑尾黏液囊肿一般不易区别，只有在发生腹膜转移或切除后病理检查时方可鉴别。

【治疗】 为彻底手术切除病灶，要包括已种植的组织和器官。对已广泛腹腔转移的病变，在尽可能清除的基础上，腹腔药物灌注也不失为一种可取的方法。

三、类癌

类癌是一种比较常见的阑尾肿瘤，阑尾又是整个胃肠道中类癌发生率最高的部位。

【病理】 类癌是病理上一个有趣的问题。其细胞呈小椭圆形，有一个大而圆的细胞核，其细胞质中含有某种颗粒体，用含铔的硝酸银溶液可染成黑色，故类癌又称嗜银细胞瘤，类癌细胞不仅在形态上有癌细胞的特征，且偶尔亦有浸润和转移的现象发生，但在临床表现上一般都较良性，如能及时切除，大多预后良好。

类癌可发生在胃肠道的任何部分，但与一般癌症有所区别，通常腺癌好发在胃和结肠，而类癌则仅以小肠和阑尾为多见，其中大多数为阑尾类癌。

阑尾类癌一般多累及阑尾远端部分，致阑尾的尖端肿大成一硬块，其切面则呈灰白色或特殊黄色。癌细胞主要是在黏膜下层，但偶尔也可侵入肌层或浆膜下层。少数病例也可有区域淋巴结或肝脏的转移，但此等病例即使已有转移，其病程进展也较缓慢。类癌并肝脏转移也有长期生存的病例。

【临床表现】 阑尾类癌患者多为 10～30 岁的青少年，亦有老年人患此病者。有的报道女性患者稍多，但一般男女罹患的机会大致相等。患者并无特殊表现，但当类癌位于阑尾远端时，可能引起黏液囊肿的形成，少数(10%)位于阑尾根部的类癌则有时可导致阑尾的慢性炎症，故其临床表现不外乎为急、慢性阑尾炎的症状，事实上也多在手术切除后方明确其病变之性质。

【治疗】 如病变仅局限于阑尾本身，单纯的阑尾切除即为一种恰当的疗法，术后疗效极为良好。偶尔类癌已侵及盲肠壁或已有区域淋巴结转移者，则应行右半结肠的根治性切除术。

四、阑尾癌

阑尾癌一般罕见，阑尾癌有两种不同的类型。① 囊肿型阑尾癌：亦称恶性黏液囊肿。其外观与前述的良性黏液囊肿无异，但囊内的上皮细胞在病理切片中可见有乳头状的增生突起。这种恶性黏液囊肿的上皮细胞有时可以直接浸润到肠壁的浆膜上，并继续分泌黏液，形成腹膜的假黏液瘤。病理切片可见在大团的黏液中有少量上皮细胞或腺样结构悬浮，或者在上皮囊肿内有多量黏液积滞。这种病变尚局限在阑尾本身时，单纯的阑尾切除已属恰当，不必行右半结肠切除。② 结肠型阑尾癌：此型阑尾癌最为罕见。其病变如结肠的一般腺癌，在黏膜上有溃疡或菜花状赘生物形成，至晚期则可有淋巴结或血运的转移。当癌肿尚局限于阑尾时，亦可做单纯阑尾切除，但如癌肿已侵蚀盲肠或有淋巴结转移时，即应行右半结肠切除。

（王　晖）

参考文献

[1] 吴阶平，裘法祖. 黄家驷外科学[M]. 第 6 版. 北京：人民卫生出版社，1999：418 – 429.

[2] 李小鹰. 哈兹德老年医学[M]. 第 1 版. 北京：人民军医出版社，2015：463 – 475.

[3] 汪耀. 实用老年病学[M]. 第 1 版. 北京：人民卫生出版社，2014：345 – 353.

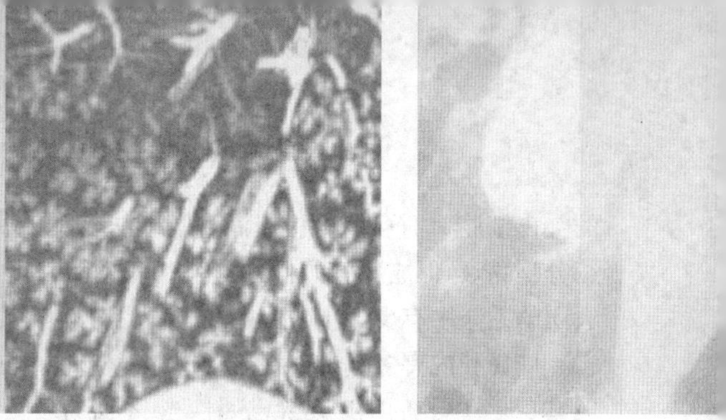

第20章

结、直肠及肛管疾病

第1节 检查方法

一、一般检查

（一）检查体位

根据患者的身体情况和检查的具体要求选择不同的体位，可以方便检查，避免漏诊（图20－1）。

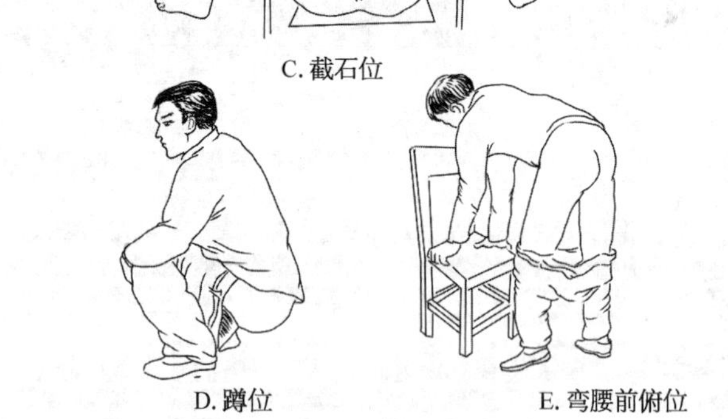

图20－1 检查体位

1. *仰卧位* 患者屈膝仰卧，使腹肌放松，检查腹部情况，常规采用此体位。

2. *左侧卧位* 直肠指检、结肠镜检查常用此体位，要求患者向左侧卧位，左下肢略屈，右下肢屈曲贴近腹部。

3. *胸膝位* 肛门镜检查常用此体位，要求患者双膝跪于检查床上，肘关节贴床，臀部抬高，大腿垂直于床面，与髋关节呈60°角。

4. *截石位* 直肠肛管手术和双合诊的常用体位，要求患者仰卧于专门的检查床上，双下肢抬高并外展，屈髋屈膝。

5. *蹲位* 检查内痔和脱肛程度的常用体位，要求患者取下蹲排大便姿势。

6. *弯腰前俯位* 是肛门视诊和直肠指检的常用体位，要求患者双下肢略分开站立，身体前倾，双手扶于支撑物上。

（二）检查内容

通过视诊了解患者的表情、体位、面色、肤色、胖瘦、皮肤弹性等，对一般情况做出估计。痛苦面容表明患者有疼痛或急性状况；患者剧烈腹痛，不能平卧而取类似胸膝位，多见于小肠系膜扭转；消瘦、乏力、黄疸是晚期肿瘤的表现；口腔黏膜、手掌、脚掌皮肤有色素斑提示Peutz－Jeghers综合征；锁骨上及腹股沟淋巴结有无肿大，注意其数量和质地情况；脐部是否触及异常结节，脐疝或腹腔肿瘤脐转移可触及肿块（图20－2）；腹部出现肠型、异常隆起或异常蠕动波，提示肠梗阻；腹部有无压痛、反跳痛及肌紧张，有此体征提示急性腹膜炎；腹部是否触及肿块，其质地和活动度情况，有无压痛等，肝转移瘤晚期还可以在肋缘下触及肝脏；听诊了解肠鸣音情况，肠鸣音亢进或伴气过水声可以出现于机械性肠梗阻或急性肠炎，肠鸣音减弱或消失出现于各种原因引起的肠麻痹；叩诊可以了解有无腹水和气腹。

二、直肠指检

据统计，在国内直肠癌延误诊断的病例中85％是由于未及时做直肠指检，所以直肠指检非常重要。

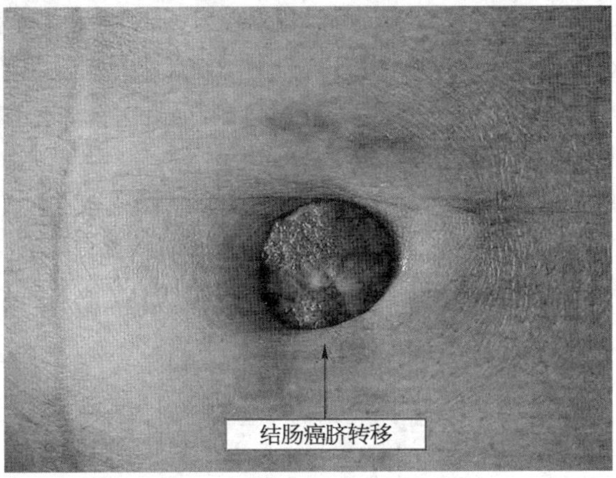

图 20－2 脐疝或腹腔肿瘤脐转移

做直肠指检时先观察肛周情况，有无肛门畸形、肿物自肛门脱出，有无外痔、肛瘘、肛周皮肤结节、红肿、糜烂、溃疡或漏便等；插入手指时要了解有无肛门狭窄和肛门括约肌的松紧度；直肠壁是否触及肿物，肿物的方位、形态、质地、活动度、是否触痛、其下缘与肛缘的距离；退出时指套是否有脓、血迹等，还要了解有无肠壁外肿块和前列腺情况。

三、化验检查

1. 血常规　了解血色素情况，慢性肠道失血或晚期肿瘤可出现贫血。

2. 肝功能　结直肠癌肝转移时可出现胆红素、碱性磷酸酶、γ-谷氨酰转肽酶升高，低蛋白血症等。

3. CEA、CA19－9　中晚期结直肠肿瘤这些肿瘤标记物可以升高，尤其是在出现肝脏转移时，升高更明显；这些标记物还用于术后肿瘤复发的监测。

四、X 线检查

(一) X 线平片

1. 胸片　了解有无肺转移。

2. 腹部立卧位平片　肠梗阻时出现梗阻近端肠扩张和气液平面(图 20－3)，动态摄片见孤立性肠襻；结肠穿孔时可出现膈下游离气体(图 20－4)。

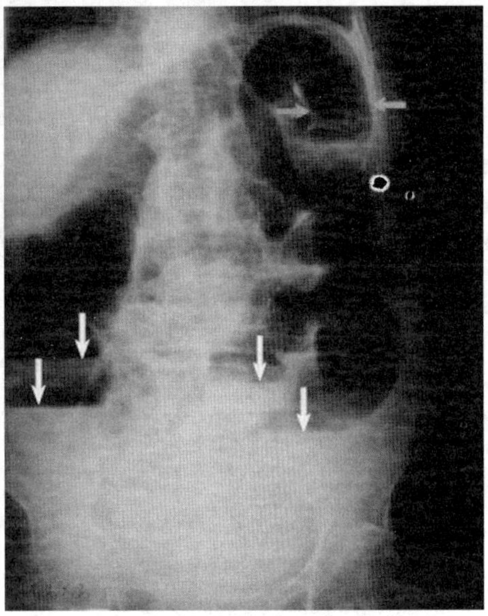

图 20－3 肠腔扩张伴气液平面

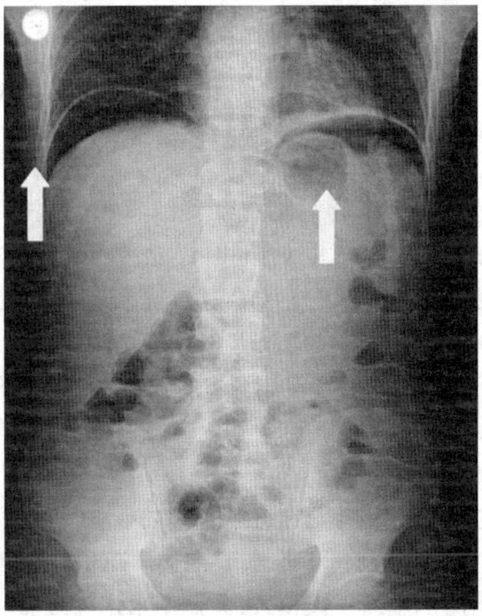

图 20－4 膈下游离气体

(二) 钡剂灌肠或气钡双重造影

对结直肠内肿瘤(肠壁黏膜破坏、充盈缺损或肠腔狭窄)、憩室、乙状结肠扭转、直肠黏膜脱垂等病变具有重要的诊断价值(图 20－5、图 20－6)。

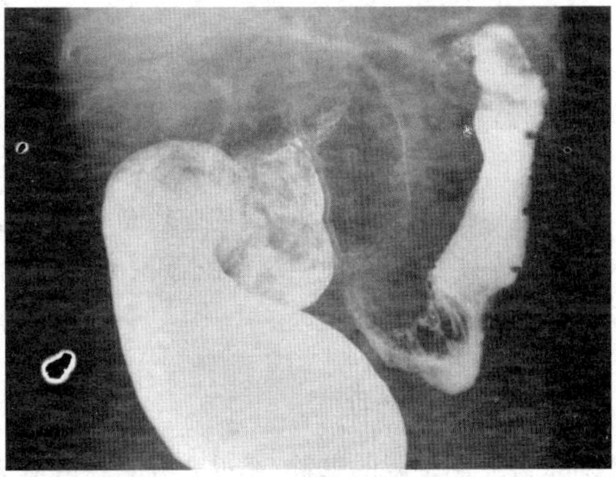

图 20－5 肠壁黏膜破坏、充盈缺损

(三) DSA 血管造影

血管造影对少数向腔外生长的消化道肿瘤的诊断有很大帮助；对内镜及小肠造影难以诊断的小肠肿瘤有特殊诊断意义；对某些肿瘤良、恶性的鉴别诊断有一定价值。对急性消化道出血及原因不明的消化

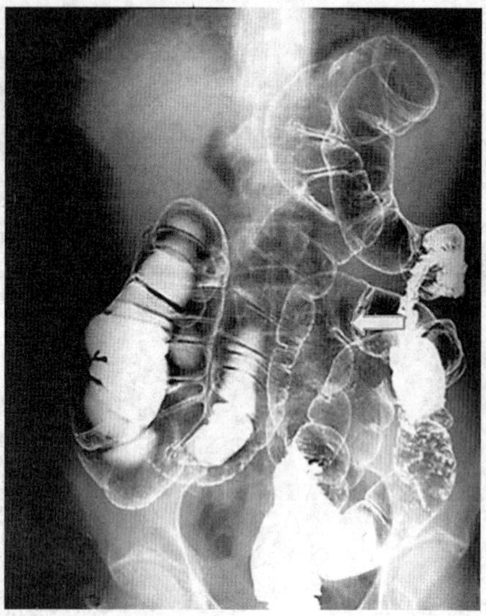

图 20－6　肠腔狭窄

道出血有其诊断与治疗作用，血管造影可明确出血部位、程度及性质，并在此诊断基础上可行介入性治疗。

五、内镜检查

（一）诊断价值

纤维电子结肠镜能观察到结直肠的病变，尤其可以了解有无多发病灶，同时还能对病灶进行活检，这是影像检查无法替代的检查方法。其缺点是定位欠准确，但可以在病灶所在部位夹钛夹，然后进行卧位摄腹部平片来定位，以弥补其定位不准确的不足。

（二）治疗价值

电子结肠镜能对结直肠息肉的摘除、出血点的止血、肠扭转的复位、肠吻合口良性狭窄的扩张、肿瘤致肠梗阻时的临时支架植入、同期手术切除肿瘤和肠吻合做准备。

六、B 超检查

1. *普通彩超检查*　可以了解有无肿瘤肝转移，膀胱、输尿管、肾浸润等，肠道肿瘤本身彩超多表现为“假肾征”。

2. *腔内超声检查*　术前可对直肠癌浸润肠壁深度和淋巴结转移及侵及周围组织脏器做出正确诊断，这是术前直肠癌分期的关键。

七、仿真内镜检查

对于没有肠梗阻的患者，经过充分的肠道清洁准备后做腹部 CT 平扫，然后经特殊软件对结肠进行重建，达到模拟内镜检查的结果（图 20－7A、B），但其不足之处一是不能取活检，二是有一定的假阴性率和假阳性率，对小的病灶容易漏诊，肠道清洁不充分时大便附着在肠壁上造成假阳性。

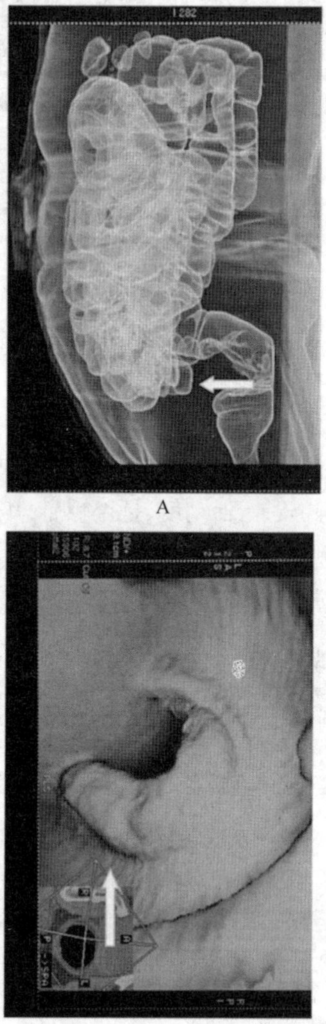

A

B

图 20－7　模拟内镜

A. 肠壁隆起（侧位全观）。B. 肠壁隆起（局部观）

八、增强 CT 检查

结直肠癌增强 CT 扫描可以表现为肠壁不规则增厚伴强化（图 20－8），除了可以了解肿瘤大小、周围浸润和淋巴结转移情况外，还可以了解有无肝脏、肾脏等处转移，典型的肝转移灶表现为“牛眼征”（图 20－9），为临床分期提供依据。

九、MRI 检查

结直肠癌 MRI 检查可以了解肿瘤大小、局部浸润的深度和淋巴结转移情况，比 CT 扫描更精确，为临床分期提供依据。

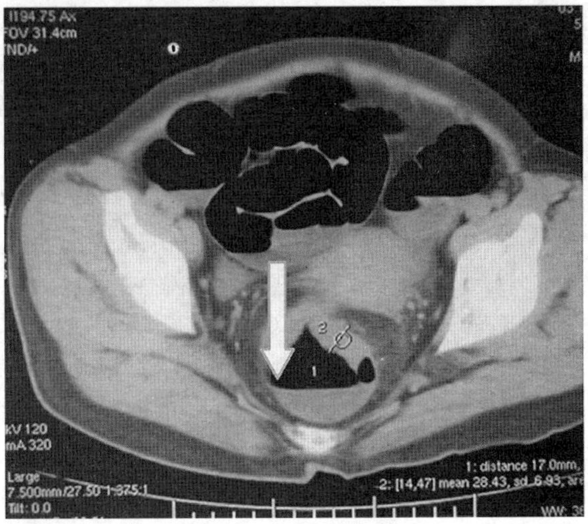

图 20-8 肠壁不规则增厚

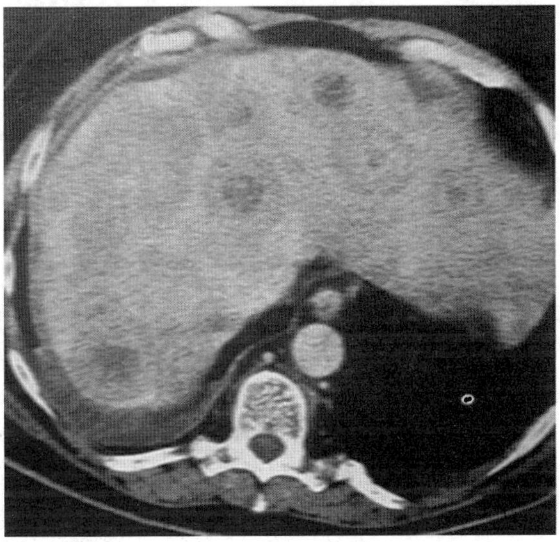

图 20-9 牛眼征

（刘文方 孙建军）

第 2 节 乙状结肠扭转

乙状结肠扭转（sigmoid volvulus）是指乙状结肠以其系膜为中轴发生旋转，导致肠管部分或完全梗阻。是肠扭转最常见的发生部位，60 岁以上老年人是年轻人发生率的 20 倍。

【病因和病理】 乙状结肠扭转的发生有其解剖学基础：① 乙状结肠肠管有较大的活动度。② 其肠系膜较长，而系膜根部较窄，对扭转起着支点作用。③ 肠腔内常有粪便积存。由于肠内容物骤增，体位突然改变或强烈的肠蠕动可诱发扭转。扭转超过 180°可造成肠梗阻；超过 360°则可能影响到肠壁血运，扭转形成的肠梗阻为闭襻性肠梗阻。

【临床表现】 腹痛、腹胀和便秘三联征是乙状结肠扭转的主要表现。按发病的缓急可分为亚急性型和急性暴发型，前者常有便秘史，主要表现为中下腹部持续性隐痛、阵发性加剧和进行性腹胀，以往有多次腹痛发作，经排便、排气后缓解的病史；而急性乙状结肠扭转则起病急骤，剧烈腹痛，呕吐频繁。查体发现腹部明显膨隆，不对称，有时可触及有压痛的囊性肿块，发生肠绞窄时有急性腹膜炎的体征。

【诊断】

1. 根据病史和临床表现 老年男性患者，有长期便秘或以往有类似腹痛发作史，呈低位肠梗阻的表现，左中下腹触及囊性肿块，应考虑乙状结肠扭转。

2. 腹部平片 左中下腹见充气的“马蹄铁”状巨大乙状结肠肠襻，常可见两处不同平面的气液平。

3. 钡剂灌肠 钡剂在直肠乙状结肠交界处受阻，尖端呈喙突状或“鸟嘴样”（图 20-10）。

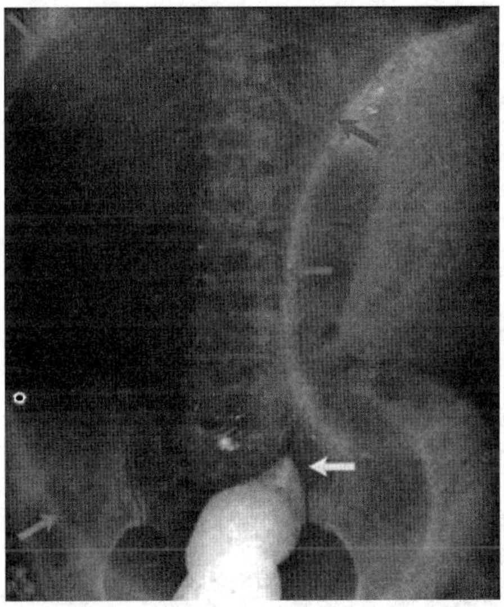

图 20-10 鸟嘴样

4. 增强 CT 梗阻点两端肠管渐进性狭窄，并显示“鸟嘴征”，肠系膜肿胀模糊，系膜血管充血扩展呈“漩涡征”。

5. 纤维电子肠镜检查 对怀疑为乙状结肠扭转者可明确诊断。

【治疗】 乙状结肠扭转是闭襻性肠梗阻，要及时按肠梗阻治疗原则进行处理，包括禁食、胃肠减压、纠正水和电解质平衡失调等，密切观察病情变化。治疗要达到解除梗阻，防止复发的目的。

1. 非手术治疗 对于无绞窄性肠梗阻表现者，可试用非手术复位。方法包括：① 纤维电子肠镜复位：在直视下边充气边缓慢插入纤维电子肠镜，通过扭转部位促使其复位，此法比较安全，成功率较高。② 乙状结肠插管法：在乙状结肠镜下插入肛管或粗导尿管，复位率可达80%～90%。③ 温盐水低压灌肠法：复位率低，仅达5%～10%。

2. 手术治疗

(1) 手术指征：① 有腹膜炎体征。② 肠腔内出现血性内容物。③ 反复发作的乙状结肠扭转。④ 经非手术治疗失败者。

(2) 手术方法：① 切除扭转的乙状结肠，是否一期吻合应根据患者的情况而定：如有肠坏死，或积粪较多，污染严重，患者一般情况较差，可行 Hartmann 手术；如患者一般情况尚好，术中能较好地灌洗结肠，可行乙状结肠切除并一期吻合或一期吻合的同时加末端回肠造口术；非手术复位成功后可择期行腹腔镜下乙状结肠切除术。② 复位 + 系膜折叠缝合术，此术式简单有效。③ 复位 + 乙状结肠造口术，适用于感染性休克、病情危重的老年患者。

（刘文方　孙建军）

第3节　结直肠息肉与息肉病

【定义】

1. 结直肠息肉(polyps of colon and rectal)　是指结、直肠黏膜上形成突出黏膜面的有蒂或广基底的一类向肠腔内生长的隆起性病变的统称。

2. 结直肠息肉病(polyposis of colon and rectal)是指结直肠息肉数目在100枚以上的病变，多与遗传因素密切相关。

【命名和分类】　息肉命名和分类的基本要求是把肿瘤性和非肿瘤性息肉，具有恶变倾向和极少或不具有恶变可能的息肉区别开，对同类性质的病变要有一个基本的概括。1982年，全国结直肠癌协作组病理专业会议提出了统一的结直肠息肉分类方法(表20-1)。

1. 肿瘤性息肉　肿瘤性息肉即腺瘤性息肉，分为4种类型：① 管状腺瘤(tubular adenoma)，占75%～90%。② 绒毛状腺瘤(villous adenoma)，占7%～15%。③ 管状绒毛状腺瘤(tubulovillous adenoma)，占5%～10%。④ 锯齿状腺瘤(serrated adenoma)，是同时具有增生性息肉(hyperplasic polyp)的锯齿状结构和传统腺瘤异型性上皮特征的腺瘤类型。肿瘤性息肉是公认的癌前病变，宽基腺瘤的癌变率高于有蒂腺瘤，腺瘤越大，癌变的可能性也越大。一般认为结直肠癌大多数经过腺瘤的过程，对高危人群定期做肠镜检查摘除息肉，可减少结直肠癌的发生。

2. 非肿瘤性息肉

(1) 幼年性息肉：可发生于任何年龄，常见于幼儿，绝大多数病例发生于直肠和乙状结肠，以直肠为多；2/3患者为单发病灶，少数为多发；病理特征为大小不等的潴留性囊腔，是一种错构瘤，极少发生恶变，年长后多自行脱落。幼年性息肉有两个突出的症状：① 便血：多为带有黏液的血便，以儿童患者多见(93%)。② 便后息肉脱出：多为长蒂息肉，反复多次息肉脱出。

(2) 炎性息肉：炎性息肉(inflammatory polyp)是指因炎性增生形成的息肉样病变。最多见于慢性溃疡性结肠炎、血吸虫病、克罗恩病、肠阿米巴、肠结核等慢性炎症刺激所形成。炎性息肉常多发，多见于中青年人，较常发生于直肠和盲肠，其次为乙状结肠；炎性息肉本身不会发生癌变，但引起炎性息肉的原发病变引起肠黏膜的反复破坏与修复，容易发生突变而发生癌。

表20-1　结直肠息肉分类表

	单　发	癌变率	多　发
新生物性 (肿瘤性)	管状腺瘤 管状绒毛状腺瘤 绒毛状腺瘤	2%～19.5% 10%～55.6%	家族性(或非家族性)结肠腺瘤病 Gardner 综合征 Turcot 综合征 Cronkhite-Canada 综合征
错构瘤性	幼年性息肉 Peutz-Jeghers 息肉	0 <3%	幼年性息肉 Peutz-Jeghers 综合征
炎症性	炎性息肉 血吸虫性息肉 良性淋巴样息肉		假息肉病 多发性血吸虫性息肉 良性淋巴样息肉病
化生性	化生性(增生性)息肉		化生性(增生性)息肉病
其他	黏膜肥大性赘生物		

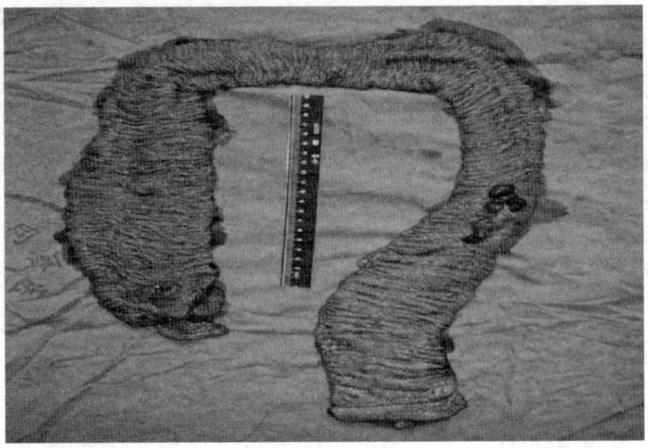

A

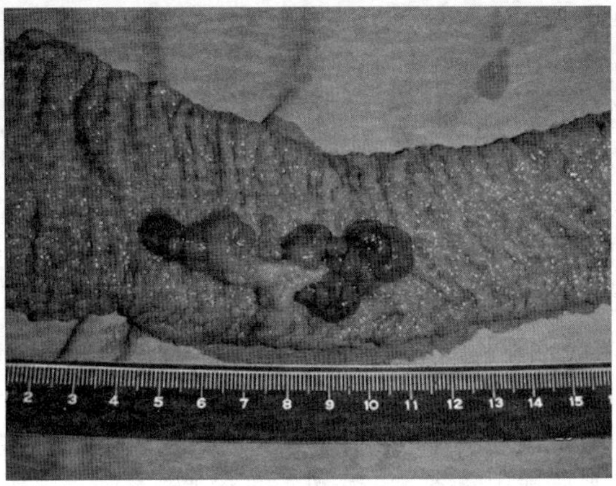

B

图 20－11 肠黏膜布满息肉

A. 整段结肠。B. 局部肠段

3. 结直肠息肉病

(1) 家族性腺瘤性息肉病是常染色体显性遗传病，常在青春发育期出现大肠远端结直肠腺瘤，以后逐渐增多，可布满所有结肠黏膜(图 20－11A、B)，甚至可以累及胃和小肠，若不及时治疗，终将发生癌变。

(2) Peutz－Jeghers 综合征：亦称黑斑息肉病，是指有肠道有多发性息肉或息肉病，同时口腔黏膜、口唇、口周、肛周及手掌、足底出现黑色素斑者(图20－12、图 20－13)。本病为常染色体显性遗传，由单-多效基因传递。在家族成员中发病率为 30%～40%，越代或散发病例常见。息肉部位可遍及胃肠道，而以小肠息肉最多见，约 30% 的患者有结直肠息肉；Peutz－Jeghers 综合征息肉属错构瘤性息肉，本身癌变率很低(<3%)。

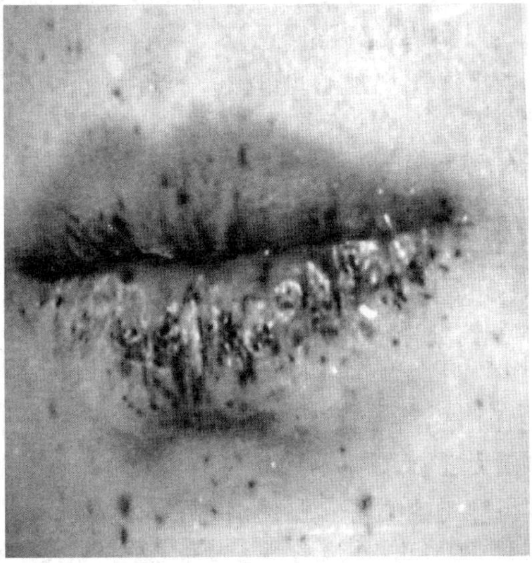

图 20－12 口周黑色素斑

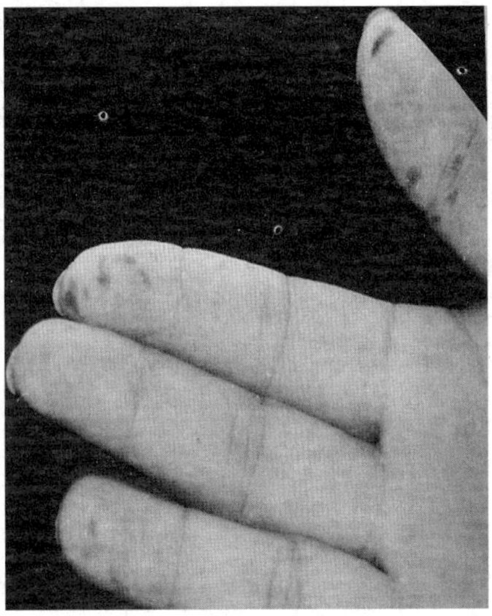

图 20－13 手掌黑色素斑

Gardner 综合征指结直肠腺瘤性息肉病伴皮肤和间叶组织的肿瘤，属于常染色体显性遗传，癌变率高达 50%～70%，伴发骨瘤及皮肤软组织肿瘤(表皮样囊肿、皮脂腺囊肿、毛发上皮瘤、纤维瘤、脂肪瘤、平滑肌瘤、带状纤维瘤等)。

Turcot 综合征息肉病伴发中枢神经系统恶性肿瘤，另外 Turcot 综合征还可并发肝和小肠肿瘤。Turcot 综合征的息肉组织形态和家族性息肉病相同，为典型的管状腺瘤。本病有明显的家族性，可能为一种隐性遗传病。

Cronkhite－Canada 综合征胃肠道息肉病，同时还发现有外胚层功能障碍，如皮肤色素沉着，皮肤色斑呈深褐色或灰褐色，出现于面、颈、手等皮肤，但口腔内无色斑，脱发、指(趾)甲萎缩脱落等，息肉分布弥漫，大小形态不等，部分有蒂。镜检也为管状腺瘤，其中腺管可扩张，黏液分泌旺盛，患者常有黏液便、腹泻和腹痛等。

【诊断】 除了结直肠息肉病可以有肠外特征性表现外，大多数结肠息肉常无特异性表现，主要是对有肠道症状者或有息肉病家族史的家庭成员进行气钡灌肠双重造影检查、肠镜检查和活检结果做出诊断。对于估计肠镜下无法切除或可以癌变的腺瘤，应予钛夹标记后卧位腹部摄片定位，以方便进一步外科手术治疗。

【治疗】 根据息肉大小、数量、有无并发症和病理性质决定手术方案。

散发的小息肉或有蒂息肉一般可以结肠镜检查时摘除或用圈套器电灼切除，送病理检查。

直径>2 cm的腺瘤应行手术切除，可经肛门或开腹切除，或在腹腔镜下手术切除，标本常规做病理检查，若发现腺瘤癌变，只要肿瘤未穿透黏膜肌层、未侵犯小血管和淋巴、分化程度较好、切缘阴性，腺瘤摘除后就不必再手术，但要密切随访。若肿瘤穿透黏膜肌层或浸润黏膜下层，应按结直肠癌治疗原则处理。

家族性腺瘤性息肉病如不治疗，终将癌变，应尽可能在青春期内确诊并接受根治性手术：全结直肠切除+回肠-肛管吻合术。

炎症性息肉以治疗原发肠道疾病为主，肠道炎症刺激消退后息肉可自动消失；增生性息肉无需特别处理。

Peutz-Jeghers综合征的息肉多为肠道错构瘤性息肉，一般不会癌变，不予处理；但息肉大伴有出血、肠套叠等症状时应行息肉切除或肠段切除。

（姬舒荣　刘文方）

第4节　结直肠癌

结直肠癌（carcinoma of colon and rectum）又称大肠癌，是常见的消化道恶性肿瘤，在西方发达国家，结直肠癌是仅次于肺癌的第2位恶性肿瘤。全球每年约有102万新发病例，导致约53万患者死亡。2003～2007年中国结直肠癌标化发病率为14.41/10万，结直肠标化癌死亡率为6.27/10万，结直肠癌在恶性肿瘤发病和死亡构成中分别占10.56%和7.80%，居第3位和第5位，在结直肠癌发病和死亡的部位构成中，结肠癌略高于直肠癌，结直肠癌发病率和死亡率均为男性高于女性，性别比为1.17∶1。随着生活水平的提高，饮食结构的改变，我国结直肠癌发病率和死亡率均呈逐渐上升趋势。

【病因】 大肠癌发病和许多因素有关，除地区不同外，种族、性别、生活习惯、生活方式以及环境因素等都具有一定的病因学意义。

1. *癌前性息肉*　癌前性息肉系指大肠内发生的腺瘤，主要包括管状腺瘤和绒毛状腺瘤。由腺瘤逐渐发展为上皮细胞轻到重的不典型增生最后发生癌变，一般需5～10年。

2. *高脂饮食*　结肠癌死亡率和整个地区的脂肪消耗量呈正比，大量研究认为高脂饮食可提高致癌剂对动物大肠肿瘤的诱发率；增加肿瘤的恶性度和转移率；缩短患癌动物的生存期。Pozhairssk提出高脂饮食影响大肠癌发病的机制可能为：① 饮食脂肪量决定了大肠中酸性和中性固醇的浓度。② 大肠菌可把部分固醇代谢为辅助致癌物或致癌物。③ 脂肪干扰了机体免疫状态和改变了参与致癌物代谢的酶系统等。

3. *食物中纤维素含量*　目前认为食物中的纤维素量和大肠癌发病率呈负相关。① 食物中纤维素增多可使结肠内容物增多，能对大肠致癌物起到稀释作用，降低了肠黏膜接触致癌物的浓度。② 高纤维素可刺激肠壁，增加蠕动频率，使粪便在肠道内存留时间缩短，因而可缩短肠黏膜和致癌物的接触时间。③ 纤维素可能和二甲肼结合，减低其致癌性，甚至可显著抑制偶氮甲氧烷的致癌作用。植物纤维能降低血清胆固醇和粪便中的胆汁酸含量，蔬菜中植物固醇（β-谷固醇）还能使甲基亚硝基脲的致瘤性部分失效，这都对大肠具有保护作用。④ 纤维食物中的木质素（lignin）经糖苷键裂解、脱甲基和氧化后，可成为一种肠内酯。它能提高巨噬细胞活力，增强机体免疫力。木质素和肠内酯都是抗氧化剂，可抑制肠菌作用下形成致癌物的过程。

4. *食物中亚硝酸盐含量*　亚硝酸盐进入人体后在一定环境中经肠菌作用可还原为亚硝胺，酸性环境更利于这种变化，亚硝胺在肠菌作用下，可转化为肼类化合物，成为强致癌物。

5. *结肠菌丛*　大肠正常菌丛是维持肠道正常功能的重要因素，它起着帮助消化食物（如分解多糖为单糖、氨基酸脱羧脱氨作用等），为机体提供少量的维生素（如维生素B_1、B_2、B_{12}，以及泛酸、烟酸及维生素K等），保持肠道一定的酸性环境，调节肠蠕动等方面的作用。但正常菌丛也产生一些酶（如肠菌酶等）使一些已被结合的致癌物或促癌物游离，对肠癌发生又有一定促进作用。

6. *血吸虫病*　从流行病学调查发现肠癌发病率、死亡率和血吸虫感染率在地理分布上呈正相关。合并血吸虫病的大肠癌分布倾向与血吸虫病灶在大肠的分布特点一致,即发生于乙状结肠、降结肠、脾曲及横结肠者数倍于直肠;合并血吸虫病的大肠癌发病年龄较早。

7. 遗传　遗传性结直肠癌约占大肠癌的 15%。家族遗传性腺瘤病是 *APC* 抑癌基因发生了突变,肠道会长许多息肉,息肉到一定时间基本上百分之百要癌变;另外,非息肉性的家族遗传性结肠癌也叫林奇综合征,其发病的原因是和人类遗传物质核酸修复基因的失活有关,在一个家族每一代中都会有发病。

【病理分型】

1. 大体分型　① 隆起型:癌肿向肠腔内突出,浸润肠壁少,癌肿增大时表面可产生溃疡,预后较差(图 20-14)。② 溃疡型:多见,占 50%,向肠壁深层生长,并向四周浸润,易出血,分化程度低,较早转移(图 20-15)。③ 浸润型:癌肿沿肠壁蔓延浸润,易造成肠壁狭窄,转移早且预后差(图 20-16)。

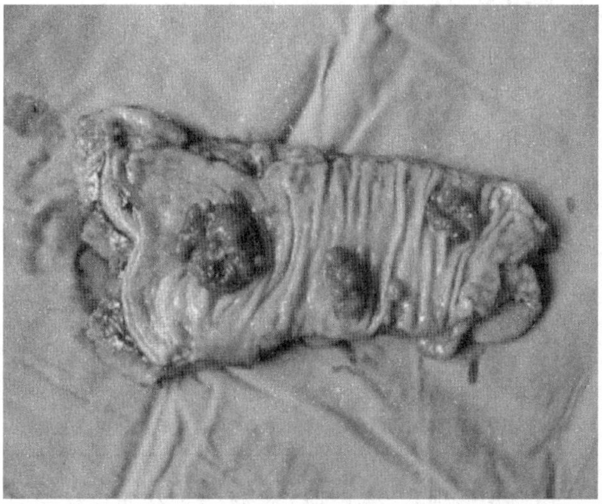

图 20-14　隆起型

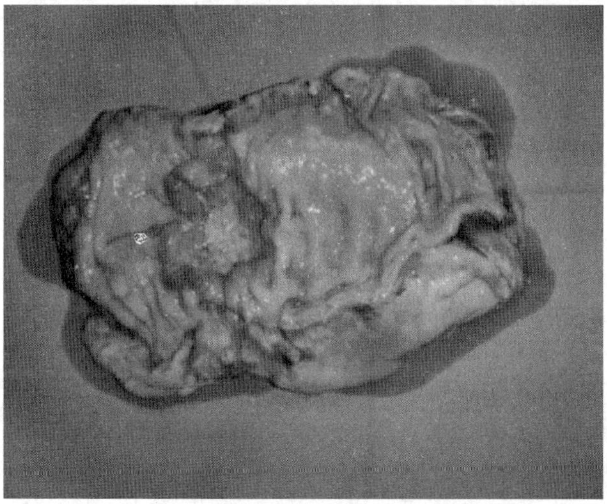

图 20-15　溃疡型

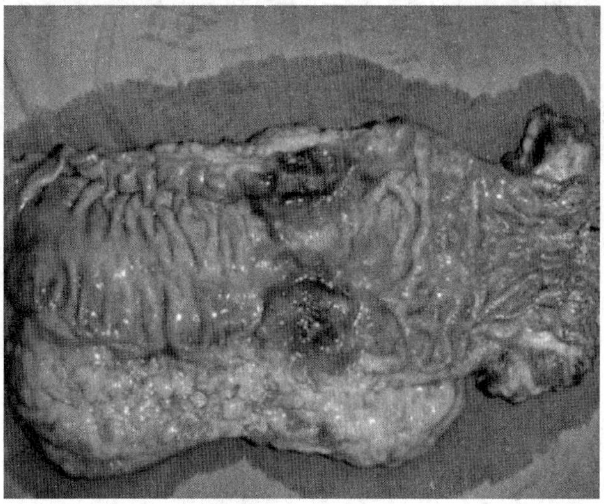

图 20-16　浸润型

2. 组织学分类　包括乳头状腺癌、管状腺癌(高分化管状腺癌、中分化管状腺癌、低分化管状腺癌)、黏液腺癌、印戒细胞癌、未分化癌、腺鳞癌、鳞状细胞癌、其他类型癌。

【组织学分级】　Broders 分级按癌细胞分化程度分为 4 级。Ⅰ级:75%以上癌细胞分化良好,属高分化癌,呈低度恶性。Ⅱ级:25%~75%的癌细胞分化良好,属中度分化癌,呈中度恶性。Ⅲ级:分化良好的癌细胞不到 25%,属低分化癌,高度恶性。Ⅳ级:为未分化癌。

【扩散和转移】

1. 直接浸润　结直肠癌可向三个方向浸润扩散,即肠壁深层、环状浸润和沿纵轴浸润。结肠癌向纵轴浸润一般局限在 5~8 cm 内;直肠癌向纵轴浸润发生较少,多组大样本临床资料表明:直肠癌标本向远侧肠壁浸润超过 2 cm 的在 1%~3%。估计癌肿浸润肠壁一圈需 1~2 年。直接浸润可穿透浆膜层侵入邻近脏器如肝、十二指肠、肾、子宫、膀胱等。下段直肠癌由于缺乏浆膜层的屏障作用,易向四周浸润,侵入附近脏器如前列腺、精囊、阴道、输尿管等。

2. 淋巴转移　是主要的转移途径。引流结肠的淋巴结分为 4 组:① 结肠上淋巴结。② 结肠旁淋巴结。③ 中间淋巴结。④ 中央淋巴结(图 20-17)。通常淋巴转移呈逐级扩散。直肠癌的淋巴转移分三个方向:向上沿直肠上动脉、腹主动脉周围的淋巴结转移;向侧方经直肠下动脉旁淋巴结引流到盆腔侧壁的髂内淋巴结;向下沿肛管动脉、阴部内动脉旁淋巴结到达髂内淋巴结(图 20-18)。直肠癌主要以向上、侧方转移为主,很少发生逆行性的淋巴转移。齿状线以下的淋巴引流有两条途径:向周围沿闭孔动脉旁引流到髂内淋巴结；向下经外阴及大腿内侧皮下注入腹股沟浅淋巴结。齿状线周围的癌肿可向侧下方转移，向下方转移可表现为腹股沟淋巴结肿大。

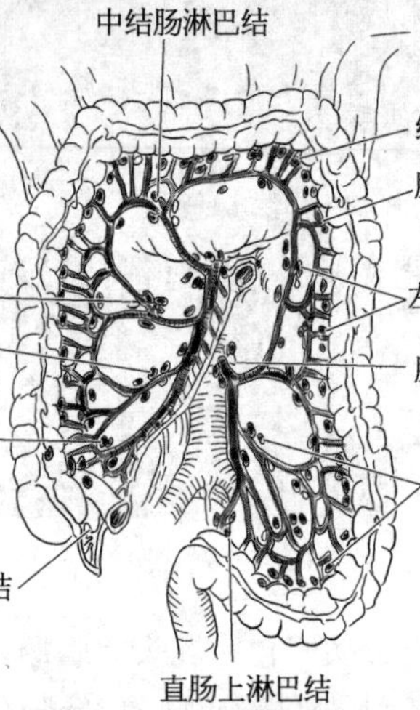

图 20－17　结肠淋巴回流

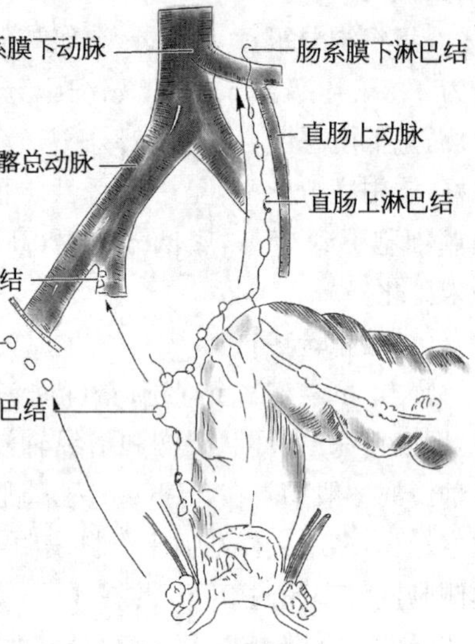

图 20－18　直肠淋巴回流

3. *血行转移*　癌肿侵入静脉后沿门静脉转移至肝，也可转移至肺、骨和脑等。结直肠癌手术时有 10%～20%的病例已发生肝转移。结直肠癌致结肠梗阻和手术时的挤压，易造成血行转移。

4. *种植转移*　腹腔内播散，较常见为大网膜的结节和肿瘤周围壁腹膜的散在砂粒状结节，亦可融合成团块，继而全腹腔播散。在卵巢种植生长的继发性肿瘤，称 Krukenberg 肿瘤。腹腔内种植播散后产生腹水。结直肠癌如出现血性腹水多为腹腔内播散转移。

【临床分期】　美国癌症联合委员会(AJCC)/国际抗癌联盟(UICC)结直肠癌 TNM 分期系统(2010 年第 7 版)见表 20－2、表 20－3。

表 20－2　AJCC/UICC 结直肠癌 TNM 分期系统(2010 年第 7 版)

原发肿瘤(T)	
T_x	原发肿瘤无法评价
T_0	无原发肿瘤证据
Tis	原位癌：局限于上皮内或侵犯黏膜固有层
T_1	肿瘤侵犯黏膜下层
T_2	肿瘤侵犯固有肌层
T_3	肿瘤穿透固有肌层到达浆膜下层，或侵犯无腹膜覆盖的结直肠旁组织
T_{4a}	肿瘤穿透腹膜脏层
T_{4b}	肿瘤直接侵犯或粘连于其他器官或结构
区域淋巴结(N)	
N_x	区域淋巴结无法评价
N_0	无区域淋巴结转移
N_1	有 1～3 枚区域淋巴结转移
N_{1a}	有 1 枚区域淋巴结转移
N_{1b}	有 2～3 枚区域淋巴结转移
N_{1c}	浆膜下、肠系膜、无腹膜覆盖，结肠/直肠周围组织内有肿瘤种植(TD, tumor deposit)，无区域淋巴结转移
N_2	有 4 枚以上区域淋巴结转移
N_{2a}	4～6 枚区域淋巴结转移
N_{2b}	7 枚及更多区域淋巴结转移
远处转移(M)	
M_0	无远处转移
M_1	有远处转移
M_{1a}	远处转移局限于单个器官或部位(如肝、肺、卵巢、非区域淋巴结)
M_{1b}	远处转移分布于一个以上的器官/部位或腹膜转移

【临床表现】　结直肠的临床表现和病程与肿瘤发生部位、大小、生长方式、大体形态及有无继发改变等有关。结直肠癌早期无明显症状，肿瘤生长到一定程度，依其生长部位不同而有不同的临床表现。

1. *右半结肠癌的临床表现*

(1) 贫血：与患者食欲减低，肠道功能紊乱及便血有关，有 50%～60%的患者血红蛋白低于100 g/L。

(2) 腹痛：右半结肠癌有 70%～80%患者有腹痛，多为隐痛。

(3) 腹部肿块：腹部肿块亦是右半结肠癌的常见症状，发现率为 42%～79%。

2. *左半结肠癌的临床表现*

(1) 便血、黏液血便：70%以上可出现便血或黏液血便。

(2) 贫血：左半结肠癌约 38%的患者出现贫血。

(3) 腹痛：约 60%出现腹痛，腹痛可为隐痛，当出现梗阻表现时，亦可表现为腹部绞痛。

(4) 腹部肿块：40%左右的患者可触及左下腹肿块。

3. *直肠癌的临床表现*

(1) 直肠刺激症状：便意频繁，排便习惯改变，便前有肛门下坠感，伴里急后重，排便不尽感，晚期有下腹痛。

(2) 肠腔狭窄症状：癌肿侵犯致肠管狭窄，初时大便变形、变细，严重时出现肠梗阻表现。

表 20-3 结直肠癌解剖分期/预后组别

期别	T	N	M	Dukes	MAC
0	Tis	N_0	M_0		
Ⅰ	T_1	N_0	M_0	A	A
	T_2	N_0	M_0	A	B_1
ⅡA	T_3	N_0	M_0	B	B_2
ⅡB	T_{4a}	N_0	M_0	B	B_2
ⅡC	T_{4b}	N_0	M_0	B	B_3
ⅢA	$T_{1\sim2}$	N_1/N_{1c}	M_0	C	C_1
	T_1	N_{2a}	M_0	C	C_1
ⅢB	$T_{3\sim4a}$	N_1/N_{1c}	M_0	C	C_2
	$T_{2\sim3}$	N_{2a}	M_0	C	C_1/C_2
	$T_{1\sim2}$	N_{2b}	M_0	C	C_1
ⅢC	T_{4a}	N_{2a}	M_0	C	C_2
	$T_{3\sim4a}$	N_{2b}	M_0	C	C_2
	T_{4b}	$N_{1\sim2}$	M_0	C	C_3
ⅣA	任何 T	任何 N	M_{1a}		
ⅣB	任何 T	任何 N	M_{1b}		

注：1. cTNM 是临床分期，pTNM 是病理分期；前缀 y 用于接受新辅助(术前)治疗后的肿瘤分期(如 ypTNM)，病理学完全缓解的患者分期为 $ypT_0N_0cM_0$，可能类似于 0 期或 1 期。前缀 r 用于经治疗获得一段无瘤间期后复发的患者(rTNM)。

Dukes B 期包括预后较好($T_3N_0M_0$)和预后较差($T_4N_0M_0$)两类患者，Dukes C 期也类似(任何 TN_1M_0 和任何 TN_2M_0)。MAC 是改良 Astler-Coller 分期。

2. Tis 包括肿瘤细胞局限于腺体基底膜(上皮内)或黏膜固有层(黏膜内)，未穿过黏膜肌层到达黏膜下层。

3. T_4 的直接侵犯包括穿透浆膜侵犯其他肠段，并得到镜下诊断的证实(如盲肠癌侵犯乙状结肠)，或者位于腹膜后或腹膜下肠管的肿瘤，穿破肠壁固有基层后直接侵犯其他的脏器或结构，例如降结肠后壁的肿瘤侵犯左肾或侧腹壁，或者中下段直肠癌侵犯前列腺、精囊腺、子宫颈或阴道。

4. 肿瘤肉眼上与其他器官或结构粘连则分期为 cT_{4b}。但是，若显微镜下该粘连处未见肿瘤存在则分期为 pT_3。V 和 L 亚分期用于表明是否存在血管和淋巴管浸润，而 PN 则用以表示神经浸润(可以是部位特异性的)。

(3) 癌肿破溃感染症状：大便表面带血及黏液，甚至脓血便。

直肠癌症状出现的频率依次为便血 80%～90%，便频 60%～70%，便细 40%，黏液便 35%，肛门痛 20%，里急后重 20%，便秘 10%。癌肿侵犯前列腺、膀胱时，可出现尿频、尿痛、血尿等表现。侵犯骶前神经可出现骶尾部持续性剧烈疼痛。

【实验室和辅助检查】 检查应遵循由简到繁的步骤进行。常用方法有以下几项。

1. *大便潜血检查* 大规模普查时或对高危人群作为结、直肠癌的初筛手段，阳性者需做进一步检查。

2. *肿瘤标记物* 对结、直肠癌诊断和术后监测有重要意义，但对于早期诊断意义不大。

癌胚抗原(CEA)：血清 CEA 水平与 Dukes 分期呈正相关，Dukes A、B、C、D 期患者的血清 CEA 阳性率依次分别为 25%、45%、75%和 85%左右。CEA 主要用于术前预后的评估和监测复发。

糖类抗原 CA19-9：结直肠肝转移时 CA19-9 将升高，主要用于术前预后的评估和监测是否肝脏转移。

3. *直肠指诊* 是诊断直肠癌最重要的方法。我国直肠癌中约 75%为低位直肠癌，大多能在直肠指诊中触及。因此，凡遇患者有便血、大便习惯改变、大便变形等症状均应行直肠指诊。

4. *纤维结肠镜检查* 是结直肠确诊的首要检查，结肠镜下的病理活检可为后续治疗提供最根本的依据。全结肠镜有助于排除同时性结肠癌，以免在原发结肠癌病例的治疗中出现漏诊、误诊；结肠镜对于肿瘤位置的判断存在一定的局限性，目前较好的明确肿瘤位置的方式是在瘤体附近留置钛夹，并进行后续腹部平片定位。

5. *影像学检查*

(1) 钡剂灌肠：是结肠癌的重要检查方法，但对低位直肠癌的诊断意义不大，对于肿瘤位置的判断有重要意义。

(2) B 超检查：B 超检查方便快捷，价格低廉，腹部 B 超是结直肠癌术前分期尤其是排除肝转移的较好选择；直肠腔内 B 超则在 T 分期上具有显著优势，对于早期直肠癌的局部分期有很好的鉴别诊断价值，直接决定了早期直肠癌是否可经肛局部切除。

(3) CT 扫描：术前进行腹盆腔 CT 检查有助于明确肿瘤部位、局部分期、周围脏器侵犯情况、转移情况等，有助于指导结肠癌手术方式的制订。对于转移性结直肠癌尤其是肝转移灶，CT 检查有助于评价转移灶对治疗的反应，以便为后续治疗提供依据。

(4) MRI：对于中低位局部进展期直肠癌，MRI 在 T 分期、N 分期及环周切缘(circumferential resection margin，CRM)方面的评价要明显优于盆腔

CT检查，是目前首选的术前局部分期手段；对直肠癌术后盆腔、会阴部复发的诊断较CT优越。

(5) ECT或PET-CT：前者可以了解有无骨转移，后者用于判断原发灶位置和有无其他部位转移。

【诊断】 结直肠癌早期症状多不明显，易被忽视。对高危人群或疑为结肠癌时行X线气钡双重对比造影检查以及纤维结肠镜检查，不难明确诊断。高危人群包括：① Ⅰ级亲属有结直肠癌史者，特别是遗传性非息肉性结直肠癌者或家族性大肠腺瘤病者。② 有结直肠癌或腺瘤史者。③ 有肠道症状者。④ 结直肠癌高发区的中老年人。⑤ 大便隐血试验阳性者。⑥ 盆腔接受过放疗者。B超、CT扫描、MRI对了解腹部肿块及肿瘤分期均有帮助。血清肿瘤标记物(CEA、CA19-9)在判断预后和监测复发方面有一定的指导意义。

【治疗】 结直肠癌的治疗是以手术为主的综合治疗，包括手术、化疗、放疗、生物靶向治疗、免疫治疗、中医中药治疗等。

1. 手术治疗

(1) 术前准备：术前肠道准备包括两个方面，一是清理肠道内容物，二是抑制肠道细菌的活性，以达到术中污染减少到最低程度，从而防止和减少腹腔及切口感染。方法是清理肠道内容物，应用适当抗生素抑制肠道细菌。措施包括：① 控制饮食，术前3日进流质饮食。② 术前日晚或手术日晨予以清洁灌肠。③ 全消化道清洗法：术前日晚口服清肠剂，该方法快速、简便，但可引起水钠潴留，故以肾、肝功能不全者少用，有梗阻或不全梗阻患者禁用。如果术前难以实施，则需做好术中肠道灌洗的准备，尽量减少术野污染。④ 在清理肠道内容物的同时，给予相应的迅速、高效的肠道抑菌剂，各家医院不太统一，常用者有：术前日13时始口服庆大霉素8万单位+甲硝唑0.4 g，每2 h 1次，共6次。其他如术前纠正水、电解质紊乱，以及维生素K酌情应用，纠正贫血等支持疗法。

(2) 结肠癌的手术方式：外科治疗手术切除仍然是结直肠癌的主要治疗方法。结肠癌手术切除的范围应包括肿瘤在内足够的两端肠段，一般要求距肿瘤边缘10 cm，还应包括切除区域的全部系膜，并清扫主动脉旁淋巴结。

1) 结直肠癌的内镜治疗：① 电切：适用于直径<5 mm的黏膜内癌，切除的组织可送病理检查。② 套圈切除：适用于有蒂、亚蒂或无蒂的早期结直肠癌。③ 黏膜切除：适用于表面型病变，特别是平坦、凹陷型病变。④ 经肛内镜显微外科手术(transanal endoscopic microsurgery，TEM)：适用于距肛门16 cm以内的早期直肠癌。优点是切除后创面可以缝合，避免了术后出血、穿孔等并发症。

2) 右半结肠癌的手术：右半结肠癌应包括盲肠、升结肠、结肠肝曲部癌，都应行右半结肠切除术(right hemicolectomy)。无法切除时可行回-横结肠侧侧吻合，解除梗阻。右半结肠的切除范围包括末端回肠10～20 cm、盲肠、升结肠、横结肠右半部和大网膜。在根部结扎回结肠动脉、右结肠动脉和中结肠动脉右支。淋巴结的清扫范围包括结扎血管根部的淋巴结及其切除区域系膜的淋巴结。

3) 横结肠癌的手术：由于横结肠肝曲、脾曲癌在治疗上分别采取右半结肠切除术和左半结肠切除术，所以从治疗角度，横结肠癌主要指横结肠中部癌。手术方式为横结肠切除术(transverse colon resection)。切除范围包括横结肠及其系膜、部分升结肠和降结肠、大网膜。

4) 左半结肠癌的手术：左半结肠癌包括结肠脾曲、降结肠和乙状结肠癌。其常规手术方式是左半结肠切除术(left hemicolectomy)。部分乙状结肠癌如肿瘤小，位于乙状结肠中部，而且乙状结肠较长，也可行单纯乙状结肠切除术。常规的左半结肠切除术的切除范围应包括横结肠左半、降结肠和乙状结肠及其相应的系膜、左半大网膜。

(3) 直肠癌的手术方式：直肠癌切除的范围包括肿瘤在内的两端足够肠段(低位直肠癌的下切缘应距肿瘤边缘2 cm以上)、受侵犯邻近器官的全部或部分、四周可能被浸润的组织及全直肠系膜或至少包括肿瘤下缘5 cm的直肠系膜。由于近年来保留盆腔自主神经(pelvic autonomic nerve preservation，PANP)、全直肠系膜切除术(total mesorectal excision，TME)等新观念的融入，以及对直肠癌浸润转移规律的重新认识和吻合器的广泛使用，腹腔镜技术和新辅助放化疗的开展，使直肠癌手术得到不断完善和发展，有效降低了直肠癌局部复发率，提高了低位保肛率，提高了患者的生存率和术后生活质量。如不能根治性切除，亦应进行姑息性切除，使患者症状得到缓解；如伴有能切除的肝转移癌应同时切除。

作为中低位直肠癌的手术金标准，TME的原则为：① 直视下锐性解剖直肠系膜周围盆筋膜壁层和脏层之间无血管的界面。② 切除标本的直肠系膜完整无损，或在肿瘤下缘5 cm切断直肠系膜。③ 辨认及保护性功能及膀胱功能所依赖的自主神经。④ 增加保肛手术，减少永久性造口。⑤ 低位吻合重建，通常用吻合器加结肠贮袋与直肠或肛管吻合。

直肠癌根据其部位、大小、活动度、细胞分化程度等不同而采取不同的手术方式。

1）局部切除术：是指完整的切除肿瘤及其周围 1 cm 的全层肠壁。它区别于传统的直肠癌根治术，手术仅切除肿瘤原发病灶，不行区域淋巴结清扫，多用于早期癌，亦有根治性切除的含义。

适应证：① 肿瘤位于直肠中下段。② 肿瘤直径在 2 cm 以下，占肠壁周径应＜30%。③ 大体形态为隆起型，无或仅有浅表溃疡形成。④ 肿瘤位于黏膜下层，未侵及肌层。⑤ 组织学类型为高、中分化腺癌者。

手术入路：① 经肛途径。② 经骶后途径，包括经骶骨途径（Kraske）和经骶骨旁途径（York - Mason）。③ 经前路括约肌途径，经阴道后壁切开括约肌和肛管、直肠，显露并切除肿瘤。

2）腹会阴联合直肠癌切除术即 Miles 手术，原则上适用于腹膜反折以下的直肠癌。切除范围包括乙状结肠远端、全部直肠、肠系膜下动脉及其区域淋巴结、全直肠系膜、肛提肌、坐骨直肠窝内脂肪、肛管及肛门周围约直径 5 cm 的皮肤、皮下组织及全部肛管括约肌，于左下腹行永久性结肠造口。

3）直肠低位前切除术即 Dixon 手术或称经腹直肠癌切除术，是目前应用最多的直肠癌根治术，原则上适用于腹膜反折以上的直肠癌。是否选择 Dixon 手术，主要取决于患者的全身情况、肿瘤分化程度、浸润转移范围及肿瘤下缘距齿状线距离。应在术前做好评估，正确判断肿瘤浸润、进展的程度并结合术中具体情况个体化对待。一般要求肿瘤距齿状线 5 cm 以上，远端切缘距肿瘤下缘 2 cm 以上，以能根治切除肿瘤为原则。由于吻合口位于齿状线附近，在术后的一段时期内患者出现大便次数增多，排便控制功能较差，可通过行结肠 J 型贮袋改善排便功能。

4）Hartmann 手术：经腹直肠癌切除、近端造口、远端封闭手术，适用于全身一般情况很差的直肠癌患者。

5）后盆腔脏器清扫：直肠癌侵犯子宫时，可一并切除子宫称之为后盆腔脏器清扫。直肠癌侵犯膀胱时，可行直肠和膀胱（男性）或直肠、子宫和膀胱切除（女性），这种手术称全盆腔清扫。

6）预防性肠造口或造瘘术：对于左半结肠梗阻经术中肠道灌洗后一期吻合或直肠癌低位吻合，有吻合口瘘风险者，可以做预防性肠造口或造瘘，包括吻合口近端结肠造口、末端回肠造口或经盲肠末端回肠造瘘，待吻合口愈合后进行造口回纳或拔除造瘘管。经盲肠末端回肠造瘘术是盲肠荷包缝合后切开盲肠，插入粗的 Foley 导尿管或带气囊的气管插管入到末端回肠 10 cm，盲肠荷包线结扎，导管另一端从右下腹壁戳孔穿出并固定于皮肤，盲肠壁缝合固定于右下腹壁，注入 15 ml 生理盐水入气囊，经盲肠末端回肠造瘘术即完成，2 周后就可拔除，这样可避免再次手术。

2. 辅助治疗

（1）化疗

1）术前化疗：许多报道显示在术前化疗联合放疗可使肿瘤缩小和降期，有利于提高保肛手术成功率，降低局部复发率，且对生存期无任何不利影响。

2）术中化疗：① 肠腔化疗：1960 年，Rousselot 等首先倡导使用术中肠腔内灌注氟尿嘧啶化疗作为辅助治疗。② 门静脉化疗：肝是结直肠癌最常见及最早发生转移的远处脏器。预防肝转移是提高结直肠癌术后 5 年生存率的关键。具体方法是经肠系膜上静脉分支或胃网膜右静脉插管，手术当日起 24 h 缓慢滴入 1 g 氟尿嘧啶（加入 500 ml 盐水中），连用 7 日后拔管。③ 术中温热灌注化疗：结直肠癌术中腹腔内温热灌注化疗近年受到国内外的重视，临床研究表明可减少肿瘤术后的复发及转移。

3）术后化疗：对 Dukes C 期的根治性切除术后患者应采用辅助性化疗，对 Dukes B 期术后患者的辅助性化疗的有效性尚有争议，目前认为对于高危Ⅱ期结肠癌患者更能从术后辅助化疗获益，高危因素包括：分化差（3/4 级分化，比如印戒细胞癌、黏液腺癌等）、脉管（血管/淋巴管）浸润、神经周围浸润、T_4（穿透肠壁全层或浸润周围脏器/结构）、梗阻、穿孔、切缘阳性或不确定以及送检淋巴结＜12 枚，把具有上述任一因素的患者列为“高危Ⅱ期结肠癌”，推荐术后含奥沙利铂的联合辅助化疗。而无高危因素Ⅱ期患者的辅助化疗，无需奥沙利铂，氟尿嘧啶类单药即可，拟行氟尿嘧啶类单药化疗的Ⅱ期结肠患者均应接受错配修复蛋白 MMR 检测，如属于错配修复蛋白缺失 dMMR（另外一个代名词就是 MSI - H 微卫星高度不稳定性），则无需化疗，单纯观察即可。对于转移瘤直接手术切除者（含同时性的原发瘤切除），术后辅助化疗完全参照Ⅲ期结肠癌术后辅助化疗进行，对接受术前新辅助化疗并证明有效者，重复术前化疗方案。

化疗方案有多种，常用的有 FOLFOX、FOLFIRI、XELOX、氟尿嘧啶/亚叶酸钙及卡培他滨单药化疗等方案，FOLFOX 方案化疗后较氟尿嘧啶/

亚叶酸钙有无病生存获益的趋势。

(2) 放疗：结直肠癌的放疗主要是针对直肠癌而言。放疗在直肠癌治疗中分为术前放疗、术中放疗、术后放疗、姑息放疗、治疗转移癌等几个方面。对于T_3或伴有直肠周围淋巴结转移、局部晚期直肠癌患者，目前主张予术前放化疗（新辅助治疗），能使肿瘤体积缩小，使已经转移的淋巴结缩小或消失，减轻癌性粘连，降低肿瘤细胞活力及闭合脉管，可以降低手术种植的发生，使肿瘤的分期降低，提高手术成功率和保肛率。术中放疗是手术过程中对疑有残留处和不能彻底切除处用β线进行一次性大剂量照射，可以精确控制放射治疗的区域及剂量，最大限度地杀灭肿瘤细胞，减少术后复发。术后放疗适应于Ⅱ、Ⅲ期可切除的直肠癌，切除不彻底或术后病理标本证实切缘有肿瘤细胞残留者，以提高直肠癌局部控制率。根治术后的同步放化疗是Ⅱ/Ⅲ期直肠癌治疗的金标准。对局部晚期肿瘤，各种原因不能手术以及术后复发的患者，通过姑息放疗能缓解症状，减轻痛苦。

(3) 靶向治疗：自20世纪90年代应用以来，靶向治疗在肿瘤的治疗方面取得令人鼓舞的进展，在结直肠癌靶向治疗方面最令人瞩目的靶向治疗的药物是两类：单克隆抗体药物表皮生长因子受体的阻断剂（如西妥昔单抗、帕尼单抗）和血管内皮生长因子受体的阻断剂（如贝伐单抗）。靶向药物与化疗药物联合使用可以增加疗效，但西妥昔单抗治疗的有效性受其下游基因 *KRAS* 状态的影响，突变型的 *KRAS* 无需 EGFR 接收信号，能够自动活化该通路并启动下游信号的转导，因此只有野生型 *KRAS* 基因的患者才能从抗 EGFR 的治疗中获益，而突变型的患者则不能获益。

FOLFOX＋帕尼单抗治疗晚期结直肠癌，该联合方案与单纯化疗相比，尽管总生存无显著获益，但无进展生存期显著延长，FOLFOX＋帕尼单抗是晚期结直肠癌一线治疗的一个选择。

(4) 其他辅助治疗：免疫治疗、基因治疗目前仍处于实验室和临床研究阶段，有着良好的应用前景。

（刘文方　孙建军）

第5节　直肠脱垂

直肠壁部分或全层向下移位，称为直肠脱垂（rectal prolapse）。直肠壁部分下移，即直肠黏膜下移，称黏膜脱垂或不完全脱垂；直肠壁全层下移称完全脱垂。若下移的直肠壁在肛管直肠腔内称为内脱垂；下移到肛门外称为外脱垂。各种年龄层均可发病，但多发于幼儿、老年人、久病体弱及身高瘦弱者。而女性因骨盆下口较大及多次分娩等因素，发病率高于男性。

【病因与病理】 目前，引起直肠完全脱垂有以下两种学说。① 滑动疝学说：因腹腔内压力增高及盆底组织松弛，直肠膀胱凹陷或直肠子宫凹陷处直肠前腹膜反折部被推向下移位，将直肠前壁压入直肠腹膜，最后脱出肛门外。② 肠套叠学说：套叠始于直肠乙状结肠交界处，在腹压增加、盆底松弛等因素影响下，套叠部分不断下移，最终使直肠由肛门脱出。

直肠脱垂的病因尚不完全明了，认为与多种因素有关。

1. *先天因素*　小儿由于骶骨弯曲尚未形成或弯曲度小、过直，直肠呈垂直状态，在久病、久泻或营养不良等诱因下常导致直肠黏膜脱出。

2. *解剖因素*　幼儿发育不良、营养不良患者、年老衰弱者，易出现肛提肌和骨盆筋膜薄弱无力；小儿骶骨弯曲度小、过直；手术、外伤损伤肛管直肠周围肌肉组织或神经等因素都可以减弱直肠周围组织对直肠的固定、支持作用，直肠易于脱出。

3. *腹压增加*　如便秘、腹泻、前列腺肥大、慢性咳嗽、咳喘、排尿困难、多次分娩等，经常致使腹压升高，推动直肠向下脱出。

4. *外伤*　肛管周围的内外括约肌损伤导致对直肠支持作用的减弱，另外还有产伤、直肠肛管手术和子宫切除造成的外伤。

5. *神经系统发育异常*　考虑与控便和肛提肌及盆底功能减弱有关。

6. *其他*　内痔、直肠息肉和肿瘤经常脱出，向下牵拉直肠黏膜，诱发黏膜脱垂。

【病理】 直肠黏膜脱垂病理改变为直肠下端黏膜层与肌层之间结缔组织过于松弛，黏膜层下移；完全脱垂则是固定直肠的周围结缔组织过于松弛，以致直肠壁全层下移。脱出的直肠黏膜可发生炎症、糜烂、溃疡、出血，甚至嵌顿坏死。肛管括约肌因持续性地伸展、被动松弛，可发生肛门失禁，失禁后更加重了脱垂。幼儿直肠脱垂多为黏膜脱垂，往往在5岁前自愈；成年型直肠脱垂只要产生脱垂的因素存在，会日益加重。

【临床表现】 直肠脱垂常见于中老年女性，其临床表现取决于脱垂的类型和程度。主要症状为有肿物自肛门脱出。初发时肿物较小，排便时脱出，便后自行复位。以后肿物脱出渐频，体积增大，便后需用手托回肛门内，伴有排便不尽和下坠感。最后在咳嗽、用力甚至站立时亦可脱出。随着脱垂加重，引起不同程度的肛门失禁，常有黏液流出，致使肛周皮肤湿疹、瘙痒。因直肠排空困难，常出现便秘，大便次数增多，呈羊粪样。黏膜糜烂、破溃后有血液流出。内脱垂常无明显症状，直肠内脱垂的患者肛门外则看不到脱出，症状轻，仅有肛门不适、排不尽感，患者常表现为慢性便秘、便失禁、黏液或血便，其中便秘和排空障碍最为常见。偶尔在行肠镜检查时发现。

检查时嘱患者下蹲后用力屏气，使直肠脱出。部分脱垂可见圆球形、红色、表面光滑的肿物，黏膜皱襞呈“放射状”(图 20－19A)；指诊仅触及两层折叠的黏膜；直肠指检时感到肛管括约肌收缩无力，嘱患者用力收缩时，仅略有收缩感觉。若为完全性直肠脱垂，表面黏膜有“同心环”皱襞(图 20－19B)；脱出较长，脱出部分为两层肠壁折叠，触诊较厚；直肠指检时见肛门口扩大，感到肛管括约肌松弛无力；当肛管并未脱垂时，肛门与脱出肠管之间有环状沟隙。

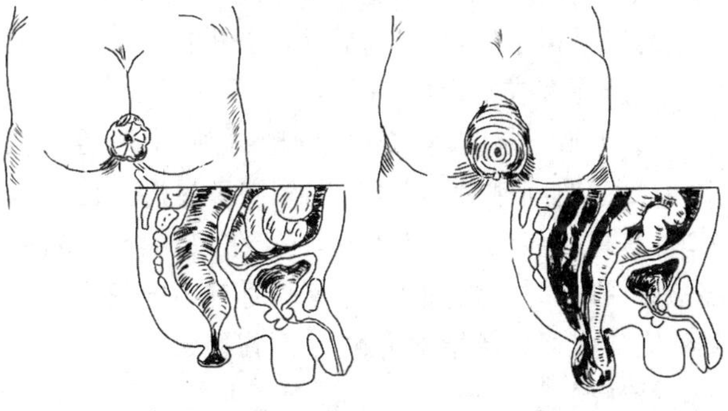

A　　B

图 20－19　直肠脱垂

乙状结肠镜检可见到远端直肠充血、水肿。排便造影检查时可见到近端直肠套入远端直肠内。钡剂灌肠和排粪造影，以确定有无盆底出口梗阻。对直肠内脱垂，由于肛门外看不到脱出物，可做钡剂灌肠，表现为肠管套叠呈“武士帽”征。当考虑有盆底薄弱疾病时，应联合进行直肠、膀胱和小肠造影，可看到完整的盆底内脏动态影像。合并大便失禁时可做直肠测压。

【治疗】 直肠脱垂的治疗依年龄、严重程度和全身情况而不同，治疗原则主要是消除直肠脱垂的诱发因素；幼儿直肠脱垂以保守治疗为主；成人的黏膜脱垂多采用硬化剂注射治疗；成人的完全性直肠脱垂则以手术治疗为主。

1. *一般治疗*　幼儿直肠脱垂有自愈的可能，应注意缩短排便时间，便后立即将脱出直肠复位，取俯卧位，用胶布固定双臀等。成人也应积极治疗便秘、咳嗽等引起腹压增高的疾病，以避免加重脱垂程度和手术治疗后复发。

2. *注射治疗*　将硬化剂注射到脱垂部位的黏膜下层内，使黏膜与基层产生无菌性炎症，粘连固定。常用硬化剂为 5%～10%酚甘油、5%苯酚植物油、5%盐酸奎宁尿素溶液、枯痔液、消痔灵等。对儿童与老人疗效尚好，成年人容易复发。副作用就是易感染、出血和坏死，对保守治疗无效和脱出严重的，应考虑手术治疗。

3. *手术治疗*　成人完全性直肠脱垂的手术方法很多，各有优缺点和不同的复发率。手术途径有 4 种：经腹部、经会阴、经腹会阴和经骶部。前两种途径应用较多。

经腹手术中运用较多的有直肠悬吊固定术、沈克非术、直肠前切除术、Goldberg 术和腹腔镜下直肠固定术。直肠悬吊固定术治疗直肠脱垂疗效肯定。术中游离直肠后，可通过多种方法将直肠、乙状结肠固定在周围组织上，主要为骶前两侧的组织上，注意勿损伤周围神经及骶前静脉丛，可同时缝合松弛的盆底筋膜、肛提肌，切除冗长的乙状结肠、直肠。

经会阴手术，包括经会阴直肠黏膜剥除肌层折叠术(Delorme 术)、经会阴直肠乙状结肠部分切除术(Altemeier 术)、全盆腔补片修补术、肛管紧缩术(Thiersch 术)、黏膜折叠术和肛门环缩术、肛门成形术、经尾骨直肠固定术、痔上直肠黏膜环切术等。经会阴手术操作安全，但复发率较高。可将脱出的直肠甚至乙状结肠自肛门直接切除缝合。直肠黏膜脱垂可采用痔环形切除术方法切除脱垂黏膜。年老、体质虚弱者可简单地行肛门环缩术，即在局麻或腰麻下，在肛门前后各做一小切口，用血管钳经皮下绕肛门潜行分离一圈，用金属线或涤纶带在皮下环绕肛门，2～3 个月后取出皮下埋置物，使肛门缩小以阻止直肠脱垂。

4. *综合治疗*　可根据情况行以上几种方法的综合治疗，以及中医中药治疗。

(余松林)

第 6 节　直肠肛管周围脓肿

直肠肛管周围脓肿(perianorecrtal abscess)是指

直肠肛管周围软组织内或周围间隙发生的急性化脓性感染，并形成脓肿。脓肿破溃或切开后常形成肛瘘。脓肿是肛管直肠周围炎症的急性期表现，而肛瘘则为慢性期表现。

【病因】 病因可分为肛门内因素和肛门外因素。

1. 肛门内因素 绝大部分直肠肛管周围脓肿由肛门内肛腺感染引起。因肛窦开口向上，腹泻、便秘时易引发肛窦炎。肛腺开口于肛窦，多位于内、外括约肌之间，感染延及肛腺后首先极易发生括约肌间感染(图20-20)。直肠肛管周围间隙为疏松的脂肪结缔组织，感染极易蔓延、扩散、感染向上可达直肠周围形成高位肌间脓肿或骨盆直肠间隙脓肿；向下达肛周皮下，形成肛门周围脓肿；向后可形成肛管后间隙脓肿或直肠后间隙脓肿；向外穿过外括约肌，形成坐骨肛管间隙脓肿。以肛提肌为界将直肠肛管周围脓肿分为肛提肌下部脓肿和肛提肌上部脓肿，前者包括肛门周围脓肿、坐骨直肠间隙脓肿，后者包括骨盆直肠间隙脓肿、直肠后间隙脓肿、高位肌间脓肿(图20-21)。

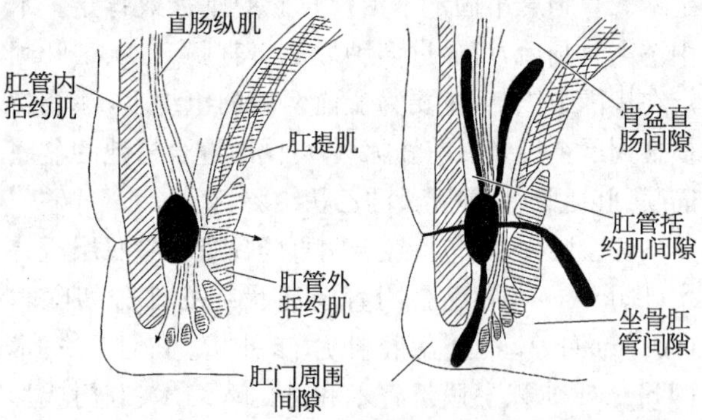

图 20-20 直肠肛管周围间隙的感染路径

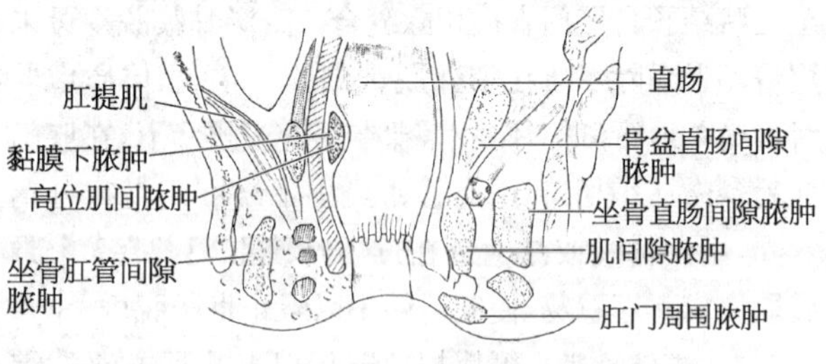

图 20-21 直肠肛管周围脓肿的位置

2. 肛门外因素 直肠肛管周围脓肿也可继发于肛门外的肛周皮肤感染、损伤、肛裂、内痔、药物注射、骶尾骨骨髓炎等。克罗恩病、溃疡性结肠炎及血液病患者易并发直肠肛管周围脓肿。

【临床表现】

1. 肛门周围脓肿 多由肛腺感染经外括约肌皮下部向外扩散而成，肛门周围皮下脓肿最常见。常位于肛门后方或侧方皮下部，一般不大。主要症状为肛周持续性跳动性疼痛，行动不便，坐卧不安，全身感染性症状不明显。查体时可见病变处明显红肿，有硬结和压痛，脓肿形成可有波动感，穿刺可抽出脓液。

2. 坐骨肛管间隙脓肿 较常见，又称坐骨直肠窝脓肿。多由肛腺感染经外括约肌向外扩散到坐骨直肠间隙而形成，也可由肛管直肠周围脓肿扩散而成。由于坐骨直肠间隙较大，形成的脓肿亦较大而深，发病时患侧出现持续性胀痛，逐渐加重，继而为持续性跳痛，坐立不安，排便或行走时疼痛加剧，可有排尿困难和里急后重，全身感染症状明显。早期局部体征不明显，后期出现肛门患侧红肿，双臀不对称，局部触诊或直肠指检时患侧有深压痛，甚至波动感。如不及时切开，脓肿多向下穿入肛管周围间隙，再由皮肤穿出，形成肛瘘。

3. 骨盆直肠间隙脓肿 又称骨盆直肠窝脓肿，较为少见，但很重要。多由肛腺脓肿或坐骨直肠间隙脓肿向上穿破肛提肌进入骨盆直肠间隙引起，也可由直肠炎、直肠溃疡、直肠外伤所引起。由于此间隙位置较深，空间较大，引起的全身症状较重而局部症状不明显。早期就有全身中毒症状，如发热、寒战、全身疲倦不适。局部表现为直肠指检可在直肠壁上触及肿块隆起，有压痛和波动感。诊断主要靠穿刺抽脓，经直肠以手指定位，从肛门周围皮肤进针。必要时做肛管超声检查或CT检查证实。

4. 其他 有肛门括约肌间隙脓肿、直肠后间隙脓肿、高位肌间脓肿、直肠壁内黏膜下脓肿。由于位置较深，局部症状大多不明显，主要表现为会阴、直肠部坠胀，排便时疼痛加重，患者同时有不同程度的全身感染症状。直肠指检可触及痛性包块。

【治疗】

1. 非手术治疗 ① 抗生素治疗：选用对革兰阴性杆菌有效的抗生素。② 温水坐浴。③ 局部理疗。④ 口服缓泻剂或液状石蜡以减轻排便时疼痛。⑤ 中药膏方外敷、中医药治疗。

2. 手术治疗 肛周脓肿是常见的肛门直肠疾病，肛门周围神经和血管极为丰富，一旦发生感染，炎症会很快扩散，患者疼痛难以忍受，特别是老年人抵抗力弱，故需尽快治疗。一旦诊断明确，即应切开引流。脓肿切开引流是治疗直肠肛管周围脓肿的主要方法，手术方式因脓肿的部位不同而已。肛门周围脓肿在局麻下就可进行，在波动最明显的部位做十字形切口，剪去周围皮肤使切口呈椭圆形，无需填塞以保证引流通畅。坐骨肛管间隙脓肿要在腰麻或骶管麻醉下进行，在压痛明显处用粗针头先做穿刺，抽出脓液后，在该处做一平行于肛缘的弧形切口，切口要够长，可用手指探查脓腔。切口应距离肛缘 3～5 cm，以免损伤括约肌。应置管或放置油纱条引流。骨盆直肠间隙脓肿要在腰麻或全麻下进行，切开部位因脓肿来源不同而不同。① 源于括约肌间的脓肿，应在肛镜下行相应部位直肠壁切开引流，切缘用肠线缝扎止血；若经坐骨直肠间隙引流，日后易出现肛管括约肌外瘘，不宜采用。② 源于经括约肌肛瘘感染者，引流方式与坐骨直肠间隙脓肿相同，若经直肠壁切开引流，易导致难以治疗的肛管括约肌上瘘。其他部位的脓肿，若位置较高，则应在肛镜下切开直肠壁引流；若位置较低，在肛周皮肤上直接切开引流。

（余松林）

第 7 节　肛　　瘘

肛瘘（anal fistula）是指肛管直肠与肛门周围皮肤相通的感染性管道，又称为肛管直肠瘘。肛瘘一般由原发性内口、瘘管和继发性外口组成。内口常位于直肠下部或肛管，多为一个；外口在肛周皮肤上，可为一个或多个，经久不愈或间歇性反复发作，是常见的直肠肛管疾病之一，任何年龄都可发病。

【病因】 大部分肛瘘由直肠肛管周围脓肿引起，因此内口多在齿状线上肛窦处，脓肿自行破溃或切开引流处形成外口，位于肛周皮肤上。由于外口生长较快，脓肿常假性愈合，导致脓肿反复发作破溃或切开，形成多个瘘管和外口，使单纯性肛瘘成为复杂性肛瘘。瘘管由反应性的致密纤维组织包绕，近管腔处为炎性肉芽组织，后期腔内可上皮化。

结核、溃疡性结肠炎、克罗恩病等特异性炎症、恶性肿瘤、肛管外伤感染也可引起肛瘘，但较为少见。

【分类】 肛瘘的分类方法很多，简单介绍下面两种。

1. 按瘘管与括约肌的关系分类　① 肛管括约肌肌间型：约占肛瘘的 70%，多因肛管周围脓肿引起。瘘管位于内、外括约肌之间，内口在齿状线附近，外口多在肛缘附近，为低位肛瘘。② 经肛管括约肌型：约占 25%，多因坐骨肛管间隙脓肿引起，可为低位或高位肛瘘，瘘管穿过外括约肌、坐骨直肠间隙，开口于肛周皮肤上。③ 肛管括约肌上型：为高位肛瘘，较为少见，约占 4%，瘘管在括约肌间向上延伸，越过耻骨直肠肌，向下经坐骨直肠间隙穿透肛周皮肤。④ 肛管括约肌外型：最少见，仅占 1%。多为骨盆直肠间隙脓肿合并坐骨肛管间隙脓肿的后果。瘘管自会阴部皮肤向上经坐骨直肠间隙和肛提肌，然后穿入盆腔或直肠。这类肛瘘常因外伤、肠道恶性肿瘤、克罗恩病引起，治疗较为困难（图 20－22）。

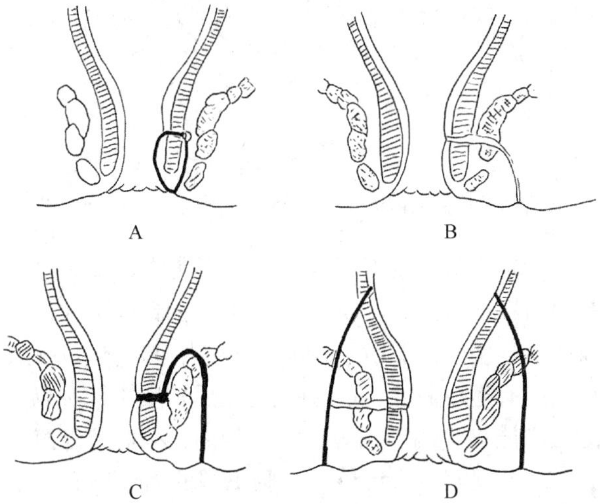

图 20－22　肛瘘的 4 种解剖类型

A. 肛管括约肌间型。B. 经肛管括约肌型。C. 肛管括约肌上型。D. 肛管括约肌外型

2. 按瘘管位置高低分类　① 低位肛瘘：瘘管位于外括约肌深部以下。可分为低位单纯性肛瘘（只有一个瘘管）和低位复杂性肛瘘（有多个瘘口和瘘管）。② 高位肛瘘：瘘管位于外括约肌深部以上。可分为高位单纯性肛瘘（只有一个瘘管）和高位复杂性肛瘘（有多个瘘口和瘘管）。此种分类方法，临床较为常用。

【临床表现】 瘘外口流出少量脓性、血性、黏液性分泌物为主要症状。较大的高位肛瘘，因瘘管位于括约肌外，不受括约肌控制，常有粪便及气体排出。由于分泌物的刺激，使肛门部潮湿、瘙痒，有时形成湿疹。当外口愈合，瘘管中有脓肿形成时，可感到明显疼痛，同时可伴有发热、寒战、乏力等全身感染症状，脓肿穿破或切开引流后，症状缓解。上述症状的反复发作是肛瘘的临床特点。

检查时在肛周皮肤上可见到单个或多个外口，呈红色乳头状隆起，挤压时有脓液或脓血性分泌物排出。外口的数目及与肛门的位置关系对诊断肛瘘很有帮助：外口数目很多，距离肛缘越远，肛瘘越复杂。根据 Goodsall 规律（图 20－23），在肛门中间画一横线，若外口在线前方，瘘管常是直型，内口常在附近的肛窦上。外口在肛缘附近，一般为括约肌间瘘；距离肛缘较远，则为经括约肌瘘。若瘘管位置较低，自外口向肛门方向可触及条索样瘘管。

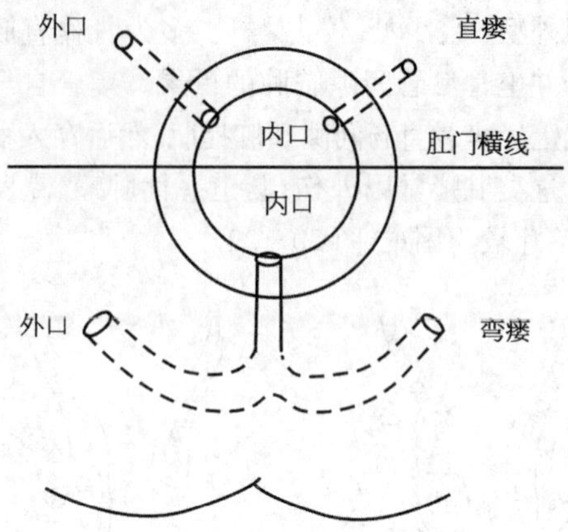

图 20－23 Goodsall 规律

确定内口位置对明确肛瘘诊断非常重要。肛门指检时在内口处有轻度压痛，有时可扪到硬结样内口及条索样瘘管。肛镜下有时可发现内口，自外口探查肛瘘时有造成假性通道的可能，宜用软质探针。以上方法不能肯定内口时，还可自外口注入亚甲蓝溶液1～2 ml，观察填入肛管及直肠下端的白湿纱布条的染色部位，以判断内口位置；碘油瘘管造影时临床常规检查方法。

对于复杂、多次手术的、病因不明的肛瘘患者，应做钡灌肠或结肠镜检查，以排除克罗恩病、溃疡性结肠炎等疾病的存在。

【治疗】 肛瘘不能自愈。不治疗会反复发生直肠肛管周围脓肿，因此必须手术治疗。治疗原则是将瘘管切开，形成敞开的创面，促使愈合。手术方式很多，手术应根据内口位置的高低、瘘管与肛门括约肌的关系来选择。手术的关键是尽量减少肛门括约肌的损伤，防止肛门失禁，同时避免瘘的复发。

1. *瘘管切开术*（fistulotomy） 是将瘘管全部切开开放，靠肉芽组织生长使伤口愈合的方法。适用于低位肛瘘，因瘘管在外括约肌深部以下，切开后只损伤外括约肌皮下部和浅部，不会出现术后肛门失禁。

手术在骶管麻醉或局麻下进行，患者侧卧位或截石位，首先由外口注入亚甲蓝溶液，确定内口位置，再用探针从外口插入瘘管内，了解瘘管的走行情况与括约肌的关系。在探针的引导下，切开探针上的表层组织，直到内口。刮去瘘管内的肉芽组织及坏死组织，修剪皮缘，使伤口呈内小外大的V形创面，创口内填入油纱布，以保证创面由里向外生长。

2. *挂线疗法*（seton division） 是利用橡皮筋或腐蚀作用的药线的机械性压迫作用，缓慢切开肛瘘的方法。适用于距肛门3～5 cm，有内外口低位或高位单纯性肛瘘，或作为复杂性肛瘘切开、切除的辅助治疗。它的最大优点是不会造成肛门失禁。被结扎肌肉组织发生血运障碍，逐渐坏死、断开，但因为炎症反应引起的纤维化使切断的肌肉与周围组织粘连，肌肉不会收缩过多且逐渐愈合，从而可防止被切断的肛管直肠环回缩引起的肛门失禁。挂线同时亦能引流瘘管，排除瘘管内的渗液，防止急性感染的发生。此法还具有操作简单、出血少、换药方便，在橡皮筋脱落前不会发生皮肤切开黏合等优点。

手术在骶管麻醉或局麻下进行，将探针自外口插入后，循瘘管走向由内口穿出，在内口处探针上缚一消毒的橡皮筋或粗丝线，引导穿过整个瘘管（图20－24），将内外口之间的皮肤切开后扎紧挂线。术后要每日坐浴及便后坐浴使局部清洁。若结扎组织较多，在3～5日后再次扎紧挂线。一般术后10～14日被扎组织自行断裂。

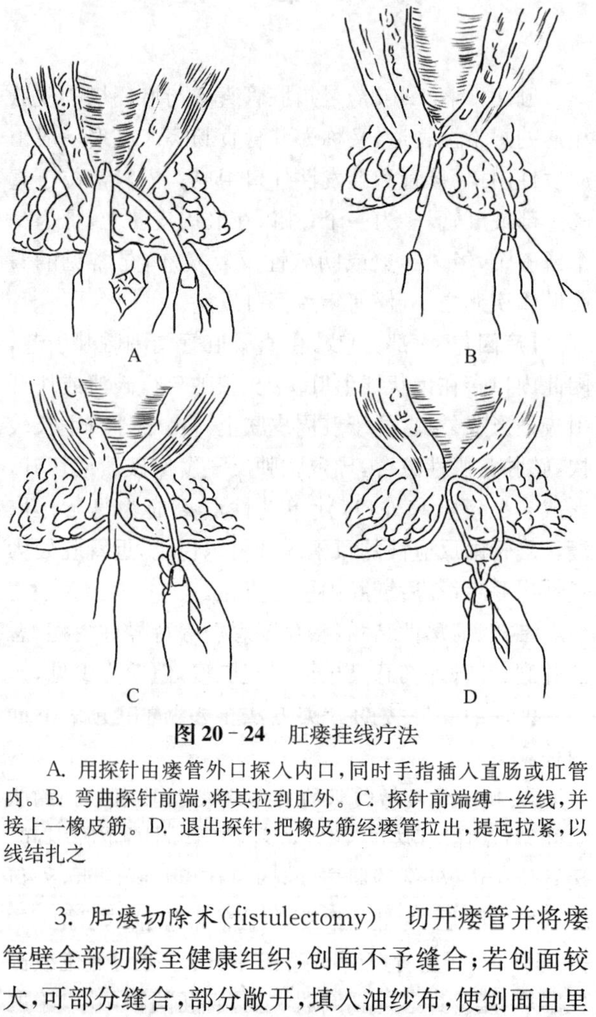

图 20－24 肛瘘挂线疗法

A. 用探针由瘘管外口探入内口，同时手指插入直肠或肛管内。B. 弯曲探针前端，将其拉到肛外。C. 探针前端缚一丝线，并接上一橡皮筋。D. 退出探针，把橡皮筋经瘘管拉出，提起拉紧，以线结扎之

3. *肛瘘切除术*（fistulectomy） 切开瘘管并将瘘管壁全部切除至健康组织，创面不予缝合；若创面较大，可部分缝合，部分敞开，填入油纱布，使创面由里向外生长至愈合。适用于低位单纯性肛瘘。

（余松林）

第 8 节 肛　　裂

肛裂(anal fissure)是齿状线下肛管皮肤层裂伤后形成的小溃疡，方向与肛管纵轴平行，长 0.5～1.0 cm，呈梭形或椭圆形，引起排便性周期性肛门剧烈疼痛。常见于中青年人，绝大多数肛裂位于肛管的后正中线上，也可在前正中线和侧方上。侧方上极少，若侧方出现肛裂应该想到肠道炎症疾病或肿瘤的可能。

【病因和病理】 肛裂的病因没有完全清楚，可能与多种因素有关，老年人长期便秘以及粪便干结引起的排便时机械性创伤是大多数肛裂形成的直接原因。肛管后方血供亦差；肛管与直肠成角延续，排便时，肛管后壁承受压力最大，故后正中线易受损伤，常好发肛裂。

急性肛裂可见裂口边缘整齐，底浅呈红色并有弹性，无瘢痕形成。慢性肛裂因反复发作，底深不整齐，质硬，边缘增厚纤维化，肉芽灰白。裂口上端的肛门瓣和肛乳头水肿，形成肥大乳头，下端皮肤因炎症、水肿及静脉、淋巴回流受阻，形成袋状皮垂向下突出于肛门外，称"前哨痔"(图 20-25)。因肛裂、前哨痔、乳头肥大常同时存在，称为肛裂"三联征"。

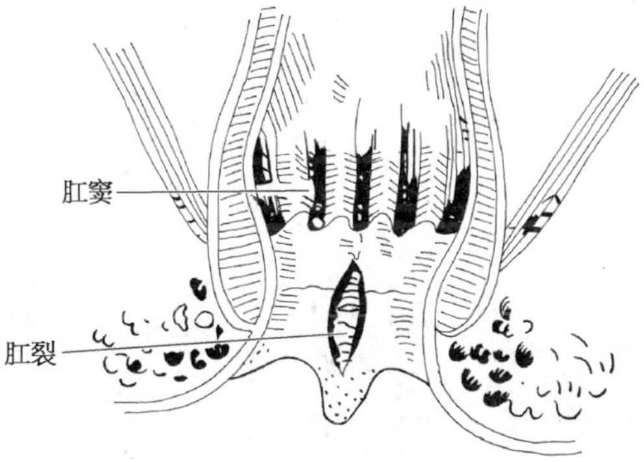

图 20-25　肛裂

【临床表现】 典型肛裂的临床表现为便秘、出血和疼痛。疼痛具有典型的周期性，即排便时疼痛、间歇期、括约肌挛缩痛，由于排便时肛裂内神经末梢受刺激，立刻感到肛管烧灼样或刀割样疼痛，称为排便时疼痛；便后数分钟可缓解，称为间歇期；随后因肛管括约肌痉挛收缩，再次剧痛，称为括约肌挛缩痛。此期可持续半小时到数小时，直至括约肌疲劳、松弛后疼痛缓解，但再次排便时又发生疼痛，以上为肛裂疼痛周期。因害怕疼痛不愿排便，久而久之引起便秘，便秘又加重肛裂，形成恶性循环。

【诊断和鉴别诊断】 依据典型的临床病史、肛门检查时发现的肛裂"三联征"，可做出诊断。应注意与克罗恩病、溃疡性结肠炎、结核、肛周肿瘤、梅毒、软下疳等其他疾病引起的肛周溃疡相鉴别，必要时可取活组织做病理检查以明确诊断。肛裂行肛门检查时，常会引起剧烈疼痛，有时需在麻醉状态下进行。

【治疗】 急性或初发的肛裂可用坐浴和润便的方法治疗；慢性肛裂可用坐浴、润便加以扩肛的方法；经久不愈、保守治疗无效且症状较重者可采用手术治疗。

1. 非手术治疗　原则是解除括约肌痉挛，止痛，帮助排便，中断恶性循环，促使局部愈合。具体措施如下：① 首先应该建立合理的饮食习惯，如增加膳食纤维含量，多食粗制谷物制品、豆类、薯类、蔬菜等，避免进食辛辣食品和调味品如辣椒、孜然、胡椒等，多饮水，多吃水果。另外，还要养成良好的排便习惯，严格按时排便，适当增加运动，选用通便药物和促胃肠动力药物。平时多做一些运动如太极拳、气功、课间操等，可加速肠蠕动，帮助排便。② 排便后用 1∶5 000 高锰酸钾温水坐浴，保持局部清洁，或硝酸甘油(glyceryl trinitrate，GTN)软膏用于肛门可使最大肛管静息压(maximum anal canal resting pressure，MARP)降低，肛门栓剂目前临床治疗肛裂尚为经验性治疗，如九华栓、痔疮宁栓等塞肛，可以起到清热解毒、消肿止痛、祛腐生肌的作用，对缓解肛裂的疼痛、出血症状有一定作用。③ 肛裂局部麻醉后，患者侧卧位，先用示指扩肛后，逐渐伸入两中指，维持扩张 5 min。扩张后可解除括约肌痉挛，扩大创面，促进裂口愈合。但此法复发率高，可并发出血、肛周脓肿、大便失禁等。老年人不推荐首选此治疗方案。④ 用药物注射到肛裂周围，阻断恶性循环的刺激，即解除疼痛和内括约肌痉挛，从而使裂损创面得到修复，达到治愈肛裂的目的。注射法治疗肛裂临床报道较多，所用药物多达数十种，如亚甲蓝、肉毒杆菌毒素(botulinum toxin，BT)、维生素 E、泼尼松注射液、当归注射液、红花注射液等。这些方法临床上尚未广泛推广，应适当选择。⑤ 针灸、中药等中医治疗。

2. 手术疗法

(1) 肛裂切除术(图 20-26)：切除全部增殖的裂缘、前哨痔、肥大的肛乳头、发炎的隐窝和深部不健康的组织直至暴露肛管括约肌，可同时切断部分外括约肌皮下部或内括约肌，创面敞开引流。缺点为愈合较慢，瘢痕过大，适用于陈旧性肛裂并伴有潜行性瘘管、肛乳头肥大及前哨痔。单纯切除肛裂造成新创面，使其瘢痕化以解除患者的痛苦，但大多数肛裂患者会因瘢痕挛缩出现肛门狭窄，致术后复发，不能从根本上解决患者痛苦。

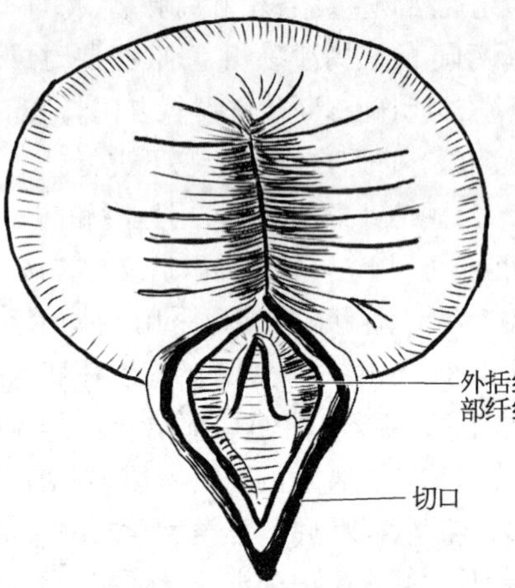

图 20-26　肛裂切除术(切断肛管外括约肌皮下部纤维)

(2) 肛管内括约肌切断术：肛管内括约肌为环形的不随意肌，它的痉挛收缩是引起肛裂疼痛的主要原因。手术方法是在肛管一侧距肛缘1～1.5 cm做小切口达内括约肌下缘，确定括约肌间沟后分离内括约肌至齿状线，剪断内括约肌，然后扩张至4指，电灼或压迫止血后缝合切口，可一并切除肥大乳头、前哨痔，肛裂在数周后自行愈合。该方法愈合率高，但手术不当可导致肛门失禁。

(3) 皮肤移植术：包括纵切横缝术和V-Y成形术。在适应证上有共同之处，均可治疗肛管皮肤有较大缺损及肛裂并肛管明显狭窄者，但纵切横缝术相对来说创口张力小于V-Y成形术，且对肛管周径的扩大优于后者。

(余松林)

第9节　痔

痔(hemorrhoid)是最常见的肛肠疾病。任何年龄都可发病，但随着年龄增长，发病率增高，已经严重影响了老年人的健康。直肠黏膜下有丰富的静脉丛，而齿状线上、下静脉丛是互相吻合的。当上静脉丛曲张时，可形成内痔(internal hemorrhoid)。而下静脉丛曲张时即形成外痔(external hemorrhoid)。两者互相影响可形成混合痔(mixed hemorrhoid)。

【病因】　病因尚未完全明确，可能与多种因素有关，目前主要有以下学说。

1. 静脉曲张学说　此学说认为，痔的形成主要由静脉扩张淤血所致。从解剖上讲，门静脉系统及其分支直肠静脉都无静脉瓣；直肠上、下静脉丛管壁薄、位置浅；末端直肠黏膜下组织松弛，以上因素都容易出现血液淤积和静脉扩张。静脉丛是形成肛垫的主要结构，痔的形成与静脉丛的病理扩张、血栓形成有必然的联系。直肠肛管位于腹腔最下部，可引起直肠静脉回流受阻的因素很多，如长期地坐立、便秘、妊娠、前列腺肥大、盆腔巨大肿瘤等，发生血液回流障碍的直肠静脉淤血扩张形成痔。

2. 肛垫下移学说　此学说认为，在肛管的黏膜下有一层特殊的组织，在胎儿时形成，位于肛管的左侧、右前、右后三个区域，突向肛管内，由静脉(或称静脉窦)、平滑肌、弹性组织和结缔组织形成，称为肛管血管垫，简称肛垫。起闭合肛管、节制排便作用。正常情况下，肛垫疏松地附着在肛管肌壁上，排便时主要受到向下的压力被推向下。排便后借其自身的收缩作用，缩回到肛管内。弹性回缩作用减弱后肛垫，肛垫则充血、下移形成痔。

另外，长期饮酒和进食大量刺激性食物可使局部充血；肛周感染可引起静脉周围炎，使静脉失去弹性而扩张；营养不良可使局部组织萎缩无力。以上因素都可诱发痔的发生。

【分类和临床表现】　痔根据其所在部位不同分为3类(图20-27)。

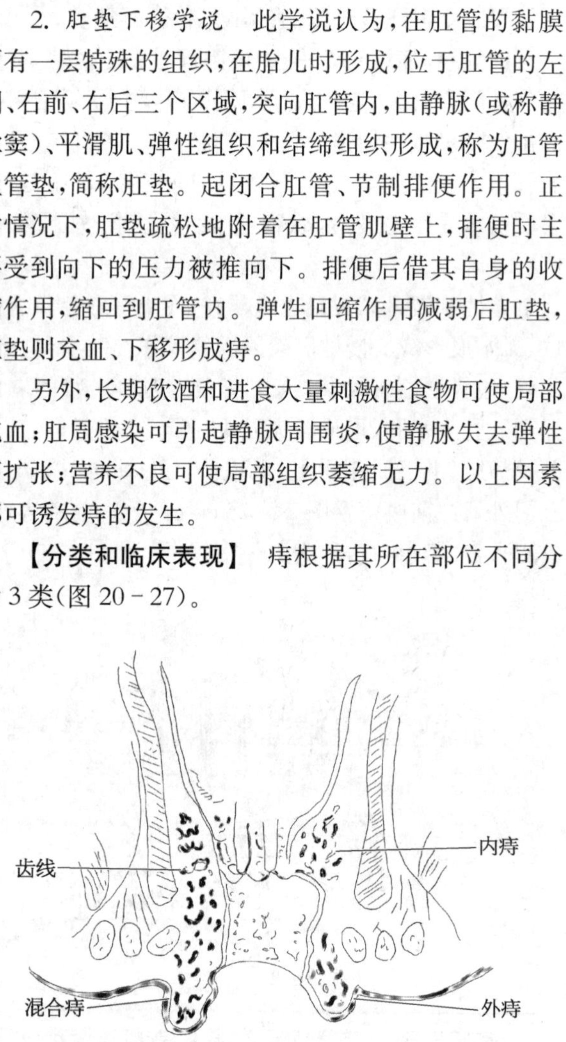

图 20-27　痔的分类

1. 内痔的临床表现与分度　内痔的主要临床表现是出血和脱出。无痛性间歇性便后出鲜血是内痔的常见症状。未发生血栓、嵌顿、感染时单纯性内痔无疼痛，部分患者可伴有排便困难，内痔的好发部位为截石位3、7、11点。

内痔的分度：Ⅰ度，便时带血、滴血或喷射状出血，便后出血可自行停止，无痔脱出；Ⅱ度，常有便血，排便时有痔脱出，便后可自行还纳；Ⅲ度，偶有便血，排便或久站、咳嗽、劳累、负重时痔脱出。需用手还纳；Ⅳ度，偶有便血，痔脱出不能还纳或还纳后又脱出。

2. *外痔* 主要临床表现是肛门不适、潮湿不洁、有时有瘙痒。如发生血栓形成及皮下血肿则有剧痛。血栓性外痔最常见。结缔组织外痔（皮垂）及炎性外痔也较常见。

3. *混合痔* 表现为内痔和外痔的症状可同时存在。内痔发展到Ⅲ度以上时多形成混合痔。混合痔逐渐加重，呈环状脱出肛门外，脱出的痔块在肛周呈梅花状时，称环状痔。脱出痔块若被痉挛的括约肌嵌顿，以至水肿、淤血甚至坏死，临床上称为嵌顿痔或绞窄性痔。

【诊断】 患者其症状和体征主要表现为：便血、脱出、肛门坠胀、疼痛、肛门异物感等，诊断主要靠肛门直肠检查。首先做肛门视诊，内痔除Ⅰ度以外，其他三度都可在肛门视诊下见到。血栓性外痔表现为肛周暗紫色长条圆形肿物，表面皮肤水肿、质硬、压痛明显。对有脱垂者，最好在蹲位排便后立即观察。可清晰见到痔块大小、数目及部位。视诊是痔疮的主要诊断方式，直肠指检虽对痔诊断意义不大，但可了解直肠内有无直肠癌、直肠息肉等其他病变。最后做肛门镜检查，不仅可见到痔块的情况，还可观察到直肠黏膜有无充血、水肿、溃疡、肿块等。

【鉴别诊断】 痔的诊断不难，但应与下列疾病鉴别。

1. *直肠癌* 直肠癌在直肠指检时可扪到高低不平的硬块；而痔为暗红色圆形柔软的血管团。临床上常将直肠癌误诊为痔而延误治疗，主要原因是仅凭症状及大便化验而诊断，未进行肛门指检和直肠检查。

2. *直肠脱垂* 易误诊为环状痔，但直肠脱垂黏膜呈环形，表面平滑，括约肌松弛；而后者黏膜呈梅花瓣状，括约肌不松弛。

3. *直肠息肉* 直肠低位带蒂息肉脱出肛门外易误诊为内痔脱出。但息肉为圆形、实质性、有蒂、可活动，多见于儿童，而痔为暗红色圆形柔软的血管团。

【治疗】 一般认为无症状的痔无需治疗，痔治疗的重点应放在减轻、消除症状上，而不是消除痔的本身，以保守治疗为主。

1. *一般治疗* 在痔的初期和无症状静止期的痔，只需增加纤维性食物，改变不良的大便习惯，保持大便通畅，防止便秘和腹泻。热水坐浴可改善局部血液循环。肛管内注入油剂或栓剂，有润滑和收敛作用，可减轻局部的瘙痒不适症状。血栓性外痔有时经局部热敷，外敷消炎止痛药物后，疼痛可缓解而不需手术。嵌顿痔初期也采用一般治疗，而手轻轻将脱出的痔块推回肛门内，阻止再脱出。

2. *内服药物治疗* 目前常用的口服药物包括中药汤剂、中成药及西药如迈之灵、地奥司明等。

3. *注射疗法* 治疗Ⅰ、Ⅱ度出血性内痔的效果较好。注射硬化剂的作用是使痔和痔块周围产生无菌性炎症反应，黏膜下组织纤维化，致使痔块萎缩。常用的硬化剂有 5%苯酚植物油、5%鱼肝油酸钠、5%盐酸奎宁尿素水溶液、4%明矾水溶液等，忌用腐蚀性药物。

注射方法为肛周局麻下使肛门括约肌松弛，插入肛门镜，观察痔核部位，主要在齿状线上直肠壁左侧、右前和右后，向痔核上方处黏膜下层注入硬化剂 2～3 ml，注射后轻轻按摩注射部位。避免将硬化剂注入黏膜层，以免导致黏膜坏死。当硬化剂注入黏膜层时，黏膜立即变白，应将针进一步插深，但应避免进入肌层，回抽无血后注入硬化剂。如果一次注射效果不够理想，可在 1 个月后重复一次。如果痔块较多，也可分 2～3 次注射，但副作用多，如局部注射部位水肿、疼痛、排便异常感等。

4. *红外线凝固疗法* 适用于Ⅰ、Ⅱ度内痔。作用于注射疗法相似，通过红外线照射，使痔块发生纤维增生，硬化萎缩。但复发率高，目前临床上应用不多。其他物理疗法如冷冻疗法、射频疗法、射频凝固疗法、微波疗法、双极透热疗法、激光疗法等，一般有操作简单、治疗时间短、不需住院等优点，但总的来说，物理疗法对早期内痔出血疗效较好，远期疗效较差，复发率较高。

5. *胶圈套扎疗法* 可用于治疗Ⅰ、Ⅱ、Ⅲ度内痔。原理是将特制的胶圈套入到内痔的根部，利用胶圈的弹性阻断痔的血运，使痔缺血、坏死、脱落而愈合。胶圈套扎器种类很多，可分为牵拉套扎器和吸引套扎器两大类。如无胶圈套扎器，可用两把血管钳替代（图 20 - 28）。先将胶圈套在第一把血管钳上，然后用这把血管钳垂直夹在痔的基底部，再用第二把血管钳牵拉套圈绕过痔核上端，套落在痔的根部。注意痔块脱落时出血的可能。Ⅱ、Ⅲ度内痔应分 2～3 次套扎，间隔 3 周，因一次性套扎可引起剧烈疼痛；Ⅰ度内痔可一次套扎完毕。此种治疗对痔的治疗有局限性，从根本上讲，没有消除痔发生的根源。

6. *手术疗法*

（1）痔单纯切除术：主要用于Ⅱ、Ⅲ度内痔和混合痔的治疗。可取侧卧位、截石位或俯卧位，骶管麻醉或局麻后，先扩肛至 4～6 指，显露痔块，在痔块基底部两侧的皮肤上做 V 形切口，分离曲张静脉团，直

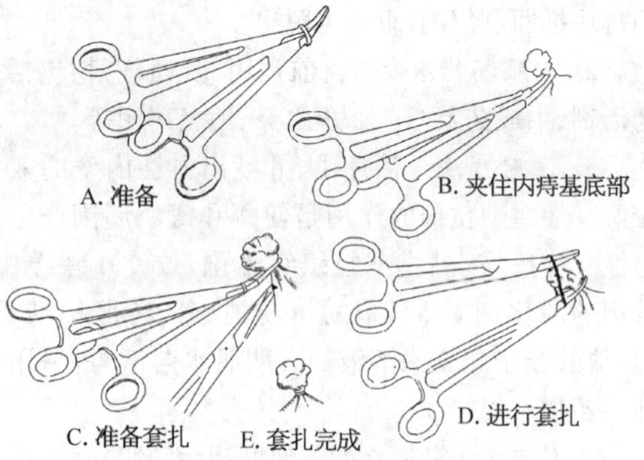

图 20 - 28　内痔胶圈套扎法

至显露肛管外括约肌。用止血钳于底部钳夹，贯穿缝扎后，切除结扎线远端痔核。齿状线以上黏膜用可吸收线予以缝合；齿状线以下的皮肤切口不予缝合，创面用凡士林油纱布填塞(图 20 - 29)。嵌顿痔可用同样方法急诊切除。

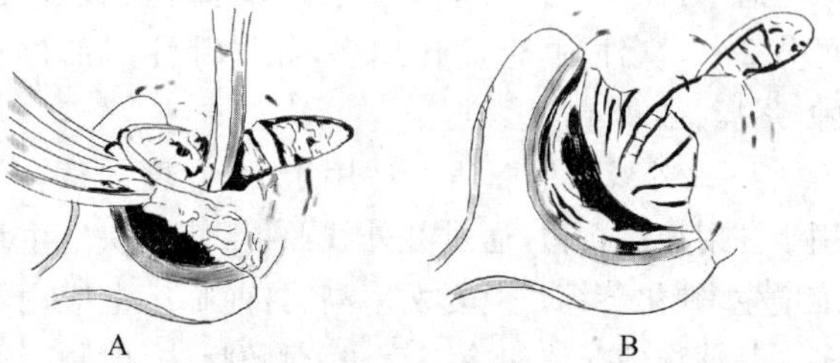

图 20 - 29　痔单纯切除术

(2) 血栓外痔剥离术：用于治疗血栓性外痔。局麻下将痔表面的皮肤梭形切除，摘除血栓，伤口内填入油纱布，不缝合创面。

(3) 痔外剥内扎术：适应于Ⅱ～Ⅳ度痔的手术治疗。方法是钳住痔核外牵，肛缘皮肤做梭形切口，钝性剥至痔核根部，上钳后缝扎，切除痔核。此手术治疗缺点是：缝扎不紧会引起大出血。如手术不当也会引起肛门狭窄，导致患者排便困难。此外，如果有多点痔核或是环状痔核脱出，此种手术具有局限性。

(4) 多普勒引导痔动脉结扎术：多普勒引导痔动脉结扎是一种微创外科技术用于治疗痔疮症状。通过它的直肠肛门修复(受体)可改善患者重度脱垂症状。此项技术主要是有针对性地结扎已经形成痔的动脉，阻断痔疮的血供，从而达到阻止痔疮的进一步发展。但复发率高，很多患者术后半年出现复发痔疮。

(5) 保留齿线悬吊术：手术方法是首先指诊探查内痔区是否存在动脉搏动，在齿线上 0.5 cm 处纵行夹持各痔，长约 2 cm，在近心端以可吸收缝合线“8”字结扎搏动血管，然后以双 7 号丝线做“回”字贯穿缝扎内痔；注意结扎点不在一个平面上，注意保留结扎点间黏膜桥，剪除痔体残端；然后依外痔形态做梭形或弧形切口，切除部分痔体，潜行锐性加钝性剥离痔组织至齿线下 0.5 cm 左右，修剪创面，以创面平整、缝合无张力为度，以 4 - 0 线间断缝合外痔创面。

(6) 吻合器痔上黏膜环切术(procedure for prolapse and hemorrhoids, PPH)：主要适用于Ⅱ、Ⅲ度内痔、环状痔和部分Ⅳ度内痔。其方法是环形切除齿状线上 2 cm 以上的直肠黏膜 2～3 cm，使下移的肛垫上移固定。国内外已有大宗病例报道，取得较好的临床效果。传统的痔环形切除术严重破坏肛管的正常结构，现已逐渐摒弃。但徒手施行痔上黏膜的环切术，则是在齿状线 2 cm 以上施行，理论上亦有与 PPH 手术同样的效果。

痔的治疗方法很多，由于非手术疗法对大部分痔的治疗效果良好，注射疗法和胶圈套扎疗法成为痔的主要治疗方法。手术治疗只限于保守治疗失败或不适宜保守治疗的患者。

(余松林)

第 10 节　肛管及肛周恶性肿瘤

发生在肛管及肛周的肛管癌、肛门周围癌、一穴肛原癌、肛周 Paget 病及黑色素瘤等恶性肿瘤中，以肛管癌及肛周癌多见，但较结直肠癌少见，仅占结直肠癌的 2%～4%。发生在齿状线及其下方至肛门口(肛缘)的癌称肛管癌；发生在肛缘外，以肛门为中心，直径 6 cm 圆形区内的癌称肛周癌。肛管癌较肛周癌多见，约 7∶1，前者女性多见，后者男性多见。多发生在 60 岁以上的老年人，中青年人少见。但近年来有报道在同性恋者中，尤其是男性同性恋者中肛管癌发病率增加，这部分患者常为青年。

肛管癌及肛周癌的常见病因：① 肛管及肛周部位的慢性炎症，如肛裂、肛瘘、肛旁脓肿、肛周白癜风等。② 性病，多见于不正当的性行为及同性恋者，因这些行为中易发生人类乳头状瘤病毒(human papilloma viruses, HPV)或人类免疫缺陷病毒(human immunodeficiency viruses, HIV)感染，尤其是肛交者易感染此病毒，而致免疫力下降。患有淋病、梅毒或尖锐湿疣者肛管及肛周癌的发病率增高。③ 慢性炎症肠病，克罗恩病患者肛门部癌的发病率明显高于无炎性肠病者。

Paradis 等对肛门部癌的分类与分期如下：0 期，原位癌；Ⅰ期，无括约肌侵犯；Ⅱ期，侵犯括约肌；Ⅲ期，局部转移（Ⅲa，仅有直肠周围淋巴结转移；Ⅲb，腹股沟淋巴结转移）；Ⅳ期，远处转移。近年来由于肛管癌的治疗趋向于放疗等非手术治疗，故又提出了肛管内超声下的肿瘤分期：UT_1 期，肿瘤局限于黏膜下层；UT_{2a} 期，肿瘤侵及内括约肌；UT_{2b} 期，肿瘤侵及外括约肌；UT_{3a} 期，肿瘤侵及括约肌，至肛周组织；UT_{3b} 期，肿瘤侵及邻近器官，如阴道等。

肛管癌及肛周皮肤的鳞状上皮细胞癌、肛管皮肤的基底细胞癌、恶性黑色素瘤、一穴肛原癌及肛周 Paget 病等（除直肠腺癌侵犯肛管者最多见外）恶性肿瘤中，以肛管及肛周皮肤的鳞状上皮细胞癌为最常见并具有代表性，一般所指肛管癌即为鳞癌。本节将重点讨论这种肿瘤，并对其他四类肿瘤做简要介绍。

一、鳞状上皮细胞癌

鳞状上皮细胞癌最常见，占肛管及肛周癌的 50%～75%，但与直肠腺癌相比则少见，约 1/25。多来源于肛缘部的鳞状乳突状瘤，极少数来源于皮肤癌前病变，如肛瘘、Bowen 病等。预后与细胞分化程度及淋巴转移有关。

【临床表现和诊断】

1. *肛管癌*　主要表现为肛门的持续性疼痛，便后加重。早期有少量便血，随着病情发展，便血渐增多。排便习惯改变，便次增多，有排便不尽的感觉。检查：肿瘤较少呈环形或半环形生长，常有肛管皮肤上呈真菌感染样生长，有的呈慢性肛瘘的形状出现在外口上。约半数的肛管癌可以累及肛管括约肌，也可以侵及阴道形成直肠阴道瘘。直肠指诊可扪及肿块，有的呈疣状，可推动，若形成溃疡，则有压痛，由于疼痛，有的患者拒绝检查，必要时可在麻醉下进行检查。内镜检查：肿瘤位于肛管，呈宽基底溃疡型肿块，溃疡表面高低不平，污秽，质地脆，易出血。活检病理检查为鳞状细胞癌。肛管癌角化少，分化差，易转移，可以转移到腹股沟淋巴结，但以沿痔血管周围淋巴转移多见，并可转移到肝、腹膜、肺及骨骼，预后较差。

2. *肛周癌*　多数患者感到肛缘有小肿块，并有瘙痒等不适感。肿块生长缓慢，一般不痛，只有当肿块增大侵犯到肛管括约肌或肿块破溃形成溃疡时才感疼痛，溃疡常有出血、恶臭，经久不愈。凡肛门周围有较硬的肿块并有溃疡者，常提示本病。在检查时应注意腹股沟淋巴结有无肿大，因肛周癌容易转移到腹股沟淋巴，若有转移，则预后不良。

【鉴别诊断】

1. *肛管癌*　由于肛管癌的早期症状与内痔、肛裂、肛瘘等疾病相似，都有便血、肛门异物感或排便时疼痛，临床上常把早期肛管癌误诊为以上常见的良性疾病，延误诊断、治疗。故在诊断肛管癌过程中应注意与以下疾病的鉴别。

（1）肛门窦道：感染形成的肛门窦道有时似肛管癌，但肛门窦道多在前、后正中处，并与齿状线相连，多有一内口位于齿状线处，肛管皮肤完整，麻醉下用探针探查可证实为肛门窦道，活检窦道内组织行病理检查为肉芽组织，可以明确诊断。

（2）直肠癌：可以侵犯到齿状线及肛管，亦有便血、大便次数增多及肛门下坠不适感。确诊需活检病理检查。

（3）肛管黑色素瘤：肿瘤在肛管处少见。典型的黑色素瘤外观似血栓性内痔，触诊为硬性结节，偶有压痛，其表面可形成溃疡或覆着黑色素。但约半数的黑色素瘤因表面无色素而误诊。

2. *肛周癌*　由于肛周癌早期表现为硬结性肿块，瘙痒、生长缓慢，肿块增大后才形成溃疡，其临床表现与下列疾病相似，应加以鉴别。

（1）肛裂：多在后正中肛缘处，为椭圆形溃疡，陈旧性肛裂为灰白色，常有前哨痔、肛裂及乳头肥大等典型表现。少数肛裂可位于前中或两侧，有典型的排粪疼痛病史。

（2）肛门湿疣：本病表现为环绕肛门的多个结节性肿块，可累及肛管最下段，大小不一，从小的皮肤突起到大而有蒂的不规则肿块，表面有细的颗粒。在病变之间有正常皮肤分离，病变处皮肤无溃疡，也无肉眼可见的恶性浸润表现。

（3）肛门瘙痒症：慢性肛门瘙痒症患者的肛周皮肤呈广泛性增厚，有时误诊为癌变。但肛门瘙痒症的肛管皮肤改变常较广泛而无深部浸润现象。

（4）非特异性溃疡：病因不清楚，可发生于肛门周围并影响到肛管，溃疡面可以很大，但病变表浅，边缘稍高，基底部覆以清洁的肉芽组织，无浸润。活检行组织学检查证实不是肿瘤。

（5）肛周特异感染性溃疡：① 克罗恩病：该病侵犯直肠下端形成脓肿等发生并发症时，可以累及肛门周围皮肤形成溃疡，其周围有水肿，但溃疡多无明显疼痛。内镜检查可发现有直肠炎。② 肛周结核：较少见，患者常有低热、盗汗、消瘦等结核的临床表现，溃疡脓性分泌物少，无肉芽生长。

（6）癌肿病发肛瘘：多为黏液腺癌，肛瘘病史长，肿瘤位于肛瘘处，可能来源于肛腺。肿瘤在肛周形成脓肿并向深部浸润，穿出肛周皮肤，形成肛瘘。

(7) 基底细胞癌：多位于肛门口处，不侵犯肛管。肿瘤局限，表浅，可以活动。虽然病程长，但病变小，生长缓慢，很少转移。

【治疗】 治疗方法按肿瘤部位、括约肌有无侵犯及腹股沟淋巴结有无转移而定。首选治疗方法为放疗联合化疗，手术治疗适用于肿瘤体积较大，放、化疗联合治疗后肿瘤残留和肿瘤复发者。

1. *手术治疗*

(1) 局部切除：仅少数肛管及肛周鳞癌适于局部切除，肿瘤≤2 cm，表浅、可以活动，无任何转移迹象，活检证实肿瘤分化良好。局部切除范围应距肿瘤边缘2～2.5 cm，必要时切除一部分肌肉，皮肤不能缝合时，应行皮瓣转移或植皮。肛周癌因发生直肠旁及肠系膜下血管旁淋巴结转移的少，局部切除后疗效较好。

(2) 腹会阴联合切除、永久性乙状结肠造口术(Miles手术)：适用于肿瘤>2 cm、浸润到肌层、较固定的肿瘤，以及肛周癌浸润到齿状线以上，或肛管、肛周癌局部切除后复发者。方法同直肠癌手术，但肠系膜下动脉不需要高位结扎。必要时清除髂内淋巴结及闭孔淋巴结；会阴部切除的范围应更广泛，女性患者常常将阴道后壁一并切除，会阴部切口应开放，如腹股沟淋巴结有转移，应一期或分期行淋巴结清扫，因同期手术患者创伤大，手术时间长，腹股沟皮瓣坏死的危险性增加，故是否同时行腹股沟淋巴清扫应根据患者的全身情况等来考虑，预防性的腹股沟淋巴清扫目前不主张做，因疗效不好，但术后应定期观察腹股沟淋巴结。

肛管癌与肛周癌的术后远期疗效与直肠癌相似，但肛管癌手术切除率较肛周癌低，后者的远期生存率又较前者低。腹股沟淋巴结有无转移对预后影响很大，一旦有转移很少能获得长期治愈。

2. *放疗* 肛管及肛周癌常用的放疗方法有以下两种。① Papillon 照射法：应用^{60}Co 照射会阴野30 Gy，骶后野18 Gy，总疗程22日，休息4～8周后再用组织间插植放疗20 Gy/24 h。总量为60～70 Gy。该法适用于<5 cm的肛管癌及肛周癌。② 三野或四野照射法：此法适用于有盆腔淋巴结转移及肿瘤>5 cm的肛管、肛周癌。照射后野加两侧野，或前后野加两侧野，总剂量为45～50 Gy，在4～8周内完成。休息4～5周后，缩野追加放疗至60～70 Gy，追加放疗剂量可用组织间插植放疗。对腹股沟淋巴结有转移者，应先行放疗50 Gy/5周，而后行淋巴结清扫术。但对放疗后淋巴结仍较固定不能清扫者，缩小野追加至60～70 Gy。放疗对小的肿瘤控制率达90%，大的肿瘤(T_3、T_4)达60%，5年生存率在66.7%左右，90%的患者保持了肛管功能，有控便能力。

3. *放疗联合化疗* 放疗剂量过大，可发生严重的放射性皮炎及肠炎等并发症，并且还影响手术的成功率，增加并发症。放疗联合化疗方案既减少了因大剂量放疗带来的副作用，同时所用的化疗药物不但可以作用于肿瘤细胞，而且还有放疗的增敏作用。Nigro(1974年)提出了CMT方案，该治疗方案是：① 放疗总量30 Gy，照原发灶及盆腔每日2 Gy，每周5日，共3周。② 在放疗开始的第1～4日和放疗结束前的1～4日，每日应用氟尿嘧啶1 000 mg/m^2，24 h持续静脉滴注。③ 丝裂霉素12 mg/m^2，仅在放疗开始的第1日静脉滴注1次。治疗结束后6周做活检，若仍有癌残留者，则应行根治术，否则密切观察，无需手术治疗。目前仍认为CMT方案是治疗肛管、肛周癌的较好方法。并且近年来许多放射治疗学家将CMT方案的放射剂量增加到50 Gy，联合治疗后肿瘤完全消退率达80%以上，对有HIV感染者也能达到70%以上。但HIV感染者对联合治疗的耐受性较差，同时由于免疫抑制，预后较差。

二、基底细胞癌

基底细胞癌又称基底细胞上皮样癌，或侵蚀性溃疡。起源于表皮最深层的基底细胞。肛门部的基底细胞癌极少见。

【病理】 肿瘤多不侵犯肛管括约肌。镜下见到成片的呈嗜碱染色的肿瘤细胞，即蓝染，细胞有不同程度的角化，中心有钙化。细胞核大、胞质少。如肿瘤细胞既有基底细胞的特点，又有鳞状细胞的特点，则称之为鳞状基底细胞癌，或基底细胞样癌，可能来源于泄殖腔的残留上皮，或其他类型的上皮，此类癌可以发生转移，预后较差。单纯的基底细胞癌多不发生转移。

【临床表现和诊断】 多数患者感觉肛门有肿块及溃疡，可有出血、疼痛、肛门瘙痒及有分泌物，或大便习惯改变等。肿块多在1～2 cm大小，生长缓慢，常呈增大变硬的结节，中央凹陷或形成溃疡，溃疡周围绕以珍珠样的隆起，即所谓侵蚀性溃疡。由于肿块小、表浅，常误诊为痔、肛裂或肛周湿疹及疣。

【治疗】 以手术切除为主。根据肿瘤的大小及浸润程度，采用不同的术式。如肿瘤巨大、浸润广泛的晚期肿瘤，可行腹会阴联合切除，永久性肠造口术；如肿瘤较小无明显浸润，则行局部切除，切缘应距肿瘤边缘 1～2 cm，切除皮肤、皮下组织，必要时可切除少部分肌肉。基底细胞癌对放疗敏感，小的基底细胞癌或手术后可行放疗。

三、一穴肛原癌

齿状线部位，即直肠肛管移行部是胚胎发育期内外胚层相互连接贯通的部位，该部位有移行上皮、柱状上皮、鳞状上皮、腺体及肌肉等相互重叠交织在一起，结构复杂，是肛管、直肠疾病的好发部位。在该区域内发生的癌，如来源于移行上皮则称为一穴肛原癌。由于过去对此癌的组织学未完全了解，因而按癌细胞的不同形态来命名，如未分化癌、黏液表皮样癌、移行细胞癌、鳞化腺癌及基底细胞癌等。

一穴肛原癌少见，约占肛管、大肠癌的 1%。肿瘤多位于齿状线或齿状线的下方，少数位于齿状线的上方。该病好发于 40～60 岁的女性。

【病理】 Morson 按细胞分化程度分为 3 型。

1. *中度分化型* 癌巢周边细胞栅栏状排列不明显，异型癌细胞较多。

2. *未分化型* 癌细胞弥散，故栅栏状排列缺如，细胞异型明显，核分裂现象多见，且有坏死现象。

3. *分化良好型* 癌巢周边有典型栅栏状排列，并有假腺管样结构。

【临床表现和诊断】 主要症状是便血、肛门疼痛、排便习惯改变及肛门肿块。有的患者还有肛门下坠感、瘙痒、大便次数增多或便秘等，其临床表现与肛管直肠癌相似。但直肠指检或内镜检查见：肿块多在齿状线处，大小多数在 1～2 cm，有溃疡形成或呈不规则的结节状，溃疡组织质地脆，触之易出血，肿块可推动。少数肿块＞5 cm，较固定。活检可明确诊断，并可与鳞状细胞癌、基底细胞癌和腺癌鉴别。

【治疗】 肿瘤较大、浸润较广泛者，应行腹会阴联合切除，永久性结肠造口术。肿瘤较小可行局部切除加放疗及化疗，肿瘤小亦可不行手术，联合应用放疗与化疗。放疗联合化疗的方法同肛管鳞状细胞癌。

四、黑色素瘤

肛管直肠黑色素瘤较少见，占皮肤所有黑色素瘤的 0.2%，占肛管直肠恶性肿瘤的 0.5%。肛管直肠的黑色瘤最常见部位是肛管，少数发生于肛周皮肤，直肠远端的黑色素瘤多数学者认为是肛管黑色素瘤沿黏膜下浸润到直肠黏膜所致。从胚胎发育来看，大肠黏膜来自内胚层不应发生此病。该病以女性多见，发病的中位年龄在 60 岁。黑色素瘤主要经血路转移到肝、肺、骨骼等脏器，也可经淋巴转移到腹股沟及腹腔淋巴结等部位。该肿瘤恶性程度高，转移早，预后差。

【病因和病理】 黑色素瘤来源于能合成黑色素的黑素细胞，它主要分布于眼的脉络膜，脑干的黑质和表皮及其附属器。肛管直肠交界部位属于复层鳞状上皮，聚集着大量的黑素细胞，这是肛管黑色素瘤发生的组织基础。黑素细胞在遗传、光辐射（尤其是紫外线的照射下）、激素代谢失调（如雌激素、前列腺素等）、损伤以及化学刺激等因素的作用下，使黑素细胞合成黑色素增多，黑素细胞亦增多、增生并癌变。黑色素瘤肉眼观呈斑块肥厚状或息肉状脱出肛门，或出血性痔块样，表面有溃疡形成。显微镜下观：癌细胞呈多角形、菱形或多边形，有的癌细胞呈巢状排列。核大畸形、泡状、核仁明显。核分裂象多少不等。胞质少，大多数可以找到多少不等的黑色素颗粒，黑色素染色阴性，给诊断带来困难，但电镜下可见细胞中有不同发育阶段的黑色素小体，或免疫组化 S-100 及 HMB45 阳性，可协助诊断。Breslow 将黑色素瘤按肿瘤最厚部分的垂直厚度分成 5 级。Ⅰ级，肿瘤最大垂直厚度＜0.76 mm；Ⅱ级，0.76～1.5 mm；Ⅲ级，1.51～2.25 mm；Ⅳ级，2.26～3.00 mm；Ⅴ级，＞3.00 mm。Ⅰ～Ⅱ级的 5 年生存率可达 74%，肿瘤浸润厚度超过 2 mm 者，无一例生存 5 年。

【临床表现和诊断】

1. *脱垂症状* 大便时有黑色肿物脱出肛门，早期较小，可自行还纳。以后逐渐增大，75%直径＞1 cm，脱出后常需用手托回，许多患者有痔块感。

2. *便血* 因肿瘤位于肛管直肠，易受粪便摩擦损伤出血，多为鲜血，有的呈暗黑色，便血者占 50%以上。有溃疡形成者，肛门有黑色溢液。

3. *肛管直肠刺激症状* 患者常有肛门坠胀不适、大便习惯改变、便秘与腹泻交替出现。若肿瘤破溃，则有肛门疼痛或便秘等症状。

4. *局部突起型肿块* 内镜检查或直肠检查，肿瘤位于齿状线、肛管或直肠远端，外观似蕈状，有的呈球形，有长蒂或短蒂，或无蒂的结节状，肿块多＞1 cm。如有溃疡，其溃疡面亦呈黑褐色，高低不平，分泌物恶臭。

由于本病少见，又缺乏特殊症状，因此初诊的正确率低。常误诊为脱垂性外痔、息肉坏死出血或直肠癌，无色素的肛管黑色素瘤约占 25%，其误诊率更高，但怀疑是黑色素瘤时应取活检组织学检查，必要时行电镜检查，查有无黑色素小体来明确诊断。近年来多数学者主张行整瘤切除送病理，以防肿瘤转移。

【治疗】 本病对放疗不敏感，仍以手术切除为主，主要包括腹会阴联合切除术（abdominoperineal resection, APR）和局部扩大切除术（wide local excision, WLE）。有学者认为APR能彻底切除局部病变，可清扫转移淋巴结，术后无瘤生存期长。另有学者认为WLE具有手术创伤小，并发症发生率低，生活质量好的优势。因肛管黑色素瘤术后预后差，两种手术后患者长期生存率无显著性差异，何种手术方式为首选仍存在争议。一般认为若肿瘤无远处转移，能耐受手术者，可行APR。如就诊时已有远处转移，失去根治机会，可经肛门行肿瘤姑息性切除术。无论何种手术，术后均可应用化疗及免疫治疗。常用化疗药物有：达卡巴秦（DTIC）、卡莫司汀（BCNC）、长春新碱（VCR）、放线菌素D（DACT）和洛莫司汀（CCNU）等，可单独使用，或联合用药，有一定疗效，但效果不理想。免疫治疗，可用白介素、干扰素、胸腺素，或淋巴因子激活的杀伤细胞（LAK细胞）、特异性疫苗等，临床应用均有报道，但疗效亦不够理想。并有用己烯雌酚、他莫昔芬、甲羟基孕酮治疗黑色素瘤的报道，其疗效还待观察。

【预后】 该病恶性程度高，且转移早，各种疗效不理想，故预后极差。

五、肛周Paget病

肛周Paget（佩吉特）病是一种少见的上皮内腺癌，Darier等于1893年首先报道了首例发生在肛周的Paget病，自第1例肛周Paget病报道至1990年，有文献报道的肛周Paget病100余例，多为个案报道。

【病因】 病因不明，组织学起源有争议。有如下3种假说。

（1）Paget细胞起源于肛周上皮。

（2）肛周表皮Paget细胞是由真皮层顶浆细胞恶变而来，因Paget病细胞与深部恶变的顶浆细胞在高碘希夫酸（periodic acid Schiff reaction, PAS）和黏液胭脂红反应的程度上一致，认为本病是真皮顶浆细胞恶变。

（3）可能由某种致癌因子作用于顶泌汗腺、上皮或直肠肠腺而发生Paget病。

【病理】 组织学表现，病损位于表皮内，过度角化，基底层苍白。细胞大而圆、核大、胞质淡染或空泡状。PAS染色呈阳性。病理分3型：① 病变位于肛周不伴有较深的皮肤附属器癌，如汗腺癌等。② 伴有顶泌汗腺癌或小汗腺癌。③ 病变位于肛周，伴有更深部位的直肠癌、尿道癌、子宫颈癌或皮肤癌等。

【临床表现和诊断】 本病好发于老年人，中位年龄64岁，男女之比1.5∶1。

（1）起病缓慢，病史长，出现症状到确诊平均4年左右，常误诊为痔疮、肛裂、肛周湿疹。

（2）肛周顽固性瘙痒是最主要的症状。局部用皮质类固醇药物症状不缓解。继之肛门有灼痛、出血或肛门直肠出现肿块等。

（3）病变起初为肛周丘疹，或鳞屑状红斑，或灰红色隆起性斑状，皮肤脱屑，类似湿疹。以后形成溃疡、边缘高起、界限清楚、表面有黏液样黄色渗出，可结成黄痂。溃疡长期不愈有灼痛感或出血。

（4）病变向邻近脏器或淋巴结转移，向上累及到肛管直肠，可发生肛管直肠癌，累及尿道、子宫，易发生尿道癌或子宫癌。该病还可转移到肝、脑、骨、膀胱、前列腺及肾上腺等部位。Paget患者50%伴有其他部位癌。

凡肛周有湿疹样斑伴顽固瘙痒，局部应用皮质类固醇不能缓解者，应高度怀疑本病。有下列表现者应做活检：① 肛周溃疡长期不愈。② 肛周损害伴有直肠癌或尿道癌等肿瘤者，应行组织学检查，因组织学检查是诊断Paget病的唯一方法。

【鉴别诊断】

1. *肛周Bowen病* 为肛周表皮内鳞状细胞癌，PAS反应阴性，活检可以鉴别。

2. *肛周湿疹* 外观与本病相似，但发作呈间歇性，局部应用皮质类固醇可以缓解瘙痒症状，活检找不到Paget细胞。

3. *表浅真菌感染* 股癣蔓延到肛周，皮肤损害类似本病，局部应用皮质类固醇治疗症状不缓解，但抗真菌治疗有效，刮屑行镜检可找到菌丝或孢子。

4. *肛周基底细胞癌* 多发生在肛缘，生长缓慢。显微镜下见有不同程度角化，中心有钙化，细胞核大、胞质少。对放疗敏感，预后好。

【治疗】 制订治疗方案前应先排除其他部位的肿瘤，如行结肠内镜检查排除大肠恶性肿瘤。手术切除是主要治疗方法。有学者认为肛周Paget病应分为浸润性生长和非浸润性生长两种。前者应行腹会阴联合切除，后者行局部切除即可。手术方式有3种。第1种，病变单纯累及肛周表皮，仅将局部病变及其周围>1 cm的正常皮肤切除，并行皮瓣转移。第2种，病变侵犯较深层的皮肤附属器，切除时应包括肿瘤基底的深筋膜和肿瘤周围>1 cm的正常组织，并行皮瓣转移或游离植皮术。第3种，因病变累及更深部的直肠、尿道等，行腹会阴联合切除术。目前认为，早期病变也应广泛深层地切除病灶（伴或不伴植皮术），减少术后复发，因 Paget 细胞常沿毛囊进入皮下组织，单纯切除皮肤常无效。化疗不能消除病变，但 1%氟尿嘧啶局部应用可改善瘙痒症状。放疗可使病变减缓发展。术后应用维 A 酸可减少或预防复发。

（余松林）

第 11 节　慢性便秘的外科治疗

慢性便秘（chronic constipation）是指粪便干结、排便困难或排便不尽感及排便次数减少。一般认为，便秘发生多与自主神经功能紊乱及肠运动减慢有关。便秘不仅是一种疾病，还是一种临床上最为常见的消化道症状。表现为粪便排出困难，便质干燥、坚硬；排便次数减少，每 2～3 日或更长时间排便一次。发生率约为 1%，男女之比为 1∶3，发病率随年龄增长而升高。

【病因和分类】 便秘原因十分复杂，可以是结肠的传输能力受到损害（运动失调），也可因肛管括约肌失调引起。另外，众多的消化道疾病、药物及神经、内分泌或代谢系统的异常也可引起慢性便秘。肛肠外科将需要临床特殊处理的慢性便秘归纳为慢传输型便秘、出口梗阻型便秘以及混合型便秘。出口梗阻型便秘多由肛门和直肠解剖结构异常所致盆底肌肉痉挛或松弛引起，患者常有排便费力、不尽感且排便量少，包括直肠前突、直肠黏膜脱垂、耻骨直肠肌综合征、盆底痉挛综合征等。慢传输型便秘多与肠肌间神经丛异常及肠神经递质改变有关，此类患者常无排便欲望，粪质坚硬，结肠传输试验提示结肠传输速度减慢，同时又缺乏出口梗阻型便秘的证据。混合型便秘同时具备出口梗阻型和慢传输型便秘的特点，多数慢传输型便秘患者同时伴出口梗阻。

慢传输型便秘和出口梗阻型便秘是以慢性便秘为主要临床症状，并需要针对便秘这单一症状进行手术治疗的特殊类型的慢性便秘。

【诊断】

1. *慢传输型便秘*　以年轻女性多见，常伴有腹部膨胀和不适感。做结肠传输时间测定时可发现全结肠传输慢或乙状结肠、直肠传输延迟。

2. *直肠黏膜脱垂*　因直肠黏膜松弛、脱垂，排便时形成套叠，堵塞肛管上口，引起排便困难增大。排便造影可见到在直肠侧位片上用力排便时的漏斗状影像。直肠指检可发现直肠下端黏膜松弛或肠腔内黏膜堆积。

3. *直肠前突*　多见于女性，因直肠阴道隔薄弱，长期在排便时粪便的压迫下向阴道凸出引起便秘。排便困难是本病的突出症状。直肠指检是主要诊断手段，可触及直肠前壁有明显薄弱松弛区域，排便造影可直接显示直肠前突的宽度和深度。

4. *盆底痉挛综合征*　正常排便时，耻骨直肠肌和肛管外括约肌松弛，使肛管直肠角变大，肛管松弛，便于粪便排出。若排便时以上两肌不能松弛，甚至收缩，则会阻塞肠道出口，引起排便困难。直肠测压时肛管静息压升高。直肠指检是本病的重要检查方法，可触及肥厚的呈痉挛状的内括约肌。排便造影时发现肛管直肠角在用力排便时不变大甚至变小。

5. *耻骨直肠肌综合征*　耻骨直肠肌痉挛性肥厚致使盆底出口处梗阻，引起便秘。本病特征为进行性、长期、严重的排便困难。直肠指检时可感到肛管紧张度增加。结肠传输功能检查时可发现明显的直肠滞留现象；肛管肌电图检查发现耻骨直肠肌、外括约肌反常电活动；肛管测压时可见到静息压及收缩压均增高。

【治疗】

1. *非手术治疗*　先行保守治疗，采取合理的饮食习惯，鼓励患者摄入足量的纤维和水分，多吃水果蔬菜。同时应坚持良好的定时排便习惯及有规律运动。另外，尚需保持良好的精神心理状态，对于心理紊乱及精神情绪紧张难以自行缓解的患者，可予心理治疗。必要时可辅用泻剂、栓剂等药物治疗或灌肠。目前，治疗慢性便秘的主要药物有轻泻剂、肠道促动力剂和微生态制剂，部分患者尚需使用低剂量的抗抑郁焦虑药物，轻泻剂的基本作用是刺激肠道分泌和减少吸收、提高肠腔内渗透压及流体静力压，从而促进排便，如葡苷聚糖、甲基纤维素、卵叶车前子、番泻叶、酚酞、液状石蜡、开塞露、盐类轻泻剂、乳果糖和聚乙二醇等。经一般治疗及轻泻剂治疗后无明显缓解的便秘患者，尤其是慢传输型者，可加用肠道促动力剂联合治疗，肠道促动力剂主要有多潘立酮、西沙比利和普卡比利。慢性便秘患者肠道菌群结构发生了显著变化，相对于健康群体，双歧杆菌、类杆菌和乳酸杆菌数量显著减少，梭杆菌及大肠埃希菌比例相对增加，微生态制剂主要是纠正肠道菌群失调。补充有效菌群，抑制致病菌，减少肠道有害物质产生，改善体内微生态环境，促进肠蠕动，从而改善便秘症状，常用的有双歧三联活菌（培菲康）和双歧杆菌活菌（丽珠肠乐）。近年来，生物反馈疗法被广泛应用于治疗难治性便秘，尤其是盆底肌功能不协调所致出口梗阻型便秘。生物反馈治疗是借助声音和图像反馈刺激大脑，训练患者正确地控制肛门外括约肌的舒缩，从而阻止便秘发生的新兴生物行为治疗方法。经保守治疗无效时，可考虑手术治疗。

2. 手术治疗　手术治疗的目的主要针对粪便在输送和排出过程中的两种缺陷：慢传输型便秘则需切除无传输力的结肠，出口梗阻型便秘需依据出口梗阻的原因做出相应处理。有时两种病因同时存在，因此应慎重选择手术治疗方案。

(1) 结肠切除术：主要有两种术式，全结肠切除、回肠直肠吻合术和结肠次全切除术、盲肠直肠吻合术。主要用于结肠慢传输型便秘的治疗，手术效果肯定。

(2) 耻骨直肠肌部分切除术：用于耻骨直肠肌综合征的治疗。

(3) 直肠固定术：主要用于直肠脱垂的治疗。方法有经肛直肠黏膜固定术以及经腹直肠固定术。

(4) 直肠前突修补术：用于直肠前突的治疗。分闭式修补法和切开式修补法两种，手术目的都是修补缺损的直肠阴道隔薄弱区。临床上以经直肠切开修补的 Sehapayah 术较为常用，方法是在齿状线上方的直肠前正中做纵切口，深达黏膜下层，向两侧游离黏膜瓣后，用肠线间断缝合两侧肛提肌边缘 3～5 针，然后缝合黏膜切口。

目前临床治疗慢性便秘的方法很多，首先应明确便秘原因，然后根据具体病因，选择合适的治疗方法，基本上以药物治疗为主，辅以饮食、心理精神和行为疗法。慢传输型便秘与出口梗阻型便秘或两种以上原因的便秘有时可同时存在，术前诊断不完全是术后便秘复发及手术疗效不佳的重要原因。

（余松林）

参考文献

[1] 王达，何超. 老年人大肠息肉的临床特点[J]. 实用肿瘤杂志，2000，15(3)：191-192.

[2] 皮执民. 消化外科学[M]. 北京：人民卫生出版社，2002：545-612.

[3] 扬华，肖刚. 结直肠癌肿瘤标记物研究现状[J]. 结直肠肛门外科，2007，13(4)：258-260.

[4] 刘彦，闵凯，刘俊，等. 结肠镜、腹腔镜联合切除结直肠肿瘤的临床研究[J]. 腹腔镜外科杂志，2007，12(3)：208-209.

[5] 孙承，张仲伟，缪飞. 乙状结肠梗阻的CT征象分析[J]. 上海医学影像，2007，16(1)：159-161.

[6] 孙敏，吴文英. 爱脉朗治疗产后痔疮急性发作41例[J]. 临床医学药，2010，19(15).

[7] 李更蛟. 乙状结肠扭转的手术治疗[J]. 中国实用医药，2007，2(6)：64-65.

[8] 李泉，张洁，张澍田，等. CT仿真结肠镜与电子结肠镜对结直肠疾病诊断的对照研究[J]. 中国实用内科杂志，2007，27(13)：1047-1048.

[9] 杨廉泽，颜强，朱世佳，等. 乙状结肠扭转的诊断及治疗[J]. 大肠肛门病外科杂志，2005，11(2)：25-27.

[10] 吴在德，吴肇汉. 外科学[M]. 第6版. 北京：人民卫生出版社，2005：532-533.

[11] 吴在德，吴肇汉. 外科学[M]. 第7版. 北京：人民卫生出版社，2008：501-503.

[12] 吴孟超. 腹部外科学[M]. 上海：上海科学技术文献出版社，2008：214-232.

[13] 张东铭. 盆底与肛肠病学[M]. 贵州：贵州科技出版社，2000：296.

[14] 陆品相，范文阶. 18F FDG PET扫描在结直肠癌中的临床应用价值[J]. 中国现代医学杂志，2005，15(15)：2366-2367，2378.

[15] 陆爱国，宗雅萍，沈晓卉，等. 内镜与腹腔镜联合治疗结直肠良恶性息肉的价值[J]. 上海交通大学学报(医学版)，2007，27(5)：594-596.

[16] 陈孝平. 外科学[M]. 第2版. 北京：人民卫生出版社，2010：579-582.

[17] 陈志彪，刘美丽，伞锕锢，等. 肠镜下结肠巨大息肉切除155例临床分析[J]. 中国实用内科杂志，2007，27(11)：863-864.

[18] 陈琼，刘志才，程兰平，等. 2003～2007年中国结直肠癌发病与死亡分析[J]. 中国肿瘤，2012，21(3)：179-182.

[19] 陈博艺. Ⅰ期切除吻合术治疗乙状结肠扭转50例临床分析[J]. 广东医学院学报，2000，18(3)：274-275.

[20] 罗明月，周康荣，姚礼庆. CT仿真结肠镜检查的临床应用价值研究[J]. 临床放射学杂志，2001，20(12)：924-927.

[21] 施勇. 黑斑息肉综合征的外科治疗(附8例报告)[J]. 中国普外基础与临床杂志，2004，11(4)：356-357.

[22] 郭志叉，庞明辉，胡康，等. 结直肠腺瘤的诊断及外科处理：附406例报告[J]. 中国普通外科杂志，2007，16(9)：925-926.

[23] 郭建平，焦旅忠，李振彪. 结肠息肉的X线双对比造影诊断(附65例分析)[J]. 上海影像医学，2007，16(2)：151-153.

[24] 涂苍慨. 结肠镜在结直肠外科疾病中的诊治[J]. 安徽医学，2006，27(6)：472-473.

[25] 蒋贵明. 直肠套叠折叠加悬吊治疗重度完全性直肠脱垂[J]. 中国临床实用医学，2010，4(1)：110-111.

[26] 韩少良，朱冠保，张启瑜. 结直肠疾病的外科治疗[M]. 上海：第二军医大学出版社，2004：145-147.

[27] 鲁劲，何萸太，廖春秀. 结肠镜下诊治老年性大肠息肉的临床

价值[J]. 中国内镜杂志,2004,10(6): 51－52,63.

[28] 裘法祖. 外科学[M]. 北京: 人民卫生出版社,2000: 523.

[29] 廖行忠, 王晓林. 改良纵切横缝术治疗陈旧性肛裂[J]. 中国肛肠病杂志,2001,21(9): 9.

[30] 廖国庆,晏仲舒. 家族性腺瘤性息肉病的外科治疗[J]. 中国普通外科杂志,2004,13(4): 276－278.

[31] 熊坤林,龚水根,张伟国. 盆底影像解剖与盆底功能性疾病的关系[J]. World Chin J Digestol,2005,13(1): 76－79.

[32] 薛梅. 地奥心司明治疗痔疮急性发作 112 例[J]. 现代中西医杂志, 2010,19(10).

[33] Bouras EP, Camilleri M, Burton DD, et al. Prucalopride accelerates gastrointestinal and colonic and colonic transit in patient with constipation without a rectal evacuation disorder [J]. Gastroenterology, 2001,120: 354－360.

[34] Chong A, Shah JN, Levine MS, et al. Diagnostic yield of barium enema examination after incomplete colonoscopy[J]. Radiology, 2002,223: 620－624.

[35] Davila RE, Rajan E, Adler D, et al. ASGE guideline the role of endoscopy in the diagnosis, staging, and management of colorectal cancer[J]. Gastrointest Endosc,2005,61(1): 1－7.

[36] Emmanuel AV, Kamm MA. Response to a behavioural treatment, biofeedback, in constipated patients is associated with improved gut transit and autonomic innervation[J]. Gut,2001,49: 214－219.

[37] Griffen FD, Kmsht CD, Whitaker JM. The double stapling technique for low anterior resection of the rectum[J]. Ann Surg,1990,211(6): 745.

[38] Hazebroke EJ. A randomized clinical trial comparing laparoscopic and open reaction for colon cancer[J]. Surgical Endoscopy,2002,16(6): 949－953.

[39] Jost WH, Schimrigk K. Botulinum toxin in therapy of anal fissure[J]. Lancet, 1995,345(8943): 188－189.

[40] Hizawa. Endosonographic diagnosis of early colorectal tumor invasion using ultrasound miniature probe[J]. Colorectal Dis, 2000,2(2): 93.

[41] Loder PB, Kamm MA, Nicholls RJ, et al. 'Reversible chemical sphincterotomy' by local application of glyceryl trinitrate[J]. Br J Surg, 1994, 81(9): 1386－1389.

[42] Naueder SR, Archampong EQ. One-stage resection of acute sigmoid volvulus[J]. Br J Surg,2001,88: 1635－1636.

[43] Nozoe T, Rikimaru T, Mori E. et al. Increase in both CEA and CA19－9 in sera is an independent prognostic indicator in colorectal carcinoma[J]. J Surg Oncol, 2006, 94(2): 132－137.

[44] Shankar A. Leonard P, Renaut AJ, et al. Neo-adjuvant therapy improves resectability rates for colorectal liver metastases[J]. Ann R Coll Surg Engl, 2001, 83: 85－88.

[45] Winawer SJ. Screening of colorectal cancer: progress and problems[J]. Recent Results Cancer Res, 2005, 166(3): 231－244.

[46] Zhao YK, Sun YF, Zhou X, et al. Clinical research of endoscopic treatment for colonic malignant stricture[J]. China Journal of Endoscopy, 2005, 11(8): 861－862.

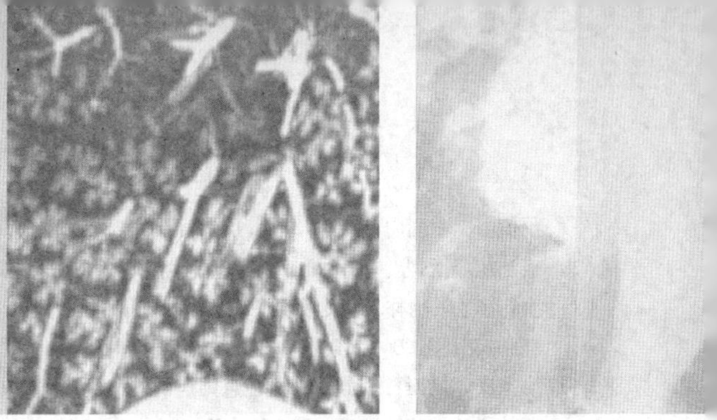

第21章

肝脏疾病

第1节 肝囊肿

肝囊肿是一种比较常见的肝脏良性疾病。它可分为寄生虫性和非寄生虫性肝囊肿。前者以肝包虫病为多见;后者又可分为先天性、创伤性、炎症性和肿瘤性肝囊肿,其中以先天性肝囊肿最常见,通常指的肝囊肿就是先天性肝囊肿。

一、非寄生虫性肝囊肿

【病理】 非寄生虫性肝囊肿是常见的良性肿瘤,以潴留性囊肿和先天性多囊肝为多见。单发性肝囊肿可发生于任何年龄,女性多见,常位于肝右叶。多发性肝囊肿,比单发性多见,可侵犯左、右肝叶,多发性肝囊肿约50%可合并多囊肾。潴留性肝囊肿为肝内某个胆小管(如炎症、水肿、瘢痕或结石)堵塞,引起分泌增多及胆汁潴留而造成。先天性肝囊肿囊壁由上皮细胞组成,囊液多呈无色或透明,有出血者可呈棕色,多发囊肿常较小而遍布肝各部。

1. *单发性肝囊肿* 大小不等,直径由数毫米至20 cm以上,可占据整个肝叶。囊肿呈圆形、椭圆形,多为单房,亦有多房或带蒂囊肿。包膜完整,表面乳白色或呈灰色,囊壁厚度0.5~5 mm,囊内液体透明,有出血或胆汁时呈咖啡色,含少量白蛋白、黏蛋白、胆固醇、红细胞、胆红素等。

2. *多囊肝* 囊肿大小不一,最大容量可达1 000 ml以上,小者如芝麻、绿豆大小,囊肿散布全肝或某一肝叶,以右叶多见。大体切面呈蜂窝状,囊腔内含澄清透明液体,不含胆汁。肝囊肿甚大时可压迫肝细胞,致萎缩性变,可引起胆管狭窄,致胆囊炎,可引起肝功能损害,最后出现腹水、黄疸,甚至食管静脉曲张。

【病因】

1. *潴留性肝囊肿* 为肝内某个胆小管由于炎症、水肿、瘢痕或结石阻塞引起分泌增多,或胆汁潴留引起,多为单个,也可因肝钝性挫伤,致中心破裂的晚期。病变囊内充满血液或胆汁,包膜为纤维组织,为单发性假性囊肿。

2. *先天性肝囊肿* 由于肝内胆管和淋巴管胚胎时发育障碍,或胎儿期患胆管炎,肝内小胆管闭塞,近端呈囊性扩大及肝内胆管变性,局部增生阻塞而成,多为多发。

【临床表现】 先天性肝囊肿生长缓慢,小的囊肿可无任何症状,临床上多数是在体检B超时意外发现,当囊肿增大到一定程度时,可因压迫邻近脏器而出现症状,常见有食后饱胀、右上腹不适和隐痛等。少数可因囊肿破裂或囊内出血而出现急腹症。体检时右上腹可触及肿块和肝大,肿块随呼吸上下移动,表面光滑,有囊性感,无明显压痛。少数囊肿破裂,囊内出血,带蒂囊肿扭转可出现急腹症。囊内感染时有畏寒、发热、白细胞升高,体检时可有肝大或上腹肿块。

【诊断和鉴别诊断】 通常根据病史、症状、体征、化验和检查一般即可做出明确诊断。

B超是首选的检查方法,是诊断肝囊肿经济可靠而非侵入性的简单方法。CT检查可发现1~2 cm的肝囊肿,可帮助临床医师准确病变定位。

肝脏囊肿除了要区分先天性、创伤性、炎症性、肿瘤性和寄生虫性外,还要与肝脏血管瘤、肝脓肿、肝癌等鉴别。鉴别的方法需要临床医师根据病史、症状、体征、化验和检查去综合判断。例如肝脏海绵状血管瘤增强CT时表现瘤内有血流或血流由周边向中央弥散，而囊肿是没有血流的。肝癌患者常有乙肝、乙肝病毒携带、肝硬化，化验甲胎蛋白升高，CT增强扫描呈现血流快进快出的表现等。肝脓肿有炎症表现，常有化脓性疾病或痢疾史，超声显像所见并无清晰薄壁，液性占位周边有炎症表现。

【治疗】 小的囊肿而又无症状者不需特殊处理；对于大的又出现压迫症状者，应予以治疗。治疗方法包括囊肿穿刺抽液术、囊肿开窗术、囊肿引流术或囊肿切除术等。带蒂的囊肿，可行囊肿切除术。大的囊肿可行开窗术，并置管引流；术后无囊液流出即可拔出引流管。囊肿并发感染、囊内出血或囊液染有胆汁时，如病变局限，应做肝切除术；壁厚的巨大囊肿可行内引流，如囊肿空肠 Roux－en－Y 吻合术。多发性肝囊肿，一般仅限于处理其中引起症状的大囊肿。

二、肝包虫病

肝包虫病又称肝棘球蚴病，是犬绦虫的囊状幼虫寄生在肝所致的一种寄生虫病，我国广大畜牧地区较多见。肝包虫病有两种，一种是由细粒棘球蚴引起的单房性包虫病，较常见；另一种由多房性或泡状棘球蚴感染所致的泡状棘球蚴病，少见。

【病因和病理】 细粒棘球绦虫的终末宿主主要是犬，亦可为狐、狼等。中间宿主是羊、马、牛、骆驼等。当虫卵随犬粪排出，污染草场和水源，被羊吞食后，在羊肝或其他脏器寄生发育成细粒棘球蚴绦虫。当人与皮毛上黏附有虫卵的犬或羊接触或直接食入被虫卵污染的食物后，虫的虫蚴经肝静脉随血流进入肺、肾、脾、脑、肌、眼眶和脊柱等部位。

细粒棘球蚴在肝内先发育成小的空囊，即为初期的包虫囊肿，囊内不含头节。囊体逐渐长大，形成囊肿的内囊；它周围有一层纤维性包膜，称外囊，其与内囊共同形成包虫囊肿的壁，但外囊并不属于包虫囊肿本身。内囊壁又分为角质层和生发层。角质层由生发层细胞的分泌物所形成，位于生发层外面，呈白色粉皮样，为具有弹性的半透明膜，对生发层细胞有保护、支持和吸收营养物质等作用。生发层的内层是棘球蚴本体，由一排具有显著繁殖能力的细胞组成，可产生生育囊、头节和子囊，子囊又可产生孙囊。子囊为生发层向内芽生而成，内含大量头节，破裂后头节进入囊液，而形成包虫囊砂。生发层亦可向外芽生形成外生囊。外囊与内囊紧贴，但不相连。包虫囊肿大小不一，小者如葡萄，大者囊内液体达 20 000 ml。囊液透明，偏碱性，比重 1.008～1.015，内含大量的头节和子囊以及少量蛋白质和无机盐类。

囊内的液体经囊壁吸收至血液循环后，可引起机体变态反应。当囊肿破裂，大量囊液流入胸腔或腹腔时，可产生严重的过敏性休克，甚至造成死亡。同时，大量的头节、子囊污染胸腔或腹腔，产生继发性包虫囊肿。有时囊肿可破入肺、肝、胆管或胃肠道，形成内瘘或并发感染。

多房性棘球蚴绦虫的生活史与细粒球绦虫类似，其终末宿主多为狐，少数为犬。虫卵能耐低温，因此，泡状棘球蚴病无包膜，与周围肝组织无明显界限，呈灰白色硬结节状，内含有少量胶状液体。有时肿块中央区可见坏死、液化和化脓感染。

【临床表现】 单纯性包虫囊肿在早期症状不明显，发展到一定阶段则可出现上腹部肿块、腹痛等。肿块呈圆形，表面光滑，边界清楚，质坚韧而有弹性感，能随呼吸上下移动，叩之有震颤，即包虫囊肿震颤性。体积较大的囊肿压迫周围脏器可出现相应的临床表现，如压迫胃肠道出现上腹饱胀、食欲不振、恶心呕吐等；压迫胆管可引起黄疸；压迫门静脉和下腔静脉可引起腹水、脾大和下肢水肿等。

在发病过程中，患者常有变态反应史，如皮肤瘙痒、荨麻疹、呼吸困难、腹痛等。无并发症的患者全身情况一般较好。

肝泡状棘球蚴病可表现为慢性进行性肝大，肋缘下可触及坚硬的肿块，表面不平滑，酷似肝癌。若病程较长，病变可累及整个肝，可出现黄疸、发热、腹水等。

【诊断和鉴别诊断】 凡有牧区居住或与犬、羊等动物密切接触史的患者，上腹部出现缓慢生长的肿块而全身情况较好者，均应考虑到本病的可能。如怀疑为肝包虫囊肿，严禁以囊肿穿刺作为诊断方法。因囊肿内压甚高，穿刺极易造成破裂或囊液外溢，导致严重的并发症。下列检查可帮助诊断。

1. *包虫囊液皮内试验* 阳性率可达 90%～93%，泡状棘球蚴病阳性率更高。方法：将手术中获得的透明的包虫囊液，滤去头节，高压灭菌后作为抗原，一般用 1∶10～1∶100 等渗盐水稀释液 0.2 ml 做皮内注射，形成 0.3～0.5 cm 直径的皮丘，15 min 后观察结果。皮丘扩大或周围红晕直径超过 2 cm 者为阳性。有的注射 6～24 h 后才出现阳性反应，称为延迟反应，仍有诊断价值。

2. *补体结合试验* 阳性率为 80%～90%，若棘球蚴已死或包虫囊肿破裂，此试验不可靠，切除囊肿 2～6 个月后，此试验转为阴性。

3. *间接血凝法试验*　阳性率81%，假阳性反应罕见；摘除包囊一年后常转为阴性，可借此确定手术效果及有无复发。

4. *嗜酸性粒细胞计数*　通常为4%～12%，有时可高达30%以上。

5. *B超检查*　囊肿部位表现为液性暗区，边缘光滑，界限清晰，外囊壁肥厚钙化时呈弧形强回声伴声影，有时暗区内可见漂浮光点反射，对肝包虫囊肿诊断有很大意义。

6. *其他检查*　X线检查也有辅助诊断价值，必要时可做CT或MRI检查。

肝包虫病的诊断一般不难，但囊肿继发感染时易与肝脓肿混淆；囊肿破裂后，子囊或其碎屑阻塞胆总管，可误诊为胆管结石症。因此，应根据病史、职业居住史和临床表现及各种检查加以分析，进行鉴别。肝泡状棘球蚴病应与肝海绵状血管瘤、肝癌相鉴别。

【并发症】　较常见的并发症有：① 囊肿继发感染，体温升高及毒血症状，酷似肝脓肿。② 囊肿破裂，可穿通膈肌而直接破入肺内，形成支气管-肝包虫囊肿瘘，咳出囊液、子囊、内囊碎片及胆汁性脓痰，经久不愈；也可由于外伤挤压，或做不正确的肝穿刺，使囊肿破裂，囊液流入腹腔，引起急剧的腹痛及过敏性休克，数小时内出现荨麻疹和皮肤瘙痒。同时由于头节外溢，造成播散种植，数月后发生数以百计的粟粒样多发性包虫囊肿，并引起腹腔粘连及发展，称为多个大囊肿；如囊肿破入胆管，囊内容物可阻塞胆管，引起胆绞痛、阻塞性化脓性胆管炎和黄疸；如囊肿破入胸腔，可引起急性胸腔积液和变态反应，严重者可发生休克或窒息；囊肿与腹壁粘连并穿破腹壁者，流出囊液及囊肿内容物，形成经久不愈的窦道。

【治疗】　以手术治疗为主，根据病情及有无并发症选用不同的手术方法。手术原则是彻底清除内囊，防止囊液外溢，消灭外囊残腔和预防感染。

1. *单纯内囊摘除术*　是最常用的方法，适用于无感染的病例。手术显露包虫囊肿后，用湿纱布垫覆盖切口和周围脏器，予以保护。纱布垫上再铺一层浸有10%甲醛溶液的纱布。在囊壁上缝两针牵引线，于两线间先用粗针穿刺抽取部分囊液以减低囊内压。然后沿原穿刺点刺入套管针，用吸引器吸净囊液。确定囊液中无胆汁后，再注入10%甲醛溶液杀灭头节，5 min后吸出；如此反复2～3次，最后将囊内液体尽量吸净，拔出套管针。注入甲醛溶液，浓度不宜过高，以免吸收中毒和外囊内壁呈硬化性改变或坏死。

必须指出，在吸液过程中如发现囊液呈金黄色，表明有胆瘘。在这种情况下，内囊不能注入大量甲醛溶液，以免甲醛溶液进入胆管造成严重损害。可先注入少量10%甲醛溶液以杀灭头节，5～10 min后，再将囊液连同甲醛溶液一并吸出。囊液吸净后，内囊即与外囊分离而塌陷，将外囊提起剪开，摘除内囊及子囊。再用10%甲醛溶液或3%过氧化氢溶液擦拭外囊内壁，以消灭残留头节和遗留碎屑，然后用纱布擦净。缝合囊壁，注意不要有残腔。如有胆瘘，应认真缝合将其关闭，并在其旁边放橡皮管引流。如瘘口较大或术前有黄疸，除内囊摘除和囊腔置引流管外，还需做胆总管切开置T管引流。对不易塌陷的较大囊腔，如果没有渗血，也没有胆汁渗出，可用大网膜填塞囊腔缝合，以消灭残腔。

对已有明显化脓感染的包虫囊肿，除用抗生素治疗外，在手术摘除内囊后，用双套管负压吸引引流。如引流物不多，可于1周后拔除引流管。如严重感染，引流量大，残腔大，外囊增厚不塌陷者，可做空肠-外囊Roux-en-Y吻合内引流术。

2. *肝切除术*　下列情况可行肝切除术：① 局限于半肝内的单发巨大囊肿，囊壁厚或钙化坚硬而不易塌陷，且病侧肝组织已萎缩者。② 局限于肝的一叶或半肝内的多发性囊肿和肝泡状棘球蚴病。③ 引流后囊腔经久不愈，遗留瘘管。④ 囊肿感染后形成后壁的慢性脓肿。

肝包虫囊肿经手术切除后，效果良好。对不能外科手术治疗或术后复发经多次手术不能根治者，可用甲苯咪唑治疗，每日3次，每次400～600 mg，21～30日为一疗程。此药可通过弥散作用透入包虫囊膜，对棘球蚴的生发细胞、育囊和头节有杀灭作用。长期服药可使包虫囊肿缩小或消失。

（叶　春　施宝民）

第2节　肝脓肿

肝脓肿是细菌、真菌或溶组织阿米巴原虫等多种微生物引起的肝脏化脓性病变，若不积极治疗，死亡率可高达10%～30%。肝脏内管道系统丰富，包括胆道系统、门脉系统、肝动静脉系统及淋巴系统，大大增加了微生物寄生、感染的概率，然而通常肝窦内的库普弗细胞(Kupffer cell)能够有效地清除微生物，抑制微生物的增殖，从而防止肝脓肿的发生。肝脓肿常分为3种类型，其中细菌性肝脓肿常为多种细菌所致的混合感染，约为 80%，阿米巴肝脓肿约为 10%，而真菌性肝脓肿低于 10%。

一、细菌性肝脓肿

【病因】 细菌性肝脓肿由化脓性细菌引起，故亦称化脓性肝脓肿，肝有肝动脉和门静脉双重血液供应，其胆道系统与肠道相通，增加了发生感染的可能性(表 21-1)。引起细菌性肝脓肿较常见的致病菌是大肠埃希菌和金黄色葡萄球菌，其次为链球菌、类杆菌属，偶有放线菌和土壤丝菌感染的报道(表 21-2)。胆管源性以及经门静脉播散者以大肠埃希菌为最常见，其次为厌氧性链球菌。经肝动脉播散以及“隐源性”者，以葡萄球菌尤其是金黄色葡萄球菌为常见。病原菌侵入肝的途径以胆道途径较多见。

表 21-1 细菌性肝脓肿感染途径

胆道	60.6%
门脉系统	23.8%
隐源性	18.5%
全身血液播散	14.7%
邻近器官直接侵袭	4.0%
创伤	2.9%
其他	
肝囊肿/肿瘤继发	2.9%
外科感染	1.0%

表 21-2 细菌性肝脓肿的致病菌

革兰阴性(Gram-negative enterics)	%
大肠埃希菌(e. coli)	20.5
克雷伯肺炎菌(k. pneumonia)	16.5
假单胞菌(pseudomonas sp.)	6.1
变形杆菌(proteus sp.)	1.3
其他(others)	7.4
革兰阳性需氧菌(Gram-positive aerobes)	
米式链球菌(s. milleri)	12.2
肠球菌(enterococcus sp.)	9.3
表皮葡萄球菌(s. epidermidis)	7.7
链球菌(streptococci sp.)	1.1
厌氧菌(anaerobic organisms)	
类杆菌(bacteroides sp.)	11.2
微需氧链球菌(microaerophilicstreptococci)	6.1
梭状菌(fusobacterium)	4.2
其他厌氧菌(other anaerobes)	1.9
其他菌种(miscellaneous)	
放线菌属(actinomyces)	0.3
白念珠菌(c. albicans)	0.3

此外，在开放性肝损伤时，细菌可随致伤异物或从创口直接侵入引起肝脓肿；细菌也可来自破裂的小胆管。有一些原因不明的肝脓肿，称隐源性肝脓肿，可能与肝内已存在隐匿病变有关。这种隐匿病变在机体抵抗力减弱时，病原菌在肝内繁殖，发生肝脓肿。有人指出隐源性肝脓肿中 25%伴有糖尿病。

【病理】 化脓性细菌侵入肝后，引起局部炎症改变，或形成单个或多个小脓肿。经适当的治疗，散在的小脓肿多能吸收机化。如治疗无效，感染继续扩散，破坏肝组织，多个小的脓肿可融合成一个或数个较大的脓肿。由于肝血运丰富，在肝脓肿形成发展过程中，大量毒素被吸收后呈现较严重的毒血症状。当脓肿进入慢性期，脓腔周围肉芽组织增生、纤维化，在临床上表现为毒血症状减轻或消失。肝脓肿可向膈下、腹腔或胸腔穿破引起严重并发症。

【临床表现】 肝脓肿一般起病较急，主要有以下表现。

1. *寒战和高热* 是最常见的症状。往往寒热交替，反复发作，多呈一日数次的弛张热，体温为 39～41℃，伴有大量出汗，脉率增快。

2. *肝区疼痛* 肝大引起肝包膜急性膨胀，导致肝区持续性钝痛。炎症刺激横膈或感染向胸膜、肺扩散，可出现胸痛或右肩牵涉痛及刺激性咳嗽和呼吸困难。

3. *乏力、食欲不振、恶心和呕吐* 主要是全身中毒性反应及消耗的结果，患者在短期内即出现重症病容。少数患者还出现腹泻、腹胀和难以忍受的呃逆等症状。

4. *体征* 肝区叩痛和肝大最常见。右下胸部和肝区有叩痛。有时出现右侧反应性胸膜炎或胸腔积液。如脓肿位于肝表面，其相应体表部位可有皮肤红肿，甚至有凹陷性水肿；若脓肿位于右肝下部，常见到右季肋部或右上腹部饱满，或局限性隆起；能触及肿大的肝或波动性肿块，有明显触痛及腹肌紧张等。左肝脓肿时，上述体征则局限在剑突下。有胆道梗阻的患者常见有黄疸。其他原因的化脓性肝脓肿，一旦出现黄疸，表示病情严重，预后不良。

【诊断和鉴别诊断】 根据全身或胆道感染等病史，结合上述临床表现，应想到肝脓肿可能，并做进一步检查。大部分患者白细胞计数明显升高，总数达 15×10^9/L 左右，中性在 90%以上，有核左移现象或中毒颗粒。肝功能检查，血清转氨酶、碱性磷酸酶可轻度升高。腹水和黄疸少见，如有则提示肝有广泛损害。若早期出现明显黄疸，多为胆管阻塞所致。急性期约为 16%患者血液细菌培养阳性。X 线检查，肝阴影增大，右膈肌抬高、局限性隆起和活动受限，或伴有右下肺肺段不张、胸膜反应或胸腔积液等。少数产气性细菌感染或与支气管穿通的脓肿内可见到气液面。B 超为首选的检查方法，阳性诊断率达 96%以上。它可帮助确定脓肿部位、大小及距体表深度，为确定脓肿穿刺点或手术引流进路提供了方便。B 超定位引导下肝脓肿穿刺时，穿刺脓液除做细菌涂片检查和培养外，应做抗生素敏感试验，以便选择有效抗菌药物。诊断困难时才做 CT、MRI 或肝动脉造影等检查。

细菌性肝脓肿需要与阿米巴肝脓肿、真菌性肝脓肿鉴别(表 21－3)。

表 21－3　细菌性肝脓肿与阿米巴肝脓肿、真菌性肝脓肿鉴别

项　目	细菌性肝脓肿	阿米巴肝脓肿	真菌性肝脓肿
病史	常继发于胆道感染或其他化脓性感染	有阿米巴痢疾病史	常有免疫缺陷病史
症状	起病急、进展快、全身中毒反应明显	起病慢、病程较长	起病慢，病程长
体征	肝脏不大	肝大、局限性隆起	肝脏不大
脓肿	较小，常为多发	较大，常为单发	较小，多发
脓液	黄白色，涂片和培养可见细菌	巧克力色，涂片可见阿米巴滋养体	豆渣样，涂片可见菌丝或孢子
血常规	白细胞总数明显增加	白细胞中嗜酸性粒细胞明显增加	白细胞总数可升高
血培养	细菌培养阳性	若无混合感染，常为阴性	长出芽孢
大便检查	无特殊	阿米巴滋养体	无特殊
诊断性治疗	抗细菌治疗有效	抗阿米巴治疗有效	抗真菌治疗有效

【并发症】　细菌性肝脓肿如得不到及时、有效的治疗，脓肿可向邻近脏器或组织结构穿破引起严重并发症。如右肝脓肿向膈下间隙穿破而形成膈下脓肿，亦可再穿破膈肌而形成脓胸，甚至能穿破肺组织至支气管，引起支气管胸膜瘘；如脓肿同时穿破胆道，则形成支气管胆瘘。左肝脓肿可穿入心包，发生心包积脓。脓肿可破溃入腹腔而引起腹膜炎。有少数病例，脓肿可穿破入胃、结肠，甚至门静脉、下腔静脉等；若同时穿破门静脉和胆道，大量血液经胆道进入十二指肠，表现为上消化道大出血，即胆道出血。

【治疗】

1. 非手术治疗　对急性期肝局限性炎症，脓肿尚未形成或多发性小脓肿，应行非手术治疗。在治疗原发病灶的同时，使用大剂量有效抗生素和全身支持疗法，以控制炎症，促使脓肿吸收自愈。由于细菌性肝脓肿患者中毒症状严重，全身状况较差，故在应用大剂量抗生素控制感染的同时，应积极补液，纠正水与电解质紊乱，给予维生素 B、C、K，必要时可反复多次输入小剂量新鲜血液和血浆，以纠正低蛋白血症，改善肝功能和增强机体免疫力。由于肝脓肿病原菌以大肠埃希菌和金黄色葡萄球菌、厌氧性细菌多见，故在未确定致病菌以前，可先用广谱抗生素，待获得细菌培养及抗生素敏感试验结果，再决定是否调整抗菌药物。

经上述方法治疗，多数患者可望治愈。多发性小脓肿全身抗生素治疗不能控制者，可经肝动脉或门静脉内置导管应用抗生素。单个较大的化脓性肝脓肿可在 B 超引导下穿刺吸脓，尽可能吸进脓液后注射抗生素至脓腔内，如果患者全身反应好，超声检查脓腔缩小，可以隔数日重复穿刺吸脓；也可采用经皮穿刺置管至脓肿内，引流脓液、冲洗脓腔并注入抗生素，待脓肿缩小且无脓液引出后，将引流管拔除。

2. 手术治疗

(1) 脓肿切开引流术：对于较大的脓肿，估计有穿破可能，或已穿破并引起腹膜炎、脓胸，以及胆源性肝脓肿或慢性肝脓肿，在应用抗生素治疗的同时，应积极进行脓肿切开引流术。经前侧或后侧腹膜外脓肿切开引流术已很少采用，现在常做经腹腔切开引流术。

手术方法：做右肋缘下斜切口(右肝脓肿)或做经右腹直肌切口(左肝脓肿)，入腹腔后探查肝，确定脓肿部位。用湿盐水纱布垫覆盖手术野四周，以免脓液扩散感染腹腔。用穿刺针吸得脓液后，沿针头方向用直血管钳插入脓腔，排出脓液，再用手指伸入脓腔，轻轻分离腔内间隔组织；用生理盐水冲洗脓腔，吸净后，脓腔内放置橡皮管引流。这种方法可达到充分而又有效的引流。它不仅可确定肝脓肿的诊断，同时还可以探查确定原发病灶，予以及时处理，如患者伴有急性化脓性胆管炎，可同时进行胆总管切开引流术。

(2) 肝切除术：慢性厚壁肝脓肿切开引流后，脓

腔不易塌陷而留有无效腔或窦道长期流脓不愈；或肝内胆管结石合并左外叶多发性肝脓肿，且该肝叶已严重破坏、失去正常功能者，可行肝叶切除术。急诊肝切除术，因有使炎症扩散的危险，一般不宜施行。但对部分肝胆管结石并发左外叶肝脓肿、全身状况较好、中毒症状不严重的患者，在应用大剂量抗生素的同时，可考虑急诊肝左外叶切除术。这样可以去除原发病灶，有利于控制感染，并可避免二次手术，效果较好。

二、阿米巴肝脓肿

肝阿米巴病是由肠腔溶组织阿米巴滋养体通过门静脉到达肝脏，引起肝细胞溶解坏死，成为脓肿，通常称为阿米巴肝脓肿。约半数患者自1周至数年前曾患有肠阿米巴病史。本病有热带地区、沿海地区发病率较高，成年人发病率高，男性发病率高，农民发病率高，大多数为慢性表现等特点。

【临床表现】

1. *发热* 大多数起病缓慢，持续发热，常以弛张热或间歇热居多，常伴有畏寒或寒战，体温大多上午低，午后上升，患者多有食欲不振、腹胀、恶心、呕吐，甚至腹泻、痢疾等症状，体重减轻、虚弱乏力、消瘦、精神不振、贫血等亦常见。

2. *肝大* 肝脏往往呈弥漫性肿大，病变所在部位有明显的局限性压痛及叩击痛。肿大的肝脏在右肋缘下扪及，肝脏下缘钝圆有充实感，质中，触痛明显，且多伴腹肌紧张。有些患者可出现右侧胸腔积液。较大的脓肿可出现右下胸、上腹部膨隆，肋间饱满，局部皮肤水肿发亮，肋间隙可增宽，局部压痛或肝区叩击痛明显，右上腹部可有压痛及肌紧张，有时可扪及肿大的肝脏或肿块。

3. *肝区疼痛* 肝区持续性疼痛，偶有刺痛或剧烈疼痛，疼痛可随深呼吸、咳嗽或体位变动而加剧。如脓肿位于右膈顶部，疼痛可放射至右肩胛部或右腰背等处；也可因压迫或炎症刺激右膈肌及右下肺而导致右下肺炎、胸膜炎，此时除发热和疼痛外，患者有气急、咳嗽及肺底湿啰音等。

【实验室和辅助检查】

1. *血象检查* 急性期白细胞总数中度增高，中性粒细胞80%左右，有继发感染时更高。病程较长时白细胞计数大多接近正常或减少，贫血较明显，血沉增快。

2. *粪便检查* 少数患者可检查出溶组织阿米巴。

3. *肝功能检查* 碱性磷酸酶增高最常见，胆固醇和白蛋白大多降低，其他各项指标基本正常。

4. *血清学检查* 同阿米巴肠病，抗体阳性率可达90%以上。阴性者基本上可排除本病。

5. *肝脏显影* 超声波探查无创伤，准确方便，成为诊断肝脓肿的基本方法。脓肿所在部位显示与脓肿大小基本一致的液平段，并可做穿刺或手术引流定位，反复探查可观察脓腔的进展情况。B超显像敏感性高，但与其他液性病灶鉴别较困难，需做动态观察。CT、肝动脉造影、放射性核素肝扫描、MRI均可显示肝内占位性病变，对阿米巴肝病和肝癌、肝囊肿鉴别有一定帮助，其中CT尤为方便可靠，有条件者可加选用。

6. *X线检查* 常见右侧膈肌抬高，运动受限，胸膜反应或积液，肺底有云雾状阴影等。左叶肝脓肿时胃肠道钡餐透视可见胃小弯受压或十二指肠移位，侧位片见右肋前内侧隆起致心膈角或前膈角消失。偶尔在平片上见肝区不规则透光液-气影，颇具特征性。

【诊断】 临床诊断基本要点为：① 右上腹痛、发热、肝脏肿大和压痛。② X线检查右侧膈肌抬高、运动减弱。③ 超声波检查显示肝区液平段。若肝穿刺获得典型的脓液，或脓液中找到阿米巴滋养体，或对特异性抗阿米巴药物治疗有良好效应即可确诊为阿米巴肝脓肿。

【鉴别诊断】

1. *原发性肝癌* 发热、消瘦、右上腹痛、肝大等临床表现酷似阿米巴肝脓肿。但后者常热度较高，肝痛较著，癌肿肝脏的质地较坚硬，并有结节。甲胎蛋白的测定、B超检查、腹部CT、放射性核素肝区扫描、选择性肝动脉造影、MRI等检查可明确诊断。肝穿刺及抗阿米巴药物治疗试验有助于鉴别。

2. *细菌性肝脓肿* 具体见表21-3，细菌性肝脓肿与阿米巴肝脓肿、真菌性肝脓肿鉴别。

3. *血吸虫病* 在血吸虫病流行区，易将肝阿米巴病误诊为急性血吸虫病。两者均有发热、腹泻、肝大等表现，但后者肝痛较轻，脾肿大较显著，血象中嗜酸性粒细胞显著增加，乙状结肠镜检查、虫卵可溶性抗原检测有助于鉴别。

4. *胆囊炎* 起病急，右上腹痛阵发性加剧，且常有反复发作史。黄疸多见且较深，肝大不显著，胆囊区压痛明显，可做胆囊造影及十二指肠引流予以鉴别。

【并发症】 阿米巴肝脓肿的主要并发症为继发细菌感染及脓肿向周围组织突破。继发细菌感染时寒战、高热较明显，毒血症加重，血白细胞总数及中性粒细胞均显著增多。脓液呈黄绿色，或有臭味，镜检有大量脓细胞，但细菌培养阳性率不高。阿米巴肝脓肿向周围器官穿破，如穿过膈肌形成脓胸或肺脓肿，穿破至支气管造成胸膜-肺-支气管瘘，穿破至心包或腹腔引起心包炎或腹膜炎，穿破至胃、大肠、下腔静脉、胆总管、右侧肾盂等处，造成各脏器的阿米巴病。除穿破至胃肠道或形成肝-支气管瘘外，预后大多恶劣。

【治疗】

1. *内科治疗*

(1) 抗阿米巴治疗：选用组织内杀阿米巴药为主，辅以肠内杀阿米巴药以根治(见“肠阿米巴病”)。目前大多首选甲硝唑，剂量 1.2 g/日，疗程 10～30日，治愈率 90%以上。无并发症者服药后 72 h 内肝痛、发热等临床情况明显改善，体温于 6～9 日内消退，肝大、压痛、白细胞增多等在治疗后 2 周左右恢复，脓腔吸收则迟至 4 个月左右。第二代硝基咪唑类药物的抗虫活力、药代动力学特点与甲硝唑相同，但半衰期长，治疗脓肿疗效优于肠阿米巴病。东南亚地区采用短程(1～3 日)治疗，并可取代甲硝唑。少数甲硝唑疗效不佳者可换用氯喹或依米丁，但应注意前者有较高的复发率，后者有较多心血管和胃肠道反应。治疗后期常规加用一个疗程的肠内抗阿米巴药，以根除复发的可能。

(2) 肝穿刺引流：早期选用有效药物治疗，不少肝脓肿已无穿刺的必要。对恰当的药物已治疗 5～7 日、临床情况无明显改善，或肝局部隆起显著、压痛明显，或有穿破危险者采用穿刺引流。穿刺最好于抗阿米巴药物治疗 2～4 日后进行。穿刺部位多选右前腋线第 8 或第 9 肋间，或右中腋线上第 9 或 10 肋间，或肝区隆起、压痛最明显处，最好在超声波探查定位下进行。穿刺次数视病情需要而定，每次穿刺应尽量将脓液抽净，脓液量在 200 ml 以上者常需在 3～5 日后重复抽吸。脓腔大者经抽吸可加速康复。近年出现的介入性治疗，经导针引导做持续闭合引流，可免去反复穿刺、继发性感染的缺点，有条件者采用。

(3) 抗生素治疗：有混合感染时，视细菌种类选用适当的抗生素全身应用。

2. *外科治疗*　肝脓肿需手术引流者一般小于5%。其适应证为：① 抗阿米巴药物治疗及穿刺引流失败者。② 脓肿位置特殊，贴近肝门、大血管或位置过深(>8 cm)，穿刺易伤及邻近器官者。③ 脓肿穿破入腹腔或邻近内脏而引流不畅者。④ 脓肿中有继发细菌感染，药物治疗不能控制者。⑤ 多发性脓肿，使穿刺引流困难或失败者。⑥ 左叶肝脓肿易向心包穿破，穿刺易污染腹腔，也应考虑手术。

肝脓肿的治愈标准尚不一致，一般以症状及体征消失为临床治愈，肝脓肿的充盈缺损大多在 6 个月内完全吸收，而 10%可持续至一年。少数病灶较大者可残留肝囊肿，血沉也可作为参考指标。

【预防】　该病主要通过阿米巴原虫污染水、食物、蔬菜等进入人体肠道，继而侵犯肝脏引起脓肿，因此，预防本病的关键是注意饮食卫生，防止病从口入。

慢性阿米巴肝脓肿病例容易被怀疑或误诊为“肝癌(晚期癌肿液化)”，遇“肝癌”诊断依据不足的病例，先按阿米巴肝脓肿给予诊断性治疗，有时可获意外惊喜。“先考虑可治之病，后考虑难治之症”，值得医师、患者切记。对持续发热伴有肝区肿痛者，如抗生素治疗无效，则应高度警惕“阿米巴肝脓肿”。

【日常护理】

1. *饮食原则*　饮食宜低脂肪、高营养、高维生素、易消化。主要是注意低脂肪的食物，多吃容易消化的食物，多吃营养丰富的食物等。养肝的首选食物为谷类，如糯米、黑米、高粱、黍米；其次为红枣、桂圆、核桃、栗子；还有肉鱼类，如牛肉、猪肚、鲫鱼等也对肝有保健作用。

2. *开展卫生运动*　进行卫生宣传教育，使人人了解阿米巴病的危害性及防治原则和方法。搞好环境卫生，加强粪便和饮水的管理，培养个人良好的卫生习惯。

3. *饮水卫生*　若饮用河水，应保证上游无人粪便的污染；若是井水，则应加井栏及井盖；自来水也应注意有无管道破损并被污染的现象。无论何种情况都应饮用煮沸过的水，这是最简单可靠的方法。

4. *厨房卫生*　厨房应有相应的卫生保障设施，应保证清洁及封存等防污染措施。

(施宝民　叶　春)

第 3 节　肝脏良性肿瘤

临床上肝脏良性肿瘤较恶性肿瘤少见，占肝脏肿瘤的 10%～14%，近年来随着影像学技术的不断发展和普及，以及人们健康意识的提高，肝脏良性肿瘤的发现率也逐步升高。最常见的肝脏良性肿瘤包括肝血管瘤、肝腺瘤、局灶性结节增生、血管平滑肌瘤、脂肪瘤、错构瘤等，老年人肝脏良性肿瘤的发病情况与普通人群是否存在差异,治疗策略是否需要调整,目前仍不清楚,值得研究。

一、肝血管瘤

肝血管瘤是肝脏最常见的良性肿瘤,尸检或B超检出率为0.4%～7%,包括海绵状血管瘤、硬化性血管瘤、血管内皮细胞瘤以及毛细血管瘤4种类型。尽管毛细血管瘤发生率最高,但无重要临床意义,临床上则以海绵状血管瘤最为常见。本病可发生于任何年龄段,但30～50岁居多,且女性较为多见。近年来,随着现代影像技术的发展和应用以及人们体检意识的增强,该病的发生率和诊断率也有所增加,但由于目前该病的具体发病机制及自然病程了解仍较少,诊疗标准尚不成熟、严格,因而该病的治疗方法及治疗指征仍存在争议。

【病因和病理】 肝血管瘤的确切病因目前仍不清楚。但是,有研究从组织胚胎学上已确认肝海绵状血管瘤是由肝脏血窦胚胎发育障碍导致的先天性肝脏血管畸形,病理组织学亦证实肝海绵状血管瘤仅仅为多数大小不等的、扩张的、内壁以单层内皮细胞构成的异常血窦,并未见内皮细胞异常增生以及异性瘤细胞。也有学者认为可能因为肝内毛细血管感染后扩张成空泡状,使其周围血管充血扩张,导致区域性血循环阻滞,从而形成海绵状扩张。此外,也有文献报道在女性青春期、妊娠期及口服避孕药等时期可使血管瘤的生长加速,认为雌激素及孕激素可能也在血管瘤的发生发展中有所作用。

【临床表现】 本病通常进展缓慢,预后良好,其临床症状与肿瘤大小、位置有关。多数瘤体较小的可无任何症状,常于体检时影像检查或其他疾病行腹部手术时发现。若肿瘤较大则可表现为肿大肝脏压迫毗邻器官所引起的上腹不适,进食后加重,肝区隐痛,偶尔有恶心、呕吐、梗阻性黄疸及幽门梗阻等。其中,腹痛是最常见的临床表现,可能与瘤体突然增大挤压格林森鞘或瘤体局部梗死有关。自发性破裂出血即使在巨大血管瘤中也十分罕见。在巨大血管瘤中,由于瘤体迅速增大,可出现程度不等的以消耗性血小板减少症或低纤维蛋白原血症为主要表现的Kasabach-Merritt综合征。

【诊断】 本病为良性病变,尚未见有恶性报道。目前该病主要依据影像学检查确诊,有报道依据影像技术99.6%的肝血管瘤可获得确诊。其中,B超确诊率为57.0%～94.0%,CT为73.0%～96.2%,MRI为84.0～97.2%。

1. *B超检查* B超检查常作为首选,它能了解病变的有无、大小、部位、数目等。典型的B超表现为边界清楚的低回声占位,而具体回声强弱主要取决于血窦、血窦壁、血管之间的纤维隔:强回声型多见于血窦腔小、纤维隔多且厚者;低回声型则多见于血窦腔大、纤维隔少且薄者;如果血管瘤内纤维化则多表现为混合回声,没有特异性,有时可与肝癌或囊肿混淆,因此需联合其他影像学检查加以鉴别。

2. *CT检查* 血管瘤的CT表现有特征性,CT平扫时表现为边界清楚、形态规则的低密度区,增强扫描时出现自瘤体周边向中心逐渐增加的高密度影像,可形成环形、斑片状或半环状高密度区;延迟扫描可见肿瘤均匀增强,由低密度逐渐变为等密度,整个对比增强过程表现"早出晚归"的特征。CT诊断肝血管瘤具有高度的敏感性和特异性,但对于较小的病变有时仍难与多血供的肝转移癌相区分。

3. *MRI检查* MRI对本病具有特殊的诊断意义,不会遗漏较小的病变。T_1加权像上,病灶为边界清楚的类圆形低信号,偶为等信号表现;T_2加权像表现为特征性的"灯泡征"样高信号。MRI检查对肝海绵状血管瘤的诊断敏感性为90%,特异性为92%。

近年来,其他一些检查方法已较少使用,如肝穿活检准确率低且可能具有出血的危险性;动脉造影属于有创检查;同位素标记红细胞肝扫描对诊断血管瘤具有高度特异性,但因为具有放射性,近年来也已较少使用。综上所述,肝血管瘤经上述两项以上影像学检查有典型表现者即可确诊,无需再做进一步检查。影像学诊断首选B超,次选MRI、CT,大多数病例均能得到确诊。近几年出现的全身CT联合正电子发射断层扫描(PET-CT),对于排除代谢活跃的恶性肿瘤有一定价值。个别诊断疑难者,可考虑腹腔镜直视下穿刺活检。此外,实验室检查主要是了解患者有无肝炎背景及肝功能和甲胎蛋白(AFP)等指标情况,用以结合影像学表现来鉴别肝癌的诊断。

【治疗】 尽管现在对该病的自然病程了解较少,但已有的统计资料表明,大多数的肝海绵状血管瘤生长速度非常缓慢。因此,对于已确诊的海绵状血管瘤,如无任何临床症状者,即使是巨大血管瘤,多数学者的观点仍是观察随访。对有症状的肝海绵状血管瘤必须排除引起相同症状的其他病因。最常见的症状为上腹部疼痛,但仅仅此项症状就作为治疗的适应证是值得商榷的。Pietrabissa等发现,对有症状的肝海绵状血管瘤进行手术切除,约有50%的患者术后症状并未能消除,有的甚至有所加重。所以,治疗前常规行心电图、胃镜和腹部超声等影像学检查有助于排除缺血性心肌病、消化道炎症及溃疡等同样以腹痛为主要表现的疾病。

近年来，多数学者认为肝海绵状血管瘤的治疗指征应从严掌握：肿瘤破裂出血者；随访期肿瘤迅速增大或出现 Kasabach - Merritt 综合征；诊断不明确、难与肝癌相鉴别者；肿瘤直径>5 cm 且伴有明显症状或出现并发症者；少数虽肿瘤直径<5 cm，但有症状且患者思想负担重者及可能在分娩期破裂大出血的青年女性巨大血管瘤患者，才需进行治疗。对于需要治疗的患者，应综合多种因素考虑，以患者获益、安全、有效为原则，依据本医院医师的技术水平和经验等多种因素相权衡，选择最合适的处理方法。

1. *外科治疗* 1898 年，Hermann Pfannenstiel 首先报道了外科手术切除治疗肝海绵状血管瘤至今，手术切除已经是目前公认的最有效、最彻底的治疗方法。随着术前评估越来越缜密，近年来肝海绵状血管瘤的手术死亡病例在国内外均未见报道。

(1) 解剖性肝切除术：有肝段切除、肝叶切除或半肝切除。Hamaloglu 等对肝切除术和血管瘤剥离术进行比较发现，剥离术的手术时间、出血量和输血量均明显少于肝切除术。所以，解剖性肝切除仅仅适用于多发性或者肿瘤位置较特殊(例如第二、第三肝门区)，有撕裂下腔静脉和肝静脉危险的患者。解剖性肝切除术的要点在于出血的控制，目前临床上主要采用常、低温下第一肝门阻断法(Pringle 阻断法)、全肝血流阻断法(total hepatic vascular exclusion, THVE)、选择性全肝血流阻断法(selective hepatic vascular exclusion, SHVE)、半肝血流完全阻断法等方法，均取得了较好的效果。

(2) 肝海绵状血管瘤剥除术：由于肝海绵状血管瘤呈膨胀性生长而推挤压迫周围的肝组织，并且多具有完整包膜，这是海绵状血管瘤剥离术的解剖基础。与切除术相比，剥离术有利于最大限度地保留正常肝组织，减少出血量，并且不需要进行肝静脉控制，剥离术有时甚至可以不进行任何方式的肝血流阻断。且经多因素分析结果显示，肝海绵状血管瘤剥离术是减少术后腹腔内并发症的唯一独立因素。

近年来，随着微创技术的发展以及腹腔镜下第一肝门阻断及第二肝门静脉解剖阻断技术的逐步开展，极大地提高了腹腔镜肝血管瘤手术的安全性，而且一些较难诊断的肝占位在镜下可得到确诊，避免了开腹探查的创伤。但 Cunningham 曾报道经腹腔镜肝海绵状血管瘤切除术术后常有复发，不宜常规施行。目前对腹腔镜肝海绵状血管瘤手术适应证尚存争议。

(3) 肝动脉结扎术及肝血管瘤缝扎术：肝海绵状血管瘤主要由肝动脉供血，结扎肝动脉后可暂时使瘤体缩小变软。结合术后放疗可使肿瘤机化变硬，对改善症状、控制肿瘤生长有一定作用，但远期效果有限，仅适用于较大血管瘤，使瘤体缩小，以增加显露空间，提高游离瘤体的安全性，目前很少单独使用。缝扎术是通过对血管瘤进行缝扎使瘤体萎缩、机化，甚至消失，以达到治疗的目的。随着切除术的愈发成熟，缝扎术亦不常用，目前主要用于多发血管瘤主瘤切除后缝扎处理较小的瘤体，或因其他疾病行上腹部手术时处理较小的血管瘤。

手术方式的选择，还有待进一步规范化。对术前评估不能切除的有症状的巨大肝血管瘤可考虑行原位肝移植。

2. *其他治疗方法* 目前临床上还开展了肝动脉栓塞、经皮肝穿刺射频消融或微波固化、放射性核素注射等多种微创方法进行治疗。但不论选择哪种治疗方法，其指征应与手术治疗指征一致。

二、炎性假瘤

肝脏炎性假瘤(inflammatory pseudotumor of liver, IPL)，又称为浆细胞性肉芽肿、组织细胞瘤、纤维黄色瘤，是一种以肝脏局部非肝实质性细胞成分炎性增生形成瘤样结节为主要病理特征的良性增生性病变，是一种较为少见的肝脏良性肿瘤。在肝脏的占位性病变中，所占比例约为 2.6%，以男性多见，约为女性患者的 2 倍。发病年龄从 10 个月到 85 岁均可见，以 40～70 岁多见。肿瘤多为单发，左肝或右肝均可发生，也可见多发累及两叶肝者，少数发生在肝门。

【病因】 肝脏炎性假瘤的形成与感染、自身免疫、血管病变和过敏等有关，但确切病因不清。目前主要有 3 种学说。① 感染学说：从食物来的一些微生物或慢性胆囊炎、慢性阑尾炎使菌落通过门静脉血流进入到肝实质内，形成混合有胆管上皮、肝细胞或伴静脉内膜炎的急性渗出性病灶，逐步纤维化形成 IPL。② 免疫学说：IPL 组织学上有大量浆细胞或淋巴细胞浸润，从而推测可能为一种内源性或外源性因素所致的免疫病理反应。③ 真菌感染学说：真菌感染后分布在损害区的组织细胞内，诱发原发性硬化性胆管炎及闭塞性门静脉炎，胆汁外溢使玻璃样纤维细胞、多克隆浆细胞和淋巴细胞高度增殖，从而诱发 IPL 的形成。

【病理】 肝脏炎性假瘤多为单发肿块，呈圆形或椭圆形，包膜完整，较厚。自径相差很大，1～25 cm，大多数在 3～6 cm。切面上可见褐色的瘤组织区、黄色的坏死组织区、出血区和呈放射状或地图状排列的灰白坚硬的纤维组织。大体病理学标本可分为：① 孤立结节，大多数属于此类型。② 无包膜的多发结节。③ 多个结节的融合。镜下可见浆细胞、组织细胞、成纤维细胞等各种炎症细胞。病变周围有明显炎症及纤维组织增生，虽然可能有大量肝细胞坏死，但液化少见。

【临床表现】 IPL 的临床表现无特异性。主要症状有右上腹隐痛不适，间歇性发热和体重减轻。当肿瘤压迫肝门、胆管及门静脉时，可出现黄疸及门静脉高压表现。有的病例以右上腹包块就诊。包块光滑，质韧，可有压痛。多数患者病程较长、全身情况好、无肝硬化病史和体征。近 50% 的患者近期有感染病史，包括全身感染、腹腔感染，胆管疾病也较常见，如胆结石、硬化性胆管炎等。极个别患者可伴随其他部位肿瘤如肺癌和结肠癌，肝脏出现肿块，常误诊为转移癌，手术却证实为炎性假瘤。

【诊断和鉴别诊断】

1. *实验室检查* 白细胞计数和红细胞沉降率可轻度增高，肝功能多在正常范围内，可有 AST、ALT 轻度升高，血清 AFP、CEA 多正常。这可作为与肝癌鉴别的依据。

2. *影像学检查*

(1) B 超：超声检查可作为首选。IPL 超声检查表现为边缘模糊的低回声区，回声不均匀，中央可见线状高回声，彩色多普勒血流成像(CDFI)显示其内多无血流信号。

(2) CT：IPL 的 CT 表现为肝脏无肝硬化表现，脾不大，病变部位低密度影，边界清晰。增强扫描病灶不强化，边界更清楚，少数周边有增强的水肿带。另有少数形状不规则的 IPL 内可见有门静脉支穿过，或夹杂有正常的肝组织，表现为中央条索状增强区或肝组织与病灶交错似有纤维分隔形成的特点。

(3) MRI：IPL 在 MRI 上表现为肝脏表面光滑，门静脉不扩张，脾脏不大，于 T_1 加权像上表现为低信号，病灶附近血管无受压、变窄、移位；T_2 加权像上表现为中等信号且边界清晰。

3. *选择性肝脏血管造影* 用于上述检查不能诊断者有重要意义。IPL 表现为无血供或无血管增生像，可与肝癌鉴别。

4. *肝穿刺活检* 当临床高度怀疑 IPL 时，可在 B 超引导性肝脏穿刺活检术，有助于确诊。

IPL 的临床特点和影像学表现缺乏特异性，类似于肝细胞肝癌、胆管细胞癌、肝转移瘤、肝血管瘤和肝脓肿等。最重要的还是与肝脏恶性肿瘤的鉴别诊断。部分病例需通过病理结果确诊。

【治疗】 首选手术治疗，目的是明确诊断，切除病灶。尽管有报道 IPL 可自行消退，但也有报道外周被炎性假瘤包绕的肝细胞肝癌。因此，手术是积极的。术式根据病灶位置及范围，行局部切除或肝叶、段切除。对不能手术切除的 IPL 病例，予皮质类固醇激素治疗，效果满意。因 IPL 切除后复发的可能性很大，故即使病灶完全切除，术后仍需予激素治疗。

三、肝脏血管平滑肌瘤

血管平滑肌瘤是一罕见良性肿瘤，好发于下肢，次为上肢和头颈部，肝脏血管平滑肌瘤（vascular leiomyoma of liver)极少见，多见于中老年人。

【病理】 肿瘤多为孤立性，边界清楚，呈灰白色，质硬，切面呈编织状，有出血和坏死。镜下可见瘤组织为大小不一的梭形细胞呈交织束状排列，细胞核肥大，椭圆形或短梭形，无核分裂象。免疫组化染色如平滑肌肌动蛋白、波纹蛋白对该病诊断有很大帮助。

【临床表现和诊断】 本病患者早期可无任何临床表现，一般仅在瘤体较大时有上腹部隐痛等不适。本病在影像学检查上有其特殊性，B 超显示为低回声团块，CT 检查平扫为低密度区，增强扫描后可强化，伴中央不规则无增强区。MRI 的 T_1 加权像为低信号病灶，T_2 加权像显示为大片低信号伴中央不规则及高信号最具本病的特征。

【治疗】 本病为罕见肝脏良性肿瘤，没有明显症状，无肝炎病史和肝硬化背景，缺乏特征性影像学表现，最后确诊仍依赖病理组织学检验，治疗以手术治疗为主，预后良好。

四、肝脏脂肪瘤

肝脏脂肪瘤(lipoma of liver)是一种主要由成熟的脂肪细胞构成的肝良性肿瘤，男女发病无明显差异，发病年龄 24～70 岁均可见。

【病理】 肿瘤一般呈浅黄色，少数灰白色，质地软，部分有包膜，呈分叶状，切面有油腻感，边界清楚，单纯性脂肪瘤镜下瘤组织由单一成熟脂肪细胞组成，并有纤维组织间隔。

【临床表现和诊断】 患者一般无明显症状，多为体检时发现，无肝炎病史，不伴有肝硬化。诊断主要依靠影像学检查。B 超均呈强回声，边缘清晰，形态规则，内回声均匀或不均匀。在 CT 上脂肪瘤呈边缘清晰的低密度区，CT值较小，可达-90 Hu以上，为肝内各类肿瘤中最低的，注射造影剂后无明显强化，而若有强化的部分常提示有腺瘤或血管瘤成分，因此，超声和CT通常能诊断肝脂肪瘤和其他脂肪类肿瘤。MRI在T_1加权上呈高信号，此为区别于其他肝脏肿瘤的特征性表现。T_2加权呈团块状高信号，与皮下脂肪相似。肝局灶性脂肪浸润的肝细胞在放射影像和超声检查时类似脂肪瘤，但组织学检查为肝细胞脂肪变性伴空泡化而非真性脂肪瘤。肝局灶性脂肪浸润不需要手术治疗，因此，在临床中要注意与之鉴别。

【治疗】 对确诊的较小的脂肪瘤可暂时观察，如有明显增大，可再手术治疗，因肝脂肪瘤有时难与脂肪肉瘤等恶性疾病鉴别，积极手术切除应是最佳治疗方案。

五、肝纤维瘤

肝纤维瘤(fibroma of liver)为肝内巨大的多结节性良性肿瘤，临床罕见，多发于老年人。本病发展缓慢，患者主要感觉上腹部胀痛或发现包块。肿瘤向肝表面突起呈结节状，切面编织状，肿物中央可坏死或囊性变，结节大小不一，表面呈灰白色纤维组织样，质硬、有包膜。镜下形态多样，可呈致密的纤维组织，或呈纤维组织、胶原纤维束间混杂有小细胞的构象，或呈大量梭形细胞束状排列，细胞核呈长梭形。肿瘤与肝组织分界清楚，免疫组化显示Vimentin强阳性、Keratin散在细胞阳性。肝纤维瘤与纤维肉瘤、平滑肌肉瘤鉴别困难。肉瘤细胞核较大，可见核分裂象，瘤细胞异型明显。本病为良性病变，手术治疗为主，预后好。

（何松青）

第4节 肝脏恶性肿瘤

常见的肝脏外科疾病老年人基本上都可以发生，诸如肝脏肿瘤性疾病即良恶性肝肿瘤、肝脏外伤、肝脏感染性疾病（肝脓肿）等。肝脏占位性病变是老年人常见病之一，包括良性占位性病变如肝血管瘤、肝囊肿等，恶性占位性病变如肝癌等肿瘤。由于老年患者多合并心、肺、肾、神经系统等疾病，使肝外科手术处理的危险性更大，术后并发症率和死亡率较高，因此在处理上较为复杂。

一、原发性肝癌

原发性肝癌（以下简称肝癌）一般指原发性肝细胞癌和胆管细胞性肝癌，我国常见的是肝细胞癌，是我国九大常见恶性肿瘤之一，大约每年发病者在10万人以上，为欧美的5～10倍。近年来，随着现代影像技术的发展，肝癌的诊断和治疗均取得了重大进展。

【流行病学】

1. 地区分布 肝癌在世界范围内居男性最常见恶性肿瘤的第7位，居女性的第9位。其发病率因地理区域不同而有显著差异。在西非、中非和东非地区，肝癌为男性最常见的恶性肿瘤，而在南非和东南亚地区，肝癌居常见恶性肿瘤的第2位，非洲莫桑比克发病率最高，班图族男性高达8/10万。在中国，肝癌为男性恶性肿瘤的第3位，其年死亡率约10/10万，仅次于胃癌和食管癌。

我国肝癌地理分布特点是：东南地区高于西北地区，沿海高于内陆；东南沿海各大河口及近陆岛屿和广西扶绥地区，形成一个狭长的肝癌高发带。肝癌高发区大多处于温带和亚热带，受海洋性气候影响，年平均温度和湿度较高，气候较温暖湿润，气温变化都较小。江苏省启东县和广西扶绥、隆安县发病率最高，都在40/10万以上。在同一高发地区的分布也很不均匀，例如江苏南通地区，启东和海门死亡率较高，而向北、向西其他几个县较低。在启东县境内北部死亡率较低，而南部较高。这种地理分布特点表明肝癌与环境因素有着密切关系。

2. 人群分布

(1) 性别：肝癌多见于成年男性，男女之比为(3～6)∶1。高发地区的性别差距大而稳定，低发地区差距小而有波动。性别差异的原因尚不清楚，可能与男性易感性高、遗传或后天获得性因素，或更多地接触与肝癌发病有关的环境因素有关。

(2) 年龄：肝癌的发病率均随着年龄的增长而升高，较老年组这种升高的趋势达到稳定。在肝癌高发区，发病年龄有年轻化的趋势，在这些高危人群中，40岁以下的肝癌患者并非少见。例如在莫桑比克25～34岁年龄组的男性肝癌发病率约为英、美同龄组白种人的5倍。但在65岁以上年龄组，前者发病率仅为后者的1.5倍。与我国情况基本一致，愈是高发区年龄愈向年轻的偏移。

60岁以上的老年人肝癌多见于发生率及死亡率高的地区。复旦大学附属中山医院分析近30年60岁以上住院患者病历发现，肝癌是常见的老年病，是老年人主要死亡原因之一，其发生率占65岁以上总住院人数的1.02%。

(3) 职业：既往曾认为在某些职业比如生化操作的人群中发病率高，但随着职业防护技术的提高，并没有大宗病例的调查报告。肝癌在低经济收入的人群中发生率较高。国内几个肝癌高发区，以农民的发生率和病死率最高。但这并不能完全说明问题，低收入人群中获得早期诊断的概率较低，也影响了病死率的结果。

【病因】

1. *病毒性肝炎和肝癌的关系* 临床上常注意到肝癌患者常有急性肝炎—慢性肝炎—肝硬化—肝癌的病史，肝炎与肝癌的关系极为密切。流行病学研究已证实乙型肝炎病毒（HBV）和肝细胞癌之间有着明显而特异的联系。中国肝癌病例中接近 90%以上感染过 HBV，对照组中也达到 50%～70%，相对危险度强度高（RR>10）；乙型肝炎病毒感染先于肝癌发生。国内研究表明：肝癌高发区自然人群中肝炎的比例高，肝癌患者有肝炎史者明显多于无肝炎史者；肝癌患者中 HBsAg 阳性率明显高于健康人群；肝癌患者中 HBsAg 阳性的比例显著高于 HBsAg 阴性者。从世界范围来看，肝癌与 HBsAg 携带率也有一定的联系，但在局部地区，很难用 HBsAg 携带率来解释肝癌的特殊分布规律。如格陵兰的因纽特人 HBsAg 携带率很高，但肝细胞癌的发生率却较低。上海市崇明县调查表明乙型肝炎病毒携带者肝癌发生率均明显高于非携带者，前者为后者的 4.9～12.2 倍。但从群体比较来看，各地乙型肝炎病毒携带率与肝癌发生率之间并不呈正相关关系，提示还有其他因素综合在一起导致肝癌的发生。

乙型肝炎病毒可能具有间接致癌作用。近年来分子生物学研究表明 HBV-DNA 在慢性肝炎和肝癌肝细胞中的整合是癌基因表达的前提。而非肝癌患者中的整合现象的存在表明整合本身不足以发生肝细胞癌。也有人认为：乙型肝炎病毒通过母婴传播或水平传播（输血、性交等）造成肝细胞损伤，黄曲霉毒素或其他因素为促进或增强因素而致肝癌。

对丙型肝炎和肝癌的关系，近年来研究渐多。现已证实，80%的输血后肝炎是由于丙型肝炎病毒感染所致。许多慢性肝炎、肝硬化患者均存在血清抗 HCV 阳性。原发性肝细胞癌患者中抗 HCV 阳性率世界各地报道不一，美国 40%，意大利 65%，西班牙 75%，日本 50%，南非 29%，在我国，台湾地区为 11%，北京 38%，成都报道其阳性率为 27%。一些调查材料表明，血清 HBsAg 阴性的肝细胞癌病例，其血清抗丙型肝炎病毒检出率较高，其阳性率分别为：美国 53%，意大利 72%，西班牙 77%，日本 76%，我国台湾 63%；而 HbsAg 阳性的肝细胞癌病例中，其抗丙型肝炎病毒阳性率分别是 14%、28%、56%、15%和 17%。日本近年乙型肝炎病毒感染率下降，而在慢性肝炎患者中丙型肝炎病毒感染为乙型肝炎病毒感染的 3～4 倍，提示慢性丙型肝炎病毒感染是日本肝细胞癌的主要原因。我国在此方面的研究尚少。另外，世界范围内许多对照研究表明，肝细胞癌患者丙型肝炎病毒检出率显著高于没有肝病的对照组患者。

根据目前临床流行病学研究结果表明，慢性丙型肝炎病毒感染是世界范围肝细胞癌发生的主要原因，但其机制尚待进一步明确。

2. *肝硬化与肝癌的关系* 长期以来，已知肝硬化与肝细胞癌之间存在着联系，但具体确切机制还不明确。肝癌合并肝硬化的发生率较高，日本约占 70%，非洲在 60%以上，我国在 53.9%～80%，有的报道高达 90%以上。欧美较低，占 10%～20%。

肝癌合并肝硬化的类型以结节型多见。根据全国肝癌病理协作组的资料，肝癌中合并肝硬化者高于 80%，肝硬化与肝癌的合并率是 49.9%，较日本与欧美均明显为高。其中大结节型肝癌合并肝硬化高达 73.3%，而小结节型肝癌合并肝硬化为 34.1%，尚有 3.6%肝癌不伴肝硬化。另外大结节型肝硬化常见于肝癌高发区，小结节型肝硬化常见于低发区，提示肝硬化特别是大结节型肝硬化与肝癌的发生有着密切关系。吴孟超报道 20 世纪 80 年代以后 1 000 例手术切除的肝癌中，肝硬化合并率为 68%，小结节型者 54.4%，29.3%为混合型，16.3%为大结节型。

目前普遍认为先有肝硬化后有肝癌。乙型肝炎病毒可通过启动致癌过程或既充当启动因子又通过与肝硬化有关的肝细胞再生作为后期致癌剂，从而引起肝癌。

3. *水与肿瘤的关系* 人们在水中发现许多有机物可能与人类癌症有关。美国已鉴定出 767 种有机污染物，其中 109 种为致癌、促癌和致突变物质。国内启东县和崇明县等高发区的调查资料表明，饮用死水、沟水人群的肝癌发病率较高，饮用流水（河水、井水）者发病率低。亚硝胺是一类强烈的化学致癌物，能在许多动物中引起肝癌。我国一些肝癌高发区水土中硝酸盐和亚硝酸盐含量较高，进入人体后可合成亚硝胺从而导致肝癌发生。也有研究发现肝癌的发生与缺少微量元素硒有关，补充硒可能起到预防作用。

4. 黄曲霉毒素与肝癌的关系　黄曲霉毒素是由黄曲霉菌产生的真菌毒素。黄曲霉毒素经消化道吸收后迅速到达肝脏并损伤肝脏引起变性、坏死，继而增生、癌变。在肝癌高发区的主粮检测中，发现玉米的黄曲霉毒素污染程度较小麦和稻米严重，而肝脏疾病病死率常和居民黄曲霉毒素的摄入量相关。

此外，饮酒后导致酒精性肝硬化、寄生虫、遗传等情况也属于肝癌发生相关因素，但尚缺乏确切定论。主要有3个方面与之有关，即病毒性肝炎、黄曲霉毒素和饮水污染，通过预防肝炎、管理好饮水和粮食则可降低肝癌的发生率。

【病理分型】

1. 大体分型　根据肿瘤外观及大小将肝癌分为结节型、巨块型和弥漫型。

(1) 结节型：相对多见。肝癌可分为单个或多个大小不等的结节，结节可互相融合成较大的结节，与周围组织界限不清，多伴有肝硬化，恶性程度高。

(2) 巨块型：肝癌常单发，也可由多数结节汇集成一大块，可侵及整个肝叶，肿瘤界限不清，邻近常伴有小的“卫星”灶。肿瘤直径一般在10 cm以上。有假包膜，中心区由于供血不足，容易发生坏死、出血，导致肝癌破裂和腹腔内出血。此型一般较少伴有肝硬化或硬化程度较轻。手术切除率较高。

(3) 弥漫型：此型较少见。多个小的癌结节弥散分布于全肝，伴有肝硬化，癌结节呈灰白色，有时与肝硬化结节很难鉴别。病情发展快，预后差。

另有根据肝细胞癌生长方式的差异，即根据肿瘤包膜、肝硬化及门静脉癌栓三个因素，将肝癌分为5个类型：浸润型、膨胀型、混合浸润和扩散型、弥漫型、特殊型(例如外生型肝癌和以门静脉癌栓为突出特征而无明显主瘤的肝癌)。

2. 组织分型　原发性肝癌按组织分型可分为肝细胞型、胆管细胞型和混合型3类。其中肝细胞癌最常见，占90%以上。根据癌细胞分化程度，可将肝细胞癌另分为4级：Ⅰ级为高度分化；Ⅱ、Ⅲ级为中度分化；Ⅳ级为低度分化。一般以Ⅰ、Ⅱ级多见。胆管细胞癌的癌细胞呈低立方形或长柱状，胞质透亮有时为颗粒状，核较肝细胞癌为小，含有丰富的染色质颗粒。混合型肝癌少见，其特点是癌组织内含有肝细胞和胆管细胞，两种细胞成分有时彼此分隔，有时混杂分布、界限不清。

直径<5 cm的小肝癌，其病理特点是：① 肿瘤“包膜”多较完整。② 合并肝硬化程度较轻。③ 细胞分化较好，恶性程度较低。④ 单中心发生。⑤ 适宜手术局部切除，且切除率高，患者预后相对较好。小于3 cm的肝癌，又称之为微小肝癌，由于发现得早，预后更好。随着影像技术和肝癌排查的增强，小于1 cm的肝癌也不乏见到，称之为亚厘米肝癌，属于极早期肝癌，切除之后可望治愈。

临床上也偶可遇到纤维板层肝细胞癌，占肝细胞癌的1%～2%。1956年，Edmonson首次报道此病的特点。纤维板层肝细胞癌多见于儿童和青年，偶见于中老年人，较少伴有肝硬化背景，2/3的肿瘤位于肝左叶，常为单个，边界清晰，边缘呈扇形，偶尔伴有小的“卫星”灶，癌细胞群被大量平行排列成板层状的纤维组织包绕。

原发性肝癌一般首先发生肝内转移，肝细胞癌有向血窦内生长的趋势，所以在发展过程中容易侵犯门静脉分支，形成门静脉癌栓，引起肝内播散，是肝癌常见的转移方式。

肝癌也可通过血液和淋巴途径向肝外转移到肺、骨、脑等，以肺转移最多见。也有肝脏原发灶并不明显，而已腹腔转移引起癌性腹水为主要症状者，称之为腹腔型肝癌，往往没有手术机会，预后极差。

【自然病程、发展和转归】　肝细胞癌的自然病程尚不清楚，但通过血清AFP检测在临床中的应用以及慢性肝炎和肝硬化患者的长期监测与前瞻性的研究，对血清AFP阳性的肝细胞癌的自然病程有了一点认识。结果表明，肝细胞癌有一个相对较长的自然病程。一般至少2年，分为以下4个阶段。

1. 早期亚临床期　从发病至亚临床期肝癌诊断成立，大约10个月，血清AFP水平可轻度增高。

2. 亚临床期　从亚临床期肝癌诊断成立至出现症状，8～9个月。依靠血清AFP水平的变化和B超、CT、选择性肝血管造影等影像学检查可望明确诊断。目前临床上已发现了不少亚临床期肝癌，获得手术切除，因此提高了5年生存率。但也有大肝癌或者巨块型肝癌，肿瘤长到很大没有症状者，所以亚临床期的肝癌不一定都是早期能够切除的肝癌。

3. 中期　从出现症状至出现黄疸、腹水或远处转移，约4个月，此期诊断常不困难，但多数肿瘤已播散、转移，失去切除机会，术后5年生存率仅15%左右。

4. 晚期　从出现黄疸、腹水或远处转移至死亡，一般2个月左右。此期病程发展较快，缺乏有效的治疗手段。

【并发症】

1. 肝癌破裂出血　多因肿瘤发展、外伤、坏死液化或治疗后肿瘤坏死液化而破裂出血，也可因腹内压增高或体检后因受按压发生破裂，常见于巨块型肝癌，占肝癌死亡的10%左右。较大破裂的出血可出现失血性休克和急腹症，有时可通过急诊行经皮穿刺股动脉插管行选择性肝动脉造影，同时行肝动脉栓塞、止血。也有早期小肝癌结节破裂经手术切除而长期生存者。

2. 肝性昏迷　常为晚期并发症。由于肝癌或合并肝硬化导致肝功能严重受损害所致，在老年患者中常见，死亡率较高。

3. 消化道出血　肝癌常因合并肝硬化或门静脉癌栓，加重门静脉高压，引起食管胃底静脉曲张破裂出血，常因出血性休克诱发肝性昏迷而死亡。

4. 其他并发症　老年肝癌患者因常合并多种慢性疾病如冠心病、糖尿病、脑血栓、脑梗死等，加上长期体质消耗、抵抗力下降以及长期卧床等易于并发多种感染，易出现肺炎、败血症、肠道感染和霉菌感染。肝癌结节破裂、腹腔广泛种植或直接向腹腔浸润、播散而出现血性腹水。另外，肝癌的全身性远处转移均可加重病情而致患者死亡。

【临床表现】　临床期肝癌多在出现症状3个月左右就诊。肝区疼痛是最常见的症状。疼痛是由于癌肿迅速生长使肝包膜紧张的缘故。多为持续性隐痛、钝痛或刺痛，以夜间或劳累后加重。疼痛部位常和病变的部位有密切关系。如肿瘤位于右肝，可出现右上腹和右季肋部痛；位于左肝则表现为剑突下痛；位于靠后位置，疼痛可放射至右肩或腰背部。若突然出现剧烈腹痛并伴腹膜刺激征和休克，则可能为肝癌破裂。门静脉或肝静脉有癌栓时，常引起腹胀、顽固性腹水。

上腹饱胀、乏力、纳差、消瘦是常见症状，由于缺乏特征性，往往容易忽视。老年患者常因合并多种慢性疾病易出现全身消耗，引起代谢、内环境的紊乱，并可能加重已有的病情。

有些患者可出现癌性发热，体温多在37.5～38℃，但也有个别体温高至39℃以上者。大部分呈弛张热，白细胞不高，抗生素治疗往往无效，可能与癌组织坏死、毒素吸收有关。肝癌常合并肝硬化，可出现蜘蛛痣、肝掌、腹水、腹壁静脉曲张和下肢浮肿。晚期患者由于肿瘤压迫胆管或肝门淋巴结转移压迫肝门胆管及肝癌细胞侵入至胆管内形成癌栓，导致梗阻性黄疸，肝细胞性黄疸的发生多半是肝硬化进展的结果，也有肝癌播散肝细胞破坏引起者，但较少见。门静脉或肝静脉癌栓，腹膜种植结节可引起腹水。还可出现上消化道出血和肝昏迷，老年患者在肝癌后期出现肝昏迷更常见。

【诊断】　肝癌的诊断包括定性诊断和定位诊断。

1. 定性诊断

(1) 临床表现：凡老年患者，尤其是有肝病史的男性，如有原因不明的肝区疼痛、上腹饱胀、乏力、纳差、消瘦、不明原因的低热、进行性肝大等表现者，应提高警惕，进行详细的检查。若有进行性肝大，查体时扪及肝区肿物或结节，质硬且有压痛，则诊断易明确。

(2) 免疫学检查：AFP是一种糖蛋白，可由胎儿肝细胞、生殖细胞和胎儿胃肠道合成。出生后300日以内，血清AFP水平逐渐下降到10 ng/ml以下。健康成人血清AFP水平通常为0.1～5.8 ng/ml，正常值依据不同检测方法而有所不同。胎儿和孕妇血清中AFP含量较高，也有人报道生理性家族性AFP增高的情况。肝癌患者血清中AFP与胎儿血清AFP的结构和物理化学性质基本相同，因此，肝癌细胞分泌AFP系胎儿细胞功能的重演。临床期肝癌患者，50%～90%的患者血清中AFP增高，而AFP持续增高超过400 ng/ml则可诊断肝癌。然而血清AFP增高在许多非恶性情况下也可出现。一般血清AFP水平波动于50～500 ng/ml。原发性肝癌血清增高的AFP水平通常高于肝脏非肿瘤慢性疾病，但也不尽然。有些临床期肝癌和小肝癌血清AFP正常，但也有些急性肝炎患者血清AFP水平高达3 000 ng/dl以上，反映了肝组织破坏和再生的程度。

但AFP仍然不失为肝癌的一个特异性的诊断方法。目前测定血清AFP方法有琼脂扩散法、对流免疫法、反向间接血凝法、火箭电泳法和放射免疫法。琼脂扩散法、对流免疫法属于定性诊断方法，灵敏度较差，但特异性高，肝癌阳性率>80%。放射免疫法属于定量诊断方法，灵敏度高，可检测AFP水平至10 ng/ml，肝癌阳性率可达90%，为临床上常用检测方法。一般认为AFP定量>400 ng/ml，结合B超、CT或选择性肝动脉造影等影像学方法，可提示肝内占位性病变，可明确肝癌的诊断。对HBsAg阳性或有明确肝炎病史、明确肝硬化的老年高危患者可进行血清AFP水平动态监测，应每隔1个月检查一次血清AFP，当AFP值呈持续增高的趋势时，即便是轻微地增高，也应该反复进行影像学检查，有助于早期发现亚临床期肝癌或小肝癌。

血清AFP水平常随肝癌的生长而增高，但肿瘤的大小并不总是与血清AFP水平呈一致改变，即使是小肝癌也能产生很高的AFP。这可能是肝细胞癌产生AFP的能力不同的缘故。临床常可看到肝脏肿瘤切除后或应用有效的抗癌药物治疗后，血清AFP水平下降。因此对老年肝癌患者治疗后应进行血清AFP的动态检测，以评估疗效。肝癌切除术后血清AFP水平下降，达到正常，表明手术切除彻底，反之则表明手术未能彻底清除肿瘤。血清AFP水平的动态检测可以评价肝癌治疗的效果和预测复发。

虽然血清AFP是肝癌的专一性的诊断方法，但仍然有10%～20%的肝癌患者血清AFP为阴性，尤其是小肝癌。老年肝癌患者血清AFP阴性率较年轻肝癌患者血清AFP阴性率高。肝癌患者血清AFP异质体，其阳性率达80%。

(3) 肝功能检查：肝功能检查对肝癌的诊断价值不大，但它可反映肝功能代偿情况，对了解肝功能受损害程度有帮助。一般随着病情加重，肝功能由代偿转为失代偿，出现凝血酶原时间增高，胆红素增高，白/球比例倒置等，此时肝癌多属晚期或合并严重的肝硬化，失去了手术机会。

(4) 血清酶学检查：近年来，人们还利用γ-谷氨酰转肽酶同工酶，碱性磷酸酶变异体，异常凝血酶原和酸性同工铁蛋白诊断原发性肝癌，其阳性率为70%～89%，对肝癌的诊断有着一定的辅助作用。由于各种血清酶对原发性肝癌的诊断缺乏特异性或专一性，所以应结合血清AFP和影像学检查综合判断。

2. 定位诊断

(1) 实时超声检查：近年来，随着医疗仪器设备的不断更新，超声的分辨力、清晰度越来越高，实时超声显像仪由于操作简便、价廉无创和在短时间内可多次重复等优点，常作为肝癌检查的首选方法。

B超显像仪一般能显示直径1～2 cm的肝癌结节，有时甚至能发现小至5 mm而其他影像学检查所不能发现的微小结节。B超可显示肝脏肿瘤的大小、形态及与周围血管如肝静脉和门静脉及分支、胆管的解剖关系和门静脉有无癌栓等，其诊断符合率可超过80%。大于或等于2 cm的肝癌常显示为低回声型。肝脏小肝癌及微小肝癌有时在术中很难发现，尤其伴有明显结节型肝硬化时，术中B超可以帮助进行术中定位。目前还有超声造影检查，对于不典型肝癌与肝硬化结节、转移性肝癌等鉴别有困难时，超声造影也具有较好的诊断价值。

B超的缺点是比较有主观性，与检查操作者的技术和经验、仪器的分辨率等因素密切相关。

(2) CT：CT是非侵入性检查方法，具有较高的分辨率。一般能发现直径1.0 cm及以上的病灶，诊断符合率可达90%以上。CT平扫图像中肝细胞癌一般表现为密度稍低至中度减低的块影，有时也呈等密度影，在静脉注射造影剂后可增强对比性，由于肝癌90%以上是动脉供血，所以在动脉期肝癌常表现为高密度病灶，而到静脉期或延迟期密度降低为等密度或者低密度，呈"快进快出"型改变。如果见到造影剂慢进慢出、由外周逐渐向中央填充等现象，则提示为肝血管瘤。由于老年患者常合并冠心病、高血压等疾病，部分患者虽然碘过敏试验阴性，但也可能出现变态反应或诱发心脏病，所以应做好急救准备。

CT可显示肿瘤的大小、范围、部位及与周围腹腔脏器和大血管的关系，是判断肿瘤能否切除以及如何切除的重要依据。通过三维成像重建，可以更直观地了解肿瘤的具体情况，对确定手术入路和预防损伤具有重要意义。

CTA是CT与选择性肝动脉造影的结合应用，有时能检出小至5 mm的多血供性的肿瘤，CT与门静脉造影结合应用也可发现小至5 mm的肿瘤，亦有助于发现乏血供型肿瘤。

(3) 放射性核素肝扫描：应用^{99}锝等核素检查，病变处可表现为放射性稀疏或缺损区，对大肝癌的定位诊断正确率较高，但对小肝癌，由于分辨率较低，临床意义不大。肝血池扫描有助于判断病变的血供，如果在血池相时放射线明显高于周围肝组织，则提示为肝血管瘤。近年发展的动态显像和放射性核素断层扫描(ECT)等新技术对肝癌定位诊断符合率可达90%，可分辨1～2 cm的病灶。

(4) MRI：优点是MRI检查没有放射线辐射；可以在多个切面扫描，更有助于肝癌定位，结合增强MRI，可以更清晰显示肝肿瘤的血供特点，从而有助于肝肿瘤的定性诊断。对于肝纤维板层样癌、肝血管瘤、肝脏局灶性增生性结节(focal nodular hyperplasia，FNH)等具有较好的鉴别诊断价值。

(5) 选择性肝血管造影：近年来多采用经皮穿刺股动脉插管做选择性肝动脉造影诊断肝癌，其诊断符合率达90%以上，是肝癌定位诊断诸方法中较为有价值者。结合血清免疫学检查，甚至可发现大小约5 mm的多血管性肿瘤，而对少血管性的胆管细胞癌，早期诊断也较难。原发性肝癌的主要表现为肿瘤血管和肿瘤染色，此外也可见到肝动脉变形、移位、动静脉瘘、血管包绕、肿瘤包膜、静脉癌栓等。其分辨率高，另外可经导管注入栓塞剂、化疗药物等。缺点是有创，对于乏血供的肝癌显示不佳。

(6) 腹腔镜检查和肝穿刺组织学检查：腹腔镜检查，或者在B超、CT等引导下穿刺活检，用于鉴别影像学不易分辨性质的肝脏结节。

(7) 剖腹探查：经各种检查方法仍然不能排除肝癌诊断而病灶又有切除的可能，且不存在禁忌证时，应及早剖腹探查，以免延误治疗。

3. 小肝癌的早期诊断　提高肝癌治疗效果的关键在于早期发现亚临床期肝癌和小肝癌，尤其是后者。近10年来，随着各种检查方法的精细化发展，慢性乙肝患者的警惕性提高，发现了越来越多的小肝癌，甚至不乏亚厘米肝癌。其方法如下：

凡有慢性肝炎病史或肝硬化的老年患者均属于肝癌高危人群，需要定期进行血清AFP检测和B超检查。对肝癌高发区自然人群也可进行普查(即检测血清AFP)有助于早期发现。血清AFP升高，并不一定非要大于400 ng/ml，B超、CT或肝动脉造影等提示肝内实性占位性病变；血清甲胎蛋白异质体如为阳性亦有助于诊断。在小肝癌，血清AFP的阳性率并不高，大于400 ng/ml更是少见。CT和B超引导下穿刺活检有助于早期判断，但也有肝内肿瘤播散之嫌。若经各种检查仍不能排除肝癌诊断而又有切除可能时，在患者情况允许下应及早剖腹探查，及时治疗。

【鉴别诊断】

1. 继发性肝癌　常有原发肿瘤病史，最常见者为消化系统恶性肿瘤，如结肠癌、直肠癌、胃癌和胰腺癌。多无肝炎病史或肝硬化表现，HBsAg阴性，血清AFP多为阴性。症状较轻，发展较慢。B超有时可见到典型的“牛眼征”，选择性肝动脉造影或者CTA显示肿瘤血供不如肝细胞癌多，环状强化为主要特点。

2. 肝脓肿　主要与慢性肝脓肿尚未完全液化时鉴别。肝脓肿常有细菌感染史及相应的临床表现，多无肝病史。血清AFP阴性。对已液化者B超可以发现液性暗区，穿刺抽出脓液即可诊断，同时可以做细菌培养，并留置引流管冲洗治疗。肝癌为实性占位，部分边界不清，包膜多不明显。若诊断仍困难，则在B超引导下细针穿刺活检，有助于明确诊断。

3. 肝血管瘤　肝血管瘤在女性中多见，病程长，发展缓慢，多无肝炎病史或肝硬化表现，AFP阴性。B超显示强回声光团，无声晕。CT增强时可见到造影剂由周边向中央逐渐填充现象。核素肝血池扫描可见到放射线明显高于周围肝组织。选择性肝动脉造影可见到正常肝动脉和“血管湖”，没有肿瘤染色和肿瘤血管。MRI检查T_1加权像肝占位表现为低信号，T_2加权像表现为高信号，可以出现典型的“灯泡征”。

4. 肝囊肿、肝包虫　均有较长病程，无肝炎病史或肝硬化表现，血清AFP阴性，超声提示占位内可见液性暗区，前者较易明确诊断；后者多有羊、犬接触史，或肝包虫疫区生活史，肝包虫病皮内试验阳性率在90%以上，约有1/3病例嗜酸性粒细胞增多，有助于明确诊断。

5. 肝脏炎性假瘤　一般有较长的肝炎病史或肝内占位表现，血清AFP可以轻度上升，超声、CT均提示肝内实性占位，不具备特异的影像学特征，但往往很难定性，必要时可行B超引导下穿刺活检以明确诊断，不能排除恶性者可以直接手术切除。

【治疗】

1. 外科治疗　肝癌的治疗是以手术切除为主的综合治疗。近年来由于肝癌诊断水平的提高，不少患者能早期发现并得到及时手术，使得肝癌的治疗效果相对于20年前得到了明显改善。

老年患者由于年龄大，各脏器功能减退，又常合并冠心病、高血压、糖尿病、慢性阻塞性肺疾病，甚至脑血栓或脑梗死后遗症等，手术风险大，通常限制了手术治疗。术前应对老年患者的全身情况，特别是心脏和肺脏做出评定，检查心肺功能、胸片、动脉血气分析等，对并存的心、肺、肾脏疾病及时给予治疗，使之稳定。纠正水、电解质紊乱及酸碱失衡和营养不良，改善肝功能及凝血机制，控制血糖。术中应尽量减少出血，缩短手术时间，监测心电、血压，出现问题及时处理。术后进行严密的ICU监护、有效的抗生素预防感染。加强肺部护理，预防肺部感染。术后需进行周密的代谢支持治疗，以减少并发症，利于恢复。

(1) 肝切除术：手术主要适应证为患者一般情况良好，无心、肺、肾功能严重损害，肝功能代偿良好，无凝血障碍；肝癌局限于肝脏的一叶或者半肝，无远处播散转移，无明显肝硬化，第一、第二肝门或下腔静脉等未受侵犯；没有黄疸、腹水或肝癌远处转移等临床表现。一般来说，年龄并非决定肝癌患者能否手术的主要因素，60岁以上的老年肝癌患者经过充分准备和精细围手术期处理，大部分获得较好结果；但年龄对施行重大手术毕竟也是个限制性因素，在决定手术之前，要求对重要器官的代偿功能状态有更深入的了解。

国外肝切除术大多数做规则性肝段或者肝叶切除术，我国的肝癌合并肝硬化率为85%以上，所以肝癌的不规则切除占到多数。左肝由于体积相对较小，可以做规则性切除；右肝由于占肝脏比重较大，一般建议做不规则切除或肝段切除。目前认为合并肝硬化的肝癌所切除量应<50%，无肝硬化背景的可以切除60%～70%的肝脏，但对于老年患者以上极量切除应该相应减少，毕竟年龄较大，肝脏及其他脏器功能储备相对较差，不能耐受较大手术。同时合并严重肝硬化的小肝癌和微小肝癌，由于容易出血致使术后肝衰竭，不一定非要进行手术切除，可以采用介入微创治疗，比如冷冻、射频消融等。

(2) 肝癌合并门静脉高压：肝癌合并比较严重的门静脉高压或者已经出现过消化道大出血者，肝癌切除的风险大为增加。不做肝癌切除，肿瘤会长大并转移，就会失去手术机会；不处理门静脉高压引起的静脉曲张，患者随时都有并发大出血休克的可能，反复出血后，生存的概率显著下降。如果肝癌体积不大，非位于切除困难部位，肝功能代偿较好，可以考虑实施肝癌切除合并脾切除加断流术。如非此种情况，肝癌切除合并断流术的并发症发生率非常高，肝功能衰竭引起的死亡率极高，甚至可以达到40%以上，不建议联合手术。但对于小肝癌，可以采用断流术和微创介入手术相结合的方案。前者主要治疗和预防出血，后者采用术中射频消融治疗肝癌，既达到了断流的目的，又控制了肿瘤，手术的安全性得以提高。介入微创治疗也可以在断流术前或者术后进行。

(3) 大肝癌的手术治疗：手术切除仍是大肝癌最好的治疗手段。近年来其切除死亡率已由20%降至5%～10%，合并肝硬化的大肝癌，位于左叶者可行肝叶切除；但位于右叶者应慎重，多采用局部切除，应最大限度切除肿瘤而又能最大限度保存有功能的肝组织，防止术后肝功能衰竭。

Ⅱ期切除：对于一次不能切除的大肝癌，可采用肝动脉结扎、栓塞或经皮穿刺股动脉置管肝动脉栓塞化疗(TACE)的方法，使肿瘤缩小后再行手术切除，可望提高大肝癌生存率。当肿瘤巨大，健侧肝脏体积不足时，也可以采用介入下患侧门静脉选择性栓塞，3～4周后会导致肿瘤缩小，且健侧肝脏增生，再进行Ⅱ期肝癌切除。

(4) 肝癌术后复发和转移的手术治疗：近10年肝癌的治疗效果并没有前20年效果好，原因之一就是肝癌切除后的复发和转移。如果发生复发和转移，有些情况还可以再次切除。但很多情况并不耐受二次手术，尤其是对于老年患者。往往需要结合其他介入栓塞化疗、射频消融等微创治疗手段。

(5) 特殊部位肝癌的肝切除技术：对位于第一、第二肝门，紧贴主要肝静脉或下腔静脉以及尾状叶等特殊部位的肝癌，容易损伤肝静脉或下腔静脉，风险很大，常规肝切除非常困难。但随着手术技术和围手术期处理水平的进步，此类肝癌的切除率亦较前大有提高。事先要解剖第一、第二肝门各个管道，提拉悬吊，切除肿瘤过程中一旦遇到损伤，可以随时阻断血管进行修补。解剖性肝切除技术的提高和普及，使得此类肿瘤的切除率和安全性均得到较大提高。

(6) 不能切除肝癌的外科治疗

1) 经股动脉选择性肝动脉栓塞化疗术(TACE)：既往曾经采用术中肝动脉结扎法，但目前已经越来越少。由于影像学技术的迅猛发展，绝大部分患者术前可以较准确地判断能否切除，无法切除者，一般不需要再手术探查，直接采用TACE。如果确实在术中方能确定不能切除，一般建议术后TACE更好，因为单纯结扎肝动脉的效果比不上动脉栓塞化疗。因为TACE是超选择性的单纯供应肝癌的动脉栓塞，手术仅是结扎了主干或者左右肝动脉，一旦结扎，TACE无法应用；而且TACE可以多次重复应用，对于延长患者生存期具有一定意义。

2) 微波固化、电化学治疗：在肝脏肿瘤组织中插入多电极，通电后利用微波加热肝癌组织凝固使其坏死。电化学治疗的基本原理是在肿瘤中央插入阳性电极，在肿瘤四周插入阴性电极，通电后由于电场的原因，致使阴极和阳极的pH值改变，使肿瘤组织产生了电化学变化，肿瘤细胞坏死。电化学治疗在B超引导下准确定位，经皮穿刺进行，也可以在术中进行。

3) 射频消融及液氮冷冻治疗：射频消融是目前比较常用的介入微创治疗方法，也是将电极插入肿瘤中心，将肿瘤加热凝固坏死。可以在体外通过B超或CT引导下，经皮经肝穿刺，也可以在术中进行。适合于小肝癌、部分无法手术的大肝癌、肝癌术后复发不耐受再次手术者。国内外研究表明，射频消融治疗小肝癌，5年生存率与手术切除的效果几乎相同，但复发率高于手术切除者。冷冻治疗是使用液氮冷冻，能使正常肝细胞和肝癌细胞产生不可逆的凝固性坏死。适用于位置较浅或者不能切除的肝癌，也是一种微创治疗，但应用相对较少。

2. 非手术治疗

(1) 经皮穿刺肝动脉选择性栓塞化疗术(TACE)：经皮穿刺股动脉插管肝动脉栓塞是近年发展较快的一种介入微创治疗方法，也最适宜于老年患者。

TACE 的方法是：经皮股动脉穿刺插入导管，在 X 线透视下将导管送至相应的肝动脉支，注入造影剂显示肝脏肿瘤部位、范围及滋养动脉，再将栓塞剂注入并阻塞肝癌的滋养动脉，使得肿瘤细胞缺血坏死。常用的栓塞剂是碘油和剪成 1 mm 小片的吸收性明胶海绵。注入栓塞剂前可以加入化疗药物。常用的有丝裂霉素、多柔比星、顺铂等。此法创伤小，操作相对简单，患者易接受并可以多次重复以提高疗效。原则上不能接受手术切除的肝癌均可采用 TAE 或 TACE。但也不适宜于门静脉主干已有癌栓形成、严重肝硬化、肝功能失代偿及有黄疸、腹水或远处广泛转移的肝癌。

(2) 超声引导下经皮无水乙醇注射：一般在 B 超引导下穿刺入肿瘤基底部，边缓慢退针边注入无水乙醇，使肿瘤及其周边发生广泛坏死。目前应用已经较少。

(3) 化学治疗：至今仍没有很有效的药物治疗肝癌，单一化疗药物效果更差。采用标准联合化疗方案虽在一些患者中取得了疗效，但并不十分理想。

(4) 放射治疗：部分无法切除的肝癌或者复发性肝癌，可以试行放疗，但效果有限。有的报道在减轻疼痛、延长生存期方面具有一定作用。其他如伽马刀、聚焦超声等也有部分疗效。还有直接将放射性核素注入肝动脉进行内照射治疗肝癌即导向治疗的方法。

(5) 免疫治疗：肝癌患者机体免疫功能随肿瘤的发展而下降，免疫治疗多用于综合治疗中的一项辅助治疗措施。

(6) 导向治疗：导向治疗即利用对肝癌组织有高亲和性的物质作为载体，将具有杀伤肿瘤细胞能力的“弹头”送至肿瘤中，以达到治疗目的的方法，是近来肿瘤治疗研究较活跃的领域之一。常用的载体有免疫特异性抗体如铁蛋白抗体、甲胎蛋白抗体、抗人肝细胞癌抗体、脂性碘油以及其他非抗体载体。常用的弹头是抗癌药(多柔比星、丝裂霉素等)、放射性核素等。

(7) 肝移植：自 1963 年临床上肝移植成功后，肝移植术国外开始用来治疗不能切除的肝癌，但其疗效差，术后复发率高，患者多死于肝癌复发。其复发的原因可能是：肝癌晚期、术后应用免疫抑制剂。老年患者不适宜肝移植手术。

总之，肝癌治疗的主要目的是根治，其次是延长生命和改进生活质量。其关键就在于“早期发现”和“早期根治性切除”。另外，同其他肿瘤一样，应采取综合治疗方法，相互补充，取长补短。目前手术切除仍是主要治疗手段，但同时应辅助以肝动脉栓塞化疗、放疗、冷冻与激光、微波与电化学、肝癌局部注射乙醇、免疫及导向化疗和放疗等治疗方法，将不能切除的肝癌转变成能切除的肝癌，多途径多选择地治疗，从而提高肝癌患者的生存期。

(何松青)

参考文献

[1] 艾勇彪. 肝局灶性结节增生的临床诊治体会[J]. 肝胆外科杂志，2012，20(1)：23－25.

[2] 叶维法. 肝胆肿瘤学[M]. 天津：天津科学技术出版社，2000.

[3] 李明信. 肝局灶性结节增生 24 例诊治分析[J]. 中国肿瘤临床与康复，2010，17(5)：463－465.

[4] 吴伯文. 实用肝脏外科学[M]. 北京：人民军医出版社，2009.

[5] 吴孟超. 黄家驷外科学[M]. 第 7 版. 北京：人民卫生出版社，2008：1738－1739.

[6] 何晓军. 成人肝脏错构瘤 1 例[J]. 肝胆外科杂志，2001，9(6)：408.

[7] 张文智. 肝脏炎性假瘤十例报告[J]. 中华医学杂志，2012，9(2)：411－414.

[8] 张志伟. 134 例肝血管瘤的临床分析[J]. 肝胆外科杂志，2004，12(5)：341－343.

[9] 张晓华. 少见类型的肝脏肿瘤和瘤样变[J]. 中国普通外科学杂志，2001，13(2)：159－161.

[10] 陈孝平，陈汉. 肝胆外科学[M]. 北京：人民卫生出版社，2005.

[11] 陈孚健. 肝血管瘤 64 例的彩超诊断分析[J]. 中国实用医药，2012，7(11)：88－89.

[12] 陈鹏. 肝腺瘤的 CT 及 MRI 表现及误诊分析[J]. 中国介入影像与治疗学，2010，7(2)：124－127.

[13] 金航. 肝血管平滑肌瘤 1 例[J]. 华西医学，2003，18(1)：109.

[14] 耿小平. 肝血管瘤外科治疗的现状、问题和看法[J]. 国际外科学杂志，2007，34(2)：73－75.

[15] 程红岩. 肝脏脂肪瘤和脂肪肉瘤的影像学诊断(附 5 例报告)[J]. 实用放射杂志，1995，11(2)：103－105.

[16] 傅思源. 肝脏脂肪瘤的诊断和治疗(附 11 例报告)[J]. 肝胆外科杂志，2002，10(2)：94－95.

[17] 蔡守旺. 肝海绵状血管瘤的诊断与治疗(附 84 例报告)[J]. 中华肝胆外科杂志，2000，6(3)：36－38.

[18] Amesur N. Management of unresectable symptomatic focal nodular hyperplasia with arterial embolization [J]. J Vasc Interv Radiol, 2009, 20(4): 543－547.

[19] Ayadi-Kaddour A. Hepatic mesenchymal hamartoma in adulthood: a case report with literature review [J]. Tunis Med, 2006, 84(4): 263-265.
[20] Barthelmes L, Tait IS. Liver cell adenoma and liver cell adenomatosis [J]. HPB, 2005, 7(3): 186-196.
[21] Becker YT. Rupture and hemorrhage of hepatic focal nodular hyperplasia [J]. Am Surg, 1995, 61(3): 210-214.
[22] Bianchi C , Comino A. Vascular leiomyoblastoma of the liver. A personal case [J]. Minerva Med, 1989, 80(5): 495-496.
[23] Biecker E. Benign hepatic tumours [J]. Zeitschrift fur Gastroenterologie, 2003, 41(2): 191-200.
[24] Bioulac-Sage P. Subtype Classification of Hepatocellular Adenoma [J]. Digestive Surgery, 2010, 27(1): 39-45.
[25] Birth M. Intermittent activity-induced hemobilia caused by liver hemangioma [J]. Dig Surg, 2000, 17(3): 292-296.
[26] Blumgart,黄洁夫. 肝胆胰外科学[M]. 第4版. 北京: 人民卫生出版社, 2010: 1133-1136.
[27] Brancatelli G. Focal nodular hyperplasia: CT findings with emphasis on multiphasic helical CT in 78 patients [J]. Radiology, 2001, 219(1): 61-68.
[28] Brunt EM. Benign tumors of the liver [J]. Clin Liver Dis, 2001, 5(1): 1-15, v.
[29] Castaneda-Zuniga WR. Interventional Radiology [M]. 3rd ed. Baltimore: Williams, 1997: 103-112.
[30] Chen LL. Focal nodular hyperplasia of liver: a clinicopathologic study of 238 patients [J]. Zhonghua Bing Li Xue Za Zhi, 2011, 40(1): 17-22.
[31] Chun Hsee L. Focal nodular hyperplasia: what are the indications for resection? [J]. HPB, 2005, 7(4): 298-302.
[32] Cobey FC ,Salem RR. A review of liver masses in pregnancy and a proposed algorithm for their diagnosis and management [J]. Am J Surg, 2004, 187(2): 181-191.
[33] Corigliano N. Hemoperitoneum from a Spontaneous Rupture of a Giant Hemangioma of the Liver: Report of a Case [J]. Surgery Today, 2003, 33(6): 459-463.
[34] Demarco MP. Intraperitoneal hemorrhage in a patient with hepatic focal nodular hyperplasia [J]. Am Surg, 2006, 72(6): 555-559.
[35] Denecke T. Appearance of hepatocellular adenomas on gadoxetic acid-enhanced MRI [J]. Eur Radiol, 2012, 22(8): 1769-1775.
[36] D'halluin V. Natural history of focal nodular hyperplasia. A retrospective study of 44 cases [J]. Gastroenterol Clin Biol, 2001, 25(11): 1008-1010.
[37] Erdogan D. Management of liver hemangiomas according to size and symptoms [J]. J Gastroenterol Hepatol, 2007, 22(11): 1953-1958.
[38] Farges O, Dokmak S. Malignant transformation of liver adenoma: an analysis of the literature [J]. Dig Surg, 2010, 27(1): 32-38.
[39] Gedaly R. Cavernous hemangioma of the liver: anatomic resection vs. enucleation [J]. Arch Surg, 1999, 134(4): 407-411.
[40] Glinkova V. Hepatic haemangiomas: possible association with female sex hormones [J]. Gut, 2004, 53(9): 1352-1355.
[41] Grazioli L. Hepatic Adenomas: Imaging and Pathologic Findings [J]. Radiographics, 2001, 21(4): 877-892.
[42] Hamaloglu E. Giant Liver Hemangioma: Therapy by Enucleation or Liver Resection [J]. World Journal of Surgery, 2005, 29(7): 890-893.
[43] Hao ZQ. Diagnosis and treatment of focal nodular hyperplasia of liver [J]. Zhonghua Yi Xue Za Zhi, 2012, 92(22): 1556-1557.
[44] Hardwigsen J. A life-threatening complication of focal nodular hyperplasia [J]. J Hepatol, 2001, 35(2): 310-312.
[45] Kamel IR. Focal Nodular Hyperplasia: Lesion Evaluation Using 16-MDCT and 3D CT Angiography [J]. American Journal of Roentgenology, 2006, 186(6): 1587-1596.
[46] Kudo M. Differentiation of hepatic tumors by color Doppler imaging: role of the maximum velocity and the pulsatility index of the intratumoral blood flow signal [J]. Intervirology, 2004, 47(3-5): 154-161.
[47] Kuo PC. Treatment of giant hemangiomas of the liver by enucleation [J]. J Am Coll Surg, 1994, 178(1): 49-53.
[48] Kuo YH. Natural course of hepatic focal nodular hyperplasia: a long-term follow-up study with sonography [J]. J Clin Ultrasound, 2009, 37(3): 132-137.
[49] Lee PU. Hepatic adenomas associated with anti-epileptic drugs: a case series and imaging review [J]. Abdom Imaging, 2010, 35(2): 208-211.
[50] Lerner SM. Giant cavernous liver hemangiomas: effect of operative approach on outcome [J]. Arch Surg, 2004, 139(8): 818-821; discussion 821-813.
[51] Luciani A. Focal nodular hyperplasia of the liver in men: is presentation the same in men and women? [J]. Gut, 2002, 50(6): 877-880.
[52] Martin NM. Anabolic steroid abuse causing recurrent hepatic adenomas and hemorrhage [J]. World J Gastroenterol, 2008, 14(28): 4573-4575.
[53] Mathieu D. Oral contraceptive intake in women with focal nodular hyperplasia of the liver [J]. Lancet, 1998, 352(9141): 1679-1680.
[54] Mathieu D. Oral contraceptive use and focal nodular hyperplasia of the liver [J]. Gastroenterology, 2000, 118(3): 560-564.
[55] Mergo PJ, Ros PR. Benign lesions of the liver [J]. Radiol Clin North Am, 1998, 36(2): 319-331.
[56] Nahm CB. Focal nodular hyperplasia-a review of myths and

truths [J]. J Gastrointest Surg, 2011, 15(12): 2275-2283.
[57] Ng WW. Is regular follow-up scan for giant liver haemangioma necessary? [J]. Hong Kong Med J, 2007, 13(5): 353-358.
[58] Nguyen BN. Focal nodular hyperplasia of the liver: a comprehensive pathologic study of 305 lesions and recognition of new histologic forms [J]. Am J Surg Pathol, 1999, 23(12): 1441-1454.
[59] Nicolau C, Bru C. Focal liver lesions: evaluation with contrast-enhanced ultrasonography [J]. Abdom Imaging, 2004, 29(3): 348-359.
[60] Ntinas A. Inflammatory pseudotumor of the liver: a case report and review of the literature [J]. J Med Case Rep, 2011, 5(4): 663-666.
[61] Petsas T. A case of hepatocellular carcinoma arising within large focal nodular hyperplasia with review of the literature [J]. World J Gastroenterol, 2006, 12(40): 6567-6571.
[62] Pietrabissa A. Management and follow-up of 78 giant haemangiomas of the liver [J]. British Journal of Surgery, 1996, 83(7): 915-918.
[63] Procacci C. Contribution of CT to characterization of focal nodular hyperplasia of the liver [J]. Gastrointest Radiol, 1992, 17(1): 63-73.
[64] Puljiz Z. An unusually large liver lipoma [J]. Med Glas, 2012, 9(2): 411-414.
[65] Rhim H. Percutaneous radiofrequency ablation of hepatocellular adenoma: initial experience in 10 patients [J]. J Gastroenterol Hepatol, 2008, 23(8 Pt 2): e422-e427.
[66] Rogers JV. Hepatic focal nodular hyperplasia: angiography, CT, sonography, and scintigraphy [J]. AJR Am J Roentgenol, 1981, 137(5): 983-990.
[67] Sato Y. Hepatic stellate cells are activated around central scars of focal nodular hyperplasia of the liver — a potential mechanism of central scar formation [J]. Hum Pathol, 2009, 40(2): 181-188.
[68] Scalori A. Oral contraceptives and the risk of focal nodular hyperplasia of the liver: a case-control study [J]. Am J Obstet Gynecol, 2002, 186(2): 195-197.
[69] Scott LD. Oral contraceptives, pregnancy, and focal nodular hyperplasia of the liver [J]. JAMA, 1984, 251(11): 1461-1463.
[70] Shamsi K. Focal nodular hyperplasia of the liver: radiologic findings [J]. Abdom Imaging, 1993, 18(1): 32-38.
[71] Stoot JH. Life-saving therapy for haemorrhaging liver adenomas using selective arterial embolization [J]. Br J Surg, 2007, 94(10): 1249-1253.
[72] Trotter JF , Everson GT. Benign focal lesions of the liver [J]. Clinics in liver disease, 2001, 5(1): 17-42, v.
[73] Wanless IR. On the pathogenesis of focal nodular hyperplasia of the liver [J]. Hepatology, 1985, 5(6): 1194-1200.
[74] Weimann A. Benign liver tumors: differential diagnosis and indications for surgery [J]. World J Surg, 1997, 21(9): 983-990; discussion 981-990.
[75] Wilson CH. Laparoscopic liver resection for hepatic adenoma in pregnancy [J]. J Clin Gastroenterol, 2011, 45(9): 828-833.
[76] Yamashita Y. Cavernous hemangioma of the liver: pathologic correlation with dynamic CT findings [J]. Radiology, 1997, 203(1): 121-125.
[77] Yoon SS. Diagnosis, management, and outcomes of 115 patients with hepatic hemangioma [J]. J Am Coll Surg, 2003, 197(3): 392-402.
[78] Yoshikawa M. Hepatic adenomas treated with percutaneous ethanol injection in a patient with glycogen storage disease type la [J]. J Gastroenterol, 2001, 36(1): 52-61.
[79] Zhu XL. Contrast-enhanced ultrasound for the diagnosis of hepatic adenoma [J]. J Int Med Res, 2011, 39(3): 920-928.

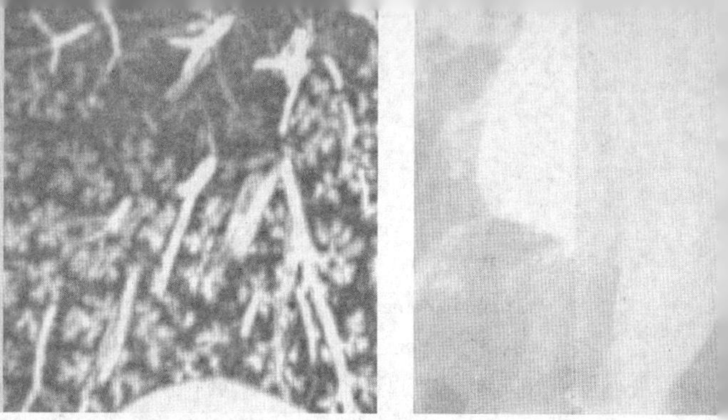

第22章

门静脉高压

各种原因如果使门静脉的血流受阻，血液淤滞时，则引起门静脉系统压力的增高，超出正常值，并出现一系列的症状。临床上表现为脾肿大和脾功能亢进，食管胃底静脉曲张和呕血、腹水等。具有这些症状就是所谓的门静脉高压（portal hypertension）。门静脉的血液必须要在一定的压力驱动下才能持续流向肝脏，门静脉正常压力为1.27～2.35 kPa（13～24 cmH_2O），平均值为1.76 kPa（18 cmH_2O），比肝静脉压高0.49～0.88 kPa（5～9 cmH_2O）。当门静脉入肝血流受阻，门静脉高压时，压力一般可高达2.9～4.9 kPa（30～50 cmH_2O）。当肝静脉压力梯度（hepatic venous pressure gradient，HVPG）不超过1.6 kPa（16 cmH_2O）时，食管胃底曲张静脉很少破裂出血。

门静脉无瓣膜，其压力通过流入的血量和流出阻力形成并维持。门静脉血流阻力增加，常是门静脉高压的始动因素。按阻力增加的部位，可将门静脉高压分为肝前、肝内和肝后三型。发病机制：① 门静脉血流阻力增加即后向血流学说：肝细胞损害，纤维增生，门静脉血流阻力增加；肝动脉-门静脉交通支开放；肠源性血管活性物质直接进入体循环，致肝小静脉收缩。② 门静脉血流量增加即前向血流学说：一些扩血管物质直接进入体循环，导致内脏血流量增加，而外周血管阻力降低，心排血量增加，使全身和内脏处于高动力状态。

门静脉高压的治疗从病因下手才是最根本的治疗。① 所有肝内型的病例最好的治疗手段就是肝移植，肝脏的问题解决了，门静脉自然畅通了，门静脉压力也就下来了。没有条件肝移植的患者则以控制肝脏病变进展为主要目的，抑制肝炎病毒，减轻肝脏纤维化程度等。② 肝后型则要从如何打通肝脏血液流出道方面考虑，如果是巴德-吉亚利综合征（Budd-Chiari syndrome）又称为布-加综合征可以考虑用介入的方法或做根治术，缩窄性心包炎部分情况也是能够做手术解决的。③ 肝前型的治疗手段比较少，门静脉本身的病变很难通过手术治好，往往只能对症治疗。

第1节　肝硬化门静脉高压

老年人门静脉高压有其特点：病因复杂、合并症多、肝功能代偿差、部分人发生过一次或多次消化道出血、部分人有过相关手术史、手术与麻醉风险高等特点。在我国肝硬化引起的门静脉高压最为多见，约占95%以上。肝硬化患者约有40%出现食管胃底静脉曲张，这其中的50%～60%患者并发消化道大出血。外科治疗的主要目的是控制食管胃底曲张静脉破裂大出血。手术方式分两大类，即断流术和分流术。在评价一种手术时，既要考虑能有效地控制消化道大出血，又要继续保持门静脉的向肝血流灌注。

【解剖概要】 门静脉系由肠系膜上静脉、脾静脉汇合而成，另外来自胃的胃冠状静脉（胃左静脉）和肠系膜下静脉亦入门静脉。成人的门静脉主干是由肠系膜上、下静脉和脾静脉在胰腺后方汇合而成的一条重要血管，其中约20%的血液来自脾，门静脉的向肝血流灌注（其中的80%为肠系膜上静脉，内含胰岛素及胰高血糖素，亦称肝营养因子）对肝细胞的再生和肝功能维持十分重要。腹腔脏器如胃、小肠、脾、胰腺和结直肠的血液都要通过门静脉才能流向肝脏，消化道吸收的营养成分因此能在肝脏被合成人类生存所必需的各种物质，人体产生的很多毒素和废物也得以在肝脏被代谢和解毒。门静脉的左、右两干分别进入左、右半肝后逐渐分支，其小分支和肝动脉小分支的血液汇合于肝小叶内的肝窦（肝的毛细血管网），然后汇入肝小叶的中央静脉，再汇入小叶下静脉、肝静脉，最后汇入下腔静脉。所以，门静脉系位于两个毛细血管网之间，一端是胃、肠、脾、胰的毛细血管网，另一端是肝小叶内的肝窦。

需要指出，门静脉和肝动脉的小分支血流不但汇合于肝小叶内的肝窦，还在肝小叶间汇管区借着无数的动静脉间的小交通支相互沟通。这种动静脉交通支一般仅在肝内血流量增加时才开放而被利用。所以，两种压力不同的血流（肝动脉压力为门静脉压力的 8～10 倍）经过肝小叶内的肝窦和利用肝小叶间汇管区的动静脉交通支后，得到平衡，再汇入肝小叶的中央静脉。

肝脏的血液供给来自门静脉和肝动脉，正常人全肝血流量每分钟为 1 500～1 800 ml，其中门静脉血占有 60%～80%，平均为 75%；门静脉血流量每分钟约为 1 100 ml。肝动脉血流量每分钟约为 350 ml。由于肝动脉的压力大，血的含氧量高，门静脉和肝动脉对肝的供氧比例则几乎相等。

门静脉系与腔静脉系之间存在有以下 4 个交通支（图 22－1）。

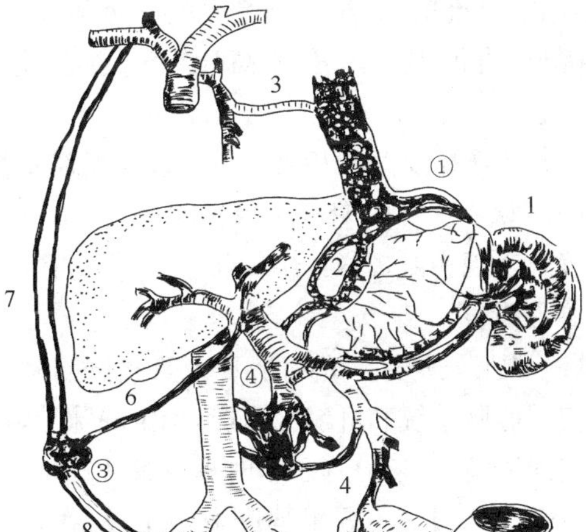

图 22－1　门静脉系与腔静脉系之间存在的 4 条主要交通支静脉

1. 胃短静脉。2. 胃冠状静脉。3. 奇静脉。4. 直肠上静脉。5. 直肠下静脉、肛管静脉。6. 脐旁静脉。7. 腹上深静脉。8. 腹下深静脉。① 胃底、食管下段交通支。② 直肠下端、肛管交通支。③ 前腹壁交通支。④ 腹膜后交通支

1. 胃底、食管下段交通支　门静脉血流经胃冠状静脉、胃短静脉，通过食管胃底静脉与奇静脉、半奇静脉的分支吻合，流入上腔静脉。

2. 直肠下端、肛管交通支　门静脉血流经肠系膜静脉、直肠上静脉与直肠下静脉、肛管静脉吻合，流入下腔静脉。

3. 前腹壁交通支　门静脉（左支）的血流经脐旁静脉与腹上深静脉、腹下深静脉吻合，分别流入上、下腔静脉。

4. 腹膜后交通支　在腹膜后，有许多肠系膜上、下静脉分支与下腔静脉分支相互吻合。在这 4 个交通支中，最主要的是胃底、食管下段交通支。这些交通支在正常情况下都很细小，血流量都很少。

【病理生理】　肝脏出了问题，比如各种原因的肝硬化（肝炎后、酒精性、自身免疫性、胆汁淤积性），导致门静脉的血要克服很大的阻力才能流进肝脏，因此门静脉的压力会变得越来越高。肝内型门静脉高压又可分为窦前、窦后和窦型。在我国，患者主要以肝内型最常见，约占 90%。肝炎后肝硬化是引起肝窦和窦后阻塞性门静脉高压的常见病因。由于增生的纤维束和再生的肝细胞结节挤压肝小叶内的肝窦，使其变窄或闭塞，导致门静脉血流受阻，致血流淤积及淋巴回流障碍，门静脉压力也就随之增高。肝窦平时不开放，而在其受压和阻塞时即大量开放，以致压力高的肝动脉血流直接反注入压力较低的门静脉小分支，使门静脉压力更加增加。常见的肝内窦前阻塞病因是血吸虫病，血吸虫在门静脉系统发育，引起虫卵栓塞、血管内膜炎和其周围纤维化。

门静脉高压形成后，可以发生下列病理变化。

（1）脾肿大（splenomegaly）、脾功能亢进（hypersplenism）：门静脉血流受阻后，首先出现充血性脾肿大。门静脉高压症时可见脾窦扩张，脾内纤维组织增生，单核吞噬细胞增生和吞噬红细胞现象。临床上除有脾肿大外，还有外周血细胞减少，较常见的是白细胞和血小板减少，称为脾功能亢进。

（2）交通支扩张：由于正常的肝内门静脉通路受阻，门静脉又无静脉瓣，上述的 4 个交通支大量开放，并扩张、扭曲形成静脉曲张。在扩张的交通支中最有临床意义的是在食管下段、胃底形成的曲张静脉。它离门静脉主干和腔静脉最近，压力差最大，因而经受门静脉高压的影响也最早、最显著。肝硬化患者常有胃酸反流，腐蚀食管下段黏膜引起反流性食管炎，或因坚硬粗糙食物的机械性损伤，以及咳嗽、呕吐、用力排便、重负等使腹腔内压突然升高，可引起曲张静脉的破裂，导致致命性的大出血。其他交通支也可以发

生扩张，如直肠上、下静脉丛扩张可以引起继发性痔；脐旁静脉与腹上、下深静脉交通反扩张，可以引起前腹壁静脉曲张；腹膜后的小静脉也明显扩张、充血。

(3) 腹水：门静脉压力升高，使门静脉系统毛细血管床的滤过压增加，同时肝硬化引起的蛋白血症、血浆胶体渗透压下降及淋巴液生成增加，促使液体从肝表面、肠浆膜面漏入腹腔而形成腹水。门静脉高压时虽然静脉内血流量增加，但中心血流量却是降低的，继发刺激醛固酮分泌过多，导致钠、水潴留而加剧腹水形成。

(4) 约20%的门静脉高压患者并发门静脉高压性胃病(portal hypertensive gastropathy)，并且占门静脉高压上消化道出血的5%～26%。在门静脉高压时，胃壁瘀血，水肿，胃黏膜下层的动静脉交通支广泛开放，胃黏膜微循环发生障碍，导致胃黏膜防御屏障的破坏，形成门静脉高压性胃病。门静脉高压性胃病形成的因素与机制较多且复杂，治疗上比较棘手，时间比较长且依分型不同而效果迥异。

(5) 门静脉高压时由于自身门静脉流短路或手术分流，造成大量门静脉血流绕过肝细胞或因肝实质细胞功能严重受损，致使有毒物质(如氨、硫醇、γ-氨基丁酸)不能代谢与解毒而直接进入体循环，从而对脑产生毒性作用并出现精神神经综合征，称为肝性脑病(hepatic encephalopathy)。门静脉高压患者自然发展成为肝性脑病不到10%，常因胃肠道出血、感染、过量摄入蛋白质、镇静药、利尿剂而诱发。

【临床表现和诊断】 主要是脾肿大、脾功能亢进、呕血或黑便、腹水或非特异性全身症状(如疲乏、嗜睡、厌食)。曲张的食管胃底静脉一旦破裂，立刻发生急性大出血，呕吐鲜红色血液。由于肝功能损害引起凝血功能障碍，又因脾功能亢进引起血小板减少，因此，出血不易自止。由于大出血引起肝组织严重缺氧，容易导致肝昏迷。

体检时如能触及脾，就可能提示有门静脉高压。如有黄疸、腹水和前腹壁静脉曲张等体征，表示门静脉高压严重。如果能触到质地较硬、边缘较钝而不规整的肝，肝硬化的诊断即能成立，但有时肝硬化缩小而难以触到。还可有慢性肝病的其他征象如蜘蛛痣、肝掌、男性乳房发育、睾丸萎缩等。下列辅助检验有助于诊断。

(1) 血常规：脾功能亢进时，血细胞计数减少，以白细胞计数降至3×10^9/L以下和血小板计数减少至(70～80)$\times10^9$/L以下最为明显。出血、营养不良、溶血或骨髓抑制都可以引起贫血。

(2) 肝功能检查：常反映在血浆白蛋白降低而球蛋白增高，白/球蛋白比例倒置。由于许多凝血因子在肝合成，加上慢性肝病患者有原发性纤维蛋白溶解，所以凝血酶原时间可以延长。还应做乙型肝炎病原免疫学和甲胎蛋白检查。Child-Pugh肝功能分级见表22-1。

表22-1 Child-Pugh肝功能分级

项 目	异常程度得分		
	1	2	3
血清胆红素(mmol/L)	<34.2	34.2～51.3	>51.3
血浆清蛋白(g/L)	>35	28～35	<28
凝血酶原延长时间(s)	1～3	4～6	>6
[凝血酶原比率(%)]	(30)	(30～50)	(<30)
腹水	无	少量，易控制	中等量，难控制
肝性脑病	无	轻度	中度以上

注：总分5～6分者肝功能良好(A级)，7～9分者肝功能中等(B级)，10分以上肝功能差(C级)。

(3) 腹部超声检查：可以显示腹水、肝密度及质地异常、门静脉扩张；多普勒超声可以显示血管开放情况，测定血流量，但对于肠系膜上静脉和脾静脉的诊断精确性稍差。门静脉高压时门静脉内径≥1.3 cm。

(4) 食管吞钡X线检查：在食管为钡剂充盈时，曲张的静脉使食管的轮廓呈虫蚀状改变；排空时，曲张的静脉表现为蚯蚓样或串珠状负影，但这在内镜检查时更为明显。

(5) 腹腔动脉造影的静脉相或直接肝静脉造影，可以使门静脉系统和肝静脉显影，确定静脉受阻部位及侧支回流情况，还可为手术时提供参考资料。

【鉴别诊断】 主要根据肝炎和血吸虫病等肝病病史和脾肿大、脾功能亢进、呕血或黑便、腹水等临床表现来鉴别，一般诊断并不困难。当急性大出血时，应与其他原因的出血鉴别。

【治疗】 外科治疗门静脉高压主要是预防和控制食管胃底曲张静脉破裂出血。门静脉高压治疗思路：个体化规范化治疗、控制性手术、精准外科、微创、移植。应该考虑以下几方面：门静脉高压外科的临床决策；门静脉高压合并外科疾患的治疗原则；门静脉高压手术方式的选择策略；门静脉高压的内镜治疗;门静脉高压上消化道出血的综合治疗;刮吸刀、超声刀等手术器械在手术解剖中的应用价值;腹腔镜下脾切除加贲门周围血管离断术的实施有其可行性;肝移植时代的门静脉高压外科治疗;门静脉高压术后并发症的治疗。

门静脉高压食管胃底静脉曲张破裂出血是肝硬化患者的严重并发症。施行手术可以控制和预防出血,但无助于肝硬化的改善。除手术以外,门静脉高压所导致的出血目前可以采取新药物、三腔双囊管以及内镜技术的应用增加止血的有效性,外科手术风险大,长期预后较差。

对于考虑施行手术的患者,手术方式的选择应立足于患者的病史及解剖条件、肝功能情况。在制订相关治疗方案时,应考虑该患者日后有条件行肝移植的可能性。临床上将肝功能A、B级患者列为手术低危病例,而将肝功能C级患者作为手术高危病例,因此,目前对肝功能C级的患者不主张实施手术。对于经药物、三腔管压迫保守治疗无效,同时对硬化剂注射或内镜下套扎效果也不好的患者,不得已也可以采用急诊手术。手术术式以简捷的贲门周围血管离断术为首选。既往有上腹部手术史的患者,贲门周围血管离断术是较好的选择。既往有离断术手术史的患者,如胃底和食管下端粘连严重,侧支血管过于丰富,手术难度大,建议放弃离断术,改行分流术。术前彩色多普勒检查或血管造影有助于了解门静脉的通畅情况。

其他术式考虑可行分断流联合手术。分断流联合手术由我国提出,迄今在国外尚无报道,可以说是我国所特有。分断流联合手术一般均行规范的食管下端和胃底周围血管离断术,再行脾肾分流术。分断流联合手术具有以下临床应用优势:① 对供肝血流影响减小,减轻和防止分流术后肝性脑病。② 对供门静脉压力影响减小,减轻和防止断流术后再出血。③ 减轻和防止断流术后门静脉高压性胃病。④ 保持脾静脉血流不中断,避免脾静脉血栓形成。分断流联合手术不足之处:同时实施两个大手术,增加了对患者的打击。

1. *食管胃底曲张静脉破裂出血* 为了提高治疗效果,应根据患者的具体情况,采用药物、内镜、介入放射学和外科手术的综合性治疗措施。其中手术治疗应强调有效性、合理性和安全性,并应正确掌握手术适应证和手术时机。在抢救治疗中又需要分别对待下列两类不同的大出血患者。

(1) 非手术治疗:对于有黄疸、大量腹水、肝功能严重受损的患者(Child-Pugh C级)发生大出血,如果进行外科手术,死亡率可高达60%~70%。对这类患者应尽量采用非手术疗法,重点是输血、注射垂体加压素以及应用三腔管压迫止血。

1) 建立有效的静脉通道,扩充血容量,采取措施监测患者生命征。但应避免过量扩容,防止门静脉压力反跳增加而引起再出血。

2) 药物止血:首选血管收缩药或与血管扩张药硝酸类合用。① 三甘氨酰赖氨酸加压素(特利加压素,terlipressin, glypressin):常用量为1~2 mg静脉滴注,每6 h 1次。② 生长抑素(somatostatin)和它的八肽衍生物奥曲肽(octreotide):生长抑素首次剂量250 μg静脉注射,以后每小时250 μg静脉持续点滴。奥曲肽首次剂量50 μg静脉注射,以后每小时25~50 μg静脉注射。推荐5日药物治疗。药物治疗的早期再出血率较高,必须采取进一步的措施防止再出血。

3) 内镜治疗:经内镜将硬化剂(国内多选用鱼肝油酸钠)直接注射到曲张静脉腔内(endoscopic variceal sclerosis, EVS),使曲张静脉闭塞,其黏膜下组织硬化,以治疗食管静脉曲张出血和预防再出血。对于急性出血的疗效与药物治疗相似,长期疗效优于血管加压素和生长抑素。主要并发症是食管溃疡、狭窄穿孔。食管穿孔是最严重的并发症,虽然发生率仅1%,但死亡率却高达50%。比硬化剂注射疗法(EVS)操作相对简单和安全的是经内镜食管曲张静脉套扎术(endoscopic esophageal varix ligation, EVL)。方法是经内镜将结扎的曲张静脉吸入到结扎器中,用橡皮圈套扎在曲张静脉基底部。在急性出血期间,在掌握经内镜治疗的时机方面尚有不同意见,但目前公认这是控制急性出血的首选方法,成功率可达80%。硬化剂注射疗法和套扎对胃底曲张静脉破裂出血无效。EVS和EVL需多次进行。EVL术后坏死脱痂时间为7~15日,有发生大出血的危险,可行再次EVL或EVS,时间以术后10~15日为宜。

4) 三腔双囊管(图22-2)压迫止血:原理是利用充气的气囊分别压迫胃底和食管下段的曲张静脉,以达止血目的。通常用于对血管加压素或内镜治疗食管胃底静脉曲张出血无效的患者。该管有三腔,一通圆形气囊,充气后压迫胃底;一通椭圆形气囊,充气后压迫食管下段;一通胃腔,经此腔可行吸引、冲洗和注入止血药。Minnesota管还有第四个腔,用以吸引充气气囊以上口咽部的分泌物。

用法:先向两个气囊各充气约150 ml,气囊充盈后,应是膨胀均匀,弹性良好。将气囊置于水下,证实无漏气后,即抽空气囊,涂上液状石蜡,从患者鼻孔缓

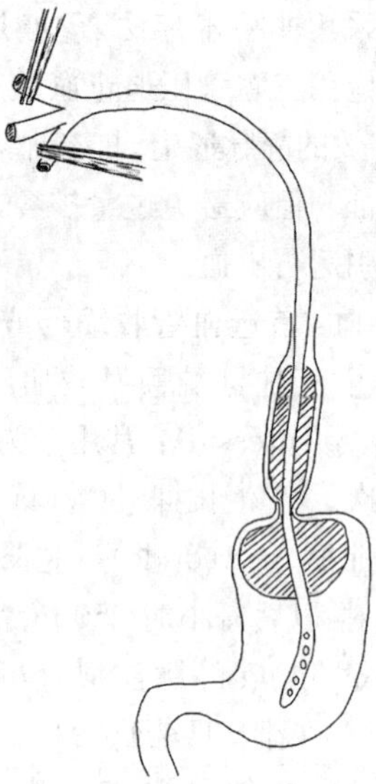

图22-2 三腔双囊管

慢地把管送入胃内；边插边让患者做吞咽动作，直至管已插入50～60 cm，抽得胃内容物为止，先向胃气囊充气150～220 ml后，将管向外拉提，感到管子不能再被拉出并有轻度弹力时予以固定，或利用滑车装置，在管端悬以重量0.25～0.5 kg的物品，做牵引压迫，接着观察止血效果，如仍有出血，再向食管气囊注气100～150 ml(压力10～40 mmHg)。放置三腔管后，应抽除胃内容物，并用生理盐水反复灌洗，观察胃内有无鲜血吸出，如无鲜血，同时脉搏、血压渐趋稳定，说明出血已基本控制。

三腔管压迫可使80%食管胃底曲张静脉出血得到控制，但约一半的患者排空气囊后又立即再次出血。再者，即使技术熟练的医师使用气囊压迫装置，其并发症的发生率也有10%～20%，并发症包括吸入肺炎、食管破裂及窒息，故应用三腔管压迫止血的患者，应在监护室里进行监护，要注意下列事项：患者应侧卧或头侧转，便于吐出唾液，吸尽患者咽喉的分泌物，以防发生吸入性肺炎；要严密观察，慎防气囊上滑堵塞咽喉引起窒息；三腔管一般放置24 h，如出血停止，可先排空食管气囊，后排空胃气囊，再观察12～24 h，如确已止血，才将管慢慢拉出。放置三腔管的时间不宜持续超过3～5日，否则，可使食管或胃底黏膜因受压迫太久而发生溃烂、坏死、食管破裂。因此，每隔12 h，应将气囊放空10～20 min；如有出血即再充气压迫。

5）经颈静脉肝内门体分流术（transjugular intrahepatic portosystemic shunt，TIPS）：是采用介入放射方法，经颈静脉途径在肝内肝静脉与门静脉主要分支间建立通道，置入支架以实现门体分流，TIPS的内支撑管的直径为8～12 mm。TIPS可明显降低门静脉压力，一般可降低至原来压力的一半，能治疗急性出血和预防复发出血。其主要问题是支撑管可进行性狭窄和并发肝衰竭(5%～10%)、肝性脑病(20%～40%)。目前TIPS的主要适应证是药物和内镜治疗无效、肝功能差的曲张静脉破裂出血患者和用于等待肝移植的患者。

(2) 手术治疗：对于没有黄疸、没有明显腹水的患者(Child A、B级)发生大出血，应争取即时或经短时间准备后即行手术。应该认识到，食管胃底曲张静脉一旦破裂引起出血，就会有很大可能反复出血，而每次出血必将给肝脏带来损害。积极采取手术止血，不但可以防止再出血，而且是预防发生肝性脑病的有效措施。手术治疗主要分为两类：一类是通过各种不同的分流手术，来降低门静脉压力；另一类是阻断门、奇静脉间的反常血流，达到止血的目的。

急诊手术的适应证：① 患者以往大出血的病史，或本次出血来势凶猛，出血量大，或经短期积极止血治疗，仍有反复出血者，应考虑急诊手术止血。② 经过严格的内科治疗48 h内仍不能控制出血，或短暂止血又复发出血，应积极行急诊手术止血。手术不但可防止再出血，而且是预防发生肝性脑病的有效措施。但因病情严重，多合并休克，所以急诊手术病死率高，应尽量避免。Child C级患者不宜行急诊手术。

急诊手术术式应以贲门周围血管离断术为首选，该术式对患者打击较小，能达到即刻止血，又能维持入肝血流，对肝功能影响较小，手术死亡率及并发症发生率低，术后生活质量高，而且操作较简单，易于在基层医院推广。

1）门体分流术(portosystemic shunts)可分为非选择性分流、选择性分流(包括限制性分流)两类。

非选择性门体分流术是将入肝的门静脉血完全转流入体循环，代表术式是门静脉与下腔静脉端侧分流术，将门静脉肝端结扎，门静脉与下腔静脉侧侧分流术，将肝门静脉血流一并转流入下腔静脉，减低肝窦压力，有利于控制腹水形成。非选择性门体治疗食管胃底曲张静脉破裂出血效果好，但肝性脑病发生率高达30%～50%，易引起肝衰竭。由于破坏了第一肝门的结构，为日后肝移植造成了困难。非选择性门体分流术还包括肠系膜上静脉与下腔静脉“桥式”(H形)分流术和中心性脾-肾静脉分流术(切除脾静脉近端与左肾静脉端侧吻合)。术后血栓形成发生率较高。

选择性门体分流术旨在保存门静脉的入肝血流，

同时降低食管胃底曲张静脉的压力。代表术式是远端脾-肾静脉分流术，即将脾静脉远端与左肾静脉进行端侧吻合，同时离断门-奇静脉侧支，包括胃冠状静脉和胃网膜静脉。该术式的优点是肝性脑病发生率低。但有大量腹水及脾静脉口径较小的患者，一般不选这一术式。限制性门体分流的目的是充分降低门静脉压力，制止食管胃底曲张静脉出血，同时保证部分入肝血流。代表术式是限制性门-腔静脉分流（侧侧吻合中控制在10 mm）和门-腔静脉"桥式"（H形）分流（桥式人造血管口径为8～10 mm）。前者随着时间的延长，吻合口径可扩大，如同非选择性门体分流术；后者近期可能形成血栓，需要取出血栓或溶栓治疗。

2）断流手术：即脾切除，同时手术阻断门-奇静脉间的反常血流，以达到止血的目的。断流手术的方式也很多，应用较多的有食管下端横断术、胃底横断术、食管下端胃底切除术以及贲门周围血管离断术等。在这些断流手术中，食管下端横断术、胃底横断术，阻断门-奇静脉间的反常血流不够确切；而食管下端胃底切除术的手术范围大，并发症多，死亡率较高。断流手术中以脾切除加贲门周围血管离断术最为有效，不仅离断了食管胃底的静脉侧支，还保存了门静脉入肝血流。这一术式还适合门静脉循环中没有可供与体静脉吻合的通畅静脉，肝功能差（Child C级），既往分流手术和其他非手术疗法失败而又不适合分流手术的患者。在施行此手术时，了解贲门周围血管的局部解剖十分重要。贲门周围血管可分成4组。①冠状静脉：包括胃支、食管支及高位食管支。胃支较细，沿着胃小弯走行，伴行着胃右动脉。食管支较粗，伴行着胃左动脉，在腹膜后注入脾静脉；其另一端在贲门下方和胃支汇合而进入胃底和食管下段。高位食管支源自冠状食管支的凸起部，距贲门右侧3～4 cm处，沿食管下段右后侧向上走行，于贲门上方3～4 cm或更高位处进入食管肌层。特别需要提出的是，有时还出现"异位高位食管支"，它与高位食管支同时存在，起源于冠状静脉主干，也可直接起源于门静脉左干，距贲门右侧更远，在贲门以上5 cm或更高位时才进入食管肌层。②胃短静脉：一般为3～4支，伴行着胃短动脉，分布于胃底的前后壁，注入脾静脉。③胃后静脉：起始于胃底后壁，伴着同名动脉下行，注入脾静脉。④左膈下静脉：可单支或分支进入胃底或食管下段左侧肌层。

门静脉高压时，上述静脉都显著扩张，高位食管支的直径常达0.6～1.0 cm。彻底切断上述静脉，包括高位食管支或同时存在的异位高位食管支，同时结扎、切断与静脉伴行的同名动脉，才能彻底阻断门、奇静脉间的反常血流，这种断流术称为贲门周围血管离断术。

3）预防性手术：大量的统计数字说明，肝硬化患者中仅有40%出现食管胃底静脉曲张，而有食管胃底静脉曲张的患者中有50%～60%并发大出血，这说明有食管胃底静脉曲张的患者不一定发生大出血。临床上还看到，本来出血不明显的患者，在经过预防性手术后反而引起大出血，尤其鉴于肝炎后肝硬化患者的功能损害多较严重，任何一种手术对患者来说都是负担，甚至引起功能衰竭，因此，对有食管胃底静脉曲张，但没有出血的患者，尤其是对没有食管胃底静脉曲张者，是否应进行预防性手术治疗，值得探讨。近年来资料表明，倾向不做预防性手术，对这类患者重点应为内镜下治疗配合口服降门静脉压药物及内科护肝的综合治疗措施。但是如果有重度食管胃底静脉曲张，特别是镜下曲张静脉表面有"红色征"，为了预防首次急性大出血，可酌情考虑行预防性手术，主要是行断流术。

2. *严重脾肿大，合并明显的脾功能亢进*　最多见于晚期血吸虫病，也见于脾静脉栓塞引起的左侧门静脉高压。对于这类患者单纯行脾切除术效果良好。

3. *肝硬化引起的顽固性腹水*　有效的治疗方法是肝移植。其他疗法包括TIPS和腹腔-上腔静脉转流术。尽管腹腔-静脉转流术并不复杂，然而有报道术后死亡率高达20%。腹腔-静脉转流后，如出现弥散性血管内凝血，食管胃底曲张静脉破裂出血或肝功能衰竭，就应停止转流。

4. *终末期患者*　门静脉高压患者，随着病情发展，都可并发急性或反复发作的胃底食管静脉曲张大出血、顽固性腹水、肝性脑病、肝癌、肝功能不全、肝肾综合征等并发症而进入终末期，目前通用的内、外科治疗效果有限。肝移植技术的发展，为这类患者提供了一个最终的选择途径。在众多预防门静脉高压并发消化道再出血的手术中，肝移植术除了能可靠地降低门静脉压力外，还能解除原发性肝脏疾病。然而在我国，由于经济条件以及供体器官来源有限，肝移植并不能提供给所有患者。

肝移植术目前作为门静脉高压患者的治疗方法之一，应慎重选择，其主要适应证有：①肝硬化，包括酒精性肝硬化或非酒精性肝硬化所致的门静脉高压消化道出血，并且肝功能储备有限（Child C级），或由于疾病，如肝性脑病、乏力、胃病等使生活质量极差者。② 各种类型的终末期肝病。③ 儿童先天性胆道闭锁或一系列先天性肝代谢缺陷症，最终会导致肝硬化和门静脉高压。

终末期肝炎和肝硬化，有时表现为急性，如突发消化道大出血、急性肝性脑病、急性肝功能衰竭等；多数为慢性肝硬化逐渐发生肝功能不全以致完全衰竭。前者需要行急性或亚急性肝移植，后者则施行择期肝移植术。择期肝移植的具体时机应为：肝功能失代偿，如血胆红素、γ-谷氨酰转肽酶、碱性磷酸酶、血糖同时升高；血胆碱酯酶、凝血酶原时间、凝血因子Ⅱ、Ⅴ同时下降；临床上明显可见黄疸不断上升，发生预后不良的并发症，如肝性脑病、难治性腹水或食管曲张静脉大出血等。急性肝移植适用于急性或亚急性肝功能衰竭。急性肝功能衰竭是指肝功能急剧衰退，6～8周发展到Ⅱ期或Ⅳ期脑病；而亚急性肝功能衰竭是指病程在8～26周发展至不可逆性损害，两种类型均无明显的慢性肝病史，可能是病毒或药物中毒所引起，预后极差，病死率达70%以上，以前认为不适宜肝移植，但内科治疗病死率高达70%～80%。1985年，施行第一例急诊肝移植术，目前临床统计资料显示，急性肝移植后1年存活率为60%～70%。对于肝功能失代偿并发急性消化道大出血的患者，可首先以内镜方法控制出血，如内镜治疗无效，应行TIPS作为肝移植前的短期过度治疗。

门静脉高压患者肝移植术的禁忌证包括：① 存在明显的感染、活动性肺结核，除肝以外其他重要生命器官功能不全者。② 酒精性肝硬化未能戒酒者。③ 血吸虫性肝硬化(肝功能正常)引起的上消化道大出血者。④ 非肝硬化性门静脉高压。

对门静脉高压出血，肝功能为Child A级或B级者，是否行肝移植或何时行肝移植术，目前存在争论，临床资料也很少。假如首选了非肝移植术，如硬化疗法、各种分流术或断流术，则应在术后一年至半年对这些患者进行仔细评估，一旦发现肝功能失代偿时，应考虑肝移植术。

尽管肝移植已经成为外科治疗终末期肝病的有效方法，存活率已超过70%。肝移植是治疗终末期肝病并发门静脉高压食管胃底曲张静脉出血患者的理想方法，既替换了病肝，又使门静脉系统血流动力学恢复到正常。但是，我们的国情是供肝短缺、费用昂贵、老年人手术风险极高，且需一直服用免疫抑制剂，限制了肝移植在老年人门静脉高压患者中的应用。

5. 老年人门静脉高压合并外科疾患　门静脉高压合并外科疾病时，病情复杂，治疗困难，手术并发症多，死亡率高。手术治疗应兼顾门静脉高压和外科疾病，根据病情，可同时手术，或分期手术。肝功能情况是决定治疗方案和手术方式的关键，也是决定预后的最主要因素。手术前后应加强护肝治疗，减少并发症，降低死亡率。门静脉高压除肝炎后肝硬化是其主要病因外，某些外科疾病也可以导致门静脉高压，门静脉高压患者也可常常合并其他外科疾病，需要采用外科手术治疗，加大了外科治疗的难度。根据门静脉高压与外科疾病的关系，可分为：

(1) 外科疾病引起或加重门静脉高压，例如原发性肝癌、胰腺疾病等。

1) 肝癌合并门静脉高压的治疗问题，文献报道，肝癌合并门静脉高压的发病率为27%～35.7%，有15%～28%的肝癌患者死于食管胃底静脉曲张破裂出血，占肝癌直接死亡原因的第二位。肝癌合并门静脉高压症的原因一般认为是多种因素的综合结果：① 大多数肝癌患者合并肝硬化，约占85%。② 肝癌压迫引起的门静脉循环障碍。③ 肝癌合并门静脉癌栓可加重门静脉高压。④ 瘤内动静脉短路。治疗的目的和重点：有效地治疗肝癌，同时选择简单而有效的方法处理门静脉高压，防止上消化道出血的发生和复发。治疗的关键：对患者肝功能障碍的认识和把握，以及对门静脉高压患者长期生存的预测。

原发性肝癌合并肝硬化门静脉高压的手术适应证及术式选择：① 肝癌可切除时：原发性肝癌＋明显脾肿大、脾功能亢进，可行肝癌切除＋脾切除。② 肝癌不可切除时：原发性肝癌＋明显脾大、脾功能亢进，脾切除＋术中消融治疗或肝动脉插管栓塞化疗术。③ 肝癌合并门静脉高压症的病程短、病情重、出血量大、预后差。肝癌合并门静脉癌栓时，应在手术切除肝癌的同时，尽可能地取出门静脉癌栓，降低门静脉压力，减少术后出血的危险，并为术后TACE创造有利条件。④ 原发性肝癌合并肝硬化门静脉高压、食管胃底静脉曲张，尤其曾有食管胃底静脉曲张破裂大出血者，应行脾切除＋贲门周围血管离断术＋术中消融治疗。不宜行肝动脉插管栓塞化疗术。⑤ 原发性肝癌合并肝硬化门静脉高压、食管胃底静脉曲张，尤其曾有食管胃底静脉曲张破裂大出血者，应行肝癌切除＋脾切除＋贲门周围血管离断术。⑥ 原发性肝癌合并肝硬化门静脉高压、伴有严重胃黏膜病变者，行肝癌切除＋门腔分流术。术式选择：治疗门静脉高压的术式选择应在考虑到肝功能情况的同时，还应考虑到肝脏部分切除后，由于门静脉供血区域减少，肝周侧支循环破坏，如行分流术可明显减少入肝血流量，对肝功能影响大，而断流手术操作简单，侵袭性小而止血效果确切，较为合理。

同时手术和分期手术的争议：先行治疗门静脉高压的手术，术后 1～3 个月后行肝癌切除——不合理：延误了肝癌的治疗。先行肝癌切除，术后反复行食管静脉曲张的硬化剂治疗或二期行门静脉高压手术——不合理：术后存在上消化道大出血的可能性。同期手术的合理性——在治疗肝癌的同时兼顾门静脉高压的治疗。

有关脾切除的问题：门静脉高压患者肿大淤血的脾脏已不具备正常的免疫功能，反而对机体的免疫功能有抑制作用，因此大多数学者主张同时行脾切除术。文献报道肝癌合并肝硬化门静脉高压时行肝切除加脾切除术后 5 年生存率可达 66.7%，明显高于单纯肝切除组。

肝移植的问题：原发性肝癌合并肝硬化门静脉高压、食管胃底静脉曲张，尤其曾有食管胃底静脉曲张破裂大出血者，肝功能较差而不能耐受手术时，如符合 Milan 标准或 UCSF 标准，可选择同种异体肝移植。意大利 Milan 标准：① 单个肿瘤直径不超过 5 cm，或肿瘤数目不超过 3 个，最大直径不超过3 cm。② 不伴有血管及淋巴结的侵犯。美国加州旧金山大学(UCSF)标准：① 单个肿瘤直径不超过 6.5 cm，或肿瘤数目不超过 3 个，最大直径不超过 4.5 cm，总的肿瘤直径不超过 8 cm。② 不伴有血管及淋巴结的侵犯。

2) 肝胆结石并发门静脉高压的外科治疗：肝胆管结石并发门静脉高压的病因是肝胆管结石导致的长期胆道梗阻，反复合并感染引起肝纤维化、肝萎缩-肥大复合征及胆汁性肝硬化，导致胆源性门静脉高压。胆源性门静脉高压的病因：① 肝胆管结石病，占 65%～70%。② 硬化性胆管炎。③ 损伤性胆管狭窄。胆汁性肝硬化的形成时间：肝胆管结石病出现门静脉高压时间需要 10～12 年；胆管狭窄出现门静脉高压时间需要 7～8 年；恶性胆道梗阻出现门静脉高压的时间需要 4～5 个月。

肝胆管结石并发门静脉高压的外科治疗，肝胆管结石并发门静脉高压目前仍是外科治疗的一个难题，病死率为 18%～20%。强调个体化治疗，根据全身情况、肝功能和肝内病变情况制订治疗方案。治疗方案的制订应考虑到肝胆管结石病与门静脉高压两者并存，包括手术时机、手术方式、同期或分期处理等。① 分期手术适应证：肝功能损害明显、胆管炎频繁发作、重度黄疸；消化道出血；由于门静脉高压导致解剖肝门出血多而被迫中止一次性确定性手术者。手术方式：先行胆道引流(T 管引流、PTCD 等)或(和)门体分流术，使胆道感染得以控制，门静脉压力降低，肝门区侧支循环血管萎缩消失后，3 个月后再行二期彻底的胆道手术。门体分流术：常用肠腔侧侧分流，其次为脾切除、脾肾(腔)端侧分流术。二期胆道手术包括病变肝段(叶)切除、肝门部胆管切开整形、胆道取石和通畅引流。② 一次性确定性胆道手术适应证：胆管炎控制 1 个月以上；肝功能急性损害已恢复。手术方式：胆道手术包括病变肝段(叶)切除、肝门部胆管切开整形、胆道取石和通畅引流。由于合并胆汁性肝硬化、肝功能代偿能力差，应注意控制切肝量，最大限度地保护肝功能。一次性确定性胆道手术的预后：确定性胆道手术后，彻底去除了胆汁性肝硬化的病因，可使肝功能恢复，肝脏变小，门脉压力下降，脾功能亢进纠正，病情较长期的处于稳定状态。③ 肝移植：肝胆管结石病患者出现胆汁性肝硬化并门静脉高压、终末期胆病，有条件则可以考虑行肝移植。

3) 肝硬化、门静脉高压合并胆囊结石的外科处理：肝硬化患者胆囊结石发生率较正常人明显增多，文献报道为 15.6%～21.2%。可能与下列因素有关：① 肝功能受损导致胆汁酸分泌减少，胆汁中胆固醇增高致胆固醇结石。② 脾功能亢进导致慢性溶血，加上肝功能损害处理胆红素能力下降，非结合胆红素增加，易形成胆红素结石。③ 胆囊收缩功能降低和排空延缓，有利于结石形成。④ 雌激素可抑制胆汁酸合成，降低胆囊收缩功能。肝硬化时灭活雌激素能力降低，有利于结石形成。肝硬化、门静脉高压患者施行胆道手术的危险性和并发症明显高于非肝硬化者，死亡率高于正常人 10 倍以上。应严格掌握手术适应证。手术死亡率与肝功能分级有密切关系：肝功能 Child A、B、C 三组的手术死亡率分别为0～5%，10%～15%和大于 25%。

手术方式选择：无症状的胆囊结石可定期随访，不必手术；肝功能 Child A、B 级有症状的胆囊结石，凝血功能正常，可行胆囊切除术；肝功能 Child C 级患者，一般不适于手术；门静脉高压症状明显者合并单纯性胆囊结石，可在行脾切除+门-奇断流术的同时，行胆囊切除术。腹腔镜胆囊切除术较开腹胆囊切除术有较多的优点。

手术风险及注意事项：胆囊位置变异。肝硬化时肝脏变小、变形,胆囊随肝脏上移,部位变深,显露困难。胆囊壁增厚并嵌入肝实质较深,术中游离胆囊困难。解剖胆囊时大出血:肝硬化、门静脉高压时胆囊和Calot三角周围静脉扩张,侧支循环建立,增厚,水肿。肝功能差,凝血功能障碍,术野渗血多,解剖不清,易造成胆总管损伤等并发症。术前、术后应加强护肝治疗。

4) 消化道肿瘤伴门静脉高压的外科治疗:由于我国肝炎发病率高,肝硬化门静脉高压的患者常见,而消化道恶性肿瘤也是常见的疾病,两者同时伴存的情况常有发生。临床特点:肝硬化门静脉高压时肝脏储备功能降低,手术打击易导致肝功能障碍或衰竭;凝血功能障碍,脾功能亢进导致血小板减少,术中渗血;门静脉高压,腹腔内静脉曲张,侧支循环血管增多,术中出血多,分离困难;由于低蛋白血症、免疫功能低下等原因,术后并发症多,如感染、肝功能衰竭、吻合口瘘、消化道出血等,死亡率高。

手术注意事项:术前、术后加强护肝治疗,改善肝功能情况,提高Child分级。根据肝功能分级评估手术风险和决定手术时机及手术方式。术中操作仔细,充分止血。根据病情及全身情况、肝功能情况,决定是否附加治疗门静脉高压的手术。多主张附加脾切除术。

(2) 门静脉高压诱发的外科疾病,例如腹外疝、痔。治疗方案除需要按照相应疾病的诊疗常规实施外,更多的还应兼顾门静脉高压,根据具体病情,个体化实施。

(3) 门静脉高压合并其他外科疾病:溃疡病、急性腹膜炎等。

门静脉高压合并消化道溃疡,即肝源性溃疡。病因和发病机制尚不清楚,可能与多种因素有关:① 门静脉高压时,消化道黏膜血液淤滞,黏膜下动静脉短路广泛开放,导致黏膜组织缺血、缺氧,容易诱发和加重消化性溃疡。② 门静脉高压诱发胃黏膜局部活性物释放,氢离子逆向弥散。③ 肝源性溃疡与幽门螺杆菌之间似无明显关系;发病率在8%～20%,肝源性溃疡导致的上消化道出血占肝硬化上消化道出血的13.5%～25.5%。手术死亡率明显增高,并发症多。

由于肝硬化的基本病因不能去除,肝源性溃疡的愈合率明显比单纯消化性溃疡的愈合率低,一经确诊就应进行积极的内科综合治疗,疗程应适当延长。有消化道出血症状者,首选内镜局部治疗。经严格内科治疗仍反复出血、出现溃疡穿孔或瘢痕性幽门梗阻者,在肝功能允许的条件下选择外科手术治疗。

手术时机和手术方式选择:根据肝功能分级决定手术时机和手术方式,兼顾门静脉高压和消化性溃疡:Child A可择期或急诊手术,同时处理消化性溃疡和门静脉高压;Child B可择期或急诊手术,主要处理消化性溃疡,术后内科治疗门静脉高压;Child C经积极护肝治疗后择期手术,主要针对消化性溃疡。出现大出血、穿孔时急诊手术风险极大、死亡率高,选择治疗方式应慎之又慎。

手术方式:① 门静脉高压合并胃底部溃疡:常并发胃底静脉曲张,局部血流呈高压状态易发生溃疡大出血,可选近端胃切除+贲门周围血管离断术+脾切除术。② 体部溃疡:近端胃切除术+断流术+脾切除术。③ 窦部溃疡:远端胃切除+脾切除+分流术,条件不好的患者,仅行远端胃切除术,术后采用内镜治疗门静脉高压。④ 十二指肠球部溃疡并出血:缝扎止血+断流术(高选迷切)+脾切除术+术后内科治疗。⑤ 十二指肠球部溃疡并幽门梗阻:胃空肠吻合术+断流术+脾切除术+术后内科治疗。

第2节 肝前型门静脉高压

肝前型门静脉高压是由于门静脉本身出了问题,比如门静脉长了血栓、先天的畸形和外在压迫等使门静脉血流不畅,压力升高。

肝前型门静脉高压常见的原因有:① 先天性畸形,如门静脉主干闭锁、狭窄或门静脉血管海绵样变。② 新生儿脐静脉炎。③ 腹腔内的感染,如阑尾炎、胆囊炎和胰腺炎等,或门静脉、脾静脉附近的创伤都可引起门静脉主干血栓形成,门静脉闭塞或血栓形成后,在肝门区形成大量侧支循环血管丛,加之门静脉主干内的血栓机化、再通,状如海绵,因而称门静脉海绵样变(cavernous transformation of portal vein)。④ 肝动脉与门静脉系统之间动静脉瘘形成。⑤ 外在压迫(转移癌、胰腺炎等)。这种肝外门静脉阻塞的患者,肝功能多正常或轻度损害,预后较肝内型好。

临床上,除有脾肿大、脾功能亢进、上消化道大出血、腹水等与肝硬化门静脉高压相似的表现外,尚有以下特点:① 小儿多见,成人较少。② 患者虽然有反复的上消化道大出血和腹水病变,但肝功能化验正常,肝体积、质地、颜色多无明显异常。

X线钡餐或胃镜检查,可发现食管胃底静脉曲张。B超，尤其是多普勒超声检查确诊率可达95%以上。主要特征为：①门静脉干或其主要分支的管腔显示不清。②第一肝门处呈现蜂窝状无回声区，内有血液信号。CT、MRI以及间接或直接门静脉造影对本病诊断帮助较大。

肝前型门静脉高压这类患者的肝脏没有问题，一般无肝硬化，所以肝功能正常或只有轻度损坏，治疗效果最好。因此，经过合适治疗后大部分患者能取得较好效果。

常用的术式是脾肾静脉分流和肠系膜上、下腔静脉间桥式H分流术，远期效果满意。如果呕血严重，可做分流联合贲门周围血管离断术。肝动脉与门静脉系统间有动静脉瘘者，应消除动静脉瘘的瘘口，恢复肝动脉和门静脉的正常血流。

胰源性门静脉高压是一种特殊的肝前型门静脉高压症，亦称为左侧门静脉高压症或区域性门静脉高压症，约占肝外型门静脉高压的5%。解剖上胰腺是处于门静脉循环的枢纽位置，胰腺疾患可以直接影响脾静脉、肠系膜上静脉、门静脉；而胰腺与脾静脉的关系尤为密切。胰源性门静脉高压是由胰腺原发性疾病引起的脾静脉受压、闭塞、回流障碍，导致脾脏淤血肿大、脾功能亢进和脾胃区门静脉压力升高，而门静脉主干和肠系膜上静脉压力正常。区域性门静脉高压是一种较为少见的上消化道出血原因，常因临床医师缺乏了解而漏诊，因而提高对本病的认识很有必要。孤立性脾静脉阻塞一般是指孤立性脾静脉血栓形成，亦包括一些少见的由于脾静脉受到压迫或牵伸而致的阻塞。由孤立性脾静脉栓塞引起的消化道出血正日益得到重视。

【病因】 胰源性门静脉高压的常见病因有：慢性胰腺炎、胰腺肿瘤、胰腺囊肿、外伤等。

【临床表现】 胃脾区的区域性门静脉高压临床表现为四大特点：①胰腺疾患。②孤立性胃底或兼有食管下端静脉曲张。③脾肿大，脾功能亢进。④肝功能正常。但有些患者仅有部分表现或没有上述表现。胰腺疾病所致的孤立性脾静脉阻塞时最常见的消化道出血部位是胃底黏膜下曲张静脉破裂。胰腺体尾部肿瘤易发生对脾静脉的浸润、压迫或导致血栓形成而闭塞；胰头部肿瘤亦有此可能，但往往要到病程的晚期，少数患者可因为网膜上的侧支循环建立不充分而发生区域性门静脉高压及上消化道出血。根据有无脾功能亢进和上消化道出血症状可分为“有症状型”和“无症状型”。影像学方法对本病的诊断有重要意义，超声和CT可发现脾静脉血栓，同时证实一些伴随的病理情况，孤立性脾静脉闭塞的侧支循环常有特征性的CT表现；系膜血管造影静脉相是诊断的金标准。

【治疗】 外科治疗包括胰腺原发病及区域性门静脉高压的治疗。单纯从门静脉高压角度，胰源性门静脉高压是唯一能治愈的门静脉高压，但该病的预后并非取决于门静脉高压的治疗效果，而是由原发胰腺疾病的预后所决定，因此，原发胰腺疾病的治疗尤为重要。

非手术治疗：对无出血史的良性胰源性门静脉高压患者，只要能及时治疗良性胰腺疾病，使脾静脉通畅，压力降低，脾功能亢进症状消失，可避免手术治疗。非手术治疗包括禁食、胃肠减压、营养支持、生长抑素的应用和降低门静脉压力药物等。

手术治疗原则：在治疗胰腺原发性疾病的同时解决胰源性门静脉高压。同期手术困难，可先处理胰源性门静脉高压，二期再解决胰腺原发性疾病。胰腺癌合并脾静脉阻塞时多反映肿瘤已有胰腺外侵犯，难以手术切除；然而胰岛细胞瘤合并脾静脉阻塞时部分病例有脾静脉侵犯，侵犯方式为：①静脉阻塞。②静脉受压迫。③肿瘤向静脉内生长。脾静脉侵犯一般多发生在“无功能性”胰岛细胞瘤，此类肿瘤的全身症状可能不明显，生长的时间较长，体积较大（直径>6 cm）。而胰岛素瘤在早期便出现全身症状，故无脾静脉侵犯的表现。胰岛细胞瘤合并脾静脉侵犯或阻塞，并不表明为病程晚期或难以手术切除。对胰岛细胞癌引起的区域性门静脉高压，如能早期诊断，则有可能经手术治愈。对胃脾区的区域性门静脉高压合并上消化道出血的治疗主要是行脾切除。如在对循环稳定的患者行血管造影时证实出血部位，可经导管栓塞治疗，以使手术可以在择期或限期的基础上进行，否则需急诊手术。

根据具体病情采取个体化手术治疗的原则。①外压性脾静脉阻塞导致的胰源性门静脉高压——胰腺病灶切除术，保留脾脏。②胰腺病灶难以切除——脾切除术：可使脾胃区曲张静脉和侧支血流量明显减少，对孤立的胃底静脉可达到断流目的，降低脾胃区门静脉压力效果明显。③胰体尾病灶与脾粘连——胰体尾+脾切除术。④胃底静脉曲张破裂出血——脾切除加贲门周围血管离断术。门腔分流术疗效不佳。⑤脾亢而无胃底静脉曲张者——尚有争议，可定期观察，脾功能亢进明显者也可手术治疗。⑥微创治疗：对不能耐受手术或不适合手术治疗者，可选用选择性脾动脉栓塞、内镜下曲张静脉套扎或注射硬化剂治疗。

第3节 肝后型门静脉高压

肝后型门静脉高压：肝脏没有问题，但肝脏后面的血管系统出了问题，因此肝脏里的血排不出去，继而影响到门静脉的血也流不进来，使得门静脉的压力不断升高。常见病因包括巴德-吉亚利综合征(Budd-Chiari syndrome)、缩窄性心包炎、严重右心衰竭等。此节主要介绍巴德-吉亚利综合征。

【概念与分型】 肝后型门静脉高压，较常见是巴德-吉亚利综合征(Budd-Chiari syndrome，B-CS)又称为布-加综合征，是由先天或后天性原因引起大的肝静脉(hepatic vein，HV)或HV出口的邻近下腔静脉(inferior vena cava，IVC)段狭窄、完全性阻塞因素所致一系列临床表现的综合征。即是指下腔静脉肝段和(或)肝静脉流出道血流受阻引起的下腔静脉和(或)门静脉高压。该病的临床和病理表现为一独立性疾病，Lambron(1984年)报道首例，Budd(1845年)在书中做了首次简短讨论，Chiari(1899年)首次做了详细描述。巴德-吉亚利综合征在西方国家指肝静脉闭塞，又称Chiari病，而在远东尤其是中国、日本和东南亚等国家除指肝静脉狭窄或闭塞外，还指邻近肝段的IVC梗阻在临床上引起门静脉高压和IVC高压两大症候群。也有人主张废弃布-加综合征这一名称，取而代之以包括阻塞部位、病理形态和病因学的新命名，这是因为肝静脉血栓形成和IVC肝段血栓形成，以及后者闭塞性改变为不同疾病，前者指肝静脉血栓形成，后者指下腔静脉肝段闭塞。巴德-吉亚利综合征病因较复杂，存在地区、种族差异，多数病因不十分明确。下腔静脉或(和)肝静脉阻塞可由血栓或膜蹼引起，也可继发于血栓性静脉炎、白塞病、肿瘤和口服避孕药等，而单纯的下腔静脉膜蹼可能与复杂的胚胎发育过程中的血管发育异常有关。

按下腔静脉(IVC)阻塞分型：Ⅰ型指IVC膜性闭塞(病变长度在1 cm以内)；Ⅱ型指膜性狭窄(膜中间有孔样通道)；Ⅲ型指IVC段性闭塞(病变长度1 cm以上)；Ⅳ型指IVC段性狭窄；Ⅴ型指下腔静脉全段闭塞。按造影结果Sugiura法分类：Ⅰ型指下腔静脉(IVC)膜性梗阻，Ⅰa型IVC膜性梗阻+肝静脉(HV)开放，Ⅰb型IVC膜性梗阻+HV闭塞；Ⅱ型指IVC段性梗阻+HV梗阻；Ⅲ型指IVC膜性狭窄+HV开放，Ⅲa型IVC节段性闭塞小于2 cm，至少有一支主HV通畅或第三肝门代偿性扩张并有肝内侧支循环建立，Ⅲb型IVC闭塞段大于2 cm，主HV完全闭塞而无侧支循环建立。

本病也有分为3种类型(图22-3)：A型，约占57%，以下腔静脉隔膜为主的局限性狭窄或阻塞。B型，约占38%，下腔静脉弥漫性狭窄或阻塞。C型，仅占5%，主要为肝静脉阻塞。在基层医院则A型占大多数。以男性患者多见，男女比约为2∶1。单纯的肝静脉阻塞者，以门静脉高压的症状为主；合并下腔静脉阻塞者，同时可有门静脉高压和下腔静脉阻塞综合征的临床表现。下腔静脉回流受阻可引起双侧下肢静脉曲张、色素沉着，甚至经久不愈的溃疡；严重者，双小腿皮肤呈树皮样改变。下腔静脉阻塞后，胸、腹壁及腰部静脉扩张扭曲，以部分代偿下腔静脉的回流。晚期患者出现顽固性腹水、食管胃底曲张静脉破裂出血或肝肾衰竭。有上述临床表现者，应高度怀疑为巴德-吉亚利综合征。

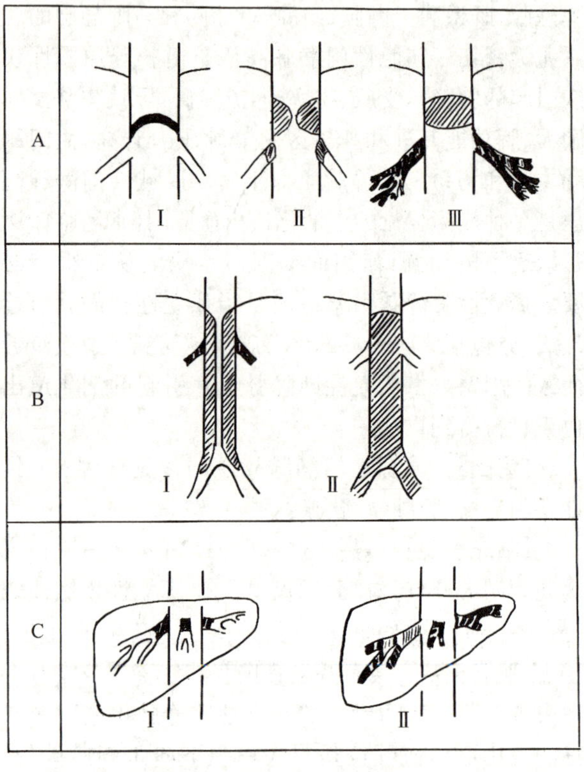

图22-3 巴德-吉亚利综合征的3型分类法

A型为下腔静脉局限性病变约占57%，以下腔静脉隔膜为主的局限性狭窄或阻塞。B型为下腔静脉长段病变约占38%，下腔静脉弥漫性狭窄或阻塞。C型为肝内静脉阻塞仅占5%，主要为肝静脉阻塞

【病因】 在欧美国家，多由血液高凝状态导致肝静脉血栓形成所致，常不涉及下腔静脉。在亚洲国

家，则以下腔静脉发育异常为多见，其他原因尚有真性红细胞增多症、非特异性血管炎、腔外肿瘤、肥大的肝尾叶压迫、血液高凝状态等。我国河南、山东两省发病率较高，个别地区高达 6.4/10 万。

【临床表现】 主要为门静脉高压和 IVC 高压两大症候群：如肝大、顽固性腹水、腹痛、腹壁静脉和食管静脉曲张、呕血或便血，少数有黄疸和肝功能异常。体表浅静脉长链状上行性曲张，双下肢浮肿、下肢静脉曲张或色素沉着、会阴或精索静脉曲张等。

1. *先天性因素* 主要指的是下腔静脉隔膜，其可能原因包括下腔静脉瓣的发育异常，下腔静脉发育异常，胚胎发育中如叠块不整可引起连接异常，静脉导管闭锁过程中经左肝静脉而使病变伸展至下腔静脉，此过程类似于胆道、肛门和阴道闭锁。下腔静脉隔膜上常有开孔，支持了发育过程中的筛状瓣膜隔膜学说。此瓣膜位置常在 T_8～T_9 之间。笔者尚见到两家族中有 2～3 人发病。但由于笔者见到一例隔膜发生于下腔静脉狭窄后 2 年，从而对隔膜的先天性学说提出了质疑。膜状梗阻在我国、印度、日本、韩国、尼泊尔和南非多见。在我国以黄河下游为多发区，在日本则以其南部相对多见。以上资料支持先天性学说。

2. *高凝和高黏状态* 除先天性病例外，本病患者与高凝和高黏滞度状态有明显关系，包括口服避孕剂、血小板增多症、妊娠、产后、骨髓增生性疾病、阵发性夜间血红蛋白尿、抗凝血因子Ⅲ减少、异型的凝血酶原遗传因子 G20210A 的突变、红斑狼疮、骨髓移植、白塞综合征、非特异性血管炎、C 蛋白、S 蛋白和磷脂代谢异常、抗心磷脂抗体综合征等。Kharoo 收集 16 例在妊娠或产后发生的巴德-吉亚利综合征，并指出妊娠可使凝血因子Ⅶ和Ⅷ、纤维蛋白原升高，以及凝血酶原时间、部分促凝血酶原激酶时间缩短。高凝与高黏为何作用于肝静脉及其以上段下腔静脉则是个值得探讨的问题。

3. *毒素* 内源性疾病包括溃疡性结肠炎、溃疡病、局限性回结肠炎、盆腔脓肿、克罗恩病、伤寒、猩红热、丹毒等，均曾被认为与本病有一定的关系。

外源性者包括灌木茶和紫草茶，均含吡咯联啶生物碱，饮用此类茶，可引起小肝静脉闭塞，此症在牙买加、印度和埃及均有报道。McDermott(1990 年)报道的 29 例中有 2 例大量饮用“灌木茶”。千里光生物碱也会损伤肝静脉内膜。Selzer 等报道由于食用千里光发病者 12 例，其中 6 例致死。硫唑嘌呤、砷、6-硫鸟嘌呤也可引起肝静脉血栓形成。

4. *腔内非血栓性阻塞* 包括由下腔静脉内皮细胞瘤、平滑肌瘤、平滑肌肉瘤和转移性鳞癌、肺癌、肾癌等。肝移植时腔静脉吻合不当或扭转、静脉插管时折断于肝静脉的导管，以致由真菌、接合菌和穿入下腔静脉的胆石致病者均有报道。

5. *外源性压迫* 肝内病变包括阿米巴脓肿、肝癌、肝硬化、血吸虫病、结核病、包囊虫病、肉瘤病、梅毒树胶肿和多囊肝等。腹膜后肿物、胰腺肿物及肿大的肝脏(包括由巴德-吉亚利综合征本身引起的由肥大的尾状叶)以及胃癌、肾癌、肾上腺肿瘤的压迫均可引起本病。

6. *血管壁病变* 白塞综合征、梅毒性血管内膜炎、风湿及过敏性血管炎、全身性胶原性血管病、特发性坏死性肉芽性血管炎、肝扭转、下腔静脉机械、化疗和放疗性损伤致本病者均有报道。

7. *横膈因素* 横膈抬高可致肝静脉梗阻，我们有 2 例巴德-吉亚利综合征是由 MRI 发现，因右膈的抬高压迫了下腔静脉。先天性膈疝可致下腔静脉梗阻，诱发巴德-吉亚利综合征。

8. *腹部创伤* 有报道腹部创伤引起的下腔静脉膜性梗阻，伴有全身高凝状态，更易诱发本病。笔者有 2 例膜性梗阻病例，一例无症状伴有隐形的骨髓增生性紊乱，3 年前有剧烈的腹部外伤，另一例伴有血纤维蛋白溶酶原缺乏，发病前 3 日前因车祸致明显腹部外伤。

9. *其他* 文献上有萎黄病(绿色贫血)、镰刀细胞贫血、肝豆状核变性、失蛋白性肠病、类脂性肾炎、C 蛋白的缺乏和混合性结缔组织病、Leiden V 因子引起的巴德-吉亚利综合征，有人认为与 G26210A 突变有关。

10. *病因不明* 巴德-吉亚利综合征病因复杂，在不少病例病因仍不明。1959 年，Parker 发现在由肝静脉致病者中 70%病因不明。1968 年，Nakamura 复习 90 例经尸检证实的病例，居然仍有 79%病因不明。1990 年，美国 Jhohns Hopkins 大学医院的 26 例中尚有 19.2%病因不明。Mitchell 收集 1960～1980 年间不包括下腔静脉隔膜的 253 例中，病因不明者占 30.2%。

【诊断】 主要依靠影像检查手段：如 B 超、CT、MRI、核素同位素扫描、经皮肝穿刺肝静脉造影、下腔静脉造影(IVCG)、血管内镜检查、血管内多普勒超声技术或术中 IVC 直视检查等联合检查手段。其中超声与 IVCG 联合应用是巴德 吉亚利综合征能确诊的方法。IVCG 除可用于诊断外，同时还可准确测定腔静脉压力，某些病例还可直接进行球囊扩张治疗。B超或彩色多普勒检查，诊断准确率达 90%以上。诊断本症的最好方法为下腔静脉造影，可清楚地显示病变部位、梗阻程度、类型及范围，对治疗具有指导意义。经皮肝穿刺肝静脉造影可显示肝静脉有无阻塞。CT 及 MRI 也可采用，但不如上述方法准确。MRI 检查可正确评估下腔静脉膜性或节段性病变，还能较好地判断肝静脉和副肝静脉的通畅情况，而且对肝内、外侧支血管显示较为全面，但不能进一步区分重度膜性狭窄和闭塞。血管腔内超声技术作为有创的血流速度的测定"金标准"方法，将其用于 IVC/HV 血流指标的检测，同时还能测定两者压力的变化用来指导治疗。

【治疗】 关于治疗，如果同时有下腔静脉阻塞的临床表现，原则上应采用同时缓解门静脉和下腔静脉高压的方案。当两者不能兼顾时，则首先治疗门静脉高压，然后再解决下腔静脉阻塞问题。治疗方法选择上，现在主张首选介入法，或介入与手术联合治疗。本病的中西医内科治疗多属对症处理，因巴德-吉亚利综合征病情复杂，自然预后差，单纯内科治疗效果不佳，外科手术治疗对巴德-吉亚利综合征患者长期存活有效，其重要地位已被广泛承认。巴德-吉亚利综合征手术的目的是为解除肝静脉、下腔静脉阻塞或建立旁路引流、降低门静脉和下腔静脉内的压力。例如，对于下腔静脉局限性阻塞或狭窄者，可做经皮囊导管扩张，如有必要，可同时安置内支撑架。当阻塞不能通过介入法穿破时，不要强行穿破，应联合采用手术方式经右心房破膜。

治疗本病常用的手术有：① 贲门周围血管离断术。② 脾肺固定术。③ 肠系膜上静脉和(或)下腔静脉与右心房之间的转流术。④ 局部病变根治切除术等。外科治疗可分为姑息性减压或转流术、根治术、介入术。一般来说：根据 Sugiura 分型不同，选用手术方式不同，Ⅰ型适用于隔膜切除术、经右心房手指破膜术、球囊导管破膜术或经皮经肝激光血管成形术；Ⅱ型适用于门体分流术、门-房转流术，腹水不多者可行脾肺固定术；Ⅲa 型适用于下腔静脉右心房转流术、下腔静脉肝段与膈上段旁路术；Ⅲb 型适用于肠系膜上静脉右心房转流术、脾静脉右心房转流术、脾肺固定术。

姑息性手术是原发病灶未清除，通过建立侧支循环(如脾肺固定、肝肺固定、大网膜包肺等)，腔-房或门-房旁路转流减压术(包括各种门体分流、人造血管的腔-房、奇-腔、门-腔-房、髂-肠-房、肠-房、门-房、腔-脾-房等)进行治疗。但各种门体分流或腔-房转流术是不能根治梗阻病灶、终止恶性循环病变和继发性损害的，最重要的是要认识到外科减压从根本上是一种姑息治疗，还必须充分调查患者，找出是否有可能导致血栓形成的先天性或获得性疾病的存在。尤其对于那些已诊断有凝血疾病的患者，永久抗凝治疗成为必须遵守的一个原则。

根治性手术是通过在病变区直接手术，直接解除 IVC 和(或)HV 梗阻因素，矫正畸形，恢复或重建正常血流通道，终止恶性循环病变发生和恢复正常的解剖生理状态，是目前最理想、最符合生理的根治性疗法。如经右心房手指或 Fogarty 管破膜术、直视下病变隔膜切除术、取栓术、用自体心包片(包括心包片腔静脉扩大成形或心包片成管代血管移植治疗 IVC/HV 狭窄和缺损)的成形术、切除近腔静脉的肝组织和血栓阻塞的 HV 再行右心房-肝吻合术和腔静脉成形术、原位肝移植术等。

在 B 超引导下经皮血管腔内球囊成形术(percutaneous transluminal angioplasty, PTA)和(或)内支架置入术，是巴德-吉亚利综合征当前首选的治疗方法。联合经颈静脉肝内门体支架分流术(transjugular intrahepatic portosystemic stent shunt, TIPSS)或其他降门脉压的各种断流、分流手术治疗本病目前已取得了一些进展。

【术式评价】

1. 分流术　分流术治疗巴德-吉亚利综合征方法很多，有文献报道的术式约 30 种，其典型的术式主要有：

(1) 侧-侧门-腔静脉分流术(side-to-side portal-caval shunt, SSPCS)：门体分流术的原理是将门静脉转变成为肝脏的流出道。有观点主张急性发作(病程少于 16 周)的患者，肝脏纤维化和门脉血栓未形成及存在显著的门-腔静脉压力梯度时，SSPCS 就是最佳治疗方案。Orloff 等对 32 例单纯肝静脉阻塞导致的 B-CS 实施了 SSPCS，术后能使门、腔压力梯度平均由 243 mmH_2O 下降到 4.5 mmH_2O，3.5～27 年间存活率 94%。所有 31 名存活者腹水消失，不需要利尿治疗，肝脾肿大消失，肝功能几乎恢复正常，所有存活者肝活检没有发现淤血和坏死，48%患者检查正常。

(2) 肠系膜上静脉-下腔静脉分流术(meso-caval shunt, MCS)：前提是门静脉或肠系膜上静脉必须通畅。开始使用 Dacron 移植物，后来使用了多聚四氟乙烯移植物，而最近多使用的是自体颈静脉移植物。有些患者因分流阻塞造成症状复发。

(3) SSPCS与MCS的比较：SSPCS或MCS在处理巴德-吉亚利综合征中孰优孰劣一直有争论，后者的出现是因为肿大的肝脏尾叶导致门体分流术上的困难。再者，MCS在远离门静脉外完成，这对于以后肝移植实施的可行性大大增加了。然而，Orloff等认为MCS并不优于SSPCS，在32例实施了SSPCS的B-CS患者中，只有1例需要肝移植，在2 000多例肝硬化门脉高压实施了SSPCS的患者中，长期分流通畅率达99.8%。因此认为手术中患者体位适当，完全游离一段较长的下腔静脉使之靠近门静脉，游离一段较长的门静脉包括胰腺包绕的部分，甚至必要时切除部分肿大的肝尾叶，都可以解决在肝尾叶肿大下难以实施SSPCS这个难题。也有人认为人们越来越不是为了很少情况下需要实施肝移植才去选择MCS，选择SSPCS还是MCS取决于外科医师的专长。

(4) 肠系膜上静脉-右心房分流术(meso-atrial shunt, MAS)：Orloff等对8名下腔静脉血栓形成的B-CS患者实施了MAS，术后门静脉与右心房压力梯度平均由211 mmH_2O减到78 mmH_2O，虽然手术成功，但5名患者因为术后人工血管血栓形成导致肝功能衰竭相继死亡，此术式已被废弃。有人报道MAS分流后40%～70%的患者出现血栓形成，紧跟着死亡。Slakey等对19名实施了MAS的病例进行了回顾性调查之后，得出了首次分流通畅率只有46%，改良后的MAS术后分流通畅率只有69%的结论。Slakey等报道，如果下腔静脉管腔缩窄程度大于75%或上腔静脉-下腔静脉压力梯度超过了27 cmH_2O，MAS应优先考虑。但是对下腔静脉阻塞患者实施MAS的观点并未得到一致接受，批评主要来自因坚硬的剑突和胸壁对移植物的压迫以致移植物内血栓形成，解决这个问题可用一种能有效承受压迫的外部带支撑环的移植物(如带环的多聚四氟乙烯移植物)。第二个争论是在较长的移植物内增加了血栓形成的机会。Behern等自从在患者体内其他部位使用了长的Gore-Tex人工血管后就没有见过移植物内血栓形成，尤其是在血流流速很快时。使用Gore-Tex人工血管实施MAS治疗了10例B-CS患者，平均随访40个月，所有9例存活患者没有发生移植物内血栓形成。MAS时必须记住的外科技术要点是：要充分暴露肠系膜静脉的最宽处，避开侧支循环和血管分支，这样可以保证好的分流效果。吻合口处无张力，移植物穿过膈肌前在横结肠后和胃壁前要安置妥当。

(5) 联合术式：Orloff等设计了SSPCS与下腔静脉-右心房转流(caval-atrial shunt, CAS)的联合术式，旨在转流下身2/3的体循环血流连同全部的门静脉血流，以减轻下腔静脉的高压状态。10例接受了该联合术式，使用了Gore-Tex人工血管，术后门静脉与右心房压力梯度平均由195 mmH_2O减到22 mmH_2O。经过了4～16年的随访，分流通畅，全部存活。

(6) 其他有关分流问题：近年来欧美国家广泛应用自体静脉充当移植物，反映了人们仍对人工血管的长期通畅效果并不十分满意。例如，英国伯明翰Queen Elizabeth医院的Fisher等对血管移植物的选择就经历了从最初的Dacron移植物的选择到后来的多聚四氟乙烯移植物，现在使用的是自体颈静脉移植物。Orloff等报道的SSPCS术后血栓形成率为0.2%，相比之下，使用人工血管的MCS的血栓形成率为24%～53%，而使用自体颈静脉做间置移植物的MCS的长期分流通畅率才与SSPCS基本相同。Hemming等报道用自体静脉移植获得近期分流通畅率达80%，相比之下，使用人工血管的统计数字就减低了。看来人工血管的研制工作还要进一步深入。

(7) 经颈静脉肝内门体静脉分流术(transjugular intrahepatic portosystemic shunt, TIPS)被认为是治疗B-CS的一种有效方式，但是随访报道结果却并不令人满意，血栓形成的并发症很常见。目前，广泛认为TIPS对于难以承受外科分流术的上消化道急性出血患者及等候肝移植的患者较为适宜。

2. *根治术* Takano等使用生物离心泵进行体外循环和在肝血管完全分离阻断的情况下，对3例患者安全实施了直接切除和自体心包补片扩张成形术。这种外科技术在进行体外循环时不需要全身肝素化，而且装备有保持体温的加热装置。因为在肝血管完全阻断的情况下，失血量极少，术野清晰，给精确判定阻塞状况后合理治疗提供了方便，同时也避免了严重的出血和由此产生大量的输血而加重的肝衰竭。

3. *肝移植* 在本病晚期，肝脏发生严重硬化，肝功能近乎衰竭，此时应是肝移植的指征；但在病变非晚期患者施行肝移植对患者并不妥当，因上述手术尚多能解决或缓解患者，尤其是由下腔静脉病变引起者。在小儿病例可接受来自双亲或合适的生体肝移植术(living related liver transplantation)。Halff报道以肝移植治疗由肝内静脉阻塞性病变所致的巴德-吉亚利综合征，其术后1年、3年和5年的存活率分别为68.8%、44.7%和44.7%。由下腔静脉弥漫型阻塞所致者不具备肝移植指征。总之，本病非肝实质性病变，在肝移植前应为患者提供一个应用以上方法的机会，故目前需肝移植者在国内尚很少见，尤其是由下腔静脉病变引起者。

原位肝移植适合于肝硬化及在常规治疗无效或门-体分流术失败后急骤进行性的巴德-吉亚利综合征患者。据欧洲肝移植协会引用欧洲肝移植登记机构的统计，自1998年以来，接受肝移植的巴德-吉亚利综合征患者5年生存率为76%。早期死亡主要与感染有关，晚期则与巴德-吉亚利综合征复发或即使应用了抗凝疗法却依旧出现了严重的门腔静脉血栓形成有关，肝移植后应用抗凝疗法被认为是十分关键的，然而究竟持续多久未有定论。

肝移植和外科分流术之间的选择并不是一对矛盾，有学者把肝移植在治疗B-CS中的适应证扩大化，忽视了肝脏病理改变后的仍可回复性，这与肝炎后肝硬化对肝脏造成的病理改变不同，许多巴德-吉亚利综合征患者在接受了外科分流术后，随访发现肝脏病理检查接近正常。认为早期实施外科分流术对于巴德-吉亚利综合征患者的生活质量起着关键作用(逆转肝硬化，保护肝功能)，如果早期减压，以后的肝移植术就很少需要了。肝移植适应证包括：肝硬化和进展性的肝功能失代偿足以使医师合理地预测到患者会在1年内死亡；SSPCS失败，巴德-吉亚利综合征的症状和体征持久反复发作；由于门静脉、脾静脉、大部分的肠系膜上静脉血栓形成导致了无法实施分流术，而仅有的通畅血管可以使同种供肝脉管化；急性暴发性肝衰竭。

肝移植治疗巴德-吉亚利综合征在国外逐渐普遍开展，但有许多问题尚待解决，比如供肝的来源、患者的经济条件等。

【术后并发症】 巴德-吉亚利综合征术后主要并发症：胸腔积液、急性心力衰竭、失血性休克、乳糜漏、急性肝衰竭、上消化道出血、急性呼吸功能衰竭、急性肺动脉栓塞和下腔静脉病变复发。

巴德-吉亚利综合征介入术后主要并发症：心律失常、呼吸困难、心前区不适、下腔静脉穿孔、心包积液、肝性脑病、血栓形成等。使用高质量材料的导管、掌握熟练的操作技术、抗凝治疗是降低其并发症的三大措施。

【理想静脉替代物】 理想静脉替代物的研究仍是当今血管外科领域主要研究课题之一、目前各种人工血管植入人体静脉，由于血流与管壁的不相容性，流速慢、压力低、除吻合口邻近处有内皮细胞自宿主静脉爬行延伸外，大部分人工血管内不能形成真正的内皮细胞层，故易引起血小板的黏附聚集、释放和纤维素沉着，导致血栓形成的不良后果。

国外学者对大静脉替代物的条件概括为以下7点：① 合格的长度、口径与管壁的厚度。② 适宜的弹性。③ 多孔而不漏。④ 低血栓形成性。⑤ 低细胞毒性。⑥ 低抗原性。⑦ 易于外科手术的操作性。

修复材料目前大致有以下几种：自体心包片，颈内静脉、大隐静脉、髂静脉或肾静脉等自体材料，深低温保存的同种主动脉片，Teflon和Gore-Tex人造修补网片等。

【中药治疗】

1. 早期　多是肝脾同病、气虚、湿阻气机、升降失司、浊气冲塞。

治疗：宜益气健脾燥湿、疏肝理气。用活血化瘀药有扩张肝脏血管，增强肝脏血液循环和肝脏血液量的作用，从而减少病变部位缺血，改善营养及氧气的供应，以防止肝细胞的坏死，加速病灶的吸收和修复，使白蛋白升高，球蛋白下降，提高细胞免疫作用。

配方：党参、黄芪、柴胡、香附、陈皮、枳壳、茯苓、白扁豆、薏苡仁、山药、郁金、丁香、沉香、三棱、莪术等。

2. 中期　多是气滞导致血瘀，出现气血同病阶段。

治疗：宜活血行气、散结消癥。

配方：川芎、当归、白芍、郁金、乳香、没药、延胡索、五灵脂、三棱、莪术、桃仁、红花、丹参、穿山甲、地鳖虫等。

3. 晚期　多是气滞血瘀加重，同时有水湿内蕴和虚象。

治疗：宜祛瘀消癥、行气利水、补羸。

配方：川大黄、川穹、白芍、生地黄、当归、丹参、穿山甲、鳖甲、水蛭、虻虫、泽兰、益母草、郁金等。若腹水严重则加黄芪、桑白皮、葶苈子、大腹皮、汉防己等。

【小结】 巴德-吉亚利综合征的病因复杂，病理改变和临床表现各异，尽管目前放射介入治疗巴德-吉亚利综合征的研究发展迅速，普及面广，对传统的外科手术治疗方式提出了挑战，但是外科治疗巴德-吉亚利综合征仍占有重要的地位。

巴德-吉亚利综合征患者，尤其是顽固性腹水患者，在得到合适的治疗前，尽量不要输液。输液大多进入第三间隙，也就是腹腔，往往在不知不觉中患者腹水不断增加，伴病情不断恶化，对伴肾功能不佳者犹然。而当医师们在对患者无法可施时的最常用的方法恰恰就是输液。非手术治疗预后不佳，尤其是在严重或重体力劳动病例。以手术或介入治疗病例则疗效显著。有报道最长随访达 10 年的显效率为 70.7%，手术死亡率为 5.0%，后期死亡率为 4.5%，远期死亡率通常因不同方法而异，均达到 50%以上。

巴德-吉亚利综合征的诊治已大有进展，早期治疗的疗效已十分明显，晚期病例已日渐减少。随着有关知识和技能的不断推广，应根据不同患者的病变类型，做出适合的个体化治疗方案，探索 B－CS 早期诊断方法和统一分型标准，规范治疗原则和方法，提高人工血管和手术器械的研制水平，进一步研究微创的手术方式，努力把外科治疗 B－CS 推向新的高度。诊治问题可说已基本解决。病因和预防问题将是今后努力的重要方向。

附 22－1　门静脉高压诊疗常规

【诊断标准】

1. 症状和体征　脾肿大，脾功能亢进；侧支循环建立和开放；上消化道出血和腹水，是门静脉高压的主要临床表现。肝功能减退的临床表现常为伴随症状。

(1) 病史：有无肝炎、血吸虫病、药物中毒、消化不良、消化道大出血、黄疸等病史；有无酗酒嗜好；有无鼻出血、牙龈出血、女患者月经过多病史。

(2) 体格检查：注意有无肝病面容、黄疸、肝掌、蜘蛛痣；有无腹壁静脉曲张及血流方向(有助于病因诊断)，脐周围有无静脉杂音，有无肝脏肿大或萎缩，脾肿大程度和质地；有无腹水；双下肢有无浮肿或静脉曲张。

2. 实验室检查　血、尿、便常规和大便潜血；出凝血时间、凝血酶原时间、纤维蛋白原；血生化 20 项；甲胎蛋白；各种肝炎病毒学指标检测；HIV 病毒检测。

3. 特殊检查

(1) B 超检查：了解肝、脾的大小，有无肝硬化，腹水及其严重程度，有无并发肝癌。

(2) 彩色超声多普勒：了解门静脉系统情况，血流方向，血流量，有无血栓形成；检查肾静脉情况及下腔静脉情况。

(3) 放射学检查：上消化道钡餐观察有无食管胃底静脉曲张，了解病变范围和程度。有无合并消化性溃疡。有条件时可行选择性腹腔动脉造影和肠系膜上动脉造影，了解门静脉血流方向和肝动脉代偿情况，有无合并肝癌，以及部分门体侧支循环情况。行肝静脉造影和测压可区别窦前或窦后梗阻，术前了解门静脉压力。

(4) CT 检查：了解肝脾的病变情况，显示侧支循环，有无合并其他肝脾病变。了解下腔静脉有无阻塞狭窄。有条件时测量肝体积用于术前评价。

(5) 核素心肝比值测定：是目前唯一无创的测量门静脉压力的方法，有条件时可采用。

(6) 纤维胃镜检查：直视下观察食管胃底曲张静脉的程度和范围，用于明确诊断，估计曲张静脉破裂出血的危险性，测量曲张静脉压力。急性大出血时可进行紧急硬化剂注射止血和预防再出血。

(7) 肝血流量测定：磺溴酞钠(bromsulphalein, BSP)或靛青绿(indocyanine green, ICG)法计算肝血流量，可用于术前对患者的综合评价。

(8) 肝活检：用于术前明确肝硬化及其类型。

【治疗原则】　门静脉高压外科治疗的目的是针对食管胃底曲张静脉破裂引起的大出血和预防再出血，消除脾功能亢进和治疗顽固性腹水。保肝治疗的目的是创造条件，使患者平安度过围手术期。失代偿期肝硬化的治本措施是肝移植。

1. 并发急性大出血时的治疗

(1) 建立有效的静脉通道，扩充血容量，采取措施监测患者生命体征。

(2) 药物止血：常用药物有垂体后叶素、三甘氨酰赖氨酸加压素和生长抑素类药物。血管加压素一般剂量为 20 U 溶于 5%葡萄糖 200 ml 内，20 min 内静脉滴注完毕。合用酚妥拉明或硝酸酯类药物可提高疗效。生长抑素类药物目前认为是治疗的首选药物，但价格昂贵。首次剂量 250 μg 静脉冲击注射，以后每小时 250 μg 静脉滴注维持，连续 2～5 日。

(3) 三腔双囊管压迫止血：这是有效的暂时止血的手段，使用时需要注意误吸和窒息等严重并发症。

(4) 内镜下硬化剂注射、曲张静脉套扎术、曲张静脉栓堵术：初步止血措施奏效后可选择采用，同时明确出血的部位和原因。

(5) 经以上处理后，出血停止，则积极保肝治疗，根据对患者的血流动力学评估结果，选择适当的手术类型择期手术。

(6) 如患者以往有大出血的病史，或本次出血来势凶猛，出血量大，或经短期积极止血治疗，仍有反复出血者，应考虑急诊手术止血，或行经颈内静脉肝内门体分流术(TIPSS)。手术止血以贲门周围血管离断术为首选。

2. 选择手术预防再出血　行门-体静脉分流术或贲门周围血管离断术是治疗本病的主要措施。术前肝功能的好坏直接关系到手术的成败。术前积极护肝治疗十分必要。对门静脉高压患者进行综合评价是术前准备的重要环节。通常采用中华医学会1983年武汉标准表(附表22-1)或国际通用的Child分级(附表22-2)。肝功能Ⅰ、Ⅱ级(或Child A、B)手术耐受力良好,肝功能Ⅲ级(或Child C)手术耐受力不良,需慎重选择手术。

附表22-1 中华医学会1983年武汉标准门静脉高压患者肝功能分级标准

检查项目	分级标准		
	Ⅰ	Ⅱ	Ⅲ
血清胆红素[μmol/L(mg/dl)]	<21 (<1.2)	21~34 (1.2~2.0)	>34 (>2.0)
血清白蛋白[g/L(mg/dl)]	≥35 (≥3.5)	26~34 (2.6~3.4)	≤25 (≤2.5)
凝血酶原时间延长(s)	1~3	4~6	>6
SGPT(金式单位)	<100	100~200	>200
(赖式单位)	<40	40~80	>80
腹水	无	少量,易控制	大量,不易控制
肝性脑病	无	无	无

附表22-2 Child肝功能分级(国际通用标准)

检查项目	A	B	C
血清胆红素(μmmol/L)	34.2	34.2~51.3	>51.3
血浆白蛋白(g/L)	>35	30~35	<30
腹水	无	易控制	难控制
肝性脑病	无	轻	重昏迷
营养状态	优	良	差,消耗性

一般来说,如患者的门静脉血流量大,肝动脉代偿良好,门静脉压力升高明显,可选用各种门体分流术。如非选择性的脾肾静脉分流术、脾腔静脉分流术、门腔静脉分流术、肠腔静脉分流术;限制性门腔静脉分流术、人工血管门腔静脉搭桥分流术;选择性分流的Warren手术、冠腔静脉分流术。

门-奇断流术的手术适应证较门体分流术为宽。手术操作相对简单,创伤较小,应用逐渐增多,包括贲门周围血管离断术、食管下端胃底切除术、胃冠状静脉栓塞术。其中以贲门周围血管离断术应用最多,收到良好效果。

联合手术(分流术+断流术)远期疗效好,手术创伤大。

3. 合并脾功能亢进的治疗　行脾切除术。合并出血史者,加做断流术门-体分流术。

4. 合并顽固性腹水的治疗　腹腔静脉转流术。

5. 终末期肝硬化合并门静脉高压上消化道出血　是肝移植的适应证,有条件时可以采用。

附22-2 2009年静脉曲张及出血的内镜诊断和治疗规范试行方案注解

1. 提出全消化道静脉曲张概念　从大量的临床资料可以看出门静脉高压导致的静脉曲张不仅仅存在于食管与胃,在十二指肠、空肠、回肠、结肠、直肠同样存在,只是存在比例和出血概率明显低于食管胃底静脉曲张。

2. 使用了LDRf新的分型记录方法　这种新的分型记录方法提出了集分类、记录、治疗方法与治疗时机为一体的新的静脉曲张分型方法。该方法提出了不同直径、不同部位采取不同的内镜治疗方法,不同血管表型采取不同治疗时间。

3. 新分型是老一代方法的传承　食管胃底静脉曲张试行方案(2003年)在描述食管静脉曲张的形态时使用的是F_0,EV已消失;F_1,EV呈直线或稍迂曲;F_2,EV呈蛇形迂曲;F_3,EV呈串珠样或结节状或瘤状。新分型使用了静脉直径$D_{0.3,1,1.5\cdots}$表示。食管胃底静脉曲张试行方案(2003年)在附记中描述的食管炎、糜烂、血栓等,在新分型中强调了治疗时机的重要性,使用了$Rf_{0,1,2}$来表示,至于位置表示则几乎与2003年方案没有大的变化,仅仅是由于在临床实践中发现下段血管消失后个别患者仍然有中段或上段血管的存在,使用了哪里存在就书写哪里的方法,如2003年方案表示食管上、中、下段均有静脉曲张时用L_S,新分型中用Le_{smi}表示食管上、中、下段均有静脉曲张。如果仅仅有食管中段静脉曲张,2003年方案表示为Lm,该表示不明确。因为其含义是中、下段均有静脉曲张,而新分型则表示为Le_m,仅表示食管中段静脉曲张。

4. 详细阐述了Leg型曲张静脉　该型非常常见,这是食管与胃完全相通的一型静脉曲张,实际上是一条血管,仅仅是处于被覆上皮或黏膜不同而已,因此,不论药物从食管注入还是从胃底注入,效果一样,但使用套扎法就可能出现分段压力增大、直径增粗的结局。表示方法:Le_{smi}、g_f表示曲张静脉位于上、中、下段同时延伸到胃底;Le_{smi}、g_f表示曲张静脉位于中、下段同时延伸到胃底;Le_i,g_r表示曲张静脉位于中、下段同时延伸到胃底。

5. 依LDRf分型开始使用新的治疗方法　对于

直径在3 mm以下的曲张静脉，或治疗后的复发静脉，使用静脉内注射治疗、套扎治疗均不现实，但我们也不能静待静脉的发展而不处理，此类静脉使用氩离子凝固术(argon plasma coagulation, APC)治疗或钛夹夹闭治疗，会达到理想的效果。

6. 再次确定内镜在消化道静脉曲张与治疗中的作用是不可替代的　虽然文献报道脾肿大和血小板计数这两项指标预测较大的食管静脉曲张存在的敏感性可达77%；胶囊内镜对食管胃底静脉曲张有判定作用；上消化道造影、增强CT检查也能显示胃食管静脉的存在；实验室和影像学检查可在一室程度上判别食管静脉曲张的存在和严重程度，但这些检查方法都不能替代上消化道内镜，食管胃底静脉曲张判定与治疗方法选择的金标准仍然是上消化道内镜。

7. 提出静脉曲张筛查概念　上消化道出血的患者应争取尽早进行内镜检查；代偿期肝硬化且首次内镜检查未发现静脉曲张、肝脏情况稳定者，可在2年后复查内镜；肝病逐渐加重者，应每年复查内镜；失代偿期肝硬化的患者，应每年复查内镜；有轻度静脉曲张的患者，每年复查内镜。

8. 提出了曲张静脉出血首选药物降低门静脉压治疗，为内镜下顺利治疗争取时间和机会　静脉推注生长抑素250 μg后，1 min肝静脉压力梯度(hepatic vein pressure gradient, HVPG)降低52%($P<0.001$)；3 min HVPG降低19%($P<0.002$)；5 min HVPG降低13%($P<0.05$)。因此，曲张静脉破裂出血首选生长抑素进行治疗，但仅仅靠药物不能祛除曲张静脉，因此，适时的内镜下治疗，是治疗出血、预防再次出血、根除静脉必要的治疗方案。

9. 提出根除静脉曲张是静脉曲张治疗的目标　由于患者原因，国内许多医师往往只采取一次治疗，但复发出血率与死亡率明显高于根治治疗组，因此，我们强调静脉曲张根除治疗是静脉曲张治疗的主要目标。完全根除与基本消失的标准：完全根除是内镜结束、消化管道溃疡糜烂完全消失后，内镜下完全看不到曲张静脉，消化道黏膜呈现其基本色泽。基本消失是内镜治疗结束、消化管道溃疡糜烂完全消失后，内镜下仍可见残留的细小血管。

10. 强调内镜治疗随访和续贯重要性　跟踪治疗随访时间与方法：① 经首次治疗，曲张静脉局部尚未完全痊愈的患者，一般安排在1～3个月内进行随访，确定其是否达到完全根除或是基本根除。② 达到根治的患者应该在6～12个月内进行内镜跟踪检查，而后根据曲张静脉的具体情况进行治疗。③ 基本消失的患者，需要继续治疗直至根除。④ 经过内镜治疗的患者，应终生随访、治疗。

(胡虞乾　杨　镇)

参考文献

[1] 令狐恩强. 2009静脉曲张及出血的内镜诊断和治疗规范试行方案注解[J/CD]. 中华腔镜外科杂志：电子版，2011，4(5)：331-333.

[2] 令狐恩强. 一种新的内镜下静脉曲张分型方法初步探讨[J]. 中华消化内镜杂志，2008，25(10)：505-506.

[3] 任师颜. 静脉疾病微创新疗法[M]. 北京：科学出版社，2007.

[4] 巫协宁. Budd-Chiari综合征命名的建议[J]. 肝脏，2000，5(1)：41-42.

[5] 杨镇. 门静脉高压症的最新外科治疗[M]. 山东：山东科学技术出版社，2005.

[6] 吴在德，吴肇汉. 外科学[M]. 第7版. 北京：人民卫生出版社，2008：525-535.

[7] 胡虞乾，王福顺. Budd-Chiari综合征的治疗决案及评价[J]. 广西医学，2006，28(6)：876-878.

[8] 胡虞乾，陈延林，莫瑞祥，等. 脾部分切除术加门腔分流术治疗门静脉高压症[J]. 中国普通外科杂志，2008，17(1)：98-99.

[9] 胡虞乾. 门静脉高压性胃黏膜病变相关因素及其作用机理的实验与临床研究[J]. 医学文选，2001，20(4)：421-423.

[10] 施宝民，王秀艳，杨镇. 区域性门静脉高压症患者的彩色多普勒血流显像检查[J]. 中华普通外科杂志，1998，13(2).

[11] 莫瑞祥，胡虞乾，杨威，等. 选择性贲门周围血管离断术32例分析[J]. 中国误诊学杂志，2008，8(15)：3719-3720.

[12] Wang ZG, Zhang FJ, Meng QY, et al. Evolution of management of Budd-Chiari syndrome [J]. ANZ JS, 2005, 75：55-63.

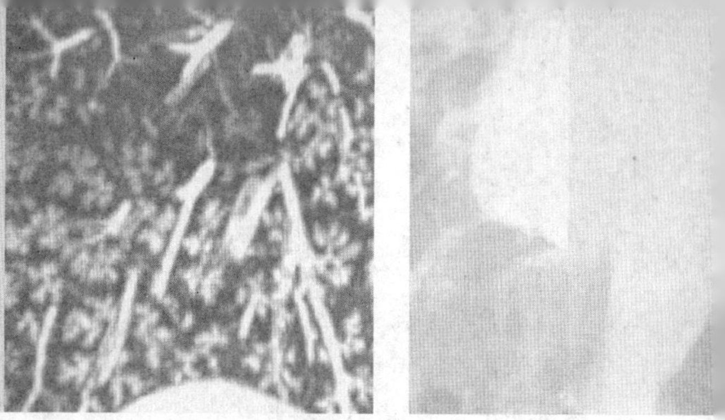

第23章

胆道疾病

第1节　胆道系统检查方法

一、超声检查

超声诊断是一种非侵袭性的检查方法，可重复施行，故常是用于胆道系统疾病首选的检查方法，并且在胆囊的超声检查中，可以同时检测其他脏器。在实时超声下，胆囊结石表现为胆囊内的强回声光团后伴声影随体位改变而移动的典型的胆囊结石图像，对胆石诊断的准确率可达90%～100%。同时，可以了解胆囊壁的厚度、胆汁的透声度、胆泥等。超声检查时，因为其使用非常灵活，故是检查胆囊壁上病变最灵敏的方法，例如能发现直径2～3 mm大小的胆囊壁上的隆起性病变，这是其他的影像方法所达不到的。但是超声检查对肝内胆管结石、胆总管结石(尤其是胆总管下端的结石)的判断的准确率往往是不高的，约50%。这是因为此时缺乏液性暗区的对比衬托和受到胃肠内空气的干扰。超声检查能够准确而灵敏地发现肝内胆管扩张，故对梗阻性黄疸的梗阻定位诊断很有意义，因为在梗阻的上方，胆管扩张，而在以下则空虚。双功能彩色超声检查可以显示肝胆病变的血流状况和与邻近的动脉、门静脉血管的关系，在一定程度上可以替代选择性血管造影检查。超声检查尚可以作为胆道系统的介入性诊断和治疗的一个有效手段，如在超声引导下行经皮经肝胆管造影(percutaneous transhepatic cholangiography，PTC)和经皮经肝胆管引流(percutaneous transhepatic cholangio drainage，PTCD)、胆道手术后的检查、肝胆系肿瘤的经皮穿刺活检等。

然而超声检查亦有它一定的局限性和限制。首先，超声诊断有很高的仪器依赖性和对检查人员的依赖性，重复检查的可对比性不如CT及MRI，易受腹腔内含气脏器的干扰，对软组织阴影的显示和定性的准确性不够，并受骨质和厚层脂肪的影响，故常需要与其他的检查方法联合应用，而超声往往是作为首先使用的方法。胆囊结石中以那些较硬的、含结晶较多和有较大结石的声像图为典型，结石的声影较明显；但对小的结石、胆囊内无胆汁的充满型结石、胆囊管的结石、肝内外胆管的软的色素性结石等，诊断上亦可能有困难。

二、放射学检查

1. *口服法胆囊造影*　对胆囊结石的诊断有肯定的意义。目前普遍使用的是碘番酸，口服后，胆囊中胆汁含碘的浓度较高，显影效果较好，在一部分患者中能同时显示胆总管。口服法胆囊造影术简单，当有阳性发现时，在诊断上有高度的可靠性，但此方法要求有较高的X线摄片技术和丰富的阅片经验，在诊断技术上要求较高，已基本被超声检查取代。

2. *静脉法胆道造影*　造影剂多用30%的胆影葡胺，此药静脉内注射后，约有90%经肝脏从胆汁排出，10%通过肾脏排出。静脉内注射胆影葡胺后，药物以高浓度从胆汁中排出，当胆囊管仍畅通时，可以直接将胆囊及胆管显示，此方法常用于复查口服法胆囊造影时胆囊不显影患者，以及用于胆囊切除术后仍然有症状的患者，此方法易受多种因素的影响，误诊率较高。已被核素胆道造影、内镜逆行性胰胆管造影、磁共振胆胰管造影取代。

3. *CT及MRI或磁共振胆胰管造影*(magnetic resonance cholangio pancreatography，MRCP)　CT断层扫描已成为对较复杂胆系疾病全面评估的不可缺少的诊断方法，特别是用于手术前的检查。在我国，胆管结石和肝内胆管疾病比较常见，故CT检查常属必要。CT检查不受骨骼、厚层脂肪组织，胃肠道内积气的影响，分辨率高，便于前后检查对比；静脉内注射经胆道排泄的胆影葡胺作为增强对比时，可清晰地显示肝内、外胆管，当系统地检查CT照片时，对胆道系统疾病可得到立体的表达。胆管内色素性结石的钙含量较高，在CT照片上显示为胆管内的高密度影，敏感度和准确度均较高。CT能极有效地显示肝内、外胆管扩张的情况，对肝门处软组织肿块的显示亦优于B超。结合口服胆囊造影剂的薄层扫描检查，可提高对胆囊疾病的诊断正确率。螺旋CT更能得到胆道系统的三维成像显示，使对胆道梗阻的诊断有了很大的进步。

MRI能做多方位的体层检查，其成像与CT相似，但价格昂贵，故只有特殊需要时才予检查。大血管因有流空效应，其影像在MRI上显示清晰，故常用于对胆道肿瘤与其周围大血管之间关系的分析。胆道MRI三维成像有时更优于CT。

4. *内镜逆行胰胆管造影* 经十二指肠内镜的胰胆管造影(ERCP)是胆道疾病的诊断及治疗上的一项重要进展。通过十二指肠镜可以观察十二指肠黏膜、乳头部的病变，并可以选择性地插管至胰管或胆总管内做逆行性造影，所获得的X线片的质量良好，成功率在90%以上。主要并发症是急性胰腺炎及诱发胆道急性炎症，因此，急性胆管炎未得到很好的控制以及新近有急性胰腺炎发作的患者，应避免行ERCP检查。

5. *经皮经肝胆管造影(PTC)* 经皮肝穿刺胆道造影，经过50年临床上经验的积累和技术上的不断改进，特别是在电视或超声诊断仪的帮助之下，穿刺造影的成功率已大为提高，并发症率降低，当结合胆管插管引流(PTCD)时，更可以减少诱发胆管炎和胆汁外漏等并发症。PTCD的操作简便，造影照片的质量良好，不受肝脏功能的限制，当有胆道梗阻时，能显示梗阻部位以上胆道的情况，因而广泛地用于对黄疸患者的鉴别诊断以及对胆管狭窄、梗阻、肝内胆管结石、胆道肿瘤等的定位。肝内胆管有无扩张与PTC的成功率间有密切关系。肝内胆管扩张者，PTC的成功率达90%以上；肝内胆管不扩张时，穿刺成功率往往较低，但近年来使用细长的穿刺针及在电视、超声引导下，成功率已有明显升高。PTC是一项侵袭性的检查，并发症多，主要的并发症为胆瘘、急性胆管炎、腹腔内出血。急性胆管炎可能是PTC最常见的严重并发症，细针穿刺并未能避免其发生，应做好手术前准备，必要时做胆管引流。

6. *术中及术后胆管造影* 胆道手术时可经胆囊管插管、胆总管穿刺或置管行胆道造影，了解有无胆管狭窄、结石残留及胆总管下端通畅情况。凡行胆总管T管引流或其他胆管置管引流者，拔管前应常规经T管或经置管行胆道造影。此项检查已逐渐被胆道镜检查取代。

7. *核素扫描检查* 静脉注射^{99m}Tc标记的二乙基乙酰苯胺亚氨二醋酸被肝细胞清除并分泌，与胆汁一起经胆道排泄至肠道，其在胆道系统流过径路的图像，可用γ相机或单光子发射计算机断层成像(single photon emission computerized tomography, SPECT)定时记录行动态观察。正常时，3～5 min肝影清晰，10 min左右胆管、十二指肠相继显影，胆囊多在15～30 min内显影，且均不应迟于60 min。胆道梗阻时显影的延迟或延长，有助于黄疸的鉴别诊断。本法为无创检查，辐射物剂量小，对患者无损害。突出的优点是在肝功能损害、血清胆红素中度升高时亦可应用。

三、胆道镜检查

1. *术中胆道镜检查* 经胆总管切开处，采用纤维胆道镜或硬质胆道镜检查。适合于疑有胆管内结石残留，或疑有胆管内肿瘤，或疑有胆总管下端及肝内胆管主要分支开口狭窄的患者。术中可通过胆道镜利用网篮、冲洗等取出结石，还可行活体组织检查。

2. *术后胆道镜检查* 可经T管瘘管或皮下空肠盲襻插入纤维胆道镜行胆道检查，取石、取虫、冲洗、灌注抗生素及溶石药物。有胆管或胆肠吻合狭窄者可置入气囊行扩张治疗。胆道出血时，可在胆道镜下定位后，采用电凝和(或)局部用药止血。还可经胆道镜采用特制器械行Oddi括约肌切开术。

(经 巍 范跃祖)

第2节 胆石症

胆石症是指胆道系统内发生结石的疾病。临床上根据结石部位不同分为：胆囊结石、肝外胆管结石及肝内胆管结石。根据结石成分不同分为：胆固醇结石、胆色素结石及混合性结石。胆石症是一种常见病，其发病率随年龄增长而增高。在我国胆结石患病率为0.9%～10.1%，平均5.6%，国内尸检结果报道，胆石症的发生率为7%。随着国人的生活条件及营养状况的改善，胆石症的发生率有逐年增高的趋势，尤其是胆囊结石的发生率显著增高。且近二十余年来，随着影像学(B超、CT及MRI等)检查的普及，胆结石的检出率已有明显提高。

胆石成因非常复杂，目前比较公认的3种常见原因是：胆汁理化状态的改变、胆汁淤滞和胆道感染等。

胆固醇结石形成机制：首先，胆汁中胆固醇含量过多呈过饱和状态，胆汁中主要脂类物质为胆汁酸盐、胆固醇和磷脂等。胆固醇在胆汁中是不溶解的，胆汁中的胆固醇是以胆固醇-胆汁酸-卵磷脂形成的混合微胶粒的形式成为溶解状态的。当胆汁中胆固醇含量增加，胆汁酸盐及卵磷脂的含量相对减少时，相对过量的胆固醇以胆固醇-卵磷脂"泡"的形式存在。而胆固醇过饱和时，其则从"泡"中析出结晶，导致胆固醇结石形成。其次，胆固醇结石均在胆囊内，胆囊功能异常也是胆囊胆固醇结石形成的重要原因：① 胆囊对水及电解质吸收功能增强，导致胆汁浓缩。② 胆固醇过饱和的胆汁刺激胆囊黏膜，黏糖蛋白分泌增加。黏糖蛋白本身可促进结石增长。③ 胆囊收缩功能下降，导致胆囊内胆汁淤积，易形成沉淀物。另外，雌激素可导致胆汁胆固醇过饱和，因此与胆固醇结石成石相关；其他如与遗传也有相关性。

胆色素结石形成机制：正常胆汁中的胆红素大多以葡萄糖醛酸胆红素即结合型胆红素形式溶于胆汁中。当胆道感染时，胆汁中的细菌可产生大量的β-葡萄糖醛酸酶和磷脂酶A1，使得结合胆红素水解成非结合胆红素，而非结合胆红素与胆汁中Ca^{2+}结合成胆红素钙沉淀而析出。由此可见，胆道感染是胆色素结石形成的重要原因。另外，胆道感染促使胆道黏膜分泌大量糖蛋白，糖蛋白可促进胆汁中各种沉淀物凝聚成结石。特别指出，胆道蛔虫是胆道感染的重要原因，蛔虫残体可成为结石核心，由此可见其在胆色素结石成因中所起的重要作用。此外，胆汁郁滞也是胆色素结石形成的一个主要因素，胆汁滞留胆色素及胆固醇更易沉淀形成结石。其他，胆色素含量增加(如红细胞破坏过多)，胆汁内钙量增加以及胆汁的酸度增加等都可促进此类结石的形成。

老年患者胆结石存在以下四大特点。

1. 症状不典型　老年人的机体反应差，抗病能力及神经反应都较弱，因此常常出现疾病已非常严重，而症状表现轻微等情况。如炎症严重时，可以没有明显高热，可以没有明显的胆绞痛，甚至在右上腹也没有明显的压痛。有的患者即使发生胆囊坏疽、穿孔，出现胆汁性腹膜炎时，也没有明显的腹肌紧张这个典型的腹膜炎表现。为此常常延误病情，甚至出现中毒性休克，往往带来极高的死亡率。故临床上怀疑老年患者有胆石症合并胆囊或胆道炎症时，应仔细检查，做出正确的判断，以免延误治疗。

2. 病情往往较重，且病变复杂　老年胆结石患者，其病史往往可达数十年。由于长期炎症的反复发作，可使胆囊萎缩、纤维化，完全失去功能，并且萎缩的胆囊与周围组织粘连严重，使手术难度以及手术中的误损伤增加；而且老年人的全身抵抗力差，不易控制炎症，从而使炎症易趋于严重化；老年人的胆囊动脉也会出现硬化，一旦炎症发作，或者结石嵌顿、压迫，可以使胆囊缺血，易产生坏疽、穿孔、胆汁性腹膜炎等严重并发症。这种严重并发症，可以增加死亡率等危险性的发生。

3. 合并基础性疾病多　老年人的全身脏器都呈现退化改变，因此，一半以上的老年患者还同时有其他内科疾病。其中，以心血管疾病占多数，如心律不齐、冠心病、高血压等，还有其他疾病如肺气肿、慢性支气管炎、糖尿病及肝脏损害等。合并心律不齐、冠心病、高血压等可能在麻醉过程中出现心血管意外而导致死亡；有呼吸系统疾病的患者在术后容易出现肺不张、肺部感染等影响呼吸功能；糖尿病的患者伤口容易感染、裂开等。这些疾病将妨碍胆石症的治疗。

4. 容易发生多脏器功能衰竭　若老年患者既往存在心、肺、肝、肾等脏器功能不全，在严重感染时，或者在休克情况下，往往易合并多脏器功能衰竭。据统计，1个脏器衰竭的死亡率为30%，2个脏器衰竭时为50%，3个脏器衰竭者可达80%，4个脏器都衰竭者，其生存者罕见。故对于老年患者，胆石症需积极尽早处理。

一、胆囊结石

胆囊结石多为胆固醇结石，女性多见。

【临床表现】　早期常无明显症状，时有轻微症状极易误诊为胃病而误治。有些胆囊结石较大，因极少出现嵌顿而无症状，临床上称为无症状性胆结石。

1. 胆绞痛或上腹痛　胆绞痛是一种内脏性疼痛，多因胆囊管被结石暂时性梗阻所致。典型的胆绞痛发作多表现为右上腹疼痛，持续性痛伴阵发性加剧，常放射到右肩背。部分患者腹痛可在数小时后自行缓解。胆绞痛发作时，患者常坐卧不安。疼痛发作的间歇期可为数日、数周、数月甚至数年，无法预测发作的时间是胆绞痛的一个特点。如果胆囊结石嵌顿持续存在，胆囊肿大积液，则往往合并急性胆囊炎；如果胆囊有急性炎症并存时，则胆囊壁可有不同程度的充血、水肿或增厚等病理表现。若合并细菌感染时，可发展成急性化脓性胆囊炎或胆囊坏疽。

2. *恶心与呕吐*　多数患者在胆绞痛发作的同时伴有恶心与呕吐，严重者可伴出冷汗甚至休克。呕吐后胆绞痛可有一定程度的减轻。

3. *畏寒、发热*　当合并急性胆囊炎时，患者可有畏寒、发热；当胆囊肿大积液，继发细菌感染形成急性化脓性胆囊或胆囊坏疽穿孔时，则寒战、发热更为显著。

4. *黄疸*　单纯胆囊结石并不引起黄疸，当合并胆囊炎症时，或胆囊内小结石通过胆囊管排入胆总管，导致胆总管梗阻时，可出现黄疸。

5. *右上腹压痛*　部分单纯胆囊结石患者在体检时可无任何体征。如有胆囊肿大积液或炎症时，右上腹可有压痛，有时可扪及肿大的胆囊，Murphy 征阳性。

【诊断】　胆囊结石诊断主要依靠病史和体检发现，B 超检查可以为确诊起到关键性的作用，因其无创、简便及可重复，临床上常作为首选检查。B 超检查胆囊内可见结石光团和声影，并随体位改变而移动就可确诊。如 B 超检查发现胆囊肿大及胆囊壁增厚，多提示胆囊积液及合并急性胆囊炎。如发现胆囊缩小，且胆囊壁增厚，多提示萎缩性胆囊炎，胆囊正常的收缩功能已失去。有时胆囊内充满结石，胆囊内已无胆汁，即使胆囊无明显萎缩、胆囊壁正常，此类胆囊也已失去正常生理功能。

【治疗】　胆囊结石治疗方法较多，但目前仍以外科手术治疗为主。

1. *一般治疗*

（1）控制饮食：提倡低脂饮食，因高脂类食物可致胆囊收缩素释放增强胆囊收缩，可诱发症状的发作，故在急性期应禁食脂肪类食物。无论在胆石症的发作期或静止期富含胆固醇食物均应少食。

（2）保持精神愉快，情绪乐观：因为愤怒或抑郁往往会引起胆绞痛。

（3）加强体育锻炼，促进体内胆固醇的代谢。

2. *中医利胆治疗*　疏肝利胆：口服中成药对因胆结石出现右上腹隐痛，进食后出现腹胀的患者，有疏肝利胆，清热通下之功效。其中以胆宁片最为常用，效果较为明显。其主要成分为中药，副作用较小。

3. *溶石治疗*

（1）口服溶石：常用的口服溶石药物有鹅去氧胆酸和熊去氧胆酸，但仅能溶解胆固醇结石，对含钙的结石及胆色素结石基本无效。鹅去氧胆酸有腹泻及肝损等副作用，现已少用。

（2）药物灌注溶石：经皮肝胆囊穿刺置管直接药物溶石。因其有创，且目前缺乏有效而副作用小的溶石药物，临床上使用并不广。

4. *碎石治疗*　如体外冲击波碎石术或经皮胆囊碎石术，是一种治疗方法。碎石排出胆囊后，有导致急性胆管炎的高危风险，也极少被采用。

5. *手术治疗*　胆囊切除术是胆囊结石治疗的最佳方法。胆囊切除术后，根除了因胆囊结石引起的各种并发症，去除了胆囊癌发生的危险因素，因此，胆囊切除术的疗效是可以肯定的。其手术适应证：① 症状反复发作的胆囊结石。② 胆囊结石合并急性胆囊炎，甚至胆囊坏疽穿孔。③ 胆囊结石并怀疑有胆囊癌变者。④ 胆囊结石为充满型或胆囊萎缩，胆囊已无功能者。胆囊切除术包括开腹胆囊切除术和腹腔镜下胆囊切除术。开腹胆囊切除术是标准术式，术中胆管损伤等并发症发生率极低，死亡率低，手术效果好。腹腔镜下胆囊切除术相对开腹胆囊切除术而言具有伤口小、术后恢复快及住院时间短等优点，但手术的严重并发症发生率偏高。胆囊切除术常见并发症包括：术中邻近脏器损伤（血管、胆管、十二指肠及结肠等）、术后胆管结石残留、胆瘘及肝外胆管损伤等。

二、肝外胆管结石

原发性胆总管结石多为胆色素混合性结石，部分结石核心中可见蛔虫残体。继发性胆总管结石多为胆囊结石经由胆囊管排入胆总管所致，其结石性质同胆囊结石；还有部分肝外胆管结石继发于肝内胆管结石。

【临床表现】　典型表现为腹痛、寒战高热和黄疸，被称为 Charcot 三联征，即胆管炎的典型临床表现。① 腹痛：为胆绞痛，疼痛部位位于剑突下和右上腹，呈持续性剧痛，可向右肩背放射，并伴有恶心呕吐。② 寒战高热：是菌血症和毒血症的表现。胆总管结石导致胆道梗阻后合并感染，由于胆道压力增高，致使胆道感染逆向播散，细菌或毒素经肝窦进入肝静脉所致。③ 黄疸：胆管结石持续嵌顿可导致黄疸。首先出现的是尿色加深，然后皮肤巩膜出现黄染，可伴有明显皮肤瘙痒。胆管结石嵌顿缓解时，黄疸可以迅速减退，疼痛也会缓解，这是肝外胆管结石的特点之一。

体征上除巩膜皮肤黄染、剑突下或右上腹有压痛外，感染严重时局部还可出现局限性腹膜炎表现。可扪及肿大胆囊。

【诊断】

1. *实验室检查*　可以发现血白细胞升高，血清中胆红素升高且以直接胆红素升高为主，碱性磷酸酶升高等。

2. 影像学检查 超声检查是首选方法,如果无法明确,可以选择CT或MRCP,甚至可选用ERCP。

黄疸患者需进行必要的鉴别诊断。如:肝前性黄疸,肝细胞性黄疸,尤其是其他导致梗阻性黄疸的疾病(胆管肿瘤、胰头肿瘤及壶腹部肿瘤等)。

【治疗】 其一,肝外胆管结石因可以导致胆道梗阻、病程较长后可以导致胆汁性肝硬化,其后果是严重的;其二,肝外胆管结石合并胆道感染时,如感染无法控制,将导致急性梗阻性化脓性胆管炎,出现感染性休克,更可以直接危及患者生命;其三,急诊手术治疗的手术风险明显高于择期手术治疗,手术死亡率明显增大。因此,一旦明确肝外胆管结石,应该积极手术或微创手术治疗,以解除胆管结石。

1. 保守治疗 中医利胆治疗:与胆囊结石类似,疏肝利胆、口服中成药对因胆总管结石出现右上腹隐痛,进食后出现腹胀的患者,有疏肝利胆、清热通下之功效。同样的,其中以胆宁片最为常用,效果较为明显。其主要成分为中药,副作用较小。

2. 外科治疗的原则 解除胆道梗阻;胆道引流通畅;取净胆管结石;合理运用抗生素。

(1) 微创外科治疗:随着内镜外科技术的不断发展与完善,治疗性ERCP,可以通过十二指肠乳头切开,用取石网篮及取石气囊清除胆道结石,并可以放置鼻胆管及胆道内引流支架,通畅胆道引流,达到治疗肝外胆管结石的目的。对于老年患者急性发作,合并严重胆管炎,急诊手术耐受力极差,可以通过急诊行鼻胆管引流或胆道内引流解除胆道梗阻,待急性胆管炎控制、病情稳定后再清除胆管结石,降低急诊手术死亡率。对于急诊手术后胆道结石残留,也可通过此方法清除胆道残留结石,避免再次手术。

(2) 胆总管切开取石T管引流术:此为择期手术首选方法,手术有效、简便、手术创伤较小及术后病情恢复较快,且保留十二指肠乳头括约肌功能。对于胆管结石合并急性胆管炎,需紧急手术治疗。

(3) 胆总管空肠Ruox-en-Y吻合术:对于胆总管下端严重良性狭窄,狭窄段超过2 cm,无法通过手术解除局部梗阻时,可采用此手术方法,同时需切除胆囊。实施此手术时,需明确吻合口的近段胆管无狭窄及结石残留,否则影响手术效果。

外科手术后治疗原则:积极纠正水、电解质及酸碱平衡紊乱;合理运用抗生素;保护肝功能;拔除T管前需明确无结石残留及窦道形成。

三、肝内胆管结石

肝内胆管结石指左、右肝管汇合部以上的胆管结石,以胆色素结石为主。左侧肝内胆管结石多见,尤以左肝外叶较为常见。肝内胆管结石可多段、多叶同时存在,也可和肝外胆管结石同时合并。胆管狭窄、胆道感染与胆管结石可以互为因果,易导致胆管炎反复发作、肝脓肿、毒血症及胆道出血。长期慢性炎症可诱发胆管癌、肝纤维化、肝硬化及门静脉高压。

【临床表现】 肝内胆管结石依据部位不同,临床症状差异较大。周围末梢胆管内结石,如无胆管扩张及感染合并,可以无临床症状。位于左、右肝胆管汇合部常可以出现黄疸,并发感染时,可以出现胆管炎的临床表现:腹痛、畏寒发热及黄疸,严重时可以出现脓毒血症,甚至感染性休克。

肝段或肝侧叶胆管结石,常可以导致部分胆管扩张,并发感染时可发生肝脓肿,肝区叩痛明显,此时除有明显的全身感染表现外,肝脓肿还可以穿破膈肌,形成胆管支气管瘘。

间歇性胆道出血,也是肝内胆管结石的一种临床表现,其原因是胆管炎症及破溃穿破伴行的肝动脉或门静脉所致。另外,肝硬化、门静脉高压导致食管胃底静脉曲张破裂出血,引发呕血或血便,这是晚期病例中可以见到的临床表现。

【诊断】

1. 实验室检查 可以没有异常,或仅有血清氨基转移酶升高;胆道梗阻时,碱性磷酸酶可以升高,总胆红素及直接胆红素升高;合并感染时,血白细胞升高、核左移;如有CA19-9升高,需鉴别排除胆管癌变。

2. 影像学检查 B超检查属无创性检查,可以依据肝内胆管强回声及声影,结合钙化等特性多可以诊断。CT及MRI能够较直观地反映结石的部位、大小,以及是否合并肝硬化、肝萎缩及门静脉高压等情况,并能及时发现胆管癌。PTCD、ERCP属于有创性检查及治疗,对于诊断困难或寻求微创治疗时可以进行。

【治疗】 无症状、无局限性胆管扩张的三级胆管以上的肝内胆管结石,一般可以不做治疗。

对于反复发作胆管炎的肝内胆管结石,主要采取手术治疗为主。治疗原则是:取尽结石、去除病灶、通畅引流、防止复发。肝内胆管结石手术治疗,需根据每一位患者进行个体化治疗。

1. 肝切除术 肝切除术是常用的、最有效的手术方法。适应证是:① 肝区域性结石合并肝纤维化、肝萎缩、脓肿及胆瘘。② 难以取尽的肝叶、肝段结石并胆管扩张。③ 不宜手术修复的高位胆管狭窄伴近端胆管结石。④ 局限一侧的胆管结石并胆管囊性扩张。⑤ 局限性的结石合并胆道出血。⑥ 结石合并胆管癌。手术切除范围应包括：① 结石所在部位。② 狭窄的胆管。③ 远端扩张的胆管。

2. 胆肠吻合术　是治疗肝内胆管结石合并胆道狭窄、恢复胆汁通畅有效的手术方法。但不应把胆肠吻合术作为治疗肝内胆管结石残留的主要方法。只有在肝内胆管结石已取尽或病灶已去除，但胆管狭窄需整形时，才能在通畅胆汁时采用。

3. 胆管切开取石术　是治疗肝外胆管结石的基本方法。对于肝内胆管无扩张、结石位于较大胆管且无胆管狭窄的或并发急性胆管炎需行暂时性胆道减压或引流时采用。术后 6 周，可以进行胆道镜检查，以取尽结石。

4. 肝移植术　适用于全肝胆管充满结石无法取尽，且肝功能损害危及患者生命时采用。除此以外，若合并全肝胆管硬化性胆管炎、胆管囊性扩张症、肝硬化及门静脉高压，即便肝内胆管结石取尽也难以纠正肝脏病理性改变者，也应考虑肝移植。

5. 微创内镜 ERCP 治疗　不能作为治疗肝内胆管的手段，但对于合并急性胆管炎，必须紧急胆汁引流时可以考虑，往往需要引流胆管狭窄近端胆管。

（鲁星燧）

第 3 节　胆道感染

作为肝细胞排泄和胆汁物质输送的管道，胆道的梗阻和感染是胆道的主要疾病。当前，我国的胆道疾病谱较以往虽然已有很大的变迁，但胆道感染仍然是外科的常见问题，且一直是胆道良性疾病致死的最常见原因，对老年病患更是如此。

根据发病部位的不同，胆道感染主要分为胆囊炎和胆管炎，按其病程发展又各自分为急性和慢性炎症。胆道感染主要因胆道梗阻、胆汁淤滞造成，胆道结石是导致梗阻和感染的最主要原因，而后者导致的炎症又可促进结石数目进一步增多、体积继续增大，因此，胆道感染与结石两者之间具有因果交替的密切联系。

一、急性胆囊炎

【临床特点】

1. 病情进展快、胆囊易穿孔　高龄患者胆囊壁脆弱，收缩能力差，往往穿孔较大，易导致弥漫性腹膜炎；老年人常合并全身性动脉硬化，胆囊动脉多为终末血管，急性炎症时易痉挛、栓塞，造成胆囊壁坏死；另外，胆囊结石嵌顿颈部可造成胆囊内压升高，加之局部受压导致缺血、坏死、穿孔。

2. 容易延误诊断和治疗　老年人神经传导功能减弱，对疼痛刺激反应也迟钝，应激能力较差，加之老年人腹壁肥厚，腹部压痛及肌紧张不明显，症状体征与实际病理变化不一致，容易延误诊断和治疗。

3. 并存病多，手术风险大　老年人并存疾病较多，如糖尿病、心脑血管疾病、呼吸系统疾病等，从而增加了病情的复杂性和危险性，严重影响患者手术耐受能力，加上手术风险，术后出现并发症概率增加。老年人并存疾病多是病死率高的直接主要因素，且病死率随年龄增长而改变。

4. 术后并发症多　这与老年人各脏器功能减退、免疫反应力下降、组织愈合能力差等因素有关。术后并发症以肺部感染较为常见，其次为心律失常，肠麻痹，切口感染、裂开等。

【诊断】　老年人急性胆囊炎的诊断，仍然主要是依据病史、症状和体征，以及 B 超、CT 影像、实验室检查等得出。

1. 临床表现

（1）腹痛：表现为急性腹痛或者慢性腹痛的急性发作。疼痛多位于右上腹部，少数为剑突下痛；呈持续性，后期可伴有阵发性加剧，并向右肩部放射。

（2）可伴有不同程度寒战、发热、恶心、呕吐等伴随症状，部分患者甚至可出现轻度黄疸。

（3）体征：右上腹部有肌紧张，压痛、反跳痛，时常可扪及肿大的胆囊，严重者可出现急性弥漫性腹膜炎表现。

需要注意的是，老年患者在临床表现上个体差异较大，急性胆囊炎的发病可以为类似胃十二指肠溃疡穿孔的临床表现，也可因对疾病反应迟钝、应激能力差，而表现为症状、体征轻微，应引起警惕。

2. 影像学检查　B 超对急性胆囊炎的诊断准确率高达 90% 以上，且无创、经济、普及率高，作为首选。其声学图像可见胆囊增大，胆囊壁厚呈双边征，胆囊内可见絮状物，并可见恒定的强回声光团伴声影，随体位变动而移动。如结石嵌顿于胆囊颈部时，不随体位而改变。

CT 检查除了可以发现胆囊肿大、胆囊壁增厚及胆囊内声影、胆囊内含气体、胆囊周围呈袋状水肿或低密度区域等相关急性胆囊炎影像表现外，还能提供

B超可能因肠气影响而显示不佳的胆总管下段、胰腺相关信息,可根据患者病情和条件选择。

3. 实验室检查 可见白细胞计数和中性粒细胞分类上升、转氨酶升高、胆红素轻度升高等。在全身感染中毒症状严重时,老年患者可因机体免疫力低下、吞噬能力下降,白细胞计数正常甚至降低,但中性分类升高。

【治疗】 老年急性胆囊炎需手术治疗已成共识,但手术时机尚有争议。以往通常以发作3日内为急诊手术选择的最佳期限,超过72 h则风险及难度增大,手术应慎重。但在临床上有时并非能以3日来确定病情的程度,如果病情重及症状难以控制,应视患者的局部症状、体征和全身情况来选择手术时机,灵活掌握,否则会延误或加重病情。

与胆囊结石及肝外胆管结石类似,目前临床上保守治疗通常是药物治疗,较为常用的有胆宁片及熊去氧胆酸胶囊,疏肝利胆,有助于缓解症状,减轻无法耐受手术的老年患者的疼痛感。

老年急性胆囊炎急诊手术应以抢救生命为目的,遵循简单、迅捷、有效的原则。由于老年患者大多有反复胆绞痛发作史,往往有腹腔粘连、急性期胆囊壁层充血水肿甚至化脓坏疽,胆囊三角解剖更加困难,因此,开腹胆囊切除术仍是安全且行之有效的手术方式。术中探查如发现胆囊壁脆弱、与胆囊床粘连紧密无法分离,可行胆囊大部切除术,但一定要切至胆囊管、电凝烧灼残留胆囊壁黏膜。

近年来腹腔镜胆囊切除术(laparoscopic cholecystectomy, LC)疗效好,并发症少,对于单纯胆囊结石、胆囊息肉,LC成功率已达99.5%,合并急性胆囊炎甚至坏疽性胆囊炎也达95%,在欧美已成为急性胆囊炎患者的首选治疗方法。研究表明,老年急性胆囊炎患者早期实施LC是安全、有效的,能缩短病程和住院时间。重视围手术期处理、合理选择手术时机、术中细致操作、适时中转开腹可减少和避免并发症的发生。

对于高危患者无法耐受手术和麻醉且胆囊炎症严重而无法保守治疗者,可给予局部麻醉下胆囊造瘘术,待病情平稳后酌情行胆囊切除术。超声引导下经皮经肝胆囊穿刺引流术(percutaneous transhepatic gallbladder drainage, PTGD)也是一种安全可靠的应急措施。对于高龄化脓性胆囊炎患者,许多研究证实它能够使得急性化脓性胆囊得到减压,通过留置在胆囊内的导管,可以进行抽吸胆汁做细菌学药敏检查,炎症进展得到缓解,减轻中毒症状,改善全身情况,安全度过危险期,避免急诊行胆囊切除术所带来的危险,同时为二期手术争取时间,而且创伤小,并发症少,对于不能耐受手术的高龄患者是一种安全可靠的微创治疗方法。

二、慢性胆囊炎

慢性胆囊炎为胆囊长期反复的炎症与修复相互演变、纤维组织增生所致。重者囊壁显著增厚、僵硬、肌层萎缩、黏膜损伤,胆汁内有形成分增加,部分病例因胆囊瘢痕挛缩和周围粘连,使内腔变窄或完全消失而成为一块瘢痕组织。其根本病因是胆囊管受阻,85%～95%由胆囊结石引起,其他原因还有胆汁淤积、细菌和胰酶刺激、寄生虫感染等。

【诊断】

1. 胆绞痛 慢性胆囊炎患者多有胆绞痛发作病史。典型表现为:多在午夜或脂餐后发作右上腹或剑下阵发性疼痛,疼痛可向腰背或右侧肩胛部放射,疼痛持续30～60 min,偶尔可达数小时。

2. 慢性消化不良症候群 包括嗳气、胃灼热(烧心)、腹胀、餐后饱胀感、吐苦水及不耐受脂肪食物等。

3. 体征 体格检查多无异常,胆囊积液者可扪及充盈的胆囊。

4. 辅助检查 实验室检查一般正常。B超或CT检查可见胆囊萎缩,壁增厚、毛糙,结石。口服胆囊造影示胆囊不显影或充盈缺损。

【治疗】 对诊断慢性胆囊炎的老年患者均建议手术治疗,原因是非手术治疗效果的不确定性、有发生胆囊癌的风险,以及患者随年龄增长对手术治疗的耐受性下降等。手术方式首选腹腔镜胆囊切除术。

三、急性梗阻性化脓性胆管炎

细菌感染引起的胆道系统急性感染称急性胆管炎(acute cholangitis, AC),大多在胆道梗阻的基础上发生。如胆道梗阻未能解除,感染未被控制,病情进一步发展,则可发生急性梗阻性化脓性胆管炎(acute obstructive suppurative cholangitis, AOSC)或重症急性胆管炎(acute cholangitis of severe type, ACST)。AOSC是良性胆道疾病患者死亡的最主要、最直接的原因,病死率一般在25%左右,在老年患者则病死率更高。

【临床特点】

1. 临床表现与疾病的严重程度不符 由于老年患者生理功能下降,对感染的应激能力降低,反应迟钝,以致临床症状和体征往往比实际病理改变轻,导致其临床表现不典型，腹膜刺激征常不明显，不是所有患者均出现典型的 Charcot 三联征，Reynolds 五联征的表现更少，易导致医患双方对病情的疏忽。因此，临床对病情的判断上不能拘泥于三联征和五联征。

2. *病情进展快，休克发生率高* 老年患者由于重要器官功能减退，抗感染能力降低，加之 AOSC 早期即存在革兰阴性杆菌毒血症，故感染性休克发生率很高。预防和早期发现休克并及时纠正是降低老年 AOSC 病死率的关键。

3. *合并症多，并发症多，病死率高* 老年患者常伴有多种慢性内科疾病，AOSC 会诱发或加重内科疾病，使病情更加复杂，进一步降低了机体的抗病力和对麻醉及手术的耐受能力。老年人咳嗽反射差，气管插管、胃肠减压、长期卧床、惧怕切口疼痛等使术后并发肺部感染发生率高。切口感染及裂开、泌尿系统感染、菌群失调、应激性溃疡、下肢静脉血栓形成等术后并发症在老年患者中亦不少见。另外，老年人常存在脏器功能不全的危险，再感染和休克的情况下易发生脏器功能衰竭，因此要及时处理和保护各脏器功能，降低死亡率。

4. *患者及家属对检查和治疗的配合程度差* 年老体弱使患者及家属对治疗的信心不足，对创伤性检查和治疗尤其是手术有抵触心理，认为这些方法风险大、危险性高、费用高，因此他们在心理上往往倾向于保守治疗，在决定治疗方案时常常犹豫不决而延误手术时机，对治疗的效果影响极大。

【诊断】 根据 1983 年 3 月全国肝胆管结石专题讨论会提出急性重症胆管炎诊断标准：① 伴有 Charcot 三联征。② 精神症状：表情淡漠、嗜睡，反应迟钝或谵语。③ 脉搏＞120 次/min。④ 体温＞39℃或体温＜36℃。⑤ 白细胞总数＞20.0×10^9/L。⑥ 术中切开胆总管时，胆管压力明显增高，且为脓性胆汁。⑦ 血压＜9/5 kPa。具有上述①项和其他任一项即可确诊。但对于不典型病例，尚应结合 B 超、CT 或 MRCP 检查情况综合判定。

【治疗】 治疗原则是解除胆道梗阻并引流，及早而有效地降低胆管内压力。围手术期积极抗休克、抗感染、纠正内环境失调是为了改善患者的全身条件，为手术治疗做积极准备和降低术后并发症的发生。

1. *非手术治疗* 主要包括：① 联合使用足量有效的广谱抗生素。② 纠正水、电解质紊乱。③ 恢复血容量，改善和保证组织器官的良好灌流和氧供，使用肾上腺皮质激素。④ 对症支持治疗，包括降温、解痉止痛、营养支持、吸氧等。

非手术治疗的目的是改善患者的情况并为手术治疗做准备，对于病情相对较轻者，经过短期积极治疗后，如病情好转，则可在严密观察下继续治疗。如病情严重或治疗后继续恶化，应紧急手术治疗。对于仍有休克者，也应在抗休克的同时进行手术治疗。

2. *经皮或者内镜胆道穿刺减压置管引流术* 老年 AOSC 的发展有时异常迅猛，因而尽早进行胆管减压引流，是降低本症病死率的基本措施。在发病 24 h 内施行胆管引流手术者，病死率一般较低，若在发病 72 h 以上因出现严重并发症被迫手术者，则死亡率剧增。

胆道减压可以经内镜插管和经皮穿刺插管至胆管的方法实施，包括介入及内镜治疗等。在经皮经肝穿胆管造影(percutaneous transhepatic cholangiography，PTC)和内镜逆行胰胆管造影(endoscopic retrograde cholangiopancreatography，ERCP)的基础上，对 AOSC 患者进行经皮经肝胆管引流(percutaneous transhepatic cholangiodrainage，PTCD)、内镜下十二指肠乳头括约肌切开术(endoscopic sphincterotomy，EST)及经内镜鼻胆管引流术(endoscopic naso-biliary drainage，ENBD)等是临床常用的方法。PTCD 通过在 B 超引导下穿刺胆管引流胆汁，降低胆道压力，使不少高危、高龄患者度过危险期，为择期手术创造了条件，从而大大降低急诊手术的病死率。EST + ENBD 能迅速解除胆道梗阻，将脓性胆汁引流出体外，同时还可以取出胆总管结石，可一期治愈 AOSC，或为择期进一步治愈创造条件。PTCD、EST、ENBD 等因其方法简单、损伤小且疗效肯定，对于治疗 AOSC 已有了很大的进展，值得在临床上推广应用。但通过上述非手术治疗的 AOSC 患者，如病情无改善或进一步加重，则应及时改行手术治疗。

3. *手术治疗* 手术治疗的目的是解除梗阻和引流胆道，故手术方式的选择应力求简单有效，对梗阻以上胆管给予充分引流减压。而目前胆总管切开减压和 T 管引流是首选治疗方式。老年 AOSC 患者常有复杂的胆道疾病背景，或者兼备多种危险因素，当施行手术时，这些危险因素都会对患者的预后发生影响。术中应尽量避免过多的操作和过于复杂的手术，如手术台上胆管造影、胆囊切除、胆肠内引流术等。因为这些附加操作，对病情并不一定都起到有益作用，急诊手术对于解决复杂的胆道病理改变常常是不够彻底的，再次手术多不可避免。在重危或晚期患者，有时甚至在局部麻醉下行胆道引流术，亦是比较明智的。但是胆道引流必须达到胆管梗阻的上方，将引流管向上放至肝胆管，超越梗阻部位，直至看到有脓性胆汁涌出。

（张　彤）

第4节 胆管癌

广义的胆管癌包括来源于肝内胆管、肝外胆管的癌肿，通常将来源于肝内胆管的癌称为肝内胆管癌，而源于更小的肝内胆管上皮的癌称为胆管细胞性肝癌，属于原发性肝癌的一种。狭义的胆管癌系指发生于左、右肝管至胆总管下端的肝外胆管癌。习惯上又将肝总管到左、右肝管汇合部和一侧或双侧肝管的癌称为肝门部胆管癌或近端胆管癌，将胆囊管和至胰腺上缘水平的胆总管癌称为中段胆管癌，将胰腺上缘至胆管末端的癌称为下段胆管癌。其中胆管末端、壶腹部的癌与胰头癌有较多的共同点，统称为壶腹周围癌，成为一单独内容，不在本节讨论。

胆管癌多发于50～59岁的男性患者，男女比例约为1.4∶1，以前曾认为是一种少见病，近年来，发病率有增加之势。从临床资料看，胆管癌手术患者逐年增加明显。不仅如此，胆管癌较胆囊癌更为常见。据中华医学会外科学分会胆道外科学组对全国40多家医院的调查显示，1 098例肝外胆道癌中，胆管癌占826例，就各段胆管癌的发病情况而言，不同地区不尽相同。据826例综合资料统计，肝门胆管癌最为常见，占胆管癌的58.4%，中段胆管癌占22.6%，下段胆管癌占19%。

胆管癌的病因尚不清楚，相关因素有以下几个方面。① 胆道慢性炎症、感染等因素：胆汁中某些物质(如胆汁酸的代谢产物，或其他一些致癌物质)长期对胆管黏膜的刺激，导致上皮不典型增生。② 肝内胆管结石：含结石的胆管上皮脱落，形成糜烂，据报道合并胆管癌达2%～8%。③ 成人胆总管囊肿，Caroli病，先天性胆总管囊肿癌变与细菌感染以及活化的胰酶长期刺激有关。④ 华支睾吸虫感染虫体寄生于肝胆管系统，虫体本身及代谢产物对胆管黏膜上皮长期刺激，引起胆管黏膜增生，产生瘤样改变。⑤ 溃疡性结肠炎，其癌变原因可能与慢性门静脉菌血症有关。⑥ 胆道手术史：胆管癌可发生在手术多年后，可发生在不含有结石的胆管中，主要是慢性胆道感染，引起上皮间变，常是在胆道内引流术后。⑦ 硬化性胆管恶变。⑧ 胆管良性肿瘤恶变。

胆管癌大多是腺癌，少数是鳞状上皮癌。腺癌的形态分硬化型、结节型、浸润型和乳头型。硬化型或结节型腺癌常形成小的、局限的腺癌，前者常位于肝门部胆管，后者则多见于中段胆管。乳头状癌最常见于Oddi括约肌附近，弥漫型则以管壁增厚和扩散区域较长、较广泛为特点。病段管腔狭窄，周围的肝十二指肠韧带有炎症反应，有时颇难与硬化型胆管炎区别。这些类型的胆管癌的生长方式为沿黏膜下生长，既侵犯一长段胆总管，亦可向上浸润至左或右肝管。任何胆管壁的异常增厚都应高度怀疑为胆管癌的表现。胆管癌的转移除通过黏膜下层向深部发展外，主要转移方式是淋巴转移，个别可血行转移至肺。据资料，全国40多所医院826例胆管癌中，总的淋巴转移率是32%，16.5%有肝转移。硬化型胆管癌是一种特殊类型，常发生在左、右肝管汇合处，发展较慢，很少转移。

一、上段胆管癌

上段胆管癌亦称肝门部胆管癌，是肝外胆管癌的主要类型，占肝外胆管癌的50%～75%，由于处于肝门这一特殊的解剖部位，临床又表现出一定的特异之处，加之影像技术的进步，临床诊断已较容易，治疗上也取得了较大进展，手术切除率由10%上升到50%左右。

【病理】 上段的胆管癌指起源于胆总管的1/3至肝门横沟处的胆管，位置深，肿瘤一般不大。组织学上肝门部胆管癌多属于高分化腺癌，伴有大量纤维组织增生。据统计，高分化腺癌占65.5%，其次为乳头状腺癌占18.7%，尚有低分化腺癌和单纯癌。肝门部胆管癌，又称为Klatskin瘤，首次由Klatskin报道，全部为分化良好的腺癌。肝门部胆管癌的组织学特点总结归纳为：① 细胞中及间质中存在游离的黏液物质。② 正常胆管腺泡结构与肿瘤混杂。③ 具有浸润性，肿瘤细胞沿胆管壁和胆管周围组织浸润，侵犯血管神经和周围淋巴间隙。④ 癌细胞可在完整的胆管黏膜上皮下扩展，因此胆管癌切除时，胆管残端也应做冰冻切片检查，以确定有无癌细胞残留。肝门部胆管癌较少发生远处淋巴转移，患者常因肝管梗阻或胆道感染死亡。其最常转移的方式有神经侵犯占57.7%，局部组织(如肝脏)侵犯占42.3%，肝门周围纤维组织侵犯占42.3%，血运转移可达全身，最常见为肺(10%～15%)，当临床上做出胆管癌诊断时，已有15%～30%发生全身转移。

肝门部胆管癌因组织学的特点，所表现的临床病理学特点有：① 由于多属高分化腺癌，且因部位特殊，可早期出现黄疸，但肿瘤发病缓慢，只经过非根治外科处理，也能获得较长时间的生存。② 由于肿瘤分化良好，加之伴有大量纤维组织增生，病理切片上难以与硬化胆管炎鉴别，有的甚至再手术或尸检才能获得正确诊断。③ 肝内胆管结石时，肝门部胆管也存在狭窄，而肝门部胆管癌又可以并发胆管炎，合并肝内胆管结石，癌性狭窄与炎性狭窄的区别也存在一定的困难。④ 肝门部胆管癌体积小，但肿瘤存在沿胆管壁浸润生长的特点，易进入肝内胆管，常成为肿瘤不能切除的原因。⑤ 肝门部胆管癌转移除局部侵犯、血运及淋巴转移外，尚可侵犯神经周围淋巴结、脂肪组织，这种多途径转移的生物学特性，是手术难以达到根治的原因，因而手术切除的远期效果总体不理想。

【临床分型】 根据病理类型，肝门部胆管癌分为乳头状癌、结节型癌、硬化型癌、浸润型癌，约 70% 为硬化型癌。① 乳头状癌：其特点是肿瘤呈息肉状向胆管内生长，瘤体可能只有一部分与胆管壁连接。此类型癌分化程度高。一般不向胆管周围、血管、神经侵犯，根治切除可能性大，预后好。② 结节型癌：瘤体一般小，向腔内生长，基底部宽，生长缓慢，但具有向组织、血管和肝组织扩展的特点。③ 硬化型癌：瘤体多较小，瘤内纤维组织增生明显，质硬，有缩窄和沿胆管壁浸润扩展的倾向。④ 浸润型癌：分化程度低，侵犯广泛，手术多难以切除。

根据肿瘤生长的部位，临床多采用 Bismuth 所建议的临床分型方法，将肝门部胆管癌分为 4 型：Ⅰ型，肝总管上端癌；Ⅱ型，肝管分叉部癌；Ⅲ型，Ⅲa 为左肝管癌，Ⅲb 为右肝管癌；Ⅳ型，广泛肝外胆管癌。Ⅰ型和Ⅱ型肝门部胆管癌的早期临床表现相同，通常是无痛性梗阻型黄疸，影像学也相似，主要为肝内胆管系统普遍扩张，手术切除范围常包括肝外胆道和胆管的分叉部。Ⅲ型肝门部胆管癌有不同的临床表现，手术切除的范围也不同。来源于一侧肝管的癌，首先引起该侧肝管梗阻，该侧肝内胆管扩张，由于梗阻是渐进的，临床上并不出现黄疸，直至肿瘤沿胆管壁浸润阻塞对侧肝管开口或因肿瘤肝门处转移浸润，阻塞肝总管时，临床才出现黄疸。Ⅲ型肝门部胆管癌出现黄疸并不是早期症状，此时肿瘤已经广泛转移，伴有肝转移、肝十二指肠上淋巴结转移或肝门部血管侵犯，腹膜转移亦多见。临床上观察发现Ⅲ型中左侧癌多于右侧，手术常切除一侧肝叶。

根据国内 826 例胆管癌资料，肝门部胆管癌 428 例，占胆管癌总数的 58.4%。其中属Ⅰ型者占 45.6%，Ⅱ型者占 22%，Ⅲ型者占 21%，Ⅳ型者占 11.4%。国内黄志强认为：Bismuth Ⅲ型中Ⅲa 型与Ⅲb 型临床表现有明显差别，因解剖上右肝管较短，较早期侵犯肝管分叉部导致黄疸，而左肝管较长，往往经过一段时间后才会出现黄疸，主张将其作为独立的两个类型；同时因国内肝内胆管结石症多发的特点，提出将肝门部胆管癌同时存在肝内结石者做Ⅲc 型。有资料统计肝门部胆管癌患者中 50 例合并结石(10.4%)，其中多处结石者 9 例(18%)，约半数患者(55.9%)合并胆囊结石，约 20%患者合并肝内结石。

【临床表现】 肝门部胆管癌的早期临床症状为尿色深黄，全身皮肤瘙痒，继而出现进行性加重的梗阻性黄疸，尿色加深似茶色，大便转为陶土色，同时伴有厌油、乏力、上腹痛等消化道症状。重要的体征有重度黄疸，皮肤瘙痒性抓痕，肝大，胆囊空虚不能触及。合并胆管或肝内胆管结石的肝门部胆管癌患者，临床上多具有以下共同特点：① 长期反复发作的肝胆管结石症状和多次胆道手术史。② 有左侧或右侧肝胆管狭窄，狭窄以上肝内胆管显著扩张，内含大量结石，常伴有肝组织萎缩。③ 在原有的肝胆管狭窄处再现更重的狭窄和临床症状，手术也难以纠正。这种患者在长期的胆道疾病基础上，突然转变为频繁发作，多有严重的梗阻性化脓性肝胆管炎。肝胆管积脓，胆管源性肝脓肿，甚至形成膈下脓肿。切开引流后，遗留经久不愈的胆瘘。手术探查时，可能不易与良性的局部瘢痕性肝胆管狭窄或硬化性胆管炎相区别，而癌变狭窄往往在胆管壁上浸润的范围广泛，表面不光滑，质地较硬，有时可沿肝管向肝实质深处浸润。因此，对每例肝胆管狭窄的患者，手术时应做冰冻组织切片检查。

【诊断】 根据临床表现和体征，结合现代影像诊断技术，胆管癌诊断已无多大困难，术前不仅要求有定性的诊断，亦应估计病变范围、肝内外转移、肝门部门静脉和肝动脉受侵犯情况，多种影像检查常联合使用，但有些创伤性检查有可能造成一定的并发症，应注意加以选择。

1. *B 超检查* 是诊断肝门部胆管癌的首选方法。B 超确定肝门部肝管癌，是以右肝动脉经过肝总管后方为解剖学诊断定位的标志。B 超显像一般可以准确地提供肝门部胆管癌的各种特征现象和解答临床上的问题。在超声下常表现为：梗阻以上肝内胆管扩张；肝门软组织肿块影；胆囊缩小空虚；胆总管不扩张，胰头正常。典型病例可见肝门肿块加上扩张的左、右肝管出现所形成的所谓“蝴蝶征”。Ⅲ型肝门部胆管癌早期表现为一侧或一段的肝内胆管扩张而不伴有黄疸，表示肿瘤仍局限于分叉以上的一侧肝管，这是最有利的手术时机，而往往因不注意被遗漏。

在多普照勒超声血流图上,可以详细观察肿瘤与门静脉、肝动脉的关系,以及血管受侵犯的情况,从而对肿瘤的可切除性做出判断。

2. CT与MRI检查 可以得到与超声相同的效果和更为清晰的立体断层图像,并且两者可以互相印证。MRI和CT的效果相当,但可做不同切面的成像图,更能增加对肝内胆管系统改变的立体构象。通过系列的肝门部体层扫描,可以系统地了解肝内胆管的改变,肿瘤的范围,有无肝实质侵犯或肝左、右叶有无程度不等的增大或萎缩;根据肝内胆管扩张的形态和分布,可以计划显露主要肝内胆管的途径和肝切除的范围。

3. PTC 这是传统的诊断肝门部胆管癌的主要方法,能获得清晰的肝内胆管X线片,可以详尽地显示肝内胆管的形态以及阻塞的部位与范围。但肝门部胆管癌时,左、右肝管间交通部受阻,右肝管2～3级分布和左内、外胆管之间的交通亦常受阻,在肝内形成肝段间的分隔现象。有时在切除肝左叶和肿瘤之后,右侧肝门处可留下6～8个肝内胆管开口。因此,PTC时需要多处选择性穿刺造影才能显露肝内胆管系统的全貌,因而也增加并发症的机会。细针穿刺PTC的严重并发症是胆汁漏和引起的急性胆管炎,此项检查只有在非常必要的情况下,如从CT片上未能见到扩张的一级肝胆管时,有必要通过胆管内的胆汁和造影剂进行,一般不做多处进针和多方位穿刺。严重恶性梗阻性黄疸时,避免PTC后胆汁漏的方法是置管引流(PTCD),同时亦可降低手术前的高胆红素血症。但此法是否可以降低黄疸值得怀疑。高位胆管癌时肝内胆管的分隔化,PTCD不可能起到有效的引流作用,而合并感染是其最严重的并发症,一般对此措施持否定的态度。

4. ERCP 能够显示肝门部胆管癌以下的肝外胆管。然而此项并不是手术探查的必要依据,而且仍然存在可能引起上行性胆道感染的问题。日本Tanaka主张在梗阻性黄疸时,应在建立PTCD或手术置管引流之后才行ERCP。

此外,肝动脉和门静脉造影术可以显示入肝血管的情况及其与肿瘤的关系,肝门部胆管癌多属硬化性的少血管供应的肿瘤,血管造影一般不能对肿瘤的性质及范围做出诊断。

【鉴别诊断】 肝门部胆管癌还需与下列疾病相鉴别:① 原发性肝细胞癌的胆管内癌栓。② 胆囊癌的肝门处转移。③ 腹腔内脏器肿瘤肝门转移。④ 局限性硬化性胆管炎或炎症性狭窄。⑤ 肝门部结核。前三者均在肝门区存在癌性病变,但不包括在肝门部胆管癌中。原发性肝细胞胆管内癌栓在临床上并不少见,当肝脏肿块较小,B超、CT均没有发现时较难鉴别。造影时可见胆管腔内息肉状阴影,可能诊断为胆管乳头状腺癌。但肝癌存在:① 肝炎、肝硬化病史。② 肝炎检测或AFP呈阳性。③ 肝内潜在占位性病变。通过以上特点可以鉴别。胆囊癌肝门转移时,整个肝门被一大硬块占据,难以区别,仔细寻找胆囊的依据对鉴别诊断很有帮助,胆囊癌常存在:① 胆囊肿块。② 胆囊壁明显增厚。③ 肝门区有肿大的软组织和淋巴结,比原发分叉部胆管癌广泛。④ B超、CT、MRI肝方叶下部有低密度影。

转移性肝门部肿瘤,常有原发肿瘤手术史或有原发肿瘤的临床表现,一般不难区别。值得注意的是,胆管癌早期易误诊为"肝炎",另有少数并发于胆结石基础上的肝门部胆管癌,也易于忽略胆管癌的独特临床症状。

【治疗】 上段胆管癌如乳头状癌、硬化型癌、高分化腺癌的生长比较缓慢,远处转移并不多见;当肿瘤起源于肝管分叉部时,可以早期出现黄疸,早期切除肝管分叉部癌,可获得一定的远期效果。未行手术切除治疗时,患者多死于长期的胆管梗阻及其并发症而并非死于肿瘤的扩散或转移。肝门部胆管癌虽然生长较缓慢,然而因其处在肝管分叉处的关键部位,引起持续的重度梗阻性黄疸及肝脏损害,手术切除率低,预后极差,多数患者1年内死亡。对不可能行根治手术或无条件手术的患者,解除胆道梗阻也可以延长患者的生存时间和提高患者的生活质量。近年来随着诊断技术的进步,手术切除率由过去不足10%提高到目前的50%左右,手术死亡率由27%降至5%以内,但5年生存率仍保持在2%～3%的低水平。多数患者肿瘤局部复发,这与肝门部胆管癌浸润生长及转移特点有关,事实上很难达到真正的根治切除。估计目前的肝门部胆管癌切除病例,达到"根治"根除标准的病例不足50%。肝门部胆管癌患者大多黄疸严重,同时伴有营养不良、体质差和免疫力低下,加之手术创伤大,手术经过的时间长,因此,术前应有充分的准备:① 肿瘤的定位与手术范围的估计。② 心、肝、肾等重要脏器功能状况检查。③ 纠正水、电解质和酸碱平衡紊乱。④ 纠正贫血、低蛋白血症和凝血功能异常。⑤ 预防应用抗生素和H_2受体拮抗药。⑥ 备血。对于术前PTCD引流减黄,越来越多的资料证明不能降低手术死亡率,不提倡作为常规。

肝门部胆管癌的合理外科术式,目前尚无统一意见，此病的处理只能根据具体情况而定。手术方式有以下 3 种。

1. 切除肿瘤的手术　目前大多数学者主张对肝门部胆管癌行切除术。

(1) 局部切除：Borema(1983 年)统计 30 篇文献中 75 例做局部切除的肝门部胆管癌，其肿瘤均局限于肝管汇合部，未侵犯左、右肝管，亦未侵犯肝门血管，手术死亡率为 11%，平均存活 19 个月，无 1 例获 5 年存活，死亡的原因为局部复发。

(2) 根治性切除：肝门部胆管癌根治切除的标准是肝胆管断端不残留癌细胞，除切除肿瘤之外，同时兼行肝左叶或肝右叶切除。根治性切除也称为治愈性切除(curative resection)，虽然是手术治疗的主要目的，但有下列情况时，手术一般难以奏效：① 肿瘤局部转移，如腹膜表面和大网膜上肿瘤种植转移结节。② 肝十二指肠韧带以外的淋巴转移。③ 双侧肝转移。④ 双侧二级以上肝管受侵犯。⑤ 血管造影显示双侧肝动脉或其主干受侵犯。⑥ 血管造影显示双侧门静脉支或其主干受累。

肝门部主要血管受侵犯是影响肝门部胆管癌手术切除的重要原因之一。如何对待血管的病变，各家认识上尚不一致。肝管分叉部癌常压迫或包围肝右动脉支，使其血流大为减少，只要门静脉血流通畅，切除肝管分叉部癌同时切除肝右动脉，一般无严重后果。在黄志强的报道中，有在切除肿瘤及左半肝时，将肝固有的动脉，肝左、右动脉切除。这是一创伤大、复杂而较为困难的手术，重度黄疸、广泛肝切除、原有胆道感染等均是增加手术死亡率(术后 30 日内死亡)的重要因素。各家报道的手术死亡率差别很大，这多半与手术的方法和治疗上所持的态度有关系。单纯切除肝管分叉部者，手术死亡率一般很低；当合并广泛肝切除如肝右叶切除或扩大肝右叶切除，以及在重度梗阻性黄疸和肝内胆道感染的情况下，手术死亡率可能很高，因而手术中尽量保存功能性肝组织是降低手术死亡率的重要措施之一。患者对附加肝左叶切除一般均能耐受。采用肝中叶切除(右前叶及左内叶)以保存肝右后叶而不用扩大的肝右叶切除术，可以增加剩余的功能性肝组织，亦能减少术后膈下感染的机会，但技术上较复杂。

根治性切除手术方法大致可以归纳为：① 将肝门部重要结构“骨骼化”。② 整块切除肝十二指肠韧带上血管以外的淋巴、脂肪和纤维组织。③ 低位断离胆总管向上牵引。④ 逆行法整块切除胆囊。⑤ 胆总管、肝总管及分叉部从门静脉前分开。⑥ 行肝叶切除：肝左、右，肝右叶或肝中叶。⑦ 切除癌肿。⑧ 肝门部胆管癌切除后，肝门处留有多个肝管开口，将邻近肝管对拢缝合，或整形后的肝管开口包括肝断面与 Roux-en-Y 空肠襻吻合，内置引流管，或左、右肝管分别与 Roux-en-Y 空肠襻吻合。肝门部胆管癌患者因多为重症黄疸、营养不良的老年患者，切除术后存在较高的并发症发生率和死亡率。死亡率的主要原因有手术中的严重感染，败血症，肝功能衰竭和多器官衰竭。近年来，随着胆管癌的认识进步和围手术期处理的进展，死亡率已有下降，但仍有较高的并发症发生率。并发症主要有：① 术后持续低血压。② 急性肾功能不全。③ 应激性溃疡并出血。④ 肝功能衰竭。⑤ 胆瘘。⑥ 腹腔感染。⑦ 切口感染甚至裂开。

2. 姑息性手术　无可否认，目前肝门部胆管癌切除率已有明显提高，但也要看到，多数因有黄疸、瘙痒等临床表现而就诊者并非早期，难以达到根治性切除，以减黄为目的的姑息性手术仍是一种可行的选择，也能在一定程度上延长患者的生命，提高患者的生活质量。

(1) 置管引流：肝门部胆管癌手术切除已不可能时，可于肿块近侧穿刺找到左、右肝管，也可经肿块下方的胆管探查，向肿块方向逐渐扩张至肿块近侧，见有胆汁流出后置管外引流或内置引流。近年来，在一些内镜及介入性放射技术开展得较好的医院，采用经皮穿刺胆道置管引流或经内镜置胆道内支架引流获得了较好疗效。Tublanche 报道行 U 形管引流有些患者能存活 5 年，甚至更长。Cameron 在 1982 年报道用经肝引出的硅胶支架管做减压胆道引流，同时加做肝内胆管空肠吻合，能达到存活 1～6 年的良好姑息疗效。

(2) 旁路内引流手术：胆肠吻合术是一种旁路内引流手术，它免除了长期带管，大量胆汁流失等缺陷，是目前治疗晚期肝门部胆管癌的常用术式。值得注意的是吻合口应远离肿瘤以免术后吻合梗阻，肝管分叉肿瘤最好引流左、右两侧肝管，当肿瘤来源于一侧时应引流健侧肝管。

(3) 左侧肝内胆管空肠吻合术：常用的方法为左外叶下段胆管空肠 Roux-en-Y 式吻合术。手术时提起肝圆韧带，切断结扎，将肝圆韧带肝侧断端向右下牵引，在镰状韧带左侧穿刺抽吸胆汁，证明该支胆管所在，然后在该处胆管前下方的肝实质做一楔形切除，显露出扩张胆管，与空肠襻做 Roux-en-Y 式吻合。

(4) 右侧肝内胆管空肠吻合术：右肝叶较肥厚，不像左肝内胆管较易寻找暴露。黄志强采用经胆囊管的肝右前叶胆管下支与胆囊吻合，胆囊再与十二指肠或空肠 Roux－en－Y 吻合。其要点是首先游离胆囊，并保留其血流供应，然后还要分享剔除部分肝组织，显露右肝管前下段，胆囊作为肠管与肝内胆管的中介点，建立肝内胆管-胆囊-空肠的旁路内引流术。广州军区总医院和中山医科大学附属第一医院对上述方法进行改良，即采用不游离胆囊，沿胆囊底纵向切开，敞开胆囊，然后在胆囊腔内靠近胆囊窝用长针向其附着的肝叶穿刺，吸到扩张胆管内的胆汁后不拔针，用一把大弯钳沿穿刺方向找到扩张的胆管，此时即有大量的胆汁溢出，吸净后继续撑开这一进路，然后插入一根长约为 20 cm，直径 0.8 cm，内径为 0.6 cm的硅胶管，沿肝内扩张的胆管继续插入 3～4 cm，用肠线或 Dexon 缝结贯穿硅胶管壁和胆囊壁结扎固定以防脱落。空肠襻与胆囊纵向切口吻合，让这根置入肝内胆管的硅胶管远端，通过胆囊-肠襻吻合口送入空肠内一段距离。此种内引流方法无需分离胆囊，创伤性小，手术简单。

3. *扩大根治术与肝移植*　肝门部胆管癌因位置特殊和肿瘤本身浸润与转移特点，实际上很难做到真正意义上的根治性切除。因此，一些学者进行了扩大切除范围的尝试，包括一侧肝叶切除，肝十二指肠韧带切除，肝、胆、胰、十二指肠联合切除，原位肝移植等术式。日本 Kawasaki 行扩大根治术 9 例，无手术死亡，术后仅 1 例(12 个月)肿瘤复发致残废，其余追踪 12～23 个月仍有存活。虽然这一结果令人鼓舞，但普遍开展仍不现实。

二、中、下段胆管癌

中段胆管癌指发生在胆囊至胰腺上缘的胆管癌，下段胆管癌指自胰腺上缘至壶腹以上的癌(又称胰腺内段胆管癌)，在全国调查的 826 例胆管癌手术病例中，分别占 22.6%和 19%，其发病率略低于上段胆管癌。中、下段胆管癌临床症状相似，治疗也基本相同，因而一并加以讨论。

【病理】 胆管中、下段癌多属分化较好的腺癌，占 90%，向胆管壁浸润生长；其次为乳头状腺癌，向胆管腔内生长；另外还有低分化腺癌和单纯癌，也向胆管壁浸润生长，并伴大量纤维组织增生。中、下段胆管癌的临床特点是较早出现梗阻性黄疸。胆囊的改变则视癌与胆囊管开口的关系。若胆囊管开口受阻，则胆囊不肿或空虚，多见于上段胆管癌；若胆囊尚通畅，则胆囊肿大。中、下段胆管癌的淋巴转移一般较早，其转移部位首先是胆管周围淋巴结、胰头部淋巴结。癌肿向肝十二指肠浸润也发生较早。约有1/3的患者合并有胆总管结石或胆囊结石。

【临床表现】 胆管中、下段癌多见于 50～59 岁的男性，特征为无痛性梗阻性黄疸，有轻度或明显的胆囊肿大。黄疸常是胆管癌始发的临床表现，就诊时已较深且进展快，偶有乳头状癌患者因癌坏死脱落，黄疸可稍减退，但不能完全退尽。黄疸常为始发症状，但不一定是早期表现。合并有结石的中、下段胆管癌并不少见，其中中段胆管癌合并结石率最高，据全国 826 例统计达 35.5%，此类患者可出现胆管结石或急性的症状，手术过程中也易于忽略肿瘤的存在，值得警惕。

【诊断】 根据临床表现和影像学诊断资料，术前一般能获得临床诊断。现代影像学检查一般可以确定胆管梗阻的部位，中、下段胆管癌时，可见肝门部胆管及肝总管有明显扩张。有学者发现具备下列症状的患者列为优先重点追踪对象：① 上腹不适，体重减轻，可排除肝炎患者。② B 超发现肝内外胆管扩张者。③ 既往有胆石症和多次胆道手术史，症状复发和加重者。④ 来自华支睾吸虫流行区，出现无痛性进行性黄疸者。⑤ 排除肝炎的无任何症状的进行性黄疸的老年患者。对以上 5 种情况的患者应该建议住院，做直接显影检查，如 PTC、ERCP、纤维胆道镜等。CT、MRI 能较好显示胆管梗阻平面，对临床诊断帮助较大，应优先于有创检查。中、下段胆管癌手术切除范围广、创伤大，因此，术中尚需要进一步明确病理组织学诊断。一般先行胆管切开探查，切取组织送检，获得快速诊断，同时可用刮取组织的方法，但因组织较硬，刮取难以成功。对于下段胆管癌，切开十二指肠外侧腹膜，游离十二指肠和胰头，显露胰后胆总管，向下劈开，达肿瘤部位取活组织送检。

【治疗】 中、下段胆管癌预后一般较差，但手术切除率与 5 年生存率明显高于上段胆管癌。总的 5 年生存率可达 30%。除少数年老体弱不能经受手术的晚期老年患者采用非手术胆管外置管(如 PTCD)和内镜下内置管引流外，仍以手术切除治疗为主。一般采用胰十二指肠切除术，切除的范围包括胆囊、部分肝胆管、胰头部及十二指肠，同时清扫相应淋巴结群。局限性的胆管段切除容易留下有癌细胞残留的胆管和淋巴结，只适用于胆管中段的早期癌。对胆管下端早期癌，也可采用保留幽门的胰十二指肠切除术。以往较多观点主张术前先行胆道引流减压使总胆红素值下降,减少手术风险,改善预后。近年实验表明,肝脏结构与功能恢复过程明显长于黄疸消退的时间,术前穿刺减压引流并不能改变预后,大多不主张采用。

不能手术切除的病例可施行各种胆道引流减压,以达到减轻黄疸的作用,如经十二指肠内镜置管引流,经肝穿刺胆管置管引流或手术引流和胆管空肠内引流。有学者采用硅胶搭桥内引流的方法治疗晚期中、下段胆管癌患者,黄疸均可在短期内获得缓解,平均生存期在 1 年左右。其方法是将外径 0.8 cm、内径 0.65 cm 的硅胶管上段插入扩张胆管,另一端通过 2～3 cm 的十二指肠壁潜行置入十二指肠,而且两端要用丝线固定于被植入的胆管壁和十二指肠组织。此法最大的优点是提高生存期生活质量,而且操作简单、快捷、引流效果好。国内有学者对此做了改良,即用上述的硅胶管上端置入肝内扩张胆管,丝线固定胆管壁,另一端置空肠襻内,并将空肠与胆囊壁以丝线缝合固定。用此法治疗 4 例晚期下段胆管癌老年患者,均获得黄疸缓解的疗效。近年国内外采用记忆金属支架胆管内支撑引流,降黄效果明显,大大提高患者生活质量,为发展主流方向。

(魏卫卫　施宝民)

第 5 节　胆道蛔虫病

胆道蛔虫病(biliary ascariasis)是指蛔虫窜入胆道后所引起的一系列临床症状。蛔虫是极常见的肠道寄生虫,两端尖细,有钻孔的习性,正常寄生在小肠的中段,当有某种原因使内在环境改变时,如消化道功能紊乱、高热、驱虫不当、饮食不节、胃酸过低、Oddi 括约肌功能失调及其他的刺激,肠道内蛔虫可上行,钻入胆道内。

【流行病学】 我国是蛔虫感染较严重的国家之一,1990 年全国人体寄生虫分布调查蛔虫感染率为 44.59%。近年来由于政府重视防治肠道传染病,加上粪便管理等措施,肠道寄生虫病减少,胆道蛔虫病发病率也大为降低。2004 年全国人群蛔虫感染率降为 12.72%。总的来说,胆道蛔虫病在我国农村较为常见,以儿童、青年多见,女性感染率为 12.99%,略高于男性。按照地区分布,贵州、湖南、湖北、四川、广西五省感染率较高,超过 20%,上海、新疆等省市较低,低于 1%。5～9 岁感染率最高,为 17.32%,随年龄增长,蛔虫感染率下降,≥80 岁最低,为 6.58%。

【病因和病理】 蛔虫钻入胆道后,由于其机械性刺激,引起 Oddi 括约肌的强烈痉挛,所以发生剧烈的绞痛。有时,蛔虫体嵌顿于痉挛的括约肌处,有一半的虫体仍留在十二指肠内,通过 X 线钡剂检查或纤维十二指肠镜检查可发现部分虫体仍留在十二指肠内。当蛔虫全部进入胆道内后,持续性绞痛可以突然停止,并转为阵发性绞痛。进入胆道内的蛔虫,可以停留在胆总管内,或继续向上至肝内胆管,以左侧肝胆管较为常见,蛔虫经过胆囊管进入胆囊腔内者则较少见。蛔虫是否能自行退出或只是在死亡之后随胆汁排出胆道,尚未有定论。根据遵义医学院对胆道蛔虫患者通过静脉法胆道造影随诊观察,在临床症状消失后,约在 1/3 患者中,仍可见蛔虫留在胆道内。蛔虫在胆管内存留一段时间之后,便死亡并逐渐解体,但蛔虫的角皮层可保存较长的时间,直至最后成为片段随胆汁排出或作为异物成为形成胆结石的核心。在结石中,蛔虫角皮的横纹仍可辨认。雌性蛔虫进入胆道内后,仍可继续排卵,因而可在引流的胆汁中找到蛔虫卵,蛔虫卵亦可存在肝组织内,刺激周围组织反应,引起肝脏的蛔虫性肉芽肿(ascaris granuloma)。当肠道内蛔虫的数量较多时,可以同时或相继有多数蛔虫进入胆道内。未合并胆道感染的胆道蛔虫病,临床上一般不出现黄疸或黄疸很轻;晚期患者,当合并胆道的化脓性感染时,则黄疸加重。

胆道蛔虫病若未能得到及时的处理,晚期可引起严重的并发症。并发症多为胆道的梗阻及感染,常见的有:急性化脓性胆管炎;肝脓肿,在脓肿腔内有时可见蛔虫的遗体;胆管结石;胆道出血;蛔虫性肉芽肿。有时,肝胆管内蛔虫可穿破肝包膜进入腹膜腔内,并引起胆汁性腹膜炎,或引起胆总管穿破。当有多数蛔虫进入胆道内时,可引起胆总管壁的坏死、穿孔。有时可并发急性胰腺炎。

【临床表现】

1. *症状*　患者在发病之前可以毫无症状,随即突然出现强烈的上腹部绞痛,疼痛位于剑突下方,呈持续性,可以为强烈的“钻顶痛”,疼痛难忍,以致患者坐卧不安,捧腹屈膝。疼痛开始时可伴有恶心、呕吐。起病初期,一般无寒战、发热等胆道感染症状。患者可呕吐蛔虫,常有呕吐蛔虫或粪便排出蛔虫的病史。上腹部持续绞痛经过一段时间或经过抗痉挛药物治疗后,绞痛可能突然停止,经过片刻,绞痛又发作。在疼痛停止的间歇,可以无任何自觉症状。间歇期及发作期可长可短,取决于蛔虫活动情况。

间歇期病程早期，一般均无黄疸。病程晚期，如疼痛持续 48 h 以上未能缓解时，患者在疼痛的间歇期可感到右上腹部持续性疼痛。若胆道继发感染，可出现寒战、发热，黄疸可加深，临床上表现急性胆囊炎及急性胆管炎的症状。若病情不能缓解，则可能出现多种严重并发症。

2. 体征　在发病早期，疼痛间歇时，腹部检查常无阳性体征，故查体的发现与患者所表现的严重症状不符合；疾病晚期，临床上则为一些并发症的表现，如出现肝胆化脓性感染、腹膜炎，可有腹膜刺激征，或可触及肿大而有压痛的肝脏、胆囊等。由于胆道蛔虫堵塞或胆石并存，或肝脏中毒性损害，可有不同程度的黄疸。

单纯胆道蛔虫病白细胞一般轻度升高，胆道严重感染、肝脓肿者白细胞高达$(30\sim50)\times10^9/L$，中性粒细胞、嗜酸性粒细胞增多，并有中毒性颗粒，同时伴有肝功能损害；并发败血症者，血培养有致病菌生长。并发胰腺炎时，血、尿液粉酶可升高。在患者呕吐物、十二指肠引流液、胆汁或粪便中可查见蛔虫虫卵。

【实验室和辅助检查】　影像学检查：X线平片和静脉胆道造影可见胆管内有蛔虫影，B超检查可见胆道蛔虫影或虫卵结石影，有肝脓肿者可见脓肿块影。内镜检查：纤维十二指肠镜检查如蛔虫部分钻入胆道，纤维内镜检查可见蛔虫体、尾部，并可钳取蛔虫。

【诊断】　胆道蛔虫病早期的典型持续性绞痛和不相称的腹部体征发现，可作为临床诊断依据，结合患者驱虫病史，呕吐物或粪便中检出蛔虫虫卵，其符合率一般较高。对可疑、不典型病例，早期时纤维十二指肠镜检查有时可发现蛔虫仍有部分在十二指肠内，可用异物钳将其取出。静脉法胆道造影可能发现在胆总管内蛔虫的阴影。B超检查可发现胆总管内蛔虫的典型的平行双边形条状影，可以除外胆道结石，对临床诊断帮助较大；同时，连续多次的B超检查，可以帮助判别蛔虫是否已退出胆道，但当蛔虫已上达至肝内胆管或在晚期时蛔虫已在胆道内腐败、解体之后，则B超诊断的准确度降低。发病后期B超检查有助于发现胆道蛔虫病可能引起的并发症，如急性胆囊炎、胆管结石、肝脓肿、急性胰腺炎等。只要仔细询问胆道蛔虫病早期的“症征不符”的特点和绞痛忽起忽止，止后若无其事的特征，虽因并发症的出现而掩盖，也是能够做出正确诊断的。

【治疗】　目前，该病发病率虽有下降，但并非少见，特别在基层医院仍为常见病，尽管胆道外科学专家们曾强调对该病的彻底治疗，时至今日，那种“痛止即愈”“再痛再治”的观念仍普遍存在。老年患者对手术的反应与年轻患者基本相同，但承受力却不同，就老年人而言，由于老年人的生理功能减退，且多有慢性病存在，或多种慢性病并存，代偿能力不及年轻人强。所以，在治疗老年胆道蛔虫病时，更要将全身状况全面考虑，严格掌握手术的适应证和指征，积极开展综合治疗。密切监护，以减少和避免手术并发症的发生。

胆道蛔虫病治疗原则包括解痉、止痛、驱虫、利胆、控制感染等。大多数患者经非手术治疗可治愈或缓解症状，仅在严重并发症时才考虑手术治疗。

1. 非手术治疗　早期的胆道蛔虫病一般采用中西医结合非手术治疗，治疗方法包括如下五个方面。

(1) 解痉止痛：可缓解症状，防止胆管长时间痉挛缺血、坏死，并发胆道感染，同时使Oddi括约肌松弛，利于蛔虫从胆道内退出。常用方法有：注射胆碱能阻滞剂山莨菪碱(654－2)10～20 mg，阿托品0.5 mg，每日3次。剧烈绞痛可注射吗啡或哌替啶。因两者皆有胃肠道平滑肌兴奋作用，包括造成Oddi括约肌痉挛。两者不可单独使用，需加用阿托品拮抗Oddi括约肌痉挛。中医针灸亦可解痉止痛、利胆化瘀，主要适用于患病时间短，胆囊无肿大，轻微疼痛或阵发性疼痛间歇期缓解极为明显者，可针刺鸠尾、上脘、足三里、太冲、肝俞、内关等穴位。

(2) 药物驱蛔：目的是驱除上消化道内的蛔虫，使胆道内蛔虫退出后不再重新进入。目前主要用哌嗪类药物，其具有麻痹蛔虫作用，蛔虫不能黏附在肠壁，驱虫率达70%～80%，常用的如枸橼酸哌嗪(驱蛔灵)。四咪唑(驱虫净)是新合成的广谱驱虫药，它可使得蛔虫肌肉麻痹失去活动能力，随胆汁和肠蠕动排出体外。

(3) 内镜治疗：在胆道蛔虫病急性发作时，对药物治疗不满意者，可做纤维十二指肠镜检查。若发现蛔虫尚未全部进入胆道内，可将其钳夹取出；当蛔虫已全部进入胆道内时，可将Oddi括约肌切开并将异物钳伸入至胆总管内将蛔虫钳夹取出。对于完全进入胆总管内的蛔虫，取出成功率为50%～70%。如果已经并发急性胆管炎，则宜在取虫之后，放入鼻胆管引流胆汁并控制胆道感染。

(4) 消炎利胆：病初可暂不用抗生素，如并发胆道感染则使用抗生素。同时给予去氧胆酸、消炎利胆片等药利胆退黄、增加胆汁流量、促进虫体排出。时间以不少于两周为宜。

(5) 维持营养、水、电解质和酸碱平衡：对胆道感染者，全身中毒症状严重，或腹痛、呕吐频繁或出现并发症者，应予以禁食、输液、给予维生素，并根据血气分析、血生化补充有关电解质和维持酸碱平衡的药物。必要时给予氨基酸、输血、血浆等。

2. *手术治疗* 在非手术治疗下症状不能缓解或出现并发症者，应及时用手术治疗。手术的指征有：① 早期经纤维十二指肠镜取虫失败者。② 非手术治疗 3 日以上症状仍未能缓解。③ 伴有急性胆囊炎或急性化脓性胆管炎。④ 腹膜刺激征明显。⑤ 合并肝脓肿或急性胰腺炎疑有胰管蛔虫者。⑥ 合并胆管结石及明显梗阻性黄疸。⑦ 有胆道出血并发症。

胆道蛔虫病无并发症时可采用胆总管切开取虫及 T 管引流术，有条件时可行术中胆道造影以免多条蛔虫存在时漏取。术后置 T 管引流便于局部用药或冲洗，拔管前行造影检查如有残留蛔虫再经 T 管窦道用胆道镜取出。如胆囊内有蛔虫时往往需行胆囊切除术。术中如全身情况许可，均应行胆道大量盐水及抗菌药物冲洗，以排出虫卵、控制细菌感染。情况不允许者应行胆囊造瘘。手术时尽可能探查全部胆道取出所有蛔虫。注意肝脏、胰腺的探查以利于及早发现并发症并及时处理。如发现有肠道蛔虫应排向远端小肠或结肠，然后经胆道插入导管进入十二指肠，注入 33%硫酸镁溶液 30 ml。手术后应定期驱蛔治疗。有时肠道内蛔虫可以在手术后期再次进入胆道内。手术疗法治愈率和死亡率各家报道不一，疗效与确诊率早晚、手术时机、患者全身状况、并发症的轻重有关。手术死亡的病例多有严重的并发症、严重的胆道感染、胆道出血、脓毒血症或肝功能衰竭等。

无论采用何种治疗，患者症状消失后应连续影像学追踪，每周 1 次 B 超检查，连续 3～4 次，末次 B 超检查时同时行大便镜检虫卵，胆道未见虫体，粪便检查未见虫卵，则判为治愈，否则应继续治疗。

【预防】 胆道蛔虫病来源于肠道有蛔虫的患者，而肠道蛔虫病是一种传染病，传染源是蛔虫患者或带虫者，感染性虫卵通过口腔吞入肠道而成为带虫者。所以只有把好传染源，切断传播途径才能彻底根除肠道蛔虫的发生。因此，积极防治肠道蛔虫病是预防本病的关键。要积极开展卫生知识普及教育，对肠道蛔虫病易患人群普查及预防用药。否则，无论非手术治疗还是手术治疗，胆道蛔虫病都有复发的危险。针对全国蛔虫感染现状，应采取因地制宜、分类指导的原则，在低感染地区，可加强监测，鼓励群众进行粪检，仅对阳性者进行选择性驱虫治疗；在中度感染地区，可对感染率较高的目标人群进行驱虫治疗；在高感染地区，应进行全民驱虫治疗。同时，在实施各种驱虫治疗措施时，应积极开展健康教育，养成良好的卫生习惯，饭前便后洗手。提高群众的防病意识和对化疗的依从性。此外，要加大改水改厕力度，以巩固和提高防治效果。通过综合治理，力争达到继续进一步降低和控制蛔虫等土源性线虫病流行的目标。

(魏卫卫　施宝民)

第 6 节　胆道疾病及手术的常见并发症与处理

老年患者胆道疾病如胆石症、胆道感染、胆道蛔虫病、胆道肿瘤等，如诊断治疗不及时或治疗不当，致使病情加剧而发生各种并发症，常见的严重并发症有胆囊或胆管穿孔、胆道出血、胆管炎性狭窄、胆源性肝脓肿、胆源性胰腺炎等（其中胆源性肝脓肿、胆源性胰腺炎在肝脓肿、胰腺炎相关章节讲述）。

一、胆囊或胆管穿孔

当胆囊或胆管梗阻因急性炎症使胆囊内压力升高时，可引起胆囊壁的血循环障碍、胆囊坏疽，并可发生穿孔。胆囊或胆管穿孔比较少见，穿孔部位多见于胆囊底部或胆囊颈部，胆总管或肝总管。病因多由于胆囊或胆总管梗阻，合并感染、内压升高、血运障碍、黏膜溃疡、结石压迫等因素。如穿孔过程较急则表现为急性胆汁性腹膜炎；如穿孔过程缓慢被周围组织包裹则形成膈下脓肿。个别与邻近器官穿通形成内瘘。

【病因和病理】 急性胆囊炎时，关于胆囊穿孔的发生率和其发生的时间，尚无准确的资料，因为影响急性胆囊炎穿孔的因素可能有：① 胆囊内压力上升的速度。② 胆囊壁厚度及纤维化程度。③ 胆囊的可膨胀性。④ 胆石的机械性压迫作用。⑤ 胆囊与周围组织的粘连等。因此，急性胆囊炎穿孔与病程的时限关系如何，难以确定。常有些患者甚至在发病后 24 h 内施行手术者，亦可能有胆囊壁坏疽甚至穿孔。从较大量临床资料的统计上来看，14 460 例急性胆囊炎平均的穿孔发生率约为 10%，此数字在老年患者中可能要高些，因为老年性的动脉硬化性改变亦可以累及胆囊血管，局部组织的供血较差，容易发生坏疽、穿孔。有些患者经保守治疗后，当患者的自觉症状有好转、体征开始减轻时，却突然发生穿孔。发生穿孔的患者，多为胆囊内压力升高迅速，胆囊膨胀较显著，张力较大者，亦即是多发生于胆囊壁的原有改变较轻或原来尚有一定功能者，故有1/3～1/2的穿孔是发生在首次发作的急性胆囊炎。至于胆囊原来已有明显的慢性炎症、壁厚、纤维化、萎缩者，则发生急性穿孔的可能性很少；临床上对于有胆囊明显肿大、紧张、局部腹膜刺激征明显者，则发生急性穿孔的可能性较大。急性胆囊炎急性穿孔的发生率虽然不如急性阑尾炎，但当穿破至游离腹膜腔引起胆汁性腹膜炎（bile peritonitis）时，则死亡率较高，特别是对于老年患者。结石性胆囊炎穿孔可能同时合并有胆囊癌。

急性胆囊炎穿孔可以有以下5种形式：① 急性穿孔至游离腹膜腔，引起弥漫性胆汁性腹膜炎。② 胆囊已与邻近组织形成粘连，穿孔后为周围组织所包裹，形成胆囊周围脓肿。③ 胆囊结石的压迫，逐渐破溃、穿透至邻近空腔脏器，常见的是形成胆囊、十二指肠、结肠或胆管瘘。④ 向肝脏胆囊床穿破，可发生肝脓肿。⑤ 胆囊周围脓肿向腹壁穿破，若经手术切开，可形成胆汁瘘或分泌黏液的慢性窦道。

【诊断】 根据症状、体征，大多数患者可得出诊断，B超发现右上腹有积液，胆囊壁的连续性中断，胆囊周围出现液性暗区，腹腔穿出胆汁样液体，诊断即可明确。但老年患者早期症状腹痛、呕吐无特异性，出现腹膜炎体征与其他原因引起的腹膜炎不易区别。可采取以下原则：急性腹膜炎体征；腹腔穿刺为胆汁性腹水；腹水淀粉酶显著升高，血清淀粉酶正常或轻度升高；影像学检查排除上消化道穿孔和急性胰腺炎。对于胆囊内瘘的诊断困难，上消化道钡餐可提供有力的证据，但瘘口较小时容易产生漏诊，而只能在手术中才能确认。

【治疗】 及时正确处理胆道疾病是预防胆道穿孔的关键。一旦穿孔发生必须急诊手术，切除胆囊，修补胆管及瘘口，胆道引流。术后合理使用抗生素。总之，胆道穿孔的治疗应根据具体情况切除胆囊，胆道探查，腹腔引流，去除原发病灶，治疗其并发症，才能提高治愈效果。

二、胆道出血

胆道出血（hemobilia）为1948年Sandblom首称，是由于多种病因所致肝内或肝外胆管与血管相通造成的上消化道出血。国外报道出血来源于肝内胆管的占53%，胆囊23%，肝外胆管22%，胰腺2%，国内报道来源于肝内达88.52%～97.4%。以往因胆道出血来势凶险，不易确诊，治疗措施不力，死亡率高达40%～50%。近年随着临床经验积累和基础研究的深入，以及诊断治疗的改进，疗效已大有改观。

【解剖特点】

1. *肝外胆管出血的解剖学基础* 肝外胆道的血液供应来自十二指肠后动脉、十二指肠上动脉、肝固有动脉、胆囊动脉，围绕着胆总管形成胆管周围血管丛。从外层的血管丛穿入胆管壁，在黏膜下形成血管丛，因而在急性胆管炎时，黏膜下血管丛充血、扩张，黏膜表面可形成溃疡，特别在有结石梗阻处或狭窄的上方，容易发生自发性出血，或在胆道探查，胆道机械取石等情况下出血，但此种出血量较少，稍压迫即可停止。胆总管的血管走向是呈轴向的，主要的血流从下向上，约占62%，在胆总管壁的3点钟和9点钟的位置处，有2支较粗的动脉，称为3点钟动脉和9点钟动脉。另外约有1/3的人有一门静脉后动脉，起源于腹腔动脉或肠系膜上动脉，紧贴胆总管后壁，上行汇入肝右动脉，有人门静脉后动脉较粗，在AOSC时，胆管黏膜上的溃疡发展至穿透胆管壁，此时因炎症而扩张的动脉可被腐蚀而破溃，发生胆道出血。动脉血管与胆管间的沟通可能以血管胆管瘘或首先形成假性动脉瘤然后再破溃入胆管。胆总管探查时，可发现胆总管后壁或后侧壁的穿透性溃疡，并有出血或血凝块来自肝总管部位的肝外胆管出血，部位多在肝右动脉横过肝总管的后壁处。正常情况下，肝右动脉一般是紧贴着肝总管的后壁，并向胆管施以一定的压迫，当该处有急性炎症充血和胆管扩张时则更明显，胆管黏膜上的穿透性溃疡可直接腐蚀胆管后的一段肝右动脉而致溃破出血，此时多以肝右动脉胆管瘘的形式出血。国内较少见的肝动脉瘤破裂至胆管出血，是由于动脉瘤直接压迫胆管所致，此时肝动脉壁多有明显的粥样硬化。肝外的门静脉胆管瘘引起的出血少见。

2. *肝内胆管出血* 在肝内，胆管、肝动脉、门静脉分支均包裹在汇管区内，各管道的关系密切，并且肝内胆管的分支稠密。所以来源于肝内胆管出血的机会远高于肝外胆管出血。胆道出血可继发于肝脏创伤、肝脓肿、肝脏肿瘤的破溃，或来源于肝动脉、门静脉或门静脉与肝静脉，出血可能是多处或大面积的。

【病因和病理】 胆道出血的原因分为：外伤、感染、胆石、蛔虫、肿瘤、血管疾病、胆道手术及其他。国外报道外伤是胆道出血的主要原因，占55%～90%。腹部钝伤所致肝脏深处破裂或中心性肝实质损伤导致肝内血肿及坏死组织继发感染，血肿破入相邻的肝胆管是创伤性胆道同期性出血的重要原因，一般较顽固，出血难以控制。

胆道感染是我国、越南和朝鲜等国家胆道出血的常见原因。胆道蛔虫病和胆石症是导致胆道感染和AOSC的主要原因。据全国4 197例肝内胆管结石手术治疗病例的调查，手术前合并有胆道出血52例(2.21%)，手术后合并有胆道出血59例(8.9%)。我国胆道出血的病理变化为肝胆管严重炎症及管周严重炎症致组织坏死形成多发性小脓肿，侵蚀邻近血管形成血管胆管瘘。肝脓肿是腐蚀血管的最重要原因，病灶主要在肝内。肝内胆管出血有3种类型。① 胆管破溃至邻近的肝动脉支，多见于急性化脓性胆管炎、肝胆管结石，此时动脉的破溃多为侧壁破口，动脉血流仍保持通畅，破口处可向胆管内形成一假性动脉瘤，再由动脉瘤破裂，造成间歇性出血。② 动脉破口与胆管间形成肝动脉胆管瘘，此种情况多发生在急性化脓性胆管炎的晚期，局部肝组织坏死，结构破坏，当有大面积的坏死区时，出血量会较大。③ 肝内的多数小脓肿造成的多数出血灶。

手术后胆道出血也可分为肝内胆管出血和肝外胆管出血。两者的情况和手术前的胆道出血情况相同，不过增加了手术中器械创伤的因素，有的患者在术后24 h出现胆血症，有的则数日或逆行造影之后出现。患者多带有T管，故有助于早期发现和判断手术后的上消化道出血是来源于胃、十二指肠，还是来源于胆道。术后肝外胆管出血可能与手术中胆管壁上的血管创伤或止血不彻底有关，常见的部位是胆总管的3点钟或9点钟动脉以及门静脉后动脉。久置于胆总管的T管，也可能压迫管壁致溃疡形成及出血。胆肠内引流术后的胆道出血有时来势迅猛并且没有典型的胆道出血的临床表现。胆管狭窄，胆管癌手术置管引流后可发生胆道大出血，原因是强力扩张时部分撕裂病变处紧邻的肝动脉。值得注意的是，近年来医源性胆道出血发生率日益增加。

医源性胆道出血日益增多的原因有：① 近年来应用PTC和PTCD增多，尤其PTC在全国各级医院已广泛开展。文献报道PTC和PTCD所致假性动脉瘤及肝内动静脉瘘达26%；PTC致胆道出血为4%，PTCD为14%。其病理基础为穿刺针直接穿经相邻胆管和血管形成肝动脉或门静脉与胆管间瘘，若胆管压力低于血管内压力则形成胆道出血。② 胆道手术已由肝外发展到肝内，肝门部胆管切开和切开(除)肝叶例数明显增多。如肝断面和胆管断面的伴行动脉未做个别牢固缝扎，或术后胆管断端感染使缝线松脱，皆可造成肝动脉分支断端延期出血，并可穿入胆管形成胆道出血。③ 肝胆管结石中，胆管黏膜有充血、水肿和溃疡，为尽量彻底清除结石，不适当地采用刮匙或取石钳等器械造成术中肝管损伤，管壁动脉受损而致术中胆道出血，并可因继发性感染导致术后出血。④ 采用大口径胆肠吻合术者近10年来明显增多。胆肠吻合术后出血特别是吻合口出血者增多。肝内胆管周围有较丰富的血管，若吻合前止血不彻底、不牢固，或术后结扎线脱落，即可造成术后出血。吻合口出血多发生在肝右动脉或其分支经由肝总管前横跨处，由于切开胆管时损伤部分肝右动脉和分支，虽经缝扎，仍有少数患者于术后2～3周左右大出血。考虑为局部炎症水肿消退后，缝扎线圈松动致肝右动脉及分支再通所致出血。⑤ 结扎肝固有动脉时未游离动脉而大块缝扎术后2～3周再次胆道出血。

【临床表现】 胆道大量出血的典型症状为：剧烈腹痛，呕血及便血，黄疸，肿大的胆囊。症状可为周期性每隔1～2周出现一次，严重者也可频繁发作。除胆道出血外，患者还有原发病的临床表现。其症状出现的机制：开始时由于大量高压的血液涌入胆道内，造成胆道内高压，引起胆道及括约肌痉挛，表现为剧烈疼痛。绞痛后，一般有呕血或便血；带T管者在腹痛的同时可见鲜血从T管内流出，并很快便在管内凝固。由于胆道内高压，致胆囊肿大，胆囊内充满血液和血凝块，这并不等于出血来自胆囊。出血后血压下降，血液在胆管内迅速凝固，出血往往能自行停止，待1～2周血凝块溶解后，出血又再发，因而呈现周期性，后期可表现有严重贫血、低蛋白血症、全身水肿、营养不良甚至全身衰竭。

曾行胆肠吻合者发生胆道大出血时，疼痛较轻，因无括约肌的强烈痉挛，有时仅为上腹腹胀不适感，接着迅速发生呕血、便血及出现休克。若为吻合口处出血，由于大量高压的血液突然涌入肠道内，也可发生肠绞痛，随即出现休克。然后更多的是无痛性的肠道出血，以便血为主。急性胆囊炎，胆囊坏疽也可发生胆道出血，但较少见。同样来源于胆道或肝脏的肿瘤的出血也较少见，肝细胞性肝癌可侵入胆管内形成瘤栓或息肉样赘生物发生坏死，瘤块脱落及出血，但量一般较少。胆道出血往往是肝胆疾病，外伤的并发症，除出血所引起的症状外，同时有原发的症状，使临床表现比较复杂。

【诊断】 胆道出血的诊断包括手术前鉴别诊断和出血来源的定位。近年由于经验的积累和对胆道出血认识的提高，根据右上腹痛、寒战发热、黄疸及周期性上消化道出血等典型症状，结合有腹部外伤，肝胆手术或肝胆疾病等病史，诊断上常不困难。此症在以往的误诊率很高，常以上消化道出血原因不明而施行剖腹探查，不少患者因找不到出血来源而盲目行胃大部切除术或单纯切除了有积血的胆囊，结果出血依然如故。胆道术后胆道出血由于有T管引流极易诊断。胆肠内引流术后胆道出血一般可无寒战发热、腹痛及黄疸，因而造成诊断上的困难。纤维十二指肠镜检可确定胆道出血，有助于消化道出血的鉴别，可列为无T管引流的胆道出血的术前常规检查。当前诊断重点是要求明确出血部位。术前及术中B超，胆道造影，肝胆核素扫描及CT、MRI，术中胆道镜检查，选择性肝动脉造影等对胆道出血的定位诊断有一定帮助，临床上可选择应用。一般来说，B超对感染性出血的定位帮助较大，而损伤性胆道出血的定位以选择动脉造影为佳，后者既可明确部位又可行栓塞治疗。胆道镜检查在胆道大出血的出血期意义不在，此时胆管内充满血液及血块，胆道镜无法观察，但在出血间歇可通过T管瘘管检查胆管中病变最显著处，对明确出血部位有所帮助。

【治疗】 少量的胆道出血，多在治疗原发病后能自行停止，如切除急性炎症的胆囊，胆管切开取石、取虫、引流等，不需特殊治疗。非手术治疗胆道出血有可能自行停止。但不加选择的非手术治疗有极高的死亡率。非手术治疗适用于：① 出血量少且全身失血征象易于纠正者。② 胆道大出血的第一、第二周期。③ 出血量随周期逐渐减少者。非手术治疗包括支持对症输血、抗生素应用、全身及局部止血药物应用等治疗。鉴于胆道出血情况差，手术较复杂，结合周期性出血等特点，先采用非手术治疗既可作为治疗手段，又可作为术前准备。有胆道引流者可用正肾盐水、孟氏液和凝血酶注入胆道有较好的止血效果。凝血酶注入胆道，迅速在胆管内形成血凝块而暂时止血，短期内迅速回升血压，纠正休克，为手术提供足够的术前准备时间并保护肾功能。

外科治疗主要针对复发性胆道出血。手术指征：① 反复大出血超过两个周期者。② 伴出血性休克不易纠正者。无条件行选择性肝动脉造影的单位，术中的困难是确定出血部位。肝外胆管出血定位较易。肝内出血定位较困难，可采用下列方法：① 扪肝有无萎缩、包块、硬结及粘连，在哪一侧。② 左、右肝管分别置管冲洗以确定出血源在哪一侧。③ 术中胆道镜检查在部分患者可明确出血部位。

手术治疗除直接控制出血外，重要的是病因治疗。手术方法有：

1. *胆囊切除加胆管探查* 对肝外胆管出血及胆囊出血有效，对感染性肝内出血小部分患者有效。

2. *胆管引流+肝固有动脉结扎术* 一般认为此法治疗感染性动脉性胆道出血，简单、安全、有效。有人主张先行试验性阻断一侧肝动脉支，若出血停止，则结扎同侧肝动脉。还应注意门静脉后动脉的存在，有20%者此血管较粗，沿胆总管背部上行汇入肝右动脉。若此动脉出血时仅结扎肝固有动脉则不能奏效，有人将胆总管后壁左右翻开，在血管上下端做较宽范围的牢固性缝扎以止血。

3. *肝叶切除* 切除部分或全部肝叶对明确定位有局灶性病变者的止血效果可靠且可治疗病因，并且复发率低。但手术死亡率较高，主要适合于病变局限一叶者，如患者一般情况较差，则难以耐受此术。肝外伤后的肝内血肿及胆道出血，最好采用肝动脉栓塞术以止血，血肿待其自行吸收，如果属于厚壁的巨大血肿，可行血肿切开，清除其中血凝块并直接结扎出血的肝动脉破口，很少需要肝叶切除。

4. *直接缝扎和压迫止血* 适用于肝外胆管出血或胆肠吻合口出血者，疗效较肯定。有时肝外胆管出血不易处理，主要是此时出血来源多为：肝右动脉胆管部分，出血处在肝总管后壁；门静脉后动脉，出血处在胆总管后壁；胰十二指肠上前动脉，出血处在胆总管下段前壁。出血可发生在胆肠内引流术后或继发于急性梗阻性化脓性胆管炎。手术切开胆总管探查时，可发现胆总管壁在相应部位的溃疡及出血，缺乏经验者往往只是将出血的溃疡缝合止血。这样往往在48 h之后再出血。应该找出出血部位相应的动脉支，将出血段的两头结扎并切除，该处动脉壁多已破坏，若切除动脉段有困难，则必须将出血处动脉上，下方妥善结扎。若已行胆肠吻合术，有时需要将部分吻合口拆除，以利手术进行。

5. *选择性肝动脉栓塞* 用选择性肝动脉造影明确出血的来源后，随之送入不锈钢弹簧和吸收性明胶海绵碎片至出血的部位，即达到止血的目的。此法对患者的全身情况扰乱较小，特别适用于病情重、手术后出血、肝外伤后出血、肿瘤性出血、复发性出血的患者。近年国内也有报道，认为效果肯定。此法较肝动脉结扎更好，可同时了解出血部位和解剖情况；无需麻醉及手术；腹腔有炎症粘连者，手术并非易事。肝动脉栓塞主要用于动脉性胆道出血，对肝静脉和门静脉性出血也有一定疗效，因栓塞肝动脉可使两者压力降低而达到止血目的。一般认为此法对肝功能影响小，使肝部分梗死机会少，因而安全可靠，但近期对肝功能仍有影响，但随侧支循环建立而回复。肝动脉栓塞多用于外伤和医源性胆道出血者。

感染性胆道出血的治疗效果与对原发病的处理有密切关系，但手术仍属必要。外伤性（含医源性）胆道出血宜首选肝动脉栓塞术，其他原因所致者则宜选手术治疗。

三、胆管炎性狭窄

胆管炎性狭窄又称胆管良性狭窄。胆管内径变细影响胆汁通畅排出，称为胆管狭窄。胆管炎性狭窄多见于胆总管下端及左、右肝管。发病原因与反复的胆道感染、自然排石或多次胆道手术探查等有关。少数患者胆管探查T型管引流术后短期胆管下段发生狭窄或闭塞。自1882年Langenbuch施行首例开腹胆囊切除术，至1903年Mayo首次报道以胆管十二指肠吻合术治疗损伤性胆管狭窄，其间经过了21年，胆管损伤率约0.2%。

【临床表现】 主要是反复发作的胆管炎，合并胆结石者其症状与胆管结石合并胆管炎相同。术前借助B超、放射性核素显像、ERCP、MRCP等影像学诊断方法可帮助诊断。术中胆道探查，胆管下段不能通过10 F导尿管或3号胆道探子均可诊断为胆管狭窄。狭窄的近侧胆管多伴有扩张，常伴有结石。

【治疗】 及时解除狭窄，使得胆管通畅引流。治疗方法的选择取决于胆管狭窄的部位、范围和程度。① EST是治疗胆总管下端狭窄的主要方法。② 经十二指肠Oddi括约肌切开成形术适用于胆总管下端狭窄。在11点钟位切开整改狭窄段，用细的可吸收缝线连续缝合切缘防止出血；保护主胰管开口；切开处用T型管的延长管内支撑防止术后粘连再狭窄。Oddi括约肌切开范围一般不超过2 cm。③ 胆总管空肠Roux-en-Y吻合术适用于胆总管下端狭窄较长者，将胆总管横断，施行胆总管与空肠端侧吻合效果好，引流通畅，消除盲端综合征。④ 肝门胆管成形并与空肠Roux-en-Y吻合术适用于肝门部胆管狭窄，剪开狭窄，成形缝合构成肝门胆管盆，再与空肠吻合。⑤ 一侧肝管狭窄伴肝内胆管结石合并肝萎缩，可行患侧肝叶切除术。

（魏卫卫　施宝民）

参考文献

[1] 丁维宝，丁伟，田峰，等. 老年急性化脓性胆囊炎的外科治疗[J]. 中国普通外科杂志，2008，17(2)：195-196.
[2] 于皆平，沈志祥. 实用消化病学[M]. 北京：科学出版社，1992：1320.
[3] 王景祥. 老年坏疽性胆囊炎62例临床分析[J]. 肝胆胰外科杂志，2000，12(3)：160.
[4] 石景森，孙学军. 原发性胆囊癌诊治的历史现状及展望[J]. 西安交通大学学报(医学版)，2007，28(5)：473-481.
[5] 石景森，周连锁，王作仁，等. 肝外胆道癌830例临床分析[J]. 中华外科杂志，1997，35：645-648.
[6] 石景森. 胆囊癌确定治疗的思维程序[J]. 中华肝胆外科杂志，2006，12(3)：157-158.
[7] 吕明，符国珍，冯远德. 高龄患者胆道结石的外科手术治疗[J]. 海南医学，2004，15(10)：70-71.
[8] 刘金生，袁璐. 序贯治疗胆道蛔虫病19例[J]. 中华肝胆外科杂志，2010，16(9)：673-674.
[9] 许隆祺，余森海，徐淑惠. 中国人体寄生虫分布与危害[M]. 北京：人民卫生出版社，2000：85-86.
[10] 许隆祺，陈颖丹，孙凤华，等. 全国人体重要寄生虫病现状调查报告[J]. 中国寄生虫学与寄生虫病杂志，2005，S1：332-339.
[11] 孙国荣，钟明安，郑亚新，等. 老年人的急性胆管炎的治疗方式选择[J]. 腹部外科，2009，22(5)：281-282.
[12] 李荣，罗成华. 老年人急腹症的诊断与剖腹探查[J]. 中国实用外科杂志，2003，23(7)：401-403.
[13] 吴在德，吴孟超. 黄家驷外科学[M]. 第7版. 北京：人民卫生出版社，2008：1816.
[14] 吴阶平，裘法祖，主编. 黄家驷外科学[M]. 第5版. 北京：人民卫生出版社，1992.
[15] 吴孟超，吴在德. 黄家驯外科学[M]. 第7版. 北京：人民卫生出版社，2008：1818-1820.
[16] 别平，何宇. 规范的胆囊癌根治术[J]. 中国实用外科杂志，2011，31(3)：255-257.
[17] 张国强. 以消化道出血为表现的老年蛔虫感染一例[J]. 江苏医药，2010，36(13)：1573.
[18] 张宗明. 胆道外科疾病的诊治现状与进展[J]. 世界华人消化杂志，2008，16(11)：1200-1204.
[19] 邵青龙，李全福，刘建辉，等. PTGD治疗高龄高危急性胆囊炎的应用[J]. 肝胆外科杂志，2011，19(3)：208-210.
[20] 周宁新，黄志强，冯玉泉，等. 肝门部胆管癌103例外科治疗远期疗效的评价[J]. 中华外科杂志，1997，35：649-653.
[21] 周宁新，黄志强，刘永雄，等. 肝外胆道全国调查1098例分析[J]. 中华外科杂志，1990，28：516-521.
[22] 郑芝田. 胃肠病学[M]. 第2版. 北京：人民卫生出版社，1993：622-623.
[23] 赵群. 胆道蛔虫病的临床诊治[J]. 中外健康文摘，2008，5(24)：39-40.
[24] 查良镒. 胆道蛔虫症[J]. 实用内科杂志，1985，5(4)：203.

[25] 洪德飞,彭淑牖. 胆囊癌合理根治术的决策依据和疗效评价[J]. 外科理论与实践,2011,16(4): 336-339.

[26] 顾树南,李清潭. 胆道外科学[M]. 兰州: 甘肃科学技术出版社,1994: 435-437.

[27] 徐成栋. 重视胆道蛔虫病的规范化治疗[J]. 中国医药导报,2007,4(31): 121.

[28] 黄志强. 当代胆道外科学[M]. 上海: 上海科学技术文献出版社,1998: 597-600.

[29] 黄志强,黄晓强,宋青. 黄志强胆道外科手术学[M]. 第2版. 北京: 人民军医出版社,2010: 339-412.

[30] 黄志强. 关于胆管损伤的分类[J]. 中国微创外科杂志,2004,4(6): 449.

[31] 黄志强. 半个世纪以来肝、胆、胰外科的发展[J]. 中华外科杂志,2001,39: 9-16.

[32] 黄志强. 必须重视腹腔镜胆囊切除术的安全性[J]. 中华外科杂志,1995,33(11): 645-646.

[33] 黄志强. 当今胆道外科的发展与方向[J]. 中国现代普通外科进展,2007,10(2): 93-96.

[34] 黄志强. 医源性胆管狭窄: 胆道外科之痛[J]. 中华消化外科杂志,2008,7(1): 1-5.

[35] 黄志强. 医源性胆管损伤: 老问题,新意义[J]. 中国实用外科杂志,1999,19(8): 451-452.

[36] 黄志强. 肝门部胆管癌的外科治疗[J]. 中华外科杂志,1990,28: 522-526.

[37] 黄志强. 黄志强胆道外科学[M]. 济南: 山东科学技术出版社,1999: 693-695.

[38] 黄晓强,刘志伟,黄志强. 带血管蒂胃瓣修复胆管狭窄[J]. 中华消化外科杂志,2008,7(1): 13-15.

[39] 黄晓强,黄志强. 医源性胆管损伤的处理[J]. 中国实用外科杂志,2001,21(7): 485-487.

[40] 黄维江,张建军. 胆道蛔虫症的外科治疗体会[J]. 腹部外科,2004,17(5): 304.

[41] 巢振男,黄大熔,田伏洲,等. 内镜处理复杂性胆道蛔虫症[J]. 肝胆外科杂志,1994,2: 51-52.

[42] 潘凡,江艺,张小进,等. 床旁经皮经肝胆囊穿刺引流术在高龄急性化脓性胆囊炎患者中的应用价值[J]. 临床肝胆病杂志,2012,28(1): 21-22.

[43] Bismuth H, Majno PE. Biliary strictures: classification based on the principles of surgical treatment[J]. World J Surg, 2001,25(10): 1241-1244.

[44] Catani M, Modini C. Laparoscopic cholecystectomy in acute cholecystitis: a proposal of safe and effective technique[J]. Hepato-gastroenterology, 2007,54(80): 2186-2191.

[45] Comfere T, Sprung J, Kumar MM, et al. Angiotensin system inhibitors in a general surgical population [J]. Anesth Analg, 2005,100(3): 636-644.

[46] Flum DR, Cheadle A, Prela C, et al. Bile duct injury during cholecystectomy and survival in medicare beneficiaries[J]. JAMA, 2003,290(16): 2168-2173.

[47] Hindler K, Shaw AD, Samuels J, et al. Improved postoperative outcomes associated with preoperative statin therapy[J]. Anesthesiology, 2006,105(6): 1260-1272.

[48] Huang ZQ, Huang XQ. Changing patterns of traumatic bile duct injuries: a review of forty years experience[J]. World J Gastroenterol, 2002,8(1): 5-12.

[49] Kawashima H, Itoh A, Ohno E, et al. Is nasobiliary drainage unnecessary for drainage of acute suppurative cholangitis? Our experience[J]. Dig Endosc, 2010,22(Suppl 1): 5118-5122.

[50] Lee JG. Diagnosis and management of acute cholangitis[J]. Nat Rev Gastroenterol Hepatol, 2009,6(9): 533-541.

[51] Marks JB. Perioperative management of diabetes[J]. Am Fam Physician, 2003, 67(1): 100.

[52] Wadal K, Takada T, Kawarada Y, et al. Diagnostic criteria and severity assessment of acute cholangitis: Tokyo guidelines[J]. Hepatobiliary Pancreat Surg, 2007, 14(1): 52-58.

[53] Wiseman JT, Sharuk MN, Singla A, et al. Surgical management of acute cholecystitis at a tertiary care center in the modern era [J]. Arch Surg, 2010,145(5): 439-444.

[54] Xu Q, Gu L, Wu ZY. Treatment of a patient with obstructive jaundice and extrahepatic portal hypertension [J]. Hepatobiliary Pancreat Dis Int, 2009,8(4): 428-430.

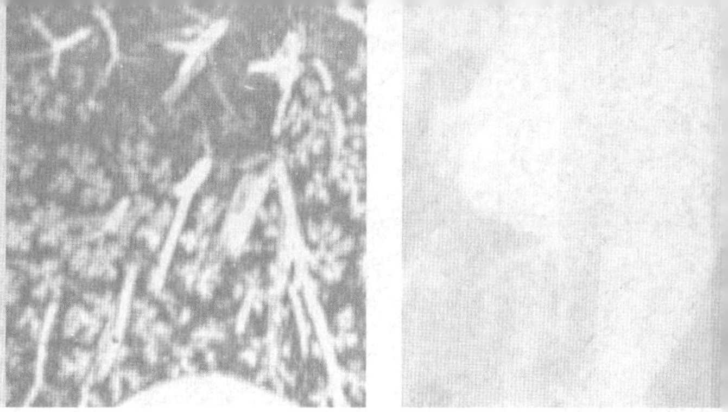

第24章

胰腺疾病

第1节　解剖生理概要

胰腺是人体第二大腺体。长17～20 cm，宽3～5 cm，厚1.5～2.5 cm，重82～117 g，斜向左上方紧贴于L_1～L_2前面。分为胰头、颈、体、尾4部分，各部相互移行，无明显界限。除胰尾被浆膜包绕外，其余部分均位于腹膜后。因此胰腺病变的表现往往比较深、隐蔽。胰头较为膨大，嵌入十二指肠环内，其下部向左突出并绕至肠系膜上动、静脉后方的部分称钩突，此处常有2～5支小静脉汇入肠系膜上静脉。肠系膜上静脉前方的部分为胰颈。胰颈和胰尾之间为胰体，占胰的大部分，其后紧贴腰椎体，当上腹部钝挫伤时受挤压的机会最大。胰尾是胰左端的狭细部分，行向左上方抵达脾门。脾切除时胰尾易受损伤而形成胰瘘。

胰管(Wirsung管)也称主胰管，直径2～3 mm，横贯胰腺全长，由胰尾行至胰头，沿途接纳小叶间导管。约85%的人胰管与胆总管汇合形成“共同通道”，下端膨大部分称Vater壶腹，开口于十二指肠乳头(也称十二指肠大乳头)，其内有Oddi括约肌；一部分虽有共同开口，但两者之间有分隔；少数人两者分别开口于十二指肠(图24-1)，这种共同开口或共同通道是胰腺疾病和胆道疾病互相关联的解剖学基础。在胰头部胰管上方有副胰管(Santorini管)，通常与胰管相连，收纳胰头前上部的胰液，开口于十二指肠小乳头。

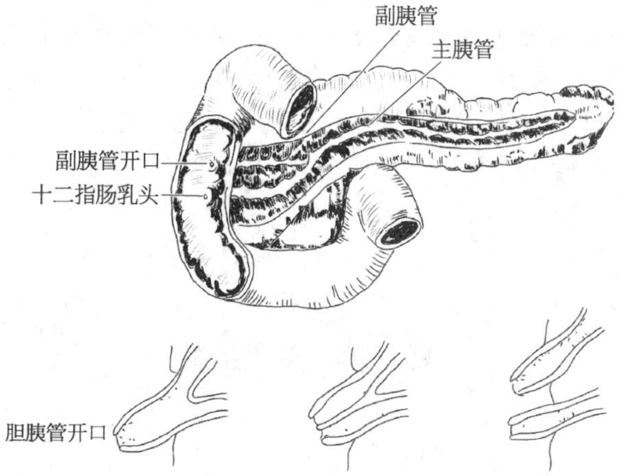

图24-1　胰管的解剖关系

胰头血供来源于胃十二指肠动脉和肠系膜上动脉的胰十二指肠前、后动脉弓。胰体尾部血供来自脾动脉的胰背动脉和胰大动脉。通过胰横动脉构成胰腺内动脉网(图24-2)。胰的静脉多与同名动脉伴行，最后汇入门静脉。胰腺的淋巴也很丰富，起自腺泡周围的毛细淋巴管，在小叶间汇成稍大的淋巴管，沿血管达胰表面，注入胰上、下淋巴结与脾淋巴结，然后注入腹腔淋巴结。胰的多个淋巴结群与幽门上下、肝门、横结肠系膜及腹主动脉等处淋巴结相连通。胰腺受交感神经和副交感神经的双重支配，交感神经是胰腺疼痛的主要通路，副交感神经传出纤维对胰岛、腺泡和导管起调节作用。

胰腺具有外分泌和内分泌两种功能。胰腺的外分泌为胰液，是一种透明的等渗液体，每日分泌750～1 500 ml，pH为7.4～8.4。其主要成分为由腺泡细胞分泌的各种消化酶以及由中心腺泡细胞和导管细胞分泌的水和碳酸氢盐。胰消化酶主要包括胰淀粉酶、胰蛋白酶、糜蛋白酶、弹性蛋白酶、胶原酶、羧基肽酶、核糖核酸酶、脱氧核糖核酸酶、胰脂肪酶、胰磷脂酶等。胰液的分泌受迷走神经和体液的双重控制，但以体液调节为主。胰腺的内分泌来源于胰岛。胰岛

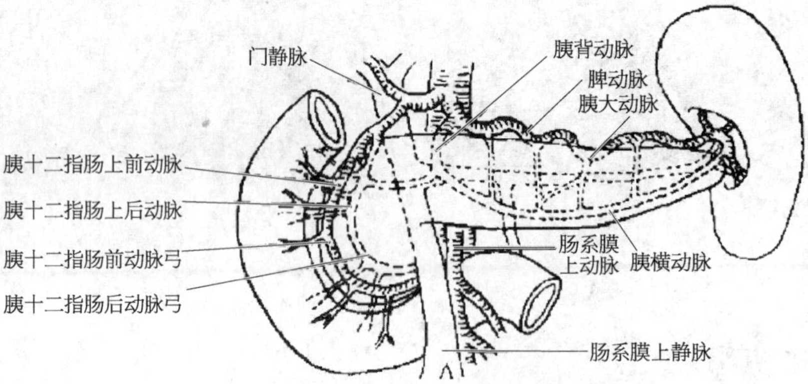

图24-2 胰腺的血液供应

是大小不等、形状不定的细胞集团，散布于腺泡之间。胰腺约有100万个胰岛，主要分布于胰体尾。胰岛有多种细胞，以β(B)细胞为主，分泌胰岛素；其次是α(A)细胞分泌胰高血糖素，以及δ(D)细胞分泌生长抑素；还有少数PP细胞分泌胰多肽、G细胞分泌促胃液素（胃泌素）和D1细胞分泌血管活性肠肽(vasoactive intestinal peptide, VIP)等。

（梁 锋）

第2节 胰腺炎

一、急性胰腺炎

急性胰腺炎(acute pancreatitis)是一种常见的急腹症。按病理分类可分为水肿性和出血坏死性。急性水肿性胰腺炎病情轻，预后好；而急性出血坏死性胰腺炎则病情险恶，死亡率高，不仅表现为胰腺的局部炎症，而且常常涉及全身的多个脏器。

【致病危险因素】 急性胰腺炎有多种致病危险因素，国内以胆道疾病为主，占50%以上，称胆源性胰腺炎。西方主要与过量饮酒有关，约占60%。

1. 胆道疾病 胆道结石向下移动过程中，可阻塞胆总管末端，即Vater壶腹，此时胆汁可经"共同通道"反流入胰管，其中经细菌作用将结合胆汁酸还原成的游离胆汁酸可损伤胰腺，并能将胰液中的磷脂酶原A激活成为磷脂酶A，从而引起胰腺组织坏死，产生急性胰腺炎。造成Vater壶腹阻塞的原因还有胆道蛔虫病以及因炎症或手术器械引起的十二指肠乳头水肿或狭窄、Oddi括约肌痉挛等。

2. 过量饮酒 在美国过量饮酒是急性胰腺炎的主要致病危险因素。酒精除了能直接损伤胰腺，尚能间接刺激胰液分泌，并可引起十二指肠乳头水肿和Oddi括约肌痉挛，其结果造成胰管内压力增高，细小胰管破裂，胰液进入胰腺组织间隙。此时，胰蛋白酶原被胶原酶激活成胰蛋白酶，后者又激活磷脂酶A、弹力蛋白酶、糜蛋白酶和胰血管舒缓素等对胰腺进行"自我消化"而发生急性胰腺炎。

3. 十二指肠液反流 当十二指肠内压力增高，十二指肠液可向胰管内反流，其中的肠激酶等物质可激活胰液中各种分解蛋白的酶和磷脂酶A，从而导致急性胰腺炎的发生。十二指肠内压力增高的原因有：穿透性十二指肠溃疡、十二指肠憩室、环状胰腺、十二指肠炎性狭窄、胰腺钩突部肿瘤、胃大部切除术后输入襻梗阻以及其他梗阻因素。

4. 创伤因素 上腹部钝器伤、穿通伤、手术操作，特别是经Vater壶腹的操作，如内镜逆行胰胆管造影(ERCP)和内镜经Vater壶腹胆管取石术等。

5. 胰腺血循环障碍 低血压、心肺旁路、动脉栓塞、血管炎以及血液黏滞度增高等因素均可造成胰腺血循环障碍而发生胰腺炎。

6. 其他因素 胰腺炎的致病危险因素还有很多，如饮食因素、感染因素、药物因素以及与高脂血症、高血钙、妊娠有关的代谢、内分泌和遗传因素等。

除上述病因外，少数急性胰腺炎找不到原因，称为特发性胰腺炎。

【发病机制和病理生理】 急性胰腺炎的发病机制比较复杂，至今尚未被完全阐述清楚。往往有多种因素参与，发展到后期又有新的因素加入，使病情更趋复杂。

在正常情况下，胰液中的酶原不具活性，只有在十二指肠内被激活后方有消化功能。在上述致病因素存在时，各种胰酶将通过不同途径相继提前在胰管或腺泡内被激活，这些具有活性的胰酶将产生局部和全身损害。在局部对胰腺及其周围组织产生"自身消化"，各种蛋白酶和脂肪酶均可造成组织细胞坏死，特别是磷脂酶A可产生有细胞毒性的溶血卵磷脂，后者可溶解破坏细胞膜和线粒体膜的脂蛋白结构，致细胞死亡。弹力蛋白酶可破坏血管壁和胰腺导管，使胰腺出血和坏死。胰血管舒缓素可使血管扩张，通透性增加。脂肪酶将脂肪分解成脂肪酸后，与钙离子结合形成脂肪酸钙，可使血钙降低。此外，细胞内胰蛋白酶造成细胞内的自身消化也与胰腺炎发生有关，人胰腺炎标本的电镜观察发现细胞内酶原颗粒增大和较大的自家吞噬体形成。胰液中的各种酶被激活后发挥作用的共同结果是胰腺和胰周组织广泛充血、水肿，甚至出血、坏死，并在腹腔和腹膜后渗出大量的液体。患者在早期可出现休克。到了疾病后期所产生的坏死组织又将因为细菌移位而继发感染，在腹膜后、网膜囊或游离腹腔形成脓肿。

大量胰酶及有毒物质被腹膜吸收入血时导致心、脑、肺、肝、肾等器官的损害，引起多器官功能障碍综合征。细菌内毒素入血后还可触发体内的单核巨噬细胞、中性粒细胞和淋巴细胞产生并释放大量内源性介质，这将加重全身损害和多器官功能障碍。

新近的研究表明，胰腺小叶内动脉及其分支之间无吻合存在，属终末动脉，故胰腺组织对缺血高度敏感。这一发现加深了胰腺微循环障碍对急性膜腺炎发生和发展的认识。急性胰腺炎时血流动力学发生改变，如血液黏度增高、红细胞聚集增加和红细胞变形能力下降，这些变化将加重胰腺血循环障碍，促使病情恶化，可使水肿性胰腺炎向出血坏死性胰腺炎转化。

【病理】 基本病理改变是胰腺呈不同程度的水肿、充血、出血和坏死。

1. 急性水肿性胰腺炎　病变轻，多局限在体尾部。胰腺肿胀变硬，充血，被膜紧张，其下可有积液。腹腔内的脂肪组织，特别是大网膜可见散在粟粒状或斑块状的黄白色皂化斑(脂肪酸钙)。腹水为淡黄色，镜下见间质充血、水肿并有炎症细胞浸润。有时可发生局限性脂肪坏死。

2. 急性出血坏死性胰腺炎　病变以胰腺实质出血、坏死为特征。胰腺肿胀，呈暗紫色，分叶结构模糊，坏死灶呈灰黑色，严重者整个胰腺变黑。腹腔内可见皂化斑和脂肪坏死灶，腹膜后可出现广泛组织坏死。腹腔内或腹膜后有咖啡色或暗红色血性液体或血性混浊渗液。镜下可见脂肪坏死和腺泡破坏，腺泡小叶结构模糊不清。间质小血管壁也有坏死，呈现片状出血，炎症细胞浸润晚期坏死组织合并感染形成胰腺或胰周脓肿。

【临床表现】 由于病变程度不同，患者的临床表现也有很大差异。

1. 腹痛　是本病的主要症状。常于饱餐和饮酒后突然发作，腹痛剧烈，多位于左上腹，向左肩及左腰背部放射。胆源性者腹痛始发于右上腹，逐渐向左侧转移。病变累及全胰时，疼痛范围较宽并呈束带状向腰背部放射。

2. 腹胀　与腹痛同时存在。是腹腔神经丛受刺激产生肠麻痹的结果，早期为反射性，继发感染后则由腹膜后的炎症刺激所致。腹膜后炎症越严重，腹胀越明显。腹腔积液时可加重肿胀。患者排便、排气停止。

3. 恶心、呕吐　该症状早期即可出现，常与腹痛伴发。呕吐剧烈而频繁。呕吐物为胃十二指肠内容物，偶可呈咖啡色。呕吐后腹痛不缓解。

4. 腹膜炎体征　急性水肿性胰腺炎时压痛多只限于上腹部，常无明显肌紧张。急性出血坏死性胰腺炎压痛明显，并有肌紧张和反跳痛，范围较广或延及全腹。移动性浊音多为阳性。肠鸣音减弱或消失。

5. 其他　较轻的急性水肿性胰腺炎可不发热或轻度发热。合并胆道感染者常伴有寒战、高热。胰腺坏死伴感染时，持续性高热为主要症状之一。若有结石嵌顿或胰头肿大压迫胆总管，可出现黄疸。坏死性胰腺炎患者出现脉搏细速、血压下降，乃至休克。早期休克主要是由低血容量所致，后期继发感染使休克原因复杂化且难以纠正。伴急性肺功能衰竭时可有呼吸困难和发绀。有胰性脑病者可引起中枢神经系统症状，可出现感觉迟钝、意识模糊乃至昏迷等精神症状。腹膜后坏死组织感染可出现腰部皮肤水肿、发红和压痛。少数严重患者可因外溢的胰液经腹膜后途径渗入皮下溶解脂肪造成出血。在腰部、季肋部和腹部皮肤出现大片青紫色瘀斑，称 Grey - Turner 征；若出现在脐周，称 Cullen 征。胃肠出血时可发生呕血和便血。血钙降低时，可出现手足抽搐。严重者可有弥散性血管内凝血(DIC)表现。

【诊断】

1. 实验室检查

(1) 胰酶测定：血清、尿淀粉酶测定是最常用的诊断方法。血清淀粉酶在发病数小时开始升高，24 h 达高峰，4～5 日后逐渐降至正常；尿淀粉酶在 24 h 才开始升高，48 h 到高峰，下降缓慢，1～2 周恢复正常。血清淀粉酶值超过 500 U/dl(正常值 40～180 U/dl，Somogyi 法)，尿淀粉酶也明显升高(正常值 80～300 U/dl，Somogyi 法)，有诊断价值。淀粉酶值愈高，诊断正确率也越大，但淀粉酶值升高的幅度和病变严重程度不成正相关。

血清淀粉酶同工酶的测定提高了本病诊断的准确性。虽然血清淀粉酶升高，但 P -同工酶不高也不能考虑急性胰腺炎的诊断。

淀粉酶清除率与肌酐清除率比值的测定可排除因肾功能不全对尿淀粉酶的影响：正常比值为2%～5%，当比值大于8%时有诊断价值。

血清脂肪酶明显升高（正常值23～300 U/L）也是比较客观的诊断指标。

(2) 其他项目：包括白细胞增高、高血糖、肝功能异常、低血钙、血气分析及DIC指标异常等。诊断性腹腔穿刺若抽出血性渗出液，所含淀粉酶值高对诊断很有帮助。

2. *影像学诊断*

(1) 腹部B超：是首选的影像学诊断方法，可发现胰腺肿大和胰周液体积聚。胰腺水肿时显示为均匀低回声，出现粗大的强回声提示有出血、坏死的可能。还可检查胆道有无结石，胆管有无扩张。但由于上腹部胃肠气体的干扰，可影响诊断的准确性。

(2) 胸、腹部X线片：胸片可显示左肺下叶不张，左侧膈肌抬高，左侧胸腔积液等征象；腹部平片可见十二指肠环扩大、充气明显以及出现前哨肠襻和结肠中断征等。

(3) 增强CT扫描：不仅能诊断急性胰腺炎，而且对鉴别水肿性和出血坏死性可提供很有价值的依据。在胰腺弥漫性肿大的背景上若出现质地不均、液化和蜂窝状低密度区，则可诊断为胰腺坏死。还可在网膜囊内、胰周、肾旁前或肾旁后间隙、结肠后甚至髂窝等处发现胰外侵犯的征象。此外，对其并发症如胰腺脓肿和假性囊肿等也有诊断价值。

(4) MRI：可提供与CT相同的诊断信息。

3. *临床分型*　轻型急性胰腺炎，或称水肿性胰腺炎，主要表现为上腹痛、恶心、呕吐；腹膜炎限于上腹，体征轻；血、尿淀粉酶增高；经及时的液体治疗短期内可好转，死亡率很低。重症急性胰腺炎，或称出血坏死性胰腺炎，除上述症状外，腹膜炎范围宽，体征重，腹胀明显，肠鸣音减弱或消失，可有腹部包块，偶见腰胁部或脐周皮下瘀斑征。腹水呈血性或脓性。可伴休克，也可并发脏器功能障碍和严重的代谢障碍。实验室检查：白细胞增多（$>16\times10^9$/L），血糖升高（>11.1 mmol/L），血钙降低（<1.87 mmol/L），血尿素氮或肌酐增高，酸中毒；PaO_2下降<8 kPa（<60 mmHg），应考虑ARDS；甚至出现DIC、急性肾衰竭等。死亡率高。早期合并多器官功能障碍的特重型胰腺炎称暴发性胰腺炎，死亡率很高。

其他评定标准，针对重症急性胰腺炎国际上有许多评定标准。如Ranson预后判断标准、急性生理学和慢性健康评分标准APACHE Ⅱ（acute physiology and chronic health evaluation Ⅱ），对病情及预后估计很有帮助，但是较为烦琐。

4. *急性胰腺炎的局部并发症*　包括胰腺坏死、胰腺脓肿、急性胰腺假性囊肿及胃肠道瘘。

(1) 胰腺及胰周组织坏死：指胰腺实质的弥漫性或局灶性坏死，伴胰周（包括腹膜后间隙）脂肪坏死。根据有无感染又分为感染性和无菌性胰腺坏死。

(2) 胰腺及胰周脓肿：指胰腺和（或）胰腺周围的包裹性积脓，由胰腺组织和（或）胰周组织坏死液化继发感染所致，脓液培养有细菌或真菌生长。

(3) 急性胰腺假性囊肿：胰腺周围液体积聚，被纤维组织包裹形成假性囊肿。

(4) 胃肠道瘘：胰液的消化和感染的腐蚀均可使胃肠道壁坏死、穿孔而发生瘘。常见的部位是结肠、十二指肠，有时也发生在胃和空肠。

【治疗】　根据急性胰腺炎的分型、分期和病因选择恰当的治疗方法。

1. *非手术治疗*　急性胰腺炎全身反应期、水肿性胰腺炎及尚无感染的出血坏死性胰腺炎均应采用非手术治疗。

(1) 禁食、胃肠减压：持续胃肠减压可防止呕吐、减轻腹胀、增加回心血量，并能减少促胰酶素和促胰液素的分泌，从而减少胰酶和胰液的分泌，使胰腺得到休息。

(2) 补液、防治休克：静脉输液，补充电解质，纠正酸中毒，预防治疗低血压，维持循环稳定，改善微循环。对重症患者应进行重症监护。

(3) 镇痛解痉：在诊断明确的情况下给予止痛药，同时给予解痉药（山莨菪碱、阿托品），禁用吗啡，以免引起Oddi括约肌痉挛。

(4) 抑制胰腺分泌及胰酶抑制剂：H_2受体阻滞剂（如西咪替丁）可间接抑制胰腺分泌；生长抑素（如奥曲肽）疗效较好，但价格昂贵，一般用于病情比较严重的患者；抗胆碱能药（如阿托品）虽有一定效果但可加重腹胀。胰蛋白酶抑制剂如抑肽酶（aprotinin）、加贝酯（gabexate）等具有一定的抑制胰蛋白酶的作用。

(5) 营养支持：早期禁食，主要靠全肠外营养（TPN）。若手术时附加空肠造瘘，待病情稳定、肠功能恢复后可经造瘘管输入营养液。当血清淀粉酶恢复正常，症状、体征消失后，可恢复饮食。

(6) 抗生素的应用：宜早应用。在合并胰腺或胰周坏死时，应经静脉使用致病菌敏感广谱抗生素。常见致病菌有大肠埃希菌、铜绿假单胞菌、克雷伯杆菌和变形杆菌等。

(7) 中药治疗：呕吐基本控制后，经胃管注入中药，常用复方清胰汤加减：金银花、连翘、黄连、黄芩、厚朴、枳壳、木香、红花、生大黄(后下)，酌情每日 3～6 次。注入后夹管 2 h。呕吐不易控制者也可用药物灌肠。

(8) 腹腔灌洗：可以将富含胰酶和多种有害物质的腹腔渗出液移出体外，减少由它们所造成的局部和全身损害。方法：经脐下做小切口向上腹部和盆腔分别置入进水管和出水管，用平衡液灌洗。

2. *手术治疗*

(1) 手术适应证：① 不能排除其他急腹症时。② 胰腺和胰周坏死组织继发感染。③ 虽经合理支持治疗，而临床症状继续恶化。④ 暴发性胰腺炎经过短期(24 h)非手术治疗后，多器官功能障碍仍不能得到纠正。⑤ 胆源性胰腺炎。⑥ 病程后期合并肠瘘或胰腺假性囊肿。

(2) 手术方式：最常用的是坏死组织清除加引流术。经上腹弧形切口开腹，游离、松动胰腺，切断脾结肠韧带，将结肠向中线翻起，显露腹膜后间隙，清除胰周和腹膜后的渗液、脓液以及坏死组织，彻底冲洗后放置多根引流管从腹壁或腰部引出，以便术后灌洗和引流。缝合腹部切口，若坏死组织较多切口也可部分敞开，以便术后经切口反复多次清除坏死组织。同时行胃造瘘、空肠造瘘(肠内营养通道)及胆道引流术。

若继发肠瘘，可将瘘口外置或行近端造瘘术。形成假性囊肿者，可酌情行内、外引流术，或经皮穿刺置管引流术。

(3) 胆源性胰腺炎的处理：伴有胆道下端梗阻或胆道感染的重症患者，应该急诊或早期(72 h 内)手术。取出结石，解除梗阻，畅通引流，并按上述方法清除坏死组织做广泛引流。若以胆道疾病表现为主，急性胰腺炎的表现较轻，可在手术解除胆道梗阻后，行胆道引流和网膜囊引流术，病情许可时同时切除胆囊。若有条件可经纤维十二指肠镜行 Oddi 括约肌切开、取石及鼻胆管引流术。如果患者经非手术治疗后病情缓解，可在急性胰腺炎治愈后 2～4 周做胆道手术。

二、慢性胰腺炎

慢性胰腺炎(chronic pancreatitis)是各种原因所致的胰实质和胰管的不可逆慢性炎症，其特征是反复发作的上腹部疼痛伴不同程度的胰腺内、外分泌功能减退或丧失。

【病因】 最主要的病因是长期酗酒，在我国则以胆道疾病为主。甲状旁腺功能亢进的高钙血症和胰管内蛋白凝聚沉淀均可形成胰腺结石，从而导致慢性胰腺炎。此外，高脂血症、营养不良、血管因素、遗传因素、先天性胰腺分离畸形以及急性胰腺炎造成的胰管狭窄等均与本病的发生有关。

【病理】 病变为不可逆改变。典型的病变是胰腺缩小，呈不规则结节样变硬。胰管狭窄伴节段性扩张，其内可有胰石或囊肿形成。显微镜下见：大量纤维组织增生，腺泡细胞缺失，胞体皱缩，钙化和导管狭窄。电子显微镜下可见致密的胶原和成纤维细胞增生并将胰岛细胞分隔。

【临床表现】 腹痛最常见。疼痛位于上腹部剑突下或偏左，常放射到腰背部，呈束腰带状。疼痛持续的时间较长。可有食欲减退和体重下降。约 1/3 患者有胰岛素依赖性糖尿病，1/4 有脂肪泻。通常将腹痛、体重下降、糖尿病和脂肪泻称之为慢性胰腺炎的四联征。少数患者可因胰头纤维增生压迫胆总管而出现黄疸。

【诊断】 依据典型临床表现，应考虑慢性胰腺炎的可能。粪便检查可发现脂肪滴，胰功能检查可发现功能不足。B 超可见胰腺局限性结节，胰管扩张，囊肿形成，胰肿大或纤维化。腹部 X 线平片可显示胰腺钙化或胰石影。CT 扫描可见胰实质钙化，结节状，密度不均，胰管扩张或囊肿形成等。ERCP 可见胰管扩张或不规则呈串珠状，可见钙化或结石影，也可见囊肿。如胰管显影正常可除外慢性胰腺炎的诊断。

【治疗】

1. *非手术治疗* ① 病因治疗：治疗胆道疾病，戒酒。② 镇痛：可用长效抗胆碱能药物，也可用一般止痛药，要防止药物成瘾，必要时行腹腔神经丛封闭。③ 饮食疗法：少食多餐，高蛋白质、高维生素、低脂饮食，按糖尿病的要求控制糖的摄入。④ 补充胰酶：消化不良，特别对脂肪泻患者，大量外源性胰酶制剂有一定治疗效果。⑤ 控制糖尿病：控制饮食并采用胰岛素替代疗法。⑥ 营养支持：长期慢性胰腺炎多伴有营养不良。除饮食疗法外，可有计划地给予肠外和(或)肠内营养支持。

2. *手术治疗* 目的主要在于减轻疼痛，延缓疾病的进展，不能根治。

(1) 纠正原发疾病：若并存胆石症应行手术取出胆石，去除病因。

(2) 胰管引流术：① 经十二指肠行 Oddi 括约肌切开术或成形术；可解除括约肌狭窄，使胰管得到引流；也可经 ERCP 行此手术。② 胰管空肠侧侧吻合术：全程切开胰管，取除结石，与空肠做侧侧吻合。

(3) 胰腺切除术：有严重胰腺纤维化而无胰管扩张者可根据病变范围选用下列手术。① 胰体尾部切除术：适用于胰体尾部病变。② 胰腺次全切除术：胰远侧切除达胆总管水平，适用于严重的弥漫性胰实质病变。术后有胰岛素依赖性糖尿病的危险，但大部分患者可获得疼痛的减轻。③ 胰头十二指肠切除术（Whipple 手术）：适宜于胰头肿块的患者。可解除胆道和十二指肠梗阻，保留了富有胰岛细胞的胰体尾部。④ 保留幽门的胰十二指肠切除术（pylorus-preserving pancreaticoduodenectomy，PPPD）：由于保留了幽门，较前者更为优越。⑤ 保留十二指肠的胰头切除术：残留胰腺与空肠施 Roux－en－Y 吻合术，与 PPPD 效果相似。⑥ 全胰切除术：适用于顽固性疼痛患者。半数以上患者可解除疼痛，但术后发生糖尿病、脂肪泻和体重下降，患者需终生依靠注射胰岛素及口服胰酶片的替代治疗。

此外，对顽固性剧烈疼痛，其他方法缓解无效时，可施行内脏神经切断术或用无水乙醇等药物注射于内脏神经节周围，以控制疼痛。

（梁　锋）

第3节　胰腺癌和壶腹部癌

一、胰腺癌

【流行病学】 胰腺癌是消化系统常见恶性肿瘤之一，发病率在不同国家、不同地区和不同人群差别较大，捷克、以色列、匈牙利、美国、日本等发病率均较高，而马维拉、孟加拉国、坦桑尼亚、印度等发病率均较低。总的分析，发达国家和地区及工业化程度高的国家发病率明显高于工业化程度低的国家。从发病人群分析，各国均以老年人群发病者居多。

中国过去缺乏全国性的流行病学统计，但自 2004 年建立全国肿瘤登记制度以来，资料逐渐完整，2003～2007 年，胰腺癌在中国的城乡地区排第 7 位，总发病率为 6.82/10 万，男性 7.47/10 万，占男性肿瘤的第 9 位，女性前 10 位中尚无胰腺癌，而城市发病率为 7.39/10 万，排第 9 位，农村 4.87/10 万，排第 8 位，发病率上城市高于农村。高发年龄均在 65 岁以上，不论男女，均在前 10 位，总死亡率 6.24/10 万，占肿瘤死亡的第 6 位，男性 6.97/10 万，占第 6 位，女性 5.85/10 万，占第 7 位。65 岁以上死亡率，男女均占第 6 位，发病率和死亡率 45 岁以上开始增多，65 岁以上显著增多，80～85 岁达高峰。最近统计总的发病率较前升高：达 8.55/10 万，占第 7 位，其中男性 9.26/10 万，在男性所有肿瘤发病率排第 8 位，发病率已高居前 10 位，粗死亡率 8.09/10 万，胰腺癌的发病率和死亡率比较接近。发病趋势为发达地区高于欠发达地区，城市高于农村。时间分析发现，近年的发病率明显增高，近 10 年已排在十大高发肿瘤之一，人群分析发现老年患者多。所以，提高老年胰腺癌的诊治水平，对提高胰腺癌的诊治水平有着重要意义。

【病因和发病机制】 胰腺癌的病因至今仍不清楚，至今也只有吸烟增加患胰腺癌的风险基本上得到公认。慢性胰腺炎和胰腺癌关系密切，胰腺癌患者常同时发生胰腺炎，但两者的因果关系无法确定，有研究认为，慢性胰腺炎患者容易发生胰腺癌，发病率明显高于普通人群，尤其是遗传性慢性胰腺炎，年龄在 70 岁以上的患者，发病率明显增高。

糖尿病和胰腺癌的关系密切，糖尿病引起胰腺癌或是胰腺癌引起糖尿病，一直没有很好的证据，有研究认为，胰腺癌患者的糖尿病多属新发，可能是胰腺癌引起糖尿病，但多数研究认为，糖尿病是胰腺癌的危险因素；除此之外，不健康饮食、环境污染认为与近年胰腺癌高发有关，随着分子生物学的发展，基因异常在胰腺癌发生发展中的作用越来越受到关注，很多与肿瘤发生发展相关的基因在腺癌组织中都可以检测到异常表达。

胰腺癌的病因没能完全明确，发病机制就无法完全阐明，目前只能认为，胰腺癌的发生是多因素、多基因、多步骤的过程，化学、物理、生物、环境等致癌因素引起基因结构和功能改变，使细胞的增殖、生长分化失去控制导致肿瘤的发生和发展。所以对病因及发病机制进行广泛深入的研究，对预防胰腺癌的发生、发展及治疗有着重要的意义。

【病理】

1. 癌前病变　胰腺上皮内瘤变 3 级（PanIN－3）；导管内乳头状黏液肿瘤（intraductal papillary mucinous neoplasm，IPMN）伴轻度或中度异型增生。

(1) IPMN 伴高度异型增生。

(2) 导管内管状乳头状肿瘤。

(3) 黏液性囊性肿瘤伴低-中异型增生。

(4) 黏液性囊性肿瘤伴高度异型增生。

2. 恶性

(1) 导管腺癌。

(2) 腺鳞癌。

(3) 胶样癌（黏液非囊性癌）。

(4) 肝样癌。

(5) 髓样癌。

(6) 印戒细胞癌。

(7) 未分化癌(分化不良癌)。

(8) 伴破骨细胞样巨细胞的未分化癌。

(9) 腺泡细胞癌：腺泡细胞囊腺癌；IPMN 相关浸润性癌；混合性腺泡-导管癌；混合性腺泡-神经内分泌癌；混合性腺泡-神经内分泌-导管癌；混合性导管-神经内分泌癌。

(10) 黏液性囊性肿瘤相关浸润性癌。

(11) 胰母细胞瘤。

(12) 浆液性囊腺癌。

(13) 实性-假乳头状癌。

(14) 神经内分泌癌(neuroendocrine carcinoma，NEC)：大细胞性 NEC；小细胞性 NEC。

(15) EC 细胞，产 5-羟色胺的神经内分泌肿瘤(neuroendocrine tumour，NET)(类癌)。

【分期】 胰腺肿瘤 TNM 分期系统(适用于胰腺外分泌癌和神经内分泌肿瘤)(表 24-1)。

表 24-1 胰腺肿瘤 TNM 分期

T	原发肿瘤	M	远处转移		
T_x	原发肿瘤无法估测	M_0	无远处转移		
T_0	无原发肿瘤的证据	M_1	有远处转移		
Tis	原位癌，包括 PanIN-3C	按组分期			
T_1	肿瘤局限在胰腺内，最长径≤2 cm	分期	T	N	M
T_2	肿瘤局限在胰腺内，最长径>2 cm	0 期	Tis	N_0	M_0
T_3	肿瘤侵犯胰腺外组织	ⅠA 期	T_1	N_0	M_0
T_4	肿瘤侵犯腹腔或肠系膜上动脉	ⅠB 期	T_2	N_0	M_0
N	局部淋巴结	ⅡA 期	T_3	N_0	M_0
N_x	无法确定局部淋巴结是否受累	ⅡB 期	T_1、T_2、T_3	N_1	M_0
N_0	无局部淋巴结转移	Ⅲ期	T_4	任何 N	M_0
N_1	淋巴结转移	Ⅳ期	T_4	任何 N	M_1
N_{1b}	多个局部淋巴结转移				

【临床表现】

1. 症状

(1) 上腹部不适及隐痛：上腹部不适及隐痛是胰腺癌最常见的首发症状，浙江省肿瘤医院 2006～2012 年间首次住院的 700 余例患者中，以上腹部不适为首发症状就诊的高达 80%以上，其中胰头癌占 45%左右，胰体尾癌腹痛为 85%左右，是胰腺癌的常见症状，也是胰体尾癌的最突出的主诉。其中胰体尾癌或全胰癌的腹痛发生率明显要高于胰头癌。痛的性质大致可分为 3 种：① 多数为上腹部钝痛，为持续性或间断性胀痛，常常在进食后加重，数小时后缓解。② 阵发性剧痛并向右肩部放射。③ 伴腰背部痛，约有 1/4 的患者因腰背部痛就诊。多数患者夜间痛加重，白天痛稍减轻，尤其胰体尾部癌，这种痛是首发症状，也是胰腺癌的典型症状，同时也是晚期胰腺癌的表现。但也因肿瘤部位不同，腹痛发生的部位有所差别，胰头癌可能痛稍偏右，胰体部癌以上腹正中多见，胰尾部癌偏左侧。

(2) 消瘦：在所有的消化道肿瘤中，胰腺癌使体重减轻更为明显，发生率高达 65%～100%。浙江省肿瘤医院对初次住院的患者明确记录体重下降的占 25%左右，引起消瘦的原因是多方面的。肿瘤消耗，胆胰管梗阻引起脂肪及蛋白质吸收不良，疼痛，精神紧张睡眠不佳，厌食，消化不良等均可能引起体重减轻。所以对不明原因的体重下降患者应引起高度重视。

(3) 梗阻性黄疸：梗阻性黄疸是胰头癌症状的突出表现，也是多数老年胰头癌患者就诊的首发症状，肿瘤部位若靠近壶腹周围，黄疸可较早出现。黄疸常呈持续且进行性加深，小便色渐加深至浓茶水样，并有部分老年患者或本身肤色较黑的患者，误认为血尿，大便色泽变淡，但与胆道结石引起的胆道梗阻性黄疸相比，胰腺癌患者出现白色陶土样大便比例较低；因梗阻性黄疸出现皮肤瘙痒也是常见症状之一，甚至有患者因皮肤瘙痒成为就诊的首发症状。

(4) 消化道症状及其他症状：食欲减退，肿瘤常使胰液及胆汁排泄受阻，胃排空延迟，胰液胆汁不能正常进入十二指肠，胰腺外分泌功能减退都会影响食欲。另外有部分患者尚有腹泻、黑便、发热、乏力及精神抑郁等。

上述常见症状中，疼痛、消瘦、黄疸为三大主要症状，但也只有黄疸为胰头癌的比较特异的症状。

2. 体征

(1) 黄疸：2006～2012 年浙江省肿瘤医院住院的 730 名胰腺癌患者中，35%以上的胰头癌患者是以黄疸为首发表现就诊，其中老年性胰头癌更高，40%以上是以黄疸为首发表现。这可能与老年患者感觉迟钝、家人对患者平时诉说的腹部不适未重视，直至发现皮肤色泽异样才就诊有关。80%以上的患者在出现皮肤巩膜黄染前，有小便渐变黄的过程，但胰体尾癌只在门诊患者中有记载，发生率极低，笔者 10 年间仅发现 3 例以黄疸为首发表现就诊的胰体癌患者，均为晚期。

(2) 胆囊肿大及 Courvoisier 征：胰头癌导致梗阻性黄疸的，除少数特殊情况外(如原有慢性胆囊炎胆囊萎缩，胆囊已切除)等，均合并胆囊肿大，可在右上腹清楚扪及,无痛性梗阻性黄疸伴胆囊肿大称 Courvoisier 征,常提示胰头癌及壶腹周围肿瘤的可能。

(3) 肝大:胰头癌合并胆道梗阻的患者,肝脏常因淤胆而肿大,仔细触诊时可在剑突下或右肋缘下触及质地均匀的肿大的肝脏。在少数患者中因肝转移引起肝大。

(4) 上腹肿块:晚期胰腺癌可出现上腹固定的肿块。腹部肿块出现的部位,因肿瘤部位不同而异,胰头部肿瘤在右上腹,胰体部在中上腹,胰尾部在左上腹,浙江省肿瘤医院 2006~2012 年就诊的病例中以腹部肿物作为首发症状就诊的占 4%左右,多见于老年较瘦的胰体尾部癌患者,该类患者,腹壁肌肉较松弛,老年患者其他症状反应较迟钝,因偶然发现上腹部肿物就诊。

(5) 腹水:一般出现在晚期胰腺癌患者中,腹水出现的原因最常见为腹膜转移浸润引起的癌性腹水,其次为淋巴结转移引起淋巴回流受阻,门静脉受压或门静脉、肝静脉发生血栓(癌栓)引起或因低蛋白血症引起。以腹水为首发症状就诊的患者较少,笔者医院就诊的以腹水为首发症状者,全部为老年偏远地区医疗条件差的地方来源的患者。

(6) 盆腔肿物:少数患者以大便不畅或排不尽感为首发症状,肛门指检可以发现直肠外侵性肿物,在行其他检查后明确为胰腺癌盆腔转移,也是晚期胰腺癌的表现,所以外科医师应该把肛门指检作为一种常规的检查方法。肛门指诊有时可能检出影像学都没能发现的肿物。

(7) 其他:锁骨上淋巴结肿大、下肢水肿、脾肿大等均为胰腺癌晚期出现的一些体征。病例数少,但因属晚期表现,预后都较差。

3. *早期表现* 和腹部其他肿瘤一样,胰腺癌早期很少有特异的表现,老年患者更是如此,但有些表现还是应该引起注意。

(1) 不规则的上腹部隐痛:少数患者因间断的上腹部隐痛,检查发现早期胰腺癌,老年患者平时容易诉说不适症状,往往容易忽视。笔者曾遇 1 例 75 岁患者,诉间断上腹部不适半年,一直行胃镜检查未发现明显异常,多家医院认为是老年人常见的无特异病患的症状,后痛加重,上腹部 CT 检查发现胰体部肿瘤已成晚期失去手术机会,因此对此类患者应引起注意。

(2) 饮食及生活习惯改变:是部分患者最早出现而又最容易被忽视的早期表现。有这样主诉的患者,在检查未发现其他疾病时,不能只看作老年生理改变,要考虑到胰腺癌的可能。必要时超薄 CT 检查有助于发现早期胰腺癌。

(3) 症状性糖尿病或糖尿病加重:糖尿病和胰腺癌的因果关系至今未能完全明确,但有统计显示,胰腺癌和糖尿病同时检出率高达 75%以上,笔者对浙江省肿瘤医院 2006~2012 年住院的 730 例胰腺癌患者统计发现,以糖尿病为首发症状就诊的患者只占 10%左右,但入院后检查发现合并血糖升高的患者占 60%左右。虽低于文献报道,但也有较高的比例。

(4) 便秘:是老年人常见的症状,但对过去无便秘史、近期出现的便秘要引起重视,因为少数患者早期症状只有便秘。

(5) 发热:是较常见的胰腺癌的早期症状之一,具体原因不清。

总之,胰腺癌的早期症状不具有特异性,对于出现不典型症状时应提高警惕,做必要的随访,对存在高危因素的患者更应严密观察,以尽可能地做到早期诊断。

4. *实验室检查* 常规的实验室检查:血色素降低,血尿淀粉酶改变,血糖变化(升高或降低),胆红素进行升高尤其是直接胆红素的升高,血清中肿瘤相关抗原,如 CA19-9、CEA、CA125 升高等都是胰腺癌诊治过程中重要的检查项目,但均不具有特异性。

【诊断】 胰腺癌因发病部位隐匿,早期缺乏特异的症状体征,所以早期诊断较为困难。主要依靠常用的影像学技术和实验室检查来做出诊断。

1. *超声检查* 虽然胃肠道气体可影响超声检查的准确性,但无创、方便和廉价的特点使它在胰腺癌的检查中有着不可替代的地位。超声检查可以发现胰腺的占位性病变、胰腺的萎缩、胰管扩张及胆管扩张,肝脏转移,腹膜后转移及肿瘤与周围血管的关系。有研究发现 B 超对肿瘤最大径和最小径的测量均显示与手术病理结果有良好的一致性。对淋巴结转移的检测虽特异性可高达 98.0%,但敏感性仅 18.8%,准确性为 79.1%。

2. *CT 检查* CT 是胰腺癌检查的主要方法,三期断层成像加薄层扫描可清晰显示胰腺和周围组织的关系、肿瘤大小、部位及局部浸润情况。同时可清楚地显示肝转移、淋巴结转移及腹腔动脉、门静脉、肠系膜上动静脉的侵犯情况。薄层扫描可以发现胰腺的微小癌,同时薄层扫描和三维重建对肿瘤的分期和判断肿瘤可切除性方面有着重要作用。胰腺是一个有丰富动脉血供和密集毛细血管网的富血供器官,动脉期和胰腺期实质显著强化。胰腺癌由于结缔组织增生和相对乏血供,而表现为低密度。随时间的推移,对比剂从胰实质的清除及肿瘤强化程度增加,肿瘤-胰腺对比下降,于门脉期仅表现为轻度的密度差异,因此,肿瘤-胰腺密度差异及肿瘤的检出率于动脉期和胰腺期明显高于门脉期。

3. MRI　MRI 在胰腺癌检查中的应用可通过 MRI 和磁共振胰胆管成像（magnetic resonance cholangiopancreatography，MRCP）从不同层面提供更多的信息，所以 MRI 在胰腺癌的检查中有着较多的优势：① MRI显示胰腺肿物，在 T_1WI 上稍低或低信号（图 24－3），T_2WI 上显示为混杂或略高信号（图 24－4），因胰腺癌多为乏血供，注射对比剂二亚乙基三胺五乙酸钆（Gd－DTPA）后，动脉期或实质期病灶无或轻度强化，强化的程度多明显低于正常胰腺组织（图 24－5），门脉期可显示肿物强化低于胰腺实质（图 24－6），少数情况下为多血供，动脉期或实质期肿瘤明显强化，强化的程度明显高于正常胰腺组织。② 观察胰腺癌的范围，并可判断肿瘤与周围结构的关系，肿瘤与邻近重要血管、脏器及淋巴结的侵犯和转移（图 24－7）。③ MRCP 可以清楚地显示扩张的胆管和胰管，并可清楚地显示胆管或胰管的扩张程度和病变的部位（图 24－8、图 24－9）。

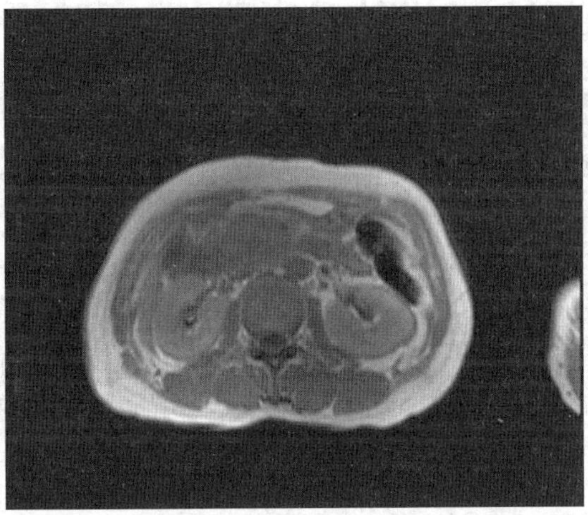

图 24－3　MRI 显示 T_1WI 胰头区团块状不均匀稍低或低信号影

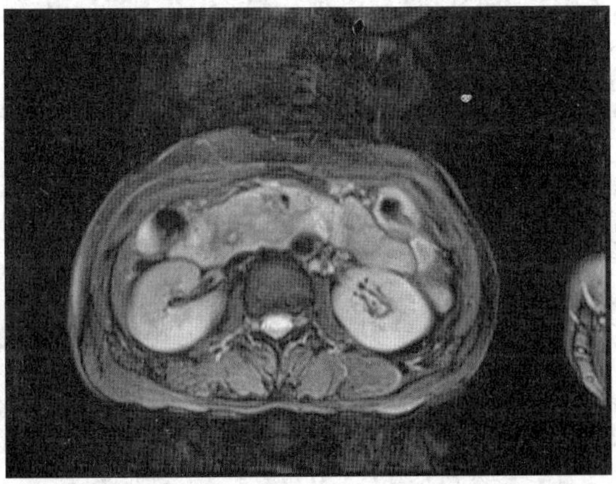

图 24－4　MRI 显示 T_2WI 胰头区混杂或略高信号影

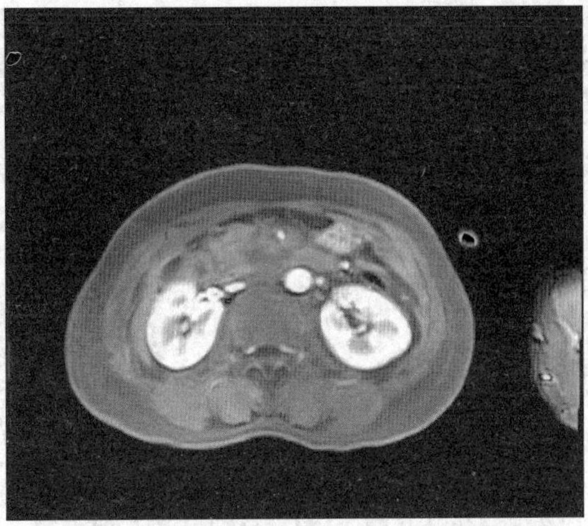

图 24－5　MRI 增强扫描动脉期病灶强化低于胰腺实质，病变包绕邻近肠系膜上动脉

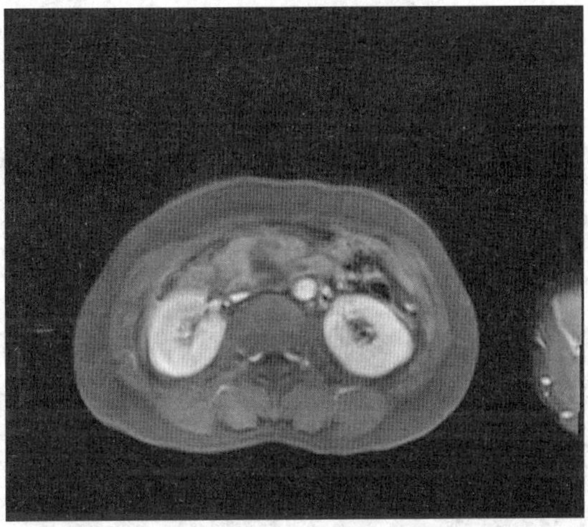

图 24－6　MR 门脉期显示胰腺肿物强化低于胰腺实质

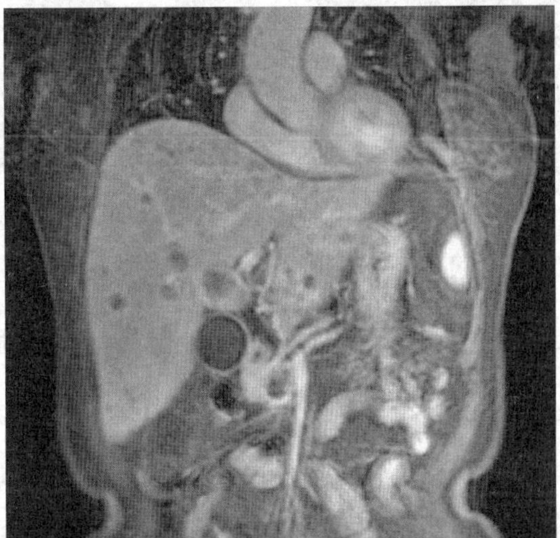

图 24－7　MR 胰头部肿物，强化不均，胰腺体尾部主胰管扩张，并显示肝内多发边缘强化的转移灶

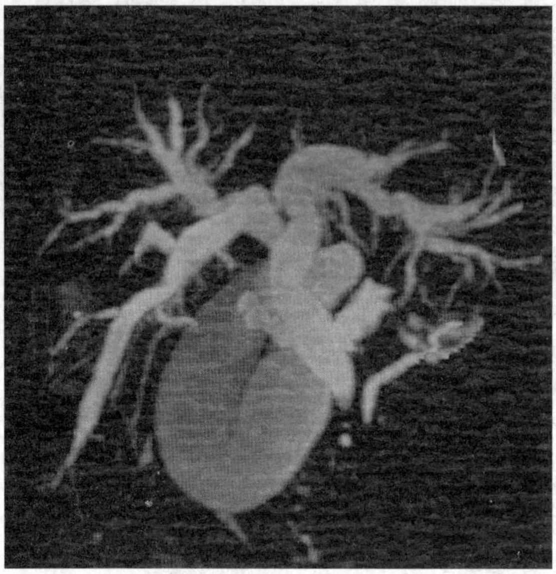

图 24-8　MRCP 显示胆总管下段梗阻，以上层面肝内外胆管显著扩张，胰管扩张

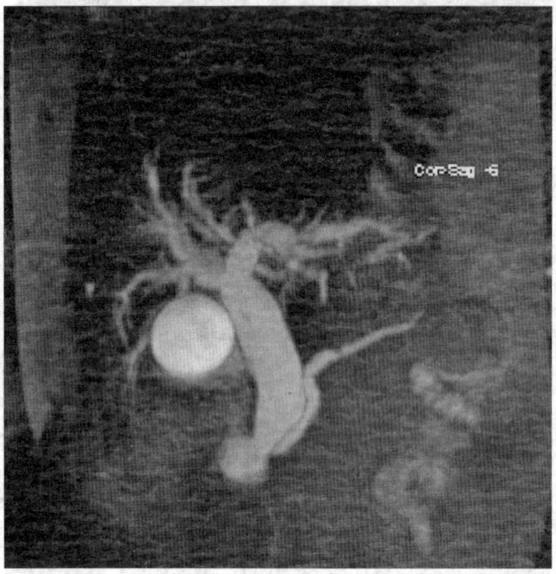

图 24-9　MRCP 显示胆总管下段梗阻，以上层面肝内外胆管显著扩张，胰管扩张

4. *内镜超声检查术*（endoscopic ultrasonography，EUS）　在胃体后壁扫查能显示胰腺前方被膜、脾动脉、肠系膜上动脉、腹主动脉和左肾；在十二指肠能显示十二指肠壁与胰腺的关系、门静脉、肠系膜上静脉、下腔静脉、腹主动脉；EUS 能准确测量出肿瘤径线的大小，且达毫米级，术前测量与术后标本比较，误差极小（图 24-10）。EUS 还能显示胰腺周围淋巴结（图24-11）、肝十二指肠韧带的淋巴结，EUS 既能显示肿瘤是否侵犯肠系膜上动静脉及门静脉，又能显示肿瘤距肠系膜上动静脉及门静脉的距离（图 24-12、图 24-13），后者是血管造影难以达到的。当然，EUS 还能显示十二指肠壁有无受侵犯及显示胆管和胆囊扩张情况以判断肿瘤是否侵及胆管及压迫胆管（图 24-14）。

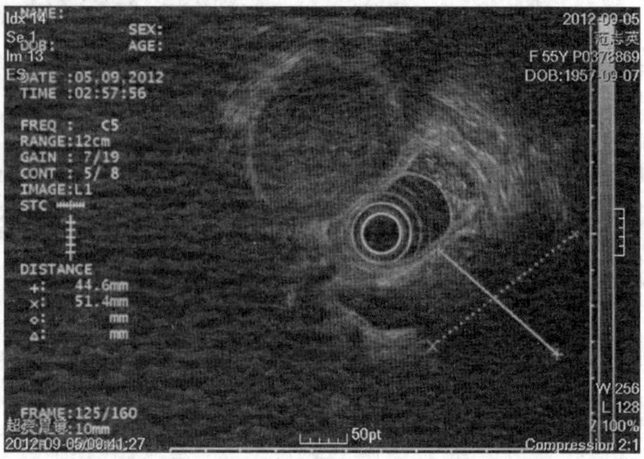

图 24-10　EUS 准确测量出肿瘤径线的大小，且达毫米级（51.4 mm×44.6 mm）

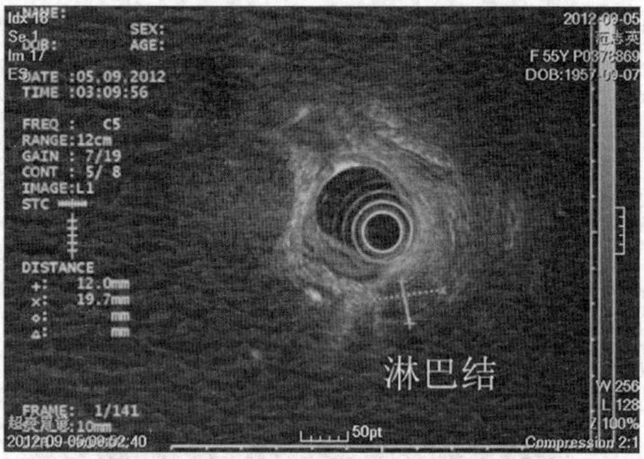

图 24-11　EUS 显示胰腺周围肿大淋巴结（19.7 mm×12.0 mm）

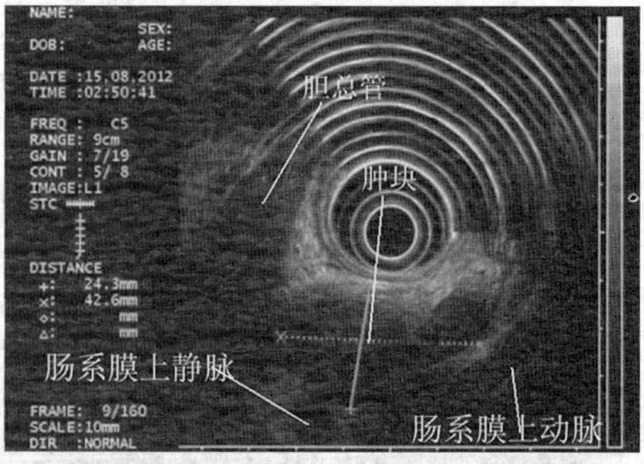

图 24-12　EUS 能显示肿瘤与肠系膜上动、静脉距离

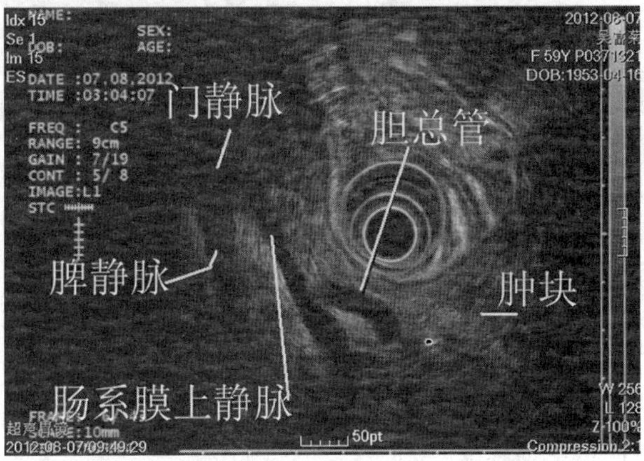

图 24－13 EUS 显示肿瘤是否侵犯门静脉,并显示肿瘤距门静脉的距离

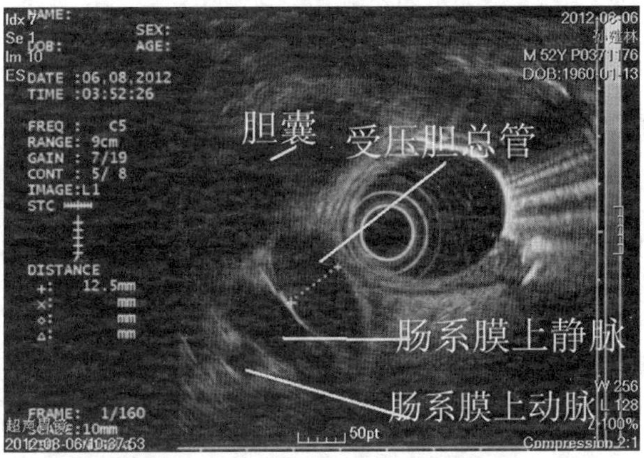

图 24－14 EUS 显示胆囊扩张,胆管受压

5\. *腹腔镜* 在胰腺癌的诊断和分期中,腹腔镜检查是一种非常有效的手段:① 可以发现 CT 检查遗漏的腹腔转移与肝脏转移情况。② 对于勉强可切除的病变或预后因素较差者(CA19－9 显著升高、原发病灶大及胰体尾部癌等),建议在有条件的医院进行腹腔镜检查并附加分期。③ 联合腹腔镜超声检查(laparoscopic ultrasonography, LUS)、穿刺活检。④ 发现隐匿转移,制定更为合理的治疗方案。

6\. *经内镜逆行胰胆管造影*(endoscopic retrograde cholangiopancreatography, ERCP) 利用 ERCP 检查收集纯胰液,可刷取脱落细胞行细胞学检查、癌基因突变和肿瘤标记物检测,并在 ERCP 基础上行胰管活检组织学检查、胰管镜及胰管内超声检查,为临床疑诊胰腺癌而经常规的超声、CT、MRI 等检查不能明确地提供重要的诊断技术和方法,但这些技术和方法不是每个医院都能达到的,同时对老年患者,这些检查毕竟是创伤性检查项目,所以一定要结合医院情况和患者自身情况选择一定的检查方法。

7\. PET－CT 正电子发射断层扫描(positron emission tomography, PET)的独特作用是以代谢显像和定量分析为基础,应用组成人体主要元素的短命核素如 ^{11}C、^{13}N、^{15}O、^{18}F 等正电子核素为示踪剂,可以快速获得多层面断层影像、三维定量结果以及三维全身扫描。PET－CT 检查则是将 PET 和 CT 有机结合在一起,使用同一个检查床和同一个图像处理工作站,将 PET 图像和 CT 图像融合,从理论上讲,PET－CT 可以反映病灶的病理生理变化和形态结构,明显提高了诊断的准确性。对肿瘤进行早期诊断和鉴别诊断,鉴别肿瘤有无复发,对肿瘤进行分期和再分期,寻找肿瘤原发和转移灶等方面有一定的优势,但随着应用的增多,发现有较高的假阳性率和假阴性率,同时价格较高,所以在胰腺癌检查中的意义尚未得到完全一致的意见,美国国立综合癌症网络(National Comprehensive Cancer Network, NCCN)指南也指出它在胰腺癌检查中的作用仍需探讨。

8\. *血清中肿瘤相关抗原* CA19－9、CEA、CA125 升高。CA19－9 水平＞100 U/ml 诊断胰腺癌的准确性大于 90%;CA19－9 可用来判断预后及治疗过程监测;CA19－9 通常表达于胰腺和肝胆疾病及其他许多恶性肿瘤;CA19－9 上升的水平对于胰腺癌与胰腺炎性疾病的鉴别很有帮助(尽管它不是肿瘤特异性);CA19－9 水平的持续下降与手术或放、化疗后的胰腺癌患者的生存期有关。

【胰腺癌检查的基本流程】 见图 24－15。

【治疗】

1\. *外科治疗*

(1) 术前可切除性评估:可以切除、可能切除、不可切除。血管受侵分级标准可参考 Loyer 分级。

CT 对肿瘤可切除性判断:胰腺癌不可切除的因素包括胰周侵犯、血管受累、腹腔种植、淋巴结和肝转移,如运用上述标准,常规 CT 动态增强扫描对不可切除的阳性预测值很高,而阴性预测值即可切除性判断准确性却很低,主要是因为对上述一个或一个以上因素的低估,其中主要是低估胰周侵犯和血管受累。

血管受侵分级标准(Loyer):

1) 局限性可切除的标准:① 无远处转移。② 无肠系膜上静脉(superior mesenteric vein, SMV)和门静脉被肿瘤组织围绕、变形、瘤栓形成或无静脉被肿瘤组织包绕的影像学证据。③ 腹腔干、肝动脉、肠系膜上动脉(superior mesenteric artery, SMA)周围有清晰的脂肪层。

2) 有可能切除的判断标准:① 无远处转移。② SMV(门静脉)受累提示组织包绕血管,侵及管壁

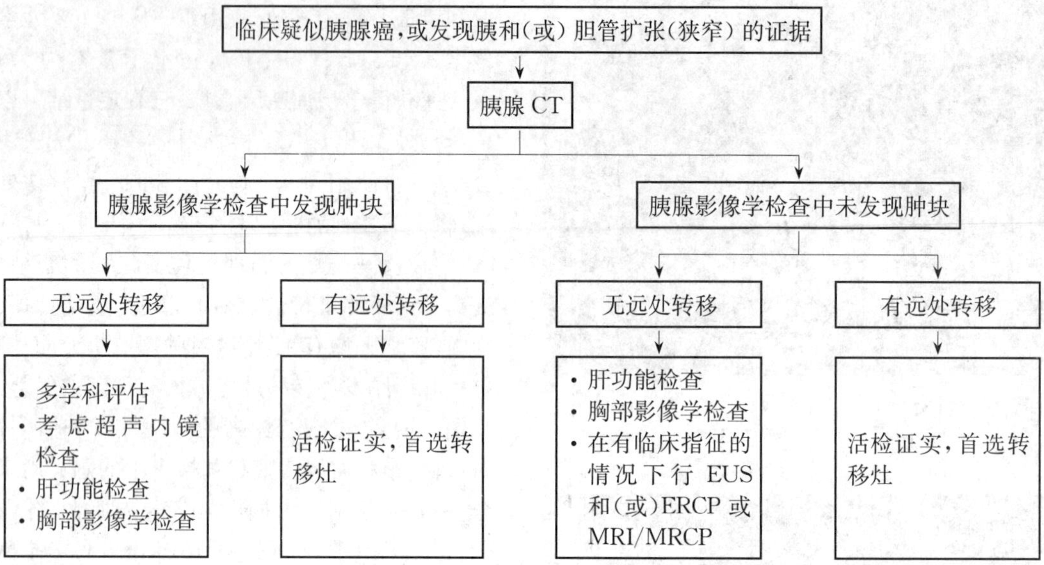

图 24-15 胰腺癌检查的基本流程

并伴管腔狭窄；肿瘤组织包裹 SMV(门静脉)但未包裹周围动脉；或者由于肿瘤组织包裹或癌栓导致下段静脉闭塞，但在受累静脉的近侧和远侧有合适的血管可进行安全切除及重建。③ 胃十二指肠动脉至肝动脉有小段动脉被肿瘤组织包裹，或肝动脉直接被包裹，但尚未侵及腹腔干。④ 以血管本身圆周为界，肿瘤围绕 SMA 未超过 180°。

3）无法切除的标准：① 胰头：有远处转移；肿瘤围绕 SMA 大于 180°或侵犯腹腔干(任何度数)；SMV/门静脉闭塞且无法重建；肿瘤侵犯腹主动脉。② 胰尾：有远处转移；肿瘤围绕 SMA 或腹腔干大于 180°。③ 淋巴结状态：淋巴结转移范围超出手术所能切除范围视作不可切除。

(2) 手术治疗：手术治疗是目前胰腺癌治疗的主要方法，手术分为根治性切除术、姑息性手术。

1）根治性手术总体要求：完全切除肿瘤(margin-negative resection)：胰腺头部(包括胰腺钩突)、颈部、相关脏器(肝门以下胆管，十二指肠及部分空肠，部分胃)及区域内结缔组织和淋巴结；避免任何肉眼可见的肿瘤残留，包括胆管、胃肠、胰腺切缘、腹膜后结缔组织和淋巴结；在能够达到切缘阴性切除目的时，可以联合切除受侵的肠系膜上-门静脉和累及的邻近脏器；如有任何肉眼可见的肿瘤组织残留，应视为姑息性切除；伴有腹膜后淋巴结广泛转移是全身疾病的标志，此时合并广泛淋巴结清扫并不能改变预后，也应该视为姑息性切除，所以对考虑患者是否要扩大切除需慎重，因为老年患者扩大切除带来的并发症可能远远大于手术给患者带来的收益。

2）胰头癌根治性手术：胰十二指肠切除术(pancreaticoduodenectomy，PD)是目前胰头癌手术的标准术式，而 Whipple 术式是此术式的基础。

术前准备：① 可切除性评估，对老年患者做好可切除性评估可避免不必要的手术创伤。② 血常规、肝肾功能及出凝血等检查，心肺功能检查，对老年患者必要的心脏超声检查。③ 术前减黄，目前仍有争议，有作者认为，黄疸指数＞225 mmol/L 者，术前应减黄，但笔者未把黄疸指数作为术前减黄的标准，我们的做法是，术前有胆道感染或患者有出凝血障碍，营养状况差等，估计直接手术无法耐受的，先行减黄治疗，2～3 周后，基本情况改善再行手术。④ 术前预防性抗生素：如无感染不是必须。⑤ 术前可以常规护肝治疗。⑥ 术晨留置胃管，并留置营养管备术后早期肠内营养。

切除范围：胃远端、全部十二指肠、空肠上段、胰头、胆囊、胆总管下段以及将脏器附近的淋巴结一并清除，然后行胰腺、胆管、胃和空肠之间进行吻合消化道重建。要求清除下腔静脉和腹主动脉之间的淋巴、结缔组织；清除肝门部软组织；在门静脉左侧断胰颈；完整切除胰钩；将肠系膜上动脉右侧的软组织连同十二指肠系膜一并切除；若肿瘤局部侵犯门静脉时，在保证切缘阴性的情况下，则将门静脉切除一段，进行血管重建。

消化道重建：常见的重建方法有：① 胆肠、胰肠和胃肠吻合顺序的 Whipple 法。② 胰肠、胆肠和胃肠吻合顺序的 Child 法。

PD术后胰肠吻合口瘘是较严重、危险性较大的并发症和导致死亡的原因之一。为减少术后胰瘘的发生，国内外学者对胰腺与消化道重建方法进行了许多研究。

捆绑式胰肠吻合：理论上讲，只有消除胰肠缝合及封闭胰肠间隙才可能根除胰瘘，1996 年彭淑牖设计了捆绑式胰肠吻合，具体方法简述如下。

第一步：准备做胰肠吻合时，先游离胰腺断端 3 cm(图 24－16)。

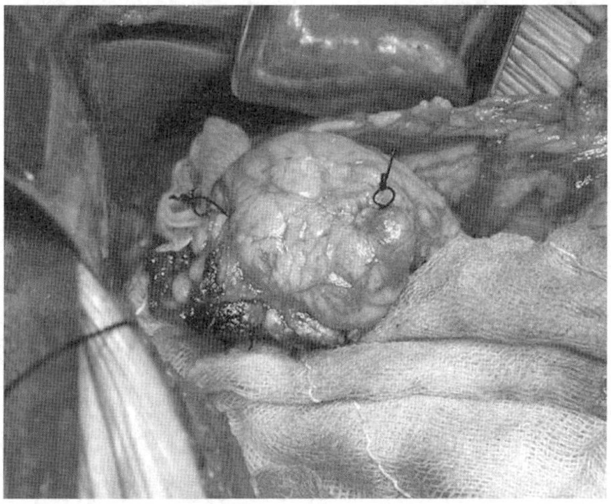

图 24－16 游离胰腺断端 3 cm

第二步：将空肠断端翻转 3 cm，用苯酚或电灼破坏其黏膜(图 24－17)。

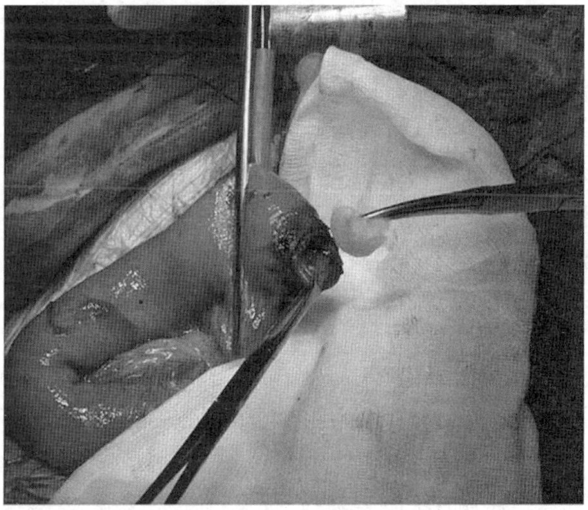

图 24－17 将空肠断端翻转 3 cm，用苯酚或电灼破坏其黏膜

第三步：接着将两者靠拢，用丝线将胰端与肠黏膜做缝合，注意缝针勿穿透空肠浆肌层(图 24－18)。

第四步：将已翻转且黏膜面已被破坏的空肠浆肌鞘翻回原状，使其覆盖胰腺断端 3 cm(图 24－19)。

第五步：将肠断端与胰包膜缝合数针，并在接近空肠断端两根动脉之间的系膜上穿一根线，用以环绕空肠浆肌鞘结扎，从而阻断液体在两层面间流通(图 24－20)。

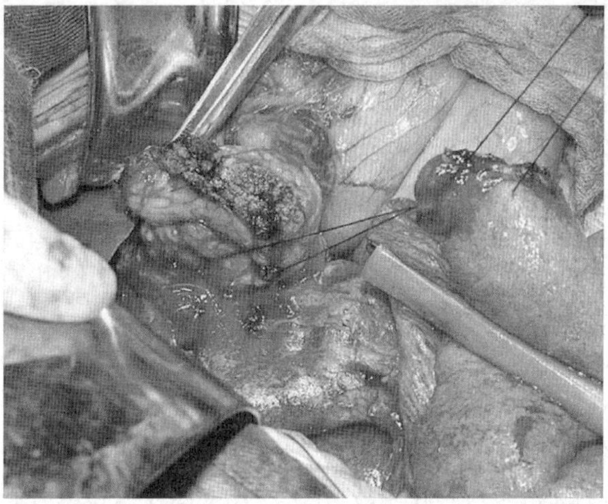

图 24－18 将两者靠拢，用丝线将胰端与肠黏膜做缝合，注意缝针勿穿透空肠浆肌层

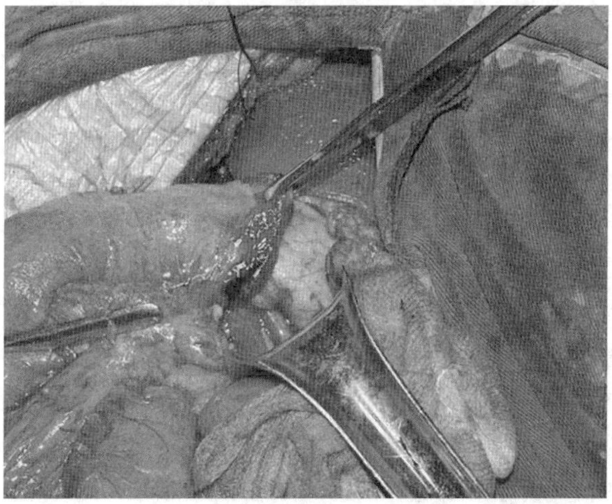

图 24－19 将已翻转且黏膜面已被破坏的空肠浆肌鞘翻回原状，使其覆盖胰腺断端 3 cm

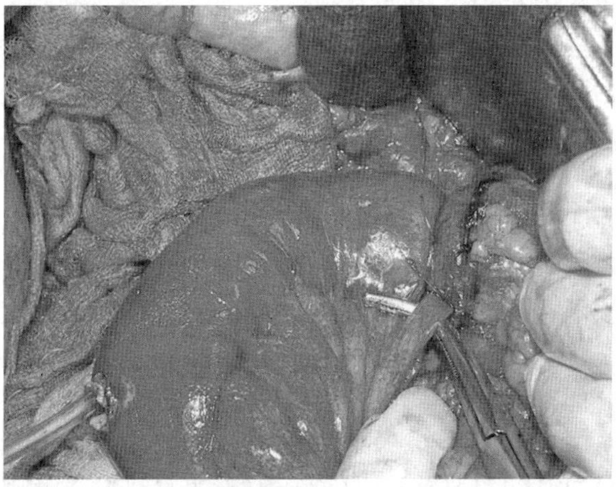

图 24－20 采用捆绑式胰肠吻合，保证胰肠之间的密封性，从根本上消除胰瘘的可能

胰胃吻合：早在1946年Waugh在施行胰十二指肠切除时首先采用胰胃吻合，随后停用，20世纪90年代再次被提出来，国内外报道多认为胰胃吻合胰瘘发生率要比胰肠吻合胰瘘发生率低。

胰胃吻合的优点：① 胃与胰腺在解剖上相邻，胃腔较大，吻合简单易行；术后胰胃均予固定，吻合口张力较小。② 空腹时胰主要水解酶无法激活，胃中只有低浓度激活酶，吻合口正常愈合得到保障。③ 胃壁较空肠壁厚，血运丰富，发生吻合口局部缺血可能性较小。④ 胰胃液的持续排空减压对吻合口有保护作用。⑤ 极易做X线片、纤维胃镜检查，可了解胰管通畅性，可行胰腺内、外分泌功能检测及内镜的外科治疗。

胰胃吻合存在的问题：Mucci－Hennekinne等报道，胰胃吻合术后胰管狭窄导致胰腺炎的发生率可能高于胰肠吻合；Le Blanc－Louvry等报道上段空肠蠕动减慢；但Shinchi通过研究发现胃酸分泌以及胃、胰腺、十二指肠之间的神经内分泌调节没有影响。

捆绑式胰胃吻合（binding pancreaticogastrostomy，BPG）：彭淑牖等在继捆绑式胰肠吻合的基础上又设计了捆绑式胰胃吻合，认为捆绑式胰胃吻合较常规的胰胃吻合有其独特的优点：① 内、外捆绑，保证所有穿过胰腺和胃腔的缝针都不在表面出现，从而消除了渗漏的可能性。② 真正的吻合口完全处于胃腔内。③ 真正的吻合口总是处在胃的液平面之上，利于吻合口愈合。④ 胰胆分离，能显著减少胆瘘的危害。

捆绑式胰胃吻合的方法：常规施行胰十二指肠切除术，可用闭合器断胃或用钳夹法临时封闭胃残端。BPG的操作包括4个主要步骤：胰腺残端游离；胃后壁切开及荷包缝线预置；胃前壁切开；胰胃吻合（包括把胰腺残端拖入胃内、外捆绑、胃腔内吻合、内捆绑）。

3）保留幽门的胰十二指肠切除术（pylorus preserving pancreatoduodenectomy，PPPD）：此术式在胰头手术中至今没有被确认为胰头癌的标准术式，对远期生存的影响也没有得到一致的意见，所以应用该术式时要严格掌握适应证，对肿瘤浸润范围不能完全确定的，建议采用标准胰十二指肠切除术更为合理。

4）胰体尾部癌的切除术：标准的胰体尾癌切除范围需切除胰体尾（约占80%的胰腺）、脾脏、腹腔动脉周围和肠系膜根部的淋巴结、腹主动脉前的淋巴、结缔组织。Appleby手术：于根部切断腹腔动脉，包括2/3尾侧胰腺、脾、全胃及其周围淋巴结的整块切除。对于老年胰体尾部癌患者，此术式创伤大，术后并发症明显增加，术后生活质量未必得到提高，所以要慎重选择。

胰体尾切除术后的主要并发症是胰瘘，而这种胰瘘的腐蚀性比较弱，所以只要通畅引流，避免感染发生，多数能够较快恢复。

5）姑息性治疗：目的是为了预防并缓解痛苦，同时使患者获得理想的生活质量。

常用的姑息性治疗方式有：① 姑息性切除：胰头癌姑息性切除可以解除黄疸、十二指肠梗阻等，胰体尾部肿瘤姑息性切除可以延缓局部疼痛等症状发生的时间。② 胆囊-空肠吻合，胆总管或肝总管-空肠吻合，笔者通过多年的临床发现，老年患者行胆囊-空肠吻合减黄效果与胆总管或肝总管-空肠吻合没有差异，同时又有创伤小的特点。所以笔者建议，如果没有慢性胆囊炎胆囊萎缩等问题，建议采用胆囊-空肠吻合就可达到预期的目的。③ 胆-空肠吻合＋胃空肠吻合：适用于既有胆道梗阻同时又合并十二肠梗阻的患者。④ 经内镜逆行胰胆管造影（ERCP）：对胰头癌患者，ERCP既起到检查作用，同时也可用于姑息性治疗，如通过ERCP放置鼻胆管引流，也可放置胆管支架，解除黄疸。⑤ 经皮经肝胆管引流术（PTCD）：对不能切除的有梗阻性黄疸的患者，PTCD可以解除黄疸，防止因黄疸引起的各种并发症的发生或发展；老年患者体质较弱，体质较差，不能一期手术者，PTCD还可缓解症状，改善肝功能、出凝血状况及全身状况，为二期手术做准备，此法简单易行，容易被患者接受，同时也便于开展。⑥ 严重的肿瘤相关性疼痛可考虑在EUS引导下行腹腔神经丛毁损术，在条件不具备的医院可考虑在CT或X线引导下损毁，以减轻疼痛。

2. 术后并发症及其防治 尽管经过多方研究和努力，但目前胰十二指肠切除术后并发症仍较高。

（1）胰瘘：尽管胰胃吻合、捆绑式胰肠吻合、捆绑式胰胃吻合等方法的设计和采用，使胰瘘的发生率明显降低，但仍无法完全避免，出血和感染是胰瘘的常见后果，老年患者反应迟钝，抵抗力差，如不细心观察，严重感染导致的败血症则是导致患者死亡的重要因素。所以，① 注意观察腹痛及腹腔引流液的量及性状至关重要，并注意引流管堵塞引起的假象。

② 对术后体温恢复再次出现的不明显原因的发热引起高度重视。③ 不明显原因的精神变软，及时查明原因。④ 老年患者没有腹痛和体温升高，不能作为排除胰瘘证据。笔者曾遇 1 例 75 岁术后已恢复较好的患者，于术后第 7 日腹腔引流管无东西引流出，拔除引流管，术后第 9 日出现精神差，而体温一直在 36℃左右，无明显腹痛腹胀，后经 CT 检查发现右上腹积液，穿刺引流液检查考虑胰瘘合并感染，后出现休克，治疗反应差，家属放弃治疗。所以对老年患者不明显原因的精神差，其他反应又不明显的，必要时腹部 CT 扫描检查可以发现临床上无法发现的胰瘘。

对于胰瘘的处理一般采用非手术治疗：通畅引流是根本，同时可以用抑制胰液分泌的药物，如果是单纯胰瘘，多数能够治愈。如果引流不畅，必要时可进腹，重新放置引流管。对合并感染者，必须在细菌培养敏感的基础上选择抗生素应用，盲目广谱抗生素应用不但对控制感染不利，还有引起二重感染的可能，增加治疗的困难。

(2) 胆瘘：较少发生，一旦发生，保持通畅引流多数能治愈。

(3) 其他：腹腔感染，腹腔出血均较少发生，一旦发生应及时处理。

3. *胰腺癌的放疗*　放射治疗主要用于可切除或有可能切除的胰腺癌的新辅助治疗，可切除胰腺癌的辅助治疗，不可切除的局部晚期胰腺癌的综合治疗，术后肿瘤残存或复发病例的综合治疗，以及晚期胰腺癌的姑息减症治疗。

对于合并胆道梗阻(黄疸或结合胆红素增高)的患者，在开始放射治疗前应先放置塑料或金属支架，如果 ERCP 失败，可考虑 PTCD 术，放疗前进行腹腔镜评估尽管在很多医院应用，但仍存在争议。目前常采用的多是同步放化疗。但姑息性放疗、术中放疗、立体定向体部放疗的患者不主张同期化疗。

对于不可切除的局部晚期胰腺癌患者，化疗和放疗可使其中位生存时间增加到 9～13 个月，但极少取得长期生存。局部晚期胰腺癌患者的治疗选择包括外照射联合氟尿嘧啶化疗、术中放疗以及外照射联合新的化疗药物和靶向治疗。常用的方案是：初始给予氟尿嘧啶类(氟尿嘧啶或卡培他滨)为基础的化放疗(conformal radiation treatment, CRT)；初始给予吉西他滨为基础的 CRT；诱导化疗(2～4 个周期)后给予氟尿嘧啶或吉西他滨为基础的 CRT。放射剂量分割方案包括：1.8～2.5 Gy/次，总剂量 45～54 Gy，或 2.4 Gy/次，总剂量 36 Gy。目前对于吉西他滨、紫杉醇等药研究较多，据报道此两种药物自身具有全身的细胞毒作用外，还具有放疗增敏作用。

CRT 后有时需维持化疗，特别是肿瘤仍不能切除时。存在有下列情形时：① 患者的肿瘤转变为可切除的可能性很小(完全包绕肠系膜上动脉/腹腔干)。② 怀疑存在转移灶。③ 患者不能耐受 CRT，则可考虑先行化疗 2～6 个周期，如果无远处转移灶的证据，再行根治疗性 CRT。

如果患者存在难以控制的疼痛或局部梗阻症状，则初始给予 CRT 更合适。

立体定向体部放射治疗(stereotactic body radiation therapy, SBRT)在胰腺癌中的应用，因标准的总剂量和分割剂量都尚未确定，还需要进行更多的临床研究。

但多项研究表明，利用目前的新辅助放化疗不可能把不可切除的病灶转变为可切除，也不能达到联合治疗增加潜在可治愈患者数量的目的。

晚期胰腺癌患者疼痛、食欲减退、消瘦、乏力是常见的相关症状，严重影响其生活质量。据大量临床研究报道，采用放化疗综合治疗对疼痛缓解率达到 50%～80%。应用单独外照射伴或不伴化疗，35%～65%的患者疼痛得以缓解，并改善消瘦和梗阻症状。而对于老年不能接受根治性治疗或转移灶引起疼痛的患者行姑息性放疗也可减轻症状，提高患者的生活质量。

对于可切除或有可能切除的胰腺癌患者即使行根治性切除术，仍有 80%～85%患者复发，切缘阳性或淋巴结转移者，复发率增加到 90%。术前放化疗(新辅助治疗)成为改善这种状况的新途径。胰腺癌术前放化疗存在以下优点：① 术前胰腺癌放化疗对癌细胞的杀伤作用可减少术中手术操作导致的肿瘤种植。② 增加肿瘤切除及手术切缘阴性的可能性。③ 术前治疗从理论上说有较低的毒性和更好的疗效，如行化疗和放疗时，不会出现术后小肠进入照射野、肿瘤细胞氧合低以及药物达到瘤床少的情况。

然而多项临床试验表明，辅助放疗、化疗和放化疗联合在可切除胰腺癌中的确切作用尚未得到确认。对于可切除或有可能切除患者的新辅助治疗目前 NCCN 指南及中国专家共识中尚无标准的方案，建议可在临床实验中进行，建议应用局部晚期不可切除胰腺癌的类似方案；外科手术最好在CRT后6～8周进行；手术也可在大于8周后进行，但是此时放疗引起的纤维化可能分增加手术操作的难度。

目前基本采用三维适形或调强适形放疗技术以提高治疗的准确性以及保护胰腺周围重要组织和器官；对于骨转移患者姑息减症治疗则可考虑使用常规放疗技术。碘-125插植和术中放疗目前应用逐渐增多，但结论尚待进一步研究。

近年来随着肿瘤生物学的发展，靶向药物治疗成为热点，主要包括血管内皮因子受体（VEGF）抗体、表皮生长因子受体（EGFR）抗体等。其与放疗或化疗联合有相加或协同作用。目前相对于单纯化疗，唯一证实在转移患者中具有统计学显著生存获益的靶向药物是厄洛替尼。另外，临床前研究表明VEGF抑制剂具有放疗增敏效应。

4. *胰腺癌的化疗* 胰腺癌起病隐匿，大多数患者诊断时已为局部进展期或出现转移，仅15%～20%患者可行手术，完全切除者中位生存期仅2年。化疗是胰腺癌尤其是不能手术切除的晚期患者的重要辅助治疗手段，但疗效还不令人满意。老年胰腺癌患者耐受性差，但相对于年龄，KPS评分在决定患者能否耐受化疗中起更重要作用。

(1) 术后辅助化疗：胰腺癌的术后辅助治疗是建立在胃肠肿瘤研究组（gastrointestinal tumor study group，GITSG）的一项Ⅲ期临床研究基础上的，结果显示胰十二指肠切除术后中位生存期可通过以氟尿嘧啶为基础的术后辅助化放疗延长至近2倍。氟尿嘧啶（卡培他滨等）或吉西他滨为基础的放化疗，即在随后给予氟尿嘧啶或吉西他滨维持化疗是胰腺癌术后主要辅助治疗方式。当单独化疗作为辅助治疗时，对于大多数患者而言，吉西他滨由于毒性较低而优于氟尿嘧啶/亚叶酸钙，常作为首选，且吉西他滨对于75岁以上的高龄胰腺癌患者也具有良好的耐受性。吉西他滨可将切除术后无病生存期从6.9个月延长至13.4个月，并且可以提高总体生存。氟尿嘧啶/亚叶酸钙和吉西他滨辅助化疗相比，在总体生存方面无显著差异。但是，在放化疗之前或之后吉西他滨辅助化疗较氟尿嘧啶有生存优势。

(2) 术前辅助化（放）疗：化疗或联合放疗有望缩小肿瘤，增加R_0切除可能性，在部分患者中可能改不可切除为可切除，并能在更早的阶段治疗微转移灶，改善生存。胰腺癌的新辅助治疗目前尚无标准的方案，总的来说，可应用局部晚期不可切除胰腺癌的类似方案。包括氟尿嘧啶（卡培他滨等）或吉西他滨为基础的化放疗、诱导化疗后氟尿嘧啶或吉西他滨为基础的化放疗等。吉西他滨联合多西他赛，也是可供选择的方案，文献报道25例不可切除或可能切除胰腺癌，新辅助化疗后8例获得切除（32%），其中7例为R_0切除（87%），获得切除患者中位生存期16个月，但3～4度粒细胞下降发生率达24%，血小板下降发生率20%，其中1例死于粒细胞下降引起的全身感染。诱导化疗时，GTX方案（吉西他滨+多西他赛+卡培他滨）也可考虑，文献报道GTX方案用于可能切除胰腺癌的诱导化疗后给予调强放疗，8/17获得R_0切除，中位疾病无进展生存期及总体生存期分别为10.5个月和15.6个月。

5. *晚期胰腺癌的化疗* 全身性化疗主要用于新辅助或辅助治疗，以及局部晚期不可切除和转移性胰腺癌的治疗。

吉西他滨是治疗晚期胰腺癌的主要药物之一。吉西他滨标准给药方案是1 000 mg/m^2，30 min给药，每周1次，持续3周，每28日重复1次。吉西他滨固定剂量率给药［10 mg/(m^2 • min)］可替代吉西他滨标准30 min给药方案。单药卡培他滨也是可选择的方案，初治患者总体反应率约为24%。

体力状态良好者，可考虑联合治疗方案。如吉西他滨+厄罗替尼、吉西他滨+顺铂、GTX、吉西他滨+白蛋白结合型紫杉醇、FOLFIRINOX（氟尿嘧啶+亚叶酸钙+伊立替康+奥沙利铂）等。吉西他滨联合铂类能否改善生存并无确定的临床研究依据，Johns Hopkins医院的研究显示仅具有胰腺癌家族史的患者能从铂类的化疗中得到巨大的生存效益，提示联合顺铂可能是部分伴有遗传风险因子的胰腺癌患者的良好选择。吉西他滨联合氟尿嘧啶类化疗虽然耐受性良好，但是多数临床试验结果未能显示其较单药吉西他滨的优势。FOLFIRINOX方案治疗转移性胰腺癌患者，客观反应率达31.6%，远优于单药吉西他滨的9.4%，中位生存期11.1个月，也优于吉西他滨的6.8个月，短期生活质量改善也优于吉西他滨，但毒副作用高于吉西他滨，只适用于体力状态非常好的部分患者，老年患者能否从中获益，还有待进一步研究。Ⅰ/Ⅱ期临床试验中，吉西他滨联合白蛋白结合型紫杉醇显示良好的抗肿瘤活性，反应率达48%，中位生存期12.2个月。在此基础上联合卡培他滨治疗转移性胰腺癌，14.3%患者获得部分缓解，50%患者 CA19-9 下降超过 50%，3～4 度不良事件发生率达 66.7%，但 3～4 度血液学毒性并不常见。GTX 方案治疗转移性胰腺癌，原发灶总体缓解率也可达到 29%（均为部分缓解），9%转移灶完全缓解，31%部分缓解，总体中位生存期 11.2 个月，但该化疗方案毒性较为显著，3～4 级白细胞减少发生率为 14%，血小板减少发生率为 14%，贫血发生率为 9%。随着分子生物学的研究进展，发现多种信号传导通路异常与胰腺癌的发生、发展有关，这为靶向治疗提供了可能的靶点选择。厄罗替尼联合吉西他滨治疗晚期胰腺癌，凭借微小但有统计学意义的生存优势获得美国 FDA 批准用于晚期胰腺癌的一线治疗。目前多种靶向药物正在进行临床或临床前期研究，如 Ras 信号通路抑制剂、mTOR 信号通路抑制剂等。对于治疗失败者，氟尿嘧啶＋亚叶酸钙＋奥沙利铂，或 CapeOX 方案（卡培他滨＋奥沙利铂）、卡培他滨联合多西他赛、FOLFIRI 等可作为胰腺癌的二线治疗方案。

二、壶腹部癌

壶腹部癌是指发生在胆总管下端、壶腹、十二指肠乳头及腺头的癌，统称为壶腹周围癌。这些肿瘤的发病部位邻近，其临床表现、诊断及治疗方法和胰头癌相似。发生在十二指肠乳头及胆总管下端的癌，因临床症状出现较早等，容易较早期发现，总体预后优于胰腺癌。

【病理】

1. 病理分型

（1）腺癌：浸润性胰胆管型；胰胆管型

（2）腺鳞癌

（3）透明细胞癌

（4）肝样腺癌

（5）浸润性乳头状腺癌

（6）黏液腺癌

（7）印戒细胞癌

（8）鳞状细胞癌

（9）未分化癌

（10）伴有破骨细胞样巨细胞的未分化癌

（11）神经内分泌癌（NEC）：大细胞性 NEC；小细胞性 NEC；混合性腺神经内分泌癌；EC 细胞，产5-羟色胺的 NET（类癌）。

2. 壶腹部肿瘤的 TNM 分期，见表 24-2。

表 24-2　壶腹部肿瘤的 TNM 分期

T	原发肿瘤	M	远处转移		
T_x	原发肿瘤无法评估	M_0	无远处转移		
T_0	无原发肿瘤的证据	M_1	有远处转移		
Tis	原位癌	按组分期			
T_1	肿瘤局限于 Vater 壶腹或 Oddi 括约肌	分期	T	N	M
T_2	肿瘤侵及十二指肠壁	0 期	Tis	N_0	M_0
T_3	肿瘤侵及胰腺	ⅠA 期	T_1	N_0	M_0
T_4	肿瘤侵及胰腺周围软组织，或其他邻近器官和结构	ⅠB 期	T_2	N_0	M_0
N	区域部淋巴结	ⅡA 期	T_3	N_0	M_0
N_x	区域淋巴结无法评估	ⅡB 期	T_1、T_1、T_3	N_1	M_0
N_0	无区域淋巴结转移	Ⅲ期	T_4	任何 N	M_0
N_1	有区域淋巴结转移	Ⅳ期	T_4	任何 N	M_1

【临床表现】

1. 症状　壶腹部癌因生长部位的特殊性，黄疸症状出现较早，其他症状多出现在黄疸出现之后。

（1）黄疸及皮肤瘙痒：是大多数患者就诊的首发症状。黄疸多数为持续性，少数患者由于肿瘤溃烂、坏死脱落，黄疸可明显波动，但很少退至正常。进行性加深往往是肿瘤晚期的表现。

（2）腹痛：中上腹不适，胀痛，可放射到肩背部，疼痛常在进食后加重，尤其是进食油腻食物后。

（3）出血：少数患者因肿瘤溃烂而有消化道出血或排柏油样便。

（4）寒战、高热：主要为胆汁排泄不畅、肿瘤破溃继发感染的毒血症症状。

（5）其他：恶心、呕吐、消瘦、食欲减退、厌食油腻、消化不良及贫血等。

2. 体征

（1）全身皮肤及巩膜黄染：常因胆道梗阻引起胆汁排泄不畅引起全身皮肤及巩膜黄染。

（2）右上腹压痛并触及肿物：胆道梗阻引起胆囊内胆汁淤积胆囊肿大，触诊时可有右上腹压痛并触及肿大的胆囊。

3. 医技检查及实验室检查　均与胰头癌同。

【治疗】

1. 外科治疗　壶腹部癌的外科治疗基本上与胰头癌的治疗方法相同，外科手术治疗采用胰头、十二指肠切除的 Whipple 术。老年患者身体耐受性差，不能接受根治性手术的患者或肿瘤已属晚期无法手术切除的患者，为了减轻症状可采用胆肠吻合、胃肠吻合、PTCD 及 ERCP 等姑息性治疗方法。

壶腹周围癌因其原发灶起源不同，术后 5 年生存率差异很大，壶腹部及十二指肠乳头癌，术后 5 年生存率可高达 20%～30%或以上，而胰头癌和胆总管下段癌的 5 年生存率则较低，不超过 10%。总的预后与病期有明显的关系，早期诊断、早期治疗是取得良好效果的关键。

2. *放化疗* 壶腹部癌的放化疗没有特异的方案，基本参照胰腺癌的放化疗方案。

辅助化放疗的作用尚未完全明确，欧洲癌症研究与治疗组织(European Organization for Research and Treatment of Cancer, EORTC)研究显示，完全切除患者接受氟尿嘧啶为基础的辅助放化疗并不能明显提高生存。但是，对于一些具有高危因素患者可能从中获益，如切缘过近、淋巴结阳性、T_3/T_4 等。Jhons Hopkins 和 Mayo 医院的研究显示，对于淋巴结阳性患者，氟尿嘧啶为基础的术后放化疗能显著改善生存，中位生存期从 15.7 个月提高至 32.1 个月，5 年生存率从 5.9%提高至 27.5%。近期的一项多中心临床研究显示，术后吉西他滨或氟尿嘧啶/亚叶酸钙辅助化疗能显著改善壶腹周围癌患者的生存。

壶腹部癌的新辅助化疗相对敏感，Palta 等报道，术前以氟尿嘧啶为基础的化放疗，18 例患者中 67%获得降期，28%获得病理学上完全缓解。

晚期壶腹部癌的化疗研究较少，主要以氟尿嘧啶和铂类为基础的联合化疗为主。CapeOX 方案治疗转移性或不可切除壶腹部癌，耐受良好，最常见的3～4 度毒性反应为乏力(30%)，呕吐、周围神经毒性、腹泻及粒细胞减少均为 10%，总体中位生存期 20.4 个月。以顺铂为基础的化疗(联合卡培他滨、吉西他滨或氟尿嘧啶)总体反应率为 27.5%，疾病控制率为 72.4%，总体中位生存期为 12.5 个月，3～4 度血液学毒性发生率为 24%，但无治疗相关死亡发生。但对年老体弱不能耐受根治手术的患者，采用减黄后放疗可以明显延长患者的生存时间和提高患者的生活质量。

总之，通过辅助化(放)疗，提高了胰腺癌及壶腹部癌患者的生存期和生活质量，联合化疗的疗效优于单药，但毒副反应不容乐观。所以老年患者应用要慎重。随着肿瘤分子生物学技术的迅速发展，高效低毒的药物取得突破性进展值得期待。

(王新保　俞鹏飞　董锐增)

参考文献

[1] 吴阶平，裘法祖. 黄家驷外科学[M]. 第 6 版. 北京：人民卫生出版社，1999：418－429.

[2] 李小鹰. 哈兹德老年医学[M]. 第 1 版. 北京：人民军医出版社，2015：463－475.

[3] 汪耀. 实用老年病学[M]. 第 1 版. 北京：人民卫生出版社，2014：345－353.

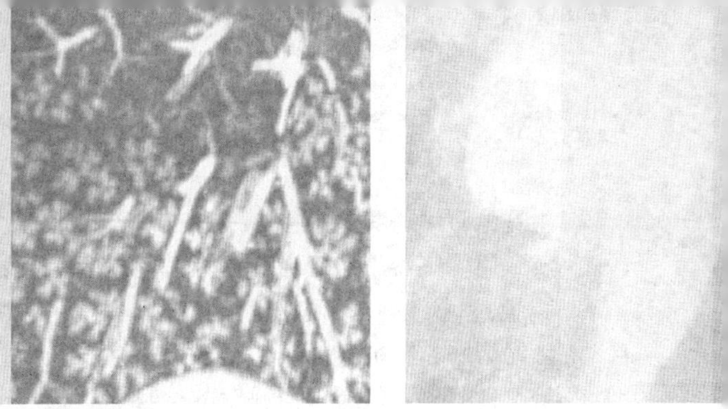

第25章

脾脏疾病

脾脏位于左下侧胸廓内季肋部，是机体最大的免疫器官，占全身淋巴组织总量的25%，含有大量的淋巴细胞和巨噬细胞，是机体细胞免疫和体液免疫的中心。脾脏是由结缔组织支架、淋巴组织、血管和淋巴管以及造血和单核巨噬细胞系统的细胞所共同组成。脾的组织中有许多称为"血窦"的结构，平时一部分血液滞留在血窦中，当人体失血时，血窦收缩，将这部分血液释放到外周以补充血容量。血窦的壁上附着大量的巨噬细胞，可以吞噬衰老的红细胞、病原体和异物。脾脏切除会导致细胞免疫和体液免疫功能的紊乱，影响肿瘤的发生和发展。脾的主要功能是过滤和储存血液。脾的质地较脆且血运丰富，因此一旦受到强大外力打击，很容易破裂，脾破裂会导致严重的大出血，是能够致死的腹部急症之一。老年人的脾重随年龄增长而减轻，老年人的脾功能亦随年龄增长而减退。

第1节　常见脾脏疾病

一、脾肿瘤

脾脏肿瘤是临床少见的肿瘤类型，发病率低，国内外文献均缺乏大宗病例报道，良性肿瘤发病率约为0.14%，恶性肿瘤不超过全部恶性肿瘤的0.64%，脾脏肿瘤本身组织成分来源、临床表现复杂多样，良恶性质混杂，并常有多种来源致病因素交杂，本病早期又缺乏特殊的临床表现，故不易及时做出正确的诊断及治疗，易被临床医师忽略，随着各项诊断技术的出现和提高，特别是分子生物学技术的应用，使我们对于脾肿瘤的认识逐渐加深，有助于提高肿瘤的治愈率，改善预后。

【分类】 根据肿瘤的发生部位，可将脾脏肿瘤分为原发性和转移性两大类。根据组织成分来源不同，原发性脾脏肿瘤可分为4种类型。① 类肿瘤病变：错构瘤较常见。错构瘤是由于发育异常而使脾脏正常构成成分的组合比例发生了变化。② 血管源性肿瘤：包括良性和恶性病变，其中良性居多，有海绵状或毛细血管性血管瘤、衬细胞血管瘤、血管肉瘤等。③ 淋巴肿瘤：由局部淋巴管发育异常导致囊性扩张的淋巴管构成，如淋巴管瘤、淋巴瘤。④ 非淋巴肿瘤，如炎性假瘤。

常见的原发性脾脏恶性肿瘤有：① 血管肉瘤：由血管内皮细胞恶性增生所形成的肉瘤。其临床特点是脾肿大伴肝大，部分病例发生自发性脾破裂，易发生肝、骨和肺等远处转移。② 原发性淋巴瘤：为最常见的脾脏恶性肿瘤，指原发于脾脏淋巴组织的恶性肿瘤，包括原发性霍奇金病和非霍奇金淋巴瘤。③ 其他脾脏原发性恶性肿瘤：较为罕见，如平滑肌肉瘤、脂肪肉瘤和恶性神经鞘瘤等。

良性肿瘤中则以脾血管瘤多见，系脾血管组织的胚胎发育异常所致。以脾实质海绵状血管瘤居多，也可为毛细血管性血管瘤，后者常呈局限性或多发性毛细血管团。脾脏血管瘤的特点是瘤体生长缓慢、逐渐增大，严重者可累及整个脾脏。脾脏血管瘤可发生梗死、感染、纤维化、钙化等继发病变。脾脏淋巴管瘤在脾脏良性肿瘤中的发病率居第二位。脾脏淋巴管瘤分3个类型：① 单纯性淋巴管瘤。② 海绵状淋巴管瘤。③ 囊状淋巴管瘤。

【临床表现】 脾脏肿瘤缺乏特异性的临床表现，尤其是早期或较小的良性病变，一般无明显临床症状和阳性体征，仅在查体时意外发现。只有当脾脏肿瘤的体积增大到一定程度，出现压迫周围脏器时，可发生左上腹不适和坠胀感，腹痛多为钝痛或胀痛。肿瘤所致周围脏器压迫症状以消化道症状为主要表现，如腹胀、恶心、呕吐和便秘等。脾脏体积短期内快速增大时因脾包膜被过度牵拉导致局部症状较明显。脾脏恶性肿瘤可伴有不同程度的全身症状，如低热、头晕、乏力、贫血、体重减轻及恶病质等，偶有白细胞和血小板减少。脾脏肿瘤合并感染时可出现原因不明的高热，如脾脏肿瘤自发性破裂出血则临床症状明显，突然出现左上腹剧痛、腹腔内大出血并失血性休克。脾脏原发性肿瘤中，血管肉瘤最易发生自发性破裂，肿瘤破裂还可引起瘤细胞腹腔种植转移。

脾脏转移瘤多有明确的原发恶性病灶。常见的原发肿瘤有肺癌、乳腺癌、结肠癌、恶性黑素瘤、卵巢癌、前列腺癌、肝癌、子宫颈癌和胰腺癌等。脾脏转移癌多来源于肿瘤细胞的血行转移，少数可为肿瘤的直接浸润，比如解剖位置毗邻的如胃、结肠、左肾的肿瘤直接侵犯脾脏。

【诊断】 原发性脾脏肿瘤早期多无症状或症状轻微，诊断较为困难，其临床表现又无特异性，因而易于延误诊断。随着超声、超声造影、CT、MRI 和脾脏细针穿刺活检等影像诊断和技术的发展，脾脏肿瘤的术前诊断已完全成为可能。

B 超检查具有无创、经济、方便等特点，常作为诊断脾占位性病变的首选方法。它可了解有无肿瘤及肿瘤的位置、大小和范围，了解有无包膜、鉴别肿瘤的囊实性以及与周围脏器的关系等。但 B 超受肠道气体干扰、肥胖以及操作者技术水平等因素的影响，而且较小的肿瘤（≤1 cm）难以被发现，因此，其准确性还显不足。高分辨率彩色多普勒超声可依据肿瘤内部有无血流及多少，有助于判断脾肿瘤的性质。CT 可提供比较准确的关于肿瘤的位置、数目、大小、范围、与邻近脏器的关系以及淋巴结转移情况的图像，便于术前对病情做出较准确的判断，它是目前诊断脾脏肿瘤最有价值的影像学手段，可发现脾脏小肿瘤（≤1 cm）。X 线检查可见不规则增大的脾脏阴影，左膈肌可抬高、活动减弱，肾脏和结肠脾曲向内下移位等。选择性脾动脉造影在脾脏肿瘤的诊断和鉴别诊断中具有一定的价值。良性肿瘤表现为动脉分支的压迫性改变，恶性肿瘤则表现为血管中断、移位、不规则的管腔狭窄以及新生血管呈不规则分布等。尽管影像学检查对脾脏肿瘤的诊断有重要意义，但是它也存在有一定的局限性，无论哪种检查方法，最后确诊都依赖于手术探查及病理诊断结果。

近年来，通过 B 超或 CT 引导下脾脏细针穿刺活检（fine-needle aspiration，FNA）的报道越来越多。该技术可获得明确的病理学诊断，逐渐为影像医师所推崇。FNA 的适应证主要有：① 恶性淋巴瘤疑侵犯脾脏。② 血液病需明确其类型或了解脾脏功能。③ 脾脏囊性病变需抽吸置管引流或造影确诊。④ 脾脏实质性肿块需病理组织学确诊。

【治疗】 由于脾脏肿瘤有发生感染、破裂的风险，且脾脏肿瘤的性质很难确定，无法排除恶性病变的可能。因此，除非诊断明确的较小的脾脏良性病变，脾脏肿瘤一经发现都应考虑积极手术治疗。根据脾脏肿瘤的不同病理类型选择合适的手术方式。

1. *脾脏良性肿瘤* 随着对脾脏免疫功能认识的深入，越来越倾向行保脾手术，对于脾脏的良性肿瘤，在确保根治的前提下尽量保留部分脾实质以维持脾脏功能。尤其是对于病变较小的幼儿患者，因考虑到术后有发生凶险性感染[脾切除术后凶险性感染（overwhelming postsplenectomy infection，OPSI）]的可能或局限于某一段的良性肿瘤，以行脾部分切除或脾组织片大网膜内移植术或带血管蒂部分健脾移植术为妥。在实施保脾手术时应特别注意：术中快速病理切片确诊的脾脏良性肿瘤方可行保脾手术；脾肿瘤可为多中心性发生，呈多灶性分布，行脾部分切除有时难以切除全部病变，故对脾血管瘤或淋巴管瘤病变要有足够的切除范围，以免术后复发。如术中快速病理切片不能排除恶性肿瘤时，应行全脾切除术。

2. *脾脏原发性恶性肿瘤* 对于确诊的脾脏恶性肿瘤，应行根治性手术切除，即脾脏切除加脾门淋巴结清扫，必要时加行胰尾等联合脏器切除术。手术后根据病理类型辅以辅助治疗。脾脏原发性恶性肿瘤的预后与病期、病理类型等关系密切，早期诊断，早期根治性手术治疗并辅以化疗、放疗等，是提高脾脏原发性恶性肿瘤疗效的关键。

近年来，微创外科技术发展迅速，腹腔镜脾切除术逐渐增多，手术创伤小、操作简单，术后恢复快，但对术前良、恶性脾脏肿瘤的鉴别提出了更高的要求。已有报道发现，脾脏原发性恶性肿瘤行腹腔镜脾切除术后腹部 Trocar 种植转移明显增加。

此外，随着微创观念的深入，以及射频消融、微波消融等消融技术的巨大进展，已有开展脾脏肿瘤的射频消融的成功报道。

二、脾囊肿

脾囊肿并非真性肿瘤，是脾脏组织的瘤样囊性病变；临床上可分为寄生虫性囊肿和非寄生虫性囊肿，后者又分为真性和假性囊肿。真性囊肿的囊壁内有上皮或上皮细胞衬里，常为孤立、单房性的囊肿。假性囊肿由纤维组织构成囊壁，其发生与脾破裂出血、炎症、动脉或淋巴管梗死后形成的局限性囊腔和液化有关。脾囊肿发病率甚低，超声检查发现率为 1/1 500，4.2 万例尸检中发现 32 例，1 600 余次脾切除可遇到 5 例，60%为 40 岁以下女性，75%位于脾下极，80%为单发性，10%有钙化。据 Fowler 265 例脾囊肿的统计，寄生虫性与非寄生虫性脾囊肿之比约为 2∶1，在非寄生虫性脾囊肿中，真性囊肿与假性囊肿的比例约为 1∶4，即在非寄生虫性脾囊肿中 20%为真性囊肿，80%为假性囊肿。

【分类】 寄生虫性囊肿由棘球绦虫属的包虫囊构成，由幼虫经血进入脾内发育生长成寄生虫性囊肿，囊内壁无衬覆上皮，囊内含寄生虫虫体或虫卵及坏死组织，2%的棘球蚴病中可有脾包虫囊肿，常与肝、肺棘球蚴病并存，在我国北方畜牧地区可见。

非寄生虫性囊肿包括真性和假性囊肿。① 真性囊肿：有表皮样囊肿、皮样囊肿、血管和淋巴管囊肿等，它与假性囊肿的区别在于囊内壁被覆扁平、立方或柱状上皮。其中表皮样囊肿多见于青年，常为单发性，最大直径可达 31 cm，囊内液体多达 4 000 ml，色质浓稠，为淡红色或褐色，可有胆固醇结晶；病理形态可见，囊内壁衬以鳞状上皮，基底膜平整，无表皮钉突，无皮肤附属器。而表皮样囊肿来源不明，可能为胚胎期胃背侧系膜或中肾管的细胞误入脾内发育而成；其病理所见囊壁内衬鳞状上皮及附属器，为皮肤全层结构，可有神经组织及骨组织等，囊内可有白细胞、脂肪小体和胆固醇结晶。② 假性囊肿：较真性囊肿多见，约占非寄生虫囊肿的 80%，囊肿多为单房性，可有外伤史，囊肿可以很大，囊壁无内皮细胞被覆。

【临床表现】 小的囊肿可无临床症状，常在体检 B 超时发现，但囊肿块增大压迫和刺激邻近脏器时，才产生器官受压症状，以左上腹不适或隐痛最多见，有时亦可累及脐周或放射至右肩及左腰背部；如果压迫胃肠道，可有腹胀或消化不良、便秘等。

【诊断】 脾囊肿的诊断常常依赖于影像学检查。脾包虫性囊肿主要发生在我国北方牧区，依据病史及实验室检查，临床诊断通常并不困难。脾脏表皮样囊肿患者大多无临床症状，常因健康体检或在其他疾病进行检查时偶然发现。少数患者就诊时发现腹部肿块，触之紧张，可有痛感，略有弹性，可活动，吸气时也可移位。B 超、CT 或选择性脾动脉造影等均能较正确地协助诊断，但有时需要剖腹探查证实。脾包虫性囊肿化验检查可见嗜酸性粒细胞显著增加。包虫囊液皮内试验（Casoni 皮肤敏感试验）呈阳性反应。B 超常作为脾脏囊肿的首选检查，多表现为边界清楚的囊性占位，内为无回声暗区；而 CT、MRI 等对进一步了解脾脏囊肿形态、大小、数目，囊腔与囊壁的特点，以及与周围脏器的关系等有重要价值。对诸如脾脏皮样囊肿（畸胎瘤）、内皮细胞性或间皮细胞性囊肿等极为罕见的脾脏囊肿，必要时可通过动脉造影等协助诊断。

【治疗】 由于脾囊肿可逐渐增大，增大到一定程度容易发生破裂，危及生命，因此，任何种类的脾囊肿原则上均应行手术治疗。以前全脾切除术是脾囊肿治疗的唯一选择。近年来考虑到保留脾脏对机体免疫功能的重要性，除了囊肿为感染性或位于脾门区之外，一般主张行部分脾切除或囊肿切除术，此术式对儿童患者尤有意义。如脾脏与周围组织粘连重，囊肿为单房又合并化脓性感染时，可应用脾囊肿切开引流术；对体积巨大的单房脾囊肿，可先抽空其内容物后再行脾切除；对化脓性与包虫性囊肿，术中还应注意周围脏器，以免感染扩散。近年来，随着腹腔镜技术的发展，腹腔镜下脾脏切除、脾囊肿切除、脾囊肿开窗术等也成为脾囊肿治疗的重要选择。小的非寄生虫性、非肿瘤性脾囊肿不需治疗。

三、脾脓肿

脾脓肿是一种少见疾病。脾脏是血液中微生物的高选过滤器和吞噬活动中心，具有抵抗局部感染的免疫能力，一般不易发生感染。临床表现多不典型，常缺乏特异性症状。患者绝大多数有发热，热型不定，以后逐渐出现腹痛等症状。早期诊断不易，极易误诊为败血症或脓毒血症。晚期出现各种严重并发症，而脾脓肿的病情反被掩盖。

【病因和病理】 脾脏的化脓性感染一般都是继发性的，但其原发病灶大多不明显，因为脾脓肿本身的症状可在原发感染消失后几周乃至几个月后才出现，故患者对过去的前驱感染往往不复记忆。脾脓肿的常见感染原发病因有：① 最常见的是由其他部位的感染病灶经血运播散至脾，占病例总数的 75%～90%。葡萄球菌、链球菌或肺炎球菌的败血症或脓毒血症，心内膜炎和产褥热，是脾脓肿较常见的前驱病，但实际上几乎所有化脓性感染都可能作为脾脓肿的前驱病灶，播散一般经由动脉，但腹腔内的感染也可经由门静脉进入脾脏。② 脾脏的损伤或梗死，占脾脓肿的10%～25%。即使较小的外伤也可形成脾脏血肿，并因继发感染而导致脾脓肿。脾脏梗死可因脾动脉结扎、栓塞后引起，病理性血红蛋白症（异常血红蛋白血症或镰形红细胞性疾病）也可发生脾脏梗死，而梗死的脾脏更是细菌沉着或繁殖的理想病灶。③ 邻近脏器感染也可以直接侵入脾脏引起脓肿，但临床较少见，占脾脓肿发病原因的10%以下。肾周脓肿、膈下脓肿、急性胰腺炎、胃与结肠的肿瘤等均有可能直接侵入脾脏引起脾脓肿。④ 免疫抑制或缺陷如危重症、长期使用免疫抑制药、艾滋病患者可能发生脾脏的感染与脓肿。此外，脾囊肿可继发感染而转变为脾脓肿。脾脓肿通常由葡萄球菌、链球菌或沙门菌引起。在广泛使用抗生素的情况下，其致病菌谱也有些改变，目前真菌（如白念珠菌）、厌氧菌感染也较为常见。阿米巴脾脓肿则极为罕见。

【临床表现】 临床表现多不典型，常缺乏特异性症状。患者绝大多数有发热，热型不定，以后逐渐出现腹痛等症状。早期诊断不易，极易误诊为败血症或脓毒血症。继身体其他部位感染，特别是发生败血症现象后，如患者有左季肋部疼痛、触痛，左肩有放射痛以及左侧膈肌运动受限、脾脏阴影增大等表现者，应疑有脾脓肿的可能。

【诊断】

1. 实验室检查　白细胞和中性粒细胞常有显著增加，出现核左移，但也可能因长期应用了抗生素而增加不明显。当合并脾功能亢进时，白细胞还可出现减少现象。脾脏严重感染时骨髓可产生幼稚细胞和网织细胞增多。对临床疑有脾脓肿，可考虑在B超或CT引导下行包块穿刺，脾脓肿者可抽得陈旧性积血或脓液。穿刺液应做涂片染色显微镜检查、细菌培养和药敏试验，以指导进一步的抗生素应用。

2. 其他辅助检查

(1) B超显示脾脏增大，脾内单个或多个圆形、卵圆形或不规则的无回声暗区，边缘不平整，腔壁较厚。与脾脏囊肿相比，脾脓肿无回声区边缘回声较强、模糊。无回声区内有散在小点状回声影，可见液平，偶尔有气体回声。无回声区后方回声增强。约60%病灶在脾上极，可伴有左胸腔积液。

(2) 胸腹部X线平片检查多表现为非特异性征象，如膈肌抬高并有运动受限、脾脏阴影扩大、左胸腔积液以及肺不张等。若在脾脏内出现液平面则为特异性征象，但此种情况较为少见。钡餐造影示胃及横结肠向右前方移位，胃大弯有受压残缺现象。

(3) CT检查诊断准确度高，敏感性和特异性均可达到90%。扫描检查发现脾脏外形向外膨隆，脾内圆形或卵圆形低密度区，密度不均匀，边缘不规则。脓肿内可见液平面或气体，脓肿壁与脾实质相等。增强扫描时脓肿壁可增强，但脓肿内容物不增强。脾脏内可见散在的钙化斑。

(4) 动脉造影敏感度高，最小能够发现2 cm以内的脓肿病灶。造影显示脾脏增大，动脉相时脾内有一无血管的膨胀性肿块，边缘粗糙，膨胀使血管移位、变直和分开。毛细血管期，脓肿呈现边缘不规则而模糊的充盈缺损，脓肿周围无染色及血管增加，无包绕血管或血管湖，脾静脉正常。

(5) 放射性核素脾脏扫描准确性高，可达80%～90%，但不能检出2 cm以下的病灶。单发性较大脓肿表现为大片放射性缺损区，多发小脓肿（<3 cm）呈放射性核素不均匀摄取图像。

【治疗】 脾脓肿的治疗应包括全身治疗与局部处理两个方面。全身治疗主要包括应用广谱、高效、敏感的抗生素以及全身支持治疗。一般选择三代头孢菌素和甲硝唑联合用药，并应注意真菌感染问题。如有细菌学培养结果，则及时调整用药。脾脓肿的局部治疗原则上脾脏如能切除，自应设法切除之，如因脾周围有过多的致密粘连而切除不易，也可以考虑脓肿的切开引流。通常此等病例大概先做左上腹经腹直肌切口进行探查，将会发现脾脏周围有程度不等的粘连。也可做上腹部的横切口，以减少术后创口崩裂的危险。粘连能分离者应分离之，然后将整个脾脏予以切除。如粘连过于致密不易分离，脾脏切除困难，或者患者全身情况差不能耐受手术，则可以在粘连最多之处（一般即是脓肿最表浅部位）进行穿刺，一旦抽得脓液便可在该处切开引流，将引流物从另一腹壁戳口直接引出体外，而原切口则可以一期缝合。应该再强调：脾脓肿以脾切除为上策，切开引流只有在不得已时偶尔为之。对部分单发脓肿，估计脓液较为稀薄的，可考虑在超声引导下经皮脓肿穿刺置管引流，并每日用生理盐水和抗生素冲洗，待症状、体征消失，脓腔闭合后，拔除引流管。如引流治疗失败，应及时转为手术治疗。

四、脾损伤

脾脏位于左下侧胸廓内季肋部的深处，重75～150 g，质地脆弱，是腹腔脏器中较易受损伤的器官之一，脾脏损伤的发生率在各种腹部创伤中可高达40%～50%。交通事故造成的脾破裂居首位（占50%～60%），其他依次为坠落伤、打击伤、跌打伤、刀伤等。治疗显示，在腹部开发性损伤中，脾脏破裂约占 10%，在腹部闭合性损伤中，脾破裂占 20%～40%，脾脏破裂病情比较凶险，又因常合并其他脏器的损伤，临床表现复杂，要求诊断及时，处理恰当，否则可危及生命，其死亡率为 3%～23%，合并脾蒂或大血管损伤者死亡率可高达 70%。

【分类】

1. 外伤性脾损伤　按致伤因素不同，外伤性脾损伤可分为开放性脾损伤和闭合性脾损伤两类。① 开放性脾损伤：多由划刺、子弹贯通和爆炸所致。往往合并其他脏器的损伤，战时尤其常见。② 闭合性脾损伤：又称钝性脾损伤，多发生于交通事故，其次是坠落伤、左胸损伤和左上腹挫伤等。儿童以腹部外伤为主。

2. 自发性脾损伤　有病理脾和正常脾自发性破裂之分，以前者多见，如疟疾脾或充血性脾肿大等。上述脾脏的原有疾病可作为自发性脾损伤的内因，而轻微的外伤、甚至日常活动都可能是自发性脾损伤的诱因，如发热、劳累、咳嗽、呕吐、突然转身、分娩等都可能促发自发性脾损伤。

3. 医源性脾损伤　可归纳为以下几种病因：① 手术中损伤：是医源性脾损伤的最常见原因，较多发生于靠近脾脏的器官和组织的手术，以胃部、结肠、肾脏手术多见。② 侵入性操作和治疗：如脾脏穿刺活检、经脾穿刺肝门静脉造影、脾动脉栓塞等。由于这些患者的脾脏本身存在脾充血肿大、凝血机制差等病理改变而易引起脾损伤。

【分型】

1. 中央破裂　指脾实质中央区破裂，多为局限性出血，常无明确失血表现。这类脾破裂的预后：① 出血不止，血肿不断增大，最终造成破裂。② 血肿继发感染。③ 血肿吸收自愈。

2. 被膜下破裂　指脾被膜下实质裂伤，但被膜保持完整，多于包膜下形成张力性血肿。临床可暂无明确腹腔出血表现，且左季肋区疼痛亦可不明显，因此不易察觉。如果出血停止，可逐渐吸收，纤维化而自愈。但若出血持续，则可能造成真性脾破裂，导致大出血，而使患者和医师措手不及。

3. 真性破裂　是指脾脏实质和被膜同时破裂，具有典型的腹腔内出血表现。是临床上最为常见的一种类型，临床上所见脾破裂 85%属于此类，破损累及被膜，破裂部位多见于脾上极和膈面，严重者短时间内致人死亡。

【分级】　国内外对于外伤性脾破裂的分级方法多达几十种，这些分级系统都是在实践的基础上总结而成的，各自从不同侧面、不同程度地反映了脾破裂的特点和规律，很具有科学性和实用性。我国学者在第六届全国脾脏外科学术研讨会上讨论通过的“脾脏损伤程度分级”具有简单、实用的特点，据此可迅速判断脾损伤的级别，概括全面，涉及从被膜到实质、从分支到主干血管的所有损伤，适应我国目前常见的脾损伤机制的特点，已被国内广泛采用。该分级标准具体为：脾破裂分级Ⅰ级，脾被膜下破裂或被膜及实质轻度损伤，手术所见脾裂伤长度≤5.0 cm，深度≤1.0 cm；Ⅱ级，脾裂伤总长度>5.0 cm，深度>1.0 cm，但脾门未累及，或脾段血管受累；Ⅲ级，脾破裂伤及脾门部或脾部分离断，或脾叶血管受损；Ⅳ级，脾广泛破裂，或脾蒂、脾动静脉主干受损。

【临床表现】

1. 症状　① 低血压和失血性休克：随着失血量的增加，患者会出现烦躁、口渴、心悸、呼吸急促、皮肤苍白、四肢冰冷等失血性休克症状。体格检查会发现患者的血压进行性下降、脉搏快而弱等。在创伤后应激状态和合并其他脏器的损伤时对脉搏和血压可能会有影响，如合并十二指肠破裂。腹膜受到十二指肠漏出的消化液刺激，早期出现低血压、脉快等表现，经过短时间可好转，但随即又会出现恶化。② 腹痛：是最常见的症状，多因外伤所致的腹部软组织损伤等引起，而脾脏损伤所致的脾被膜感觉神经刺激常不能引起患者的重视。如伤情严重者突发剧烈的腹痛，自左上腹扩展至全腹，此系脾破裂出血的扩散对腹腔产生刺激所致，提示病情严重，结局不良。有时因血液刺激左侧膈肌而有左肩牵涉痛，深呼吸时这种牵涉痛加重，此即 Kehr 征。③ 恶心、呕吐：较常见，尤其是发病初期。主要是由于出血刺激腹膜自主神经所致。如果症状明显加重，还提示可能合并消化道穿孔、腹膜炎。④ 腹胀：多因出血所致。少量出血早期可能没有明显的腹胀，但随着时间的延长，由于腹膜炎出现，可导致肠麻痹而加重腹胀。

2. 体征　患者弯腰曲背、神志淡漠、血压下降、脉搏增快，如腹腔出血量较多，可表现为腹胀，同时有腹部压痛、反跳痛和腹肌紧张。叩诊时腹部有移动性浊音，肠鸣音减弱。直肠指诊时 Douglas 窝饱满。有时因血液刺激左侧膈肌而有左肩牵涉痛，深呼吸时这种牵涉痛加重，此即 Kehr 征。

3. 延迟性脾破裂　脾脏被膜下破裂形成的血肿和少数脾真性破裂后被网膜等周围组织包裹而形成局限性血肿，可在 36～48 h 冲破被膜和凝血块而出现典型的出血和腹膜刺激症状。再次破裂一般发生在2周内,少数病例可延迟至数月以后发生。

【诊断】 外伤性脾破裂诊断一般不难,根据外伤史、临床表现以及腹腔穿刺的结果,正确率高达90%,然而出血量少,症状轻微的脾脏损伤易被忽视。另外,外伤所致的多发性脏器损伤的症状也不易同脾脏破裂区分。自发性脾损伤虽然和外伤性脾损伤的临床表现相似,但由于没有明显的外伤史而常不能在术前确诊。因此,在病情允许的情况下,应行B超、CT等影像学检查,进一步诊断,动态观察脾脏损伤的程度和范围。应当指出的是,这些客观指标,对临床分型分级、制订治疗方案和疗效评价也有重要的意义。

1. 实验室检查 脾破裂出血时血常规红细胞计数、血红蛋白等呈进行性下降,白细胞可略微升高,其他检查如电解质、凝血功能、血型、淀粉酶等虽对诊断无特异性,但也应作为腹部外伤的常规检查,有助于鉴别诊断其他合并伤,判断病情。

2. 诊断性腹腔穿刺和腹腔灌洗 属侵入性检查,阳性率90%以上,且对于诊断腹腔内有无脏器损伤和哪一类脏器损伤有很大帮助。如抽出液体为新鲜不凝血或血性液体,证明腹腔内脏器出血,如果抽出液体混浊则是胃肠破裂的特征。

3. 超声检查 是首选方法,具有无创、经济、快捷等优点,能显示破碎的脾脏,较大的脾包膜下血肿及腹腔内积血。有助于观察脾脏损伤的程度、分型等,可以帮助动态观察病情的发展。

4. X线检查 有助于判断腹腔内出血的情况和有无合并胃肠道等空腔脏器的损伤。

5. CT检查 能清楚地显示脾脏的形态和解剖结构,对诊断脾脏实质裂伤或包膜下血肿的准确性很高。

6. 核素扫描 可采用^{99m}锝胶态硫扫描或γ照相等技术诊断脾损伤,方法安全。

7. 选择性腹腔动脉造影 这是一种侵入性检查,操作较复杂,有一定危险性。但诊断脾破裂的准确性颇高,能显示脾脏受损动脉和实质的部位。仅用于伤情稳定而其他方法未能明确诊断的闭合性损伤。

8. MRI 一般不用于急诊诊断,仅限于病情稳定、诊断困难的患者。在检查出血和血肿方面有优势。

9. 腹腔镜检查 诊断困难而剖腹指征不明确者可采用,可同时作为一种治疗手段。

10. 诊断性剖腹探查术 少数病例既不能排除外腹部损伤,又不能进行特殊检查,病情有逐渐恶化趋势,为了明确诊断和及时治疗而采用。

【治疗】 20世纪60年代以来,随着免疫学的进展,已认识到脾脏是体内最大的淋巴样器官,是人体免疫系统的重要组成部分,在体液免疫和细胞免疫中起着重要作用。脾脏是产生调理素(opsonin)、血清吞噬作用激素(tuftsin)和备解素(properdin)的重要器官,能有效地过滤和清除侵入血液循环的病原体。脾切除后人体免疫系统功能的完整性遭到破坏,对病菌的抵抗能力必然下降,容易发生严重感染。既往认为治疗脾破裂的首选方法是全脾切除术,许多教科书也主张不论脾裂伤程度如何均有全脾切除指征。随着脾切除术后凶险性感染(overwhelming postsplenectomy infection, OPSI)主要在儿童的报道逐渐增多,这一传统概念受到了挑战。在坚持"抢救生命第一,保留脾第二"的原则下,尽量保留脾的原则(尤其是儿童)已被多数外科医师接受。此外,根据脾脏的解剖结构和现有止血措施,脾部分切除已可安全进行。当前脾破裂的处理原则虽仍以手术为主,但应根据损伤的程度和当时的条件,尽可能采用不同的手术方式,全部或部分地保留脾脏。近年来,随着对脾脏功能的深入认识以及超声、CT等现代影像技术的提高和普及,诊断观念也发生了相应的变化,现代脾脏外科的观念已经形成,不再一味地切除脾脏,而是在遵循"生命第一,保脾第二"原则的基础上,采用个体化的治疗原则,轻度损伤可以保守治疗,而较重的损伤则需要及时有效的手术治疗,手术治疗亦必须根据患者的具体情况,选择最适合的术式。

1. 非手术治疗

(1) 适应证:拟实施非手术治疗者一般应满足以下条件:① 单纯性脾破裂。② 伤后血流动力学稳定,输血量不多于2~4单位。③ 非开放性损伤。④ 患者年龄<50岁。⑤ 临床症状逐渐好转。从国外的经验看,非手术治疗的适应证现在有逐渐拓宽的趋势:病理性脾破裂、开放性脾外伤以及高龄患者都可经非手术治疗而痊愈。作为选择治疗方法的直接证据,CT所提供的影像学资料受到广泛的重视。我们认为,在具体条件下,由于医师对监测指标的把握因人而异,不同年龄和体质的患者对同一非手术治疗措施的反应也不尽相同,因此,在临床工作中还要在遵循总体原则的前提下坚持"个体化"方案,过分依赖任何量化指标都并非明智之举。

(2) 具体措施:目前,国内外施行的非手术治疗的具体措施大致相同,包括绝对卧床休息、严密的ICU监护、禁食、液体治疗、使用止血药物、预防性应用抗生素及CT或超声随诊等。治疗失败多发生在

96 h 以内,但出现在 6～20 日者亦并非罕见。失败的原因可为延迟出血、继发感染等。延迟性脾破裂一般发生在伤后 2 周以内。所以,非手术治疗期间应严格卧床休息 2 周以上,非手术治疗期间应避免咳嗽、大便用力等增加腹压因素,避免剧烈活动 6～8 周,避免肢体接触性体育运动至少 6 个月或直到 CT 显示陈旧病灶被完全吸收。在观察期间发现以下情况之一者,宜中转手术:① 腹痛和(或)局部腹膜刺激征持续加重。② 24 h 内输血量＞4 单位而生命体征仍不稳定。③ 血细胞比容持续下降而通过输血仍不能得到迅速纠正。④ 通过观察不能排除腹内其他脏器的损伤。

2. *选择性脾血管栓塞疗法* 是另一种行之有效的微创手段。其适应证比较广泛,对某些涉及脾门区和脾蒂血管的损伤也有较好的效果,但术前需要维持患者的生命体征基本稳定和排除严重的脾外器官的损伤。其优点在于:① 具有微创治疗的一般特点,创伤小、恢复快。② 诊治并举:脾动脉造影可明确出血的部位、程度和速度,若结合 CT 则更能获得全面的伤情评估。栓塞止血后,可再次造影以明确止血效果。③ 由于脾脏具有双重血运,栓塞后,坏死脾组织可以再生,脾脏功能保存良好。

3. *手术治疗*

(1) 适应证:Powell 等提出的脾破裂手术治疗的适应证现仍具有一定的代表性,它包括血流动力学不稳定、腹腔内脾外脏器损伤、创伤严重程度(injury severity score,ISS)评分＞15、成人美国创伤外科学会(American Association for the Surgery of Trauma,AAST)分级＞Ⅲ、CT 显示腹腔大量积血、活动性出血以及高能量创伤(high energy mechanisms)等指标。Cathey 等建议有以下情况者也应剖腹探查:收缩压＜100 mmHg、脉搏＞100 次/min、血细胞比容＜30、PT＞13 s、意识不清、高龄等。

(2) 手术治疗方法:自 20 世纪 70 年代以来,在脾破裂治疗的过程中,行脾切除的指征开始受到严格的限制,而保脾手术则方兴未艾,并呈现出多样化和微创化的趋势。每种术式都有各自的适用范围,如何进行合理的选择就成为临床工作中新的课题。根据脾脏损伤程度分级应选择相应的治疗方案:Ⅰ级,非手术治疗,黏合凝固止血,缝合修补术;Ⅱ级,缝合修补术,脾部分切除术,破裂捆扎术,脾动脉结扎;Ⅲ级,脾部分切除术,脾动脉结扎;Ⅳ级,全脾切除＋自体脾组织移植。实施保脾性手术时,有以下两点应予注意:① 必须遵循保脾四原则,即先保命后保脾、年龄小优先考虑保脾、根据具体情况选择术式以及各种术式的联合应用。② 重视各种术式的技术要点。对于脾断面的处理,可采用缝合加网罩压迫包裹、填塞止血、胶粘法、物理止血以及综合无血术野技术等。另外,重度的脾裂伤出血可能较快、较多,可先行脾动脉结扎为其后的操作创造条件。尚有应用带血管蒂自体部分或半脾异位移植治疗严重外伤性脾破裂的术式,但开展很少。医源性脾损伤也应采用上述分级方法决定相应处置,在不显著延长手术时间和影响预后的前提下,应贯彻尽量保脾的原则。

几种手术治疗方法简介如下。

1) 局部黏合剂:主要应用于Ⅰ级脾损伤,也可用于脾修补术和部分脾切除术轻度渗血。

2) 局部凝固止血:凝固方法较多,有激光、红外线、高热空气等,可先采用凝固方法处理创口,在局部涂抹生物材料,效果较好。

3) 脾动脉结扎:脾动脉结扎并不至引起脾脏的坏死。目前该术式主要应用于脾损伤出血的治疗,与其他保脾手术联用效果较好。特点是保留了脾脏的完整结构。通过结扎脾动脉主干,减少了脾脏的血流量,同时缩小了脾脏的体积和张力,利于缝合和修补脾脏。

4) 脾破裂缝合修补术:属保脾手术,技术较简单,在条件具备、手术适应证符合时,应首选。

5) 部分脾切除术:适用于Ⅲ级脾破裂,损伤受局限,单纯修补难以止血或受损的脾组织已失去活力,部分脾切除后有半数以上的脾实质能保留者。

6) 全脾切除术:国内采用较为广泛,尽管已经认识到脾切除术后会带来一系列不良后果,但是这一经典术式仍然具有不可替代的优势,其具有止血迅速彻底,适应证广泛等特点,在一些特殊情况下,仍然是唯一的选择。

7) 全脾切除术＋自体脾组织片网膜囊内移植术:自 20 世纪 80 年代开始,已经被普遍认为是全脾切除术后弥补脾功能的有效方法。既满足了迅速切脾控制出血,确保患者生命安全的需要,又能安全可靠地补偿脾脏功能。

8) 带血管蒂的自体脾组织移植:该手术难度较大,但是手术效果可靠,术后脾功能恢复快,在满足适应证和技术要求的条件下,不失为一种较好的治疗措施。

五、脾功能亢进

脾功能亢进简称脾亢,指各种原因造成的伴随脾脏肿大及血细胞过度消耗的临床综合征。脾功能亢进是一种综合征，并不是一种独立疾病的诊断名称。血细胞、血小板等在过度肿大的脾脏滤过时被毁损，从而造成相应的临床表现，如贫血、粒细胞减少、血小板减少及骨髓造血活跃。

【病因】 原发性的脾脏肿大比较罕见，至今没有公认的明确病因，往往导致原发性粒细胞减少、原发性血小板减少等，此外脾脏本身发生的动脉瘤及海绵状血管瘤也可造成一定程度的功能亢进。绝大部分的脾功能亢进是继发的，也就是说并不是脾脏本身病了。主要病因包括：

(1) 门静脉高压导致的淤血性脾肿大，这是目前临床最多见的脾功能亢进类型。门静脉高压也是一种临床综合征，多继发于各种原因造成的肝硬化、病毒性肝炎、酒精性肝损伤、肝吸虫或血吸虫病、自身免疫性肝炎、巴德-吉亚利综合征、门静脉血栓或海绵状血管变性等。

(2) 慢性溶血性疾病如遗传性球形红细胞增多症、自身免疫性溶血及海洋性贫血等。

(3) 各种感染伴随的脾肿大，急性感染常见于病毒性肝炎或传染性单核细胞增多症，慢性感染多见于结核、布氏杆菌病、疟疾、血吸虫病、肝吸虫病等。

(4) 各种免疫系统疾病、炎症性肉芽肿，如系统性红斑狼疮、类风湿关节炎、Felty 综合征及结节病等。

(5) 恶性肿瘤如淋巴瘤、白血病及转移性脾肿瘤等。

(7) 遗传性类脂质沉积症，如戈谢病及尼曼-皮克病。

(8) 骨髓增生症如真性红细胞增多症、慢性粒细胞白血病及骨髓纤维化等。

【临床表现】 脾功能亢进的主要危害在两方面。首先脾肿大造成的占位效应，会造成一定程度上的不适，主要以腹胀和进食后饱胀感为主。但是患者对此往往能够耐受，临床上可以见到“巨脾”患者，甚至整个左侧腹部都被脾脏所占据。

生理上的影响主要和脾脏的功能相关，血液在经过脾脏时，血细胞过度遭到毁损，造成红细胞、白细胞和血小板计数减少，伴随一系列的症状。简言之，粒细胞减少，容易造成感染；红细胞减少，即贫血，会有面色苍白、虚弱乏力等表现；血小板减少容易造成出血。

【诊断】 很多脾功能亢进是隐匿性的，即因骨髓代偿性增生，一定程度上弥补了血细胞的消耗，临床表现可以不明显。脾功能亢进诊断方法很常用，腹部彩超(或 CT)结合血常规检查，提示脾脏体积增大同时伴有血细胞和(或)血小板计数减少，基本就可诊断。需要注意的是经常会有体检结果提示“脾脏增大”，这是医师根据正常人平均值做出的判断，并不一定就表明脾功能亢进，需要结合临床做出诊断。此外 ECT、PET-CT 及病理活检等都是可以考虑的诊断途径。但针对脾功能亢进的诊断，最重要的是找出原发病因，方能进行针对性的治疗。

【治疗】 对于继发性的脾功能亢进，需要针对原发病进行积极治疗。比如感染得到控制，白血病得到缓解，门静脉高压降低等，脾功能亢进多数能够得到一定程度的缓解。但通过非手术治疗后依旧难以控制的脾脏肿大，因为没有特异性药物能够遏制，一旦造成重度贫血、血小板减少导致严重的出血等，外科或介入治疗则为首选的方式。一般包括脾脏切除、脾脏部分切除、介入治疗(目前以脾动脉栓塞为主)等，其中又以脾脏切除术疗效最直接和确切。

除原发性脾功能亢进症和脾脏本身疾病如脾肿瘤适合行脾切除术外，因脾功能亢进症行脾脏切除术，需要符合严格的适应证。主要包括以下疾病：① 门静脉高压导致的充血性脾肿大。② 感染性疾病造成的脾肿大，如脾脓肿、结核。③ 遗传性球形红细胞增多症、自身免疫性溶血性贫血等。④ 原发性血小板减少性紫癜内科治疗无效者。⑤ 慢性再生障碍性贫血。⑥ 慢性粒细胞性白血病引起巨脾者。⑦ 戈谢病。⑧ 某些霍奇金病。

需要特别强调的是脾切除术或脾动脉栓塞仅能解除脾脏对血液系统的影响，不能根治原发病。尤其有些血液系统疾病如红白血病的脾功能亢进对疾病本身的症状有缓解作用，慢性骨髓纤维化症的患者在骨髓硬化时造血功能可以转移至脾脏，或者戈谢病在切除脾脏后肝脏病变或可加重，切除脾脏可能弊大于利。

其他病因导致的脾功能亢进，治疗的选择需要充分参考血液、风湿、感染科的专业意见，对切除脾脏的影响做出充分评估，再决定是否行手术治疗。

对于适合切除脾脏的患者，自身条件是否可行，是否有手术禁忌证，也需要在正规医院专科进行评估。如果无法耐受手术治疗，通过创伤较小的介入治疗，不失为合适的选择。

六、脾动脉瘤

脾动脉瘤是内脏动脉中最常见的动脉瘤，占腹腔内脏动脉瘤的 50%以上。尽管其实质上并非肿瘤，但临床上仍主张将其归类于脾脏良性肿瘤。脾动脉瘤发病率较低，不易诊断，故大多未被引起注意，仅仅在手术过程中或病理解剖时才发现。脾动脉瘤虽属少见，但实际发病率要比所知的高。脾动脉瘤大体所见，主要是不同程度的脾动脉囊性扩张或球形扩张，直径为 0.6～3.0 cm，平均 2.0 cm。镜下所见为血管硬化，脉管中层纤维化或坏死，内层弹力纤维钙化、重叠、破裂，甚至消失。脾动脉瘤绝大多数为单发，多发者则瘤体较小。瘤体直径在 2.0 cm 以上者即有破裂危险。脾动脉瘤破裂发生率约为 3%，一旦发生破裂，病死率较高。破裂前动脉壁先有裂隙，继之出现局部血肿。如过程缓慢，血肿不大，时间稍久即可与周围形成粘连。如存在腹压增高因素、外伤、血压升高等情况，即可诱发瘤体破裂。

【分类】 根据瘤体发生的部位可分 3 型：① 远离脾门型：瘤体位于脾动脉主干，距脾脏 5 cm 以上。② 近脾门型：瘤体位于脾门处脾动脉分支上，甚至伸入脾实质。③ 中间型：介于上述两者之间，瘤体位于脾动脉主干及分支之间，此型多见。

【临床表现】 脾动脉瘤的症状可为上腹部疼痛、阵发性绞痛、恶心、呕吐、脾肿大、甚至肠梗阻。约 10%的病例可触及肿块，6%有搏动感和猫喘音。然而有多数病例可能不具有明显症状，直到动脉瘤破裂到胃、肠或腹腔以后才通过手术探查得到诊断，未破裂前就有正确诊断的病例不到 10%。破裂后的症状则有上腹部剧痛、左肩部放射痛（Kehr 征）和左肋缘下的腹壁触痛，同时还伴有恶心、呕吐和其他的出血表现。脾动脉瘤还可与门静脉系统形成内瘘，引起腹水、肝脾肿大等门静脉高压表现。

【诊断】 一般临床检查不易发现脾动脉瘤，该病的诊断主要依靠影像学检查确定。

1. *腹部平片和动脉造影* 脾动脉瘤起病隐匿，故绝大多数患者是在非针对性的腹部摄片检查中偶尔发现患有此疾。典型征象是左上腹曲线样或环形的钙化影。动脉造影仍然是诊断内脏动脉瘤的“金标准”。它可揭示动脉瘤的确切位置，帮助判别是否存有其他动脉瘤。当动脉瘤位于大血管主干时，造影压力和流速应相应减小，以防动脉瘤破裂。

2. *超声和彩色多普勒检查* 超声检查可发现典型的动脉瘤表现，在囊性的暗区内存有血流。彩色多普勒能进一步明确血管内血流速度和是否存有栓塞现象。

3. *CT 和 MRA* 先进的螺旋 CT 能进行影像的三维重建，帮助识别肿瘤与毗邻脏器的关系。为手术提供极大方便。磁共振血管造影（MRA）是较新的无创血管影像诊断技术，以往由于技术因素，限制了 MRA 在诊断腹部动脉系统疾病中的应用。MRA 应用有了新的突破，它被称为三维增强对比磁共振血管造影，即用泛磁剂——钆做血管对比增强剂，该技术具有 T－1 缩短效果，去除了血流信号，从而克服了混淆的血流饱和现象和紊流信号的干扰。腹部大容量影像信号可以快速获得，并可沿血管轴径做各种三维重建，所获图像与血管造影和螺旋 CT 影像相似。由于不用离子型造影剂，避免了造影剂的副作用和可能的变态反应，并对肾功能不全患者有较高安全性，因而是一种很有前途的血管造影方法。

【治疗】 脾动脉瘤最理想的治疗方法是在动脉瘤未破裂前行手术切除，因此有症状、体征，患有该病的孕妇或即将妊娠的妇女，瘤体已破裂等是手术治疗的绝对指征。如瘤体直径≥3 cm，由于发生破裂的风险很大，即使没有症状，也应积极手术治疗。对部分直径<3 cm 的无症状脾动脉瘤且脾脏不大者可严密随访观察，如有增大趋势，应果断予以切除，对开腹手术中偶然发现的脾动脉瘤，如病情允许，也应争取一并切除。因毗邻脏器病变侵袭、外伤、感染等引起的脾动脉瘤一旦被发现，也应尽早予以手术切除。

脾动脉瘤的术式取决于动脉瘤的发生部位，如瘤体远离脾门，在脾动脉的起始部，可行单纯瘤体近、远段动脉结扎术或动脉瘤切除、脾动脉重建术，保留脾脏。如瘤体靠近脾门，则行脾动脉瘤与脾脏切除术。如动脉瘤位于脾动脉中远段与胰腺及脾静脉关系密切，可单纯绕扎瘤体近、远段动脉，阻断其血供，瘤体不必强行切除。如瘤体与胰体尾紧密粘连，近、远段动脉结扎亦存在困难，强行分离容易引起大出血，可考虑行动脉瘤连同胰体尾及脾脏的联合切除。如脾动脉瘤与门静脉间有内瘘，应在阻断瘤体血供后予以切开，修复瘘口后，再切除瘤体。门静脉高压并有脾动脉瘤，除了处理动脉瘤外，还需治疗门静脉高压的并发症，如行门奇静脉断流术、脾肾静脉分流术等。

第 2 节 脾切除适应证及疗效

脾切除术广泛应用于脾外伤、脾局部感染、良性的（如血管瘤）或恶性的（如淋巴肉瘤）肿瘤、囊肿、胃体部癌、肝内型门静脉高压合并脾功能亢进等疾病。

一、外伤性脾破裂

Powell 等提出的脾破裂手术治疗的适应证现仍具有一定的代表性，它包括血液动力学不稳定、腹腔内脾外脏器损伤、ISS 评分＞15、成人 AAST 分级＞Ⅲ、CT 显示腹腔大量积血、活动性出血以及高能量创伤等指标。Cathey 等建议有以下情况者也应剖腹探查：收缩压＜100 mmHg、脉搏＞100 次/min、血细胞比容＜30、PT＞13 s、意识不清、高龄等。

1. 全脾切除术　国内采用较为广泛，尽管已经认识到脾切除术后会带来一系列不良后果，但是这一经典术式仍然具有不可替代的优势，其具有止血迅速彻底、适应证广泛等特点，在一些特殊情况下，仍然是唯一的选择。

2. 全脾切除术＋自体脾组织片网膜囊内移植术　自20世纪80年代开始，已经被普遍认为是全脾切除术后弥补脾功能的有效方法。既满足了迅速切脾控制出血，确保患者生命安全的需要，又能安全可靠地补偿脾脏功能。

3. 部分脾切除术　适用于单纯修补难以止血或受损的脾组织已失去活力，部分脾切除后有半数以上的脾实质能保留者。手术应在充分游离脾脏、控制脾蒂的情况下进行，切除所有失去活力的脾组织，分别结扎或缝扎各出血点，切面渗血用止血剂贴敷及热盐水纱布压迫直至完全停止，最后用带蒂大网膜覆盖。

二、门静脉高压

门静脉高压导致的淤血性脾肿大，这是目前临床最多见的脾功能亢进类型。门静脉高压也是一种临床综合征，多继发于各种原因造成的肝硬化、病毒性肝炎、酒精性肝损伤、肝吸虫或血吸虫病、病自身免疫性肝炎、巴德-吉亚利综合征、门静脉血栓或海绵状血管变性等。严重脾肿大，合并明显脾功能亢进，单纯行脾切除术效果良好。肝内型门静脉高压合并脾功能亢进者，肝外型门静脉高压，如脾动脉瘤、脾动、静脉瘘及脾静脉血栓等引起充血性脾肿大者，均应行脾切除术。

三、脾脏的原发性疾病及占位性病变

1. 游走脾(异位脾)　由于脾蒂过长，脾可过度活动而成游走脾。脾脏脱离正常解剖位置而位于腹腔的其他部位者，称为脾脱垂或异位脾；脾脏既有脱垂又能复位，呈活动或游走状者，称为游走脾(floating spleen)。中年以上经产妇产后发病率较高，有文献报道女性发病率可高于男性 13 倍，儿童期也有发生。通常如脾周围无粘连而脾活动度大时，患者可无明显的自觉症状，但也可能发觉腹内有能移动的肿物，重者可感左上腹有不适或疼痛，卧床时消失，起立时加重。牵扯症状主要涉及胃部，可有恶心呕吐、胀闷和嗳气等现象。压迫症状则视其被累及器官而异：压迫肠道者可引起急、慢性的机械性梗阻症状；压迫盆腔者可有里急后重、排便不畅或便秘症状；膀胱或子宫受压者可有排尿困难或月经不调等症状。脾蒂扭转的快慢和程度对症状的影响很大：急性扭转多因突然体位变换、外伤、妊娠晚期等诱发，可产生剧烈腹痛并伴恶心、呕吐等消化道症状，甚至出现休克状态。但慢性不完全性扭转可以没有自觉症状，或仅有轻微腹痛。

一旦游走脾诊断明确，可区别不同情况予以处理。无任何症状的患者应向其交代发生蒂扭转及脾梗死的可能，并试行手法复位。在移位脾被还纳回左上腹脾窝后，以腹带稍加压力外固定。这种方法对体态消瘦者可暂时有效，但易复发。脾脱垂时间越长，效果越差。肥胖者腹带无法起到固定作用。对症状不重、脾肿大和脾功能亢进不严重且发展缓慢者，为尽可能保留有正常功能的脾脏，可试行脾固定术，即于术中尽力将脾脏自发现部位剥离，在不影响脾蒂血运的前提下，将其复位于左上腹脾窝或左侧腹其他部位，并利用附近组织予以缝合固定。此种方法尚无远期疗效随访报道，值得进一步探讨。育龄期妇女为防止增大子宫诱发脾破裂或增加脾蒂扭转机会，应积极手术切除脾脏。盆腔部位游走脾亦应切除，以减少并发症可能。急性脾蒂扭转者均应手术切除脾脏。

2. 脾脓肿　脾脓肿常发生在脓毒血症后，如脓肿局限在脾内，可行脾切除术，如脓肿周围炎症已波及脾脏四周，则仅能做引流术。局限性脾结核，也可行脾切除术。

3. 脾肿瘤　原发性肿瘤比较少见，由于脾脏肿瘤有发生感染、破裂的风险，且脾脏肿瘤的性质很难确定，无法排除恶性病变的可能。因此，除非诊断明确的较小的脾脏良性病变，脾脏肿瘤一经发现都应考虑积极手术治疗。根据脾脏肿瘤的不同病理类型选择合适的手术方式。对于脾脏的良性肿瘤，在确保根治的前提下尽量保留部分脾实质以维持脾脏功能。实施保脾手术时应特别注意：术中快速病理切片确诊的脾脏良性肿瘤方可行保脾手术；脾肿瘤可为多中心性发生，呈多灶性分布，行脾部分切除有时难以切除全部病变，故对脾血管瘤或淋巴管瘤病变要有足够的切除范围，以免术后复发。如术中快速病理切片不能排除恶性肿瘤时，应行全脾切除术。对于确诊的脾脏恶性肿瘤，应行根治性手术切除。即脾脏切除加脾门淋巴结清扫，必要时加行胰尾等联合脏器切除术。手术后根据病理类型辅以辅助治疗。

4. *脾囊肿* 近年来考虑到保留脾脏对机体免疫功能的重要性，除了囊肿为感染性或位于脾门区之外，一般主张行部分脾切除或囊肿切除术，此术式对儿童患者尤有意义。

5. *脾动脉瘤* 脾动脉瘤是内脏动脉中最常见的动脉瘤，占腹腔内脏动脉瘤的 50%以上。脾动脉瘤绝大多数为单发，多发者则瘤体较小。瘤体直径在 2.0 cm 以上者即有破裂危险。脾动脉瘤破裂发生率约为 3%，一旦发生破裂，病死率较高。脾动脉瘤最理想的治疗方法是在动脉瘤未破裂前行手术切除，因此有症状、体征，患有该病的孕妇或即将妊娠的妇女，瘤体已破裂等是手术治疗的绝对指征。如瘤体直径≥3 cm，由于发生破裂的风险很大，即使没有症状，也应积极手术治疗。对部分直径＜3 cm 的无症状脾动脉瘤且脾脏不大者，可严密随访观察，如有增大趋势，应果断予以切除，对开腹手术中偶然发现的脾动脉瘤，如病情允许，也应争取一并切除。因毗邻脏器病变侵袭、外伤、感染等引起的脾动脉瘤一旦被发现，也应尽早予以手术切除。

另外，胃体部癌、胃底贲门癌、胰体部、尾部癌、结肠脾曲部癌行根治切除术时，无论有无脾的转移，为清除脾动脉周围或脾门部淋巴结，均应行脾切除术。特别是肿瘤与脾有粘连时，更应一并切除脾脏。

四、造血系统疾病

1. *慢性粒细胞白血病* 慢性粒细胞白血病是一种影响血液及骨髓的恶性肿瘤，它的特点是产生大量不成熟的白细胞，这些白细胞在骨髓内聚集，抑制骨髓的正常造血；并且能够通过血液在全身扩散，导致患者出现贫血、容易出血、感染及器官浸润等。慢性粒细胞白血病是一种相对少见的恶性肿瘤，大约占所有癌症的 0.3%，占成人白血病的 20%；一般人群中，大约每 10 万有 1～2 个人患有该病。慢性粒细胞白血病可以发生于任何年龄的人群，但以 50 岁以上的人群最常见，平均发病年龄为 65 岁，男性比女性更常见。

脾切除对有明显脾功能亢进，尤其是伴有血小板减少者，或巨脾引起明显症状者，能缓解病情，但不能延缓其急变发生和延长生存期。

2. *慢性淋巴细胞白血病* 慢性淋巴细胞白血病是一种影响 B 淋巴细胞系的恶性肿瘤，它的特点是产生大量不成熟的淋巴细胞，这些细胞在骨髓内聚集，抑制骨髓的正常造血；并且能够通过血液在全身扩散，导致患者出现贫血、容易出血、感染及器官浸润等。慢性淋巴细胞白血病是一种进展缓慢、惰性的肿瘤，患者通常保持无症状达数月至数年。发病原因仍未明确。慢性淋巴细胞白血病是一种相对少见的恶性肿瘤，大约占所有癌症的 0.8%。慢性淋巴细胞白血病可以发生于任何年龄的人群，但以 60 岁以上的人群最常见，男性比女性更常见。

对于并发进行性血小板减少或溶血性贫血，同时脾脏显著肿大，而采用肾上腺皮质激素治疗效果不明显者，可行脾切除术，术后血红蛋白和血小板计数常能上升，在一定程度上缓解病情。

3. *多毛细胞白血病* 本病系一种特殊类型的慢性 B 淋巴细胞白血病。患者表现有贫血、发热、脾肿大，外周血细胞往往减少。诊断本病的主要依据是在外周血或骨髓中见到有特征性的多毛细胞。细胞质周边不规则，呈锯齿状或伪足状突起，有时为细长毛发状伸出。相差显微镜及扫描电镜检查是辨认毛细胞的重要手段。酸性磷酸酶染色阳性且不被左旋酒石酸抑制。免疫分型特点为 CD25、CD11 呈强阳性。

治疗以脾切除为首选，大剂量干扰素及部分化疗药对本病有一定疗效。有条件者可考虑骨髓移植。

（马永彪）

参考文献

[1] 吴阶平，裘法祖. 黄家驷外科学[M]. 第 6 版. 北京：人民卫生出版社，1999：418－429.
[2] 李小鹰. 哈兹德老年医学[M]. 第 1 版. 北京：人民军医出版社，2015：463－475.
[3] 汪耀. 实用老年病学[M]. 第 1 版. 北京：人民卫生出版社，2014：345－353.

第26章

急腹症

老年急腹症是老年医学的一部分，也是急腹症学的一部分，是指临床上年龄60岁以上人群，以急性腹痛作为首要症状的一种多发疾病的总称。

【病因】 急性腹痛的原因是多方面的，了解急性腹痛的病因，有助于对急性腹痛的发生、发展及其一般规律进行分析。引起急性腹痛的原因主要有以下4种。

1. *炎症作用* 感染后细菌、毒素直接抑制组织细胞的氧化过程，使细胞代谢障碍，造成离子失平衡，细胞通道性紊乱，酸性增加，充血，水肿，炎症细胞浸润，血清蛋白质组成的改变，坏死，化脓。在炎症中释放出许多炎症介质是引起疼痛的主要原因；酸性增大（pH5.8时达到不可忍受的程度）；细胞外[K^+]增高，[Ca^{2+}]减少；乙酰胆碱大量释放或蓄积，缓激肽增多，5-羟色胺含量增高，P物质释放，前列腺素E释放，氨类、血管活性肠肽（VIP）、类神经的释放等的刺激。

2. *化学作用* 血液、胃液、胆汁、胰液、尿液、强酸、强碱等的刺激。

3. *机械作用* 外力创伤、自发损伤、异物、结石阻力、寄生虫等导致结构改变的刺激。

4. *局部缺血作用* 由于氧和营养物质的供应不足，或代谢产物不能运走，以致代谢过程不能以充分的程度进行而引起疼痛，如血流受阻、血管阻塞、血管内膜平滑肌的痉挛。

【发病机制】 腹痛是急腹症的最主要症状，腹痛的发生是一个发展的病理生理过程，对此过程的了解将有助于对腹痛的分析。

1. *内脏痛* 即真性内脏痛（true visceral pain），是因为内脏的传入神经终末受刺激所致，由内脏本身病变引起，常为脏器本身的疼痛。刺激来源如下：

（1）空腔内脏壁肌层张力的改变：内脏缺血，炎症、化学、机械的刺激，平滑肌痉挛或强烈收缩，管壁的痉挛或膨胀等引起，多在克服阻力时发生，为阵发性，如肠梗阻、胆管或输尿管结石等。

（2）实质性内脏包膜受压迫：实质脏器包膜承受的压力突然增加时引起，常为持续性，如肝在急性心力衰竭时的肿胀、脾的内部出血等。这些刺激所产生的冲动，沿交感神经传入纤维上行，经脊髓丘脑束，最后达大脑皮质而产生腹痛。

（3）内脏缺血性改变：内脏缺血痛是急性缺血引起的持续痛，见于肠绞窄、脾栓塞、心肌急性缺血等。

真性内脏痛是钝痛或绞痛，呈一种深处的弥散性痛觉，定位模糊、不准确，虚位在病变内脏的周围，感到是在脏器本身的疼痛，而且所传递的疼痛性质相似，不伴有皮肤感觉过敏。对外界的强烈刺激，如刀割、针刺、烧灼等感觉很迟钝，但对张力变化，如过度牵拉、突然膨胀、剧烈收缩，特别是缺血，疼痛感觉十分敏感。常伴有恶心、呕吐等消化道症状。原因如下：

（1）内脏的神经大部分是C型纤维具有原始的特点，对刺激的识别性差；缺乏识别刺激能力强的A型纤维。

（2）内脏刺激不是在直视下，不易发现。

（3）内脏的感觉神经在胎生时期已经形成，而且其感觉在头脑中形成了固定的位置，尽管其后胸管有转位，但头脑中感觉的位置还固定在原来部位，比如阑尾的感觉相当于T_{10}。在炎症尚未累及腹膜时，其疼痛感觉的位置即在脐周围。

2. *躯体痛* 或称类似内脏痛、壁腹膜痛（体壁痛，parietal pain)，即通常的体表疼痛。是因为腹壁、腹膜壁层及肠系膜受到炎症、化学、物理、扭转、牵拉等刺激，引起分布于这些组织的有髓鞘化脊髓神经纤维(A 型)的疼痛冲动，沿肋间神经等的脊髓传入纤维到达脊髓后角，经突触后到达第二神经元的脊髓丘脑束，终于丘脑尾部，传至底部和大脑皮质的感觉区而产生腹痛感觉。类似内脏痛呈持续性、针刺样尖锐，定位准确，与病变内脏所在部位相符合，常伴有明确恒定的压痛和腹肌反射性痉挛以致强直，这有助于推测腹膜炎的来源。

3. 牵涉痛　又称放射痛、感应痛，指腹内某一脏器的刺激，却产生在体表远离病变脏器的部位的疼痛。一般认为是内脏痛刺激的冲动由内脏神经传入脊髓，通过同节段的脊神经反应为其支配的皮肤区疼痛。牵涉痛有两种，一种是躯干性牵涉痛，另一种是内脏性牵涉痛。躯干性牵涉痛是由于两个部位属于同一节段的传入神经分布，因此这个部位的刺激，可以引起另一个部位的疼痛，而另一个部位的刺激，也可以引起这个部位的疼痛。内脏性牵涉痛是由于内脏的刺激冲动，经传入纤维达脊髓后角，经突触达第二神经元，然后达大脑皮质，然而加于内脏的刺激达某种程度以上时，则此突触附近即发生某种异常状态，内脏传入纤维和脊髓传入纤维两者或仅为后者发生冲动，这种冲动传向第二神经元。与后角传入纤维同侧的脊髓前角传出纤维之间，形成内脏运动反射的反射弓，内脏的冲动借此反射弓达到腹壁肌肉引起反射性肌收缩。继之，此肌收缩的冲动，引起脊髓传入神经经络的兴奋，因而由体性痛又诱发牵涉性痛。此外，在腹腔内脏器疾病开始时，常出现恶心、呕吐、食欲不振、腹胀等胃肠道功能紊乱的症状，这些症状常是诊断腹内脏器急性疾病的重要依据。这些内脏功能改变，是通过内脏神经反射产生的。

牵涉痛来自于腹内某一脏器的刺激，但疼痛的感觉却产生在另一部位(腹壁、胸、背部、远离腹部处)。牵涉痛的部位与疾病器官有一定的距离。也就是内脏引起腹部表层或腹部以外区域的痛觉。腹部以外的疾病，可以引起腹部的感应性疼痛，即非腹部疾病产生腹部的假性腹痛。如胆囊炎、胆石症常产生右肩胛部牵涉痛；输尿管绞痛可从腰部放射到下腹部，甚至尿道、大腿内侧；心绞痛发病时，常有左季肋部或心窝部痛；呼吸系统疾病中，急性肺炎、胸膜炎、肺梗死和气胸等有时也引起腹痛。牵涉痛的局部定位，也符合皮肤节段分布，故 T_{12} 至 L_1 节段的脊椎炎、恶性肿瘤转移、脊柱结核，可误诊为急性阑尾炎等外科急腹症。

【分类】

1. 按传统分类

(1) 器官性腹痛：为腹部脏器本身病变引起的腹痛，即内脏痛疼痛特点是缓慢持续定位不精确并可伴有恶心、呕吐、面色苍白等自主神经反射的一般症状，包含胃穿孔肠梗阻等外科急腹症，小儿消化道畸形狭窄，扭转所致的腹痛及腹型过敏性紫癜、间歇性肠系膜缺血症等内科系统疾病。

(2) 感应性腹痛：腹内各脏器病变刺激，可以发生冲动感应在体表造成躯体性疼痛称感应性腹痛，由于感应性腹痛有一定的分布区域，有助于判断病变部位。

2. 按学科分类

(1) 内科腹痛：消化、循环、呼吸、血液、神经、精神、泌尿各系统疾病均能引起腹痛，临床处方上需要与外科疾病相鉴别，以免误诊误治，如糖尿病酮症酸中毒时常伴有剧烈腹痛；血卟啉病、右侧胸膜炎或急性肝炎均可能误诊为急性胆囊炎等，甚至做了不必要的开腹探查手术，因而外科医师将这类腹痛称为“假性”腹痛，与常需手术介入的“真性”外科腹痛相区分。

(2) 外科腹痛：包括腹部外科、胸科(自发性食管破裂、食管裂孔疝等)、泌尿外科(肾或输尿管结石等)、妇产科(宫外孕破裂、卵巢囊肿蒂扭转、附件炎等)、骨科(脊柱结核、腰椎间盘突出等)和血管外科(腹主动脉瘤破裂、血管栓塞等)疾病。

3. 按部位分类　腹痛部位多数为病变脏器所在的部位，可反映腹部不同器官的病变，有定位价值。

【临床特点】　老年急腹症患者，临床特点既有急腹症的普遍特点，又有其相对独特性。

1. 临床表现不典型　这主要与老年患者的病理生理特点有关。老年人神经细胞兴奋性降低，感觉功能减退，对腹痛敏感性差和反应迟钝，伴有糖尿病的老年患者更为明显。因此，老年人患急腹症后临床表现不典型，症状及体征与病程进展、病理变化不一致，不能真实反映疾病的严重程度，腹腔已有明显化脓感染，发热却不一定明显，发生腹膜炎时，也未必出现典型的腹膜刺激征。

2. 病情变化快　老年患者体质虚弱，脏器本身动脉硬化，发生退行性变，各种屏障功能明显减弱，机体免疫功能和抗感染能力下降，易使急腹症在短时间内发生急剧恶化，全身感染中毒症状较重，病情凶险，如得不到及时救治，患者会迅速发生休克、多器官功能障碍综合征（MODS），增加了诊治难度和病死率。

3. *就诊时间晚*　老年急腹症患者发病后就诊时间多较晚，分析其原因有很多：主要怕影响家人的工作和学习，虽有腹痛也不向家人诉说，直至出现病情剧变才就诊；有些老年人仍存在陈旧观念，坚决拒绝手术，不愿到医院就诊等。由于就诊时间较晚，病情较重，就诊时还常常向医师隐瞒病情，隐瞒病史，拒绝检查等，使医师不能获得正确的病史及体征。这同时也是老年急腹症误诊率高的原因之一。

4. *合并疾病多*　老年人生理功能的退行性变化，使其易患各种慢性病。老年急腹症患者常存在呼吸道阻塞性疾病、肺气肿、心血管疾病和糖尿病等。老年人患急腹症时也常会使旧病复发、加重。由于伴随疾病多，常造成症状重叠，掩盖急腹症体征，主次难辨，不仅增加了诊断和治疗的难度，而且降低了老年患者的抗病力和手术耐受力，同时这也是术后并发症的重要诱因，术后多系统器官功能衰竭常是老年急腹症治疗最棘手的问题。

5. *易发生水、电解质紊乱和酸碱平衡失调*　老年患者体液总量较少，细胞外液增加，细胞内液减少，患急腹症后大量液体渗出以及由胃肠道损失，使机体迅速发生腹水，早期即可发生酸碱平衡失调。由于老年人自身代偿能力和调节能力低下，脱水、电解质紊乱以及酸碱平衡失调较难纠正，某些合并症的存在，亦常使补液量及速度难以掌握，稍有不慎则可导致不良后果。

6. *病因与青壮年不同*　老年急腹症常见原因为消化性溃疡、胃石症、胃扭转、血管病变、克罗恩病、胆囊和胆道疾病、急性胰腺炎、肝脏疾病和胃肠道肿瘤等。由恶性肿瘤引起的老年急腹症明显高于青壮年。一些急腹症在青壮年少见，而在老年则明显增多，如闭孔疝、血管性急腹症（腹主动脉瘤破裂，肠系膜血管阻塞）等疾病亦明显增多。某些老年急腹症往往同时并存两种外科疾病，如结肠癌并存急性阑尾炎等。

7. *病死率高*　老年急腹症病情凶险、应激力差，极易发生休克和多器官功能障碍综合征或多系统器官衰竭（MSOF），导致病死率升高。

【诊断】

1. *病史采集*　病史资料是疾病诊断和鉴别诊断的重要依据，老年人往往患有多种慢性病，一旦发生急腹症，在陈述病史时难以集中在主病症状的描述，家属代诉亦难十分确切，询问时唯有耐心亲切而有目的地进行。急腹症的每种疾病都具有其一定的病理变化、临床症状、体征和实验室检查等方面的特点，是临床诊断和鉴别诊断的重要依据。急腹症的早期，某些症状或体征尚未完全显露，而且某些急腹症早期的症状有相似之处，因此，鉴别比较困难。诊断时更应详细了解病史，尤其对诊断和鉴别诊断有意义的病史，避免主观性，待体检和常规化验后，若有必要需做进一步深入地、有针对性地询问。具体有以下几点。

（1）发病情况：包括有无先驱症状，因为内科急腹症常先有发热、呕吐，而后才有腹痛，外科急腹症则往往出现腹痛，相继出现发热等；病前诱因，如高脂餐、饮酒、进餐后激烈活动等；起病缓急、症状主次、先后及演变过程，腹痛从开始至达到最高峰的时间长短，比单纯描述为“突然”的剧烈腹痛更有诊断意义。如：炎症时腹痛由轻到重；脏器破裂、扭转、梗阻时腹痛由重到轻；外伤后腹痛，提示内脏破裂、出血、穿孔；饱餐后腹痛，提示可能为胃、胆道、胰腺病变；运动后突然腹痛，可能预示器官扭转；先发热后腹痛，常提示内科病变。

（2）腹痛

1）腹痛的部位：腹痛部位多数为病变脏器所在的部位，可反映腹部不同器官的病变，有定位价值，在鉴别诊断上很重要（表26－1）。如初起于上腹部的疼痛多为胃、十二指肠、胰腺等疾病，但任何部位的大肠疾病所致的腹痛均始于下腹部。初起即全腹疼痛，多见于腹腔突然充血、充液，使腹膜受到广泛性刺激，如肝、脾等实质性脏器破裂内出血，溃疡病穿孔或腹腔脓肿突然破裂等。疼痛的转移部位（转移性腹痛），常见的有两种情况。急性阑尾炎：早期疼痛多始于上腹部或脐周围，经过几小时至十几小时后，即转向并固定于右下腹的阑尾部位或异位的阑尾部位；空腔脏器穿孔或实质性脏器破裂，其内容物迅速沿着一定部位扩散到全腹，即局部突然疼痛后，迅速扩展成全腹性疼痛。如胃或十二指肠溃疡穿孔、胆囊或肝破裂，其内容物常沿着横结肠和升结肠旁沟下降至回盲部，迅速扩散至全腹即由右上腹转移向右侧腹，经右下腹或下腹部而致全腹性疼痛。

表 26-1 腹痛部位的鉴别诊断

腹痛	部位	腹内病变	腹外病变
上腹部	右上	十二指肠溃疡穿孔、急性胆囊炎、胆石症、急性肝炎、急性腹膜炎、右膈下脓肿等	右下肺及胸膜炎症、右肾结石或肾盂肾炎
	中上	胆道蛔虫病、溃疡病穿孔、胃痉挛、急性胰腺炎、阑尾炎早期、裂孔疝等	心绞痛、心肌梗死、糖尿病、酸中毒
	左上	急性胰腺炎、胃穿孔、脾曲综合征、脾周围炎、脾梗死、左膈下脓肿等	左下肺及胸膜炎症、左肾结石或肾盂肾炎、心绞痛
脐周		小肠梗阻、肠蛔虫病、小肠痉挛症、阑尾炎早期、回肠憩室炎、慢性腹膜炎等	各种药物或毒素引起的腹痛
下腹部	右下	阑尾炎、腹股沟嵌顿疝、局限性肠炎、肠系膜淋巴结炎、小肠穿孔、肠梗阻、肠结核、肠肿瘤等	右输尿管结石
	下腹	宫外孕破裂、卵巢囊肿扭转、盆腔及盆腔脏器炎症、盆腔脓肿、痛经等妇科疾病往往偏重于一侧	尿潴留、膀胱炎、急性前列腺炎等
	左下	腹股沟嵌顿疝、乙状结肠扭转、细菌性痢疾、阿米巴性结肠穿孔、结肠癌等	左输尿管结石

2) 腹痛的性质：腹痛是急腹症共同的基本症状，各种疾病的腹痛性质和特点常各不相同。阵发性腹痛，主要是因为平滑肌痉挛收缩所致；持续性腹痛，常为腹内脏器和腹膜的炎症感染、化学性因素或血性分泌物的刺激和病情变化所引起；持续性腹痛阵发性加重，多表示炎症的同时伴有梗阻或梗阻性疾病，并伴有血运障碍。绞痛往往代表空腔脏器的梗阻，如肠梗阻、胆管结石等，并常有阵发性加重。刀割样疼痛，多见于穿孔性急腹症，如溃疡穿孔，也见于急性重症胰腺炎，是由于消化液的化学刺激腹膜而引起。钻顶样腹痛，可见于胆道蛔虫病与胰管蛔虫病。烧灼样腹痛，为酸性胃内容物刺激胃黏膜所致。放射样腹痛，多见于胆囊炎、胆管疾病、输尿管结石等。而老年人由于机体反应能力很差，对疼痛感觉迟钝，腹壁肌肉萎缩，故临床表现与病理变化常不吻合，即使发生了急腹症，其临床表现症状轻微而隐匿，需引起临床医师高度的注意。

3) 腹痛的程度：腹痛的程度一般可反映腹内病变的严重程度，如腹膜炎、梗阻、绞窄、缺血等病变，腹痛剧烈；但患者对疼痛的耐受性有很大差异，如老年人或反应差的患者，有时病变虽重，疼痛却表现不太重。值得注意的是功能性疼痛可以比较剧烈，但缺乏明显器质性病变，如胆道蛔虫病可引起颇为剧烈的钻顶样绞痛，而病变组织坏死时，腹痛反而可以不重。在急性炎症时腹痛程度一般较轻，可以忍受；急性穿孔常呈突然而剧烈的刀割样疼痛；急性梗阻时为阵发性绞痛，程度时轻时重。

4) 腹痛的起始情况及患者的体位：腹痛时有无外伤、饱食、剧烈运动颠簸，疼痛时患者是辗转不安、翻身打滚还是静卧不动等，这些对于急腹症的诊断都甚为重要。如外伤后引起者应多考虑空腔脏器破裂出血；饱食应考虑急性胰腺炎或急性胆囊炎；剧烈运动或颠簸应考虑肠扭转、泌尿系和胆系结石；胃肠道穿孔弥漫性腹膜炎时，患者仰面静卧，不敢转动身体；胆绞痛、肾绞痛时患者则辗转不安，翻身打滚。

(3) 恶心、呕吐：呕吐本身是非特异性主诉，但与腹痛的关系很重要，常继腹痛之后发生，是常见的伴发症状，可区别炎症或梗阻性病变。恶心、呕吐分为反射性、中枢性和梗阻性三种类型。呕吐的早晚，吐出物的性状和多少对于鉴别腹痛也有意义。发生于急腹症早期者多为反射性或称功能性的恶心呕吐，如急性阑尾炎的早期、卵巢囊肿蒂扭转、输尿管结石，也可为高位小肠梗阻，后者呕吐不仅出现早而且发作频繁。较晚期的呕吐是逆流性呕吐，是胃肠道通过障碍所致，呕吐出大量积聚于肠腔内的内容物；晚期的呕吐为中枢性呕吐，是由于毒素吸收影响延髓呕吐中枢所致。急性肠梗阻时，因肠管通过受阻可导致梗阻性或称机械性呕吐。此外还要注意询问恶心呕吐的程度、呕吐物、呕吐与其他症状间的关系。梗阻性呕吐常为发作性，呈喷射状，常在肠蠕动后发作。从吐出物的性状和内容也可了解梗阻的部位和病变，如吐出物为蛔虫伴剑突下钻顶样绞痛可能为胆道蛔虫病，高位小肠梗阻，呕吐频繁，吐出胆汁样内容物；而低位小肠梗阻吐出积聚于梗阻近段肠道内的粪汁样内容物。

(4) 腹胀：常见的腹胀的原因有胃肠道梗阻，临床可见肠型和蠕动波；腹腔炎症，常伴有持续性腹部胀痛，肠鸣音减弱或消失，X线片检查可见肠胀气；腹腔积液，腹部叩诊可及移动性浊音，腹腔穿刺对腹水成因与性质的判断有帮助。

(5) 腹痛与大小便异常的关系：对急性腹痛者应

注意有无排便、排气、便秘、腹泻以及粪便颜色和性状。腹痛、呕吐、腹胀、腹痛后停止排便排气，是肠梗阻的四大特征；剧烈腹痛伴有血便时应考虑肠管血运障碍，如肠系膜血栓形成；腹腔内有急性炎症性病变常可抑制肠蠕动，引起腹胀、便秘；反之，腹泻伴里急后重可能是肠道炎症性疾病。急性腹泻多由各类肠炎、妇科的盆腔脓肿和外科的急性阑尾炎所致；慢性腹泻多在肠管慢性疾病的基础上发生急性病变，如溃疡性结核、肠道肿瘤等引起的急性肠炎。排尿困难、尿频、尿急或尿潴留与腹痛伴同存在则常见于泌尿系感染，腹痛伴有血尿常为泌尿系结石症状。若粪便带脓血或黏液，大便习惯改变应注意结、直肠癌肿。

(6) 黄疸：急腹症中引起黄疸的疾病以肝、胆、胰疾病多见。黄疸分为肝细胞性、溶血性和梗阻性黄疸三类。应了解黄疸的程度、性质、部位和原因。诊断要根据详细的病史、症状与体征特点，实验室检查以及特殊检查方法，如B超、PTC、ERCP和MRCP。

(7) 其他伴随症状

1) 发热：一般而言，先发热后腹痛，多见于内科疾患，腹腔内有炎症性病变时，一般均出现不同程度的发热，严重感染者可伴寒战、高热，例如急性胆道感染等。

2) 泌尿系统症状：腰部绞痛向下腹部放射伴血尿者应考虑尿路结石、肾绞痛；下腹痛伴尿频、尿急、尿痛等尿路刺激症状者应考虑尿路感染。

3) 女性生殖系统症状：包括月经、生育情况、有无阴道异常流血。询问育龄期妇女月经情况十分重要，如在月经中期出现下腹痛常为卵巢滤泡破裂；月经延期或停经伴下腹痛和阴道异常流血常提示异位妊娠。

4) 其他尚需了解有无心血管、呼吸系统症状，以便在做出诊断时排除心、肺、胸膜等病变。

(8) 既往史：过去的病史可能有助于急腹症的诊断。例如，过去有无类似发作，频度及规律；以往的患病和手术史以及长期接触某种有害物质的职业史等，可能都与现疾病有一定的关系；应了解患者过去的治疗经验，这次疾病发作后用了哪些治疗及其对治疗的反应，作为诊断和处理的参考。

2. 体格检查

(1) 一般检查：观察患者的一般状况、神志、呼吸、脉搏、血压、体温、舌苔、病容、痛苦程度、体位、皮肤情况以及有无贫血、黄疸。不忽视全身体检，包括心、肺。对周身情况的观察对于急腹症是十分重要的，可以初步判断患者病情的轻、重、缓、急，是否需要做一些紧急处置，如输液、输血、解痉、镇静、给氧等，然后再做进一步的检查。对危重患者，检查的顺序有时也不能按一般常规，也不能过于烦琐；可重点地进行问诊和最必要的体检后先进行抢救生命的处理，待情况允许再做详细检查。这一点是与对待一般疾病有区别的。

慢性疾病基础上发生的急腹症，或病程较长的消耗性疾病，如肠结核、胃肠道肿瘤、慢性肠梗阻、肝脓肿等常使患者营养状况较差。绞痛患者辗转不安，不痛时安静嗜睡；腹腔炎症患者表情痛苦，但神志清楚；腹内出血患者多烦躁不安、口渴、神志淡漠。腹腔炎症或脏器穿孔破裂的患者常双腿蜷缩、侧卧、不敢动；绞痛患者则辗转不安。皮肤苍白见于休克或消耗性疾病所致的贫血，或有急性腹内出血；肝、胆、胰疾病常伴有黄疸。

(2) 腹部检查：检查按照视、触、叩、听的顺序施行，直肠指诊视为常规。

1) 视诊：首先要注意腹部外形，是弥漫性腹胀还是局限性的，前者见于急性肠梗阻、胃扩张，后者见于腹腔脓肿、肠扭转、肠套叠、肿瘤等；有无手术瘢痕，用以鉴别术后粘连性肠梗阻、胆石症术后的复发等。腹壁皮肤颜色的改变、胃肠蠕动波、腹壁呼吸运动也是需要重点观察的内容。

2) 触诊：注意腹壁压痛、反跳痛和肌紧张，三者是判断腹内病变严重程度的重要标志。压痛与肌紧张：① 固定部位的、持续性的深部压痛伴有肌紧张常为下面有炎症的表现。② 表浅的压痛或感觉过敏，或轻度肌紧张而压痛不明显、疼痛不剧烈，常为邻近器官病变引起的牵涉痛。③ 全腹都有明显压痛、反跳痛与肌强直，为中空脏器穿孔引起腹膜炎的表现。对于急腹症，触诊的手法要轻柔；先检查正常或疼痛轻的部位，逐渐移向疼痛的中心部位。诱导反跳痛有两种方法：① 在病变部位的腹壁上轻轻进行叩诊。② 让患者咳嗽。这样，即可引出反跳痛。

腹部有无包块：炎性肿块常伴有压痛和腹壁的肌紧张，因此边界不甚清楚；非炎性肿块边界比较清楚。要注意肿块的部位、表面情况、大小、压痛、质地(软、硬、囊性感)、活动度、有无杂音及压痛程度等。

3) 叩诊：腹部尤其肝肾区域叩痛，常提示肝、膈下脓肿和肾结石。肝浊音界消失，对胃肠穿孔有一定的诊断意义。但有时肺气肿或结肠胀气可使肝浊音界叩不出。此外，胃肠穿孔时，肝浊音界也不一定都消失，这决定于穿孔的大小和检查时间的早晚。所以，要辅以腹部 X 线透视。少量积液时不容易发现移动性浊音，但发现时对腹膜炎的诊断很有意义，可用诊断性穿刺来证实。两侧腹部浊音则在腹腔内出血，腹腔内渗液时出现；叩诊鼓音常为消化道梗阻所致的胃、肠积气。

4）听诊：对肠鸣音的改变要连续观察，要重视音调的改变，如金属音、气过水声等，高亢的肠鸣音结合腹部胀气或发现肠襻提示可能有肠梗阻存在；肠鸣音消失伴有腹胀者为肠麻痹，见于腹腔内或腹膜后出血、腹膜炎，当发生肠坏死时，肠鸣音亦可消失；当胃肠道有大量积液时，可闻及震水音，多见于幽门梗阻、急性胃扩张及急性低位肠梗阻。

5）特殊部位检查：急性阑尾炎、盆腔脓肿以及附件急性疾病，常于直肠指诊时发现患侧触痛、包块等征象；妇科检查可鉴别妇科疾病引起的急腹症。低位肠梗阻时，直肠指诊可发现直肠狭窄、新生物等病因，肠套叠时手指套上染血，对诊断亦有重要参考价值。

3. 辅助检查　除详细了解病史体征外，还必须进行必要的化验和影像学检查。

（1）化验检查：血红蛋白及红细胞总数的测定对有无贫血或内出血有诊断和鉴别诊断的价值；白细胞的测定对于感染的判断和指导治疗有重要意义。尿液检查对于糖尿病、肾病、泌尿系结石等疾病的识别、肾功能的判断，均有一定意义。血清淀粉酶增高，血钙降低，提示急性胰腺炎，AFP 增高提示原发性肝癌，还要进行肝功能、胆红素等的测定。

（2）腹腔穿刺及腹腔镜术：腹腔穿刺术对诊断急腹症有着非常重要的诊断价值，常为溃疡的诊断提供直接依据。适应于腹部外伤，在休克出现的早期，可对以下情况进行判断，即疑有内脏破裂或出血、急性腹痛、腹膜刺激征明显、腹胀或肠鸣音消失、性质不明的腹腔积液、腹水伴有或不伴有腹内肿块等。随着腹腔镜技术的提高，其及时确诊和早期手术治疗急腹症的价值也得到公认。腹腔镜能准确鉴别急性阑尾炎、急性盆腔炎、急性胆囊炎、消化道溃疡穿孔、肠系膜缺血性坏死，特别对急性胰腺炎的诊断及其病情能做出准确判断，从而及时调整治疗方案。大部分患者可在镜下完成手术，不需要手术处理的患者则避免了不必要的开腹探查。

（3）影像学检查：包括 X 线检查、超声、内镜、CT、MRI 等。

1）X 线检查：包括透视、平片和造影等项检查，它对于急腹症，尤其是某些外科急腹症可以显示出特殊的征象，在急腹症的诊断中具有重要价值。

2）超声波检查：是常见的无创性检查之一。在急腹症的超声检查中有着不同的声像图表现，对肝脏肿瘤、胆囊结石、胆囊坏疽和穿孔、急性梗阻性化脓性胆管炎、急性胰腺炎、急性胃扩张、胃十二指肠穿孔、幽门梗阻、肠梗阻、腹部大血管破裂、栓塞及腹部外伤等都有很特异的诊断价值。20 世纪 80 年代以来，X 线、CT、MRI、同位素、超声四大影像技术发展十分迅速，在疾病的诊断中各有优点互相补充。

3）内镜检查：包括胃镜、十二指肠镜、胆道镜、腹腔镜及纤维结肠镜等，对消化系统病变的诊疗具有重要的价值，但对老年急腹症患者，尤其是血红蛋白低于 5 g 患有严重的全身疾病如心肺功能不全、不能耐受检查，以及疑有胃、肠道穿孔和有腹膜炎者则为禁忌，临床医师可根据病情需要和患者一般状况选择检查。

4）CT、MRI 检查：CT、MRI 检查短时间内即可完成大范围扫描，无创且可重复检查，是急腹症理想的影像学检查方法。对包括炎症性疾病、肿瘤、血管性疾病、外伤性疾病等原因所致急腹症的诊断较为敏感、准确。且螺旋 CT 不受腹腔积气、肠管扩张、积液稠厚或包裹的影响，能清晰显示肝、脾、肾、后腹膜，帮助诊断与指导治疗。

【鉴别诊断】　通过上述认真仔细地询问病史及进行全面系统而又有重点的体格检查，结合辅助检查的资料，对老年常见的急腹症是能做出正确诊断的。然而，为提高老年急腹症患者诊断的正确率，在缺乏典型病史和体征的情况下，应该重视主要症状和掌握临床特点，尽管急腹症的病因繁多，需鉴别的是确定内科或外科急腹症。

1. 内科急腹症特点

（1）原有与腹痛有关的内科疾病存在，原有疾病控制后，腹痛随之缓解。

（2）一般先有发热或呕吐、腹泻而后出现腹痛。

（3）白细胞正常或稍升高。

（4）腹痛可轻可重，腹部体征不明显，腹部压痛点不固定，无腹膜刺激征或仅有轻微反跳痛与肌紧张，短时间内病情不会变化。

（5）腹式呼吸存在，肠鸣音正常或活跃。

2. 外科急腹症特点

（1）剧烈而急性发作的腹痛持续几个小时以上，尤其是超过 6 h 的局限性压痛，各种治疗不能缓解，腹痛多先于发热或呕吐，但细菌性肝脓肿、脾脓肿和伤寒肠穿孔除外。

（2）腹痛部位明确或固定性腹部包块，腹部拒按或有腹膜刺激症状，一般情况渐趋恶化，出现毒血症或休克。

(3) 腹部异常浊音区域或腹内移动性浊音的出现。

(4) 腹部可见肠型、蠕动波、肠鸣音亢进、气过水声或肠鸣音减弱甚至消失。

(5) 腹膜刺激征很明显并有扩大蔓延者。

(6) 诊断性腹穿或腹腔灌洗引流检查有阳性发现者。

【经验教训】

(1) 急腹症的及时和正确的诊断，不单纯取决于业务技术，往往需要医师对患者有高度的责任心，才能认真仔细地观察患者，有时需要不分节假日，夜以继日地工作。

(2) 早期正确的诊断，必须有一个科学的、实事求是的态度；应提倡亲临第一线观察患者，客观全面地掌握病情资料，避免主观片面性；还要善于分析各种检查结果，"去粗取精，去伪存真"，学会运用唯物辩证法，抓住主要矛盾。

(3) 要注意观察和随诊。我们对于疾病的认识，不但常常受着科学条件和技术条件的限制，也受着客观过程的发展及其表现程度的限制。所以，必须注意连续观察，在发展变化的过程中去鉴别疾病。这一点对急腹症的鉴别诊断尤为重要，因急腹症的发展变化是较快的。例如急性阑尾炎，在最初数小时内，腹痛往往在脐周，但十余小时后则每每呈现出典型的右下腹转移性疼痛。故医务人员要认真观察病情的变化，对于一时不能确诊而病情又有危险的患者，不要轻易放过。

(4) 急腹症是一个变化多端的复杂过程，且同一疾病在不同条件下差异极大，不一定都符合书本上的典型描述。例如肠穿孔，在老年、反应差及农民患者(对痛的耐受性较强)的表现程度不一，稍一麻痹大意即容易造成漏、误诊。因此，医师决不能故步自封，满足于书本上的知识。对于任何疑点和不能解释的问题，都要当作新课题去进行探索，必要时应请示上级医师并进行会诊。

【治疗】

1. *内科一般治疗* 对存在并发症的患者需在治疗急腹症的同时干预并发症，如控制血压、血糖，纠正酸中毒及电解质紊乱。对腹痛剧烈者，诊断未明前，忌用镇痛剂，以免掩盖症状，可选用解痉剂，高热的患者，除根据病因选择抗生素外，可采取物理降温办法(如乙醇浴、头部冰敷、冬眠)或解热剂应用，疑为外科急腹症者应急请外科会诊。对休克的患者，尤其是感染性休克患者，常需紧急处理采取综合性治疗措施，对常见的胆源性休克、肠源性休克、胰源性休克等都应及时清除坏死组织，充分引流，消除感染灶，除去病因，才能彻底抗休克。用药原则应以大量、联合用药(二联或三联)。有条件同时做病灶分泌物、血液的普通培养和厌氧菌培养，以及抗生素的敏感试验，根据培养结果调整抗生素种类和剂量。感染性休克都应给予氧气吸入。休克时发现广泛出血倾向，应考虑弥散性血管内凝血，应及时给肝素治疗。

2. *外科治疗* 应重视老年急腹症的个体化术式选择。选择手术治疗，不仅要注意局部病变情况，更要细致分析全身状态和重要脏器的功能，有无并发症，预计手术范围的大小及必要性等。需急诊手术者，应于内科一般治疗全身情况得到适当改善后，不失时机地尽早手术。老年急腹症患者若腹部局部情况得不到及时有效的治疗，全身情况(如休克)又无法改善甚至恶化时，则应在积极进行全身治疗、抗休克等急救措施的同时，立即进行手术治疗。

手术治疗的指征有：① 具有"外科急腹症的特点"。② 腹部损伤疑有或确有内脏损伤者。③ 凡急腹症经非手术治疗 6～24 h 无效或恶化者。④ 胃肠道梗阻伴有嵌顿、扭转、坏死、破裂、穿孔。⑤ 胆道系统疾病伴有损伤、破裂、穿孔、坏疽、出血、胆汁性腹膜炎。⑥ 胃肠道顽固性溃疡、血管瘤、损伤破裂或血管实质性脏器(腹内血管、肝、脾、肾、胰等)损伤破裂。⑦ 腹内脏器炎症出现梗阻、出血、坏疽、穿孔或脓肿形成者。

手术的原则应是：① 解除病因，清除腹内异物，吸出腹内渗液，必要时引流。先处理腹腔病变，次处理腹膜的病变。② 先止血，次为阻止胃肠内容物外溢，后为解除梗阻和清除炎症病灶。③ 空腔脏器处理时，应先处理结肠病变，其后胆道、胃、十二指肠，最后处理空肠。④ 手术力求最简单、最迅速而有效的方法，如胃肠穿孔的单纯缝合、内出血的病灶止血、肠梗阻的解除或肠外置造瘘、胆囊疾病的胆囊造瘘或胆总管引流等。

总之，以急腹症就诊的患者都是较危重者，临床表现较为复杂，需要当机立断处理，仔细地了解病史，尤其是发病初期临床表现及演变过程，结合体征，辅以必要的检查，精心推敲其病理改变，提出可能的判断，方能较满意地获得治疗效果。

(王 超)

参考文献

[1] 文天夫，李缨来，汤英，等．老年急腹症患者全身炎症反应综合征和多器官功能不全综合征的临床分析[J]．中华老年医学杂志，2000.

[2] 李世拥．老年急腹症的特点与治疗对策[J]．临床外科杂志，2005，13(12)：747－748.

[3] 吴孟超，吴在德．黄家驷外科学[M]．第7版．北京：人民卫生出版社，2008：1290－1302.

[4] 张中声，郑扶民，林增源，等．老年急腹症学．天津：天津科技翻译出版公司，1997：1－31.

[5] 陈炳勋．老年急腹症的诊治[J]．中国社区医师(医学专业)，2011，11(13)：82.

[6] 庞国富，何深流，谢乃胜．老年急腹症的临床特点及诊治要点[J]．临床医学，2009，29(10)：6－8.

[7] 顾倬云．老年外科学[M]．北京：人民卫生出版社，1998：330－340.

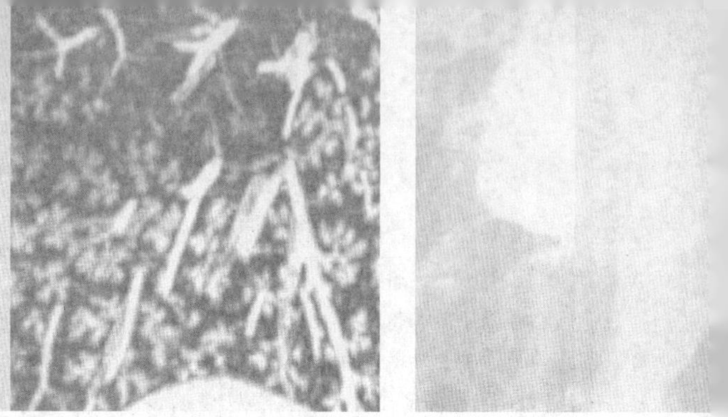

第27章

消化道出血

消化道出血是指从食管到肛门，包括胃、十二指肠、空肠、回肠、盲肠、结肠及直肠各种病变引起的出血。根据出血位置的不同又分为上消化道出血（屈氏韧带以上的食管、胃、十二指肠、上段空肠、胰管和胆管的出血以及胃空肠吻合术后的上段空肠等部位的病变引起的出血）及下消化道出血（屈氏韧带以下的肠道出血，但不包括肛门疾病如痔、肛裂等疾病的出血）。老年消化道出血是临床常见的疾病，与中青年消化道出血相比，有以下特点：

（1）多数老年患者较青年患者发病机制复杂，临床表现变异大，症状及体征不突出，常导致患者就诊及其治疗不及时，存在临床表现与实际病情严重程度不符，误诊率较高。

（2）老年人消化道恶性肿瘤出血的比例远远高于年轻人。

（3）腹痛症状较少，临床以呕血黑便为首发症状的较多。且出血易积聚在肠道内，不能完全根据呕血、黑便的数量判断出血量。

（4）多有长期服用非甾体消炎药（NSAID）病史，急性胃肠黏膜病变出血大多与此相关，临床治疗时注意使用胃黏膜保护剂。

（5）因多数老年人存在动脉硬化，因此出血难以控制，再出血率高，病程较长。

（6）老年患者通常存在心脑血管系统、内分泌系统等其他系统合并症，出血后病情变化快，也容易并发多器官损害，易并发心脑血管意外，因此住院率高，死亡率高。

【病因】 老年人消化道出血中上消化道出血占约80%，下消化道及不明原因的消化道出血约占20%。消化性溃疡为病因的首位，约占全部消化道出血的1/3。老年人上消化道出血的病因在西方国家及国内差别不大，以消化道溃疡、胃黏膜病变、肿瘤、食管胃底静脉曲张、食管贲门黏膜撕裂、食管炎等常见。下消化道出血西方国家以憩室（>50%）、血管病变及息肉最为多见，而国内与国外差别较大，以肿瘤、息肉及炎性肠病为主，除东西方疾病谱不同外，可能还与对好发于老年的憩室出血、缺血性肠病关注不够有关（表27-1）。

表27-1 老年人上消化道出血常见病因（按发病率排序）

部 位	西方国家	中 国
上消化道	消化性溃疡	消化性溃疡
	胃黏膜病变	胃黏膜病变
	食管溃疡或食管炎	肿瘤（息肉，癌）
	肿瘤	食管胃底静脉曲张
	食管胃底静脉曲张	Mallory-Weiss综合征
下消化道	憩室	结肠息肉
	血管病变	结肠癌
	结肠息肉	炎性肠病
	肿瘤	血管病变

1. 上消化道出血

（1）消化性溃疡：消化性溃疡是上消化道出血最常见的原因，约占上消化道出血的40%。在老年患者中以胃溃疡多见，而且胃溃疡保守治疗控制出血的效果比十二指肠球部溃疡差。老年人胃溃疡患病率高可能与下述因素有关：① 胃血管硬化和胃黏膜萎缩导致胃黏膜屏障功能受损。② 胃蠕动减慢，胃内容物潴留时间长。③ 幽门括约肌老化，不能有效阻止胆汁和肠液反流。④ 幽门螺杆菌在老年人胃内感染率约占50%以上，同时因为胃黏膜萎缩及胃酸分泌变化等因素，幽门螺杆菌感染加重了胃黏膜损伤，导致胃炎、溃疡及胃癌发生发展，并促进这些疾病并发出血。患者通常有长期反复发作的上腹痛病史；多数自知有溃疡病史，甚至有多次出血病史，出血可以为黏膜出血或溃疡侵及基底血管引起，出血量不等。临床可表现为呕血、黑便或仅大便隐血试验阳性。

（2）上消化道肿瘤：在老年消化道出血中，恶性肿瘤所致约占 25%，以胃癌最多见，其他肿瘤包括胃息肉、胃肠间质瘤、胃淋巴瘤、十二指肠肿瘤等。

老年患者胃癌发病率高于中青年患者，消化道出血中胃癌的比例也高于中青年患者比例。多为少量持续出血，临床以持续性的黑便或大便隐血试验阳性为主要表现，部分溃疡型胃癌因侵及血管，可出血量较大，表现为便血或呕血。发病年龄多在 50 岁以上，伴食欲不振、进行性消瘦，部分患者体检可以发现上腹部肿块，左锁骨上淋巴结肿大及肿瘤消耗引起的恶病质等表现。

胃肠道间质瘤（gastrointestinal stromal tumor，GIST）是来源于胃肠道间叶组织来源的肿瘤，占胃肠道恶性肿瘤的 1%～3%。可生长于消化道任何部位，其中胃 60%～70%，小肠20%～30%，直肠约占 4%，另有 2%～3%发生于结肠、食管及腹膜后。老年人是 GIST 的好发年龄，通常 50 岁以后发病，50～70 岁为发病高峰。因肿瘤表面有丰富血管，可因糜烂溃疡发生出血，较大肿瘤因中央缺血性坏死引起肠壁溃疡及出血，因此，消化道出血是 GIST 常见的临床表现之一。发生在胃、十二指肠的 GIST 主要以黑便及贫血为主要表现，呕血罕见。而发生于小肠及系膜的肿瘤则以肿块为主要表现，极少数高度恶性的小肠肿瘤向腔外生长可引起肿瘤破裂出现严重出血。

（3）食管胃底静脉曲张破裂：通常为肝硬化门脉高压所致的食管胃底静脉曲张破裂所致，占老年患者上消化道出血的 6.2%～11.5%，明显低于中青年患者（16%～34%）。国内通常以肝炎肝硬化为主，部分区域以血吸虫肝硬化为主，而国外以酒精性肝硬化为主。起病急骤，以大量呕血伴黑便为主要症状，出血量较大，可达 500～1 000 ml。患者短期内可出现失血性休克，体检多有脾肿大、腹水、腹壁静脉曲张、肝掌、蜘蛛痣、黄疸、肝功能异常等，出血后肝细胞损害加重，常伴有黄疸、腹水、肝性脑病等。这类患者通常预后较差，死亡率高。

（4）胃黏膜病变：老年人由于胃黏膜屏障功能减退和胃黏膜下血管硬化，易出现以胃黏膜糜烂、出血的急性浅表性溃疡为特征的急性胃黏膜损伤病变。多数胃黏膜病变存在诱因，如严重创伤、颅脑损伤、严重感染等，多发生在胃体高位，呈多发糜烂或浅表溃疡，出血量通常不大，以黑便为主，短期内可反复发作，但愈合迅速。

值得注意的是，老年患者中，药物是引起本病的最常见原因，其中以抗凝剂、非甾体消炎药、类固醇激素等多见。即使应用小剂量（50 mg/日）肠溶阿司匹林，43～482 日（平均 171 日）后仍可发生上消化道出血。因此，心脑缺血性疾病的老年患者如有消化性溃疡等疾病，不宜长期应用小剂量肠溶阿司匹林作为抗凝药物治疗。此外，老年人各种应激如感染、休克、烧伤、颅内病变、呼吸衰竭、尿毒症、门静脉高压等疾病亦是引起急性胃黏膜病变的常见原因。

（5）食管贲门黏膜撕裂综合征：因剧烈干呕、呕吐和致腹内压骤然增加的其他情况，造成胃的贲门、食管远端的黏膜和黏膜下层撕裂、并发大量出血，称为食管贲门黏膜撕裂综合征（Mallory - Weiss 综合征）。医源性呕吐、妊娠呕吐、急性胃肠炎、胆囊炎、糖尿病酸中毒、尿毒症等都是容易引起呕吐从而导致胃内压剧烈增高的因素。而有食管裂孔疝的患者出现贲门黏膜撕裂的概率大大增加。典型的贲门黏膜撕裂综合征病史为先有干呕或呕吐，随后呕血。大多数患者仅表现为无痛性出血。因为是动脉出血，所以出血量较大，严重时可引起休克和死亡。但有的病例出血很少，甚至仅在呕吐物中含有血丝或仅有黑便而无呕血。

（6）胆胰系统疾病：胆道结石、肝癌、胆管癌、胆管炎等均可以引起胆道出血，出血前常有肝、胆手术，肝穿刺，肝外伤病史，或者有胆石症、胆道蛔虫、肝肿瘤病史。典型临床表现为胆绞痛、黄疸及消化道出血的三联征，出血时可有失血性休克的一系列征象。出血可自行停止，出血后上述症状即可缓解。出血反复出现，具有周期性。体检可以发现休克症状、贫血貌和皮肤巩膜黄染；上腹压痛、肌紧张；肝脏、胆囊肿大有触痛。

胰腺疾病引起消化道出血较少见，但胰腺脓肿、胰腺囊肿出血破裂、重症胰腺炎、胰腺癌、异位胰腺等都可以引起消化道出血，通常伴有胰腺淀粉酶增高，以黑便为主。

（7）其他疾病：如血管病变（畸形、血管瘤、遗传性毛细血管扩张症等）、憩室、Zollinger - Ellison 综合征（胃泌素瘤）、胃肠术后吻合口出血（可能病变包括胆汁反流性吻合口炎与残胃炎、复发性消化性溃疡、残胃癌等）、内镜操作下医源性损伤等都可以引起消化道出血。

Dieulafoy病，又称胃黏膜下恒径动脉破裂出血，是老年人特有的急性上消化道出血的原因之一，近来颇受重视。本病平均发病年龄64岁，病死率为23%。好发于胃贲门部小弯侧食管与胃连接处的6 cm内，偶尔位于十二指肠、空肠及降结肠。病灶微小，可呈2～5 mm糜烂，中央可有直径1～3 mm的动脉突出喷射状出血。如无出血，胃镜或手术中通常不易发现。其发病机制不明，有学者认为是黏膜下动脉先天发育异常伴有不同程度的动脉硬化，另有人认为是胃黏膜微小灶性缺损或糜烂累及恒径动脉破裂出血。临床上若遇到老年人原因不明的急性上消化道出血，尤其是动脉出血，应高度怀疑本病。确诊主要靠胃镜，但检出率仅为37%，镜下可见：① 胃贲门区喷射性出血。② 胃黏膜微小病灶因被鲜血覆盖而难以发现。③ 偶尔可见病灶中央搏动性小动脉。本病治疗首选外科手术，但不能盲目探查或行胃大部分切除，以防遗漏贲门部出血灶，导致术后再出血。若没有手术条件时，可试用镜下硬化疗法或电凝治疗。

2. 下消化道出血　下消化道出血是指屈氏韧带以下的肠段，包括空肠、回肠、结肠以及直肠病变引起的出血，不包括痔、肛裂等肛管疾病所引起的出血。其临床表现以便血为主，轻者仅呈大便隐血阳性或黑便，出血量大则排出鲜血便，重者出现休克。

(1) 肠道肿瘤：最多见的为结直肠癌，结直肠癌通常在未发生大出血之前多数已有明显症状，如大便习惯和粪便性状改变、腹胀、腹痛等，10%～20%病例可发生急性大量出血。也有肝癌侵入结肠肝曲、子宫颈癌侵入直肠而引起大量便血。引起便血的其他恶性肿瘤有淋巴肉瘤、黑色素瘤、间质瘤等，但远较癌肿为少见。

(2) 息肉病变：包括结肠、直肠息肉，小肠息肉，家族性结肠息肉病等，一般为少量或中等量反复多次出血，血液附在粪便表面，个别病例出血量大，色较鲜红。息肉出血的好发年龄多在40岁以内，但目前随着老年健康人群大便隐血试验筛查的开展，老年肠息肉病变的发生率较前有所提高。

(3) 炎症性肠病：包括慢性溃疡性结肠炎、克罗恩病、放射性肠炎、肠结核、急性坏死性小肠炎、非特异性结肠炎、结肠阿米巴病、药物性肠炎。

慢性溃疡性结肠炎并发大出血者较少见，约4%，出血前已有腹泻、黏液血便或脓性便史，好发于20～50岁，多有排便后腹痛缓解的特点。急性坏死性小肠炎有腹痛、腹泻、便血和毒血症四个主要症状，血便呈暗红色或鲜红色糊状，有时出血相当严重。克罗恩病患者可有便血，出血前常有低热、腹泻、腹部疼痛和压痛。

目前药物性炎性肠病尤其是非甾体消炎药所致小肠黏膜溃疡因检查手段原因往往被低估，但研究发现长期服用非甾体消炎药患者尸检发现小肠溃疡占8.4%，而胶囊内镜检出非甾体消炎药相关小肠黏膜破损率高达55%，其病变发生率及累计范围远远超过传统检查方法的结果和预期。其临床表现为急性小肠出血、穿孔或狭窄，最多见的是缺铁性贫血，急性出血罕见但亦有相关报道。

(4) 血管畸形：结肠血管扩张症又称动静脉畸形(arteriovenous malformation，AVM)，为黏膜下的微小病变，肉眼难以分辨。除消化道出血外，肠道血管畸形可无任何症状，病程可以几日到几十年。出血方式有慢性少量出血、反复间歇出血及急性大出血。肠道血管畸形除下消化道出血外多无临床特征，诊断主要依靠内镜检查和血管造影。

近半数由结肠血管扩张症引起的下消化道出血患者伴有冠心病或主动脉狭窄病史，另有约1/3的患者伴有结肠憩室炎。这一方面反映结肠血管扩张症是一种老年病，同时也提示其出血的发生可能与心血管疾病、动脉高压以及扩张血管周围局部的结肠炎症有关。

根据临床表现、病理改变和病变部位等，Moore等将肠道血管畸形分为以下3型。

Ⅰ型，系一种老年人的退行性病变，多见于60岁以上老年人，可累及各处肠道，以盲肠及升结肠多见，主要病变在黏膜下层小动脉、小静脉的明显扩张、扭曲和变形，结肠镜下可见，但手术时不能触到；小肠的动静脉畸形是临床老年不明原因消化道出血的常见病因，大于65岁患者的发病率(40%)远高于小于65岁患者(12%)。临床表现为便血，出血量一般不多，但易反复发作；在约15%病例可有大量出血，但罕有导致休克者。

Ⅱ型，血管发育不良。主要发生于年轻人，可位于肠道任何部位，病变较大，有可能看到或触到。

Ⅲ型，较少见，遗传性出血性毛细血管扩张症，又称Osler－Weber－Rendu病，可位于胃肠道任何部位，系遗传性，有家族史伴皮肤毛细血管扩张症，表现为皮肤、黏膜和内脏器官毛细血管扩张，病灶为紫红色小点，呈星状或结节状，约15%患者在30～40岁出现肠道出血症状。一般出血量不大，不会引起休克。

(5) 憩室病变：包括梅克尔憩室，肠道憩室病，小肠、结肠憩室。系老年人下消化道出血的常见原因之一。发病率和性别无关，随着年龄增大，结肠带和环状肌增厚，老年便秘增加肠腔内压力，均可诱发结肠憩室炎症，易导致出血。

多数憩室出血患者可无症状，<5%有少许腹痛，便血可能是唯一的特点。而且可从大便隐血试验阳性中进一步检查获得确诊。通过纤维结肠镜可见左半结肠及乙状结肠憩室内有出血。憩室出血多为急性，出血量多于血管发育不良，因为前者来自结肠动脉直血管支，而后者来自扩张的小静脉或毛细血管。但 75%病例出血能自行停止，出血的复发率很低。

(6) 结肠缺血性疾病：本病发病年龄多在 50 岁以上，其中半数患者有高血压、动脉硬化、冠心病、糖尿病。男性略多于女性，多由肠系膜上动脉的中结肠动脉、右结肠动脉非闭塞性缺血所致；少数由微小栓子或血栓形成闭塞性缺血所致。以急性腹痛、腹泻和便血为其临床特点，没有明显的诱发因素。腹痛的部位大多与结肠缺血病变部位一致，多为突然发作的剧烈腹痛，呈痉挛性发作，持续数小时或数日，继而出现腹泻，粪便少量带血，严重的患者可出现暗红色或鲜血便，常有恶心、呕吐和腹胀，同时伴有体温、血白细胞总数和中性粒细胞的升高。

3. 全身疾病引起的消化道出血

(1) 血液系统疾病，如白血病、再生障碍性贫血、血友病、血小板减少性紫癜等。

(2) 尿毒症。

(3) 结缔组织病，如血管炎、系统性红斑狼疮、结节性多动脉炎等。

(4) 应激，如严重感染、手术、创伤、休克、肾上腺糖皮质激素治疗，以及某些疾病如脑血管意外、肺源性心脏病、重症心力衰竭等引起的应激性溃疡和急性糜烂出血性胃炎等。

(5) 急性感染性疾病。

【临床表现】

1. 症状

(1) 消化道出血

1) 呕血：上消化道急性出血量较多时多数表现为呕血，如出血后血液在胃内潴留，因经胃酸作用变成酸性血红蛋白而呈咖啡色；如出血速度快而出血量多，呕血的颜色呈鲜红色。

2) 便血：消化道出血最为常见的症状，根据出血部位及出血量的不同，血便的颜色及性状亦不相同。

3) 黑便：黑便或柏油样便是血红蛋白的铁经肠内硫化物作用形成硫化铁所致，可见于上消化道、空肠、回肠以及出血速度较慢、出血量较少的结肠出血，呈柏油样或不同程度的黑褐色便。出血量较多时，粪便不成形，呈柏油色糊样大便，水冲散后呈暗红色，可见于上消化道出血量大者，也可见于下消化道出血。

4) 暗红血便：多见于结肠或空、回肠出血，也可见于上消化道出血量较大、排出快时。

5) 鲜红血便：多为急性(即时)出血或大量出血，血液流出血管外很短时间就经肛门随粪便排出，或便后直接流出。流出的血液外观类似外伤出血，颜色鲜红或紫红，时间稍久后可以凝固成血块。鲜红色血便除最常见的肛门疾病如痔疮、肛裂以外，鲜红血便还可以见于直肠、左半结肠的出血，或出血量大，排出迅速的右半结肠甚至小肠出血，血便可呈与大便混合的鲜血便，或未与大便混合的出血，甚至无伴随粪便的纯鲜血便。

6) 大便隐血试验阳性：出血量较少且缓慢，粪便外观无明显变化。通常出血量>5 ml，粪便隐血试验即可呈阳性。此外，高位消化道较多出血，也可能在消化道停留数小时而未排出，不出现呕血和便血，仅仅变现为隐血试验阳性，此时易误诊。

(2) 失血性周围循环衰竭：慢性失血或失血量少，在 400 ml 以下，可无自觉症状或仅心率增快。消化道出血因失血量过大，出血速度过快，急性失血在 400 ml 以上可致急性周围循环衰竭。临床上可出现头昏、乏力、心悸、冷汗、黑矇或晕厥；皮肤灰白、湿冷；体表静脉瘪陷；脉搏细弱；心率加快、血压下降。进一步失血可出现精神萎靡、烦躁不安，甚至反应迟钝、意识模糊等低血容量性休克(表 27-2)。老年人器官储备功能低下，即使出血量不大，也可以在早期即出现失血性休克表现，且容易诱发多器官功能衰竭，因此，老年人消化道出血应该引起足够的重视。

(3) 贫血：慢性消化道出血可能仅在常规体检中发现有原因不明的缺铁性贫血。较严重的慢性消化道出血患者可能出现贫血相关临床表现，如疲乏困倦、活动后心悸头昏、皮肤黏膜及甲床苍白等。急性大出血后早期因有周围血管收缩与红细胞重新分布等生理调节，血红蛋白、红细胞和血细胞比容的数值可无变化。此后，大量组织液渗入血管内以补充失去的血浆容量，血红蛋白和红细胞因稀释而数值降低。这种补偿作用一般在出血后数小时至数日内完成，平均出血后刺激造血系统，血细胞增殖活跃，外周血网织细胞增多。

表 27-2 消化道出血病情严重程度分级

分级	失血量(ml)	血压(mmHg)	心率(次/min)	血红蛋白(g/L)	症　状	休克指数
轻度	<500	基本正常	正常	无变化	头晕	0.5
中度	500～1 000	下降	>100	70～100	晕厥、口渴、少尿	1.0
重度	>1 500	收缩压<80	>120	<70	肢冷,少尿、意识模糊	>1.5

注：休克指数＝心率/收缩压(mmHg)。

(4) 发热：大量出血后，多数患者在 24 h 内常出现低热，可持续数日。原因可能由于血容量减少、贫血、周围循环衰竭、血分解蛋白的吸收等因素导致体温调节中枢的功能障碍。如持续发热或出现高热，则要注意寻找其他因素，如合并其他部位感染。

(5) 氮质血症：可分为肠源性、肾性和肾前性氮质血症三种。① 肠源性氮质血症指在大量上消化道出血后，血液蛋白的分解产物在肠道吸收，以致血中氮质升高。② 肾前性氮质血症是由于失血性周围循环衰竭造成肾血流暂时性减少，肾小球滤过率和肾排泄功能降低，以致氮质潴留。在纠正低血压、休克后，血中尿素氮可迅速降至正常。③ 肾性氮质血症是由于严重而持久的休克造成肾小管坏死(急性肾衰竭)，或失血更加重了原有肾病的肾损害，临床上可出现少尿或无尿。

尤其值得注意的是，由于老年患者特殊的病理生理特点，老年患者消化道出血症状多不典型，且症状出现较晚，尤其便秘患者不易出现血便，可以以血容量不足为首发症状。另外老年患者敏感性差，自觉症状及体征较轻而病情可能已较重，且老年患者多合并不同程度的心脑血管及其他基础疾病，病情发展较快且易相互影响加重病情，甚至引起多脏器功能衰竭，消化道出血的危害也不仅仅局限于原发病的性质及严重程度，还在很大程度上取决于合并症及并发症的程度，因此应特别重视症状、体征与病理改变不相符合这个临床特点，认真细致地检查，及早诊断，及早治疗。

(6) 其他：如溃疡出血患者通常有上腹痛、反酸等症状；晚期肿瘤患者可出现全身消耗性变化；炎性肠病、缺血性肠病患者除血便外还合并腹痛等急腹症表现。

2. 体征　单纯消化道出血除心率增快、脉搏细速外可能无特殊阳性体征。部分消化道出血的患者通过体格检查可发现原发病的相应体征。肝硬化门静脉高压出血的患者有肝掌、蜘蛛痣、腹壁静脉曲张、脾肿大、腹水等体征，增大的脾脏可能在出血后减小；胆道疾病出血伴有皮肤、巩膜黄染，右上腹常可触及肿大伴压痛的胆囊；腹部肿块可见于消化道肿瘤、肠内疝等，肿块部位通常即为消化道出血的部位；胃癌晚期患者还可触及左侧锁骨上肿大的淋巴结。另外，对于消化道出血的患者，应该常规进行肛门指诊检查，除可以发现或排除痔、肛裂等肛门疾病以外，还可以了解直肠下端有无病变。

3. 实验室检查

(1) 胃液、呕吐物或大便隐血试验：了解消化道出血情况，推测出血量及出血位置。

(2) 血常规：外周红细胞计数、血红蛋白、血细胞比容、白细胞及血小板计数、网织红细胞等了解失血量及贫血程度，并可作为治疗输血、补液的依据。

(3) 肾功能、血肌酐和尿素氮：了解氮质血症的严重程度，可以协助了解消化道出血数量及机体的内环境状态，对治疗后出血有无停止、内环境状态有无稳定也有参考价值。

(4) 其他系统功能检测：老年患者常合并其他系统疾病，因此为明确病因判断病情及指导治疗，还需要进行凝血功能测试、肝功能、血气分析、肿瘤标志物、免疫指标等，对诊断疾病有一定帮助。

【诊断】

1. 有无消化道出血　一般情况下呕血和黑便常提示有消化道出血，但在某些特定情况下应与肺结核、支气管扩张、支气管肺癌、二尖瓣狭窄所致的咯血相区别(表 27-3)，也需与鼻出血、拔牙或扁桃体切除而咽下血液所致者加以区别。如大便隐血阳性，而无其他出血表现者，可素食 3 日后复查，以排除饮食干扰。此外，口服动物血液、骨炭、铋剂和某些中药也可引起粪便发黑，可通过大便隐血试验鉴别。

表 27－3　呕血及咯血鉴别诊断

	呕　血	咯　血
病史	多有胃、十二指肠溃疡，肿瘤或肝硬化等病史	结核，支气管扩张或心肺疾病，常有血痰数日
出血前症状	上腹不适，恶心呕吐	喉咙痒感，胸闷，咳嗽
出血方式	随呕出，可为喷射状	随咳嗽咳出
颜色	暗红，咖啡色，也可为鲜红	鲜红
混合物	食物残渣，胃液	痰，泡沫
pH	酸性	碱性
黑便	有	无

临床表现为便血的患者应与痔疮等肛门疾病相鉴别，痔疮出血通常为无痛出血，鲜红色，为便后滴血或黏附于大便表面，未与大便混合，多有大便干硬及进食刺激食物史，可通过直肠指诊及肛门镜确诊，但应特别注意很多消化道疾病出血的患者同时合并痔疮等肛门疾病，切不可因此而忽视了其他疾病的检查，以免误诊。

少数消化道大出血患者在临床上尚未出现呕血、黑便而首先表现为周围循环衰竭，因此患者有急性周围循环衰竭患者，除排除中毒性休克、过敏性休克、心源性休克或急性出血坏死性胰腺炎，以及子宫异位妊娠破裂、自发性或创伤性肝脾破裂、动脉瘤破裂、胸腔出血等疾病外，还要考虑急性消化道大出血的可能。直肠指检有助于较早发现尚未排除的血便。有时尚需进行消化道内镜的检查。

2. 失血量的判断　通常很难对失血量精确估计，尤其老年患者出血易聚积在肠道内，不能完全根据呕血、黑便的数量判断出血量。

(1) 根据出血表现判断失血量：每日出血量>5 ml时，大便隐血试验可呈现阳性反应；每日出血量达 50～100 ml 或以上时，可出现黑便。胃内积血量超过 250～300 ml 时，可引起呕血。

(2) 根据循环状态判断失血量：一次出血量不超过 400 ml 时，一般无全身症状；出血量超过 500 ml，失血又比较快时，患者可有头昏、乏力、心动过速和血压过低等表现；出血量在 1 000 ml 以上或丧失循环血量 20%以上时，常有循环失代偿的表现；出血量约1 500 ml以上时，周围循环衰竭。国内通常以短期内循环血量丧失 20%(成人 1 000 ml)以上为大出血，失血 30%(成人 1 500 ml)以上为重度出血。国外多以失血 30%以上为大出血。有晕倒、直立昏厥、呕吐物含血凝块、黑便频繁或较暗红者为大出血征象。体征上如有四肢湿冷、苍白、心率加速、血压下降等休克或代偿性休克表现亦为大出血表现。严重性出血指 3 h 内需输血 1 500 ml 才能纠正其休克。

(3) 休克指数：休克指数 = 心率/收缩压(mmHg)，正常为 0.5。休克指数 1.0 提示失血量为血容量的 20%～30%；1.0～1.5 血容量丢失 30%～50%，但与患者基础脉率、血压有关。

对于消化道出血的估计，主要根据血容量减少所致周围循环衰竭的临床表现，特别是对血压、脉搏的动态观察。根据患者的血红细胞计数、血红蛋白及血细胞比容测定，也可估计失血程度。

3. 出血有无停止

(1) 出血停止的评估：下列表现可以判断消化道出血逐渐停止。① 心率、脉搏、血压改善或恢复正常。② 临床症状明显好转，心悸、头晕、乏力等症状减轻。③ 肠鸣音不再亢进。④ 胃肠减压抽吸液颜色由血性转清，呕血停止或逐渐减少，便血由血红色转为柏油便。⑤ 呕吐物、胃液或大便隐血试验转阴。⑥ 血尿素氮恢复正常。

(2) 出血继续或加剧的评估：下列表现提示消化道出血仍继续或加剧。① 反复呕血，甚至呕血转为鲜红色，黑便次数增多，粪便稀薄，色呈暗红色，伴有肠鸣音亢进。② 周围循环衰竭的表现经积极补液输血，尽快补充了血容量后未见明显改善，或虽有好转而又恶化；血压和中心静脉压仍低于正常水平。③ 红细胞计数、血红蛋白测定、血细胞比容持续下降，网织红细胞计数持续增高。④ 补液和尿量足够的情况下，血尿素氮持续或再次增高。

(3) 再出血风险评估：Rocka Ⅱ评分系统是目前临床广泛使用的评分依据，用于预测上消化道出血患者的再出血风险和死亡风险。该系统依据患者年龄、休克状况、心率、收缩压、伴发病、内镜诊断和内镜下出血征象各项指标，将患者分为高危、中危或低危人群，积分≥5 分者为高危，3～4 分为中危，0～2 分为低危(表 27－4)。

4. 消化道出血的部位　确定消化道出血的部位是诊断中最重要的也是难度最大的步骤，明确了出血部位和出血量才能决定进一步的治疗措施。出血部位的诊断应结合患者的病史及临床表现，选择最适辅助检查方法尽早明确。

表 27-4 Rocka Ⅱ再出血和死亡危险性评分系统

变量	0分	1分	2分	3分
年龄(岁)	<60	60～79	>80	
休克	无	心动过速	低血压	
	SBP>100 mmHg P<100 次/min	SBP>100 mmHg P>100 次/min	SBP<100 mmHg P>100 次/min	
合并症	无		心力衰竭，缺血性心脏病和任何主要器官合并症	肝衰竭，肾衰竭，肿瘤播散
病变	Mallory-Weiss 综合征或无病变	溃疡等其他病变	消化道恶性疾病	
镜下所见	无或黑斑		血凝块、血液附着血管裸露、喷血	

注：总分<3 分，预后良好；3～4 分，中危；≥5 分，高危。

(1) 出血方式：可以根据患者出血方式、颜色、出血量和血便情况来初步判断出血来自消化道哪一部分。如上消化道出血通常有呕血及溃疡病史；出血前有上腹痛及恶心、呕吐；出血可以表现为呕血或黑便；血便通常为柏油样便，无血块。而下消化道出血则常有下腹痛病史；出血前无恶心，伴有中下腹不适；出血以鲜红或暗红色血便为主，可伴有血凝块，无呕血(表 27-5)。

表 27-5 不同部位消化道出血的鉴别诊断

	上消化道出血	下消化道出血
病史	呕血史，溃疡病史，肝胆疾病史	常有下腹痛，排便异常，血便史
出血先兆	上腹痛，恶心呕吐	中下腹不适，下腹坠胀
出血方式	呕血伴柏油样便	便血，无呕血
便血特点	柏油样便，无血块	暗红色或鲜红色，稀，量多时可有血块

(2) 病史及临床表现：消化性溃疡患者 80%～90%都有慢性、周期性、节律性上腹疼痛或不适史，并在饮食不当、精神疲劳等诱因下并发出血，出血后疼痛可减轻，急诊或早期胃镜检查可发现溃疡出血灶。有服用非甾体消炎药/肾上腺皮质激素类药物史或出于应激状态(如严重创伤、烧伤、手术、败血症等)者，其出血以急性胃黏膜病变可能性较大。

呕出大量鲜血而有慢性肝炎、血吸虫、肝硬化等病史，应考虑门静脉高压伴食管胃底静脉曲张破裂出血为最大可能。应当指出的是，肝硬化患者有上消化道出血，不一定都是食管胃底静脉曲张破裂出血所致，有一部分患者出血可来自消化性溃疡、急性糜烂出血性胃炎、门脉高压性胃病、异位静脉曲张破裂出血等。

45 岁以上慢性持续性大便隐血试验阳性，伴有缺铁性贫血、持续性上腹痛、厌食、消瘦，应警惕胃癌的可能性。50 岁以上原因不明的肠梗阻及便血，应考虑结肠肿瘤。60 岁以上有冠心病、心房颤动病史的腹痛及便血者，缺血性肠病可能大。突然腹痛、休克、便血者因警惕腹主动脉瘤破裂的可能。

黄疸、发热、腹痛伴消化道出血时，胆源性出血不能除外。

(3) 内镜检查：内镜是检查消化道出血的最佳方法，可以明确出血部位、病情，内镜检查还可以行组织活检、内镜下治疗止血等。目前内镜内容包括电子胃十二指肠镜、电子小肠镜、电子结肠镜、胶囊内镜等，适用于不同部位消化道出血的检查。① 隐性出血：排除外源性因素和凝血机制异常等因素后行上消化道内镜检查，如无异常再考虑结肠镜检查或小肠镜、胶囊内镜检查。② 显性便血：首选结肠镜检查。③ 急性呕血：首选胃镜检查。④ 急性大量新鲜血便：一般先行上消化道急诊内镜检查排除相关病变后再行结肠镜检查，检查无阳性发现可行小肠镜及胶囊内镜检查。

1) 胃十二指肠镜：对诊断上消化道出血具有特殊意义，不仅可以直视下找到出血部位，发现病因，同时通过组织活检明确病变性质，还可以通过胃镜进行局部止血治疗，也可以通过胃镜的复查，观察已经明确的出血病灶的治疗疗效。

急诊胃镜是指患者自发病后 24～48 h 内行胃镜检查。目前临床通常把急诊胃镜定义为发病就诊后 24～48 h 内进行内镜介入，包括镜下的诊断及治疗统称为急诊胃镜。消化道出血的患者已经常规用来明确或排除上消化道出血疾病，尤其对于急性胃黏膜病变，通常在 48 h 内可以修复愈合，急诊胃镜可以大大提高急性上消化道出血的诊断正确率。根据文献报道目前国内及国外急诊胃镜检查急性上消化道出血诊断率接近，可达 80%～97%，极大提高了上消化道出血的诊断率。

胃镜操作的优点还包括技术成熟，操作简单；可以床旁操作；患者耐受性好；正规操作下不增加患者的再出血及并发症的发生率，必要时可以在短期内重复检查；在进行检查的同时可以通过组织活检、局部药物喷洒、注射、电凝、套扎等方式进行止血治疗。因此是诊断上消化道出血的首选检查。

对老年患者来说，因老年消化道出血患者中合并生命体征不稳定及合并心、肺等其他器官疾病的比例较高，因此内镜检查前应及时输血、备血。补液吸氧等以保证患者生命体征的平稳，操作时应尽量减少操作时间，操作尽量轻柔，撤镜前尽量洗净胃内积气，检查前后对患者生命体征全程监控等措施，可以有效减少胃镜检查带来的并发症。

2）电子结肠镜：下消化道出血 2/3 以上病因在结肠，所以结肠镜检查被列为下消化道出血患者的首选检查手段。优势与胃镜一样，电子肠镜检查技术成熟，可反复检查，不但可以对明确结肠出血部位，直视下观察病变部位、性质等，还可以对出血病变进行各种止血处理，并为手术提供手术部位及范围的参考。

最佳内镜检查时间尚未确定，但据有关国外文献表明在出血后 24 h 内行急诊内镜检查可以及时准确发现出血病灶，诊断准确率较高，阳性诊断率为 96%，也有报道提示急诊肠镜与非急诊者确诊率的差异无统计学意义。

结肠镜检查也有一些相对局限性：① 结肠镜受肠道清洁程度影响较大，肠道积血、积便都会影响诊断的准确率。② 而消化道出血活动期的患者不宜口服肠道清洁药物。③ 结肠镜容易漏诊，如血管扩张畸形和异常新生物等病变。④ 存在穿孔、二次出血的风险。

3）电子小肠镜检查：目前常用的双气囊推进式电子小肠镜通常情况下可抵达回肠中下段，部分可达末端回肠，检查范围大大扩展。如果与经口及经肛门分别进镜的方式相结合就可能使整个小肠得到全面、彻底的检查。文献报道推进式双气囊小肠镜诊断的准确率可达 87.5%。除直视检查外，还可以进行组织活检、黏膜染色、标记病变部位、黏膜下注射、息肉切除等相关治疗。消化道出血患者在出血后短时间内完成胃镜（6～12 h）和全结肠镜检查（24～48 h），且未有明显异常发现者，小肠源性消化道出血的可能性大，建议行胶囊内镜及推进式双气囊小肠镜检查以明确。

理论上来说小肠镜能观察到更多的小肠黏膜病变，但要求有熟练的操作医师才能提高诊断的准确率。缺点包括：① 检查时间长等，多数患者不能一次完成全小肠检查。② 检查需要麻醉后进行，对老年患者尤其对存在心肺功能异常或生命体征不稳定的患者有一定风险。③ 穿孔率较结肠镜检查高。④ 有时不能够检查到全部小肠。⑤ 大出血时视野不清，有一定的假阴性率等。同时由于老年人多合并一些慢性疾病，如冠心病、高血压、糖尿病、慢性阻塞性肺疾病等，因此，小肠镜在老年患者诊断消化道出血中可以作为一个诊断手段但应根据患者病情及全身情况的评估谨慎使用。

4）胶囊内镜：受检者通过口服内置摄像与信号传输装置的智能胶囊，借助消化道蠕动使之在消化道内运动并拍摄图像，医师利用体外的图像记录仪和影像工作站，了解受检者的整个消化道情况，从而对其病情做出诊断。可以应用于消化道畸形、复发性及隐性小肠出血，胃镜及结肠镜检查无异常的患者，2005 年国际会议明确指出胶囊内镜为隐匿性消化道出血的首选检查方法。胶囊内镜优点是微创、易耐受和低风险、可完成全小肠检查，对患者尤其是老年患者影响较小。缺点是：① 不能进行常规内镜检查所具备的反复观察、组织活检及治疗等操作。② 易受肠内容物、积血及肠蠕动功能的影响，对肠道准备的要求较高。③ 对于有梗阻或消化道狭窄畸形的患者不适用，可引起胶囊滞留。④ 不能控制胶囊的移动速度，不能在局部停留。⑤ 对发现病变的定位相对困难；另外仪器设备复杂、花费较高也是目前制约胶囊内镜检查发展的因素之一。

5）术中内镜：在外科手术中，可对肠道进行人工打孔，内镜经开孔向上可观察至十二指肠，向下可观察至盲肠。外科手术是消化道出血的最后检查和治疗手段，术中内镜检查是对手术探查阴性者的补充，对消化道出血的病变检出率可达 70%～100%。

（4）影像学检查

1）常规影像学检查：包括常规 X 线检查、CT、MRI、超声等。常规 X 线检查对消化道出血检测的作用有限，MRI 检查因成像参数多、信息量大、软组织分辨率高，可用于胃肠道肿瘤的诊治、分期和随访评估。超声检查简单、方便，可用于多种腹部疾病的筛查，并可对危重患者进行床旁检查。PET - CT 检查对肿瘤性病灶具有较高的临床诊断价值，但目前对于消化道出血的检测特别是急性和大量消化道出血，常规的MRI和超声的作用均相当有限。CT检查经济、方便、无创、可重复性强，在临床较为常用，可以发现胃肠道肿瘤、炎性疾病，CT血管成像则有助于血管性疾病的诊断，但对急性消化道出血的诊断，CT诊断的阳性率也较低。

2) X线造影剂检查：包括胃肠造影、小肠气钡双重造影、结肠灌钡造影等。胃肠道的钡剂或碘油造影检查可发现胃、小肠、结肠的肿瘤性病变和炎症性病变等，但一般不用于急性消化道出血的检查。适用于急性出血已停止，或对慢性出血要了解病因，又因各种原因不能行内镜检查时。X线钡剂造影对黏膜浅表病变易漏诊，对血管畸形难以诊断，仅对占位性病变的诊断价值较大，故应注意其假阴性。

3) CT/MRI肠道造影：又称仿真小肠镜，通过相应的造影剂行CT或者MRI扫描，将扫描图像经过电脑处理重建得到空腔脏器内的立体图像，成像效果类似于内镜。检查技术比较简单、安全、无损伤，可清楚显示胃、小肠、结肠腔内外情况，与内镜检查有很好的互补作用，在显示胃肠道病变的整体情况，如病变范围、肠道狭窄的长度、与周围组织的关系等方面具有优势。该检查对肿瘤、憩室及炎性肠病的显示较好，但对血管性疾病诊断率较低。文献报道CT小肠造影对肠道疾病的诊断阳性率达到73.7%，对消化道出血患者的诊断阳性率达53.3%，缺点是血管性疾病诊断率较低，无法直视下发现病灶，不能进行活检及相应治疗。

4) 数字减影血管造影(DSA)：可直接在血管造影时发现一些消化道的活动性出血、急性大量出血，理论上出血超过0.5 ml/min选择性血管造影即可显示造影剂外溢而明确出血部位。因此DSA技术已经成为目前诊断及治疗消化道出血必不可少的重要技术。文献报道消化道出血行DSA检查的阳性率在43%～95%，变化范围与病变性质、出血部位、发病缓急、造影技术等因素有关。目前临床广泛采用的超选择性血管造影技术及药物血管造影技术等可以优先提高消化道出血的诊断率。

DSA优点包括：① DSA对于活动性出血诊断率高，明确出血部位、血供来源等，可以弥补活动性出血期间消化道积血导致胃肠镜无法检查的缺陷。② 对血管畸形的诊断具有独到的优势，不但可以显示造影剂外泄，还可以清晰地显示病变异常血管的形态、分布、范围、与周边器官血管的关系及其血流动力学变化。③ 对于部分血供丰富的肿瘤也可以有定性的作用。④ 可对某些活动性出血进行介入治疗，如采用吸收性明胶海绵粒子、吸收性明胶海绵、弹簧圈等对活动出血进行栓塞，对挽救急性大量消化道出血患者的生命具有重要意义，或在病变靶血管放置弹簧圈或其他标志物，为手术提供确切的导向信息，为疾病的后续治疗和综合治疗赢得必要时间。

缺点：① DSA检查主要显示血管腔内的情况和形态，故对血管腔外的情况显示常有较大的局限性。② DSA检查属于有创检查，有一定比例的并发症风险，如血栓，穿刺孔感染、出血，栓塞治疗后的肠缺血坏死等。③ 对一些乏血供病变如炎性肠病、息肉、憩室等病变引起的消化道出血诊断率不高。④ 造影剂有一定致敏性，对肾功能也有一定影响，碘过敏或肾衰竭患者不可行DSA检查；老年患有严重的动脉硬化的患者，插管亦十分困难。

(5) 消化道出血的放射性核素诊断：消化道出血的核素显像方法主要有两种，锝标记的胶体和锝标记红细胞(^{99m}Tc-RBC)显像，临床中以后者较为常用。显像方法有体外法、体内法、改良的半体内法，通常体内法较为简便常用。目前常用的方法是，在静脉注射显像剂后进行连续动态采集60 min图像，如果仍无阳性发现，可在2～4 h后重复显像，显像时间可达到24 h或36 h以上，直至发现病灶。

核素检查的优点：① 核素检查属于无创性检查，对患者尤其老年患者的创伤影响较小。② ^{99m}Tc-RBC显像具有较高的灵敏度，理论上能检测0.05～0.10 ml/min消化道出血的出血量，阳性率75%～97%。③ 由于^{99m}Tc-RBC在血液中滞留时间较长，可以进行反复多次显像。因此适用于各种类型消化道出血的诊断，尤其适用于间歇性出血、微量出血和^{99m}Tc-RBC显像等其他检查手段阴性的情况。另外，核素显像还可以作为一种简便、有效的筛查工具，通过全腹部显像对出血部位进行初步定位：出血部位在左上腹者可行纤维胃镜排除胃、十二指肠溃疡；若为腹部周边放射性浓聚灶，可行结肠镜检查；中腹部的出血，可行DSA检查及介入治疗。

核素检查同样存在较大缺陷：① 有一定放射性。② 图像分辨率低、解剖定位不准确，定位及定性诊断困难，单纯核素SPECT显像一般无法精确定位出血部位，对变异的正常组织结构或肠腔外其他部位的异常放射性浓聚亦不易鉴别。近年来，SPECT/CT进入临床使用，一次检查同时完成高灵敏度的核素显像与高空间分辨率的CT断层扫描，在清晰的CT高分辨率解剖结构图像背景下显示放射性核素浓聚部位，显著提高了消化道出血的诊断准确性，但对肠道出血的精确定位尚值得进一步研究和改进。

综上所述，各项辅助检查技术均有各自的优势及不足之处(表 27-6)，临床应用应根据病情，结合各检查项目的各自特点，选择最适合的检查方法，提高消化道出血的诊断率。

表 27-6 消化道出血各项检查技术的比较

检查技术	治疗作用	优 点	缺 点
全小肠钡剂造影	无	非创伤性	敏感性差
小肠钡剂灌肠	无	非创伤性	诊断率低
核素检查	无	安全，对活动性出血诊断有帮助	只可定位，假阳性率高
血管造影	有	对活动性出血诊断有帮助	不能定性，有创检查
CT 胃肠道重建/造影	无	可观察肠壁、肠腔及腹腔脏器	浅表病变及血管病变不敏感
MRI 胃肠道重建/造影	无	安全	研究数据不明
小肠镜	有	直视，可活检及治疗	技术要求高，费时费力，有并发症
胶囊内镜	无	安全	不能组织活检及反复检查
手术及术中内镜	有	治疗效果明显	有创

5. *不明原因消化道出血的诊断* 不明原因消化道出血(obscure gastrointestinal bleeding, OGIB)是指常规胃镜、结肠镜和(或)小肠放射学检查(如口服钡餐造影或钡灌肠检查)或小肠 CT 均未能明确病因的持续或反复发作的出血。根据临床表现，可分为不明原因隐性出血和显性出血，前者表现为反复发作的缺铁性贫血，大便隐血试验阳性；后者表现为黑便、血便及呕血等肉眼可见的出血。不明原因消化道出血占全部消化道出血的 3%～5%。

OGIB 可能的常见病因包括：上消化道常见血管扩张性病变、静脉曲张、Dieulafoy 病变、胃窦血管扩张症、门脉高压性胃病；下消化道常见血管扩张症、非甾体消炎药性肠病、乳糜泻及结肠新生物；其他较少见的原因包括胆道出血、胰源性出血、主动脉-食管瘘等。

不明原因消化道出血的诊断除更加详细的病史询问(包括既往史、家族史、用药史等)及全面的体格检查以外，更多地需要依靠各种内镜、影像学的检查。根据患者病情的不同，选择不同的检查方法，必要时重复检查，可以有效提高消化道出血的诊断率(图 27-1)。

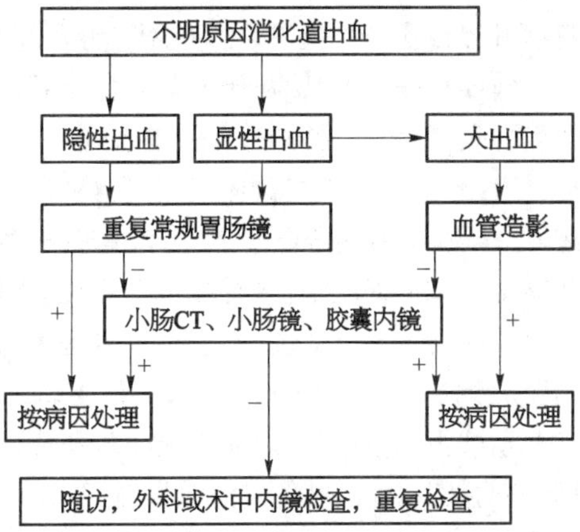

图 27-1 不明原因消化道出血诊断流程图

【治疗】

1. *一般处理* 无症状隐性出血患者可正常饮食生活；显性出血尤其是大出血患者应采取措施，包括卧床、禁食；保持呼吸通畅，防止呕血误吸或窒息；开通静脉通道，建议颈内静脉或锁骨上静脉深静脉置管，可以快速大量补液，还可以监测中心静脉压；对怀疑上消化道出血的患者可置胃管胃肠减压，可根据减压引流物判断出血来源及出血量，了解出血状况并可通过胃管给药止血；及时吸出胃内容物，预防吸入性肺炎，另外对原因不明的消化道出血可以排除上消化道出血的可能。应当注意某些疾病如食管胃底静脉曲张破裂出血等，置入胃管应动作轻柔，避免医源性损伤加重消化道出血。

2. *严密监护* 老年患者多心肺功能较差，合并症较多，消化道出血对全身血流动力学及各器官功能的影响较年轻人为大，因此应加强消化道出血患者的监护，及时了解病情变化：① 监护消化道出血情况：包括胃肠减压引流物颜色，呕血和黑便的数量、颜色、性状等，判断失血量的大小及是否存在活动性出血。② 生命体征及循环血量监护：密切注意患者意识情况、神志、末梢血管充盈等变化，记录 24 h 出入水量，心电监护包括心率、脉搏、呼吸、血压、氧饱和度等监测，有条件的情况下可以监测中心静脉压及平均动脉压，根据血压及中心静脉压的变化调整补液量及补液种类。③ 监测患者血常规：包括血细胞计数、血红蛋白、血细胞比容及白细胞计数。④ 对出血量较多的患者还要监测血小板、纤维蛋白原及D-二聚体等凝血机制，了解失血及凝血因子消耗情况。⑤ 其他：包括血尿素氮监测等。

3. *补充血容量* 及时补充和维持血容量，改善周围循环，防止微循环障碍引起脏器功能障碍，防治代谢性酸中毒是抢救失血性休克的关键。

老年人心肺代偿功能差，对缺血耐受力差，极易出现周围循环衰竭激发多器官系统功能衰竭，因此，补充血容量应更为积极，输血指征应相对放宽；另一方面又要避免补液过量过速导致心力衰竭、肺水肿的出现，以及肝硬化门静脉高压的患者门静脉压力增加诱发再出血。应根据血压、中心静脉压及尿量随时调整补液量及补液速度，出血量较少补液以晶体为主，中等或大量出血患者，除补充晶体以外，需输血及血浆补充血容量。尽量使用新鲜全血或少浆血合并新鲜血浆，少用库存血以补充消耗的凝血因子。另外，在输血补液的同时还应该注意水、电解质平衡，老年患者内环境不稳定，且由于大量出血红细胞破坏吸收可引起高钾血症；因呕吐或血便伴随着消化液的丢失以及库存血的输入可以引起酸中毒或碱中毒，应注意随时检查纠正。

4. *病因治疗* 明确出血部位及出血原因后针对病因采取相应治疗。

5. *止血药物治疗* 病变部位不明或病变弥漫，不适用内镜治疗、手术治疗或血管造影栓塞治疗的患者可以暂行止血药物保守治疗。止血药物种类较多，但是应当注意的是老年患者通常处于血液高凝状态或因为长期服用阿司匹林等药物处于低凝状态，且各脏器功能代偿能力较差，应用药物治疗时应该充分考虑患者耐受情况及药物毒副作用，选择合适的药物种类及使用时间，避免出现血栓形成、肾功能受损等并发症。

(1) 抑制胃酸分泌：酸性环境下血凝块不稳定易于溶解。血小板凝聚的最佳 pH>6，而胃酸可降低血小板功能，胃蛋白酶可以溶解已经形成的血栓，而胃蛋白酶在 pH>4 时开始失活，pH>6 时活性基本完全失活，因此需要强烈抑制胃酸分泌，使胃内 pH 维持大于6，才能使血小板发挥止血功能并抑制胃蛋白酶的活性，稳定已经形成的血栓，巩固治疗的疗效。

H_2受体拮抗剂如雷尼替丁、西咪替丁等的抑酸及止血效果不确切，目前常用质子泵抑制剂，如奥美拉唑、泮托拉唑、埃索美拉唑等，对急性胃黏膜病变及消化性溃疡出血具有良好的防治作用。

(2) 生长抑素：目前临床应用分十四肽及八肽（奥曲肽）。前者为天然性，半衰期仅数分钟；后者为人工合成的天然生长抑素的衍生物，半衰期长，维持时间久。生长抑素的作用机制为收缩内脏血管，增加食管括约肌张力，抑制胃酸及胃蛋白酶分泌，并有一定保护胃黏膜及肝细胞的作用，可以有效减少内脏动脉及门静脉血流，降低门静脉及曲张静脉内压力，并通过抑制胃酸分泌防止血凝块溶解，因此可以用于消化性溃疡、糜烂性胃肠黏膜病变，尤其是门静脉高压食管静脉曲张破裂出血及下消化道出血的患者。研究发现，经生长抑素治疗对消化性溃疡和急性胃黏膜病变止血率为87%～100%，对食管静脉曲张破裂出血止血率为70%～87%。是目前治疗食管胃底静脉曲张的一线用药。根据剂型的不同，采取皮下注射或微泵 24 h 注射的方式给药。

(3) 全身促凝血药物及抗纤溶药物：如临床常用的酚磺乙胺、氨甲环酸、氨甲苯酸、巴曲酶等药物。但目前研究认为，对溃疡性的消化道出血，上述药物疗效尚不确定。

1) 氨甲环酸：一种纤维蛋白溶解酶原抑制剂，可以抑制纤维蛋白溶解及胃蛋白酶的作用，起到止血作用，有研究表明氨甲环酸可以减低消化道出血再出血率及手术率，减少消化道出血的死亡率，但也可以引起脑梗死、心肌梗死、深静脉血栓等并发症，且疗效不显著，限制了该药的临床应用。

2) 巴曲酶：作用于内、外源性凝血系统，可以增加出血部位血小板的凝聚能力，但对内源性凝血系统影响较小，不增加血栓及弥散性血管内凝血的概率，与抑酸药物联合应用有协同止血的作用。

3) 氨甲苯酸：用于纤维蛋白溶解过程亢进引起的出血，对慢性渗血效果较好，但对血管性及肿瘤性出血效果欠佳，且有促进血栓形成的倾向。

4) 凝血酶原复合物：常用的血浆蛋白制剂，含有肝脏合成的凝血因子(Ⅱ、Ⅶ、Ⅸ、Ⅹ)，对肝功能损害明显、凝血酶原时间明显延长的消化道出血病例可以使用；或用于补充因大量失血造成的凝血因子缺乏，临床亦有联合生长抑素治疗门静脉高压食管胃底静脉曲张破裂出血取得良好疗效的报道，但临床样本较少，疗效尚不肯定。

(4) 血管加压素及同类药物：加压素可以引起内脏小动脉及毛细血管前括约肌收缩，减少内脏血流，降低肝动脉阻力，降低门静脉压力，因此曾经作为门静脉高压消化道出血的常用药物，但血管加压素对心血管方面影响较大，容易引起心绞痛、冠脉收缩及血纤溶增加，因此，通常需合并硝酸甘油使用。目前临床常用的是其同类产品特利加压素，半衰期长，基本无心脑血管及纤溶系统副作用，且可以增加肾脏血流，改善肾脏功能，在治疗门静脉高压食管胃底静脉曲张破裂出血方面疗效确切，但对其他原因的消化道出血效果欠佳。

(5) 局部用药：在内镜检查中采取喷洒、注射或通过口服灌肠等途径发挥止血作用，多用于上消化道出血的患者。

1) 去甲肾上腺素：有强烈的收缩局部血管的作用，减少血流达到止血目的，但使用后因胃肠黏膜缺血可能引起黏膜坏死，局部吸收引起血压升高等，因此，对动脉硬化、高血压患者慎用，通常用于不能手术或无手术指征，或作为经济过渡止血措施来应用。

2) 凝血酶：为凝血酶前体形成的蛋白质水解酶，可以催化纤维蛋白原变成纤维蛋白而促使血液凝固，可以溶解后口服或内镜下喷洒，对溃疡出血、胃肠黏膜病变及其他较表浅、出血少的疾病效果较好，而对血管性出血及肿瘤性出血效果不佳。其活性在 pH＜5 时失活，因此应用同时使用抑酸药物。

3) 其他：局部应用的止血药物还包括口服孟氏液、硫糖铝等，因止血效果不确切，副作用较多，目前临床已应用较少。

6. *内镜治疗*　内镜止血具有安全、方便、损伤小等优势，是消化道出血尤其是上消化道出血的首选治疗方法。但内镜治疗对于溃疡出血及门静脉高压食管胃底静脉破裂出血等疾病仍存在一定的再出血率，也不适用于消化道肿瘤出血。另外，对于下消化道出血，纤维结肠镜的止血效果有限，不适合于大出血的患者，尤其对弥漫性肠道病变作用不大。常用内镜治疗方法包括：

(1) 药物喷洒止血：内镜下距离出血灶 1～2 cm 处喷洒药物，常用药物包括酚磺乙胺、孟氏液、冰盐水、去甲肾上腺素溶液、凝血酶及复合物等。适用于出血量少、速度慢、弥漫性渗血为主的病变，可用于溃疡边缘渗血、出血性糜烂性胃肠炎、息肉摘除后局部渗血等，但对动脉喷射性出血效果较差。

(2) 药物注射止血：内镜直视下将止血或硬化药物直接注射到血管内或出血灶周围，通过黏膜下液体浸润、压迫及药物引起的收缩反应和栓塞作用达到止血目的，常用药物包括无水乙醇、高渗盐水、肾上腺素溶液、乙氧硬化醇等，可用于溃疡出血及血管性出血，硬化剂注射常作为门静脉高压食管胃底静脉曲张破裂出血的治疗方法。但存在有一定再出血率及消化道穿孔并发症的缺点。

(3) 金属夹钳夹止血：临床应用广泛，效果较好。其治疗原理是利用机械力量将病灶连同附近组织夹闭止血，伤口愈合后金属夹子会在 1～3 周后自行脱落，随粪便排出体外。该法可用于直径＜3 mm 的血管破裂出血及局灶性出血，对小动脉出血的治疗效果更好，对弥漫性渗血无效。适用 Mallory-Weiss 综合征、消化性溃疡和血管性病变等裸露出血管的出血及内镜下息肉摘除后残端出血。操作简单，不会引起黏膜的缺血变性，目前已成为治疗消化道出血的有效方法之一。

(4) 高温凝固止血：通过局部温度变化使组织产生热效应，蛋白质凝固达到止血的目的。目前常用的种类包括高频电凝止血、氩离子血浆凝固、微波凝固止血等方法，可以用于除静脉曲张破裂出血以外的各种类型出血。但是对于肠道憩室引起的出血不宜采用高温凝固法，以防导致肠壁坏死穿孔。

(5) 其他方法：如食管胃底静脉曲张血管套扎、结直肠息肉高频电凝切除等。

7. *血管内介入治疗*

(1) 适应证和禁忌证

1) 适应证：各种原因所致的难治性消化道出血、经血管造影检查发现有明确的消化道出血直接征象者。包括：① 外伤性出血、医源性出血、原发性或继发性肿瘤性出血、炎症性出血、门静脉高压、动脉瘤、血管性畸形等难治性出血。② 不明原因的消化道出血，经内镜检查仍不能明确出血原因者。③ 各种原因的消化道出血，经内科保守治疗无效。④ 急性消化道大出血，临床上暂不能行外科手术者。⑤ 医源性出血，如外科手术、介入操作、经皮肝穿等医源性原因引起的肝脏损伤导致胆道出血。

2) 禁忌证：血管介入治疗无绝对禁忌证，但对于碘过敏、重要脏器(心、肝、肾)严重功能不全的病例、出凝血功能障碍患者、严重感染者等应为相对禁忌证，介入治疗应慎重；近期心肌梗死、严重冠心病、心肌储备力差等应视为使用血管加压素禁忌证。

(2) 治疗方法：选择性血管造影发现出血的原因和部位后，根据病情选择药物灌注治疗或栓塞治疗控制消化道出血。① 药物灌注治疗：是经动脉导管持续输入生长抑素或血管加压素等达到止血目的。一般对于弥漫性毛细血管出血如出血性胃炎、Mallory-Weiss 综合征、门静脉高压食管静脉曲张、炎症等，可采用血管收缩剂灌注止血，但会加重高血压，引起心动过缓、心肌缺血、肠缺血、周围血管缺血导致相关性血栓形成等并发症。肠缺血性疾病所致的出血，垂体加压素滴注会加重病情，应为禁忌。② 栓塞疗法：肿瘤性病变、溃疡、血管发育不良等病变血管对血管收缩剂反应不良以及动脉性出血，在可能的情况下可选用血管栓塞治疗。采用不同的栓塞剂：可吸收栓塞剂如吸收性明胶海绵，永久性栓塞剂如金属圈等，经动脉导管选择性置放入出血部位的供血动脉，使其形成暂时性或永久性栓塞达到止血目的。既往因栓塞疗法有引起肠缺血坏死的并发症，因此不建议应用于下消化道出血，目前随着超选择性插管技术的成熟广泛应用，此类并发症已大大减少，栓塞治疗也广泛应用于各类消化道出血的治疗。

8. *手术治疗*

(1) 明确部位及病因：对于通过各种已明确出血部位及病变性质的患者，经保守治疗无效或治疗后再出血的患者，可以考虑手术治疗。其适应证为：① 保守治疗 24 h 以上未控制出血。② 持续输血 800 ml 以上血压不稳定。③ 内科止血后短期内反复大出血。④ 结肠憩室出血应保守治疗，若出血不止或反复出血，可行节段性肠切除。⑤ 肠道血管畸形为多发性病灶者，经血管造影显示为本病，不论有无造影剂渗出，如无其他阳性发现，宜行相应肠管切除。⑥ 如溃疡出血可采取胃大部切除。⑦ 消化道肿瘤出血行肿瘤根治手术。⑧ 门静脉高压食管胃底静脉破裂大出血经药物治疗及三腔双囊管压迫止血无效的可考虑行胃底贲门周围血管离断术。⑨ 对于急性弥漫性胃肠黏膜病变及全身疾病引起的消化道出血则仍以保守治疗为主。

(2) 不明原因消化道出血：不明原因消化道出血的剖腹探查确诊率仅 31%～65%，因此应术前积极定位出血部位，不主张盲目行剖腹探查，避免术后高复发率。若有下列情况时可考虑剖腹探查术：① 仍有活动性大出血并出现血流动力学不稳定，不允许做核素扫描、动脉造影或其他检查。② 上述检查未发现出血部位，但出血仍在持续。③ 反复类似的严重出血。

术中应全面仔细探查，自空肠起始端开始逐段顺序向远端检查，全程仔细触摸有无隆起型病变；借助无影灯或冷光源透照肠壁，观察有无溃疡及血管病变，有时可发现小肠肿瘤或其他病变；如果仍未发现病变(约占 1/3)，可采用术中经肛门和(或)经肠造口导入术中内镜、逐段肠管夹闭及肠系膜上、下动脉注射亚甲蓝等方法协助寻找出血部位，对于术前动脉造影发现出血但定位不准的患者可以留置血管导管，术中通过导管内注射亚甲蓝明确出血部位。

术中内镜检查是对手术探查阴性者的补充，对消化道出血的病变检出率可达 70%～100%。术中内镜检查的适应证：① 探查中未能发现出血部位或病因。② 应激性溃疡出血，因各种原因术前不适合内镜检查者。③ 反复消化道出血未能明确诊断者。④ 需内镜协助确定病变切除范围者。操作应由内镜专科医师进行，手术医师协助导引进镜、并可转动肠管，展平黏膜皱襞，使内镜医师获得清晰视野，有利于发现小而隐蔽的出血病灶。同时，手术医师通过内镜透照寻找浆膜面有无病灶，或采取分段肠段夹闭等方法明确出血部位。

(李大鹏)

参考文献

[1] 中华消化杂志编辑委员会. 不明原因消化道出血诊治推荐流程(修改稿，2012 年 3 月，上海)[J]. 中华消化杂志，2012，32(6)：361 - 364.

[2] 刘振珍，王英凯，唐岚，等. 老年人下消化道出血的诊治进展[J]. 中国老年学杂志，2011，31(9)：1709 - 1711.

[3] 吴本俨. 关注老年人消化道出血临床相关问题[J]. 中华内科杂志，2012，51(2)：96 - 98.

[4] 秦新裕. 不明原因消化道出血的外科治疗[J]. 中华消化杂志，2007，27(6)：404 - 405.

[5] Bai Y, Peng J, Gao J, Zou DW, et al. Epidemiology of lower gastrointestinal bleeding in China: single-center series and systematic analysis of Chinese literature with 53,951 patients[J]. J Gastroenterol Hepatol, 2011,26(4): 678 - 682.

[6] Chait MM. Lower gastrointestinal bleeding in the elderly[J]. World J Gastrointest Endosc, 2010 May 16, 2(5): 147 - 154.

[7] Shi H, Wu BY, Gong Y. A retrospective analysis of clinical characteristics and mortality of gastrointestinal bleeding in 414 elderly patients[J]. Zhonghua Nei Ke Za Zhi, 2011 Aug, 50(8): 642 - 645.

[8] Suehiro T, Yakeishi Y, Sakai F, et al. Gastrointestinal bleeding and blood transfusion in the elderly in Japan[J]. Hepatogastroenterology, 2012,59(117): 1480 - 1483.

[9] Triadafilopoulos G. Management of lower gastrointestinal bleeding in older adults[J]. Drugs Aging, 2012 Sep, 29(9): 707 - 715.

[10] Yachimski PS, Friedman LS. Gastrointestinal bleeding in the elderly[J]. Nat Clin Pract Gastroenterol Hepatol, 2008, 5(2): 80 - 93.

第28章

血管外科疾病

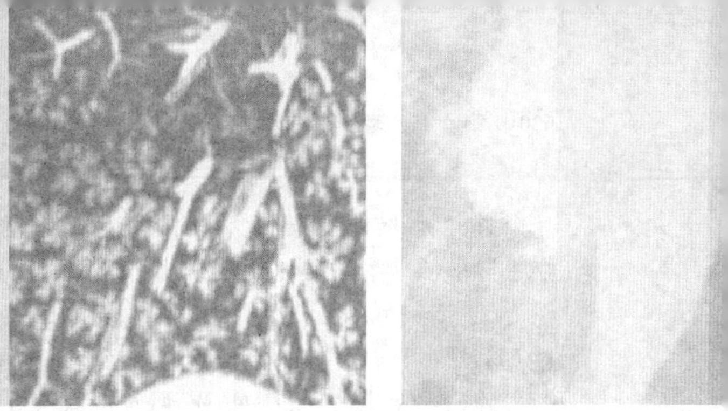

第1节　血管外科的基本问题

一、血管疾病的常见症状和体征

血管疾病的临床表现是提供检查的基本信息来源，因而我们必须熟悉血管疾病的各种症状和体征。现将常见的症状体征归纳如下。

1. *疼痛*　主要由动脉缺血和静脉淤血引起。

(1) 间歇性疼痛：在慢性动脉阻塞或静脉功能不全时，步行时患肢出现沉重、麻木、乏力、胀痛、钝痛、痉挛痛或锐痛等，迫使患者止步，休息片刻后疼痛缓解，因此又称“间歇性跛行”。从开始行走到出现疼痛的时间，称跛行时间，其行程称跛行距离。如行走速度恒定，跛行时间和距离愈短，提示血管阻塞的程度愈严重。

(2) 持续性疼痛：严重的血管病变，在静息状态下仍有持续疼痛，又称为静息痛。无论急性或慢性动脉闭塞，都可因组织缺血及缺血性神经炎引起持续性疼痛。急性病变，如动脉栓塞可引起急骤而严重的持续性疼痛。由慢性动脉阻塞引起者，症状常于夜间加重，患者不能入睡，常取抱膝端坐体位，以求减轻症状。急性主干静脉阻塞时，肢体远侧因严重淤血而有持续性胀痛。动脉、静脉或淋巴管的急性炎症时局部有持续性疼痛。由动脉阻塞造成组织缺血坏死，或静脉性溃疡周围炎，因激惹邻近的感觉神经引起持续性疼痛。

2. *皮肤温度和色泽改变*　皮肤温度与肢体的血流量相关，动脉阻塞性病变时，血流量减少，闭塞远侧皮温降低；静脉阻塞性病变时，由于血液淤积，皮温高于正常；动静脉瘘时，局部血流量增多，皮温明显升高。皮肤温度的改变能自我察觉，可做皮肤测温检查，查出皮温改变的平面。正常皮肤温暖，呈淡红色。皮色呈苍白色或发绀，伴有皮温降低时提示动脉供血不足。皮色暗红，伴有皮温轻度升高，是静脉淤血的征象。如以手指重压皮肤数秒后骤然放开，正常者受压时因血液排入周围和深部组织而呈苍白色，放开1～2 s即复原。有动脉血流减少或静脉回流障碍疾病时，复原时间延缓。在发绀区，如果指压后不出现暂时的苍白色，提示局部组织已发生不可逆的坏死。

3. *肿胀*　静脉或淋巴回流障碍时，组织液积聚于组织间隙，引起肢体肿胀。静脉性肿胀特点是肿胀呈凹陷性，以足、踝部最明显，除浅静脉曲张外，常有色素沉着或足靴区溃疡等表现。动静脉瘘也会造成静脉高压而引起肢体肿胀，但范围比较局限，程度较轻，局部温度升高，伴有震颤及血管杂音等症状。淋巴性肿胀淋巴管阻塞时，富有蛋白质的淋巴液积聚在组织间隙内，形成肢体肿胀。肿胀一般较硬实，多起自足趾，皮肤增厚且粗糙。

4. *形态改变*　动脉狭窄或闭塞性时，动脉搏动减弱或消失；动静脉瘘时病变部位可闻及杂音，可触及震颤；正常动脉富有弹性，当动脉有粥样硬化或炎症性病变后，扪触动脉呈增硬和结节等变化。静脉瓣受破坏或回流障碍时肢体出现浅静脉曲张。发生浅静脉炎后，可在局部出现硬结，并与皮肤粘连。

5. *肿块*　分为搏动性和无搏动性两类。搏动性肿块单个、边界清楚、表面光滑的膨胀性搏动性肿块，提示为动脉瘤或假性动脉瘤，可以伴有震颤和血管杂音。肿块边界不清楚，或范围较大，可能为蔓状血管瘤。与动脉走行一致，范围较大的管状搏动性肿块，多由动脉扩张所致，最常见于颈动脉。无搏动性肿块浅表静脉的局限扩张，透过皮肤可见蓝色肿块，常见于颈外静脉、肢体浅静脉及浅表的海绵状血管瘤。静脉性肿块质地柔软，压迫后可缩小。

6. 营养性改变　主要有皮肤营养障碍性变化、溃疡和坏疽、增生性改变等三类。由动脉缺血引起的营养障碍性变化表现为皮肤松弛，汗毛脱落，趾（指）甲生长缓慢、变形发脆。较长时间的慢性动脉缺血，可引起肌萎缩。静脉淤血性改变好发于小腿足靴区，表现为皮肤光薄，色素沉着，伴有皮炎、湿疹。淋巴回流障碍时，皮肤和皮下组织发生纤维化，汗腺、皮脂腺均遭破坏，皮肤干燥、粗糙，出现疣状增生物。动脉缺血或静脉淤血都可以并发溃疡。动脉性溃疡好发于肢体远侧、趾（指）端或足跟。溃疡边缘常呈锯齿状，底为灰白色肉芽组织，挤压时不易出血。由于溃疡底部及其周围神经纤维缺血，因而有剧烈疼痛。静脉性溃疡好发于足靴区，即小腿下1/3，尤以内侧多见。初期溃疡浅，类圆形，以后溃疡扩大而且不规则。底部常为湿润的肉芽组织覆盖，易出血，周围有皮炎、水肿和色素沉着等。动脉供血已不能满足静息时组织代谢的需要，肢体出现坏疽性病灶。初为干性坏疽，继发感染后可转变为湿性坏疽。先天性动静脉瘘的患者，肢体增长变粗。

二、血管疾病的检查方法

1. 无损伤检查技术　是指用仪器在体表进行心血管系统的血流动力学和形态学检查的技术。

（1）多普勒听诊器

1）血流测听法：用多普勒听诊器在血管体表位置测定动静脉血流频谱信号。

2）节段性肢体血压测定：测定肢体不同平面的血压，可判断动脉通畅程度以及狭窄或闭塞的部位。是诊断动脉闭塞性疾病常用方法。多普勒听诊器可以测定四肢各条血管的收缩压，正常下肢血压较上臂高20～30 mmHg，两侧肢体对称部位血压相仿。如果对称部位压差大于20 mmHg，提示血压低的一侧近心端有狭窄或闭塞。踝肱指数（ankle brachial index，ABI）是一侧肢体的最高踝部压力与最高肱动脉压之比。正常ABI≥0.97；ABI＜0.9时患者出现间歇性跛行；ABI＜0.6时，患者可能出现静息痛。踝部动脉收缩压在30 mmHg以下，患者将很快出现静息痛、溃疡或者坏疽。

（2）彩色多普勒超声：能提供血管的解剖和血流动力学的信息。适用于大多数周围血管疾病的检测，如探查和定位肾动脉、肠系膜上动脉、腹主动脉、髂动脉、股动脉、腘动脉以及颅外颈动脉的闭塞性或扩张性病变，也可判断深静脉瓣膜功能或血栓形成情况等。

（3）容积描记仪：光电容积描记仪（photoelectric plethysmography，PPG）的探头中包括一个发射红外线的光源和一个接收光的光电晶体管，可测量皮肤毛细血管循环的变化。常用于检查雷诺综合征、血栓闭塞性脉管炎，以及指端和趾端的压力测定。阻抗容积描记仪（impedance plethysmography，IPG）：当肢体血液增加时，对电流的阻力（阻抗）减少，阻抗容积描记法通过测量电阻抗的变化以了解肢体血容量的改变。常用于检查深静脉血栓形成。

2. 特殊检查

（1）磁共振血管造影（MRA）：MRA对颅内血管、颈动脉、腹主动脉及其大分支、髂-股动脉和下肢动脉狭窄或闭塞、动脉瘤以及动静脉畸形等病变均能做出影像学检测。MRA与顺磁质造影剂联合使用可以增强血管内信号，提高图像质量。

（2）螺旋CT血管造影：高速螺旋CT进行3～5 mm层厚断层扫描，经过三维重建，可以得到动脉的立体图像，称为SCTA。目前SCTA对胸主动脉瘤和腹主动脉瘤显影，是血管腔内治疗术前评估的依据。

（3）血管造影术：血管造影是指向血管内注入造影剂，使血管与周围组织产生不同的密度对比，在X线照射下显影血管的操作。是血管疾病诊断的“金标准”。血管造影术是有创检查，可能伴发造影剂引起的过敏、肾功能损害以及医源性的血管损伤、栓塞或血栓等。动脉造影主要用于诊断血管畸形、血管损伤、动脉瘤、动脉狭窄或闭塞和动静脉瘘等病变。下肢静脉造影分为顺行性和逆行性两种，可观察深静脉通畅度、瓣膜功能和深浅静脉之间的穿通支瓣膜功能。

三、血管疾病的药物治疗

1. 抗凝药物　用于预防和治疗血管血栓闭塞性疾病（例如深静脉血栓形成以及动脉血栓形成和栓塞）以及手术后需要预防血栓形成者。在有出血性疾病或有出血倾向、肝肾功能严重不全或恶病质者中应禁用。

（1）肝素：预防用药剂量：每次50 mg（5 000 U），每8～12 h注射1次，皮下注射，连用7日。标准剂量：静脉注射首次剂量肝素50～100 mg（500～10 000 U），继而24 h静脉滴注5～6 mg（500～600 U）/kg。也可间歇静脉注射，每4～8 h 1次，每次50～150 mg（5 000～15 000 U）。为了维持血液中稳定和足够的肝素浓度，又避免出血，必须定期检查血液的凝固性，调节剂量　常用全血凝固时间(clotting time, CT)试管法,正常值为4~12 min,超过15 min为延长。肝素治疗要求延长CT到正常值的2~3倍,即20~30 min。

出血是肝素主要的副作用,表现为创口渗血或血肿、消化道和泌尿道出血,严重时可有脑等重要脏器出血。若有出血应立即中断给药,出血常很快会停止。每毫克鱼精蛋白可中和相同剂量的肝素。肝素偶可引起血小板减少。

(2) 低分子量肝素(low molecular weight heparin, LMWH):有钠盐和钙盐两种制剂,低分子量肝素分子量小,在4 000~6 000 Da之间,引起出血的副作用小。用量:1~2支/日,脐周腹部皮下注射。

(3) 华法林钠片:是口服抗凝血药物。一般先肝素治疗3~5日,待急性期过后口服华法林钠片(和肝素同时用2~3日)。首日剂量7.5~10 mg,次日5 mg,以后每日维持量2.5~5 mg。每日用药需根据凝血酶原时间调整剂量。凝血酶原时间(PT)反应因子Ⅱ、Ⅶ、Ⅸ和Ⅹ受抑制的程度,正常值11~13 s。预防性口服抗凝剂时,PT应控制在20~30 s,经观察若PT稳定在25~30 s,改为1周或数周测定1次。

口服抗凝剂的并发症是出血。常见牙龈出血、鼻衄、血尿或损伤部位出血。亦可多部位自发性出血,应立即停药。大出血者,静脉注射维生素K 50 mg,1~2次/日;可酌情输新鲜血、血浆或者凝血酶原复合物。

2. *抗血小板药物* 主要用于防治动脉闭塞性疾病。常用药物有:① 肠溶阿司匹林,常用量每日口服50~150 mg。② 噻氯匹定,每次口服250 mg,2次/日。③ 氯吡格雷,每次口服75 mg,1次/日。④ 西洛他唑,每次口服100 mg,2次/日。⑤ 前列腺素E_1(PGE_1)和前列环素(PGI_2),能抑制血小板功能和扩张血管。贝前列腺素钠,每次口服40 μg,3次/日。前列腺素E_1(前列地尔),静脉推注,每次10~20 μg,1~2次/日。可以两种抗血小板药物联合应用。

3. *溶栓药物* 溶血栓药物均可经导管直接注入病变部位。适应于动静脉血栓形成和栓塞性疾病、肺栓塞;有出血倾向或出血性疾病、严重肝肾功能不良、溶栓药物过敏者禁忌。实验室监测:凝血酶原时间(PT)控制在25 s以内;纤维蛋白原正常含量200~400 mg/dl,低于100 mg/dl可能出血。

(1) 尿激酶(urokinase, UK):常用治疗剂量首次15万~25万U,于10 min至1 h内静脉滴注,24 h总剂量50万~150万U。应用尿激酶时最好联合应用凝血药物维持疗效,预防新的血栓形成。应用尿激酶发生出血时,立即停药,可用纤维溶解抑制剂6-氨基己酸、对羧基苄胺和氨甲环酸(凝血酸)等对抗或中和。

(2) 链激酶(streptokinase, SK):首次剂量50万~150万U,溶于50~100 ml生理盐水注射液或5%葡萄糖溶液中,于30~60 min内静脉滴注完毕。维持剂量为10万U,溶于生理盐水100 ml,静脉滴注,连用3~5日。链激酶治疗出血并发症较尿激酶多,处理同尿激酶。

4. 组织型纤溶酶原激活物(r-tPA):如艾通力(actilyse),每瓶含tPA50 mg,首次剂量为10 mg,于1~2 min内静脉推注;然后在60 min内静脉滴注50 mg;其余40 mg在120 min内静脉滴注。如果需要延长滴注时间,按1∶5的比例稀释于生理盐水注射液,并使用输液泵精确控制滴注速度。副作用是出血,处理同尿激酶。

四、血管腔内治疗

经导管进入血管腔内进行操作性治疗。是一种新型的血管疾病治疗方法,发展迅速。

1. *动脉瘤的腔内治疗* 在DSA动态监测下,将人造血管内支架经远端动脉(如股动脉、髂动脉等)导入主动脉内,将内支架人造血管固定在主动脉瘤近端和远端正常的动脉壁上,使动脉瘤壁不再接触血流,达到解除动脉瘤壁承受血流冲击并保持主动脉通畅的目的。腔内治疗的优点是创伤小,恢复快,使高危患者获得了救治希望。

2. *动脉闭塞性疾病的腔内治疗*

(1) 经皮腔内球囊扩张血管成形术(PTA)与血管腔内支架术:原理是通过球囊的扩张力分离狭窄的硬化内膜壳,并破坏中膜的平滑肌、弹力纤维和胶原纤维以扩大狭窄的管腔,扩大的管腔被增大的血流量和压力脉冲所支持来达到治疗目的。PTA术后远期可能再狭窄,主要原因是血管壁机械扩张后不同程度的回缩以及血管新内膜过度增生。对抗PTA术后血管的弹性回缩的各种血管内支架应运而生。支架根据释放形式分为球囊扩张式和自膨胀扩张式两种。

(2) 动脉硬化血栓斑块切除术:血管内超声消融术是利用低频高能量超声对血栓、动脉斑块进行消融治疗的方法。激光血管成形术是利用激光的热能、光能、电机械能和光化学能对硬化斑块进行切割。用旋切刀切除粥样硬化斑块,常见的装置有Simpson硬化斑块切除导管、Kensey导管、Auth旋切器、TEC旋切导管。这些技术多与PTA以及血管腔内支架成形技术结合使用。

3. *血管损伤、动静脉瘘及静脉腔内治疗* 血管腔内支架治疗巴德-吉亚利综合征、经颈静脉肝内门体分流、腔静脉滤网预防下肢深静脉血栓脱落引起肺栓塞等已广泛地应用。血管腔内治疗技术,包括栓血管支架、塞用钢圈、腔内移植物等为治疗损伤性动静脉瘘和假性动脉瘤,尤其是为锁骨下动脉、无名动脉、椎动脉、颅底动脉和许多内脏动脉等手术显露特别困难部位的血管创伤提供了安全的治疗途径。

(龚 凯)

第2节 周围动脉瘤

周围动脉瘤是一种普通外科疾病,是由于动脉壁的病变或损伤,形成局限性膨出,以搏动性肿块为主要症状,可以发生在动脉系统的任何部位。而以肢体主干动脉、腹主动脉和颈动脉较为常见。动脉瘤膨出的特点是不能回缩,这与动脉生理性扩张有本质的不同。动脉瘤将逐渐增大和最终破裂。所谓真性动脉瘤即动脉壁的膨出或扩张部分包括了动脉壁的全层。如果动脉的某种膨出不符合上述条件,即称假性动脉瘤。动脉因某种因素比如锐性或者钝性创伤以及感染而破裂,裂口周围形成搏动性血肿并持续存在并与动脉血相通,这种搏动性血肿亦称假性动脉瘤。夹层动脉瘤是假性动脉瘤中很重要的一类。近年来对该病十分重视,早期诊断、早期治疗是降低该病死亡率的唯一有效手段。动脉瘤的类型有梭状动脉瘤、囊状动脉瘤、剥离性及外伤性动脉瘤。

【病因】 动脉瘤是动脉壁局部薄弱后所形成的永久性异常扩张,由动脉硬化、创伤、感染、梅毒及先天性等因素引起。动脉硬化是最常见和最主要的原因,少数起因于创伤、感染。多见于高龄、男性,可以发生在动脉的各个部位。

【病理生理】

1. *真性动脉瘤* 动脉粥样硬化是最常见的原因。由于脂质在动脉壁沉积,形成粥样斑块及钙质沉着,使动脉壁失去弹性,滋养血管受压,血管壁缺血。在血流压力冲击下,动脉壁变薄部分逐渐扩张而形成动脉瘤,多数呈梭形。

2. *假性动脉瘤* 起因于损伤。动脉壁损伤破裂后,在软组织内形成搏动性血肿,以后周围被纤维组织包围而形成瘤壁,多呈囊形。

3. *夹层动脉瘤* 动脉中层囊性坏死或退行性变,当内膜受损及在高压血流冲击下,造成中层逐渐分离形成积血、扩张,动脉腔变为真腔和假腔的双腔状。动脉瘤可以继发下列病理变化:动脉瘤破裂,造成严重出血;瘤腔内血栓形成、脱落造成远端动脉栓塞;继发感染,不仅有炎性病理改变,更易促成动脉瘤壁破裂。

【临床表现】 多数患者仅在体检时或患者自行发觉搏动性肿块。主要临床表现如下。

1. *局部搏动性肿块* 腹主动脉瘤大多数位于脐旁左侧腹部,同时有髂动脉瘤时,则向同侧髂窝延伸。搏动具有多向性膨胀感的特点,可伴有震颤及血管杂音。周围动脉瘤位于四肢或颈部,伴有震颤及血管杂音。

2. *疼痛* 大多数患者仅有局部轻度不适或胀痛。腹主动脉瘤当瘤体侵蚀椎体或压迫脊神经根时,出现腰背部疼痛。突然出现剧烈的腹痛或腰背痛,是动脉瘤向腹腔内或腹膜后破裂的征象。

3. *压迫邻近脏器* 压迫十二指肠及近端空肠,引起消化道症状。输尿管受压后,出现尿路梗阻的临床表现。少数情况下因胆总管受压而出现阻塞性黄疸。

4. *急性动脉栓塞* 瘤腔的血栓脱落,造成腹主动脉分支、肢体动脉、颅脑动脉的急性栓塞,如肠系膜动脉、肾动脉或下肢动脉栓塞,并引起相应的急性动脉缺血的临床表现。

5. *动脉瘤破裂* 动脉瘤破裂必将引起大量出血,后果严重。按照动脉瘤破裂的方式,可以表现为腹腔内快速大量出血,患者往往在短时间内死于失血性休克;腹膜后巨大血肿,出现腹部或腰背部突然剧痛及失血性休克症状;主动脉-肠瘘,引起消化道反复大量出血,导致失血性贫血及休克;主动脉-下腔静脉瘘,引起严重的充血性心力衰竭。肢体肿块破裂出血。

【诊断】 出现膨胀性搏动的肿块,是动脉瘤临床诊断的主要依据。原有腹部搏动性肿块病史,当出现前述症状时,即应考虑腹主动脉瘤合并内瘘、破裂出血、远端动脉栓塞等诊断。下列检查有助于诊断和鉴别诊断。

1. *超声检查* 可以描记瘤体的大小及瘤壁有无粥样斑块及附壁血栓,尤其适用于肾动脉下动脉瘤的检查。

2. *动脉造影或数字减影血管造影(DSA)* 可以检测动脉瘤的大小、范围,动脉主要分支是否累及,为确定诊断及决定手术方案提供依据。

3. *CTA检查* 可以同时观察是否存在夹层动脉,动脉瘤与周围脏器间关系,排除腹腔内其他脏器的疾病。

【治疗】 动脉瘤不可能自愈,最严重的后果是破裂出血致死,腹主动脉瘤体直径≥4 cm的,发生破裂的比例明显增高,即使瘤体较小者,同样存在急性破裂的可能。因此,腹主动脉瘤原则上应做择期手术。对于手术耐受性不佳者,应积极治疗后为手术创造条件。动脉瘤直径较小,应定期采用影像诊断技术(如B超、CTA)检查,有增大趋势时,即需做出手术治疗的抉择。腹主动脉瘤破裂者需及时急症手术。手术方法有动脉瘤切除术、动脉瘤旷置术和动脉瘤切开人工血管移植术,目前以第三种术式最为常用。根据动脉瘤与肾动脉的关系,手术的基本原则如下。

1. *肾动脉平面以下的腹主动脉瘤* 经腹腔或腹膜后途径,显露肾动脉下腹主动脉及双侧髂动脉,游离瘤体上缘腹主动脉及双侧髂总动脉。全身投以肝素后阻断主动脉及双侧髂动脉;切开动脉瘤壁,迅速缝扎腰动脉,清除瘤腔内血栓及粥样化碎片;根据动脉瘤的形态和范围,植入直形或Y形人工血管;完成吻合后,用先前切开的动脉瘤壁将人工血管包裹缝合。肠系膜下动脉可以缝至人工血管侧壁,或予结扎,应根据左侧结肠的血供情况而定。远端吻合口如建在髂总动脉分叉平面远侧时,至少应保留一侧髂内动脉的血流。

2. *肾动脉平面以上的腹主动脉瘤* 需经胸腹腔联合切口,暴露并阻断胸腔主动脉;与上述手术步骤相同,在植入人工血管后,必须迅速将腹腔动脉、肠系膜上动脉及肾动脉依次与人工血管完成吻合,尽可能缩短内脏缺血时间,减少缺血引起的损害。

3. *不能耐受手术的高危患者* 20世纪90年代初,已研制出带有人工血管的金属支架,利用特制的传递装置经股动脉将其送入动脉瘤腔内,借助球囊导管扩张支架,依靠金属支架的弹性及头端的钩状附件与动脉壁固定。这一方法被称为动脉瘤腔内支架旁路术,具有创伤小、康复快的优点,目前临床已广泛开展,通过验证,远期效果亦较好。

(张亚明)

第3节 动脉栓塞

动脉栓塞是指由心脏、动脉壁脱落的血栓、斑块或医源性异物,进入血管内成为栓子,随着血流停顿在口径相对较小的周围动脉或内脏动脉内,造成血流障碍、组织缺血的一种急性疾病,其特点是起病突然、症状明显、预后严重。血栓的90%来源于心脏,常见于风湿性心脏病、心房颤动和心肌梗死等。

【病因和病理】 栓子的来源有以下3种。

1. *心源性* 老年合并动脉硬化的心脏病已取代风湿性心脏病成为首要原因,其他还有亚急性细菌性心内膜炎等。

2. *血管源性* 动脉瘤、动脉硬化、动脉炎等病变部位常有血栓形成。

3. *医源性* 人工心脏瓣膜或人工血管等移植物脱落。栓子随血流冲向远端,由于动脉分叉处管径突然变窄呈鞍状,故常堵塞于此,其中,以股总动脉、动脉和髂动脉的分叉处最高发。

【临床表现】 急性动脉栓塞发病急,多无预兆,常无侧支循环代偿者,病情进展快。临床表现多很典型,称为“5P”征,即疼痛(pain)、感觉异常(paresthesia)、苍白(pallor)、无脉(pulseless)和麻痹(paralysis)。它们均属供血不良表现,症状的轻重取决于栓塞的位置、程度、继发性血栓形成多少,以前是否有动脉硬化性疾病引起动脉狭窄,以及侧支循环情况。疼痛往往是最早出现的症状,以近心端渐向远处延伸。约20%患者最先出现的症状是麻木,而疼痛并不明显。老年患者常因有动脉硬化性疾病引起动脉狭窄,可有侧支循环形成,该病发生时症状可能不典型。

1. *疼痛* 最常见,表现为受累肢体的突发性疼痛。开始可能仅在运动时疼痛,稍晚则进展为持续性静息痛。

2. *感觉异常* 缺血引起周围神经功能障碍,患肢远端呈袜套型感觉丧失区,近端有感觉减退区,再近端为感觉过敏区。感觉减退区平面低于动脉栓塞平面。部分患者首发症状为麻木。感觉异常常提示肌肉组织即将或已经坏死,预后不良。

3. *苍白* 皮肤因缺血呈蜡样苍白,表浅静脉萎缩,毛细血管充盈差。若血管内尚积聚少量血液,可见苍白皮肤间散在青紫斑块。肢端皮温可降低2～4℃,开始下降处常较栓塞平面低一个横掌宽度的水平。

4. *无脉* 远端肢体脉搏消失或减弱常是早期最显著的发现,如果动脉痉挛严重或形成继发性血栓,则栓塞近端的动脉搏动亦减弱。

5. *肌肉麻痹* 随着缺血时间的延长,细胞发生肿胀,肌肉组织由松软变为增厚、缺乏弹性,直至僵硬、肌肉坏死。

【辅助检查和诊断】 突然发生肢体动脉缺血性剧痛,具有“5P”征,既往有心血管疾病者即可初步诊断。辅以下列检查,可进一步肯定诊断。使用皮肤测温计,可指示皮温开始降低的位置及其降低幅度。超声波检查可探测远端动脉血流是否存在,并确定栓塞部位。对于既往高血压、高血脂以及肢体缺血症状的老年患者要强调术前CTA检查,可了解动脉硬化情况,动脉造影可准确定位栓塞,显示管腔在栓塞近端骤然中断,栓子周围稍呈圆顶状充盈,周围侧支形态正常。同时,还应追查动脉栓塞的原因,心电图、心脏彩色多普勒超声等检查可协助对病因的处理。

【治疗】 急性动脉栓塞的治疗方法分非手术和手术两种。

1. *非手术治疗* 一般仅在以下情况采用:① 栓塞平面较低或远心末端,具体判断大致标准为小腿或前臂中段以远较小的栓塞,侧支循环可维持远端肢体血供。② 濒危患者,不能耐受手术。③ 病期长而稳定,已出现肢端坏疽,等待分界线明确后行截肢术者,若出现湿性坏疽应及早截肢。

保守治疗患者应绝对卧床休息,患肢位置稍低于心脏平面以利供血,同时充分镇静止痛以利解除血管痉挛。注意患肢保温,但不可热敷,否则加重肢体缺氧;患肢降温虽可降低代谢需要,但会引起血管收缩,不利于侧支循环的建立,也应避免。应使用肝素、华法林、低分子右旋糖酐等抗凝祛聚药物,必要时可在栓塞动脉的近侧注入肝素,防止栓塞繁衍。妥拉唑林、罂粟碱、前列腺素等可扩张血管,解除痉挛。病期不超过3日的患者,可试用尿激酶、链激酶等溶栓药物,给药途径包括静脉滴注和栓塞动脉近侧插管给药。

2. *手术治疗*

(1) Fogarty导管取栓术:除已发生肢体坏疽,或侧支循环血供充足者,只要患者全身情况允许,都应及早施行,经动脉切口插入Fogarty导管,充胀球囊后外拉导管,将血栓取出,以恢复患肢血供,取栓后需常规动脉造影,发现大于50%动脉狭窄,需加球囊扩张和(或)支架置入术。

(2) 截肢术:已发生肢体坏疽者,一旦坏疽分界线明确,必须施行截肢术治疗,对于坏死平面较高、全身中毒症状明显患者要尽早截肢以保存患者生命。

(龚　凯)

第4节　肠系膜血管疾病

肠系膜血管疾病为临床少见疾病,但随着我国进入老龄化社会,本类疾病发病率较前上升。

一、肠系膜上动脉瘤

【病因】 肠系膜上动脉瘤(superior mesenteric artery aneurysms, SMAA)约占内脏动脉瘤的5.5%,病因包括真菌感染、动脉粥样硬化及血管弹力纤维发育异常等,感染所致SMAA常见于50岁以下的患者,而非感染所致的SMAA常见于60岁以上患者。

【临床表现】 70%~90%的SMAA是有症状的,主要表现为明显的、进行性加重的腹痛、呕吐、胃肠道出血等,一些患者表现为典型的餐后腹部绞痛。

【实验室和辅助检查】 B超为检测SMAA便捷而快速的方式,用于病情危重的患者,可减少手术准备时间,但容易受肠腔内气体干扰,总体发现率不高。运用CTA和MRA可了解动脉瘤的位置、形态及有无破裂。动脉瘤破裂时表现为肠系膜间血肿,肠管缺血时可表现为肠管扩张、积液、肠壁增厚等。此外,可运用肠系膜血管数字减影DSA造影检查,这是诊断动脉瘤的“金标准”。

【治疗】 由于肠系膜动脉瘤易并发出血或栓塞远端动脉引起肠供血障碍,因此,一旦确诊,应尽早手术。

手术治疗原则是切除动脉瘤,重建肠系膜血管,恢复肠道血供。

肠系膜上动脉主干动脉瘤因其解剖及生理特点,治疗颇为棘手,动脉瘤切除、血管再重建为最佳手术方式。仅有1/3的肠系膜上动脉瘤病例采用动脉瘤近远端血管结扎后不需做肠切除,因此在切除动脉瘤的同时必须重建血供,一般采用自体大隐静脉间位或旁路移植的方法。

对于肠系膜下动脉瘤,争取切除后一期重建血供。如果手术困难,同时侧支循环好,也可予以结扎。

对于肠系膜动脉分支动脉瘤,若术前评估侧支循环良好,可切除动脉瘤或做动脉瘤远近端动脉结扎术;若侧支循环不足,则需将动脉瘤及该动脉血供肠段一并切除。

近年来,微创治疗逐渐占据主要地位,介入治疗仍然是重要的微创治疗手段。对于分支较少的部位可以考虑放置覆膜支架隔绝动脉瘤。对于侧支多的部位，如果无法进行手术治疗，可选择进行裸支架治疗，使瘤体内缓慢形成血栓，同时增加侧支循环，保证小肠供血。

二、肠系膜缺血性病变

肠系膜缺血性病变主要指肠系膜上动脉血栓或静脉的狭窄或闭塞，表现为慢性或急性小肠缺血性病变，慢性肠系膜缺血性病变主要包括肠系膜上动脉狭窄或闭塞以及慢性肠系膜上静脉血栓形成，急性肠系膜血管缺血性病变主要包括肠系膜上动脉栓塞，肠系膜上动脉血栓形成；非闭塞性肠系膜缺血及肠系膜静脉血栓形成。这类疾病随人口老龄化，已不少见。其中以发生于肠系膜动脉，特别肠系膜上动脉者多于肠系膜静脉。因肠系膜血管急性血循环障碍，导致肠管缺血坏死，临床上表现为血运性肠梗阻。

【病因】

(1) 肠系膜上动脉栓塞，栓子多来自心脏，如心肌梗死后的壁栓、心瓣膜病、心房纤颤、心内膜炎等，也可来自主动脉壁上粥样斑块；栓塞可发生在肠系膜上动脉出口处，更多见于远侧较窄处，常见部位在中结肠动脉出口以下。

(2) 肠系膜上动脉血栓形成，大多在动脉硬化性阻塞或狭窄的基础上发生，常涉及整个肠系膜上动脉，也有较局限者。

(3) 肠系膜上静脉血栓形成，可继发于腹腔感染、肝硬化门静脉高压致血流淤滞、真性红细胞增多症、高凝状态和外伤或手术造成血管损伤等。

【临床表现】 根据肠系膜血管阻塞的性质、部位、范围和发生的缓急，临床表现各有差别。一般阻塞发生过程越急，范围越广，表现越严重。动脉阻塞的病状又较静脉阻塞急而严重。肠系膜上动脉栓塞和血栓形成的临床表现大致相仿。一般发病急骤，早期表现为突然发生剧烈的腹部绞痛，恶心呕吐频繁，腹泻。腹部平坦、柔软，可有轻度压痛，肠鸣音活跃或正常。其特点是严重的症状与轻微的体征不相称。全身改变也不明显，但如血管闭塞范围广泛，也可较早出现休克。随着肠坏死和腹膜炎的发展，腹胀渐趋明显，肠鸣音消失，出现腹部压痛、腹肌紧张等腹膜刺激征。呕出暗红色血性液体，或出现血便；腹腔穿刺抽出液也为血性。血象多表现为血液浓缩，白细胞计数在病程早期便可明显升高，常达 20×10^9/L 以上。

肠系膜上动脉血栓形成的患者，常先有慢性肠系膜上动脉缺血的征象。表现为饱餐后腹痛，以致患者不敢进食而日渐消瘦，以及伴有慢性腹泻等肠道吸收不良的症状。当血栓形成突然引起急性完全性血管阻塞时，则表现与肠系膜上动脉栓塞相似。肠系膜上静脉血栓形成的症状发展较慢，多有腹部不适、便秘或腹泻等前驱症状。数日至数周后可突然剧烈腹痛、持续性呕吐，但呕血和便血更为多见，腹胀和腹部压痛，肠鸣音减少。腹腔穿刺可抽出血性液体，常有发热和白细胞计数增高。

【辅助检查和诊断】 本病的诊断主要依靠病史和临床表现，腹部 X 线平片显示受累小肠、结肠轻度或中度扩张胀气，晚期由于肠腔和腹腔内大量积液，平片显示腹部普遍密度增高。选择性动脉造影对诊断有重要意义，早期可有助于鉴别血管栓塞、血栓形成或痉挛，并可同时给予血管扩张剂等治疗。

【治疗】 应及早诊断，及早治疗，包括支持疗法和手术治疗。肠系膜上动脉栓塞可行取栓术。血栓形成则可行血栓内膜切除或肠系膜上动脉-腹主动脉"搭桥"手术。如果已有肠坏死，应做肠切除术。肠系膜上静脉血栓形成需施行肠切除术，切除范围应包括全部有静脉血栓形成的肠系膜，否则术后静脉血栓有继续发展的可能。术后并应继续行抗凝治疗。急性肠系膜血管缺血性疾病，临床常因认识不足而误诊，一旦发生广泛的肠梗死坏死，预后凶险，死亡率很高。

【预防】 积极治疗原发病，包括心脏疾病，积极治疗心房颤动，预防血管内血栓形成及脱落。

（张久强）

第 5 节　下肢动脉硬化闭塞症

动脉粥样硬化是四肢动脉疾病的主要原因，是全身动脉粥样硬化的一部分，肢体的大、中动脉病变导致血管狭窄以致闭塞，表现为缺血性症状，多在 60 岁以后发病，男性明显多于女性。从上、下肢的情况来看，下肢动脉粥样硬化的发病率远远超过上肢。病变分布的节段，从临床上已出现下肢缺血性症状的患者来看，狭窄病变位于主-髂动脉者占 30%；病变侵犯股-腘动脉者为 80%～90%；更远端的胫、腓动脉受侵犯者为 40%～50%。

【病因】 动脉粥样硬化发病的危险因素包括吸烟、高血压、脂代谢异常、糖尿病、肥胖等。斑块好发于动脉分叉部位，可阻塞管腔，影响血流。当斑块持续增大，管腔直径减小 50%以上时，肢体远端血压大幅下降，逐渐出现缺血表现。

【病理】 根据闭塞部位分为：① 主髂动脉闭塞症：系腹主动脉、髂动脉狭窄或闭塞。② 股动脉闭塞症：阻塞发生于腹股沟韧带以下的动脉，尤其是位于股收肌管内的股浅动脉。③ 胫动脉闭塞症：阻塞发生于膝下动脉分叉以下，常见于糖尿病、晚期肾衰竭及高龄患者。

【临床表现】

1. *症状*　最典型的症状为间歇性跛行。这是因肢体运动而诱发的肢体局部疼痛、紧束、麻木或肌肉无力感，肢体停止运动后，症状即可缓解，重复相同负荷的运动则症状可重复出现，休息后又可缓解。如疼痛出现于臀部、股部提示狭窄病变在主-髂动脉。临床上最多见的是股-腘动脉狭窄所致的腓肠肌性间歇性跛行。病情进一步发展，动脉严重狭窄以致闭塞时，肢体在静息状态下也可出现疼痛等症状，称为静息痛。多见于夜间肢体处于平放状况时，可能与丧失了重力性血液灌注作用有关，若将肢体下垂可使症状减轻，更严重的即使肢体下垂也不能缓解症状，患者丧失行走能力，并可出现缺血性溃疡。

2. *体征*　主要体征为狭窄远端动脉搏动减弱或消失，血管狭窄部位可闻及杂音。单纯收缩期杂音提示血管狭窄，如出现连续性杂音则表明狭窄的远端舒张压很低，侧支循环形成不良。肢体缺血的体征包括肌肉萎缩，皮肤变薄、苍白、发亮，汗毛脱落，皮温降低、趾甲变厚。当肢体下垂时，可继发性充血而发红。从肢体高位移向下垂位，到出现发红和静脉充盈所需时间与动脉狭窄程度和侧支循环状态有关。从肢体下垂到肢体转红时间＞10 s，表浅静脉充盈时间＞15 s，即提示有动脉狭窄。相反，如将肢体上抬成60°角，在≤60 s时间内即出现明显的肢体苍白，也提示有动脉狭窄。严重缺血时因患者经常被迫使肢体处于下垂而可出现水肿。缺血性神经炎可导致肢体麻木和腱反射减弱，晚期在骨凸出易磨损部位可见缺血性溃疡。

【实验室和辅助检查】

(1) 多普勒超声为首选检查方法，可观察动脉狭窄程度及硬化斑块的位置和大小，还可测量足部的动脉收缩压以计算踝肱指数(ABI)，即下肢踝平面动脉血压和上肢肱动脉血压的比值，通常ABI低于0.9时出现间歇性跛行，低于0.4时出现静息痛或溃疡。

(2) 磁共振血管造影和螺旋CT血管造影是无创的影像学检查方法，其准确性日益提高。

(3) 动脉造影是诊断该病的"金标准"，但系有创检查，其使用主要转向诊断明确后的腔内治疗中。

【诊断和鉴别诊断】 根据临床表现可做出初步诊断，主要应与血栓闭塞性脉管炎相鉴别。此外，还应与下肢神经性疼痛和继发于椎管狭窄的下肢痛鉴别：前者通常不发生在下肢主要肌群，不因运动诱发，直腿抬高试验常为阳性，可伴下肢皮肤感觉异常；后者的疼痛多从腰骶向足跟放射，躯干前屈时可缓解，但休息后不会立刻缓解。

【治疗】

1. *一般治疗*　目的是控制动脉粥样硬化发展的危险因素，方法包括戒烟、控制高血压、改变饮食习惯、体育锻炼等。

2. *药物治疗*　目前临床应用的药物多数是通过增加红细胞变形能力、降低血浆纤维蛋白原含量、抑制血小板聚集等作用，以降低血液黏度，改善血液流变学特性，增加组织灌流量。常用的药物有阿司匹林、双嘧达莫、前列腺素3种。动脉硬化闭塞症患者的病变动脉已代偿扩张至最大限度，故单纯使用扩血管药物治疗的疗效并不确实。

3. *手术治疗*　下肢动脉硬化闭塞症药物等治疗仅能延缓下肢动脉硬化闭塞的病程进展，不能从根本上消除下肢动脉硬化闭塞症血管的狭窄、闭塞。下肢动脉硬化闭塞症外科血管内膜剥脱、人工血管置换、旁路重建手术创伤大、风险大，尤其不适宜于下肢动脉硬化闭塞症合并严重心脑血管疾患、糖尿病的患者。下肢动脉硬化闭塞症血管腔内介入治疗具有微创、操作简单、疗效确切、可重复操作的优点，是诊治血管性疾病的发展方向。

(1) 动脉内膜切除术：通过切除硬化斑块和动脉内膜，使狭窄的管腔恢复正常，一般用于少数主髂动脉阻塞症患者，此外，还可用于动脉旁路重建术中，以改善流出道的通畅性。

(2) 大隐静脉原位旁路术：保留大隐静脉在原位并使用瓣膜切除器破坏其瓣膜后，作为动脉旁路行旁路重建术，主要用于胫动脉闭塞症。

(3) 动脉旁路重建术：通过动脉旁路重建下肢血供，是治疗周围动脉闭塞症的常规手术。① 对主髂动脉闭塞症患者，常选用分叉型人工血管行腹主-双侧股动脉旁路术。如患者不能耐受经腹手术或存在腹腔内感染，则可考虑解剖外旁路手术，如腋-股动脉旁路术、股-股动脉旁路术，但其通畅率较低。② 对股动脉闭塞症的患者，股动脉旁路术是最有效的治疗方法。动脉完全闭塞时，流出道可选择在胫动脉。膝上旁路可选用自体血管(大隐静脉)或人工血管，而膝下旁路多选用自体血管。

(4) 经皮腔内血管成形术(PTA):经皮穿刺导入球囊导管至动脉狭窄部位,充胀球囊,撑开硬化斑块,使动脉管腔扩大。置入金属支架可使扩张后的动脉维持通畅,疗效更佳。此法适用于节段性的下肢动脉狭窄。90%的髂动脉狭窄经 PTA 可获得良好的疗效,但股动脉狭窄的效果稍差,远期通畅率较低,而股动脉以远狭窄的效果更差。在部分病例,PTA 和旁路重建术可灵活地联合应用。

(5) 截肢术:下肢坏疽患者需进行截肢术,无法行旁路重建术或腔内治疗且静息痛无法控制者也可考虑。选择正确的截肢平面是创面愈合的保证,如股浅和股深动脉均闭塞、远端无血流者,膝上截肢是创面能愈合的最低平面。

(黄道景)

第6节 颅外颈动脉硬化闭塞性疾病

颈动脉硬化狭窄或闭塞可引起缺血性脑梗死(也称脑卒中、中风),常常致死或遗留肢体偏瘫等严重并发症,是中老年人的常见病,占其死亡原因的第3位。

【相关解剖】 脑部由颈动脉及椎动脉各一对供血。颈总动脉分为颈外动脉和颈内动脉,颈内动脉入颅后,分出大脑前动脉、大脑中动脉、后交通动脉等供应大脑。一对椎动脉起源于锁骨下动脉,在脑干部合成基底动脉,再分出大脑后动脉和小脑动脉。脑供血动脉形成一个富有侧支的动脉环——Willis 环,它由大脑后动脉起始部、后交通动脉、大脑前动脉起始部和前交通动脉构成,理论上可代偿一条或多条脑供血动脉的狭窄或闭塞,但有50%的人 Willis 环不完整,可因代偿不全引起脑缺血。

【病理生理】 动脉粥样硬化是脑部缺血的最主要原因,硬化斑块多数发生于颈总动脉分叉处的颈总动脉和颈内动脉,并沿动脉内壁发展,使管腔狭窄闭塞、脑部缺血,而且其表面溃疡后,易发生血小板聚集、血栓形成,斑块碎屑和血栓脱落后即栓塞于颈动脉远端分支,导致脑缺血和脑梗死。根据缺血程度和持续时间,脑缺血可有以下3种表现:① 短暂性脑缺血发作(transient ischemic attack, TIA):由脑血管痉挛和微小栓塞所致的脑短暂缺血引起,表现为一过性神经障碍症候群,一般仅历时数秒到数分钟,可在24 h内完全恢复,不遗留神经障碍,但常反复发作。② 可逆性缺血性神经损害(reversible ischemia neurologic deficit, RIND):脑缺血程度较重时,缺血性神经障碍将持续24 h以上,但不到72 h,多在3周内完全恢复,不留后遗症。③ 脑卒中(stroke):颈动脉严重狭窄或闭塞、主要脑血管栓塞或血栓形成时,将导致缺血性脑梗死,此时患者脑组织中出现明显梗死灶,神经功能障碍长期不能恢复而致残或致死。

【临床表现】 早期患者可无任何不适,常在体检时才发现。缺血加重后,患者可突发持续时间不等的一种或多种神经障碍症状。① 感觉障碍:多为单侧肢体感觉减退或丧失、短暂性意识障碍、一过性黑矇、偏盲等。若累及的为大脑优势半球,可致感觉性失语。② 运动障碍:主要表现为对侧肢体软弱无力、动作不灵活,甚至轻瘫或偏瘫,通常上肢表现明显。若大脑优势半球受累,可致运动性失语。典型体征为颈动脉分叉处血管杂音,多见于颈动脉严重狭窄者,而狭窄接近闭塞时杂音消失。眼底检查可见视网膜动脉分支处的黄色可折光斑点,这些斑点为来源于颈动脉病灶的栓子。

【诊断】 诊断主要依靠病史(高血脂和高血压)、典型的 TIA 发作史、颈动脉杂音和以下辅助检查。

1. *多普勒超声* 最常用,可观察粥样硬化斑块的部位和狭窄程度,彩色多普勒超声还能进一步了解其成分,软硬度,有无钙化、溃疡和斑块内出血等。

2. *磁共振血管造影、螺旋CT血管造影* 是无创的血管成像技术,能清晰地显示颈动脉及其分支的三维立体动脉影像,并能显示脑梗死等缺血性病灶,CTA 在诊断动脉管壁的钙化方面具有优势,但在诊断狭窄程度上欠准确,MRA 对狭窄程度有夸大倾向。

3. *动脉造影* 是颈动脉狭窄程度的确定性检查方法,可明确病变动脉段闭塞或狭窄、侧支血管的影像,以及对侧颈动脉、椎动脉和颅内 Willis 环的完整性等,但有一定创伤。

【治疗】

1. *非手术治疗* 包括控制高血压、高血脂等危险因素,抗凝或抗血小板以及扩血管药物的应用(华法林、阿司匹林、双嘧达莫、噻氯匹定、尼莫地平)。

2. *手术治疗*

(1) 颈动脉内膜切除术:将颈动脉内膜和粥样硬化斑块一并切除,可使狭窄的动脉管腔恢复正常。适用于有脑缺血症状且颈动脉重度狭窄(大于50%)和硬化闭塞者。术后应定期随访,行颈动脉超声检查。

(2) 介入治疗(经皮腔内血管成形及支架术):该技术通过球囊扩张和支架置入,使狭窄消除,有不少学者将介入治疗列为首选治疗,其适应证与内膜切除术类似，对于完全闭塞血管介入无法开通的患者，可改用开放血管内膜剥脱术。该手术创伤减小，并可降低内膜切除术中颈动脉阻断所导致的脑缺血风险，老年患者往往合并心、肺、肝、肾等重要脏器功能不全，难以耐受开放手术和麻醉打击，尤其推荐介入手术。

（黄道景）

第7节　单纯性下肢静脉曲张

下肢浅静脉曲张在老年人中极为常见，是下肢慢性静脉疾病最常见的临床表现，发生在单纯性下肢浅静脉曲张、原发性下肢深静脉瓣膜功能不全、先天性静脉畸形等原发疾病，或继发于下肢深静脉血栓、盆腔肿瘤、妊娠期子宫压迫髂外静脉等疾病。单纯性下肢静脉曲张系指病变仅累及下肢浅静脉，包括大隐静脉、小隐静脉及其分支。

【相关解剖】 下肢静脉系统的基本组成包括浅静脉、深静脉、交通静脉3个系统。浅静脉系统位于筋膜浅层，包括大隐静脉和小隐静脉及其分支，分别起自足背静脉网内外侧。大隐静脉沿下肢内侧上行，于腹股沟下方汇入股总静脉，接受股内侧静脉、股外侧静脉、旋髂浅静脉、腹壁浅静脉和阴部外浅静脉五大属支。小隐静脉在膝关节下方汇入腘静脉。深静脉系统位于肌层内，与同名动脉伴行。腓静脉和胫后静脉汇合成胫腓静脉干，与胫前静脉连接后成为腘静脉，进入内收肌管后成为股静脉，再与股深静脉汇合成股总静脉，越过腹股沟韧带后称髂外静脉。交通静脉位于深、浅静脉之间，向外穿出深筋膜至皮下组织，与隐静脉相交通。踝部的交通静脉与溃疡形成密切相关。

在深、浅静脉和交通静脉内均有数目不等和强度不一的瓣膜存在，尤其是主干静脉分支处。瓣膜包括瓣叶、游离缘、附着缘和交会点，与静脉内壁形成窦状的瓣膜袋。瓣膜功能正常时只允许血液向心单向流动，血液倒流时则双瓣张开，阻止倒流。

【病理生理】 下肢静脉系统的基本功能是使下肢毛细血管床的血液回流到心脏。正常状态下的下肢静脉血液回流，是由于心脏搏动产生的舒缩力、小腿肌肉收缩的挤压以及胸腔吸气期和心缩期产生的负压，形成压力梯度的结果。瓣膜则保证血液的单向回流。

先天性静脉壁薄弱、瓣膜功能不全和静脉压力持久增高是引起浅静脉曲张的主要原因，三者相互影响。静脉壁和瓣膜离心越远越薄弱，而静脉压力却是离心越远越升高，故浅静脉曲张在小腿部明显。长期静脉高压和淤血缺氧，使部分静脉壁中层萎缩，发生囊状扩张，易受损出血；另一部分静脉壁则因纤维增生，成不规则结节状。曲张静脉内可继发血栓形成，钙化后成为静脉石。由于毛细血管通透性增高，液体外渗，造成患肢水肿，并且渗液中的蛋白质、红细胞等可引起纤维增生和色素沉着。因为缺氧，静脉周围组织发生营养不良，皮肤变薄且抵抗力下降，易并发感染、溃疡等。

【临床表现】 患者早期常感患肢酸胀、沉重或疼痛，易疲劳、乏力，以站立时明显。出现进行性加重的下肢表浅静脉扩张、隆起和迂曲，呈蓝紫色分布于小腿内后侧，如外侧也有出现，说明小隐静脉亦受累。病程较长者出现患肢肿胀及皮肤营养性改变，以足靴区最明显，可见皮肤萎缩、脱屑、色素沉着、瘙痒等，甚至形成湿疹和溃疡，还有浅静脉血栓性静脉炎、曲张静脉破裂出血等。

【辅助检查和诊断】 要诊断单纯性下肢静脉曲张，必须明确下肢浅、深静脉和交通静脉系统情况，排除原发性下肢深静脉瓣膜功能不全、下肢深静脉血栓后综合征等疾病的伴发或继发症状。为了了解下肢深静脉回流和交通静脉的瓣膜功能情况，应进行下述检查。

1. 大隐静脉瓣膜及交通静脉瓣膜功能试验　平卧位抬高患肢，使曲张浅静脉内血液排空，在大腿根部扎上止血带压迫大隐静脉。嘱患者站立，10 s内松开止血带，迅速出现自上而下的大隐静脉充盈者说明大隐静脉瓣膜功能不全；站立后如不松开止血带，30 s内浅静脉充盈者说明交通静脉瓣膜关闭不全。

2. 交通静脉瓣膜功能试验（Pratt试验）　平卧位高举患肢排空充盈的浅静脉，在大腿根部扎上止血带，分别由足趾向上至窝、由止血带向下至窝缠缚两条弹力绷带。嘱患者站立，同时向下分别解开和继续缠缚这两条绷带，如在两者间隙中出现了曲张静脉，即提示此处交通静脉瓣膜功能不全。

3. 下肢深静脉通畅试验　用止血带在大腿上1/3处阻断大隐静脉后，嘱患者做下蹲运动或快速踢腿10～20次。如深静脉回流不畅，增加的下肢供血将使浅静脉曲张加重或静脉压力升高；如深静脉通畅，下肢肌肉收缩使深静脉回流加速、浅静脉血液排空而塌陷，或张力明显降低。

这些检查方法比较粗糙，不能提供有关病情的全面和可靠的临床资料，目前已很少采用。目前临床常采用应变容积描记（strain-gauge plethysmography，SPG）和光电容积描记（photo plethysmography，PPG）或双功能彩超检查，若仍然不能确诊可做下肢静脉造影来明确诊断。

【治疗】

1. *非手术治疗* 方法主要是穿着弹力袜或裹以弹力绷带，以促进血液回流和防止倒流。早起时穿好，睡时脱掉。服用改善血液回流的药物。目前国内常用的药物有：马栗种子提取物和黄酮类药物。能减轻临床症状、延缓病变进程，而不能根治浅静脉曲张病变。适当休息、避免久立、抬高患肢等。弹力袜以压力自下向上序贯减小的新型弹力袜效果佳。口服微粒化黄酮，可增强静脉张力，降低毛细血管通透性，减少微循环淤滞，改善淋巴回流，对减轻患肢肿胀有较好的作用。适应证为：① 早期轻度浅静脉曲张。② 无法耐受手术者。③ 年龄大或其他原因不愿手术者。

2. *硬化剂注射疗法* 常用的硬化剂有 5%鱼肝油酸钠、3%十四羟基硫酸钠、50%高渗葡萄糖液等。近年来聚桂醇泡沫制剂在临床中被广泛采用。方法是将硬化剂注入已排空的曲张静脉内，并加压包扎，刺激静脉内膜产生无菌性炎症，导致管腔纤维性闭塞。对老年体弱患者，注射疗法是优选的治疗方法。

3. *手术治疗* 确诊为单纯性大隐静脉曲张，且有明显症状体征者，只要能耐受手术，都应手术治疗。但术前必须确定深静脉没有阻塞。传统术式是大隐静脉高位结扎加主干剥脱，并结扎功能不全的交通静脉。目前一些新的微创手术方法已在临床推广应用，主要有腔内激光治疗、曲张静脉刨切术。微创手术方法可能更适用于老年患者。

【并发症及其处理】

1. *血栓性静脉炎* 浅静脉血流淤滞时易形成血栓，并发非感染性炎症。不必应用抗生素，可穿弹力袜，正常活动，局部热敷，待炎症控制后行曲张浅静脉切除术。

2. *湿疹和溃疡* 常见于足靴区，湿疹可伴霉菌感染，溃疡常有周围皮肤变厚、变硬及色素沉着。湿疹者应保持局部清洁干燥，以等渗盐水清洗，控制病情后手术治疗。下肢浅静脉曲张术后，溃疡常可愈合。疑有癌变者应做活检。

3. *急性出血* 因曲张浅静脉破裂引起，应抬高患肢，压迫或缝扎止血，以后再做根治性手术治疗。

（龚 凯）

第 8 节 原发性下肢深静脉瓣膜功能不全

原发性下肢深静脉瓣膜功能不全指下肢深静脉瓣膜松弛、下垂，造成瓣膜关闭不全，引起血液倒流，使下肢静脉系统淤血和高压，而导致一系列临床症状和体征。它是引起老年患者下肢静脉曲张的主要疾病。

【病因】 病因与单纯性下肢浅静脉曲张类似。遗传因素导致的瓣膜发育不良、松弛和静脉壁薄弱可能是潜在的原因，在此基础上血柱的重力作用于瓣膜，同时静脉扩张，导致瓣膜关闭不全。长期站立工作、重体力劳动、慢性便秘等均可加强血柱的重力作用，促发此类疾病。

【病理生理】 瓣膜功能的破坏一般是由上向下逐渐发展的。早期，股静脉瓣膜破坏局限在大腿部时，由于腓肠肌收缩，静脉血液仍能快速回流，一般无明显症状；随着病情发展，当静脉瓣膜遭破坏越过腘静脉水平时，由于血柱重力和静脉压力较高，使小腿深静脉及交通静脉的瓣膜遭破坏，使血液向浅静脉倒流、淤滞，导致浅静脉扩张变薄，久站时静脉血直泻而下，出现患肢肿胀和胀破性疼痛。下肢淤血还可引起一系列病理生理改变：血液含氧量降低，导致毛细血管通透性增加，出现组织水肿。红细胞外渗、含铁血红素沉积，出现皮肤色素沉着。纤维蛋白原外渗，形成纤维素沉积，造成氧及营养素扩散障碍，在足靴区形成湿疹、溃疡等改变。

【临床表现】 出现与单纯性下肢浅静脉曲张类似的临床症状和体征，但较单纯性下肢浅静脉曲张明显严重。

1. *浅静脉曲张* 沿大隐静脉和(或)小隐静脉发布位置的浅静脉曲张。因血流缓慢而易发生血栓性浅静脉炎。

2. *下肢肿胀、疼痛* 这是原发性下肢深静脉瓣膜功能不全的特征性表现。下肢酸胀、乏力、胀痛，有时出现小腿肌肉抽搐。症状在午后、行走时加重，晨起、休息、抬高患肢可缓解。

3. *皮肤营养改变* 皮肤萎缩、脱屑、瘙痒、色素沉着、湿疹、溃疡形成。

【辅助检查和诊断】 对于下肢浅静脉曲张患者，特别是有明显下肢肿胀、胀痛患者，应该考虑原发性下肢深静脉瓣膜功能不全的诊断。由于其临床表现与其他下肢静脉疾病存在一定共同性，因此必须做下肢深静脉瓣膜功能检查以明确诊断。可通过多普勒超声、电阻抗容积描记等了解深静脉通畅度和瓣膜功能，必要时行下肢静脉造影明确诊断。通常先行顺行静脉造影，必要时再行逆行静脉造影和静脉穿刺造影。顺行静脉造影：踝部扎止血带阻断浅静脉，然后经足背静脉注入泛影葡胺等造影剂，于直立位和半直立位观察深静脉通畅度和有无倒流，以及交通静脉瓣膜的功能。逆行静脉造影：患者仰卧呈半直立位，在腹股沟处穿刺股静脉注入造影剂，进一步了解深静脉瓣膜功能和倒流程度。分为五级：0级，无造影剂反流；Ⅰ级，少量造影剂反流，不超过大腿近段；Ⅱ级，造影剂反流至腘水平；Ⅲ级，造影剂反流达小腿；Ⅳ级，造影剂反流直达踝部。腘静脉穿刺造影：俯卧位，经腘静脉穿刺置管注入造影剂，同时嘱患者做屏气活动，观察股静脉中每对瓣膜功能。功能正常时，瓣膜在造影剂逆向高压下呈“竹节状”膨出；功能不全时，可见造影剂倒流。

【鉴别诊断】

1. *深静脉血栓形成后遗症*　起病前多有患肢突发肿胀等深静脉回流障碍表现。多普勒超声、电阻抗容积描记、下肢静脉造影有助于明确诊断。

2. *单纯性下肢静脉曲张*　临床症状较轻，根据应变容积描记（SPG）和光电容积描记（PPG）或双功彩超检查，可明确诊断。

3. *淋巴水肿*　无含铁血黄素色素沉着，皮肤增厚，小腿、踝部、足背肿胀最明显，静脉瓣膜关闭不全的水肿以小腿为主。

【治疗】　轻症者处理方法与单纯性浅静脉曲张相同。诊断明确且属中度或重度倒流者，可行瓣膜功能修复术。主要有以下4种术式。

1. *瓣膜修复术*　将伸长、脱垂而闭合不全的瓣膜缩短，恢复到半挺直状态和单向开放，阻止血液倒流。

2. *带瓣静脉段移植术*　将一段带正常瓣膜的自体静脉移植于患肢股浅静脉或静脉。

3. *股浅静脉环缩术*　使瓣膜所在部位的静脉管腔缩窄，以恢复静脉瓣膜的单向开放功能。

4. *静脉外肌襻瓣膜替代术*　利用半腱肌和股二头肌腱，在动、静脉间形成肌襻，当小腿肌肉松弛时肌襻收缩，阻止血液向静脉倒流。

上述各种术式远期效果不甚理想，必须严格掌握适应证。

（龚　凯）

第9节　下肢深静脉血栓形成

深静脉血栓形成是指血液在深静脉血管内不正常的凝结，阻塞管腔，导致静脉回流障碍。全身主干静脉均可发病，尤其是下肢静脉，又以左下肢最为多见，老年人多见，男性略多于女性。如治疗不及时，常遗留功能不全，甚至致残。急性阶段血栓脱落所引发的肺梗死是猝死的常见原因之一。国外报道，55%～60%的下肢深静脉血栓并发肺动脉栓塞，国内也报道为45%～50%，其中4%～8%为致死性肺栓塞。

【病因和病理】　19世纪中期，Virchow提出深静脉血栓形成的三大因素：静脉血流滞缓、静脉壁损伤和血液高凝状态，至今仍为各国学者所公认。但在上述三种因素中，任何一个单一因素往往不足以致病，常常是两个或三个因素的综合作用造成深静脉血栓形成。其中血液高凝状态是最重要的因素。

1. *静脉血流滞缓*　常见于肢体制动或长期卧床的患者。静脉血流淤滞，增加了激活的血小板和凝血因子与静脉壁的接触时间，容易引起血栓形成。静脉瓣膜的瓣窝内血流缓慢，且易产生涡流，是产生血栓的主要部位。左下肢深静脉血栓形成高于右侧，是由于左髂总静脉位于右髂总动脉和骶骨岬之间，易受右髂总动脉骑跨压迫，造成远侧静脉回流障碍而发生血栓所致。

2. *静脉壁损伤*　静脉内膜具有良好的抗凝和抑制血小板黏附和聚集功能，完整的静脉内膜是防止深静脉血栓形成的前提。静脉壁因外伤如手术、创伤、电击或感染等使内膜遭到破坏，内膜下的胶原裸露，导致血小板黏附，并进一步发生聚集和释放反应，释放的生物活性物质可使血小板进一步聚集，形成血小板血栓。

3. *血液高凝状态*　常见于妊娠、产后或术后、创伤、肿瘤、长期服用避孕药等情况。而外科手术和创伤是常见诱因。可由于血小板数增高、凝血因子含量增加、抗凝血因子活性降低而造成血管内异常凝结形成血栓。

血栓形成后可向主干静脉的近端和远端滋长蔓延；其后在纤维蛋白溶解酶的作用下，血栓可溶解消散；有时崩解断裂的血栓可成为栓子随血流进入肺动脉引起肺栓塞；血栓形成后常激发的炎症反应使血栓与静脉壁粘连并逐渐纤维机化。

【分型】　下肢深静脉血栓形成，可发生在下肢深静脉的任何部位。根据发病部位及病程，可做如下分型。

1. 依血栓位置

(1) 周围型：血栓开始发生于小腿肌肉静脉丛。许多患者没有症状或极轻微，被手术创伤掩盖。临床表现可有小腿疼痛、压痛和轻度肿胀，Homans 征阳性(即将足向背侧急剧屈曲时，引起小腿肌肉深部疼痛)，浅静脉无曲张，压力常属正常。

(2) 中央型：指髂股静脉内的血栓形成，患肢增粗、肿痛，浅静脉曲张、压力增高，股三角区及股内收肌管部位有明显压痛。

(3) 混合型：由周围型血栓向近侧顺行扩展或中央型血栓向远侧逆行繁衍而成。患肢也常有肿胀增粗，股内收肌管部位、腘窝和小腿深部均可有压痛，浅静脉可曲张、压力升高。静脉系统可全部阻塞，同时伴有动脉痉挛，患肢肿胀明显、疼痛剧烈，皮肤紧张发亮呈青紫色、起泡，皮温降低，足背动脉搏动消失，甚至导致静脉型坏疽，称为“股青肿”。临床上虽较少见，但病情严重。

2. 依病程演变

(1) 闭塞型：病程早期，主要特征为深静脉腔内阻塞，以严重的下肢肿胀和胀痛为特点，伴有广泛的浅静脉扩张，一般无小腿营养障碍性改变。

(2) 部分再通型：病程中期，主要特征为深静脉以闭塞为主，伴有早期再通。此时，肿胀减轻，但浅静脉扩张更明显，或呈曲张，小腿远端可有色素沉着。

(3) 再通型：病程后期，主要特征为深静脉大部分或完全再通，下肢肿胀减轻但在活动后加重，明显的浅静脉曲张、小腿出现广泛色素沉着和慢发性溃疡。

(4) 再发型：主要特征为在再通的深静脉腔内，再次急性深静脉血栓形成。

【临床表现】 深静脉是血液回流的主要通道，一旦因血栓形成阻塞管腔，必然引起远端静脉回流障碍的症状，出现以下症状。

1. 疼痛　是最早的症状，主要因血栓激发静脉壁炎症反应和血栓远端静脉急剧扩张，刺激血管壁内末梢神经感受器的缘故。大多出现在小腿腓肠肌，大腿或腹股沟区域，大多数患者主诉下肢疼痛性痉挛或紧张感，活动后加剧，卧床休息或抬高患肢可减轻。部分患者 Homans 征可呈阳性，即将足背屈曲使腓肠肌紧张，可激发疼痛。

2. 肿胀　下肢肿胀是最主要的或者是唯一的症状，除少数因下腔静脉血栓形成而表现为双下肢肿胀外，绝大多数为单侧下肢肿胀。肿胀的程度依静脉闭塞的程度和范围而定。

3. 浅静脉曲张　是深静脉血栓形成后的继发性代偿反应。如果血栓累及深静脉主干，特别是髂-股静脉血栓段，可有明显的下腹部和腹股沟的浅静脉曲张。

【辅助检查和诊断】 周围型血栓形成，症状不明显，早期诊断较困难；中央型血栓，由表现和体征不难诊断。以下检查有利于早期诊断。

1. 多普勒超声　是最常用的无创检查，可发现正常的静脉血流回声消失。

2. 电阻抗容积描记　无创伤性，是使下肢静脉达到最大充盈后，观察静脉最大流出率，以判断主干静脉是否阻塞。

3. 放射性纤维蛋白原试验　用^{125}碘标记的纤维蛋白原能被新鲜血栓摄取，摄取量超过等量血液摄取量的 5 倍，故能早期检出隐匿性的周围型血栓形成，但必须先阻断甲状腺的吸碘功能。

4. 静脉造影　有创伤性，但能使静脉直接显像，可以有效地判断有无血栓及血栓的位置、范围、形态和侧支循环情况，是可靠的诊断方法。

5. 血液检查　D-二聚体浓度升高(纤维蛋白复合物降解产物)。

【预防】 凡患者长期卧床、施行大手术后，均应采取一些预防深静脉血栓形成的措施，尤其是高凝状态者和曾有静脉血栓病史者。常用措施包括床上下肢屈伸运动，尽早下床活动，以及抗凝、祛聚疗法等。

【治疗】 治疗目的是预防肺动脉栓塞、防止深静脉血栓进展、疏通血栓导致的阻塞。

1. 急性期治疗

(1) 基本治疗包括：卧床休息，防止血栓脱落引起肺动脉栓塞；抬高患肢，促进静脉回流。

(2) 抗凝治疗：目的在于阻止血栓的继续增长和繁衍，抗凝剂有肝素和香豆素衍化物两种。一般先使用肝素静脉滴注充分抗凝，调整部分凝血活酶时间延长至正常的 2 倍。其后可过渡到口服华法林长期抗凝，同时监控凝血酶原时间。抗凝禁忌证包括凝血障碍、消化性溃疡、颅内动静脉畸形，近期的脑卒中、近期的手术等。

(3) 溶栓治疗：经外周静脉给药或插管至深静脉血栓处经溶栓导管直接灌注用药。通过促进纤溶溶解已经存在的血栓。血栓形成后 3 日内开始溶栓治疗可获较好疗效，常用药物为尿激酶。

(4) 祛聚治疗：作为辅助疗法，能降低血液黏稠度，防止血小板聚集，改善微循环。可静脉滴注低分子右旋糖酐，或口服双嘧达莫和阿司匹林。

(5) 手术治疗：Fogarty 导管取栓术适用于原发于髂股静脉，病期不超过 48 h 的静脉血栓。术后应抗凝治疗 6 个月。因取栓后血栓复发率高，故通常只用于有肢体坏死危险的重症患者。下腔静脉滤器植入术有预防肺栓塞的作用，但需要掌握适应证。

2. 慢性期治疗　主要是物理方法，如穿弹力袜。近年来腔内治疗已越来越多。经股静脉插入导丝，穿过狭窄或闭塞的髂静脉管腔，进入下腔静脉，再沿导丝引入球囊导管，扩张狭窄闭塞段，并放置金属支架，维持静脉的通畅。此法主要适用于病程数月至数年的髂股段静脉血栓，病程过长者常因导丝无法通过而不能完成手术。

（龚　凯）

参考文献

[1] 陈孝平. 外科学[M]. 北京：人民卫生出版社，2007：757-798.

[2] 吴在德，吴肇汉. 外科学[M]. 第 6 版. 北京：人民卫生出版社，2008：592-619.

[3] 蒋米尔，张培华. 临床血管外科学[M]. 第 3 版. 北京：科学出版社，2011：199-657.